Jürgen Neumeyer
Henning Schmidt-Semisch (Hrsg.)

Ecstasy – Design für die Seele?

Lambertus

Die Deutsche Bibliothek – CIP-Einheitsaufnahme

Ecstasy – Design für die Seele? / Jürgen Neumeyer; Henning Schmidt-Semisch (Hrsg.) – Freiburg im Breisgau: Lambertus, 1997

ISBN 3-7841-0944-6 kart.

Umschlaggestaltung: Graphikdesign Christa Berger, Solingen
Umschlagfoto: Uwe Stratmann, Wuppertal
Herstellung: Druckerei F. X. Stückle, Ettenheim
ISBN 3-7841-0944-6

Inhalt

Vorbemerkung

Wir danken den Autorinnen und Autoren dieses Bandes, ohne die dieses Projekt nicht hätte zustande kommen können, sowie unseren zahlreichen Interviewpartnerinnen und -partnern. Für An- und Abregungen sind wir überdies Hans Cousto, Tibor Harrach, Kristine Heilmann, Ruth Heise, Mozart, Ulrike Ostermeyer und Wolfgang Ullrich zu Dank verpflichtet. In diesem Sinne hoffen wir, daß das nun fertige Produkt vielen Leserinnen und Lesern ein wenig Genuß verschafft – auf die eine oder eben auf die andere Weise.

Bonn und Bremen, im Februar 1997

Jürgen Neumeyer und Henning Schmidt-Semisch

MDMAMDEMBDBMDBECSTASY – ein Vorwort

Jürgen Neumeyer und Henning Schmidt-Semisch

> „Ich habe die Strasse nämlich im Verdacht, sie sei gar nicht so tot, wie die Menschen es haben wollen. Sie hat ihre Launen. Sie ist ganz modern eingestellt. Ich bin sogar sicher, dass sie die verschiedenen Automarken zu unterscheiden weiß. Sie hasst nämlich den Krach, den Lärm. Motorräder zum Beispiel, die mit offenem Auspuff kleinere Salvenschiessen veranstalten, wirft sie manchmal mit einem kleinen, kurzen Ruck in den Graben. Dann flucht der Fahrer, wenn er noch fluchen kann. Die Strasse hofft, damit erzieherisch zu wirken. Aber die Menschen lassen sich nicht erziehen. Warum sollten sie auch? Liessen sie sich erziehen, so würden eines Tages die Pädagogen und Moralisten brotlos, und das wäre ganz sicher eine Katastrophe. Übrigens scheint auch die Strasse in dieser Beziehung viele Illusionen verloren zu haben" (Friedrich Glauser, 1937).

Viele Illusionen müßten eigentlich auch die repressiven Pädagogen und Moralisten einer drogenfreien Gesellschaft verloren haben, denn es läßt sich mit einigem Recht behaupten, daß alle Versuche, den Konsum von psychoaktiven Substanzen mit repressiven Mitteln zu verhindern, stets mehr Elend und Leiden verursacht haben, als es die jeweiligen Substanzen selbst je vermocht hätten. Lange Zeit war das Leiden der Konsumenten sogar das durchaus angestrebte Ziel der deutschen Drogenpolitik: Mit gleichsam wissenschaftlichen Weihen versehen, sollten sich die Drogenkonsumenten – unter dem Diktat der sogenannten Leidensdrucktheorie – in den Gossen der Metropolen winden, bis sie schließlich eingesehen hätten, daß ein Leben jenseits von Drogen das bessere wäre. Das Ergebnis dieser Taktik waren Menschen, „die wer weiß wie oft von ihren Eltern verstoßen und von der Polizei aufgegriffen, von Freiern benutzt und von Straßenhändlern mit unreinem Heroin betrogen, die in Zwangstherapien gedemütigt und noch in den Gefängnissen diskriminiert wurden, die sich jahrelang das unsterile Spritzbesteck mit anderen Süchtigen teilten und ihre Krankheiten nicht behandeln lassen konnten, weil sie weder versichert waren, noch sich zum Arzt überhaupt zu gehen trauten – menschlicher Abschaum, Ausstoß, vielfach an den Rand des Todes getriebene und in den Tod getriebene" (Scheerer 1986: 111).

Seither hat sich einiges verändert. Zwar haben die Regierungen ihren repressiven Politikansatz im Drogenbereich nicht grundsätzlich aufgegeben, aber der alles überschattende Wille zur Abstinenz hat immerhin einiges Terrain verloren – zugunsten einer akzeptierenden

Drogenpolitik und -arbeit: Die bis in die 80er Jahre hinein noch vornehmlich am Bild des Konsumenten illegaler Drogen als einem „Kriminellen“ orientierte Drogenpolitik entwickelte sich zu einer Politik, die diesem Personenkreis nun zunehmend als „Kranken“ gegenübertrat. Im Zuge dieser sich durchsetzenden akzeptierenden Drogenpolitik, in der es schließlich auch zur allmählichen Abkehr von den bis dahin in Deutschland dominierenden psychiatrischen und stationären Langzeit-Behandlungsmaßnahmen und zur gleichzeitigen Hinwendung zu niedrigschwelligen und ambulanten Hilfe- und Substitutionsangeboten kam, wurde schließlich sogar das Krankheitsparadigma in der Betrachtung von Drogenkonsumenten und -süchtigen relativiert. Die von Berger (1982) geprägte Sichtweise „Fixersein als Lebensstil“ und die damit angesprochene These der individuellen Entscheidungabhängigkeit des drogenkonsumierenden Verhaltens (Herwig-Lempp 1994) wird mehr und mehr als Grundlage des Drogenhilfesystems verstanden. Diese Entwicklungen haben auch die Bereiche der Strafverfolgung, der Gesetzgebung und Rechtsprechung nicht unberührt gelassen und zu einer spürbaren Repressionsverminderung im Hinblick auf den Umgang mit den Konsumenten illegaler Drogen geführt.
Das vermehrte Auftauchen von Ecstasy bzw. jener Gruppe von Substanzen, die unter diesem Namen verkauft werden, traf auf eine so veränderte Drogenpolitik, und einige der Personen, die sich mit den Konsumenten dieser recht neuen „Szenedroge“ auseindersetzen wollten (weniger: sich auseinanderzusetzen hatten), begannen mit ihrer Arbeit und mit ihren Ideen dort, wo ein Großteil des bestehenden Drogenhilfesystems noch gar nicht angekommen war. Diese Gruppierungen verstanden sich weniger als Drogenhelfer, denn als Interessenvertreter der Konsumenten, und die Akzeptanz des Drogenkonsums bildete von Anfang an die Basis ihrer Arbeit. Zwar wollten sie niemanden dazu anstiften, illegale Drogen zu konsumieren, aber daß sie diesen Konsum nicht grundsätzlich würden verhindern können, sahen sie nur allzu deutlich. Deshalb war es für sie selbstverständlich, daß sie den Personen, die sich zum Konsum von illegalen Drogen entschlossen hatten, die bestmöglichen Voraussetzungen für einen risikominimierten und – vor allem – genußvollen Gebrauch zukommen lassen wollten. Konkret bedeutet das – und dies wird im fünften Teil dieses Buches, in dem wir einige Selbstdarstellungen verschiedener Techno-/Ecstasy-Projekte aufgenommen haben, besonders deutlich – daß sich die ProjektmitarbeiterInnen weniger als Präventionsprofis verstehen, sondern eher als eine Art verantwortungsbewußter Partyservice: Sie verteilen Informationen über Wirkungen und Gefahren des Gebrauchs (von

Ecstasy und anderen „Partydrogen“); errichten und dekorieren angenehme Ruheräume („Chill-out-Areas“); geben Hinweise für die Rahmenbedingungen der Musik und der Raumbeleuchtung; schulen das Diskotheken- bzw. Club-Personal; verteilen Obst, Tee und Vitamindrinks; leisten Hilfe bei Problemen; und testen die illegal erworbenen Substanzen auf die Art und Dosierung ihrer Wirkstoffe sowie Verunreinigungen. Geht man mit Zinberg von drei entscheidenen Variablen beim Drogengebrauch aus, nämlich Drug (Art, Reinheit und Dosierung der Substanz), Set (innere Einstellung des Konsumenten) und Setting (das soziale Umfeld des Gebrauchs), so ist bei den „betreuten Parties“ – sofern die illegalen Substanzen tatsächlich getestet werden (dürfen) – für einen weitestgehend unproblematischen Zustand von mindestens zweien dieser Aspekte (Drug und Setting) gesorgt.

Es ist daher wohl nicht verwunderlich, daß wir uns während der Arbeit an diesem Buch immer wieder erstaunt fragten, ob wir hier der Zukunft der Drogenhilfe gegenüberstanden. Viele unerfüllte Forderungen einer akzeptierenden Drogenarbeit sahen wir hier einfach umgesetzt: So etwa das Testen der Substanzen, das zwar in den Niederlanden bereits seit einigen Jahren praktiziert wird, aber in Deutschland nie wirklich möglich war; das Ausmaß an pharmakologischen Informationen und deren Umsetzung in Safer-Use-Regeln geht weit über das hinaus, was man aus anderen Drogenbereichen kennt; und erinnert sahen wir uns schließlich auch an Manfred Josuttis (1982: 1289), der in seinen „unbeholfenen Überlegungen“ dafür plädiert hatte, soziale Gelegenheiten und Institutionen zu schaffen, in deren Rahmen der Genuß einzelner Drogen ohne gefährliche Folgen ermöglicht und ihr jeweiliger Gebrauch mit anderen Lebensbereichen verknüpft werden könne. Und er fragte damals, ob es nicht möglich sei, z. B. eine Art Drogen-Urlaub zu arrangieren, „so daß man seinen Urlaub nicht nur in den Bergen oder auf Mallorca verbringen kann, sondern auch bei psychedelischen Exerzitien“.

Natürlich sind solche und ähnliche Vorstellungen von einer besseren Drogenpolitik auch im Ecstasy-Bereich noch nicht wirklich verwirklicht. Nach wie vor patroullieren Polizisten an den Rändern der Love-Paraden, und Zivilfahnder durchkämmen die Partylokalitäten und durchsuchen die Besucher; das Testen der Ecstasy-Pillen trifft nur bei wenigen Staatsanwälten auf ein gewisses Nachsehen; und auch die Presse läßt es sich nicht entgehen, weiterhin vorwiegend Sensations- und Horrorstories zum Thema Ecstasy zu verbreiten. Zudem versuchen zunehmend auch die eher traditionellen Drogenhilfeeinrichtungen das – durchaus lukrative – Ecstasyfeld zu besetzen und zielen mit ihren immer noch allzu moralischen Präventionsoffensiven einmal mehr an den Bedürfnissen derer vorbei, die sie erreichen wollten. Es paßt also immer noch vieles in die alten Raster der repressiven Drogenpolitik, während anderes neu und innovativ erscheint. Man ist sich oft nicht sicher, ob hier alter Wein in neue Schläuche gefüllt wird oder umgekehrt. Das betrifft auch die Konsumenten sowie die Veranstalter und DJs der großen Tanzveranstaltungen, der Raves. Zweifellos fühlen sie sich zu Recht als die Mitglieder und Mitgestalter einer neuen Jugendkultur der 90er, und vielleicht hat Patrick Walder ja recht, wenn er mit einem gewissen Stolz konstatiert: „Techno ist die erste Jugendkultur der neunziger Jahre, die primär nichtnationalistisch, -rassistisch, -sexistisch, und -gewalttätig ist. In diesem Umfeld, gerade in Deutschland, ist das doch eine Sensation. Das Party-Feeling, die Party mit allen – setz mal dagegen den Rechtsruck in Deutschland. Der wurde auch mit Techno zurückgedrängt“ (vgl. Fricke/Groß 1995: 16).

Gleichwohl kann man in der Technoszene aber auch ein nicht unerhebliches Maß an Elitedenken und Arroganz feststellen, das – gerade wenn es sich mit Aspekten esoterischen Gedankengutes vermengt – manchmal etwas befremdlich, wenn nicht gar feindlich daherkommt. Man mag solche Tendenzen ablehnen und kritisieren, aber sicher ist auch, daß sich solcherlei elitäre und arrogante Attitüden nicht grundsätzlich von dem distinktiven Gehabe unterscheiden, das Mitglieder anderer (Drogen-)Szenen an den Tag gelegt haben und immer noch legen. Rausch- und Ekstase-Erfahrungen – zumal wenn sie als Gruppenerfahrungen gemacht werden – legen es immer nahe, sie als besonders außergewöhnlich anzusehen, sie gar als außerirdisch zu überhöhen, und Nichtteilnehmer oder Gegner dieser Erfahrungen als Unwissende zu betrachten, denen so ziemlich die wichtigsten Dinge (eben Erfahrungen) im Leben entgehen. Das gilt für die Kiffer ebenso wie für die Kokainisten, ist den Champagner-Trinkern ebenso eigen wie der erlesenen Schar der Opiumraucher, und es gilt für die Weinkennerszene gleichermaßen wie eben für die Techno- und/oder Ecstasyszene.

Mit der vorliegenden Sammlung von Beiträgen wollen wir daher versuchen, den Diskurs über Ecstasy so vielfältig zu dokumentieren, wie er sich uns bei der Arbeit an diesem Buch dargestellt hat. Und weil die üblichen Experten das Feld noch nicht dermaßen erobern konnten, wie das bei anderen illegalen Drogen der Fall ist, kommen viele jener Personen zu Wort, die wir als die eigentlichen Experten im Drogenbereich ansehen: Mitglieder der Selbstorganisationen der Raver, Ecstasykonsumenten, Protagonisten der sogenannten Psycholytischen Therapie und auch die Enfants terribles der Drogenbekämpfungspolitik: Dealer und Produzenten von Ecstasy und Designer-Drogen. Viele Artikel sind also von den unmittelbaren Erfahrungen geprägt, die die jeweiligen Autoren mit der Substanz Ecstasy oder mit der Politik gemacht haben, die mit dieser Substanz betrieben wurde und wird.

Henning Schmidt-Semisch geht in seinem Überblicksartikel vor allem auf die Frage ein, inwieweit man Ecstasy – wie dies häufig getan wird – zu den Designer-Drogen zählen kann und gibt anschließend einen groben Überblick über jene Substanzen, die üblicherweise unter dieser Kategorie zusammengefaßt sind. Schließlich skizziert er die wesentlichsten Etappen der Geschichte des klassischen Ecstasy-Wirkstoffes MDMA.

Dem öffentlichen bzw. massenmedialen Umgang mit dem „neuen Drogenproblem Ecstasy" widmet sich *Ingo Ilja Michels*. Er stellt die Reaktionen der Presse und der Polizei dem weitgehend unproblematischen Konsumverhalten der Techno-Szene gegenüber und bemerkt, daß das Problem eigentlich kein neues ist, sondern daß gewissermaßen nur das negative Vorzeichen vor anderen „Drogenproblemen" nun auch das „Ecstasyproblem" bestimmt. Daher plädiert er für eine Prävention ohne Angst und Repression.

Die Reihe ethnologischer Studien zu Kultur, Szene, Gebrauch und Märkten eröffnen *Ronald Hitzler und Michaela Pfadenhauer*. Sie berichten aus der Techno-Szene als beobachtende Teilnehmer. Eineinhalb Jahre haben sie sich dieser Szene aus den unterschiedlichsten Perspektiven genähert und fragen sich: Handelt es sich bei Techno um eine Jugendkultur, um eine Drogenkultur, um beides oder um keines von beidem? Ihre Ergebnisse werden einige überraschen: Der, zumindest massenmedial hergestellten, Dominanz des Drogenkonsums in der Technoszene können Hitzler und Pfadenhauer nur entgegenhalten: Die Technoszene ist eine Jugendkultur, in der auch bestimmte Drogen konsumiert werden – die wirklich spezifischen Kulturelemente sind aber andere.

Aus der Perspektive der KonsumentInnen beschreibt *Rainer Domes* die Funktionen von Techno und Partydrogen: Welche Rolle spielen die sogenannten Partydrogen im Umfeld von Techno und Rave? Was bringt Ecstasy den Konsumierenden? Wie wirken sich die wochenendlichen Verhaltensweisen Techno und Gebrauch von Partydrogen auf die übrige Woche aus? Und wie beurteilen eigentlich die KonsumentInnen selbst das Risiko der Sucht? Domes interpretiert sehr behutsam die Antworten, die er auf solche Fragen erhalten hat.

Bei ihren Untersuchungen von Ecstasy-Konsumenten in den USA sind *Marsha Rosenbaum, Patricia Morgan und Jerome E. Beck* auf

eine Gruppe von KonsumentInnen gestoßen, die allen Klischees, die es über die KonsumentInnen illegaler Drogen gibt, zu widersprechen scheinen. Es handelt sich um Angehörige angesehener Berufe, wobei Rechtsanwälte und Ärzte ebenso vertreten sind wie etwa Hochschulprofessoren, Piloten u. ä. Diese Personen treffen sich in kleineren Gruppen ein oder mehrmals im Jahr und für zwei bis drei Tage, um in angenehmer Atmosphäre und abseits des üblichen Streß- und Pflichten-Alltags Ecstasy zu konsumieren. Zwar ist es die Frage, ob die Ergebnisse vom Rosenbaum, Morgan und Beck einfach auf Deutschland und Europa übertragen werden können, fest steht aber, daß diese Konsumenten mehr Probleme mit der Koordinierung ihrer Terminkalender haben als mit dem Konsum ihrer Droge.
Katrin Krollpfeifer befaßt sich am Beispiel der New Age-Szene exemplarisch mit dem rituellen Gebrauch von Ecstasy. Rituale begreift sie dabei vor allem als Möglichkeit, einen risikominimierten Rahmen für den Drogengebrauch bereitzustellen, der einen größtmöglichen Schutz für die Drogengebraucher bietet. Sie plädiert für die Wiederbelebung und Neuerschaffung ekstatischer Traditionen.
Nehmen die ethnographischen Skizzen eine Außenperspektive ein, so folgen im nächsten Kapitel einige Innenansichten: Den Anfang bildet hierbei ein Artikel von *Alexander T. Shulgin*, also jenes Mannes, der allgemein als der (Wieder-) Entdecker von MDMA gilt. Er berichtet aus der frühen Geschichte von MDMA und Ecstasy; von den Experimenten an Tieren und Menschen, die von den unterschiedlichsten Institutionen mit sehr verschiedenen Absichten durchgeführt wurden; davon, wie er dieser – damals noch nicht verbotenen – neuen Substanz immer wieder begegnete; und er erzählt von seinen ganz eigenen Erfahrungen mit MDMA, die er mit vielen Menschen, nicht nur in den USA, zu teilen wußte.
Jürgen Neumeyer befragte die beiden DJs Peter Pan und Digital Joy, die feste Größen in der Berliner Technoszene sind, sowie den Musiker, ‚Partykulturspezialisten' und Raver Hans Cousto in einer Art Gruppendiskussion, um Aufschluß über die Technoszene aus Sicht der Künstler zu bekommen. Wie denken die Musiker über die Substanzen, die bei ihren Auftritten konsumiert werden? Welchen Einfluß haben Musik und Drogen auf das Setting einer Party? Und welche Rolle spielt bei all dem die offensichtliche Kommerzialisierung der Technoszene?
Die Angst, die öffentlich, aber auch durch immer neue, verschärfte Gesetze vor allem geschürt wird, ist die vor dem Dealer – jenem geldgierigen und skrupellosen Wesen, von dem behauptet wird, daß es unsere Kinder bereits vor der Pforte des Kindergartens abhängig zu

machen suche. Das wollten wir genauer wissen, und so kam es, daß *Jürgen Neumeyer* zu Beginn unserer Arbeit an diesem Buch vielen Leuten davon erzählte, daß wir Dealer und Produzenten von Ecstasy als Interviewpartner suchten, um auch diese – keineswegs unwichtigen – Akteure der Ecstasyszene zu Wort kommen zu lassen. Einige meldeten sich, und Jürgen machte sich daran, die Interviews durchzuführen. Dies war nicht immer einfach, denn die Gefahr der strafrechtlichen Verfolgung ist diesen Personen nur zu bewußt. Dies führte dazu, daß die Interviews zum Teil per Telefon und zu ungewöhnlichen Zeiten durchgeführt wurden. In allen Fällen kennen wir zudem nur die Decknamen. Herausgekommen sind gleichwohl drei höchst interessante und informative Interviews, und wir haben uns entschlossen, sie zu dokumentieren: Ein ehemaliger Dealer, eine ehemalige Dealerin und ein Produzent von Ecstasy und Designer-Drogen geben Auskunft über ihre Arbeit und die Bedingungen, unter denen sie diese Arbeit verrichten mußten. „Herbert“ erlebte die Zeit, in der MDMA noch nicht verboten war, als Dealer und als Konsument. Er schildert den Wandel der Szene nach dem Verbot und begründet seinen Ausstieg mit der Unvereinbarkeit seines Verantwortungsgefühls gegenüber den Konsumenten und der psychischen Belastung durch den Verfolgungsdruck. „Nancy“, eine junge Ex-Dealerin aus Berlin, beschreibt ähnliche Motive, arbeitete aber in einer Szene, die der heutigen Situation sehr nahe kommt. „Adonis“ ist der klassische Produzent von Designer-Drogen: chemisch versiert, umgeht er auch in der Produktion die Stoffe, die dem Betäubungsmittelgesetz unterliegen.
Über die Substanzen selbst und ihre Gefahren informieren im vierten Kapitel der Pharmakologe *Erik Fromberg* sowie die GerichtsmedizinerInnen *Stefanie Iwersen und Klaus Püschel*. Fromberg zeichnet zunächst detailliert den Wirkmechanismus der Ecstasy-Substanzen im Körper nach und gibt Auskunft über die positiven und erwünschten Wirkungen. Im Anschluß referiert er ausführlich die medizinische und pharmakologische Literatur zu Fragen der Gefährlichkeit von Ecstasy. Diesen Fragen widmen sich auch Iwersen und Püschel: Welche Auswirkungen hat der Ecstasykonsum auf Herz und Leber? Welche Gefahren birgt der kombinierte Gebrauch verschiedener Drogen? Was läßt sich zur Neurotoxizität von Ecstasy sagen, und welche psychiatrisch-neurologischen Komplikationen sind bekannt? Bemerkenswert scheint dabei, daß einerseits in Relation zu den Zahlen der Konsumierenden äußerst wenig dramatische Problemfälle auftreten und andererseits diese dann in der Regel auch nur mittelbar den Folgen des Ecstasy-Konsums zugeschrieben werden können. Als kritischsten Punkt sehen alle drei AutorInnen die möglichen neurotoxischen Lang-

zeitschäden für das Gehirn. Wie diese allerdings einzuschätzen sind, bleibt beim derzeitigen Forschungsstand ungeklärt.
An diesen Beitrag schließt sich die Dokumentation einer Pressekonferenz von Eve & Rave Berlin an, bei der die Todesumstände der angeblichen 18 „Ecstasytoten" des Jahres 1995 einzeln aufgelistet und staatsanwaltliche Kommentare sowie Obduktionsberichte referiert werden. Schließlich folgen noch einige historische und pharmakologische Bemerkungen von *Wolf-Reinhard Kemper und Thorsten Kunze* zu der immer noch seltenen Ecstasy-Substanz MBDB.
Über den Einsatz von MDMA als Medikament, speziell als Mittel in der Psychotherapie, informiert der Psychiater *Peter Hess*. Dabei greift er durchaus auch auf eigene Behandlungs-Erfahrungen zurück, wenn er die positiven Wirkungen sowie die Indikationen, Kontraindikationen und Gefahren von MDMA in der therapeutischen Anwendung benennt und das setting in Einzel- und Gruppentherapien beschreibt. Die guten Erfahrungen, die er bei seinen Behandlungen mit MDMA machen konnte, lassen ihn für die Wiederzulassung von MDMA und MDE als ein Mittel in der Psychotherapie plädieren.
Auch der Psychiater *Juraj Styk* berichtet aus eigener Erfahrung vom MDMA-Einsatz in der Therapie. Styk ist Mitglied der Schweizerischen Ärztegesellschaft für psycholytische Psychotherapie (SÄPT), deren Mitglieder MDMA nicht nur in der Psychotherapie einsetzten, sondern für die es auch selbstverständlich war, diese Methode der Therapie an sich selbst zu testen. Styk berichtet aus der Zeit, als es in der Schweiz noch einigen wenigen Ärzten gestattet war, MDMA in ihren Behandlungen zu verwenden. Mit Blick auf seine Arbeit und die seiner Kollegen kommt er zu dem Schluß, „daß trotz vielen Schwierigkeiten und Rückschlägen, die psychedelischen Erfahrungen der letzten zehn Jahre ein wichtiger, sinnvoller und produktiver Abschnitt in unserer Entwicklung waren."
Für *Horst Bossong* hat sich das Thema „Ecstasy" als reformpolitisches Projekt bereits erledigt. Die wenigen, vor allem staatlich in Auftrag gegebenen oder finanzierten Forschungen, die nur die Bedürfnisse des Auftraggebers bestätigten, eine weiterhin sensations- und horrororientierte Medienlandschaft, das BKA und die Landeskriminalämter sowie große Teile der Drogenhilfe-Szene und der Ministerialbürokratie hätten sich bereits zur üblichen Konstellation formiert: ein Gemisch unterschiedlicher, sich wechselseitig bedingender und im Halten des Status quo verstärkender Interessenlagen. Der Titel seines Beitrags lautet daher resigniert: „The same procedure as every time!?"
Die beiden Rechtswissenschaftler *Lorenz Böllinger und Sven Burkhardt* untersuchen die rechtliche Situation sowohl des Freizeit-

gebrauchs vom Ecstasy als auch der therapeutischen Verwendung von MDMA. In diesem Zusammenhang geben sie den hedonistischen und therapeutischen Anwendern von Ecstasy-Substanzen nützliche Informationen zum Umgang mit der Justiz und mit Strafrechtsnormen. Sodann bewerten sie die Qualitätskontrolle, also das sogenannte Drugchecking (durchgeführt etwa von Eve & Rave oder der DROBS Hannover) unter den Voraussetzungen des geltenden Verwaltungs- und Strafrechts. Anschließend plädieren sie für eine klare rechtliche Regelung zugunsten von Drogentest-Programmen und für die Einstufung von MDMA zumindest in die Liste der verschreibungsfähigen Substanzen. Als Umsetzungsstrategie halten sie eine gut vorbereitete strafjustitielle Aktion, die von einer entsprechenden Medienkampagne begleitet werden müßte, für erfolgversprechend.

Artur Schroers analysiert den sich vermehrenden Ecstasygebrauch vor allem als Merkmal neuer drogenkultureller Trends, der allerdings gerade durch die Ausweitung des Konsums und die gleichzeitige Kommerzialisierung der Techno-Szene seine soziokulturellen Schutzmechanismen eingebüßt hat. Empowerment und akzeptierende, niedrigschwellige Drogenhilfemaßnahmen sind sein Konzept, um die Kraft drogenkultureller Regeln und Rituale wieder zu beleben.

Hans Cousto plädiert dafür, Ecstasy als Genußmittel zu begreifen, ebenso wie Alkohol, Kaffee oder Zigaretten. Dementsprechend nimmt er Stellung für einen legalen Status der Substanz und für eine Prävention, die, wenn sie den Konsum schon nicht verhindern kann, wenigstens die Konsumenten umfassend informiert, damit die Gefahren der Einnahme minimiert und der Genuß des Konsums maximiert werden können.

Im Anschluß daran begründen *Jürgen Neumeyer und Henning Schmidt-Semisch* ihren Vorschlag, Ecstasy und alle anderen illegalisierten Substanzen aus dem Betäubungsmittelgesetz herauszunehmen, und sie – wie Alkohol oder Zigaretten – rechtlich als Genußmittel zu behandeln. Sie skizzieren, daß eine Legalisierung gerade nicht das Chaos bedeuten würde, sondern vielmehr ein erhebliches Mehr an Kontrolle. Diese Kontrolle wäre allerdings keine repressive mehr, sondern durch Erfahrungswissen und Sicherheit beim Konsum getragen.

Im sechsten Teil des Buches finden sich Selbstdarstellungen von einigen innovativen Projekten im Ecstasy-/Technobereich. *Beate Marx und Andrea Taher* stellen für Eve & Rave Kassel das Safer-House-Projekt und ihre Ideen vom gesunden Feiern vor. *Jürgen Lamm* erläutert die zielgruppenspezifischen Präventionsansätze der Krisenhilfe Essen. *Lennart Grube* schildert die Erfahrungen, die die DROBS Hannover mit neuen Präventionsstrategien und ihrem Modell des Drugchecking machen konnte. Schließlich stellen *Tibor Harrach und Jürgen Kunkel* Eve & Rave Berlin vor, jenes innovative Projekt, das mittlerweile in vielen Städten „Nachahmer“ gefunden hat. Hinweise zur Risikominimierung bei Ecstasygebrauch geben sodann *Jürgen Neumeyer und Henning Schmidt-Semisch.*

Zum Abschluß dokumentieren wir die Ergebnisse des *Drugchecking-Programms* von *Eve & Rave*. Zu diesen, hier abgedruckten Ergebnissen ist folgendes zu beachten: Bei Erscheinen des Buches wird die abgedruckte Liste (Stand 18.2.1997) in vielen Fällen bereits nicht mehr aktuell sein, denn sie erfüllt im Rahmen dieser Veröffentlichung vor allem den Zweck, ein unserer Meinung nach ausgesprochen sinnvolles Projekt vorzustellen. Aktualisierte Versionen dieser Liste sind im Internet zu finden, und zwar unter folgender Adresse:

http://www.meb.uni-bonn.de/giftzentrale

Das Buch schließt mit einer Liste wichtiger Adressen zum Thema Ecstasy, einer weiteren Liste mit Flyern und Broschüren, die zum Thema Ecstasy/Techno erschienen sind, sowie einem Literaturverzeichnis, das nicht nur die Bücher und Artikel enthält, die unsere AutorInnen in ihren Beiträgen zitieren, sondern noch einige mehr.

I. Einleitung

Designer-Droge Ecstasy?

Notizen zu Begriff und Geschichte eines Problems

Henning Schmidt-Semisch

Der Mensch ist nicht nur ein Allesfresser, sondern in gewissem Sinne auch ein „Allesgiftler". Die meisten bekannten, natürlich vorkommenden Gifte bzw. psychoaktiven Substanzen, sei es nun das Koffein der Kaffeepflanze, das Kokain der Coca oder auch das Gift von Pilzen oder Kröten, sind von Menschen auf der ganzen Welt zufällig oder gezielt immer wieder ausprobiert worden. Die einen wurden als angenehm oder funktional befunden und einer mehr oder weniger gelungenen Kultivierung zugeführt, die Nutzung der anderen hat man wegen ihrer unangenehmen Wirkungen oder ihrer Nicht-Handhabbarkeit verworfen. Bei diesem Prozeß der Selektion schwankten die Menschen stets zwischen dem Reiz des Neuen (Neophilie) und der Angst, die ihnen das Neue bereitete (Neophobie). Und so wie jede neue und unbekannte Nahrung – aufgrund der mangelnden Erfahrung mit dieser neuen Substanz – zumindest Unsicherheit auslöst, so sind auch neue Drogen, selbst wenn es sich nur um neue Namen für alte Substanzen handelt, immer ein (zum Teil gesuchter) Anlaß für Gerüchte, Halbwahrheiten und Mythen. Dies um so mehr, wenn sich die neuen Drogen mit Bildern von teuflischen Drogenköchen verknüpfen, die in geheimen Rauschgiftküchen ihrem undurchschaubaren Gemixe nachgehen, – wie bei Designer-Drogen oder eben: Ecstasy.
Deshalb ist es zu Beginn eines Buches über eine immer noch neue und synthetische Droge wie Ecstasy sinnvoll, sich der historischen und begrifflichen Aspekte dessen, worum es eigentlich geht, zu vergewissern. Ich werde daher zunächst den Begriff der Designer-Drogen auf seine Brauchbarkeit untersuchen, dann erläutern, welche Substanzen gemeinhin unter diesem Begriff zusammengefaßt werden, und abschließend einige Hinweise zur Geschichte der Droge Ecstasy geben. (Vor allem der letzte Punkt wird sich dabei auf wenige Aspekte beschränken, da die übrigen Artikel dieses Buches vieles zu diesem Bereich enthalten.)

1. Was ist eine Designer-Droge?

Obwohl der Begriff Designer-Drogen zu einem festen Bestandteil der jüngeren Drogenpolitik geworden ist, existiert keine allgemeinverbindliche Definition dieses Begriffs. Vielmehr ist er zu einer Kategorie geworden, deren Konturen immer mehr an Schärfe verlieren und die sich allenfalls annäherungsweise folgendermaßen differenzieren läßt:

(a) Die klassische Variante des Begriffs Designer-Drogen wurde von Dr. Gary Henderson, University of California, erfunden. Nach seiner Definition handelt es sich dabei um „Substanzen, welche psychoaktive Eigenschaften einer Droge enthalten, deren Molekularstruktur jedoch verändert wurde, um die strafrechtliche Verfolgung zu umgehen" (zit. n. Saunders 1994, S.128f.). Das heißt: Designer-Drogen führen im Idealfall zwar die erwünschten Wirkungen der Herkunftssubstanzen herbei, ihr molekularer Aufbau wird aber von den Drogen-Prohibitionsgesetzen (noch) nicht erfaßt. Erst im Falle der Beschlagnahmung durch die Polizei besteht für die staatlichen Agenturen die Möglichkeit, die Substanzen zu analysieren und sie dann gegebenenfalls den Prohibitionsgesetzen zu unterstellen. Die Drogen-Designer ihrerseits gehen daraufhin erneut an die Veränderung der molekularen Struktur, um das Gesetz zu „überlisten"[1] – ein praktisch nicht endender Kreislauf, der es legitim erscheinen läßt, von Designer-Drogen nicht als verbotenen Drogen zu sprechen, sondern vielmehr als „Drogen des Verbots", also als eine Art Gegenstrategie der Drogenökonomie. Diese Definition, die die (heutigen) Drogenverbote praktisch zur Voraussetzung hat, legt es zudem nahe, Designer-Drogen als ein historisch sehr junges Phänomen zu betrachten, was gleichzeitig bedeutet, daß viele heute als Designer-Drogen klassifizierte Substanzen die Voraussetzungen nicht erfüllen, etwa das bereits 1912 patentierte MDMA.
(b) Eine ähnliche Definition stammt von Kovar u.a. (1990) sowie Grausam (1992). Danach ist davon auszugehen, daß die Methode des Designs von Substanzen bereits angewendet wird, seitdem das chemische Wissen hierfür vorhanden ist. So gelang es zunächst, aus den bekannten Genuß- und Heilmitteln bzw. -pflanzen (etwa Coca oder Schlafmohn) die wirksamen Bestandteile (etwa Kokain oder Morphin) zu isolieren. Als weiteren Schritt schufen Industrie und Forschung dann verbesserte, synthetisch hergestellte Varianten dieser Klassiker. Diese gelten als „synthetische Suchtstoffe der 1. Genera-

---

1 Vgl. hierzu auch das Interview mit dem Produzenten von Designer-Drogen „Adonis", S. 138–146 in diesem Band.

tion" (Kovar u. a. 1990: 99). Die synthetischen Substanzen der ersten Generation dienen wiederum als Muttersubstanzen für die neuen Variationen der illegalen Laboratorien, die daher als „synthetische Suchtstoffe der 2. Generation" bezeichnet werden können. War es der Zweck der ersten Generation, die traditionellen, aus Pflanzen isolierten Wirkstoffe zu verbessern, so ist es der Zweck der zweiten Generation, gesetzliche Bestimmungen zu umgehen. Obwohl also die Methode des Drogen-Designs eine traditionelle Methode der Chemie und Pharmazie darstellt, gelten nur die „synthetischen Suchtstoffe der 2. Generation" als sogenannte Designer-Drogen.

(c) Eine etwas weitere Definition bietet Sahihi (1995: 7), indem er auf das explizite Definitionskriterium der Strafrechtsumgehung verzichtet. Nach seiner Definition gibt es zwei Sparten von Designer-Drogen: „Designer-Drogen (...) sind solche Rauschmittel, die synthetisierend, entweder von natürlichen Giften und Drogen deriviert, abgeleitet, oder – ganz ohne natürliche Grundlagen – auf dem Papier errechnet (designed) und von ‚Chemikern' (im weitesten Sinne des Wortes) mit einigen wenigen, fast immer legalen Chemikalien hergestellt werden." Diese Definition ist insofern etwas problematisch, als sie auch eine Substanz wie etwa Heroin mit einschlösse, denn immerhin ist Heroin ein Derivat des natürlichen Opiumalkaloids Morphin. Niemand würde aber auf die Idee kommen, Heroin als Designer-Droge zu bezeichnen.

(d) Hess (1989: 482) hat in einem wiederum anderen Verständnis von Designer-Drogen auch solche Substanzen unter diesem Begriff subsumiert, „die legale Drogen in hoher (und dann durchaus gefährlicher) Konzentration enthalten, wie die amerikanischen sogenannten pick-me-ups das Koffein". Europäische Äquivalente wären nach dieser Definition dann auch die neuen Energy-Drinks, etwa „Red Bull", „Flying Horse" oder „Black Power", die ebenfalls viel Koffein enthalten. Während die traditionellen Cola-Getränke bei etwa 100 mg Koffein pro Liter liegen, enthalten die Energy-Drinks deutlich mehr dieser Substanz. Ohne Ausnahmegenehmigung sind in Deutschland bis zu 250 mg Koffein pro Liter erlaubt. Die anderen in diesen Getränken enthaltenen Zusatzstoffe (wie Taurin oder Glucuronolacton), denen unbestimmte und mystifizierte Wirkungen zugeschrieben werden, haben dagegen keine anregenden Wirkungen. Taurin ist eine Aminosäure, die z. B. auch in Milch und Muttermilch vorkommt und die für industrielle Zwecke in einem ganz gewöhnlichen Kochprozeß aus Ochsengalle gewonnen wird. Glucuronolacton kommt in vielen tierischen und pflanzlichen Organismen vor und dient beispielsweise als entgiftendes Therapeutikum bei Hepatitis und Ischias (vgl. Schuster

1995: 777 f.). Das Drogen-Design fokussiert hier demnach eher das Image der betreffenden Substanzen: Red Bull, so behauptet die Werbung, verleiht Flügel. Diese Außerordentlichkeit verliert sich allerdings rasch, wenn man die erlaubten 250 mg Koffein pro Liter Erfrischungsgetränk mit den bis zu 500 mg Koffein pro Liter Kaffee in Relation setzt (vgl. Maritsch/Uhl 1989: 174).

(e) Neben diesen vier möglichen Definitionen gewinnt der Begriff Designer-Drogen in jüngerer Zeit eine weitere Konnotation hinzu. Sahihi (1991: 9) schreibt, daß es in heute noch relativ ferner Zukunft preisgünstige, vom menschlichen Organismus leicht zu verdauende Drogen geben werde, mit denen die Menschen ihre Lüste und Unlüste, Produktivitäts- und Ruhephasen kontrollieren könnten, wann immer sie es wünschten, ohne sich und der Gesellschaft irgendwelchen Schaden zuzufügen. Und Saunders (1994: 38 f.) glaubt, daß es heute schon bis zu einem gewissen Grad möglich sei, eine Droge mit der je gewünschten Wirkung modeorientiert zu entwerfen: „Neue Methoden wie z. B. die Einpflanzung von Elektroden in die Hirne lebender Tiere erlauben, die Wirkungen neuer Drogen sicher und schnell zu prüfen (...) Neue, psychoaktive Drogen könnten nach der Mode maßgeschneidert werden. Sind die Leute der alten Mode überdrüssig und suchen nach neuen Verhaltensweisen (oder wollen sich vielleicht gescheiter fühlen), werden Drogen mit der gewünschten Wirkung geschaffen." In dieser Betrachtung erhält der Begriff Designer-Drogen also eine eher gegenwartsdiagnostische Konnotation, die eine hedonistische und konsumistische Haltung der Gesellschaftsmitglieder beschreibt, die ihre Befindlichkeiten und Gefühle gezielt mit spezifischen Substanzen manipulieren (wollen). Schmidt-Semisch (1994: 117 ff.) hat diese Prozesse, in denen verstärkt psychoaktive Substanzen als Hilfsmittel zur Bewältigung von intra- und interpersonaler Flexibilität und Mobilität eingesetzt werden, als Modulationen beschrieben; Bröckers (1994) spricht in diesem Zusammenhang von kosmetischer Psychopharmakologie. Ein solches Verständnis von Befindlichkeits-Design würde dann allerdings auch zahlreiche legale Genuß- und Arzneimittel umfassen, die in der Regel nicht mit dem Begriff Designer-Drogen assoziiert werden.

Wie man sieht, gibt es zur Zeit keine eindeutige, allgemeinverbindliche Definition. Zudem weisen die unter diesem Begriff versammelten Substanzen nur sehr wenig Gemeinsamkeiten auf. Das liegt zum einen daran, daß es meist keine chemischen Übereinstimmungen gibt, ist zum anderen aber auch darin begründet, daß die pharmakologischen Wirkungen kein einheitliches Bild abgeben. Der Begriff Designer-

Drogen ist daher auch unter diesen Gesichtspunkten eine reichlich unbestimmte Konstruktion. Gleichwohl gibt es einen Kanon von Substanzen, die zum gegenwärtigen Zeitpunkt und jenseits theoretischer Definitionen gemeinhin unter dem Rubrum der Designer-Drogen gefaßt werden.

2. Die sogenannten Designer-Drogen

Konkret handelt es sich bei den als Designer-Drogen bezeichneten Substanzen um die großen Gruppen der (a) Phencyclidine, (b) Fentanyle, (c) Amphetamine, (d) Methoxyamphetamine/Phenetylamine/Tryptamine und (e) Methylendioxyamphetamine/Methylendioxybutamine.

a) Phencyclidin (PCP) und seine Derivate

Phencyclidin (PCP) und seine weit über hundert bekannten Derivate (u. a. TCP, PCE, PCC, PCPY und vor allem Ketamin) gehören zur Gruppe der sogenannten Arylcycloakylamine. PCP wurde von der US-Firma Parke, Davis & Company 1954 entwickelt, die es unter dem Markennamen Sernyl als Anästhetikum vermarktete. Aber schon nach wenigen klinischen Versuchen und Einsätzen wurde Sernyl bereits 1965 aufgrund der „Berichte über unerwünschte Nebenwirkungen sehr merkwürdiger Art" (Schmidbauer/vom Scheidt 1987: 330) wieder vom Markt genommen. Die medizinische Anwendung wurde im folgenden auf den veterinärmedizinischen Bereich beschränkt, wo PCP von nun an unter dem Handelsnamen Sernylan (produziert von der Philips Roxane Company) als Nutz- und Schlachttier-Beruhigungsmittel sowie Anästhetikum zum Einsatz kam. 1979 wurde die Produktion für medizinische Zwecke völlig eingestellt.

Als Straßendroge tauchte PCP erstmals 1967/68 verstärkt in Erscheinung und breitete sich in den folgenden Jahren schnell und unter den verschiedensten Namen aus (Angel Dust, Peace-pill, Chrystals, Detroit Pink, Sunshine, Cool, Hyperdust, Horse Tranquilizer, Wack, Magic Wack u. v. a.). Diese zahlreichen Namen sind wohl vor allem auf die Verschiedenartigkeit der Darreichungsformen (Tablette, Pulver, Flüssigkeit, Kristalle, als Kräutermischung) und Applikationsmöglichkeiten (rauch-, spritz-, eß-, trink- und schnupfbar sowie rektal als Zäpfchen applizierbar) zurückzuführen. „In der zweiten Hälfte der 70er Jahre etablierte sich PCP in den USA als Straßendroge und pendelte zwischen Platz sechs und fünfzehn der us-amerikanischen

‚Drogenhitparade'. Nach Aussagen des National Institute on Drug Abuse hatten 1977 sieben Millionen Personen Erfahrungen mit PCP. Waren es anfänglich weiße, der oberen Mittelschicht zugehörige Teenager, so erstreckt sich heute der PCP-Konsum durch alle sozialen Schichten und über alle ethnischen Gruppen" (Schlender 1989: 427). Man schätzt, daß 10–15 % der 12- bis 15jährigen US-Bürger schon einmal PCP probiert haben (Püschel 1995: 28).

PCP ist eine preisgünstig zu produzierende und problemlos herzustellende Substanz, da die Grundsubstanzen (Benzol, Kaliumzyanid und Piperidin) billig sowie leicht und legal zugänglich sind. In der Bundesrepublik Deutschland scheint PCP bisher allerdings zu keinem Zeitpunkt eine nennenswerte Rolle gespielt zu haben (so erst jüngst wieder Püschel 1995: 28). PCP wirkt, wie im übrigen auch die meisten anderen synthetischen, psychoaktiven Substanzen, bereits im Milligrammbereich. Die psychoaktiven Wirkungen von PCP lassen sich kaum einheitlich beschreiben. Schmidbauer/vom Scheidt (1987: 333) geben an, daß das Spektrum der PCP-Wirkung von anregend über dämpfend bis halluzinogen reichen könne.

Die konkrete Wirkung hänge dabei zum einen von der konsumierten Dosis, zum anderen von der Konstitution des Konsumenten ab. PCP wird bei allen Applikationsformen rasch und gut aufgenommen, wobei die Wirkung nach ca. 2–5 Minuten einsetzt, nach ca. 15–30 Minuten ihren Höhepunkt erreicht und etwa 4–6 Stunden anhält. „Es kommt zunächst zu einem Schweregefühl der Extremitäten sowie Benommenheit, gelegentlich auch zu Erregungszuständen. Bei höheren Dosen treten Schmerzunempfindlichkeit sowie narkotische Wirkungen ein; zugleich treten Wahrnehmungsverzerrungen auf. Äußere Reize werden weniger wahrgenommen, der Körper kann in eine weitgehende, von außen schwer beeinflußbare Starre verfallen. Man spricht von einer sensorischen Blockade (schmerzunempfindlicher Patient reagiert nicht auf Ansprechen) (...) Nicht selten ist die Rauschwirkung von einer depressiven Verstimmung gefolgt" (Püschel 1995: 28). Als unerwünschte Wirkungen werden vor allem „Horror-Trips" genannt, die mit starken Angstzuständen und der oben bereits beschriebenen Bewegungsunfähigkeit verbunden sind. In diesem Zusammenhang werden vor allem auch autoaggressive, selbstverstümmelnde und suizidale Verhaltensweisen beschrieben, die man vor allem darauf zurückführt, daß der Konsument aufgrund der auch analgetischen Wirkung des PCP ein stark reduziertes Schmerzempfinden hat.

Da bei chronischen Konsumenten Entzugserscheinungen auftreten, geht man von einem gewissen Abhängigkeitspotential von PCP aus, wobei allein schon die chronische Einnahme zu Erinnungseinbußen,

Störungen der Merkfähigkeit und Sprachstörungen führen kann, die auch nach Absetzen der Substanz monatelang anhalten können.
Die letale Dosis von PCP wird mit 0,5 bis 1 g angegeben, wobei es bei chronischen Konsumenten durchaus zu einer Toleranzsteigerung kommen kann. Im Vergiftungsfall (Überdosis) oder durch Kombination mit anderen Substanzen kann es zu Krampfanfällen sowie zu einer tödlich verlaufenden Atmungslähmung kommen.

b) Fentanyle

Fentanyl ist ein recht kurzwirksames Analgetikum, das klinisch häufig, vor allem zur Narkoseprämedikation verwendet wird. Da es eine morphinähnliche Wirkung hat, bezeichnet man es als Opioid oder auch als synthetisches Heroin oder Morphin. Sahihi beschreibt das Fentanyl und vor allem seine Derivate mit einigem Recht als eine Art Hyper-Heroin, da diese Substanzen eine hundert- oder gar tausendfache Morphinwirkung aufweisen. Nach Kovar (1989a) sind über tausend Variationen der Grundsubstanz möglich, etwa 200 wurden bislang industriell getestet – illegal hergestellt und gehandelt würden allerdings nur 32 Variationen. Die ersten designten Substanzen dieser Gruppe (Alpha-methyl-fentanyl und 3-methyl-fentanyl) sollen von „einem ‚world class medical chemist' entwickelt worden sein und werden als ‚China White' oder als ‚Persian White' bzw. als ‚the world's finest heroin' angeboten" (Kovar 1989a: 26).
Fentanyl ist ein Derivat des Pethidin (z. B. Dolantin R), einem Opioid, dessen analgetische Wirkung wesentlich geringer ist als die des Morphins und das neben seiner dämpfenden auch eine anregende Wirkung auf das Zentralnervensystem besitzt (Wely 1989: 300). Fentanyl hat dagegen ein sehr starkes analgetisches Vermögen, wirkt sehr schnell, aber nur kurze Zeit; viele Fentanyl-Derivate wirken in der Regel aber wesentlich länger. Da die Wirkung der Fentanyle von der des Heroins kaum zu unterscheiden ist, können sie als vollständige Heroinersatzstoffe angesehen werden, allerdings mit dem Nachteil, daß die Gefahr von Überdosierungen aufgrund der mehrfachen Morphinwirkung stark erhöht ist. Dies vor allem dann, wenn ein an Heroin gewöhnter Konsument plötzlich an ein weitaus potenteres, synthetisches „Heroin" gerät. Überdosierungen führen wie bei Opiaten zu Atmungsdepressionen, die tödlich verlaufen können.[2]

---

2 Eine weitere Gefahr stellen die Kombinationen mit anderen psychoaktiven Substanzen dar sowie jene Substanzen, mit denen die Originalsubstanz verschnitten wird. Zudem besteht bei illegal synthetisierten Substanzen immer die Gefahr,

c) Amphetamine

Amphetamin wurde zuerst 1887 von dem Chemiker Edeleanu synthetisiert und zur Behandlung von Schnupfen in Inhalationsgeräten sowie zur Behandlung bzw. Linderung asthmatischer Symptome eingesetzt. Den psychoaktiven und pharmakologischen Eigenschaften der Substanz schenkte man zunächst kein Interesse. 1910 entdeckten die Physiologen Bargere und Dale die Ähnlichkeiten des Amphetamins mit dem Hormon Andrenalin. Im gleichen Jahr wurde Amphetamin dann unter dem Markennamen Benzedrin auf den Markt gebracht. Das wirksamere N-Methyl-Derivat des Amphetamins, das sogenannte Methamphetamin, wurde 1914 erstmals von Schmidt synthetisiert und seit 1938 unter dem Markennamen Pervitin von den Temmler-Werken in Deutschland vermarktet. Die zentral stimulierenden Wirkungen dieser beiden Substanzen wurden erst 1933 von G. Alles entdeckt (vgl. Fromberg 1992: 27; Püschel 1995: 35).

Diese beiden anregenden, das Leistungs- und Ausdauervermögen steigernden Medikamente trafen in den 30er und 40er Jahren auf einen großen Kreis von Interessenten – vor allem beim Militär. „Benzedrin und Pervitin (...) wurden von der deutschen Wehrmacht systematisch eingesetzt, wenn wichtige Einsätze bevorstanden (...) Deutschland versorgte seinen Verbündeten Japan mit Pervitin, wo es an die kämpfende Truppe und die Arbeiter in der Kriegsindustrie verteilt wurde. Auch die britische Armee verwendete großzügig Pervitin in allen Truppen des Commonwealth. Lediglich die US-Armee gab offiziell keine Stimulantien an ihre Truppen aus, was indes nicht verhinderte, daß viele Truppenärzte sie verschrieben“ (Glaeske 1989: 260). Ebenfalls in den 30er

---

daß bei einer unsachgemäßen Herstellung neben dem gewünschten Stoff auch andere, möglicherweise hochgiftige Substanzen ungewollt entstehen, wodurch der Konsum zu einem unkontrollierten Risiko werden kann. Ein Beispiel für diese letztgenannte Gefahr sind die sogenannten Prodine, die ebenfalls von Pethidin deriviert sind und heroin- bzw. morphinähnliche Wirkungen entfalten. Zu Ihnen zählen MPPP (Methyl-phenyl-propionoxy-piperidin) und PEPAOP (Phenethyl-phenyl-acetoxy-piperidin). 1981 hatte ein Untergrundlabor versucht, MPPP herzustellen. Aus Ungeduld oder Experimentierlust hatten die Untergrundchemiker probiert, die Reaktionszeit mittels einer höheren Reaktionstemperatur zu verkürzen. Dadurch kam es zu Nebenprodukten der Synthese, konkret war das MPPP mit MPTP (Methyl-Phenyl-Tetrahydro-pyridin) und PEPTP (Phenethyl-phenyl-tetrahydro-pyridin) verunreinigt. Nachdem diese Substanzen als Heroin den schwarzen Markt erreicht hatten, erkrankten in kurzer Zeit zahlreiche junge Menschen an der sogenannten Parkinsonschen Krankheit. Bei den folgenden Untersuchungen stellte man fest, daß MPTP die dopaminergen Neuronen der Substantia nigra zerstört und infolgedessen ein Parkinson-Syndrom hervorruft (vgl. Fromberg 1992: 26).

Jahren experimentierten Studenten der Universität von Minnesota mit den neuen Substanzen, um, wie es Schmidbauer/vom Scheidt (1987: 369) ausdrücken, gegen ihre Studienmüdigkeit anzukämpfen.
Der wirkliche Boom des Amphetamins und vor allem seines Derivats Methamphetamin begann aber erst in der Mitte der 60er Jahre, die einen deutlichen Anstieg sowohl des legalen als auch des illegalen Verbrauchs markierten. Seither werden diese Substanzen zunehmend auch auf dem Schwarzen Markt und in nicht immer guter, weil illegal synthetisierter Qualität gehandelt. Die Ausgangsprodukte sind recht leicht zu beschaffen. Amphetamin selbst unterliegt dem Betäubungsmittelgesetz und ist als Medikament in der Bundesrepubik nicht mehr im Handel, in den USA aber als Benzedrin erhältlich.[3]
Generell besteht die Hauptwirkung der Amphetamine in der Anregung des Zentralen Nervensystems. Damit einher gehen Gefühle gesteigerten Selbstvertrauens, geistiger Wachheit, erhöhter Leistungsfähigkeit und Agilität. Geistige und körperliche Ermüdungserscheinungen sowie Hungergefühle treten in den Hintergrund und machen einer erhöhten Aktivität, Unternehmungslust und Spontaneität Platz. Zudem hat die Wirkung der Amphetamine auch eine euphorisierende Komponente.[4]
Auch wenn Amphetamin (Speed) heute in der Technoszene durchaus wieder Liebhaber zu finden scheint, so sind und werden für unseren Zusammenhang jene Variationen und Derivate dieser Substanz bedeutsamer, die sich in die beiden Gruppen der Methoxyamphetamine und der Methylendioxyamphetamine unterscheiden lassen.

d) Methoxyamphetamine

Die Stammsubstanz der Methoxyamphetamine ist Mescalin, einer der Inhaltsstoffe des Peyote-Kaktus (Lophophora Wiliamsii). Mescalin ist ein relativ schwacher Wirkstoff, von dem man mehrere hundert Milligramm einnehmen muß, um eine psychedelische Wirkung zu erzeugen. Der Bio-Chemiker Alexander Shulgin versuchte in den 60er Jahren, die Wirkungsstärke des Mescalins durch Strukturveränderungen des Moleküls zu erhöhen. Dazu hängte er zunächst „eine Methylkette an dessen Seitenkette an und erhielt dadurch das Amphetaminderivat des Mescalins, TMA (...) Die Methylgruppe erhöhte die Wirkungsstärke, da nun das Stickstoffatom in der Seitenkette vor der

---

3 Zu weiteren Details, vor allem auch zur Bedeutung und Geschichte der Amphetamine als Appetitzügler: Glaeske 1989: 260 f.

4 Zu weiteren Details der Wirkungen, vor allem aber auch der Nebenwirkungen, Gefahren, Indikationen und Kontraindikationen vgl. Glaeske 1989; 264 ff.; Püschel 1995: 36–38.

enzymatischen Abspaltung geschützt war – einer Reaktion, die den Mescalinabbau einleitet." (Snyder 1990: 189) Die Methoxyamphetamine sind also vor allem mescalinähnliche Halluzinogene, deren Wirkungsstärke aber erheblich höher ist als die des Mescalins. Zu dieser Gruppe zählen etwa PMA (Para-methoxy-amphetamin) und TMA (Trimethoxy-amphetamin) mit einer fünffachen, DMA (Dimethoxy-amphetamin) mit einer achtfachen und DOM (Dimethoxy-methyl-amphetamin; wird auch STP genannt), DOB (Bimethoxy-brom-amphetamin) und DOET (Dimethoxy-ethyl-amphetamin) mit einer etwa hundertfachen Mescalinwirkung (vgl. Kovar 1989 a: 25). DOM (oder STP) wurde verschiedentlich auch als Super-LSD bezeichnet, zum einen wegen seiner Wirkungsstärke, aber wohl auch aufgrund seiner extrem langen Wirkungsdauer von bis zu 72 Stunden.[5] Nach Püschel (1995: 29) sind die genannten Substanzen bei uns kaum verbreitet.[6]

e) Methylendioxyamphetamine/Methylendioxybutamine[7]

Anders verhält es sich dagagen mit der Wirkung und Verbreitung der sogenannten Metylendioxyamphetamine. Obwohl z. T. schon zu Beginn unseres Jahrhunderts synthetisiert, geht ihre heutige Verbreitung ebenfalls auf die Experimente von Alexander Shulgin zurück. Die wichtigsten Substanzen dieser Gruppe sind MDA (Methylendioxy-amphetamin), MDE oder MDEA (Methylendioxy-N-ethylamphetamin), MMDA (Methoxy-methylendioxy-amphetamin) und MDMA (Methylendioxy-methamphetamin) sowie BDB (Benzo-dioxolyl-butamin) und MBDB (Methyl-benzodioxolyl-butamin). Im Vergleich zu den Methoxyamphetaminen zeichnet sich diese Gruppe von Substanzen vor allem dadurch aus, daß die halluzinogenen Effekte in den Hintergrund treten, und sie stattdessen eine leicht anregende und – vor

5 Vgl. zu den Wirkungen und Nebenwirkungen von Hallzinogenen weiterführend Scheerer 1989; zur akuten und chronischen Toxizität Kovar u. a. 1990: 102 ff; zur Wirkungsweise der Halluzinogene im Gehirn auch Snyder 1990: 188–207; zur therapeutischen Anwendung Leuner u. a. 1992.

6 Sehr ähnliche, wenn auch schwächere Wirkungen als die Methoxyamphetamine haben zum einen die sogenannten Phenethylamine: Zu ihnen zählen z. B. BDMPEA (Brom-dimethoxy-phenetyl-amin) und DMPEA (Dimethoxy-phenetyl-amin) (vgl. zu diesen Substanzen ausführlicher Kovar u. a. 1990: 101–105). Zum anderen die sogenannten Tryptamine: Die zwei wichtigsten Vertreter dieser Gruppe sind DMT (Dimethyltryptamin) und DET (Diethyltryptamin) (vgl. ausführlicher Kovar 1989b: 159). Nach Püschel (1995: 29) weichen beide Substanzgruppen in ihrem Wirkspektrum „nur geringfügig von LSD, Mescalin und Psilocybin ab".

7 Vgl. zu den Methylendioxybutaminen den Artikel von Kemper und Kunze, S. 185–188, in diesem Band.

allem – eine kommunikationsförderne Wirkung entfalten. „Sie fördern das ‚in sich Hineinversenken' und damit die Bereitschaft und Fähigkeit, persönliche Probleme zu erkennen und sich mit ihnen positiv auseinanderzusetzen. Gleichzeitig wird auch die Kommunikations-und Kontaktfreudigkeit erhöht, womit diese Stoffgruppe für die psychotherapeutische Behandlung ideal erscheint" (Kovar 1989 a: 25). Man nennt sie daher auch „Entaktogene", weil sie das Innere berühren (Nichols 1986), oder – aufgrund der Steigerung der Kommunikationsfähigkeit – „Empathogene" (Eisner 1989).
Besondere Bedeutung haben diese Substanzen seit einiger Zeit erlangt, da MDMA, häufig aber auch andere Substanzen dieser Gruppe, wie etwa MDA, MDE, MMDA, MBDB etc., unter dem Szenenamen Ecstasy hergestellt und verkauft werden.

3. Ecstasy

Wie bereits gesagt, ist Ecstasy in gewissem Sinne ein Sammelbegriff. In den Tabletten, die mit vielen verschiedenen Prägungen und in verschiedenen Farben als Ecstasy verkauft werden, finden sich nicht nur die bereits oben genannten Stoffe (MDMA, MDA, MDE, MMDA, MBDB), sondern auch Kombinationen derselben sowie Coffein oder Amphetamin, gelegentlich auch Gemische, die Ephedrin, Chinin oder Paracetamol enthalten.[8] Die Substanz allerdings, die ursprünglich einmal mit dem Namen Ecstasy getauft wurde, ist MDMA. Diese Substanz ist auch jene, die (immer noch) den zentralen Wirkstoff in der Mehrzahl der Ecstasy-Tabletten darstellt. Wenn ich im folgenden von Ecstasy rede, werde ich also vor allem von MDMA sprechen.
Ecstasy ist wohl die zur Zeit verbreitetste sogenannte Designer-Droge. Aber auch wenn es durchgängig unter dieser Bezeichnung geführt wird, so wurde Ecstasy weder als Reaktion auf das Verbot anderer, ähnlicher Substanzen erfunden, noch speziell im Hinblick auf eine spezifische Mode entworfen. Vielmehr reicht die Geschichte der Entdeckung bzw. Synthese dieser Substanz, also des Methylendioxymethamphetamins (MDMA), zurück bis in das 19. Jahrhundert. Bereits 1898 hatte Haber MDMA für seine Doktoralthese synthetisiert (Fromberg 1992: 29; Adelaars 1991: 11). Dieses Datum ist insofern von Interesse, als die Literatur die Entdeckung des MDMA in der Regel der Firma E. Merck in Darmstadt zuschreibt.[9] Richtig ist aber wohl, daß

---

8 Vgl. hierzu die detaillierten Analysen von Eve & Rave, S. 304–308, in diesem Band.
9 Vgl. etwa Sahihi 1995: 91; Seymour 1986: 4; Rippchen 1992: 35; Kovar u. a. 1990: 105 u. v. m.

die Chemiker der Firma E. Merck das MDMA auch oder auch nur wiederentdeckten und der Pharmakonzern es 1912 zum Patent anmeldete. Die Patentschrift (– Nr. 274350 – Klasse 12p. Gruppe 32/10) des Kaiserlichen Patentamtes gibt jedenfalls an, daß das „Verfahren zur Darstellung von Alkyloxyaryl-, Dialkyloxyaryl- und Alkylendioxyarylaminopropanen bzw. deren am Stickstoff monoalkylierten Derivaten“ vom 24. 12. 1912 an im Deutschen Reich patentiert und die Firma E. Merck die Inhaberin dieses Patentes sei. Ausgegeben wurde die Patentschrift am 16. Mai 1914.[10] Die molekulare Struktur des MDMA ähnelt sehr der seiner Muttersubstanz, dem Methylendioxyamphetamin (MDA). Ähnliche Molekülstrukturen finden sich – als Safrol oder Myristicin – auch in Muskat, Dill, Sassafras, Krokussen und Petersilie. Vor allem von der Muskatnuß ist bekannt, daß sie von Gefängnisinsassen, aber auch von Seeleuten immer wieder zur psychoaktiven Nutzung eingesetzt wurde. Bereits von den alten Indern wird die Muskatnuß in der Ayur Veda (eine der Heilkunst und Gesundheitslehre gewidmete Nebenvede) als mada shaunda, als narkotische Frucht erwähnt (vgl. Naranjo 1979: 39). Und der englische Arzt William Cullen beschrieb bereits 1789, „wie einer seiner Patienten aus Versehen eine hohe Dosis Muskatnuß nahm und danach zuerst ein angenehmes Wärmegefühl im Magen verspürte (...), sodann vom Stuhl kippte und einige Stunden lang entweder nahezu betäubt war oder halluzinierte, seine Umwelt verkannte und wirre Dinge redete. Nach sechs Stunden klang der Zustand ab; Kopfweh und Müdigkeit verschwanden nach einer Nacht“ (Schmidbauer/vom Scheidt 1987: 281).
Als die Chemiker des Pharmakonzerns Merck 1912 MDMA synthetisierten, beschrieben sie es als Formel für die synthetische Variante des Öls der Sassafras-Staude. Obwohl es heißt, daß MDMA als Appetitzügler gedacht war und auch benutzt wurde (etwa Fromberg 1992: 29), gibt es nach Seymour (1986: 4) für diese Vermutung keinerlei Beleg, und bei seiner Patentierung wurden keine Anwendungen für MDMA benannt. Auch eine Vermarktung oder überhaupt eine größere medizinische Nutzung ist aus der damaligen Zeit nicht bekannt – MDMA geriet erst einmal in Vergessenheit.
Erst 1953 sollte man wieder von MDMA hören, diesmal im Zusammenhang mit der US-Armee, die eine Anzahl von MDA-ähnlichen Substanzen für militärische Zwecke untersuchte. Durch die ausgiebigen Tierversuche der US-amerikanischen Streitkräfte weiß man seither wenigstens, daß „MDMA besonders für Hunde relativ toxisch ist

[10] Faksimilierte Auszüge der Patentschrift finden sich bei Weigle/Rippchen 1992: 16 f. sowie bei Adelaars 1991: 134–136.

und 14 mg/kg für die Hälfte der Hunde tödlich wirkt" (Hess 1992 a: 47). Bei Ratten, Affen, Mäusen und Meerschweinchen dagegen, so Hess, läge die letale Dosis erheblich höher. Hinweise darauf, daß MDMA (militärischer Codename: EA–1475) bei den Untersuchungen der US-Army auch an Menschen getestet wurde, gibt es nicht.
Die eigentliche Karriere des MDMA beginnt allerdings erst im Jahre 1965, als der Biochemiker Alexander Shulgin die Substanz in seinem Labor herstellte und später auch ausführlich testete. „Nachdem er an der kalifornischen Universität Berkeley als Dr. phil. in Biochemie abgeschlossen hatte, erhielt er von Dow Chemicals einen Job in der Chemieforschung und erfand ein rentables Insektizid. Als Belohnung ließ ihm das Unternehmen freie Hand und stellte ihm ein eigenes Labor zur Verfügung. Da Shulgin mit Meskalin eine aufregende Erfahrung gemacht hatte, nutzte er diese Gelegenheit zur Erforschung psychedelischer Drogen. Er erforschte nun verschiedene Substanzen und (...) testete (...) die Substanzen an sich selbst und später im Freundeskreis" (Saunders 1994: 19).
Shulgins Ziel war es unter anderem, eine therapeutische Droge zu finden, und nicht nur er allein glaubte, diesem Ziel mit MDMA durchaus ein Stück näher gekommen zu sein.[11] In der zweiten Hälfte der 70er und der ersten Hälfte der 80er Jahre experimentierten und behandelten einige wenige Therapeuten mit der neuen Substanz, vor allem wohl auch deshalb, weil in den 70er Jahren das Ende des legalen Einsatzes von LSD zu therapeutischen Zwecken eingeläutet worden war. Einige glaubten, mit MDMA gewissermaßen eine Alternative zum LSD gefunden zu haben. „As one psychiatrist put it, ‚MDMA is penicillin for the soul, and you don't give up penicillin, once you've seen what it can do'" (Shulgin/Shulgin 1992: 74). MDMA wurde von den Therapeuten besonders deshalb geschätzt, weil diese Substanz – anders als LSD oder auch MDA – praktisch keine halluzinogenen Effekte auslöst. So sieht es Hess (1992 b: 56) als einen großen Vorteil des therapeutischen Einsatzes von MDMA an, „daß der Proband nicht durch visionäre oder halluzinogene Erlebnisse von seinen inneren Prozessen abgelenkt wird und in der Regel nur ca. vier Stunden in einem veränderten Bewußtseinszustand bleibt."
Ganz allmählich entwickelte sich in den Jahren um 1980 auch der Gebrauch von MDMA als Genußmittel. Für Sahihi (1991: 90) beginnt diese Geschichte Mitte der 70er Jahre, als ein Untergrund-Laboratorium (LAB) in Marin County, Kalifornien, etwa 500.000 Portionen MDMA monatlich herstellte und auch vertrieb. Der Legende zufolge stammt der Name „Ecstasy" aus diesem Labor, das zuvor auch den

[11] Vgl. ausführlich Shulgin/Shulgin 1992: 66–74

Namen „Empathy“ erwogen, aber als zu schwierig und zu wenig verkaufsfördernd verworfen haben soll. Auf alle Fälle scheint dieses Labor von sehr verantwortungsbewußten und gewissenhaften Personen betrieben worden zu sein: „In einem Informationspapier, das jeder einzelnen Portion XTC beilag, wurde der Konsument sehr genau informiert, womit er zu rechnen, was er zu beachten und was er zu unterlassen habe, und vor allem, daß er die Droge auf keinen Fall mit anderen Rauschmitteln kombiniert einnehmen sollte, um synergistische Wirkungen zu vermeiden. Für ‚Fans‘, die mehr wissen wollten, gab das Labor sogar ein kleines Büchlein heraus: ‚Ecstasy: 21st Century Entheogen‘“ (Sahihi 1991: 90).

Neben einigen Therapeuten waren es wohl vor allem experimentierfreudige Drogenliebhaber, die Ende der 70er und Anfang der 80er Jahre MDMA benutzten, von ihrer heutigen Verbreitung als Tanzdroge allerdings noch nichts ahnten. 1984 wurde MDMA dann verstärkt von Studenten unter seinem neuen Namen Ecstasy konsumiert: In Dallas und Fort Worth, Texas, so Saunders (1994: 21), habe Ecstasy sogar in Bars gekauft und mit Kreditkarte bezahlt werden können. Gleichwohl, so konstatiert Fromberg (1992: 29), sei der Freizeitkonsum von MDMA (bzw. Ecstasy) aufgrund seines geringen Bekanntheitsgrades bis in die 80er Jahre hinein noch ausgesprochen beschränkt geblieben. Dies sollte sich allerdings Mitte der 80er Jahre ändern, als die amerikanischen Medien anfingen, über die angelaufene Diskussion eines Verbots von MDMA zu berichten. Zudem rief die Ankündigung der Drug Enforcement Administration (DEA), MDMA dem amerikanischen Betäubungsmittelgesetz zu unterstellen, den Protest zahlreicher Psychotherapeuten, Ärzte und Forscher hervor, die mit dieser Substanz gearbeitet hatten. Obwohl daraufhin von der DEA drei Anhörungen für 1985 festgesetzt wurden, in denen über das Pro und Contra der Klassifizierung debattiert werden sollte, wurde MDMA bereits vor der ersten Anhörung – am 1. Juli 1985 – „per Notfallverordnung in Schedule I des amerikanischen Betäubungsmittelgesetzes aufgenommen“ (Weigle 1992 c: 18). Dieses Verbot sowie die vor- und nachgängige Kontroverse, die sich u. a. in diversen Klagen und Gerichtsentscheiden niederschlug, war gleichzeitig eine Gratiswerbung für diese Substanz: „Ecstasy verbreitete sich wie ein Lauffeuer über ganz Amerika“ (Saunders 1994: 22).

Auf Drängen der USA wurde MDMA 1986 von der WHO der Convention on Psychotropic Substances unterstellt und damit die Mitgliedstaaten aufgefordert, MDMA der strengsten Kontrolle zu unterwerfen.[12] Entsprechend wurde MDMA in der Bundesrepublik

---

[12] Vgl. ausführlicher Saunders 1994: 22 ff.; Hess 1992 a: 54

Deutschland am 1. August 1986 in die Anlage I des BtMG aufgenommen und ist somit weder verkehrs- noch verschreibungsfähig.
Das Verbot von MDMA hat – wie bei den allermeisten anderen illegalen Drogen auch – selbstverständlich nicht dazu geführt, daß es nicht doch konsumiert wird.[13] Im Gegenteil wirkte das Verbot, wie schon gesagt, eher als eine Werbung und verschaffte der Substanz einen Zuwachs an Attraktivität. Und diese Attraktivität wurde auch in Europa wahrgenommen. Glaubt man Saunders (1994: 24 ff.), so entstand 1987 auf Ibiza eine Raveszene, in der sich Ecstasy zu LSD und Haschisch gesellte – „die Tanzparties dauerten die ganze Nacht". Wenig später wurden in Großbritannien große Rave-Parties populär, denen die britische Regierung mit Razzien und 1990 schließlich mit dem Entertainements Act begegnete, der den großen Raves unter freiem Himmel oder in alten Fabrikhallen rechtlich ein Ende setzte. „Dies hatte zur Folge, daß die Raver in die Tanzklubs getrieben wurden. 1988 war der Club Hacienda in Manchester trendführend mit dem inzwischen üblichen Stil (. . .) Von dort verbreiteten sich die Clubparties mit E in London, in Europa und schließlich in der Geburtsstätte von Ecstasy, in Kalifornien" (Saunders 1994: 25).
Nach Auffassung vieler Autoren ist Techno-Musik, also die an Raves gespielte Musik, die sich unter anderem durch ihren schnellen stampfenden Rhythmus auszeichnet, untrennbar mit Ecstasy verbunden. Ecstasy sei, so etwa Amendt (1994: 9), „zum Material eines jugendlichen Freizeitkultes geworden, untrennbarer Bestandteil jener Triade, die sich selbst Technoszene nennt und sich aus Technosound, Technodrogen sowie Technoparties zusammensetzt."[14] Auch wenn diese Aussage etwas zu generalisierend erscheint, so hat Amendt wohl dahingehend recht, daß diese Substanzen einen wichtigen Teil des Technosettings darstellen und, wenn auch nicht von allen Teilnehmern konsumiert, zumindest von den meisten akzeptiert werden. Die Wirkung von Ecstasy scheint mit seiner – im weitesten Sinne – kommunikationsfördernden Wirkung durchaus ein wahlverwandtschaftliches Verhältnis zu den Bedürfnissen bestimmter Segmente der Jugendkultur sowie vor allem ihrer Musik zu besitzen. Ein Zitat von Ahrens (1994: 16) macht dieses Verhältnis deutlich: „Durch die Suggestion der synthetischen Musikklänge und Rhythmen von Technomusik, durch den Reiz der künstlichen Lichtintervalle des Stroboskobs und durch die atmosphärische Aktivierung der körperlichen, psychischen und geistigen Ener-

---

[13] Vgl. zu dieser Umbruchsituation von der Legalität in die Illegalität das Interview mit „Herbert", S. 119–128, in diesem Band.
[14] Vgl. auch Saunders 1994: 160, Walder 1994 a: 267 ff.

gien beim Tanzen auf engstem Raum entsteht eine sprachlich kaum faßbare Dichte von Körperimpulsen und symbolisch-gestisch vermittelten Kommunikationssignalen, die die Grenzen alltäglicher Kontakte und Berührungen unter Leuten überschreiten.“[15]

Es wäre jedoch verkehrt, Ecstasy nur mit der Technoszene zu assoziieren, denn diese Substanzen spielen auch in anderen Bereichen eine bedeutende Rolle. Zum einen ist Ecstasy ein durchaus beliebtes Genußmittel auch außerhalb der Techno-Subkultur (vgl. nur den Beitrag von Rosenbaum u. a., S. 73-84, in diesem Band), zum anderen ist es aber vor allem auch eine wichtige Substanz für einige Therapeuten und Mediziner. So ist MDMA in der Psychotherapie sowohl in Einzel- als auch in Gruppentherapieformen verwendet worden, vereinzelt auch bei Gruppenritualen.[16] Obwohl die meisten Erfahrungen mit MDMA in der Psychotherapie wohl aus den USA stammen, und obwohl selbst die WHO die weitere Erforschung des therapeutischen Nutzens von MDMA empfohlen hatte, ist nach dem Verbot die Schweiz lange das einzige Land gewesen, in dem MDMA in der Therapie noch legal eingesetzt werden durfte.[17] Inzwischen hat allerdings auch die amerikanische Food and Drug Administration (FDA) die Erforschung von MDMA an Freiwilligen genehmigt. Diese Forschung hat 1993 begonnen und befaßt sich – unter der Leitung von Charles Grob u. a. (1991) – mit der „Analgetic Safety and Efficacy of MDMA in Modification of Pain and Distress of End-Stage Cancer“.[18]

Es ist also zu vermuten, daß die Geschichte von MDMA – wie im übrigen wohl auch die Geschichte der synthetischen Genuß-, Rekreations- und Rauschmittel im allgemeinen – gerade erst begonnen hat.

4. Drogenpolitisches Resümee

Ecstasy ist einerseits – hinsichtlich seiner Entdeckung – eine bereits 100jährige und damit unter den synthetischen eine relativ alte Droge, andererseits aber – im Hinblick auf ihren Genußkonsum – eine sehr

---

[15] Diese enge Assoziation von Musik und Droge brachte den Drogenbeauftragten der Bundesregierung, Eduard Lintner, gar dazu, auch über ein Verbot von Technoveranstaltungen nachzudenken, um so den Ecstasy-Konsum einzuschränken.

[16] Vgl. zu letzterem Krollpfeiffer, S. 85–96, in diesem Band sowie Rätsch/Müller-Ebeling 1992

[17] Vgl. zur sog. Psycholytischen Therapie, vor allem aber auch zur Geschichte der Schweizerischen Ärztegesellschaft für Psycholytische Therapie (SÄPT) sowie des Euopäischen Collegiums für Bewußtseins-Studien die Artikel von Peter Hess und Juraj Styk, S. 189–203 und 204–210, in diesem Band.

[18] Diese Studien werden ausführlicher rezipiert bei Saunders 1994: 26; 139.

junge Substanz. Diese Jugend hat durchaus gewisse Vorteile, denn der Techno-, Rave- und Ecstasy-Boom fiel genau in die Phase einer sich umorientierenden Drogenpolitik. Vor allem der Drogenhilfesektor hat sich in den letzten Jahren von einem abstinenzorientierten zu einem akzeptierenden Umgang mit den Konsumenten illegaler Drogen gewandelt. Es ist daher nicht erstaunlich, daß die scharfen, nur auf Repression und Verteufelung gründenden Rufe im Zusammenhang mit Ecstasy nie so laut werden konnten, wie man das bis dahin bei Heroin, Kokain und sogar Cannabis gewohnt war. Von Anfang an scheint man dieser Substanz und ihren Konsumenten mit einer Mischung aus begründeter Unsicherheit und je aktuell-aufrichtiger Informierung begegnet zu sein. Gerade auch die wissenschaftliche Literatur, die in der Vergangenheit nie ganz gefeit war gegenüber einer schwarzmalerischen Drogenideologie, zeigt sich wohlinformiert – sowohl hinsichtlich der Gefahren als auch in bezug auf die positiven Seiten der Substanz MDMA. Es ist daher wohl durchaus berechtigt zu sagen, daß keine andere Gruppe von Konsumenten illegaler Drogen in den vergangenen Jahrzehnten so viel (brauchbare) Informationen bekommen hat oder besser: sich aneignen konnte, wie die Konsumenten von MDMA bzw. Ecstasy.

Man kann aber auch seine Zweifel daran haben, ob es nur eine veränderte Drogenpolitik ist, die dieser Konsumentengruppe mit einem informierenden „Vertrauen“ begegnet. Denn es wird auch deutlich, daß es sich bei der auffälligsten Gruppe der Ecstasykonsumenten, den Ravern, um Personen handelt, die das bisher gern gemalte Bild des „Drogensüchtigen“, komponiert aus amotivationalem Syndrom, Aggressivität und Verelendung, in keiner Weise erfüllen: Die Raves oder auch die Love-Paraden sind in aller Regel ein Wochenendspaß, ein exzessives Tanzvergnügen, das gepaart ist mit einer Art Friede-Freude-Eierkuchen-Ideologie (vgl. Pauser 1995: 65). Wie auch immer man zu Techno-Musik, Loveparaden und Raves stehen mag: außer einer ausgelassenen Leidenschaft für ekstatische Tanzvergnügen, scheint sich nur recht wenig Verteufelbares finden zu lassen – zumal die Konsumenten während ihrer Arbeitswoche wohl dem „Spektrum des Normalen“ durchaus entsprechen.

Es mag also dahingestellt bleiben, ob der sanftere Umgang mit den Ecstasy-Konsumenten darauf zurückzuführen ist, daß Ecstasy als eine „eher harmlose“ Droge bewertet wird; ob den Konsumenten die Feindbildeignung fehlt; oder ob der Grund tatsächlich darin zu suchen ist, daß hier eine veränderte Drogenpolitik ihre Früchte trägt. Erfolgversprechender ist es allemal, die Strategie der Dämonisierung durch sachliche Information zu ersetzen.

Designer-drug-panic

Über den öffentlichen Umgang mit einem neuen Drogenphänomen

Ingo Ilja Michels

Als *Crack* auf dem Markt erschien, galt diese Substanz als die absolute *Killerdroge.* Lange war nicht klar, was das eigentlich ist, und auch heute noch erzeugt diese Buchstabenkombination Panik. Und noch immer ist es schwer, die medienwirksame Aufarbeitung der *Crack-Horrorstory* rational zu behandeln. Das gelingt nicht einmal immer in der Fachdiskussion. Tatsächlich liegen aber die Probleme beim Drogenkonsum in der *Art* des Konsums, der bestimmte Risiken birgt, und nicht in erster Linie in der Wahl des Mittels. Und das gilt auch für die Substanz MDMA, besser bekannt als *Ecstasy.* Eigentlich ist es aber vor allem ein Problem der Politik oder der Fachwelt (Medien, Ärzte, Drogenberater u. a. m.), die ein wenig fassungslos vor diesem neuen Phänomen stehen. Erstaunlich ist diese Verunsicherung schon, handelt es sich doch bei der heutigen Elterngeneration um diejenigen, die die gleiche Fassungslosigkeit spüren mußten, als sie vor zwanzig Jahren Cannabisprodukte rauchten oder LSD probierten. Es scheint, als würde das *Übel der Welt* noch immer gern auf psychotrope Substanzen projiziert.

So titelte die Bremer Anzeigenzeitung „Weser Report" im Januar 1995: „Ecstasy: Die Discodroge". „Kids im Ecstasy-Rausch. Keine Techno- oder Rave-Party ohne Ecstasy. 80 % der Besucher der Bremer Rave-Diskotheken konsumieren die Modedroge, so die alamierende Feststellung der Kripo." Dabei hatte das kleine Bremer Blatt nur nachvollzogen, was die Medien-Trendsetter schon im Vorjahr vorexerzierten. Die Zeitschrift „Tempo" titelte im September 1994: „Gut für Sex, schlecht für die Nieren. Klarheit über Ecstasy. Soll man von den bunten Pillen kosten?" Im gleichen Monat erschien der „Stern" mit dem Aufmacher: „Partydroge-Ecstasy. Nur Psychopillen für die Endlosnacht oder Einstieg in die Sucht?" Und im Februar 1995 erschien die „Die Woche" mit dem Titel: „Die neue Kultdroge. Ecstasy ist die Modedroge der Jugendszene. Die Glückspille aus dem Labor macht nicht süchtig. Soll sie erlaubt werden?", und gibt zugleich das Umfrageergebnis eines beauftragten Meinungsforschungsinstitutes bekannt, das diese Frage eindeutig beantwortet, nämlich: 82 % der Befragten waren der Auffassung, diese Droge sollte verboten werden. Diese möglicherweise oder gar wahrscheinlich repräsentative Auffassung

deutet darauf hin, wie groß dic Ängste sind, die in der Allgemeinbevölkerung hinsichtlich dieser Substanz und ihres Konsums bestehen – wohl im Gegensatz zur Position der Redaktion der „Woche“. Denn die vertritt die These: „Rauschmittel gehören zu unserer Kultur und sind deshalb nicht zu verbieten. Statt die Konsumenten zu kriminalisieren, sollte der Staat lieber den Giftmischern das Handwerk legen.“
Doch um was für ein Phänomen handelt es sich eigentlich? Was hat hier eigentlich eine Substanz ausgelöst, die u. a. 1912 durch das deutsche Chemieunternehmen Merck synthetisiert worden war (zu deren Vermarktung es aber nie gekommen ist), die in den 50er Jahren von der US-Armee im Rahmen der Suche nach einer „Wahrheitsdroge“ getestet und erst Mitte der 60er Jahre durch den Wissenschaftler Alexander Shulgin auf ihre psychedelischen Wirkungen hin erprobt wurde? Alexander Shulgin und seine Frau Ann heben dabei insbesondere auf die Möglichkeiten ab, die Ecstasy-Substanz MDMA als Psychotherapeutikum zu nutzen, als – wie sie es nennen – „Penicillin der Seele“. In einem Interview beschreibt Shulgin diese Erfahrung: „Jahrelang habe ich einmal pro Woche MDMA genommen, meistens als Inspiration beim Schreiben. Bei mir selber und auch in unserer Forschungsgruppe haben wir keinerlei körperliche Beschwerden bemerkt.“ Für Shulgin gehören MDMA und Musik eigentlich auch überhaupt nicht zusammen: „Ecstasy hilft einem besonders beim Nachdenken über sich selbst, Musik lenkt da nur ab.“ Er beschreibt die Wirkung von MDMA in Stichpunkten wie folgt: „Öffnend, nicht paranoid, ehrlich, offenbarend, warm, erinnernd, familiär, nicht bedrohlich, authentisch freundlich“, und seine Frau Ann fügt hinzu: „Aufschlußreich, selbstbejahend, balancierend, humorvoll friedlich, verbindend, liebend, anerkennend, heiter, optimistisch.“
Wie kommt es, daß eine Substanz, die von denjenigen, die sie ursprünglich zu psychotherapeutischen Zwecken erprobt und genutzt haben, derartig positiv wahrgenommen wird und gleichzeitig von der Bundesregierung und ihrem Bundesdrogenbeauftragten zum neuen Menetekel der Verderbnis gemacht zu werden droht? Das Bundeskriminalamt richtete sogar eine Zentralinformations- und Auswertungsstelle zur Sonderauswertung für Ecstasy ein und berichtete besorgt, daß unter den erstauffälligen Konsumenten harter Drogen[1] in

---

[1] Ecstasy wird bei dieser Definition dazu gezählt, weil die Ausgangssubstanz und ähnliche Derivate dem Betäubungsmittelgesetz unterstellt sind, je nach Anlage gestaffelt, der nicht genehmigte Umgang insbesondere der Vertrieb und Erwerb dieser Substanz nicht gestattet ist und strafrechtlich geahndet werden muß.

den ersten sechs Monaten des Jahres 1995 der Anteil von Ecstasy-Konsumenten bei rund 12 % lag und in den letzten Jahren hohe Steigerungsraten aufwies. Auch die Sicherstellungen von Amphetamin-Derivaten und Ecstasy haben seit der erstmaligen gesonderten Erfassung im April 1994 ständig zugenommen, von rund 22.000 Konsumeinheiten (in diesem Falle: Tabletten) im April 1994 auf 240.000 im Dezember 1995. Davon sind allein in Nordrhein-Westfalen rund 120.000 Konsumeinheiten und in Rheinland-Pfalz 34.000 sichergestellt worden, wobei auch die Häufigkeit der Sicherstellungen in diesen beiden Bundesländern an der Spitze lag. Dies wiederum kann nicht verwundern, da sich die Ermittlungsschwerpunkte dieser beiden Länder auf Ecstasy konzentrierten: schließlich fungieren sie für den Handel aus holländischen Labors als Transitländer.
Was aber verbirgt sich hinter solchen Zahlen? Zweifellos besteht ein Zusammenhang zwischen einer neu aufkommenden Erlebniskultur im Rahmen von House- und Ravepartys und dem Konsum einer psychotropen Substanz, die offensichtlich in das Setting dieser Kultur paßt. Einer Kultur, die sich nicht nur in Nischen bewegt, sondern sich zunehmend der Öffentlichkeit präsentiert, insbesondere auf der sogenannten „Loveparade" in Berlin oder auf großen Massenpartys (etwa in der Dortmunder Westfalenhalle), den sogenannten „Maydays". Waren es Ende der 80er Jahre in Berlin einige Tausende, die bei der Loveparade auf die Straße gingen, so kamen zu diesem Ereignis im Jahr 1994 bereits über 100.000, im Jahr 1995 schon nahezu 300.000 und 1996 sogar über 700.000 Teilnehmerinnen und Teilnehmer. Sie demonstrierten der staunenden Berliner Bevölkerung, die – an vieles gewohnt – tolerant, aber in preußischer Zurückhaltung zuschaute, was es mit diesem Phänomen wohl auf sich habe: Ein Rausch- und Ekstaseerlebnis, bestimmt durch Dauertanz, Friedlichkeit, Fröhlichkeit und Gewaltfreiheit. Der „Stern" läßt in seiner Reportage die „zierliche schwarzhaarige Miriam" wie folgt darstellen: „Miriam hüpft auf die Tanzfläche zurück wie ein Gummiball. Sie taucht ein in die Menge in immer gleichem Rhythmus, und dann sagt Miriam: ‚Von Gewalt ist in dieser Szene nichts zu spüren, wenn ich mir andere angucke, die in ganz normale Discos gehen, sich totsaufen und am Abend drei Schlägereien überstehen müssen und blöde Anmache, dann ist Techno tausendmal besser. Wenn ich Pillen schmeiße, bleibe ich, wer ich bin, nur besser, offener, und dann hat man Lust, Dinge zu sagen, die du dich normal nicht traust. Du möchtest die Welt umarmen, und die anderen verstehen dich, weil sie genauso drauf sind.'" Und einer der Trenddiscjockeys der Technoszene, Sven Väth, ergänzt im gleichen „Stern" auf die Frage, ob die Technokids die Blumenkinder der 90er seien: „Ja,

vielleicht, aber ich brauch da keine Parolen für. Der Zustand, den die Leute haben, die auf Technopartys zusammenkommen, hat was mit Gemeinschaft zu tun, sie wollen Gefühle teilen, zusammen lachen, vielleicht auch was erzählen, aber sie kommen friedlich zusammen, es gibt kaum Aggressionen. Techno ist ein neuer Baum in einem Wald, der Musik heißt. Ein Baum der wächst, der verschiedene Äste bekommt, die einen werden stärker, die anderen faulen ab, aber der Kern ist gesund und so wächst der Baum immer weiter." Auf die Frage des „Stern", ob es dazu gehöre, daß ein Teil der Leute auf den Partys Drogen nehme, erwiderte Väth: „Es ist natürlich ein Desaster, daß Techno mit Drogen verbunden wird. Auf jedem Heavy-Metal-Konzert werden Drogen genommen. In jeder Schickimiki-Disco wird gekokst, und wir sind jetzt die Buhmänner, nur weil es bei uns relativ offen passiert. Wichtig ist, daß wir unsere Leute aufklären und daß man darüber spricht, was sie da nehmen. Ich sag aber auch, für Jugendliche ist das gefährdend und steh auch dazu."
Väth rät dennoch zu Gelassenheit, ganz anders als die Bundesregierung, ihr Drogenbeauftragter und ein verunsichertes Drogenhilfesystem. Auch die Polizei sieht das Phänomen und ist ein wenig ratlos. So hat die bereits zitierte Bremer Kripo Schwierigkeiten mit dem jugendlichen Alter der meisten Konsumenten in dieser Szene: „Unsere Leute sind natürlich meist älter, was es uns fast unmöglich macht, in die Szene einzudringen", erklärte einer der Drogenfahnder. Auch das BKA sieht das so: „Die Konsumenten von Ecstasy sind in der Bundesrepublik überwiegend Angehörige der Mittelschicht und stammen in der Regel aus intakten Familienverhältnissen. Das Alter bewegt sich zwischen 15 und 25 Jahren, es handelt sich häufig um Schüler bzw. bereits im Berufsleben stehende Jugendliche. Die meisten von ihnen sind bislang noch nicht polizeilich in Erscheinung getreten. Bzgl. des Eigenkonsums ist nur ein gering ausgeprägtes Unrechtsbewußtsein vorhanden. Oftmals sind die Ecstasy-Konsumenten sozial unauffällig und somit für die Polizei auch nicht erkennbar."
Was also ist das Problematische? Sicher, die Polizei muß eingreifen, ihr Handlungsspielraum ist nach dem Legalitätsprinzip sehr eingeengt, soweit die in Frage kommenden Substanzen, also MDMA und seine verschiedenen Derivate den strengen Regelungen des Betäubungsmittelgesetzes unterstehen. Aber es ist nicht nur dieser Handlungszwang, der es verhindert, mit jugendlichen Drogenkonsumenten gelassener umzugehen, sondern es ist vor allem die weiterbestehende Mythologisierung der Drogenproblematik, die von Quensel wohl zu recht als „Gedankengefängnis" bezeichnet wurde. So kann ein führender Kriminalist, wie Günther Hirschfeld vom Landeskriminalamt

Nordrhein-Westfalen, in einer kultursoziologischen Untersuchung des Techno-Szenen-Phänomens zu der Auffassung gelangen, daß die Einführung des Opportunitäts-Prinzips für Polizei und Staatsanwaltschaft längst überfällig sei, und gleichzeitig fordern, die dadurch freiwerdenden Ressourcen sollten für die Bekämpfung der Ausbeuter und Nutznießer der Drogensucht, sprich des Drogenhandels, eingesetzt werden. Dies sei aufgrund der vermeintlichen Griffnähe zu anderen Rauschgiften wie Heroin oder Kokain geboten. Damit allerdings ignoriert er alle zugänglichen epidemiologischen Untersuchungen über die Ecstasy- und Amphetamin-Szene, die besagen, daß die Szenekulturen relativ streng voneinander getrennt sind. Das soll nicht heißen, daß Kokain oder LSD nicht auch innerhalb der Partykultur eine zum Teil größer werdende Rolle spielen und daß sich durch die zunehmende Kriminalisierung der Szene auch die Formen des Vertriebs und die Formen des Konsums verändert haben, die Szene rauher und härter geworden ist. Dennoch, kultursoziologisch ist es wichtig, festzustellen, daß die Partydrogenszene und die Technomusikszene eben keine Heroinszenen sind. Die Redakteure der Zeitschrift „Die Woche" haben das auf den Punkt gebracht: „Ob sie nun Christine heißen oder Marcel, Stefan, Kathrin oder Per, ob sie ins Frankfurter Soundso, ins Münchener DaDaDa oder ins Berliner Hier und Jetzt pilgern. In deutschen Großstädten feiern jugendliche Partyszenen sich die letzten Fettreserven vom Körper. Es sind sportliche Menschen. Männer und Frauen, die viel von Fitneß halten und vom Body sprechen, wenn sie ihren Körper meinen. Sie wollen gut drauf sein und happy. In den Diskotheken berühren sie einander, schreien entzückt ihre Freude hinaus, befummeln sich, ohne daß es zum Sex kommt. Es sind die Kinder der 68er Generation, die das Vergnügen lieben, aber eingesehen haben, daß ohne Arbeit viele schöne Dinge des Lebens nicht mehr zu finanzieren wären. Aus sich herausgehen können sie deshalb nur am Wochenende. Dann aber wollen sie für alles entschädigt werden, was ihnen die grauen Werktage nicht bieten. Spaß ohne Reue. (...) Doch während Haschisch und Marihuana mit dem Stigma des Ausstiegs aus einer gemeinen und verständnislosen Gesellschaft verbunden waren, ist Ecstasy der ‚Realo' unter den Drogen, denn Ecstasy macht nicht schlaff und träge. Wer am Samstag die Glückspille einwirft, wird am Montag weiter studieren, malochen und der Steigerung des Bruttosozialprodukts dienen."
Dies freilich nur, wenn es gelingt, an diesem Umstand realistisch anzusetzen und gesundheitliche Folgeschäden, die durch dauerhaften Konsum und durch die Begleitumstände des Konsums natürlich entstehen können, zu verhindern. Das sieht übrigens auch das BKA so. In seiner speziellen Information zu Ecstasy sagt das BKA: „Oftmals ist

nicht die primäre Giftwirkung gefährlich, sondern vielmehr die szenetypischen Begleitumstände des Konsums, d. h. der Drogenmißbrauch in Verbindung mit körperlichen Dauerbelastungen. (...) Maßgeblich für die Wirkungsweise der Amphetamin-Derivate ist das sogenannte Setting, d. h. der Einfluß der Umgebung, in der konsumiert wird. Der Konsum in einer Gruppe gleichaltriger Personen, die die gleichen Nahziele haben, die ‚peer group', bewirkt eine Verhaltensveränderung der Konsumenten in dieser Gruppe." Es ist richtig, daß die Gruppendynamik solcher Situationen natürlich leicht zur Überschätzung der eigenen Grenzen führen kann, aber die Beschreibung dieses Phänomens verführt die Analytiker des BKA m. E. zu einer etwas gewagten Hypothese. Sie definieren nämlich das Phänomen der ‚peer group' als eigentlich problematisches Antriebspotential zu realen Gefährdungssituationen. Es heißt: „Die Einnahme bereits geringer Dosen von Amphetamin-Derivaten kann innerhalb besagter Gruppen für die Entwicklung von lebensbedrohlichen Zuständen und Psychosen verantwortlich sein, die ansonsten bei einzelnen Individuen nicht beobachtet werden." Diese Hypothese stützen die BKA-Autoren auf Erfahrungen aus Tierversuchen, in denen Versuchstiere – in Gruppen gehalten – zeigten, daß auch geringe Dosierungen psychotroper Substanzen, wie Amphetamin oder Ecstasy zum Zusammenbruch des fein ausbalancierten Sozialgefüges führen. Die Folge waren extremer Streß, Aggressionen und der Tod der Tiere.
In dieser Analogie müßte nun geschlußfolgert werden, daß aus Gründen des Gesundheitsschutzes die Bildung von 'peer groups' verhindert werden müßte, während umgekehrt ein realitätsbezogener Präventionsansatz – etwa von „Eve & Rave" in Berlin – die Peer-Group-Identität gerade nutzt, um Gruppenstabilität zu erreichen und somit auch Stabilität von Präventionsbotschaften und damit die Einleitung von entsprechenden „safer use"-orientierten Handlungsschritten. Ich vermute, daß diese bundespolizeiliche Einschätzung auch die gesundheitspolitisch hergeleitete Legitimation repressiver Maßnahmen begründet, die die Polizei im wohlverstandenen Interesse des Jugendschutzes durchführt. Ich befürchte allerdings, daß die angesprochene Szene dies ganz anders wahrnimmt und daß durch die zunehmende Repression ein verhängnisvoller Kreislauf in Gang gesetzt wird, den wir im Bereich anderer illegalisierter Drogen bereits kennen: Strafverfolgung führt zu weiteren klandestinen Formen des Konsums und des Vertriebs; die Zugriffsmöglichkeiten auf den Vertrieb werden geringer; die Möglichkeiten, die Stoffqualität zu überprüfen, ebenfalls; die Möglichkeiten, präventiven Einfluß auf die Szene zu gewinnen, schwinden. Die Folge ist, daß ein Teil der insbesondere Ecstasy konsumierenden

Jugendlichen nicht mehr durch Gesundheits- und sozialintegrative Angebote angesprochen wird und möglicherweise in die altbekannte Tretmühle zwischen Strafverfolgung, Psychiatrie, Gefängnisaufenthalt und Abgleiten in eine gesundheitlich und sozial ausgegrenzte Szene gerät. Ich will deshalb kurz auf eine etwas andere und meines Erachtens außerordentlich differenzierte Beschreibung der Phänomenologie und Kultursoziologie der Partydrogen-Szene eingehen, zu der der Mainzer Pädagoge Christian Rausch im „Mitteilungsblatt der Aktion Jugendschutz" Mitte 1995 einen sehr interessanten Beitrag veröffentlicht hat. Rausch plädiert für einen realitätsbezogenen Weg der „harm reduction", der Schadensminimierung, um mit Tips zu risikolosen Rahmenbedingungen – im Sinne von „safer use" – Einfluß auf das Setting des Konsums nehmen zu können. Noch immer wird diese Strategie von nicht wenigen als Anstiftung zum Konsum begriffen, obwohl sie offensichtlich einen Beitrag zur Gesundheitsvorsorge und zur Kultivierung von Rauschbedürfnissen zu leisten vermag. Insgesamt, so Rausch, müsse erwartet werden, daß Jugendliche sich durch Abschreckung und juristische Verfolgung von ihrem Konsum nicht umfassend abhalten lassen werden. Rausch versucht daher, das Phänomen des Konsums in seiner Dialektik zu begreifen: Auch wenn MDMA und die ihm verwandten Substanzen einerseits keinesfalls *nur* „harmlose Drogen" seien, so seien sie doch andererseits eher als „sanfte Halluzinogene" zu bezeichnen und nicht umsonst in die Gruppe der sogenannten Entaktogene eingereiht, also „das Innere berührende" Drogen, deren Wirkungen Gefühle, Gedanken und Sinnenreize stimulierten, bei denen es leichter falle, sich in andere Personen einzufühlen, mit ihnen unverkrampft und offen umzugehen. Und diese Wirkungen korrespondierten durchaus mit einem spezifischen Lebensgefühl vieler Jugendlicher. Dabei versteht Rausch die Jugend in der heutigen Zeit als Phase der gleichzeitigen Individuation und Integration in eine immer unübersichtlicher werdende (Welt-) Gesellschaft, die geprägt sei von der Segmentierung von Lebensbereichen, der Schwächung traditioneller Milieus und Bindungen sowie kollektiver Lebensentwürfe, der Individualisierung von Werteorientierungen, der Verinselung unterschiedlicher Aktivitäten, dem Rückzug in die Innerlichkeit bei gleichzeitig hoher Arbeitsorientierung, der wachsenden Bedeutung des Freizeit- und Konsumsektors und nicht zuletzt dem gesellschaftlichen Anspruch, immer fit, dynamisch und gut drauf sein zu müssen. Gleichzeitig verurteile die Informations- und Multimediagesellschaft „unsere Gehirne zur Vollbeschäftigung, während die Seele verhungert und der Körper etwa am Computerarbeitsplatz oder vor dem Fernsehgerät durch Bewegungsarmut vernachlässigt wird."

Für Christian Rausch ist es deshalb auch kein Wunder, daß eine entaktogene Droge wie Ecstasy benutzt wird, um die unerwünschten Effekte der gegenwärtigen gesellschaftlichen Entwicklungen zu kompensieren. Denn immerhin sei Ecstasy – oder habe zumindest das Image – eine ganzheitlich machende Droge und führe zu einer gewaltigen Ent-Stressung, wie Rausch es nennt: „Während sich Techno-Jugendliche als Ausgleich den technisch produzierten und pharmakologisch entworfenen Vergnügungs- und Erlebniszuständen aussetzen, bringen sie gleichzeitig eine romantische Sehnsucht nach Menschlichkeit und Natur zum Ausdruck. Für viele, so läßt sich vermuten, ist der Konsum von Partydrogen in Wahrheit ein erster Selbstheilungsversuch oder der Versuch der Bewältigung eines zerrissenen Lebens zwischen Leistungsorientierung und Erlebnis- und Freizeitorientierung in der Konsumgesellschaft. (...) Die innerspychische Entspannung dürfte die zentrale Erlebnisqualität von ‚Techno-feeling' sein. Transzendente Träume der postmodernen Gesellschaften werden hier im praktischen Vollzug von Ekstase und Sinnlichkeit realisiert. (...) Technomusik und Technokultur vermitteln demnach nicht nur spezifische Unterhaltungserlebnisse mit Tiefenwirkung, sondern eine ersehnte Neuformierung von Innenräumen und erlebbarem Zusammenhalt. Jugendliche suchen und finden dabei das eigene Selbst im Zustand von Musik und drogentechnisch indizierter Trance. Ecstasy-Konsum kann gleichzeitig jedoch auch als Eintrittskarte in eine attraktiv wirkende Subkultur analysiert werden. Die Droge ist heute etwa so in der zeitgenössischen Jugendkultur eingebunden, wie in den 70er Jahren das Haschisch. Es ist eine Zeitgeistdroge, die vor allem mit den Attributen ‚länger, schneller, weiter' verbunden wird. Möglichst lange gut drauf sein, möglichst lange den Alltag vergessen, das sind die meist genannten Erwartungen, die mit Ecstasy-Konsum verbunden werden. (...) Diese körperlichen und psychisch erfahrbaren Erlebnisqualitäten, die Technobesucher als besondere Sensationen beschreiben, werden als zeitweise körperlich sinnlich, seelische Befreiung und Ablenkung empfunden. Unter den Lebensbedingungen einer durchrationalisierten Erlebniskonsum- und Mosaikkultur gilt der Körper als der letzte Abenteuerspielplatz, auf dem zeitweise das Leiden an der Alltagsrealität als Zerstreuung gelindert werden kann. Diese Ablenkung hebt die Dialektik zwischen Ich und Welt auf" (Rausch 1995: 4 f.).
Wenn wir uns diesen Zusammenhang klarmachen, werden wir unsere Präventionsmaßnahmen auch realistischerweise auf das zurücknehmen müssen, was sie real ausrichten können: Abhängigkeit zu verhindern und den kontrollierten Umgang im Sinne eines Genußkonsums zu unterstützen, um gesundheitliche, soziale und psychische Folge-

schäden zu reduzieren oder rückgängig zu machen. Auf diesem Weg befindet sich übrigens der überwiegende Teil der Drogenhilfe, soweit er sich mit diesem Phänomen überhaupt befaßt hat. Es gibt mittlerweile zahlreiche Broschüren, Plakate und Entwürfe von Kampagnen, die in diese Richtung gehen und zielgruppenspezifisch die Konsumenten dieser Substanzen ansprechen wollen: die realitätsbezogen sind, die versuchen, glaubwürdig die positiven Effekte und die Risiken des Konsums dieser Substanzen darzulegen, die Tips geben zur Verhinderung von Folgeschäden, die Anregungen geben zum Ausstieg aus den Strukturen des Gefangenwerdens in diesen Lebenswelten, die nicht moralisieren und eine lebensweltbezogene Sprache und Aufmachung zu entwickeln versuchen. Diese Aspekte einer Prävention ohne Angst und ohne Repression sollten gefördert werden – ein panisches Umsichschlagen führt dagegen wohl kaum zum Erfolg. Nur so können wir verhindern, daß erneut der Konsum einer bestimmten psychotropen Substanz in die Mangel ideologisch begründeter, dogmatischer Fixierungen gerät, die die Konsumenten an den Rand drängen und die letztlich keine wirklichen Hilfen organisieren können, sondern lediglich zur Stigmatisierung und Ausgrenzung derjenigen beitragen, denen man eigentlich helfen will.

II. Kultur, Szene, Gebrauch – Ethnographische Studien

Jugendkultur und/oder Drogenkultur?

Soziologisch-ethnographische Eindrücke aus der Techno-Szene

Ronald Hitzler, Michaela Pfadenhauer

I.

Was ist ‚Techno'? Eine Jugendkultur? Eine Drogenkultur? Beides? Oder keines von beidem? Um solche Fragen überhaupt sinnvoll stellen zu können, müssen wir zunächst bestimmen, wie wir die abstrakten Begriffe verwenden wollen, mittels derer wir das uns beschäftigende Phänomen zu erfassen versuchen. ‚Kultur' soll im folgenden all das heißen, was man wissen, können und haben muß, um in einem bestimmten sozialen Gefüge in einer akzeptablen Art und Weise handeln zu können. Um nun analytisch sinnvoll etwas als einen bestimmten Typus von Kultur, sozusagen als Kultur mit einem bestimmten Bindestrich bezeichnen zu können, müssen wir klären, ob das in Frage stehende, wie auch immer bestimmbare, kulturelle ‚Gesamtgeschehen' wesentlich durch eben jenen Indikator geprägt ist, den die Bindestrich-Bezeichnung markiert. Von einer Jugendkultur zu sprechen ist demnach dann plausibel, wenn eine bestimmte, gegenüber anderen abgrenzbare, kulturelle Überformung des Lebensvollzugs bzw. der Lebensgestaltung wesentlich mit ‚Jugend' korreliert – wie immer dann ‚Jugend' wiederum definiert werden kann. Von einer Drogenkultur zu sprechen ist dementsprechend dann plausibel, wenn der symptomatische Lebensvollzug der Kultur-Mitglieder wesentlich aus dem Gebrauch von Drogen – welcher Art auch immer – verstanden oder gar erklärt werden kann.

Forschungstechnisch gesprochen, folgt daraus, daß es sinnvoll und notwendig ist, sich einem je interessierenden kulturellen Zusammenhang von den Bedeutungen und den Wichtigkeiten der Menschen her zu nähern, die an dem in Frage stehenden kulturellen Geschehen beteiligt sind, bevor man theoretisch darüber befindet – oder gar moralisch darüber urteilt. Vor jedem analytischen Klärungsversuch gilt es des-

halb, typisierend zu beschreiben, wie Mitglieder die ‚Lage der Dinge' sehen. Dies gelingt, all unseren bisherigen Forschungserfahrungen zufolge, am besten dann, wenn man auch selber an möglichst vielen einschlägigen Aktivitäten teilnimmt. Gemäß diesem, insbesondere von Anne Honer (vgl. z. B. 1993) und Hubert Knoblauch (vgl. z. B. 1995) beförderten Programm einer ‚lebensweltanalytisch orientierten Ethnographie' bewegen wir uns jetzt seit Mitte 1995 in der Techno-Szene. Wir machen hier vor allem das, was man forschungstechnisch beobachtende Teilnahme nennt. D. h., wir gehen zu möglichst vielen und vielfältigen Veranstaltungen und versuchen dort das zu tun, was man hier eben so tut: tanzen, herumhängen, chillen, trinken, essen und – ja: und so weiter. Wir beobachten die anderen, und wir beobachten uns beim Beobachten. Wir reden mit den Leuten, die sich auf solchen Veranstaltungen herumtreiben – wenn und sofern es die Rahmenbedingungen zulassen. Wir interviewen DJs, Hersteller von Flyern und Magazinen, Veranstaltungs-Organisatoren und deren Mitarbeiter, sowie Betreiber von Techno-Läden. Wir analysieren Dokumente aller Art aus der Szene und über die Szene (Printmedien, Fernsehsendungen, Tonträger). Und wir halten an der Universität Seminare zum Thema ‚Techno' ab und freuen uns, wenn unsere Studierenden ebenfalls ‚ins Feld' gehen (im Sinn erster einschlägiger ‚Erträge' vgl. Rupprecht 1996, Catterfeld 1997, Scholder 1997).
Aus dieser komplexen ethnographischen Arbeit heraus sollen im Folgenden wenigstens ein paar Eindrücke davon vermittelt werden, wie uns die Techno-Szene derzeit erscheint (mehr dazu z. B. in Hitzler/Pfadenhauer 1997a und 1997b) – wobei wir immer die Frage im Gedächtnis behalten wollen, ob bzw. inwiefern es sich dabei im vorhin genannten Sinne nun (eher) um eine Jugendkultur oder (eher) um eine Drogenkultur oder (eher) um beides oder (eher) um keines von beidem handelt.

II.

Zunächst einmal: Was meinen wir überhaupt, wenn wir von ‚Techno' reden? – Nun, ein Journalist hat einmal geschrieben, Techno sei „wie eine Tüte Haribo: lustig, bunt, nicht zu scharf im Geschmack und immer mehr davon". Etwas technischer und trockener formuliert: ‚Techno' ist ein Sammelbegriff nicht nur für verschiedene Phänomene, sondern für verschiedene Arten von Phänomenen. Unter dem Etikett ‚Techno' werden (zumindest) (a) mehrere musikalische Stilrichtungen, (b) eine Reihe von Tanzformen, (c) ein Bündel von Lebensgefühlen, (d) etliche habituelle Spezifikationen, (c) divergente ideologische Milieus, (f) eine ganze Palette von Veranstaltungen subsummiert. Der Ausdruck ‚Techno-Szene' umfaßt eine Vielzahl und Vielfalt von Akteuren und deren Aktivitäten und Objektivationen, die auf alle möglichen Arten und Weisen mit Techno zu tun haben (vgl. dazu auch Lau 1995 und 1996).

Ideologisch basiert die Mitgliedschaft in der Techno-Szene wesentlich auf einem diffusen Mythos emphatisch-empathischer Zusammengehörigkeit. Dieser ‚unity'-Gedanke läßt sich besonders prägnant am Rave als dem spezifischen bzw. symptomatischen Schwerkraft-Ereignis im Techno-Universum schlechthin verdeutlichen: Als ‚Rave' wird im Jargon der Techno-Szene eine besondere Art von ‚Event', ein für einschlägig Interessierte relevantes Ereignis bezeichnet. Andere Arten von Events sind zum Beispiel Partys in Techno-Clubs oder Diskotheken, Partys auf Kreuzfahrten bzw. Kreuzfahrten, die Dauer-Partys sind, oder die sogenannten ‚Paraden', d. h. Straßenumzüge mit Techno-Musik. ‚Raves' sind Tanzveranstaltungen, die in, an oder auf ‚locations' stattfinden, die groß genug sind, daß etliche Tausend bis Zigtausend Liebhaber von Techno-Musik zusammenkommen und ‚Spaß haben' können. Die Locations für Raves sind also typischerweise Großhallen bzw. Hallenkomplexe oder auch Open Air Gelände wie stillgelegte Militärflughäfen usw. Raves zeichnen sich üblicherweise dadurch aus, daß den Teilnehmern mehrere ‚areas', also mehrere Tanzbereiche zur Verfügung stehen, auf denen normalerweise auch unterschiedliche Stilrichtungen von Techno-Musik ‚aufgelegt' und in ‚live acts' performed werden.

Die Grundidee des Raves besteht darin, möglichst viele Raver gegen Entrichtung eines (wie auch immer) ‚entsprechenden' Eintrittspreises auf eine große ‚Party' zu locken. Eine solche Party dauert oft zehn, zwölf Stunden und länger. Entsprechend umfangreich ist folglich in der Regel das ‚line up', das Aufgebot an DJs und D-Janes mit in der Szene mehr oder weniger gut bekannten Namen. Deren, in der Regel jeweils ein bis zwei Stunden dauernde, Auftritte am ‚turn table' werden durchweg von Light-Shows begleitet: von der Videoanimation bis zur Laseroptik, vom Kunstnebel bis zum Stroboskop-Strahler. Neben dem technischen Equipment zur Produktion der audio-visuellen Basis des ganzen Tanzvergnügens muß natürlich auch die Logistik der Ver- und Entsorgung all der zahlenden Party-Gäste – sowie der nicht-zahlenden ‚VIPs' – gewährleistet sein. Hinzu kommen noch Sicherheitsvorkehrungen aller möglichen Art, Parkgeländeüberwachung, Reinigungsmaßnahmen und vieles andere mehr. Ein Rave erfordert somit eine extrem aufwendige Vorbereitung und Organisation und stellt deshalb für die Veranstalter stets eine hohes finanzielles Risiko dar.

III.

Gesundheitliche Risiken – und zwar spezifische, zumindest in ihrer Gesamtheit spezifisch gebündelte, gesundheitliche Risiken – geht hingegen jeder ein, der einen Rave mitmacht: Damit meinen wir jedoch nicht vor allem anderen das Risiko, das mit dem Konsum jener berüchtigten Designerdrogen verbunden ist, die irgendwo von irgendwem (hoffentlich nur) aus irgendwelchen Amphetaminderivaten zusammengemixt worden sind. Ecstasy kann man sich zwar auf fast jedem Rave besorgen (und gelegentlich auch Speed) – in aller Regel aber (zumindest inzwischen) durchaus nicht (mehr) ganz mühelos. Außerdem wird niemand gezwungen, ja normalerweise nicht einmal in einem vernünftigen Sinne dazu ‚verführt', irgendwelche illegalen Pillen und Pulver ‚einzuwerfen' bzw. ‚einzuziehen'.
Kaum irgendwo entrinnen kann man auf einem Rave hingegen den phonstarken Emanationen der Wände und Türme aus Lautsprecher-Boxen. Stroboskoplicht, Lasershows und Kunstnebel überreizen, jedenfalls über die Stunden hinweg, die Augen. Zumindest bei Indoor-Events (also bei Raves in Gebäuden bzw. Gebäudekomplexen) wird die Sauerstoffzufuhr auf den Tanzflächen zum Dauerproblem, das durch allgegenwärtigen, üppigen Konsum von Zigaretten (keineswegs nur der die Raves üblicherweise sponsernden Marken) nicht eben entspannt wird. Atem und Schweiß Tausender von Tanzenden bewirken eine oft gewächshausartig hohe Luftfeuchtigkeit. Beim Wechsel ins Freigelände vor den Hallentüren drohen den aufgeheizten und schweißnassen Körpern, zumindest in den kühleren Jahreszeiten, Unterkühlung und Erkältung. Hinzu kommen kleinere Gefahren wie Muskelverspannungen, allgemeine Erschöpfungszustände, Schlafmangel usw.
Die dergestalt dauerbelasteten Körper müssen mithin mit Mineralstoffen und Vitaminen versorgt und insbesondere durch reichlich Flüssigkeitszufuhr sozusagen vor dem ‚Austrocknen' bewahrt werden. Allerdings vermögen nur ausgesprochen robuste Mägen auf Dauer die auf Raves so populären sogenannten Energy-Drinks ohne nachhaltige Verstimmung zu absorbieren. Abfallbehälter und Sitzgelegenheiten sind, jedenfalls im Verhältnis zum tatsächlichen Bedarf, ausgesprochen rare Gegenstände. Folglich dient der Fußboden zugleich als Müllkippe, Aschenbecher und Liege- bzw. Schlafstätte. Die sanitären

Anlagen befinden sich stets schon nach kurzer Zeit im Zustand extremer Verschmutzung. Toilettenpapier findet sich eher rollenweise eingeweicht neben oder auch in der Closchüssel, denn als zweckdienlich nutzbarer Gebrauchsgegenstand an den dafür vorgesehenen Halterungen. Insbesondere auf den Frauentoiletten ist die Situation geprägt durch Dauerstau und Warteschlangen. Von ‚außen' betrachtet, werden also bei einem solchen Event wie einem Rave nachgerade alle existentiellen Grundbedürfnisse nach physischem Wohlbefinden gegenüber in modernen Gesellschaften tradierten kulturellen Normalerwartungen massiv irritiert bzw. unterminiert – und von der Masse der Raver offenbar auch ignoriert. Denn wenn man nach acht bis zehn Stunden Party noch einigermaßen klaren Auges die Szenerie jenseits der Tanzflächen überblickt, wird einem das – aus gewissen Endzeit-Filmen vertraute – Bild einer nachgerade apokalyptischen Kollektiverschöpfung und Weltmüdigkeit schier unabweisbar: dicht gedrängt sitzen, kauern, liegen, hängen unzählbar viele fahle, jeglicher Fasson ledige junge Menschen in schmutzigen Kleidern neben-, durch- und übereinander: ein Meer von ausgelaugten Leibern erstreckt sich auf und in ödem, verdrecktem Gelände. Und trotzdem wirken und verhalten sich die ‚party people' weder mürrisch noch niedergeschlagen noch verzweifelt. Im Gegenteil: Was die müden Gesichter typischerweise ausstrahlen und womit sie die schlaffen Körper sozusagen überstrahlen, das deutet eher auf fast kreatürliche Entspannung, Zufriedenheit, ja Glückseligkeit hin.

IV.

Warum aber präsentiert sich hier, im massenhaften Rückzug auf ein quasi-kreatürliches Sein, zugleich ein entspanntes, zufriedenes, in gewisser Weise eben sogar glückliches Miteinander-Sein? Was geht bei einem solchen Event vor sich, das ‚trotz alledem' so viel Vergnügen bereitet, daß sich die zivilisatorisch ‚normalen' Relevanzen im Hinblick auf physisches Wohlbefinden von so vielen Menschen dermaßen entschieden verschieben, ja transformieren, daß sie genau dann ‚gut drauf' kommen bzw. ‚gut drauf' sind, wenn die gegebenen Umstände dem völlig entgegenzustehen scheinen?

Nun, den Auskünften vieler Raver zufolge ist es gerade die – logistisch und damit eben ‚normalerweise' auch im Hinblick auf individuelles physisches Wohlbefinden problematische – Massenhaftigkeit der Teilnehmer selber, die ‚eigentlich' die Qualität eines Raves ausmacht (vgl. kritisch dazu auch Corsten 1996a und 1996b). Denn die – relative –

Massenhaftigkeit der Teilnehmer wird als eine nicht zu vernachlässigende Voraussetzung dafür wahrgenommen, daß es nicht nur einzelnen Ekstase-‚Virtuosen', sondern mehr oder weniger ‚allen' Ravern gelingt, die Kontrolle über bzw. die Verantwortung für das, was geschieht – jedenfalls dem je subjektiven Empfinden nach –, an den eigenen Körper als Teil eines kollektiven ‚Tanzkörpers' bzw. an den kollektiven ‚Tanzkörper', der den je eigenen Körper (wie der Organismus eine einzelne Zelle) schützend in sich birgt, zu übertragen. In dieser Masse scheint der Raver somit – zumindest situativ – wesentliche Elemente seiner individuellen Verantwortlichkeit gleichsam ‚abgeben' zu können.
Anders ausgedrückt: In dem Maße, in dem der individuelle Körper als integrierter Teil eines kollektiven Quasi-Organismus interpretiert, phantasiert oder einfach subjektiv ‚erlebt' wird, befindet sich das ‚Gehirn' dieses Super-Organismus sozusagen am ‚turn table' – in Gestalt des DJs bzw. der D-Jane. Und deshalb ist ein guter, ein sowohl phantasievoller als auch einfühlsamer als auch verläßlicher DJ, der den ‚Tanzkörper' in Bewegung hält, ohne ihn zu überhitzen oder ‚abstürzen' zu lassen, für das Gelingen einer Party tatsächlich so bedeutsam, daß Ulf Poschardt (1995) unter bestimmten Aspekten über die ganze Techno-Szene zu recht als einer „DJ Culture" philosophiert.
Gleichwohl können wir jenes – auch unter schlecht informierten Sozialwissenschaftlern perpetuierte – Gerücht, Raver verlören unter der Einwirkung der von ihnen präferierten Musik typischerweise die Kontrolle über ihre Körper, nicht bzw. allenfalls für vereinzelte Fälle übermäßigen Drogenkonsums (insbesondere des Konsums von Alkohol) bestätigen. Vom sozusagen kollektiv gemeinten Sinn her geht es beim Raven vielmehr um die Bejahung und praktische Umsetzung eines ideologischen Imperativs: „Let your body take control!" Eben dadurch nämlich, daß er sich darauf verläßt, daß sein Körper besser weiß als ‚er selber', was in der Musik zu tun ist, erlebt der Tanzende den Rave typischerweise als gleichsam kollektiv-orgiastische Phantasie-Reise, die offenkundig bei vielen das Bedürfnis weckt nach unendlicher Fortsetzung (After-hours, After-after-hours usw.) und nach ständiger Wiederholung (wenigstens an jedem Wochenende).
‚Fun' ist – nicht nur aber insbesondere bei dieser Art von Event – die oberste Maxime. D. h., jeder und jedem soll die Party so wenig Stress und so viel Spaß bringen, wie irgend möglich. Dabei sind Raver typischerweise zwar, nicht nur von ‚außen' betrachtet, ziemlich vorbehaltlose Konsumenten. Sie sind dies allerdings auf der Basis sehr eigener Kriterien für Kommerzialität: Verblüffenderweise sind in der Szene nämlich die gesamtkulturell tradierten Kriterien für Kommerz relativ

belanglos bei der Beurteilung eines Raves als kommerziell oder nicht kommerziell: Eintritts- und Getränkepreise, Verkaufsstände, Werbung und Sponsoring fließen nicht in die Bewertung ein, ebenso wenig wie die Tatsache, daß sich zahlreiche Geschäftemacher unterschiedlichster Art und Legalitätsformen an und in der Techno-Kultur bereichern. Aber keineswegs nur gegenüber allen möglichen Profitinteressen herrscht ein hohes Maß an Toleranz. Vielmehr zeichnet sich – praktisch allen unseren Beobachtungen nach – die Techno-Szene gegenüber anderen Jugend- und Musik-Szenen insgesamt durch eine signifikante Aggressionslosigkeit aus: Friedfertigkeit im Umgang miteinander, also zwischen den Geschlechtern, zwischen den Lebensformen, zwischen den (nicht sehr breit streuenden) Altersgruppen, zwischen Personal und Gästen usw. wird hier nicht nur relativ selbstverständlich vorausgesetzt, sondern auch auf mannigfaltige, oft sehr subtile Arten und Weisen sozial ‚kontrolliert' und stabilisiert. Vereinfacht gesagt: Teil einer großen Familie zu sein und der Wunsch, dazuzugehören und dabeizusein, wenn es darum geht, zusammen Spaß zu haben, das scheinen die typischen Motivationen der Raver zu sein dafür, sich angesichts mannigfaltiger kultureller Sinn-Angebote in der Gegenwartsgesellschaft eben gerade für die temporäre Mitgliedschaft in der Techno-Gemeinschaft zu entscheiden.

V.

Nach außen hin wird Mitgliedschaft in der Techno-Szene vor allem über expressive, explizit hedonistische Andersartigkeit inszeniert. Raver sind – ihrem positiven Selbstverständnis nach – eben anders und nehmen sich ganz praktisch das Recht heraus, dieses Anderssein zu leben, zu feiern, zu zelebrieren. ‚Irgendwie' different zu sein, das ist u. E. der kleinste gemeinsame Nenner, dem allem Anschein nach im Zweifelsfall alle Mitglieder der ‚Raving Society' beipflichten können. Weil diese Gemeinschaft aber nur als ‚Idee' existiert, müssen die Mitglieder offenkundig immer wieder dazu ‚verführt' werden, sich ihrer kollektiven Existenz zu versichern. Dies gelingt in möglichst spektakulären Ereignissen, in denen das Zusammengehörigkeitsgefühl expressiv inszeniert und (dadurch) die öffentliche Aufmerksamkeit gefesselt wird. Denn ‚different' zu sein, macht nur dann wirklich Spaß, wenn man seine Andersartigkeit vor und in den Augen ‚der anderen' markieren kann.

Exemplarisch für ein solches rituelles Event ist insbesondere die Berliner ‚Love Parade' (an der 1989 gerade mal 150 Raver teilgenommen haben, während 1996 die Rede von bis zu einer Million Menschen war). Bei der Love Parade, dem Vorbild für alle möglichen anderen Großstadt-Paraden, setzen sich die Mitglieder der Raving Society in Szene, stellen den eigenen Körper zur Schau, zeigen Kreativität und Phantasie in der ungezwungenen Kombination unterschiedlichster Modestile zur Gestaltung des eigenen Outfits – auch wenn keineswegs alle, nicht einmal die meisten in der je saisonal ‚angesagten' Clubwear erscheinen (d. h. also angetan mit dem, was man ‚eigentlich' anhaben sollte), oder gar mit wirklich ‚exzentrisch' gemeinten, in aller Augen stechenden Eigen-Kreationen. Aber ein gewisser Selbst-Stilisierungswille ist bei fast allen Parade-Gängern erkennbar, zumindest was die – erkennbare – Fitneß des Körpers angeht: Kraft, Ausdauer, Beweglichkeit, Schlankheit, kurz: jugendliche Wohlproportioniertheit ist in der Techno-Szene so selbstverständlich die ‚Normalform', daß Abweichungen davon kaum auf-, geschweige denn ästhetisch ins Gewicht fallen.

Ein schöner Körper in teils lässigen, teils verwegenen Klamotten, die mehr oder weniger viel Hautfläche nicht bedecken, welche wiederum mehr oder weniger intensiv zur Präsentation von Accessoires, Tattoos und insbesondere Piercings aller möglichen Art genutzt wird, das ist mithin die individuelle materiale Basis für die je eigene Performance im Rahmen der je eigenen Performance aller anderen: Jede und jeder ist Darsteller und Zuschauer, Spieler und Publikum zugleich. Showtime ist angesagt, nicht nur, aber gerade auf den Paraden, die dergestalt als aufsehenerregende Massenspektakel inszeniert werden, nicht nur um die Existenz der Techno-Gemeinschaft ‚nach außen' vorzuführen, sondern um sie – auch Szene-intern – tatsächlich als Realität zu konstruieren.

Aber auch innerhalb der Techno-Szene lassen sich Abgrenzungsbedürfnisse ausmachen: Besonders distinktionsbedürftig und auf Authentizitätsmarkierung bedacht scheinen dabei solche Fans zu sein, die sich als ‚Raver der ersten Stunde' begreifen, und solche, die sich dem – in der Regel völlig harmlosen – Nervenkitzel sogenannter illegaler Raves verschrieben haben. Dabei stilisieren sie sich gerne als ‚echte Liebhaber', die eben nicht in der Masse der „party people" aufzugehen gewillt sind. Der „echte" Raver arbeitet und lebt für die Bewegung, während sich die gemeinen „User" eben „einen Abend in der Woche Drogen reinpfeifen, abtanzen und das alles wahnsinnig chic finden". ‚Authentische' Zugehörigkeit zur ‚Raving Society' definiert sich in diesem elitären Geiste also nicht mehr nur darüber, daß man auf Techno „steht", sondern darüber, daß man schon vor dem großen Boom „dabei" war, daß man also möglichst früh auf die Technowelle

aufgesprungen ist oder, daß man eben den – aus ordnungsrechtlichen Gründen – verbotenen „Tanz im Verborgenen" tanzt.
Auch im Hinblick auf ihre Vorlieben für bestimmte, mehr oder weniger ‚besondere' Musikstile werden in der Raving Society interne Differenzen markiert: Unterscheiden lassen sich inzwischen mindestens sechs große Techno-Stilrichtungen, die sich jeweils wiederum in etliche Kleinformen aufspalten. Die verschiedenen Hauptrichtungen – Hardcore/Gabber, Trance, House, Breakbeat/Drum & Bass, Acid, Ambient – differieren vor allem aufgrund der unterschiedlichen Frequenz der Bässe (beats per minute) und aufgrund der Harmonie-, Melodie- und Textelemente. Die Abgrenzung der zum Teil wieder aus Elementen der Hauptrichtungen kompilierten Unterströmungen gegeneinander ist entsprechend komplizierter. Gleichwohl oder auch deshalb werden unentwegt neue Genres, Sub-Genres und Sub-Sub-Genres kreiert und anhand höchst diffiziler, oft nur noch von ausgesprochenen Spezialisten überhaupt erkennbarer Kriterien voneinander abgegrenzt, um die sich dann irgendwelche Anhängergruppen oder auch nur -grüppchen scharen, die eben genau auf diese Richtung ‚abfahren'.
Ungeachtet dieser ‚internen' Vielfalt löst Techno-Musik insgesamt starke körperliche Empfindungen aus und ruft (zumindest bei ihren Liebhabern) physisch-psychisches Wohlbefinden hervor. Techno-Musik scheint den ganzen Körper zu überfluten und zu durchströmen und die Welt ringsumher vergessen zu machen. Sie versetzt die Tanzenden – nicht nur, aber insbesondere in Kombination mit den entsprechenden Drogen – in einen enthusiastischen Zustand, dessen Beschreibungen relativ symptomatisch an die von mystischen Erlebnissen erinnern. Der jeweilige Rhythmus (beats per minute) gibt zwar so etwas wie einen Rahmen an Bewegungsmöglichkeiten vor, ansonsten aber geht beim Techno-Tanz praktisch ‚alles' – vom Quasi-Stillstand bis zum exzessiven, ja ekstatischen Körpereinsatz (vgl. dazu auch Klein 1996).
Mit etwas analytischem Abstand betrachtet, pulsiert Techno-Musik insgesamt somit also gleichsam als Einheit in der Vielfalt bzw. als Vielfalt aus der Einheit. Folglich wird nicht nur unentwegt an der Re-Fusion der verschiedenen Stile gearbeitet, immer wieder werden auch Events angesetzt, die unter dem Motto des „Tribal Gathering" darauf abzielen, die um die verschiedenen Stilrichtungen sich wie um Totems scharenden ‚Clans' zum Erhalt der einen Techno-Welt (wieder) zusammenzuführen und „die geistige Zusammenkunft der globalen Dance-Bewegung mit ihrer grenzenlosen Energie zu zelebrieren".

VI.

‚Difference' und ‚unity' stehen somit, als Strukturmerkmal der ‚Raving Society', in einem sozusagen dialektischen Spannungs- und Vermittlungsverhältnis zueinander. D. h., es geht ständig sowohl um das Sich-Unterscheiden, um Verschiedenartigkeit, als auch um Einssein, um Zusammengehörigkeit. Das eine Element wird stets auf der Folie des anderen abgebildet, das andere stets vor dem Hintergrund des einen betont: Dort, wo Einheit, Einigkeit, Solidarität, Loyalität beschworen wird, wird sofort Zweifel und Widerspruch angemeldet. Wann immer aber Abgrenzung betrieben wird, wird sogleich auch wieder an einen gemeinsamen ‚spirit' erinnert. Dementsprechend sind alle großen Raves von der Grundidee her ‚Tribal Gatherings' – und nicht etwa nur die, die explizit als solche firmieren.
Sich unterscheiden, auffallen, seine je eigene ‚Party in der Party' abfeiern, seine persönliche Show durchziehen, damit aber – wissentlich – gerade das tun, was – mehr oder weniger – ‚alle anderen' auch tun, also: sein wie niemand, um so zu sein, wie alle, oder sein wie alle, um gerade dadurch etwas Besonderes zu sein: in dieser Dialektik scheint uns mithin der Schlüssel zu liegen für das massenhafte Individualverhalten in der Techno-Szene. – Ist ‚Techno' nun also eine Jugendkultur oder eine Drogenkultur?

VII.

Unseres Erachtens sprechen einige plausible Gründe dafür, ‚Techno' als Jugendkultur zu bezeichnen – allerdings als eine Jugendkultur unter anderen, denn ‚die' Jugend ist lediglich eine Sammelbezeichnung für eine soziale Aggregation, über deren Abgrenzungskriterien in der einschlägigen Forschung anhaltend gestritten wird. Hinsichtlich der Frage nach der ‚Natürlichkeit' oder ‚Künstlichkeit' des Phänomens hingegen wird von den Fachleuten gegenwärtig die – für den gemeinen Alltagsverstand wohl plausibelste – Bestimmung von ‚Jugend' als einem biologisch bedingten Abschnitt im Lebensverlauf des Menschen, eben dem psychophysiologischen Reifeprozeß, als nicht bzw. nicht mehr sonderlich brauchbar angesehen. ‚Jugend' in diesem biologistischen Sinne gilt heute weniger als eine anthropologische Konstante als vielmehr als eine ‚Erfindung' des 18. Jahrhunderts. Demgegenüber wird ‚Jugend' derzeit von den Experten vorzugsweise als eine bestimmte Art des Lebensvollzugs bzw. der Lebensgestaltung in der modernen Gesellschaft verstanden, die sich, sozusagen als eine

kulturell organisierte ‚Phase des Übergangs' unterscheiden läßt vom typischen Dasein eines Kindes und dem eines Erwachsenen.
Die Rede von ‚Jugendkultur' macht dementsprechend dann Sinn, wenn sich Indikatoren dafür finden lassen, daß bestimmte Menschen sich, bei aller Vielfalt, signifikant anders in ihrer Welt orientieren als dies, wiederum bei aller Vielfalt, Kinder hie und Erwachsene da tun, daß man also, um sozial als ‚Jugendlicher' zu gelten, (auch) signifikant andere Dinge wissen bzw. können muß, wenn man in seinem sozialen Gefüge in einer akzeptablen Art und Weise handeln will. D. h., es geht um ‚andere' ästhetische, moralische, ideologische, zwischenmenschliche – und auch ökonomische – ‚Wichtigkeiten' als in den beiden anderen Daseinsformen. Es geht um die – mit ‚ähnlichen' anderen geteilte – Orientierung an ‚anderen' Normen und Werten. Es geht um die Unterscheidung zum Kindlichen hie und zum Erwachsenen da, und es geht um Zugehörigkeit zu einer nichtkindlichen bzw. nicht-naiven ‚peer group' hie und einer nichterwachsenen bzw. nicht-spießigen da. Diese ‚peer group' ist jedoch tatsächlich weit eher im Sinne einer Gruppe Gleichgesinnter als einer Gruppe Gleichaltriger zu verstehen. Und damit man sich durch die spezifische Zugehörigkeit unterscheiden und durch spezifische Unterscheidungen zugehörig fühlen kann, muß man eben wissen und können, was zu tun und – vor allem auch – was zu lassen ist.
‚Techno' ist in diesem Sinne also durchaus als eine Jugendkultur mit einigen – gegenüber anderen Jugendkulturen – besonderen Merkmalen etikettierbar. Die andere Frage ist, ob ‚Techno' analytisch plausibel eben auch als Drogenkultur zu bezeichnen sei.

VIII.

Um darauf zu antworten, müssen wir zum einen fragen, ob das, wie auch immer bestimmbare, kulturelle ‚Gesamtgeschehen' in der Techno-Szene wesentlich durch den Konsum bestimmter Drogen geprägt ist. Zum anderen müssen wir fragen, ob das, wie auch immer bestimmbare, kulturelle ‚Gesamtgeschehen' in der Techno-Szene wesentlicher durch den Konsum von Drogen geprägt ist als das anderer Teilkulturen unserer Gesellschaft.
Zum ersteren: Ja, der Drogenkonsum in der Techno-Szene konzentriert sich, neben dem – unseren Beobachtungen zufolge bislang begrenzten, neuerdings aber zunehmenden – Konsum der gesamtkulturell approbierten Droge Alkohol und dem nicht zum wenigsten von Rave-sponsernden Zigarettenherstellern beförderten Nikotinkonsum,

auf Drogen, die die körperliche Leistungsfähigkeit, die Erlebnisintensivierung und die Bereitschaft zu ‚positiven' Sozialkontakten befördern bzw. steigern sollen (d. h. auf sogenannte Designer- bzw. Partydrogen, insbesondere eben auf Speed und Ecstasy). Zum Entspannen bzw. ‚Herunterkommen' werden außerdem Drogen wie Haschisch und Marihuana und LSD verwendet. Der Konsum von Kokain und Crack ist nicht typisch für die Techno-Szene, jedenfalls nicht für die ‚gemeinen' Party People. Heroin wird hier weitgehend gemieden, ja gefürchtet; während auf der anderen Seite anscheinend, aber das wissen wir nur vom Hörensagen, ‚Junkies' den sogenannten Designerdrogen eher mißtrauisch begegnen.
Der spezifische Ausschnitt aus der in unserer Gesamtkultur mehr oder weniger verfügbaren Drogenpalette, den wir in der Techno-Szene finden, läßt sich aus in dieser Szene ‚gültigen' Wertorientierungen erklären: es geht darum, zusammen mit anderen Spaß zu haben, gemeinsam zu feiern, sich der Musik und der ganzen ‚Show' zu öffnen. Es geht darum, fit zu sein, um den Tanz-Marathon durchzuhalten, und darum, Hemmungen im expressiven Ausleben der eigenen Körperlichkeit abzustreifen.
Zum letzteren, zur Frage, ob das wie auch immer bestimmbare, kulturelle ‚Gesamtgeschehen' in der Techno-Szene wesentlicher durch den Konsum von Drogen geprägt ist als das anderer Teilkulturen unserer Gesellschaft, ersparen wir uns den Vergleich statistischer Erhebungen. Denn (1) erscheinen uns die ersten Versuche, den Drogenkonsum in der Techno-Szene zu quantifizieren, ausgesprochen zweifelhaft: Die Zahlen, die sowohl hinsichtlich der Verbreitung als auch der Häufigkeit des Drogenkonsums in der Techno-Szene ‚im Gespräch' sind, schwanken so beträchtlich, daß es beim jetzigen Stand der Erkenntnis wenig hilfreich ist, sie überhaupt zu nennen. Und (2) sind Statistiken, die auf unterschiedlichen Erhebungstechniken basieren, ohnehin nicht bzw. allenfalls mit ganz erheblichem Gegenrechnungsaufwand miteinander vergleichbar. Stattdessen schlagen wir eine ganz einfache Überlegung anhand alltäglicher Erfahrungen vor, über die wir alle verfügen:
Wieviele Menschen in unserem Bekanntenkreis konsumieren wie oft und in welchem Umfang z. B. Alkohol? Wieviele dieser Alkoholkonsumenten erfahren dadurch offensichtlich kurzfristige und wieviele erfahren offensichtlich langfristige Beeinträchtigungen ihrer ‚normalen' Weltwahrnehmung und/oder ihrer geistigen und körperlichen Leistungsfähigkeit? Wieviele sind offensichtlich daran gestorben? Und wieviele Menschen, die wir aus der Techno-Szene kennen, konsumieren wie oft und in welchem Umfang z. B. Amphetaminderivate?

Wieviele dieser Amphetaminderivat-Konsumenten erfahren dadurch offensichtlich kurzfristige und wieviele erfahren offensichtlich langfristige Beeinträchtigungen ihrer ‚normalen' Weltwahrnehmung und/oder ihrer geistigen und körperlichen Leistungsfähigkeit? Wieviele sind offensichtlich daran gestorben?

IX.

Wenn wir über diese Fragen nicht nur auf der Informationsbasis massenmedial installierter Horror-Szenarien, nicht nur auf der Informationsbasis präventionspolitischer Verlautbarungen von (amtlichen) Drogenstrategen, und nicht nur auf der Informationsbasis von Gerüchten unter Jugendlichen oder genretypischen Konversionserzählungen ehemaliger Drogenkonsumenten nachdenken, sondern wenn wir auch darüber nachdenken, was wir wie und woher über die Wirkungen von Designer- und Partydrogen und über deren Gebrauch und Verbreitung in der Techno-Szene wissen, dann können wir auch darüber nachdenken, wer wohl warum daran interessiert sein könnte, daß wir in unserer Gesellschaft gegenwärtig die Drogen-Informationen haben, die wir eben haben.
Denn in praktisch allen Kulturen – wie immer man diese auch definiert und gegeneinander abgrenzt (ob als ‚Kulturkreis', etwa im Sinne archaischer, traditionaler oder moderner Kultur, abendländischer, orientalischer, afrikanischer oder indianischer Kultur, ob als nationale, ethnische oder religiöse Kultur, ob als Hoch-, Volks- Massen- oder Trivialkultur, ob als Teil-, Sub- oder Gegenkultur, usw.) – finden wir gesellschaftlich akzeptierte bzw. ‚legalisierte' Drogen und Süchte und solche, die tabuisiert oder ‚illegal' sind (z. B. Alkohol, Nikotin, Koffein, Haschisch, Opiate, Halluzinogene, Medikamente; Freß-, Mager-, Sex-, Spiel-, Arbeits- usw. -Sucht bzw. -Leidenschaft). Manchmal sind bestimmte Drogen und Süchte auch nur für bestimmte (Arten von) Menschen erlaubt oder verboten (z. B. für bestimmte Altersgruppen, für ein bestimmtes Geschlecht, für Menschen mit einem bestimmten Krankheits- oder Gesundheitszustand, für bestimmte Berufsgruppen oder Amtsinhaber, usw.). Und die Frage, wen welche Drogen und Süchte warum erschrecken, hängt zum einen mit den Funktionen zusammen, die Menschen in ihrer Gesellschaft ausüben (z. B. Schamanen, Priester, Wahrsagerinnen, Könige, Krieger, Juristen, Polizisten, Lehrer, Sozialarbeiter, Mediziner, Psychologen, Soziologen usw.), und zum anderen damit, in welchen sozialen ‚Milieus' sie sich bewegen (z. B. in Künstlerkreisen, in kirchlichen

Kontexten, unter Bildungs- oder Kleinbürgern, unter Arbeitslosen oder Reichen, unter Jetsettern oder Obdachlosen, in bestimmten ethnischen oder ideologischen Gruppen oder eben auch in Jugend-Szenen) und über welche Art von Informationen sie im Hinblick auf bestimmte Drogen und Süchte verfügen (z. B. über eigene Erfahrungen, aus Erzählungen oder Beobachtungen im Bekanntenkreis, aus der Medienberichterstattung, aus der Fachliteratur verschiedener Disziplinen).
Vor diesem allgemeinen Hintergrund steht nun allerdings wiederum außer Frage: Auch Designerdrogen sind eindeutig Drogen (vgl. dazu auch Schroers 1996 und in diesem Band). Und der Gebrauch von Designerdrogen hat typischerweise spezifische, von den durch den Gebrauch anderer Drogen hervorgerufenen mehr oder weniger signifikant unterscheidbare, Folgen für den Konsumenten – sowohl was die typischerweise erwünschte Wirkung als auch was die nichtintendierten psychischen und physischen Konsequenzen betrifft. Einzelne Mitglieder der Techno-Szene können von den von ihnen präferierten Drogen abhängig oder vielleicht sogar süchtig werden – so, wie eben auch einzelne Mitglieder unserer ‚normalen' Gesellschaft von den von ihnen je präferierten Drogen abhängig oder süchtig werden können.
Es erscheint uns jedoch analytisch wenig sinnvoll, die Techno-Szene als Drogen-Kultur zu bezeichnen. Denn es gibt offenkundig andere ‚Wichtigkeiten', die das kulturelle ‚Gesamtgeschehen' in dieser Szene deutlicher prägen als der Drogenkonsum – auch wenn die Bedeutung des Konsums der sogenannten Designerdrogen für die u.E. signifikante Friedfertigkeit im Umgang der Szene-Mitglieder miteinander und auch ihrer relativen Aggressionslosigkeit gegenüber anderen noch nicht hinlänglich erforscht ist.
Die Techno-Szene ist eine Jugend-Teilkultur, in der vorzugsweise eine bestimmte Art von (illegalen) Drogen konsumiert wird. In dem Sinne aber, wie man etwa die Junkie-Szene oder auch gewisse, oft um Kioske herumgelagerte ‚Saufbruderschaften' analytisch plausibel als ‚Drogenkulturen' definieren kann, weil hier alle anderen Aspekte des Lebensvollzugs mehr oder weniger ausnahmslos den Problemen der Drogenbeschaffung und dem Konsum der Drogen nachgeordnet sind, in diesem Sinne kann man die Techno-Szene ebensowenig als ‚Drogenkultur' bezeichnen, wie unsere moderne Gesamtgesellschaft schlechthin.

Interview mit Billy (25) Umschüler, Berlin, geht seit fünf Jahren auf Technopartys und nimmt keine Partydrogen

Billy, Du warst bei Techno fast von Anfang an dabei. Was hat die Szene von damals ausgemacht, was sind die Unterschiede zu Techno von heute?

Damals (1990) war Techno eine „undifferenzierte Sache", vom Punker bis zum Yuppi war alles vertreten, die Atmosphäre war superfamiliär. Die Leute, die damals die Szene geprägt haben, waren mit 30 bis 40 Jahren wesentlich älter als die „Kiddy-mächtige" Szene von heute. Drogen haben damals nur eine untergeordnete Rolle gespielt, Techno funktionierte ohne Drogen viel besser. Damals haben die Leute noch morgens ekstatisch auf der Theke getanzt. Techno kann ganz alleine durch die Musik leben, die Leute haben das heute leider vergessen.

Was hat das Auftreten von Ecstasy in der Szene Deiner Meinung nach bewirkt?

Ecstasy ist seit 1992/93 ganz massiv in der Szene aufgetaucht und hat Techno negativ beeinflußt: Mit Leuten auf Ecstasy kann ich meistens nichts anfangen. Ecstasy macht nicht sozialer, sondern die Konsumenten sind eher mit sich selber beschäftigt.

Wie hältst Du es mit Deinem eigenen Drogenkonsum?

Ich rauche gelegentlich Cannabis, und früher habe ich öfter Poppers geschnüffelt. Ecstasy habe ich auch mal probiert und zwar zwei Mal eine Viertel Tablette. Ich habe Ecstasy als Rhythmusdroge erlebt, ich konnte besser tanzen. Ich habe das Experiment trotzdem nicht wiederholt. Ich war auch nie in Versuchung, eine Line Speed mit zu ziehen oder einen LSD-Trip zu nehmen. Ekstase kann man auch ohne Droge haben: Richtig abhotten – und rein in den Drive.

Viele Raver nehmen regelmäßig Ecstasy – was unterscheidet sie von dir?

Die meisten sagen, sie nehmen Ecstasy um durchzuhalten und gut drauf zu sein. Ich gehe immer nur vier bis fünf Stunden auf eine Party. Mein Prinzip ist es, vor dem Morgengrauen die Location zu verlassen. Ich gehe dann schlafen und nachmittags manchmal noch auf eine Afterhour. Ich bin dann ausgeschlafen und fühle mich einfach fitter. Technopartys dürfen nicht zur Strapaze für den Körper werden. Ich habe Ekstase, indem ich körpereigene Drogen aktiviere. Die ganze Chemie sind freie Radikale, die im Körper rumschwirren. Dafür bin ich noch zu jung, ich will nicht zu früh vergreisen. Die Leute die Drogen nehmen, sind ganz schön gealtert, verfallen meiner Meinung nach, werden immer schmaler. Ich empfinde dann einfach nur noch Mitleid. Ich lebe überhaupt sehr gesund-vegetarisch-naturbezogen. Ich bin Nichtraucher, werde nie krank, Krankheiten gehen durch mich durch.

Fühlst Du Dich als Nichtkonsument auf Technopartys isoliert?

Viele sagen: Wenn Du Drogen nimmst, öffnest Du dich jenseitigen Einflüssen. Dabei sind sie nur closed – generell ist die Szene closed. Sonntag morgens in einem Technoclub erschreckt mich der Zustand einiger Leute so, daß ich am liebsten weinen würde – dann bin ich doch isoliert. Die Leute sind cooler, gesichtsloser geworden.

Was würdest Du jungen Leuten sagen, die jetzt in die Szene kommen?

Ich hoffe daß sie runterkommen von dem Massenkonsum – mal eine Droge nehmen ist ja o.k. Man muß einfach schnallen, daß es auch ohne Droge geht – und einfach kommunikativer werden. Wenn sie aufhören wollen, soll ihnen klar sein, daß sie dann nicht die einzigen sind, die auf der Party keine Drogen nehmen. Ich finde es schade, daß die Leute, wenn sie ihre „Konsumpausen" machen, auch nicht auf Partys gehen, und wenn sie mit den Drogen aufhören, meistens auch aus der Szene verschwinden.

Du siehst das heutige Partyleben sehr kritisch, und trotzdem bist Du noch häufig in der Szene anzutreffen – warum?

Ich gehe, meist zusammen mit ein paar Freunden, die nur gelegentlich Drogen nehmen, weiterhin auf Technopartys: Ich gehe wahnsinnig gerne aus, ich bin eben kein häuslicher Typ. Ich liebe die Technomusik und die „schrille Optik" der Leute. Das freizügige bisexuelle Flair der Szene fasziniert mich. Die Szene ist heute aber kein Ort der Kommunikation mehr, und ich halte die Leute für ziemlich kommunikationsgestört. Wenn man sie anspricht, kommt meist gar nichts, die Leute haben Komplexe – von den „Normal-Bürgern" auf der Straße unterscheiden sie sich nur noch durch ihre Friedlichkeit. Mit Techno will ich aber trotzdem nicht ganz aufhören, ich wüßte auch gar nicht wohin. Mit anderen Musikszenen, wie Dancefloor oder Black-Musik, kann ich mich nicht anfreunden: Die Musik ist kitschig, die Leute sind bieder, langweilig, durchschnittlich gestrig, macho- oder tussihaft. Sie wissen nicht auszurasten und aus sich rauszugehen. Aber auch die „totale Schwulenszene" sagt mir nicht zu. Ich sitze zwischen den Stühlen und habe Probleme damit …

(Das Interview führte Tibor Harrach im Januar 1997)

Partydroge Ecstasy

Interviews mit EcstasykonsumentInnen[1]

Reiner Domes

Seit Anfang der 90er Jahre hat sich das Nightlife in den Großstädten Europas und besonders Deutschlands mit Techno und mit Ecstasy verändert. Sicherlich ist das nächtliche Feiern und der Konsum von stimulierenden Drogen keine Erfindung von Techno, aber erst mit dieser neuen Partykultur und den sich damit etablierenden, inzwischen sehr verschiedenen Szenen ist der allwochenendliche Partyexzeß zu einer Massenkultur geworden. Neu ist dabei die Selbstverständlichkeit des Drogenkonsums und die Verbreitung von Ecstasy. Daneben werden vor allem Cannabis, LSD, Speed oder auch Kokain konsumiert. Dem mangelnden Unrechtsbewußtsein der KonsumentInnen steht inzwischen eine, gelinde gesagt, reservierte Berichterstattung in den Medien gegenüber. Die Betrachtung des Phänomens Techno erfolgt mehr oder weniger offen in der Absicht, Probleme und menschliche Katastrophen zu entdecken und aufzuzeigen. Selten wird mit den KonsumentInnen selbst gesprochen, und wo dies dennoch geschieht, wird den Betreffenden nicht mit interessierter Neugier, sondern mit Vorbehalten, versteckten Besserungsversuchen oder gar offener Ablehnung begegnet. Kurzum: der Mensch, der sich für Ecstasy entscheidet, wird zum Objekt: der Forschung, der Berichterstattung, der Justiz, des soziologischen Diskurses. Treten sie in Massen auf, werden sie Zielgruppe: der Werbung, der Veranstalter, aber auch von Kampagnen, die auf Abstinenz abzielen. Selten werden sie als das wahrgenommen, was sie zunächst sind: vernunftbegabte Menschen, die mündig entscheiden, Risiken abwägen und sich handelnd mit ihrer Welt auseinandersetzen können.

Daß die große Mehrheit der KonsumentInnen Drogen nimmt und ohne gravierende Probleme den Konsum nach einer gewissen Zeit ohne weiteres als sogenannte „Selbstheiler" wieder aufgibt, ist offensichtlich und empirisch belegt. So dürfte die Zahl der KonsumentInnen, die Ecstasy zumindest eine Zeitlang genommen haben, in den letzten Jahren Hunderttausende oder gar Millionen betragen; die Zahl

[1] Die in diesem Artikel verwendeten Interviews sind im Rahmen meiner Diplomarbeit „Zur Lebenswelt von Ecstasy-Konsumenten in der Technoszene" (Institut für Psychologie der TU Berlin, Februar 1996) entstanden.

der Notfälle oder Unfälle ist vergleichsweise gering. Zu Talkshows eingeladen werden dagegen aber ausschließlich die Problemfälle. Den anderen durchaus problembewußten KonsumentInnen werden teilweise die wichtigen Informationen (z. B. über die Begleitumstände solcher Unfälle oder über Zusammensetzungen), die ihnen eine Minimierung ihres Risikos ermöglichen würden, vorenthalten.
Dabei besteht ein echtes Bedürfnis nach solchen Informationen. Drogen werden in der Regel genommen, um einen angenehmen Rausch zu erleben, und nicht, um sich zu vergiften. In diesem Sinne geht auch die Bezeichnung Polytoxikomanie für Mischkonsum an dem Erlebniswunsch der KonsumentInnen vorbei. KonsumentInnen informieren sich durch ihnen vertrauenswürdig erscheinende Medien über Drogen und beobachten aufmerksam, was mit ihnen, ihren FreundInnen und Bekannten geschieht. Sie versuchen mehr oder weniger effektiv, sich vor akuten Risiken und vor Suchtentwicklungen zu schützen. Innerhalb einer jeden Szene entwickeln sich schnell Vorstellungen, wie sich der Spaß steigern läßt und wo er aufhört.

Was Techno ausmacht

Techno ist zunächst eine Musikrichtung. Aber Techno ist sicher noch mehr: Techno ist ein Gesamtkonzept aus Musik, Dekoration, Licht, DJ-Kultur und den entsprechenden Leuten mit bestimmten Erlebniswünschen und Einstellungen, ferner eine Szene mit eigenen Medien und Kommunikationskanälen. Erst im Wechselspiel all dieser Elemente ergibt sich das, was im folgenden mit Techno bezeichnet sein soll: ein spezifisches Party- und Erlebniskonzept. Ausdauerndes Tanzen, Übermüdung, Alkohol, Drogen und die allgemein gehobene Stimmung machen das Partyfeiern zum Extremsport, und der Exzeß ist Teil des Programms. Daß die überwiegend 16- bis 25jährigen so ihre Grenzen finden bzw. überschreiten können, macht die Parties zu einem zentralen Erlebnisfeld.
Eine der Szene gemeinsame und über die Party hinausreichende Identität ist schwerlich auszumachen, allenfalls der Anspruch, individuell oder gar einzigartig zu sein, verbindet die Gäste. Von einer Jugendkultur mit Werthaltungen, die das gesamte Leben des Jugendlichen durchdringen, wie wir sie bei Punks oder „Rechten“ finden, kann hier sicher nicht gesprochen werden. Der/die RaverIn ist unter der Woche nicht erkennbar. Daneben stellt sich die Frage nach der Sinnhaftigkeit einer Expansion des Begriffes Jugend, wo doch juristisch Jugendliche (14–18jährige) gar keinen Zutritt erhalten dürfen (frei ab 18). Wir

sprechen hier vor allem von und mit jungen Erwachsenen oder noch besser: mündigen Menschen mit sehr unterschiedlichen Lebenskonzepten, auch wenn einige 17jährige darunter sein mögen.
Die Anziehungskraft, die Techno auf ihn ausübt, beschreibt Stefan (25): „Innerhalb von so zwei, drei Wochen wurde ich halt infiziert, das ist wie ein Virus. Manche hören Techno, können absolut nichts damit anfangen, versteh' ich vollkommen, die haben nicht so den Draht dazu, und irgendwann macht es dann mal klick, hat es Dich halt erwischt." Etwa ein Jahr lang war für ihn die Party am Wochenende unbedingtes Muß.
Techno ist auch Interaktionsfeld. Anders als z. B. im Theater ist der/die BesucherIn Teil des Ganzen und nimmt erheblichen Einfluß auf das Geschehen. Die Party wird Ort der Begegnung zwischen Menschen und der Begegnung mit sich: „also eigentlich will ich tanzen, will Kontakte zu vielen netten Leuten haben, denen man vertrauen kann", erzählt Kai (17), und Tina (23): „Das Wichtigste ist bei mir eigentlich, daß die Leute sehr offen sind, man sehr viele Leute kennenlernen kann". Die Atmosphäre ist kommunikativer als etwa in Kneipen oder anderen Diskotheken: „Wenn ich so in Kneipen gehe, da spricht mich eigentlich nie jemand an, jeder sitzt an seinem Tisch irgendwie" (Tina). Immer wieder hervorgehoben werden vor allem die Offenheit und die Toleranz, mit der die Leute auf den Parties miteinander umgehen: „Egal, ob Mann, Frau, schwul, hetero, schwarz oder weiß. Hauptsache, man kann gut ablabern mit denen" (Stefan). Sicher werden solche Erfahrungen nicht von allen BesucherInnen oder auf allen Parties gemacht. Die enorme Popularität und die damit einhergehende hohe Fluktuation der Gäste sorgen für eine Erosion solcher Werthaltungen, und letztlich liegt es auch an jedem und jeder selbst, ob er/sie für solche Erfahrungen offen ist.

Welche Rolle spielen Drogen?

„Ecstasy und tanzen, das paßt einfach so gut zusammen, das ist wie füreinander geschaffen", findet Stefan. Die Gleichzeitigkeit des Auftretens von Techno und Ecstasy sollte nicht darüber hinwegtäuschen, daß Ecstasy auch in anderen Szenen konsumiert wird und daß in Techno-Clubs weit mehr als nur Ecstasy genommen wird. Hier sei ausdrücklich darauf hingewiesen, daß hoher Ecstasy- oder Speedkonsum für meine Interviews ein Auswahlkriterium war. Der Schluß, alle Besucher seien GewohnheitskonsumentInnen, ist formal unzulässig und inhaltlich falsch. Tatsächlich dürften die meisten Konsumierenden

GelegenheitskonsumentInnen sein, und ein großer Teil der BesucherInnen konsumierten gar keine Drogen.
Für Tina hängen Parties und Rauscherleben zwar eng zusammen, Kern des Erlebens bleiben aber die Leute: „Also ich glaub', das liegt erstmal schon an den Leuten, die Sinn für sowas haben, und die bilden die ganze Atmosphäre. Die wird eben durch die Drogen noch sehr gesteigert und das verstärkt sich dann immer mehr". Der Ecstasyrausch ist also kein eigenes Motiv, er ist Instrument zur Steigerung sozialer Kompetenzen. Für Stefan ergeben sich im Rausch Erlebnisse, die sich ohne Drogen nur äußerst schwer erreichen lassen: „Das sind so körperliche Emotions, so Glücksgefühle, so Tanzen und auf die Musik abgehen und sich irgendwie den Kopf freimachen und einfach nur so hingeben der Droge und der Musik; und dann später aber auch sich austauschen." Der Austausch bleibt neben dem Wunsch nach Ekstase von zentraler Bedeutung. Der Konsum von Ecstasy allein macht also noch lange nicht das gewünschte Erleben aus, nur auf Parties, also mit den richtigen Leuten im richtigen Ambiente und zur richtigen Musik, wird der angestrebte Zustand erreicht: „Drogen ist nicht alles, da gehört mehr dazu, also für mich ist die Musik immer noch der Hauptträger und nicht die Drogen."
Die herzöffnende Wirkung und der rasche Wirkungsverlust bei häufigem Konsum machen Ecstasy zum regelmäßigen Konsum im Alltag ungeeignet. Mischkonsum und andere Partydrogen eignen sich aber durchaus auch zur Problemflucht. Armin (18) nimmt inzwischen lieber Speed, LSD oder Kokain: „Drogen nimmt man im Endeffekt sowieso nur, weil irgendwie Probleme da sind, weil man sie eben weghaben will oder erstmal zur Seite schieben will". Von den Mitfeiernden erwartet er kaum mehr Anteilnahme: „Ich mach das Ding für mich."

Was bringt Ecstasy dem/der Konsumierenden?

Die Funktion dieser eigentümlichen Mischung von Partyerleben und Rauscherleben hängt in erster Linie von der Person ab. Auch hier unterscheiden sich die Leute deutlich. So kann, wie bei Stefan, das Partyleben zu neuen Einsichten und Selbsterfahrungen führen: „Man soll sich auch Gedanken machen, was Ecstasy auch sonst noch auslöst. Die löst ja nicht nur irgendwelches Kribbeln in dir aus, sondern regt ja auch an nachzudenken, irgendwie hinter den Vorhang zu gucken." Das Leben erfährt durch solche Erlebnisse eine Bereicherung, der Handlungsraum wächst: „So sprechen über irgendwelche Sachen, das war auch was Neues für mich". Armin macht allerdings auch hier gegenteilige Erfahrungen: „Das Gelabere, wenn die Leute auf Ecstasy sind, das ist eigentlich immer so Blablabla, und wenn man das nicht gleich so mitkriegt, dann kann man ganz schön einen Knacks wegkriegen."

Macht Ecstasy süchtig?

Eine der häufigsten Fragen zu Ecstasy ist die nach einer möglichen Sucht oder Abhängigkeit. So einfach die Frage scheint, so schwer ist sie zu beantworten. Die Theorien zu Sucht und Abhängigkeit sind vielfältig, und es kommt nicht zuletzt auf die theoretische oder therapeutische Ausrichtung des Autors an, wie die Einschätzung ausfällt. So verstehen Mediziner unter Abhängigkeit (nach ICD–10) etwas anderes als z. B. Psychologen (nach DSM-III-R) oder Psychoanalytiker, die weiterhin an dem Begriff Sucht festhalten. Dabei steht eher die Erlebnisweise als die Substanz oder das süchtige Verhalten (essen, spielen, kaufen, arbeiten) im Vordergrund. Zwar ist das Rauscherleben nach der Einnahme von Ecstasy sicher geeigneter, danach süchtig zu werden, als etwa das Erleben nach dem Genuß einer Tasse Kaffee. Sucht entsteht dennoch immer erst in der Person. Nicht nur die Substanz, sondern vor allem die Person hat ein bestimmtes „Suchtpotential", wobei der Terminus Potential irreführt. Wir haben es nicht mit einer psychischen oder physikalisch-chemischen Konstante zu tun, die sich irgendwie berechnen ließe, sondern mit einer Tendenz.
Wenn auch in der Fachwelt ein babylonisches Sprachgewirr zu diesem Thema herrscht, so hat doch jede(r) Vorstellungen über Sucht oder Abhängigkeit, und wahrscheinlich verstehen wir darunter nicht immer das gleiche. Im sozialen Feld der KonsumentInnen werden vielfältige Erfahrungen gemacht, die auch zu einer Vorstellung über mögliche Suchtgefahren führen können. Es entwickeln sich also subjektive Theorien über Sucht oder Abhängigkeit, sei es aus eigener Erfahrung oder aus Beobachtungen. Solche subjektiven Theorien sind zur Risikoeinschätzung des Konsums notwendig und können einen weniger riskanten (niemals aber einen risikofreien) Umgang mit Drogen ermöglichen.
Tina beobachtet die enge und regelmäßige Verknüpfung von Party und Drogenkonsum mit Skepsis: „Viele Leute sind schon sehr fixiert drauf, die sind das halt einfach so gewöhnt, erstmal muß eine Droge gesucht werden, und dann kann man erst Spaß haben. Ich versuche immer dagegen anzukämpfen. Viele machen das auch als Selbstzweck." Das Wissen um die Gefahren, die mit dieser Gewöhnung an den Drogen-

konsum einhergehen, bewirkt bei Tina einen deutlichen Respekt vor Drogen und die Suche nach Strategien zur Reduktion ihres Konsums. „Ich habe das auch schwer unter Kontrolle gekriegt, weil man will ja immer den Kick oben halten, das Wachsein, man kann das irgendwie schlecht einschätzen. Das Wachsein, das reicht dann nicht immer, da kriegt man Angst vorm Runterkommen. So die psychische Abhängigkeit schleicht sich da schon bei der Party ein, von der einen zur anderen Line (Speed, Anm. R.D.)." Stefan spricht hier in erster Linie von Amphetaminen und dem drohenden Verlust der Kontrolle über die Beendigung des Speedkonsums. Wir finden also bei den Hard-Usern durchaus einige für Sucht oder Abhängigkeit charakteristische Verhaltens- und Erlebensweisen. Dennoch geben die meisten ihren Konsum nach einiger Zeit wieder auf. Es kommt insbesondere nicht zum Verlust der Kontrolle über den Beginn des Konsums, wohl aber vor allem im Mischkonsum mit Speed zum Verlust der Kontrolle über dessen Fortsetzung oder Beendigung. Damit bleibt die Entscheidung über den Konsum beim Konsumenten, er begibt sich freiwillig, wissentlich und willentlich in die Situation des Nicht-mehr-aufhören-Könnens, Partypause bedeutet dann in der Regel auch Drogenpause. Das subjektive Wissen über die Gefahren fortgesetzten Drogenkonsums im Setting Party ist also durchaus vorhanden und führt zu sehr unterschiedlichen Strategien zur Vermeidung eigener Sucht bzw. Abhängigkeit. Die meisten meiner GesprächspartnerInnen dosieren inzwischen erheblich niedriger als früher.

Armin dagegen zeigt deutlich Suchttendenzen: „Das ist eine seelische Sucht, es geht bis zu einem gewissen Punkt, also entweder kriegen die Leute irgendwann die Kurve, oder sie kommen damit nicht mehr klar und fallen in so ein Loch, wo sie nicht mehr raus können. Ich bin auch reingefallen, ich versuch mich rauszuretten." Zunehmende Belastungen stehen immer geringerem Vergnügen gegenüber. Wer den Point-of-no-return verpaßt, wird handlungsunfähig. Suchtprävention sollte den Erwerb von Kompetenzen für eine rechtzeitige Erkennung dieses Punktes sowie angemessener Bewältigungsstrategien ermöglichen. Adäquate Beratungsangebote kann man allerdings mit der Lupe suchen.

Die enge Bindung des Konsums von Ecstasy an das Setting Party bei meinen GesprächspartnerInnen macht eine substanzbezogene Abhängigkeit unwahrscheinlich. Es gibt keine Entzugserscheinungen, und der Spaß kann zur Not auch mit LSD oder Speed erreicht werden. Wenn wir von einer Sucht oder Abhängigkeit sprechen wollen, so liegt diese im Erlebniswunsch der Konsumenten. Nicht Ecstasy macht süchtig, sondern der Partyexzeß.

Wie wirkt sich Techno unter der Woche aus?

Die Leute, die am Wochenende die Hallen der Techno-Clubs füllen, kommen aus nahezu allen Berufsgruppen. Sie sind Schüler, Auszubildende, Studenten, Angestellte, selbständig oder arbeitslos. Entsprechend unterschiedlich sind die Anforderungen, mit denen sie montags bis freitags konfrontiert sind. So kann Tina als Studentin den Wochenbeginn auf Dienstag verlegen. Stefan ist arbeitslos und braucht sich daher auch keine Sorgen um den Montagmorgen machen und versucht, „auch immer was rüberzunehmen in den Alltag“. Sein Zivildienst vertrug sich allerdings überhaupt nicht mit seinem Partyleben, mehrmonatige Krankschreibungen bewahrten ihn vor der notwendigen Pause. Armin antwortet auf die Frage, wie er die Zeit unter der Woche verbracht hat: „Also wie gesagt: geschlafen – geschlafen. Ja, kann ich nicht sagen; ist vielleicht nicht viel; vielleicht mal Haare gefärbt – was weiß ich was.“ Kai sieht seine Ausbildung nicht nennenswert beeinträchtigt: „Also, ich bin montags eigentlich immer fitter als die anderen Tage“.
Je nach Lebenssituation und Perspektive, psychosozialen Ressourcen, Kompetenzen und verfügbaren Coping-Strategien wirkt sich also das Partywochenende belastend oder bereichernd auf das Leben unter der Woche aus. Häufig ergibt sich eine Entwicklung in Phasen: Wer seine Grenze gefunden hat, kommt besser klar und braucht irgendwann auch keine Exzesse mehr. Tatsächlich überwiegen irgendwann die unangenehmeren Begleiterscheinungen des exzessiven Partyfeierns, und das Partyleben wird erheblich reduziert oder eingestellt. Notwendig ist dazu ein gewisses Maß an Selbstaufmerksamkeit, um zu bemerken, wann es keinen Spaß mehr macht. Ecstasykonsumenten haben also durchaus einen Sinn dafür, worin der Gewinn liegt und welche Kosten dafür in Kauf genommen werden. Nur wenige entwickeln einen Mechanismus des „immer-mehr“ und „um jeden Preis“.

Also alles easy?

In einer konsumorientierten Gesellschaft lassen sich Drogen zwar verbieten, aber nicht verhindern. KonsumentInnen sollten in erster Linie als mündige Menschen mit einem ausgeprägten Informationsbedürfnis, Problembewußtsein und einem unbedingten Interesse für Möglichkeiten zur Risikominimierung betrachtet werden. In der Regel wird der Konsum eingestellt oder weitgehend reduziert, wenn die Belastungen größer als der Gewinn werden. Erst wenn die Entscheidung zur Abstinenz bzw. zum kontrollierten Konsum nicht mehr umzusetzen ist, sollten wir von Sucht oder Abhängigkeit sprechen. Zur Vermeidung solcher Entwicklungen bedarf es auf Seiten der oder des Konsumierenden ausreichender Informationen über Substanzen, Zusammensetzungen und Suchtgefahren. Den besten Schutz bietet Selbstaufmerksamkeit und Selbstachtung zur Erkennung eigener Gefährdung und ein großer Handlungsspielraum zur Erprobung verschiedener Bewältigungsstrategien. Verantwortungsgefühl für sich und andere hilft Notfälle zu erkennen oder zu vermeiden. Solche Kompetenzen können auch und besonders im sozialen Feld der Parties erworben und geübt werden. Hier deuten sich neue Wege einer konsumbegleitenden Suchtprävention an.

Interview mit Kerstin (24), Studentin der Politikwissenschaft, Berlin

Kerstin, Du erforschst die Rolle von und zwischen den Geschlechtern in der Technoszene, wie gehst Du vor?

Seit zwei Jahren arbeite ich bei Eve & Rave (Berlin) mit, und habe viele Gespräche an Drogeninfoständen mit Ravern und vor allem auch Raverinnen geführt. Mich interessieren neue Formen von Geschlechtsidentitäten. Außerdem mache ich qualitative Interviews.

Nicholas Saunders sagt, daß Frauen sich in der Rave-Szene freier fühlen, besonders beim Umgang mit Männern. Was ergaben Deine Untersuchungen?

Es gibt ein neues Differenzmodell in der Partyszene, was die Differenz von Frauen zu den heterosexuellen Männern als auch besonders zu den homosexuellen Männern betrifft. Frauen und Schwule erleben sich zusammen als „frei ab von allem", einem androgynen Ideal entsprechend, zweigeschlechtlich; „man wird nicht mehr festgelegt". Geschlechtlichkeit existiert dann nur im Augenblick, man kann sich also aussuchen ob man homo- oder heterosexuell sein möchte.

Wie sieht es beim Umgang zwischen den Frauen aus?

Weibliche Homosexualität existiert so gut wie gar nicht. Raverinnen haben einen freien Umgang mit homo- und heterosexuellen Männern, aber kaum mit anderen Frauen.

Welche Rolle spielt dabei Ecstasy?

Frauen wird nahegelegt, Gefühle zu zeigen, gerade auch zum eigenen Geschlecht. Dagegen haben heterosexuelle Männer normalerweise einen sehr entfremdeten Kontakt, sie müssen sich untereinander beweisen. Über Gefühle zu anderen Männern wird nicht geredet, geschweige denn, welche gezeigt. Nehmen heterosexuelle Männer aber Ecstasy, dann haben sie auch den herzöffnenden Effekt, auch zu anderen Männern, den normalerweise nur Frauen zeigen.

... und welche Wirkung hat Ecstasy bei Frauen ?

Bei Frauen ist Ecstasy die Partydroge Nr. 1. Frauen nehmen generell weniger Drogen als Männer. Ecstasy ist die Mädchendroge. Frauen auf E suchen in der Regel keine sexuellen Kontakte.

Was wollen die Mädchen mit Ecstasy dann eigentlich erreichen?

Sie nehmen wieder Besitz von ihrem Körper bei der intensiven Körpererfahrung während des ekstatischen Tanzens. Frauen nehmen nicht Ecstasy, um sicherer zu werden, sondern sie werden es einfach dabei. Frauen sehen übrigens ihre Ecstasy-Zeit von vornherein als begrenzt an, die spätestens dann enden wird, wenn sie Kinder haben möchten. Mutterschaft und E ist ein Widerspruch. Das sind übrigens alles keine festen Regeln, sondern Tendenzen, die ich festgestellt habe. Es gibt natürlich keine durchgängigen Stereotype bei Frauen in der Technoszene, die ganze Sache ist sehr vielschichtig.

Wie verändert sich dann das Mann-Frau-Verhältnis auf Ecstasy?

Genau das ist der Punkt: Normalerweise läuft der zwischengeschlechtliche Kontakt auf sexueller Ebene. Durch Ecstasy wird der Kontakt frei davon. Männer stehen dann nicht mehr unter dem Zwang, Frauen ins Bett ziehen zu müssen, und die Frauen brauchen nicht ständig davor zurückzuweichen. Zärtlichkeiten können ausgetauscht werden und Körperlichkeit kann auf einer neuen Ebene praktiziert werden: Körper können sich annähern, ohne die sonst ständig präsente sexuelle Ausrichtung.

Wie reagieren Frauen auf andere Drogen wie z. B. Kokain?

Auf Kokain verändert sich das Verhalten der Frauen meist in Richtung der gesellschaftskonformen Geschlechtsidentität. Der Sexualkontakt ist dann erwünscht. Frauen auf Kokain werden emanzipierter, fordernder, und es fällt ihnen leichter, Männer anzumachen.

Und wie sieht es mit der Alltagsdroge Alkohol in der Normalszene aus?

Frauen machen in der Alkoholszene ganz schnell Erfahrung mit Männergewalt ...

Was würdest Du jungen Raverinnen raten, wenn sie heute in die Szene kommen?

Wenn ihr in die Technoszene kommt, bekommt ihr auch Kontakt zu Drogen. Frau sollte klarstellen, daß sie nicht ohne Kopf konsumiert, z. B. mit den guten alten Eve & Rave Regeln. Wenn Du auf E gehst, dann immer nur im Schutz einer Gruppe oder im Beisein eines vertrauten Menschen, gerade das erste Mal, denn es passiert einfach wahnsinnig viel.

Was sind Deine eigenen Erfahrungen mit Ecstasy, wie hast Du dich verändert?

Für mich war das eine emanzipatorische Hilfe.

... d. h., Du gehst jetzt selbstbewußter mit Männern um?

Nein, mit mir selber. Der Genuß am eigenen Selbst wird gefördert.

(Das Interview führte Tibor Harrach im Januar 1997)

„Auszeit“

Ethnographische Notizen zum Ecstasy-Konsum Berufstätiger[1]

Marsha Rosenbaum, Patricia Morgan, Jerome E. Beck

Für die derzeitige Drogenbekämpfungsrhetorik ist jeder Konsum illegaler Drogen per se schädlich, wenn nicht sogar gefährlich. Drogenkonsumenten werden als Menschen betrachtet, die unkontrollierten Drogenmißbrauch betreiben und deren Leben sich entweder auf dem Pfad der Zerstörung bewegt oder bereits im Chaos versunken ist. Tatsächlich haben sich auch die meisten ethnographischen Studien auf „Abweichler“ konzentriert, deren Leben bereits durch den Drogenkonsum bestimmt war. Diese Personen werden im allgemeinen als Drogensüchtige bezeichnet und sind vor allem deshalb Objekt von Studien, weil ihr Konsum – vor allem von Opiaten – als größeres gesellschaftliches Problem erachtet wird und weil sie Probanden sind, die wenig zu verlieren haben und daher für die Forscher leicht zugänglich sind. Eines der Ergebnisse dieser Forschungsarbeiten (die teilweise auch von uns durchgeführt wurden) ist die Entwicklung einer Perspektive, die den Drogenkonsumenten als einen Süchtigen betrachtet, dessen Leben von den Drogen aufgefressen wird.

Kürzlich hatten wir nun die Gelegenheit, eine Gruppe von Drogenkonsumenten ethnographisch zu untersuchen, deren Leben sich viel weniger um Drogen dreht als um ihre Karriere: Berufstätige, die MDMA oder „Ecstasy“ konsumieren. Wir haben festgestellt, daß diese Personen in der Lage sind, den Drogenkonsum in ihr hektisches Leben zu integrieren und ihn wie jede andere Verabredung oder Aktivität einzuplanen. Um mit den Worten eines Befragten zu sprechen, handelt es sich dabei um so etwas wie einen „kontrollierten Hedonismus“ oder um die Fähigkeit, das Wo, Wann und Wie der durch Drogen veränderten Bewußtseinszustände als die seltene Gelegenheit eines „Auszeit“-Verhaltens zu organisieren und zu erleben.

Die Forschungsarbeit, auf der dieser Artikel beruht, ist Teil einer umfassenderen Studie über die Lebenswelt von MDMA-Konsumenten.[2]

---

1 Der Artikel erschien zuerst in: International Journal on Drug Policy 1 (2), 1989, S. 16–19; Übersetzung: Henning Schmidt-Semisch.

2 NIDA Grant #R01 DA 0440801 „Erforschung von Ecstasy: Eine beschreibende Untersuchung von Ecstasy-Konsumenten.“ Marsha Rosenbaum, Principal Investigator; Patricia Morgan, Co-Principal Investigator; Jerome Beck, Project Director.

Es handelt sich um ein exploratorisches Projekt mit historisch-komparativen, ethnographischen Tiefeninterviews mit Ecstasy-Konsumenten. Die Forschungsarbeit umfaßt hundert Tiefeninterviews sowie anderes ethnographisches Material. Zur Rekrutierung von Interviewpartnern diente das Schneeballsystem. Ziel der Studie war es, erste Anhaltspunkte hinsichtlich der Konsumententypen, ihrer Konsummotive und -muster zu erhalten. Etwa nach einem Drittel der Untersuchung wurde uns deutlich, daß es einen besonderen Typ von Drogenkonsumenten gab. Wir stellten fest, daß eine große Zahl von Berufstätigen aus der Mittelschicht bzw. der oberen Mittelschicht Ecstasy regelmäßig konsumierten[3] und daß es diesen Personen gelungen war, den Konsum in ihr unruhiges und durch vielfältige Anforderungen gekennzeichnetes Leben zu integrieren. Sie betrachteten Ecstasy u. a. deshalb als „ihre" Droge, weil es keine „Straßen"-Droge und in der normalen Drogenszene nicht sonderlich bekannt ist. Hierzu sagte einer unserer Interviewpartner: „Sie (die Konsumenten) sind Berufstätige: Immobilienmakler, Krankenschwestern, Ärzte, Rechtsanwälte, Unternehmer; es gibt diese Gruppe ... Es gibt eine andere Gruppe, das sind keine Berufstätigen. Das sind Leute, die immer wieder Drogen und alles mögliche nehmen, sie probieren alles aus, was ihnen begegnet. Das ist aber nicht die Mehrheit (der Ecstasy-Konsumenten). Vor allem Berufstätige, die jungen Berufstätigen, die ich kenne, nehmen es."

Im Rahmen unserer Studie untersuchten wir nun genauer, wie diese Berufstätigen ihr Leben um die illegalen Aktivitäten herum organisieren und welche Auswirkungen der Konsum einer illegalen psychedelischen Substanz für sie hat.

Nach Art der Chicagoer Schule beobachteten wir bestimmte Gruppen dieser Berufstätigen bei der Planung und Durchführung ihrer Ecstasy-Trips. Der vorliegende Artikel faßt unsere vorläufigen Ergebnisse zusammen: Wir beginnen mit den Motiven für den Konsum, fahren fort mit der Planung des Trips, kommen dann zum Drogenkonsum selbst und schließen mit den Nachwirkungen der Einnahme.

---

3 Im Zusammenhang dieser Studie sind „Berufstätige" Personen, die über eine mindestens 18jährige Ausbildungszeit verfügen und z. Zt. voll an einer Universität oder in Bereichen wie etwa Medizin, Recht etc. beschäftigt sind. Die meisten Befragten im Interviewteil der Studie waren verheiratet und hatten nach eigenen Angaben ein Jahreseinkommen von über $ 35.000, einige sogar über $ 75.000.

Ecstasy ermöglicht den befragten Berufstätigen Entspannung und ein Gefühl der Offenheit in ihrem geregelten und anstrengenden Alltag. Es bietet dem einzelnen die Gelegenheit, in einem geregelten Zeitrahmen und unter kontrollierten Bedingungen zu genießen. Eine 38jährige beschrieb ihre Erfahrungen mit Ecstasy: „Für mich ist es ein ‚Auszeit-Verhalten'. Mein Leben ist sehr voll, und ich trage viel Verantwortung. Ich habe sehr viel Arbeit, die getan werden muß, und viele Termine. Deshalb ist es für mich so etwas wie eine Auszeit ... wie ein einwöchiger Urlaub, nur eben an einem Tag, denn mehr Zeit habe ich nicht."

Der Ecstasy-Konsum ist aber auch Teil des „guten Leben", das diese Berufstätigen zu genießen gelernt haben: „Es ist, als wäre man drei oder vier Monate zu keinem Spiel gegangen, in keinem feinen Restaurant oder Kino gewesen. Es ist eines dieser Dinge am Ende meines Arbeitstages, auf die ich mich freue ... Ich freue mich darauf, mit den Leuten zusammen zu sein, mit denen ich auf den Trip gehe; es ist, als führe man ins Sommerlager."

Ein weiteres Konsummotiv hat unmittelbar mit der knappen Zeit und den vollen Terminkalendern zu tun, die das Leben vieler Berufstätiger bestimmen. So klagten sie darüber, daß keine Zeit mehr dafür da zu sein scheine, um Freundschaften und Beziehungen sich langsam und natürlich entwickeln zu lassen. Ein 30jähriger Bauingenieur formulierte, daß Ecstasy die Zeit zu strecken und interpersonelle Prozesse zu beschleunigen scheine: „Es macht nicht nur offen, es scheint auch die Zeit zu strecken und die Fähigkeit zu erhöhen, in dieser Fülle der Erfahrungen sehr weit zu kommen; ohne die Droge würde es sehr lange dauern oder gar nicht möglich sein, so weit zu kommen. Ich denke, unser Leben in der Welt von heute ist viel zu hektisch."

An therapeutischen Erfahrungen interessierten Menschen kann MDMA dazu verhelfen, viele Probleme und Konflikte in kurzer Zeit aufzuarbeiten. Ein 46jähriger promovierter Akademiker erklärte: „Ich bin keine Drogenpersönlichkeit. Ich nehme nicht regelmäßig Drogen und mag es nicht sonderlich, ‚high' zu sein. Gut finde ich an Ecstasy aber, daß es dir erlaubt, an einem Nachmittag zwei Jahre Therapie zu machen."

Schließlich sehen sich die befragten Personen selbst als kreativ oder abenteuerlustig, als Menschen, die sich weiterentwickeln. Ein 38jähriger Psychotherapeut berichtete in diesem Zusammenhang: „Ich denke ..., daß es ein Teil des Kontextes der Gruppe, die es regelmäßig nahm, war, daß Ecstasy eine Entwicklungsdroge ist. Nicht die Droge entwickelt sich weiter, sondern sie fördert die Entwicklung. Wir entwickelten uns weiter."

Die Planung des Trips

Die Ecstasy-Trips werden sorgfältig geplant, oft schon Monate im voraus. Obwohl jüngere, karrierebewußte Konsumenten in der Regel zu spontanerem Verhalten neigen, so muß für die von uns untersuchten Personen festgehalten werden, daß sie mit solcher Spontaneität schon lange gebrochen hatten. Wie die meisten Vertreter der berufstätigen Mittelklasse neigen sie eher dazu, alles zu planen. Die meisten nehmen Ecstasy nur sehr selten – alle drei bis vier Monate. Diese langen Abstände erklären sich zum einen aus einer gewissen Besorgnis bezüglich der physiologischen Auswirkungen des Konsums, zum anderen – und ebenso wichtig – aus der knappen freien Zeit. Ein 40jähriger promovierter Akademiker: „Wenn wir es tun wollen, muß es ein Ganztags-Trip sein. Wir machen das immer mit einem anderen Paar zusammen. Es ist viel Vorbereitung nötig und Jonglieren mit Terminen und derartigem; außerdem gibt es eine gewisse Besorgnis wegen der Auswirkungen, wenn die Droge häufig genommen wird."
Dabei scheint auch das Alter der Konsumenten (nicht ohne Zusammenhang mit der beruflichen Stellung) eine sehr wichtige Variable zu sein, da sich der Körper eines 35jährigen langsamer von Drogen erholt als der eines jüngeren. Nach den Aussagen eines Interviewpartners mittleren Alters sind die berufstätigen Konsumenten auch differenzierter in ihrem Urteil, so daß ‚mehr' nicht zwangsläufig auch als ‚besser' eingeschätzt wird. Ein 51jähriger Pilot: „Diese zeitlichen Abstände, ich weiß nicht, es ist, als wäre diese Zeit zwischen den Trips nötig, um die Wirkung zu erzielen, die ich haben will."
Beruflich stark eingespannte Personen haben oft nur für drei oder vier Trips im Jahr Zeit – sie sind zu beschäftigt, zu vorsichtig und ein bißchen zu alt. So können es sich Berufstätige nicht leisten, zu wenig Schlaf zu bekommen. Auch wenn ein Trip, technisch gesehen, nur vier Stunden dauert, so kann er doch mit zusätzlichen Dosen MDMA oder Marihuana auf acht bis zehn Stunden ausgedehnt werden. Ecstasy wird deshalb oft früh am Tag, zwischen 12 und 16 Uhr eingenommen, was bedeutet, daß ein ganzer Tag und eine Nacht eingeplant werden müssen und nicht nur ein Abend. Da viele dieser Konsumenten nicht nur anstrengende Jobs, sondern darüber hinaus auch noch Kinder zu versorgen haben, kann es recht schwierig werden, einen für alle Beteiligten passenden Zeitraum zu finden. Nach Angaben der Befragten

müssen in der Regel fünf oder sechs Kalender konsultiert werden, bis ein passender Termin gefunden ist. Dann müssen noch zahlreiche Dinge geregelt werden, Termine müssen verlegt, Babysitter besorgt und – wenn die Gruppe für den Trip verreisen will – Hotelzimmer reserviert werden. Ein promovierter Akademiker: „Schon die Planung ist ein größeres Problem, genau wie die Planung etwa eines Abendessens oder eines Wochenendausflugs mit einem anderen Paar; ein Drogen-Trip erfordert genauso viel Überlegungen und Arbeit. Es ist wie ein zweitägiges Unternehmen – ein Tag mit der Droge und dann der Tag danach."

Wenn Berufstätige ihren ersten Trip planen, investieren sie viel Zeit in Nachforschungen hinsichtlich der Droge und ihrer Auswirkungen, denn diese Personen haben einen gesunden Respekt vor der Macht dieser Substanzen und wollen genau wissen, was sie erwartet. Da sie in der Regel keine Freunde von Überraschungen sind und keinesfalls die Kontrolle verlieren wollen, versuchen sie, vor der Einnahme soviel wie möglich über die jeweilige Droge in Erfahrung zu bringen.[4] Im allgemeinen hat ein Freund die Droge probiert und den anderen darüber berichtet, er beschreibt genau die Effekte und Wirkungen sowie die Erfahrung als Ganze, etwa Euphorie, spirituelle Erlebnisse, das Gefühl, eins mit der Naur zu sein etc. Wenn sein Bericht auf Interesse stößt, wird der eine oder die andere vielleicht beschließen, Ecstasy auszuprobieren und es sich zu beschaffen. Der Berichtende wird so zum Mittelsmann bei der Beschaffung und eine Art Anleiter. Er kauft die Droge ein und verkauft sie dann an seine Freunde zum Selbstkostenpreis.[5] Hat der unerfahrene Freund die Droge erhalten und ist bereit für den Trip, wird er in die Logistik des Ecstasy-Trips eingeweiht – was zu tun ist, um einen ‚guten Trip' zu gewährleisten: die richtige Dosierung (der Erfahrene wird beim ersten Mal in der Regel die Menge abmessen), die richtige Tageszeit, ob man vorher was essen soll und alle übrigen Informationen, die für das Setting von Bedeutung sind. In manchen Konsumentenkreisen zirkulieren auch Flugblätter, auf denen beschrieben ist, wie man den Gewinn der Drogeneinnahme maximiert und gleichzeitig Gefahren möglichst ausschließt. Berufstätige neigen dazu, solche Anweisungen durchaus ernst, häufig sogar wörtlich zu nehmen. Die meisten der von uns befragten Personen wurden von

---

4 Ein wesentlicher Grund für den Konsum von Ecstasy anstelle anderer psychedelischer Drogen besteht darin, daß die Wirkung kürzer anhält und den Konsumenten nicht verwirrt oder die Kontrolle verlieren läßt.

5 Hier existiert ein regelrechtes Mittelschichts-Verteilungssystem, in dem Freunde einander einen Gefallen tun und gleichzeitig den Profit erzielenden Händler schützen.

Freunden in den Gebrauch eingeweiht und verließen sich vollständig auf deren Anweisungen.
Ist der Trip geplant, so liegt zwischen diesem Plan und seiner Ausführung eine Wartezeit. In der Zwischenzeit geht man seinem normalen gesellschaftlichen und Arbeitsleben nach und nimmt möglicherweise andere, leichte Dogen, vor allem Alkohol, manchmal auch Marihuana oder vielleicht Kokain, wobei letzteres etwas aus der Mode gekommen zu sein scheint. Die meisten Personen, mit denen wir sprachen, erklärten, daß ihr Drogenkonsum seit den College-Zeiten, in denen viele mit psychedelischen Drogen, mit Kokain und anderen illegalen Substanzen experimentiert hatten, erheblich abgenommen habe.
Einige Konsumenten freuen sich schon wochenlang auf den Trip. Wenn sie die Ecstasy-Einnahme mit einem besonderen Ziel vorbereiten, wie etwa der persönlichen Weiterentwicklung, der Bewußtseinsschärfung, des Aufbaus oder des Kittens einer Beziehung, Freundschaft oder Ehe, werden häufig Listen mit den zu bearbeitenden Themen erstellt. Viele berufstätige Paare nutzen diese Gelegenheit, um z.B. Fragen oder Probleme in ihrer Beziehung zu klären. Mit dem Herannahen des Trips wächst die Aufregung, und am Vorabend bemühen sich einige besonders darum, ihre Kondition zu stärken: Sie verbringen einen ruhigen Abend, konsumieren keine anderen Drogen und gehen früh ins Bett. Oft werden die Trips auch bereits als dreitägige Veranstaltung geplant, so daß der erste Tag zum Ausruhen dienen kann. Der zweite Tag ist dann für die eigentliche Drogeneinnahme vorgesehen, und der dritte dient der Erholung, aber auch der Einstimmung auf die Arbeit der nächsten Woche. Noch einmal der bereits zitierte Pilot: „Ich versuche idealerweise drei Tage einzuplanen, einen Tag vorher, um gewissermaßen herunterzufahren, um nicht in den Trip hineinzuhetzen. Also einen Tag, bevor es tatsächlich passiert, und einen Tag, um zu entspannen und zu sehen, ob es irgendwelche Nebenwirkungen gibt. Ja, drei Tage sind für mich ideal."

Der Trip

Schließlich ist der Tag des Trips gekommen. Am Morgen herrscht Aufregung. Viele frühstücken reichlich, so daß sie am Mittag, wenn der Magen wieder leer ist, bereit sind, die Drogen „einzuwerfen" (ein Wort, daß aus der alten psychedelischen Szene stammt). Dabei überlassen sie wenig dem Zufall, sondern begeben sich an den vereinbarten Ort und richten ihn her. Zu einem Trip am Strand gehören etwa bequeme Stühle, viel Mineralwasser (um Dehydration zu verhindern),

Decken (gegen die Kälte, wenn die Sonne untergeht) und oft auch Musik. Die Vorstellung eines geborgenen, sicheren Orts ist ein wesentlicher Bestandteil der Unternehmung, ob sie nun drinnen oder draußen stattfindet. Die Vorbereitungen sind deshalb so detailliert, weil die Berufstätigen mögliche Störfaktoren (wie etwa körperliches Unwohlsein) ausschließen wollen. Sie wählen aber auch deshalb abgelegene Orte, weil sie dort nicht mit anderen Störungen oder Verpflichtungen, vor allem hinsichtlich der Kinder, rechnen müssen. Eine 41jährige Ärztin sagte: „Für mich gehört das zum Bereich Spielen, wirklich spielen – spielen und dabei keine Verantwortung für die Betreuung meiner Kinder zu tragen."
Wenn es sich alle bequem gemacht haben, nimmt die Gruppe das MDMA in Tabletten- oder Kapselform ein. Es kann bis zu einer Stunde dauern, bis die Wirkung, auf die gespannt gewartet wird, eintritt. Man unterhält sich, hört Musik, entspannt sich. Gestaltet sich der Grad der Vorbereitungen eines Trips bei diesen Berufstätigen aufgrund ihrer Verpflichtungen und gedrängten Terminpläne durchaus außergewöhnlich, so bestehen doch hinsichtlich des eigentlichen Trips und der Erfahrungen mit der Droge kaum Unterschiede zu anderen Konsumenten. Während einer nach dem anderen die Wirkung zu spüren beginnt, in der Regel zu unterschiedlichen Zeitpunkten (abhängig vom Gewicht des jeweiligen Konsumenten und der Dosierung), fallen in der Regel Kommentare, wie etwa: „Ich denke, ich komme drauf", oder: „Es ist soweit". Einzelne berichteten, daß die Wirkung des MDMA in Wellen einsetzt: es fängt an mit Schwitzen an den Handflächen, dann ein Gefühl, das einer Übelkeit im Magen-Brust-Bereich ähnelt, schließlich verspürt der Konsument die Wirkung, und es besteht kein Zweifel mehr daran, daß er „drauf" ist. Fast alle, die wir beobachteten oder interviewten, erklärten, sie fühlten sich euphorisch: die ganze Welt sei in Ordnung, man sei Teil der Natur, die Dinge würden klar gesehen. „Ich bin o.k., du bist o.k., selbst wenn wir nicht zusammen leben können."
Abhängig von ihren jeweiligen Motivationen, werden Ecstasy-Konsumenten im allgemeinen eines oder mehrere der folgenden Dinge tun: (1) äußere Reize und Interaktionen abschalten in dem Bemühen, sich in ihr Innerstes zu versenken; (2) stundenlang in einer schönen Umgebung sitzen, Musik hören und sich mit Freunden unterhalten; (3) mit anderen Personen intim werden, manchmal auch sexuell; (4) feiern, oft auch stundenlang tanzen; (5) körperlich aktiv werden, z. B. Skifahren. Berufstätige fallen in der Regel in eine der ersten drei Kategorien, was vor allem auf die Tageszeit zurückzuführen ist, zu der sie Ecstasy nehmen (Tag) und darauf, daß sie sich meist nicht in der Öffentlichkeit

zeigen möchten und auch keine normalen Interaktionen wollen. Für sie ist es, mehr noch als für andere Konsumenten illegaler Drogen, wichtig, daß ihr Konsum geheim bleibt, da sie viel zu verlieren haben, wenn ihr Drogenkonsum öffentlich bekannt würde.
Die Stunden vergehen schnell. Einige nehmen zu Beginn (wenn sie zunächst stärker „high" werden wollen) oder während der Sitzung (wenn sie diesen Zustand verlängern wollen) einen „Booster". Andere trinken Alkohol gegen den Durst oder, um Verspannungen oder Verkrampfungen (wie etwa Zähnknirschen), die MDMA manchmal verursacht, die Schärfe zu nehmen. Viele rauchen gegen Ende der Sitzung Marihuana, um wieder auf den Boden zurückzukommen und um das „high"-Gefühl noch etwas in die Länge zu ziehen.
Während des Trips werden viele warme und liebevolle Gespräche geführt, und es entsteht ein verbindendes Gefühl der Nähe zu den Freunden. In der Regel ist die Stimmung durchweg positiv und euphorisch. Es gibt viel Bejahung – des Lebens und von Beziehungen.

Die Zeit danach

Schließlich neigt sich der Trip dem Ende zu. Während einige Konsumenten nach dem Trip Heißhunger empfinden, können andere nichts essen und empfinden die Wirkungen des Methamphetamins noch Tage danach. Einige nehmen Schlafmittel, um schlafen zu können, andere können nach der Drogeneinnahme problemlos zehn Stunden schlafen – die meisten sind sehr müde. Wie erwähnt, planen die von uns befragten Berufstätigen meist nicht nur einen, sondern zwei oder drei Tage für den Trip ein. Der Tag danach wird ruhig verbracht. Einige behaupten, sie fühlten sich weiterhin euphorisch, wenn auch in geringerem Maße. Andere erklärten, die beste Zeit für interaktives Arbeiten sei der Tag danach, wenn der einzelne nicht mehr „high", aber trotzdem geistig klar und versöhnlich gestimmt sei.
Schließlich ist alles vorbei, und die gelegentlich MDMA konsumierenden Berufstätigen kehren zur Arbeit zurück und zu den zahlreichen Pflichten, die zu ihrem Leben gehören. Nur selten gibt es einen Crash, also eine Absturz, und die Vorteile scheinen die Nachteile, von denen nur die wenigsten berichten konnten, bei weitem zu überwiegen.

Zusammenfassung und Ausblick

Im heutigen Amerika, in dem das Mithalten an die Stelle des Weiterkommens getreten ist, ist Streß alltäglich geworden. Die technologische Entwicklung und der Konkurrenzdruck nötigen dazu, immer mehr zu tun, immer mehr Aufgaben zu erledigen. Aber die Technologie hat nicht nur dazu beigetragen, diese hektische Welt entstehen zu lassen, sondern sie wird auch dazu eingesetzt, sie zu erhalten. Mikrowellenherde, die die Kochzeit verkürzen, gehören inzwischen zur Standardausstattung einer Küche; die „Black Box“ beschleunigt den Meditationsprozeß; Computer, die das Schreiben beschleunigen, sind in jedem Büro unerläßlich geworden, wobei diejenigen Computer, die Texte in Sekundenbruchteilen abspeichern, wiederum als weitaus besser gelten, als die, die dafür einige Augenblicke länger benötigen. Es gibt mehr zu tun, aber es gibt weniger Zeit dafür, und viele Menschen, vor allem solche in sehr streßbelasteten Berufen, fragen sich, wie sie diesen Druck abbauen und sich entspannen können. Viele wissen schon gar nicht mehr, wie das gehen soll, obwohl ihnen immer wieder versichert wird, welche Bedeutung der Streßabbau für ihre Gesundheit hat. Manche Berufstätige, vor allem freilich solche, deren Einstellung zu Drogen in den 60er Jahren geprägt wurde, betrachten psychoaktive Substanzen als eine von vielen Möglichkeiten, sich zu entspannen, Beziehungen zu pflegen und Streß abzubauen. Es ist genau dieser Kontext, in dem Ecstasy konsumiert wird, um sich schnell zu entspannen und sich ebenso schnell auch auf andere Menschen einstellen zu können.

Wie beschrieben wurde, sind die von uns untersuchten Berufstätigen in der Lage, mit Ecstasy und anderen psychoaktiven Substanzen (wie etwa Marihuana) auf rationale, kontrollierte und hochorganisierte Weise umzugehen. Diese Verhaltensmuster stehen in einem scharfen Gegensatz zu den vielfältigen Botschaften, mit denen die Drogenkriegs-Propaganda die Gesellschaft bombardiert und in denen immer wieder die den illegalen Drogen sowohl in sozialer als auch physiologischer Hinsicht inhärenten Gefahren betont werden.

Die Vorstellung, daß Personen, die Ämter im Bereich der öffentlichen Gesundheit und Sicherheit bekleiden, Drogen konsumieren, wird als verheerend angesehen (was dazu führte, daß flächendeckende Drogentests eingeführt wurden). Wir können diese Horrorvisionen nicht bestätigen, vielmehr haben wir bei unseren Befragungen und Beobachtungen bei Anghörigen dieser Berufsfelder (Ärzte, Piloten etc.) festgestellt, daß ihr Drogenkonsum keineswegs als unverantwortlich anzusehen ist. Zwar konsumieren diese Personen Ecstasy, um sich von ihren streßbelasteten Pflichten zu entspannen, aber ihre Trips sind vor allem auch deshalb so gut geplant, damit sie gerade mit diesen Pflichten nicht kollidieren. Ironischerweise ist gerade umgekehrt zu vermuten, daß sich ihre Fähigkeit, alle paar Monate für einen Tag ein

„Picknick ohne Essen“ zu veranstalten, vorteilhaft auf ihre Leistungsfähigkeit auswirkt.
Allerdings hat die irrationale Propaganda des „War on Drugs“ eine Hysterie erzeugt, die einen offenen Dialog über Drogen unmöglich macht. In unserer der McCarthy-Ära ähnlichen Zeit werden vielmehr abweichende Auffassungen als „Nachgiebigkeit gegenüber Drogen“ verfemt. Vielleicht wäre aber gerade eine unvoreingenommene Sichtweise der Weg zu einem besseren Verständnis von Drogen und ihrem jeweiligen Gebrauch. Die vorliegende Studie zum Ecstasy-Konsum Berufstätiger zeigt insofern nicht nur, daß es möglich ist, Drogen auf kontrollierte und verantwortliche Weise zu konsumieren, sondern verweist auch auf die Notwendigkeit eines kondensierten „Auszeit-“ Verhaltens in unserer hektischen und schnellebigen Zeit.

Interview mit Nicholas Saunders

Mr. Saunders, Sie sind in Deutschland durch ihr Buch „Ecstasy" bekannt geworden. Damals fiel auf, daß Sie den Schwerpunkt ihres Interesses im Zusammenhang von Jugendkulturen und Drogen bei Ecstasy haben. Welche Rolle spielt Ecstasy heute in Großbritannien und in Europa und welche Bedeutung hat Ecstasy in der Dancefloor-Szene?

Ich vermute, daß sich die Rave-Kultur ohne Ecstasy nicht so entwickelt hätte. Auch diejenigen, die auf Raves gehen und kein Ecstasy nehmen, profitieren von den Gefühlen, die durch Ecstasy bei den Leuten freigesetzt werden. Die ganze Kultur ist auf Gefühle und körperlich sinnliche Ekstase ausgerichtet. Die Atmosphäre auf den Dancefloors ist energiegeladen, aber doch entspannt und offen für andere Leute, so daß man zusammen in Schwingung kommen kann – was ja eine soziale Note hat, sinnlich, aber nicht sexuell –, und man ist in der Lage, fast die ganze Nacht durchzutanzen. Aber es liegt nicht nur am Ecstasy, es ist sehr ähnlich zu dem, was bei indianischen Stämmen unter dem Einfluß von Mescalin passiert. Es ist also kein komplett neues Ding, aber es ist neu in unserer Kultur.

Welche persönlichen Erfahrungen haben Sie mit Techno und Ecstasy gemacht?

Ich konnte mit Techno überhaupt nichts anfangen oder verstehen, bis ich es gehört habe, als ich auf Ecstasy war. Die Wirkstoffe haben dann sozusagen die Verbindung für mich hergestellt, und seitdem bin ich in der Lage zu verstehen.

Welche Rolle spielt Ecstasy im Zusammenhang mit anderen Drogen in der Rave Community und auf den Dancefloors?

Die gängigste Droge ist nicht Ecstasy, sondern Speed. Das ist nicht nur in Großbritannien so, das höre ich auch aus anderen Ländern wie z. B. Deutschland. Speed ist einfach billiger, etwa ein Drittel weniger als Ecstasy, und eine Line reicht für zwei Stunden längeres Tanzen. Im Norden Englands variiert das ein bißchen, vor allem in Schottland. Da nehmen sie E am Anfang des Abends zusammen mit ein bißchen Speed, und wenn sie abschlaffen, legen sie ein bißchen Speed nach. Auf diese Weise halten sie 12–15 Stunden tanzen durch.

Jetzt diskutieren wir viel über Abhängigkeitsgefahren, weil Speed eigene Risiken gegenüber den Ecstasy-Wirkstoffen hat. Wie man unterbrechen kann, um Abhängigkeiten vorzubeugen, ist eine wichtige Frage. Wie beurteilen Sie die Abhängigkeitsgefahr?

Nimmt man die Definition, daß derjenige abhängig ist, der körperliche Entzugserscheinungen hat, dann sehe ich keine Abhängigkeitsgefahr. Tatsächlich macht es im normalen Sinne des Wortes süchtig, d. h., die Leute mögen es und fühlen sich zusätzlich zur ganzen Rave-Kultur hingezogen und machen einen Lebensstil daraus. Viele tun alles mögliche, um zur Party zu kommen und die Drogen zu konsumieren. Viele denken aber auch anders darüber. Sie empfinden ihr Leben nicht als langweilig ohne Party und ohne Drogen. Wir haben also mehrere Gruppen in der Rave-Kultur, die unterschiedliche Formen von stoffspezifischen und nichtstofflichen Abhängigkeiten herausbilden, die mit subjektiven Entzugserscheinungen verbunden sind. Es ist das Bedürfnis, unbedingt auf einen Rave zu kommen, weil sie wissen, da können sie sich gut fühlen. Mit oder ohne Drogen.

Gibt es sowas wie eine soziale Bewegung in der Rave-Community? Ich glaube, die Raver haben eine neue Art zu denken entwickelt, weil sie beim Tanzen so dichtgepackte Gefühle erleben.

Die jungen Leute, ob sie nun etwas mit Ecstasy zu tun haben oder nicht, kriegen mit, daß sich die Werte geändert haben, und sie sind viel offener und geradeaus. In meinem Buch habe ich eine Studie zitiert, wo Frauen sagen, daß sie früher immer einen Freund brauchten, um auszugehen. Sie haben sich nicht sicher gefühlt, wenn sie alleine waren. Die Wirkung von Ecstasy ist allgemein, daß die Sinnlichkeit verstärkt wird, während die Sexualität reduziert wird. Das hat auch Auswirkungen auf die Art und Weise, wie sich die Leute auf dem Dancefloor miteinander verbinden. Die Frauen fühlen sich freier, wenn sie mit Männern reden und haben nicht den Gedanken, oh Gott, jetzt werde ich den nicht mehr los. Es hat etwas mit sozialer Freiheit zu tun. Ich glaube das ist sehr bemerkenswert. Ich persönlich verdächtige Ecstasy, viel damit zu tun zu haben, obwohl die Wechselbeziehungen unter diesem Aspekt nicht untersucht werden, weil Drogen wie Ecstasy ja verboten sind.

Eine Frage zu neuen Aspekten in Ihrem Buch. Was ist für Sie am interessantesten gewesen?

Nach der Veröffentlichung des ersten Buches wurde ich kontaktiert von einem Benediktinermönch, einem Rabbi und von zwei Zen-Mönchen, die alle unabhängig voneinander Ecstasy produzieren. Also habe ich in dem neuen Buch (E – Ecstasy and the Dance-Culture) ein ganzes Kapitel dem Zusammenhang zwischen Ecstasy und Religion gewidmet. Einen dieser Mönche habe ich zu einem Rave mitgenommen und seine Reaktion war sehr interessant: Am Anfang war es schwierig, weil er die Musik nicht mochte, aber nach einer Weile hat er gemerkt, daß die tanzenden Menschen eigentlich meditieren. Die Definition von Meditation in seiner Zen-Schule ist: „Keine Worte in deinem Kopf zu haben, aber gleichzeitig sehr aufmerksam zu sein im Jetzt und an dem, was du tust, extrem beteiligt zu sein".

(Nicholas Saunders, Autor, unabhängiger Forscher, London; Auszüge aus einem Interview mit Helmut Ahrens; vollständig veröffentlicht in „Frontpage", 5.03 – 10.95)

Die Rituale der Ecstasy-Szenen: Wegweiser zu einer alternativen Form von Drogenkontrolle?

Katrin Krollpfeiffer

> „Every drug, legal or illegal, provides some reward. Every drug presents some risk. And every drug can be abused. Ultimately, in my opinion, it is up to each of us to measure the reward against the risk and decide which outweighs the other. (...) My philosophy can be distilled into four words: be informed, then choose." (Alexander Shulgin)

1. Das Ritualkonzept

Unser Leben ist geprägt von Ritualen. Ich zum Beispiel trinke meinen Morgenkaffee tagtäglich aus einer ganz bestimmten Lieblingstasse, auch wenn das bedeutet, daß ich diese Tasse zunächst einmal aus einem Berg unabgewaschenen Geschirrs zutage fördern muß, was morgens um sieben durchaus eine Herausforderung darstellen kann. Wir zelebrieren die Wiederkehr persönlich bedeutsamer Jahrestage, gehen Jahr für Jahr mit unserem Liebsten an „unserem" Tag ins gleiche Restaurant, sitzen möglichst am gleichen Tisch (der in der lauschigen Ecke, mit dem wackelnden Stuhl) und bestellen „unsere" spezielle Flasche Wein. Wir feiern Weihnachten und Ostern nach alter Tradition und begehen Silvester mit Sekt und Feuerwerk. Von all den Aktivitäten des menschlichen Lebens, die wir mit Ritualen umgeben, zählt der Gebrauch und Genuß von Drogen wohl zu den ältesten und faszinierendsten. Dabei stellt der Morgenkaffee eine eher profane Variante dar. Die spezielle Flasche Wein am Jahrestag kommt schon etwas edler daher.
Zu allen Zeiten haben jene Gesellschaften, in denen Drogen verwendet wurden, in diesem Kontext Rituale erschaffen. Forscher wie die Kulturanthropologin Marlene Dobkin de Rios (1977) gehen davon aus, daß eine der wichtigsten Aufgaben solcher Rituale – historisch wie gegenwärtig – in der Regulierung und Kontrolle des Drogenkonsums besteht. Mit Kontrolle ist hier nicht nur eine (soziale) Kontrolle über die Ausmaße und Auswirkungen des Konsums in einer bestimmten Gruppe gemeint, sondern auch, und vielleicht sogar vorrangig, individuelle Kontrolle über den Verlauf der Drogenerfahrung selbst.

Es ist sinnvoll, den Begriff „Ritual" in diesem Zusammenhang genauer zu definieren: De Rios beruft sich auf Zinberg und Harding, die von bestimmten Verhaltensweisen beim Gebrauch einer Droge, der Auswahl des Settings, Aktivitäten während des Rausches und Regeln bzw. Methoden zur Abwendung unangenehmer Erfahrungen mit der Droge sprechen. Zinberg und Harding beschäftigten sich während ihrer klinischen Arbeit mit Drogenkonsumenten (in den siebziger Jahren) mit der Frage, weshalb manche User die Kontrolle über den Gebrauch von Drogen verlieren, während andere in der Lage sind, den Drogengebrauch in ihr Leben zu integrieren, ohne davon aus dem Gleichgewicht geworfen zu werden. Sie kamen zu der Erkenntnis, daß sich in den drogenbenutzenden Subkulturen im Laufe der Zeit verschiedene Rituale und „soziale Sanktionen" herausgebildet hatten, die dem einzelnen die Möglichkeit eines kontrollierten Umgangs mit der jeweiligen Substanz boten – nicht unähnlich den Ritualen und Traditionen sogenannter „Stammeskulturen", auf die sich die Kulturanthropologen berufen. Ich möchte in diesem Artikel der Frage nachgehen, inwieweit solche tradierten Gebrauchsregeln und Rituale für den Konsum von Ecstasy existieren, und inwieweit ihre Existenz und Verfeinerung die Grundlage für eine alternative Form von Drogenkontrolle in unserer Gesellschaft bilden könnte – Selbstkontrolle statt Fremdkontrolle.

2. Der Gebrauch von Ecstasy in verschiedenen Szenen

Zwischen Oktober 1993 und Mai 1994 habe ich im Rahmen einer psychologischen Diplomarbeit an der Universität Hamburg Interviews mit Ecstasy-Konsumenten aus verschiedenen Szenen durchgeführt.[1] Dabei ging es mir vor allem um einen Vergleich der Einstellungen und Erfahrungen derjenigen, die Ecstasy im Umfeld der Rave-Szene konsumierten, und derjenigen, die die Droge eher introspektiv, in psychotherapeutischen oder selbsterfahrungsorientierten Settings, verwendeten. Bei der Auswertung der Interviews wurde deutlich, daß alle meine Gesprächspartner mehr oder weniger klar formulierte Regeln und Rituale für ihren Ecstasy-Konsum angeben konnten. Besondere Beachtung schenkten sie den Kriterien für das „richtige" Setting sowie der „richtigen" Einstellung zum Gebrauch.

---

1 Diese Arbeit wurde 1995 vom Verlag für Wissenschaft und Bildung in Berlin unter dem Titel „Auf der Suche nach ekstatischer Erfahrung: Erfahrungen mit Ecstasy" veröffentlicht.

Die Bedeutung von Dosis, Set (Einstellung) und Setting für die Drogenerfahrung wurde bereits in den sechziger Jahren von Timothy Leary hervorgehoben und später von Norman Zinberg in seinem grundlegenden Werk „Drug, Set and Setting" (1984) ausführlich analysiert. Die Grundthese dieser Forscher ist, daß der Verlauf einer Drogenerfahrung nicht nur von der Droge selbst und ihrer Dosierung abhängt, sondern in starkem Maße auch von der Person, die diese Droge einnimmt (ihrer Persönlichkeit, ihrer momentanen Verfassung, ihrer Erwartungshaltung, ihrer Kulturzugehörigkeit) sowie von den Gegebenheiten der Situation, in der die Droge eingenommen wird (räumliche und zeitliche Umstände, beteiligte Personen, Atmosphäre, kulturelle Besonderheiten).
Ausgehend von dieser Voraussetzung möchte ich im folgenden einige typische Einstellungen, Gebrauchsregeln und Rituale des „Ecstasy-Underground" vorstellen. In meiner bereits erwähnten Studie habe ich grob zwischen drei verschiedenen „sozialen Welten" des Ecstasy-Gebrauchs in Deutschland unterschieden:[2]

(1) Ecstasy-Gebrauch in der Psychotherapie-Szene,
(2) Ecstasy-Gebrauch in der New-Age-Szene,
(3) Ecstasy-Gebrauch in der Rave-Szene.

Eine detaillierte Beschreibung der Geschichte und Gegenwart der psychotherapeutischen Anwendung von Ecstasy findet sich in den Beiträgen von Peter Hess und Juraj Styk, S. 189–203 und S. 204–210, in diesem Band. Die Besonderheiten des Ecstasy-Konsums in der Rave- und Technoszene, die ihre eigenen „Safer Use"-Praktiken und Regeln entwickelt hat, werden im Beitrag von Rainer Domes, S. 63–84, in diesem Band ausführlich behandelt. Aus diesen Gründen möchte ich mich in meinen Ausführungen auf die dritte „soziale Welt" des Ecstasy-Konsums konzentrieren: die New Age Szene.
Mir ist bewußt, daß ich mit dem Terminus „New Age" ein populäres Schlagwort gewählt habe, das der Definition bedarf. Zur „New Age Szene" im weiteren Sinne zähle ich solche Personen, die sich mit verschiedenen spirituellen und mystischen Techniken und Traditionen beschäftigen und deren Weltanschauung von spirituellen und mysti-

---

[2] Die meines Wissens bisher ausführlichste und beste soziologische Darstellung der (amerikanischen) Ecstasy-Kultur ist die 1994 unter dem Titel „Pursuit of Ecstasy" erschienene Arbeit von Jerome Beck und Marsha Rosenbaum, die auf einer Ende der achtziger Jahre vom National Institute on Drug Abuse in Auftrag gegebenen Studie zum Ecstasy-Konsum in den USA basiert. Für Deutschland steht eine derart detaillierte Untersuchung der sozialen Welten des Ecstasy-Konsums noch aus.

schen Modellen beeinflußt ist. Beispiele für solche Modelle, Techniken und Traditionen sind z. B. Yoga, Meditation, Schamanismus, indianische Kosmologien und Rituale, Astrologie, Runenlehre, Tai Chi, ganzheitliche Medizin, Alchemie, um nur einige zu nennen.
Unter „New-Age-Ecstasy-User" verstehe ich, in Anlehnung an Beck und Rosenbaum (1994: 37), solche Ecstasy-Konsumenten, die die Droge vorwiegend zu spirituellen oder selbsterfahrungsorientierten Zwecken, jedoch nicht in einem klassisch-psychotherapeutischen Setting anwenden und sich mit „New Age" Konzepten wie den oben genannten identifizieren. Das soll allerdings nicht heißen, daß diese Ecstasy-Konsumenten ihren Drogenerfahrungen keine hedonistischen Freuden abgewinnen können: Aus meinen Gesprächen mit Ecstasy-Konsumenten wird deutlich, daß Hedonismus und Erkenntnis durchaus Hand in Hand gehen können, obwohl das manchmal als konflikthaft empfunden wird. Die deutsche und amerikanische New Age Szene der achtziger Jahre hat eine charakteristische Ecstasy-Kultur erschaffen, die ich im folgenden eingehender beschreiben möchte.

3. Ecstasy-Rituale in der New Age Szene

> „XTC has enormous potential as a tool for connecting and unifying groups of people. Although there are endless possibilities for application of this tool within a group setting, the following guidelines have proven invaluable in terms of creating productive sessions. People seem to get higher if the sessions are directed and organized. We see these guidelines as a point of possible departure, open to change and interpretation but of enough importance to pass this information along. Create your own ritual." (aus einem amerikanischen „Underground-Ecstasy-Flight-Guide", zitiert nach Beck und Rosenbaum 1994: 191)

Schamanische Kreisrituale mit Ecstasy

Die Übergänge zwischen der psychotherapeutischen Anwendung von Ecstasy und dem Gebrauch dieser Droge in der New Age Szene sind fließend. Dies hat wohl damit zu tun, daß zumindest einer der Verbreitungswege von Ecstasy in den psychotherapeutischen Zirkeln der amerikanischen Westküste seinen Ausgang nahm und daß viele dieser Therapeuten selber zur New Age Szene zählten, d. h. spirituelle und mystische Traditionen in ihre psychotherapeutische Arbeit einfließen ließen (vgl. auch Eisner 1994, Shulgin & Shulgin 1991).

Die Idee, drogenunterstützte Kreisrituale zu Heilungszwecken durchzuführen, wurde allerdings von den Ecstasy-Therapeuten und dem New Age Underground nicht erfunden, sondern nur aufgegriffen und verbreitet. Ende der sechziger Jahre begann der mexikanische Psychiater Salvador Roquet psychotherapeutische Drogensitzungen nach dem Vorbild traditioneller indianischer Heilungsrituale in seiner psychiatrischen Praxis einzusetzen (vgl. Rätsch/Müller-Ebeling 1992). Dabei orientierte er sich z. B. an den Pilzzeremonien der Mazateken. Die gemeinsame psychedelische Erfahrung erwies sich Roquet zufolge als „sozialtherapeutisch wirksame Institution mit einer ausgewogenen Heilkraft" (ebd.: 72). Durch Roquets Arbeit angeregt, experimentierten in Kalifornien (z. B. im Esalen-Institut) Psychotherapeuten mit dem Peyote-Ritual der Native American Church, einer synkretistischen, pan-indianischen Religionsgemeinschaft, deren zentrales Ritual die gemeinsame Einnahme des meskalinhaltigen Peyotekaktus zelebriert (vgl. Schmidbauer 1991). Zunächst wurde das Peyote-Ritual von diesen Therapeuten als Grundlage für Gruppentherapiesitzungen mit Peyote und Psilocybin verwendet. Die Arbeit mit Ecstasy begann, nachdem Vertreter der Native American Church diese Substanz in ihren Heilungszeremonien getestet und als eine dem Peyote vergleichbare „gute Medizin" bewertet hatten (vgl. Rätsch/Müller-Ebeling 1992). Andere traditionell-rituelle Einflüsse in der psychotherapeutischen Arbeit waren z. B. das südamerikanische Ayahuasca-Ritual, das der Anthropologe und Psychiater Claudio Naranjo studierte, der später Therapien mit MDA, MDMA und verwandten Substanzen durchführte (Shulgin/Shulgin 1991).
Der Verlauf einer Ecstasy-Erfahrung im Rahmen eines schamanisch orientierten Kreisrituals ist äußerst strukturiert. Zentrales Element ist der Kreis, in dem die Teilnehmer sitzen, stehen, liegen oder tanzen, und den sie nach Möglichkeit nicht unterbrechen oder verlassen sollten. Der Kreis symbolisiert Ganzheit und Verbundenheit zwischen den Teilnehmern sowie mit der Welt, dem Kosmos, den Göttern und Geistern, den Ahnen, der belebten und unbelebten Natur. Ähnlich wie bei der psychotherapeutischen Anwendung von Ecstasy werden die Teilnehmer dazu angehalten, sich vor der Sitzung über ihre Motivation klarzuwerden. Auch Reinigungsrituale (z. B. Schwitzhütten) und Einstimmung durch bewußte Naturerfahrung, wie der indianische „medicine walk", können zur Vorbereitung zählen. Ein entscheidender Unterschied zwischen klassischen psychotherapeutischen Ecstasy-Gruppen und schamanischen Kreisritualen, wie sie in der New Age Szene durchgeführt werden, ist jedoch, daß es hier nicht um die Aufarbeitung persönlicher psychologischer Probleme geht, sondern vielmehr um

eine spirituell-mystische Erfahrung (die allerdings, so würden Vertreter der Psychedelischen Therapie[3] einwenden, therapeutische Wirkung haben kann). Auch wenn die Fragen, die sich die Teilnehmer stellen, in ihrer persönlichen Geschichte und Lebenssituation verwurzelt sind, so ist die Art und Weise, in der diese Fragen im Kreisritual „bearbeitet" werden, nicht im engeren Sinne psychotherapeutisch. Vielmehr wird die Droge als „Sakrament" oder als „Medizin" betrachtet, die Kontakt zu mystisch-spirituellen Kraftquellen ermöglicht, deren Natur weniger individuell-psychologisch, sondern eher kosmisch-mystisch aufgefaßt wird. „Antworten" auf persönliche Fragen kommen z. B. in Form von Visionen und Eingebungen daher. Verbale Kommunikation im Kreis tritt in den Hintergrund zugunsten von nonverbalem Ausdruck, z. B. durch Rasseln und Trommeln, Singen und Tanzen. Traditionelle Ritualelemente, wie Räucherungen und das Herumreichen eines „Talking Stick" (aus dem Peyote Ritual), werden einbezogen. Der Leiter des Kreises (es kann sich dabei um einen erfahrenen Therapeuten, oder um eine anderweitig „spirituell qualifizierte" Person handeln) kann Gebete oder Besinnungen in die Runde einbringen, oder auch gezielte Fantasiereisen (z. B. zu den Ahnen, oder in die Welt der Tiergeister) anleiten. Zum Abschluß und zur Integration der Erfahrung tauschen sich die Teilnehmer über ihre neugewonnenen Erkenntnisse aus. Dies kann in intensiver Form am nächsten Tag geschehen oder in Form von kurzen Statements und symbolischen Gesten am Ende des Rituals selbst. Eine weitere Nachbereitung in der Gruppe findet nicht statt, die Teilnehmer werden jedoch ermutigt, sich in den Tagen nach dem Ritual bewußt mit der Erfahrung auseinanderzusetzen und daraus Lehren für ihren Alltag zu ziehen (vgl. auch Adamson 1985, Rätsch/Müller-Ebeling 1992).

„New Age Freelancer": Spirituell orientierte Ecstasy-Feste

Nicht alle New Ager halten sich an eine so strukturierte Form für die Gestaltung ihrer Ecstasy-Erfahrungen. In den Gesprächen, die ich mit Ecstasy-Konsumenten aus der New Age Szene geführt habe, tauchten immer wieder Elemente dieser schamanisch orientierten Kreisrituale auf, wenngleich auch nur eine Person von wirklich „klassisch schamanischen Ritualen" berichtete, die allerdings nicht mit Ecstasy, sondern

[3] Die Psychedelische Therapie basiert auf der religionspsychologisch orientierten Auffassung, daß die durch die Einnahme einer psychedelischen Droge ermöglichte mystisch-ekstatische Erfahrung („peak-experience") schon nach einer einzigen Sitzung einen tiefgreifenden, heilenden Effekt haben kann (vgl. Leuner 1981).

mit Meskalin durchgeführt wurden. Eine mehr „säkularisierte“ Form von Kreisritualen in der New-Age-Szene, die mir in meinen Gesprächen häufig begegnet ist, ist die der „Ecstasy-Feste“. Diese Zusammenkünfte waren in den achtziger Jahren eine in der deutschen New Age Szene verbreitete Form des Ecstasy-Gebrauchs.
Mein Interviewpartner „Felix“ berichtet von solchen Ecstasy-Festen: „Es war ein großer Raum, der sehr schön hergerichtet war ... und wir haben uns dann im Kreis irgendwann getroffen und haben (Ecstasy) gemeinsam eingenommen, und dann mit 'ner Meditation begonnen und gewartet, bis die Wirkung irgendwann langsam anlief“ („Felix“, 34 Jahre, zit. nach Krollpfeiffer 1995: 184). Auch wenn diese Feste weitaus weniger streng strukturiert sind als die schamanischen Kreisrituale, so läßt sich darin doch der Versuch erkennen, die Erfahrung in der Gruppe so zu organisieren, daß sie möglichst gewinnbringend ist. Auf die Gestaltung des Raumes, die Auswahl der Musik und die Auswahl der Festteilnehmer wird viel Wert gelegt.
Hier läßt sich eine interessante Parallele zu den Kriterien ziehen, die Ecstasy-Konsumenten in der Rave-Szene an das „richtige Setting“ anlegen: Die Auswahl der „Party-Location“, die Musik, die der DJ, der von einer meiner Interviewpartnerinnern auch als „Zeremonienmeister“ bezeichnet wird, zusammenmixt, und die anderen Partygäste/ Mit-Raver sind von entscheidender Bedeutung für den positiven Verlauf einer Ecstasy-Erfahrung in dieser Szene: „Wenn ich mir überlege, o.k., heute Nacht habe ich Lust, Ecstasy zu nehmen, guck ich mir immer erst die Party an ... was sind das für Leute, was ist das für Musik, ist das jetzt der richtige Rahmen ... Weil, manchmal ist man auch auf 'ner Party, wo 'ne ganze Menge Leute mehr oder weniger zufällig hingeraten sind, weil es zum Beispiel 'ne Diskothek ist, wo normalerweise ganz andere Sachen ablaufen. Und wenn dann auf einmal 'ne Trance-Party ist, kommt natürlich auch das normale Publikum, weil die gar nicht wissen, daß in ihre Stammdisco auf einmal die ganzen Freaks einfallen und 'ne psychedelische Hippie-Trance-Party feiern ... und dann ist'n bißchen aggressive Stimmung“ („Gina“, 37 Jahre, zitiert nach Krollpfeiffer 1995: 207).
Man nimmt die Substanz gemeinsam im Kreis ein, gefolgt von einer meditativen Einstimmung und eventuell begleitet von einer zeremoniellen Räucherung. Im Anschluß daran scheint sich die Kreisstruktur (im Gegensatz zu den schamanischen Ritualen) allerdings schnell aufzulösen. Aus den Schilderungen meiner Interviewpartner geht häufig eine gewisse Ambivalenz hervor – sie erkennen den Nutzen einer Ritualstruktur auf ihren Festen an und betonen die Bedeutung von Ecstasy als Mittel zur Selbsterkenntnis, andererseits wollen sie aber

auch das „High an sich“ genießen: „Es ist teilweise passiert, daß ich mir irgendwas vorgenommen hatte (ein Thema, ein Problem, Anm. d. Autorin), und daß es halt nicht eintraf, weil ich irgendwie so viel fun hatte, daß ich den Rausch lieber erleben wollte“ („Anna“, 26 Jahre, zit. nach Krollpfeiffer 1995: 113). Dieser Konflikt zwischen Hedonismus- und Erkenntnisstreben erscheint mir typisch für unsere Kultur und wirft die Frage auf, inwieweit bewußter Genuß bereits als eine Form von Bewußtseinserweiterung aufgefaßt werden kann.

„Flight Guides“ aus dem „New Age Underground“ und andere Veröffentlichungen

Die New-Age-Ecstasy-Szene hat einige ihrer Regeln und Rituale (manche davon offensichtlich von der Psychotherapie-Szene übernommen oder zumindest inspiriert) in schriftlichen Manifesten dargelegt, sogenannten „Flight Guides“ (siehe auch Beck/Rosenbaum 1994: 186 ff.). Die Instruktionen in diesen „Flight Guides“ reichen von medizinischer Information über „Kontraindikationen, Risiken und Nebenwirkungen“ und dem Ratschlag, vor der Einnahme Kalzium zu sich zu nehmen, jedoch von Alkohol und anderen Drogen abzusehen, bis zu therapeutischen Vorschlägen für die innere Vorbereitung (Set), die Gestaltung des Settings und die Begleitung der „Reisenden“ durch einen erfahrenen „Guide“. Die spirituell-therapeutische Komponente der Ecstasy-Erfahrung steht hier eindeutig im Vordergrund, wobei hedonistische Aspekte des „High“ nicht geleugnet werden: „So, kick back, relax, and be prepared to experience the Ultimate High“ (zitiert nach ebd.: 190).

Einige dieser „Flight Guides“ präsentieren Ecstasy im Sinne eines „Sozialtherapeutikums“, das diejenigen, die es – verantwortungsvoll, nach den Regeln des „Flight Guides“ – konsumieren, einander und sich selbst näher bringt: „XTC is a tool for reaching out and touching others in soul and spirit. If responsibly used, strong bonds of unity and love can be forged that strengthen everyone involved“ (zitiert nach ebd.: 192).

In Deutschland erschien 1986 die erste Ausgabe des Bändchens „MDMA – Die neue Sympathiedroge“ (überarbeitet und wiederaufgelegt 1991 unter dem Titel „MDMA – Die psychoaktive Substanz für Therapie, Ritual und Rekreation“, herausgeben von Constanze Weigle und Ronald Rippchen). In diesem Buch, erschienen beim Alternativ-Verleger Werner Pieper, wird dem an Ecstasy interessierten Leser ein Überblick über wissenschaftliche Forschung zu diesem Thema sowie über die therapeutische und rituelle Anwendung von Ecstasy gegeben. Es handelt sich dabei um die erste deutschsprachige Veröffentlichung, die eine Vielzahl von pharmakologischen, klinischen und sozialen Aspekten der Droge behandelt. Die Autoren, von denen sich einige ausdrücklich gegen eine „naive Einnahme“ von Ecstasy aussprechen und dafür plädieren, es gehöre „in die Hände von Fachleuten“ (Weigle 1991: 11), geben dennoch Hinweise, wie man eine Ecstasy-Erfahrung gewinnbringend gestalten kann. Wenn dieser Band auch nicht offiziell als „Flight Guide“ daherkommt, so kann er doch als solcher gelesen werden.

In den neunziger Jahren, als Ecstasy wachsende Beliebtheit in der sich rasch vergrößernden Rave- und Technoszene fand, veröffentlichte der Engländer Nicholas Saunders (1993) den erschöpfenden Band „E for Ecstasy“ (überarbeitet und wiederaufgelegt 1995 unter dem Titel „Ecstasy and the Dance Culture“), der inzwischen auch in der deutschen Fassung (erweitert um eine Beschreibung der deutschen Ecstasy-Szene) vorliegt. Saunders Buch, eine akribische, allgemeinverständliche und „hip“ gestaltete Sammlung pharmakologischer, klinischer, rechtlicher, therapeutischer, historischer und anekdotischer Daten über Ecstasy, vermittelt einen Einblick sowohl in die Traditionen der New-Age-Ecstasy-User als auch in die „Harm Reduction“-Strategien der Rave-Szene und eine Vielzahl anderer „individueller Gebrauchsmöglichkeiten“.

4. Selbstkontrolle durch Rituale? Ein Plädoyer für die Wiederbelebung und Neuerschaffung ekstatischer Traditionen

Aus den bisherigen Ausführungen wird deutlich: in den letzten zwanzig Jahren ist eine heterogene, bunte Ecstasy-Kultur entstanden, die eine Vielzahl von Gebrauchsregeln und Ritualen erschaffen hat, um ihre Drogenerfahrungen möglichst gewinnbringend, positiv und konstruktiv zu gestalten und die mit der Einnahme verbundenen Risiken für die seelische und körperliche Gesundheit zu minimieren. Aber wie erfolgreich sind diese Rituale für „Risikominderung und Gewinnmaximierung“ tatsächlich? Ich möchte abschließend einige Thesen aufstellen und damit Diskussionsansätze bieten.

(1) Jede Ecstasy-Szene hat ihre eigenen speziellen Regeln und Rituale für Dosis, Set und Setting. Aufgabe dieser Regeln und Rituale ist es, dafür zu sorgen, daß die Ecstasy-Erfahrung möglichst positiv und

risikoarm verläuft. Während in der Psychotherapie- und New Age-Szene viel Wert auf die innere und äußere Vor- und Nachbereitung und auf einen „schützenden Rahmen“ gelegt wird, betonen die Raver die Wichtigkeit der richtigen „Location“ und der richtigen Musik, sowie eine gewisse Exklusivität: Man möchte bei der Drogenerfahrung „unter sich“ sein, möchte möglichst nur Leute um sich haben, die „ähnlich drauf sind“ und zur selben Szene gehören. Während die New Ager und die Therapeuten Ratschläge für die Verwendung von Ecstasy zur Selbsterkenntnis oder als „Sozialtherapeutikum“ verbreiten, entwickelt die Rave-Szene – wenn auch nicht ausschließlich – eher pragmatische Tips zum Schutz gegen physische Schäden wie Hitzschlag und Kreislaufkollaps (z. B. durch moderate Dosierung und Vermeidung von Kombination mit anderen Drogen, sowie „Pillentests“ zur Qualitätskontrolle). Dies wird sehr deutlich in den britischen „Safer Use“-Publikationen (siehe auch Beck/Rosenbaum 1994: 198 ff.; Saunders 1995: 140 ff.).

(2) Nicht alle Regeln und Rituale sind gleichermaßen effektiv und konstruktiv. Regeln und Rituale sind keine Allheilmittel gegen Mißbrauch und negative Drogenerfahrungen. Wie de Rios (1977) darlegt, kann es durchaus Rituale geben, die eher schaden als nützen (z. B. der mehrfache Gebrauch derselben Spritzen in der Heroinszene, oder auch die Kombination von Ecstasy mit einer Vielzahl anderer Drogen in der Rave-Szene). Dies gilt im übrigen auch für sogenannte „traditionelle Kulturen“ (siehe Lindner 1982). Exzessiver, für den Konsumenten krisenhafter Gebrauch von Ecstasy ist ein Problem vor allem in der Rave-Szene. Um dem entgegenzuwirken, muß akzeptierende und aufklärende Drogenarbeit geleistet werden, die den individuellen und sozialen Wurzeln des süchtigen Verhaltens auf den Grund geht. In einer Gesellschaft, die den Kontakt zu ihren ekstatischen Traditionen größtenteils verloren hat und in der Modelle für den konstruktiven Gebrauch psychoaktiver Substanzen kriminalisiert werden, verwundert es nicht, wenn junge Menschen sich „ohne Anker und Rettungsleine“, wie es einer meiner Gesprächspartner, der selbst Probleme mit exzessivem Ecstasy-Konsum hatte, bildhaft formulierte, auf eigene Faust in psychedelische Abenteuer stürzen und dabei viel zu oft in Not geraten.

(3) Der zunehmende Gebrauch von Ecstasy und verwandten Drogen kann als eine moderne Form der Ekstase-Suche, als ein Ausdruck der Sehnsucht nach ekstatischen Erfahrungen aufgefaßt werden. Es gilt daher, konstruktive Regeln und Rituale für solche ekstatischen Erfahrungen (mit oder ohne Drogen) zu entwickeln, aufzugreifen und zu verfeinern, die der jeweiligen Situation, Szene, Kultur (und Droge) angemessen sind. Wir sind keine Indianer. Die bloße Imitation frem-

der Kulturtraditionen ist problematisch und sollte mit Skepsis und Vorsicht behandelt werden. Aber auch die europäische Kultur kennt verschiedene ekstatische Traditionen, wenn diese auch mehr oder weniger verschüttet und von „moderner rationaler Weltanschauung" überlagert sind (siehe auch Legnaro 1982). Der amerikanischen Underground-Autor Terence McKenna (1994) sieht in den „Trance-Parties" und „Tribal Gatherings" der Raveszene die Wegbereiter eines „archaischen Revivals". Wenn die New Ager schamanische Kreisrituale mit Ecstasy abhalten oder wenn die Raver sich mit Hilfe von stimulierenden Rhythmen und stundenlangem Tanzen in Trance-artige Zustände versetzen, kann man das durchaus als den Versuch interpretieren, ekstatische Erfahrung zu generieren. In allen meinen Interviews mit Ecstasy-Konsumenten tauchte dieses von mir als „Grenzerfahrungsaspekt"/„peak experience" bezeichnete Phänomen auf (Krollpfeiffer 1995). Ich bin davon überzeugt, daß die Sehnsucht nach ekstatischer Erfahrung zu den Grundzügen der menschlichen Psyche zählt und unsere Kultur dem Rechnung zu tragen hat.

(4) Die Entwicklung konstruktiver Regeln und Rituale für ekstatischen Drogengebrauch könnte eine Alternative zu unserer derzeitigen restriktiven und kriminalisierenden Drogenpolitik darstellen. Ecstasy und andere Drogen sind eine Realität unserer modernen Gesellschaft. Man kann diese Realität leugnen, man kann sie bekämpfen, oder man kann versuchen, mit ihr auf die bestmögliche Weise zu leben. Dies kann z. B. dadurch geschehen, daß man von anderen Kulturen oder auch von unseren eigenen, verschütteten Traditionen etwas über deren Umgang mit Drogen lernt. Es kann dadurch geschehen, daß man diejenigen, die in unserer Gesellschaft bestimmte Drogen benutzen, nach ihren Regeln und Ritualen befragt, und diese dann gemeinsam evaluiert und gegebenenfalls verändert und verbesssert. Es gibt hunderte und tausende von Menschen, die den Konsum von Ecstasy in ihr Leben integrieren, ohne daß es sie aus der Bahn wirft. Die Tatsache, daß Ecstasy illegal ist, hindert diese Menschen daran, ihre Erfahrungen und ihr Wissen öffentlich zu verbreiten. Aus Furcht vor Repression bleibt wertvolle Information auf der Strecke, die in manchen Fällen Leben retten oder zumindest Probleme lösen könnte. Glücklicherweise geht der Trend zur Zeit in Richtung „Harm Reduction", und mehr ausgewogene Information über Ecstasy steht einer breiteren Öffentlichkeit zur Verfügung (zum Beispiel in diesem Buch!).

Wenn wir eine Gesellschaft anstreben, in der die Menschen in größtmöglicher Freiheit und mit größtmöglicher Verantwortung leben, müssen wir von der Fremdkontrolle zur Selbstkontrolle voranschreiten. Dies ist ein steiniger Weg. Eine risikofreie Welt aber ist Illusion. Ebenso eine risikofreie Drogenerfahrung. Deshalb sollten wir uns Alexander Shulgins Ratschlag zu Herzen nehmen: „Be informed, then choose!“

III. Kultur, Szene, Gebrauch – Innenansichten

Die frühe Geschichte von MDMA[1]

Alexander T. Shulgin

Ich möchte an dieser Stelle über einige Einzelheiten aus der frühen Zeit von MDMA (3,4-Methylendioxymethamphetamin, Ecstasy, XTC, X) berichten. Spätestens seit diese chemische Verbindung Mitte der achtziger Jahre eine gewisse Berühmtheit erlangt hat, hat sich – hinsichtlich ihrer Wirkungen – eine Vielzahl an Gerüchten und persönlichen Erfahrungen sowie an Berichten in wissenschaftlichen und populären Publikationen angesammelt. In den letzten zehn Jahren haben wir viel über die positiven Wirkungen von MDMA in der Psychiatrie und an Raves gehört, aber auch von neurologischen Serotonin-Schäden, die bei Experimenten an Tieren aufgetreten sind, und zudem von aufsehenerregenden Traumata, die bei Krankenhauspatienten festgestellt wurden. Vor zwanzig Jahren (1978) habe ich das erste Mal über die Psychopharmakologie von MDMA geschrieben, und das allermeiste, was politisch und medizinisch jemals über diese Substanz berichtet wurde, fällt in die Zeit nach dieser Publikation. Ich möchte daher im folgenden einige weniger bekannte Details erörtern, die vor der genannten Publizierung liegen, denn es gibt einige Aspekte aus der Zeit vor 1978, die nicht nur interessant sind, sondern über die zum Teil auch noch nie berichtet wurde. Ich möchte diese Periode Revue passieren lassen und einerseits festhalten, was in der wissenschaftlichen Literatur geschrieben wurde, andererseits aber auch erzählen, welche Ereignisse ich aus meiner eigenen Geschichte mit MDMA noch erinnere.

Die erste öffentliche Erwähnung fand MDMA in einem rein chemischen Zusammenhang, nämlich einem Patent, das von der Firma E. Merck in Darmstadt am 24. Dezember 1912 eingereicht und am 16. Mai 1914 genehmigt wurde (Patentschrift Nr. 274350). Fünf Verbindungen wurden hier explizit beschrieben, obwohl einige weitere enthalten waren (wie es bei jedem kommerziellen Patent üblich ist).

---

[1] Die Übersetzung stammt von Ruth Heise und Henning Schmidt-Semisch.

Diese fünf Verbindungen sind DMA (3,4 Dimethoxyamphetamin), MDA (3,4 Methylendioxyamphetamin), MDMA und die zwei Alpha-Amino-Isomere, Alpha- (4-Methoxyphenyl)-Propylamin und Alpha-(3,4-Methylendioxyamphetamin)-Propylamin. (Auch MDA ist ein wirkungsvoller psychotropischer Stoff, und auch bei dieser Substanz mußten erst mehrere Jahrzehnte vergehen, bevor seine Wirkung auf den Menschen erforscht wurde. Und das, obwohl MDA zu der Zeit, als das Patent erteilt wurde, schon eine durchaus bekannte Verbindung war, die bereits 1910 und zudem ebenfalls in Deutschland publiziert worden war.) Obgleich diese Stoffe begehrt waren – als wichtige Zwischenstoffe für die Produktion von therapeutisch wirksamen Verbindungen –, gab es in dem Patent keine Angaben zu irgendeiner pharmakologischen Wirksamkeit dieser Substanzen. Die ganze intendierte Anwendung wird in einem einzigen Satz beschrieben: „Die durch die Umsetzung mit Ammoniak oder monoalkylierten Ammoniaken erhältlichen Alkyloxy-, Dialkyloxy- und Alkylendioxyarylaminopropane sind wichtige Zwischenprodukte zur Herstellung therapeutisch wirksamer Verbindungen."

Obwohl das Patent rein chemischer Natur war, wurde in einem der ersten Presseberichte über MDMA erklärt, daß es vor dem Ersten Weltkrieg als ein Appetitzügler entwickelt wurde. Als Beleg für das Maß an Faulheit, das die Presse bezüglich der Dokumentation ihrer Quellen an den Tag legt, kann man anführen, daß sich dieser Irrtum noch heute routinemäßig wiederholt. Sogar in der wissenschaftlichen und medizinischen Literatur pflanzt sich dieser Mythos fort. So wurde in einem kürzlich erschienenen Zeitschriftenartikel sogar behauptet, daß MDMA nicht nur als Appetitzügler entwickelt, sondern in der deutschen Armee während des Ersten Weltkriegs auch zu diesem Zweck eingesetzt worden sei.

Auch die nächsten beiden wissenschaftlichen Veröffentlichungen über MDMA waren ausschließlich chemische Arbeiten. Die erste war ein weiteres Patent (Nr. 334555), das zehn Jahre später an E. Merck erteilt wurde und die Technik für die N-Formylierung von sekundären Aminen durch den Gebrauch von Chloralhydrat beschrieb. Eines dieser Amine, das in dieser Weise formyliert wurde, war MDMA. Die zweite Arbeit hatten zwei Chemiker aus Polen geschrieben; sie erschien 1960. Obwohl der Bericht in einem pharmazeutischen Journal publiziert wurde, beschreibt er nur chemische Aspekte. Bei den beiden beschriebenen Verbindungen handelt es sich um N-Methyl-Homologe von DMA und MDMA. Beide wurden mit jenem Verfahren angefertigt, das in dem Merck-Patent beschrieben ist, und auf das in der Bibliographie auch verwiesen wird.

Die ersten toxikologischen Tierversuche mit MDMA wurden 1953 und 1954 an der Universität von Michigan durchgeführt. Insgesamt wurden Versuche mit acht Substanzen an fünf Arten von Labortieren gemacht. Unter diesen acht Substanzen befanden sich – außer MDMA – die beiden schon erwähnten Verbindungen DMA und MDA. Diese Forschungen markieren den Beginn eines recht beschämenden Jahrzehnts gewissenloser Forschung und Menschenversuche mit einer Anzahl von psychedelischen Drogen, die von der „United States Chemical Warfare Group" durchgeführt wurden. Und obwohl in dieser Gruppe sowohl klinische als auch universitäre Forscher arbeiteten, so war dieser Forschungsauftrag von Michigan doch vom „Army Chemical Center" ausgegangen und hatte den Status eines strikten Militärgeheimnisses, der erst 1969, also 16 Jahre später, aufgehoben wurde. Als die Ergebnisse dieser Forschungsarbeit schließlich 1973 publiziert wurden, enthüllten sie einige bemerkenswerte Beziehungen. So wurden z. B. Vergleiche zwischen chemischer Struktur und Verhalten angestellt, wobei der allgemein anerkannte Gebrauch von Meskalin (eine der acht Verbindungen) die zentrale Bezugsverbindung war. Man fand heraus, daß keiner dieser potentiell psychedelischen Stoffe besonders gefährlich war; zwar war MDMA toxischer als einige andere, aber gewiß nicht der am meisten toxische Stoff. Keiner besaß eine ungewöhnlich hohe Toxizität.
Sehr aufschlußreich war es, daß die Chemical Warfare Group des Edgewood Arsenal öffentlich zugab, in erheblichem Umfang an diesen Forschungen beteiligt gewesen zu sein und sowohl geheime Tierversuche als auch – wie jetzt ans Tageslicht kam – unverantwortliche Versuche am Menschen durchgeführt zu haben. Zu der Zeit, als die Tierstudien durchgeführt wurden, gab es auch noch andere klinische Studien an wichtigen Kliniken des Landes, z. B. am New York State Psychiatric Institute. Die dortigen Untersuchungen wurden von Wissenschaftlern durchgeführt, denen zwar die entsprechenden Drogen zugestellt, die aber – bedauerlicherweise – nicht über deren Toxizität und Wirkungen aufgeklärt wurden. Aufschlußreich sind in diesem Zusammenhang folgende Beispiele: Im Jahre 1953, also zur selben Zeit, als man in Michigan eine Droge mit dem Codenamen EA-1298 (MDA) aufgrund ihrer Toxizität für Tiere aussortierte, hatte man dieselbe Droge einem Krankenhauspatienten in New York verabreicht. Nach etlichen Versuchen mit geringen Dosen unter 100 Milligramm, wurden dem Mann 450 Milligramm MDA injiziert, und genau zwei Stunden später war er tot. Ein weiteres Beispiel, bei dem ebenfalls die Dosis erhöht wurde, ereignete sich ein paar Jahre später, Anfang 1960, in demselben Forschungsinstitut. Es war aufgefallen, daß fast keine

Wirkung nach der intravenösen Verabreichung von 70 Milligramm EA-1316 (DMA) erzielt wurde. Daraufhin wurde die Dosis – ohne Zwischendosierungen einzuschieben – sprunghaft auf 700 Milligramm erhöht, was bei dem Patienten zu visuellen Verzerrungen, Wirklichkeitsverlust und paranoiden Zuständen führte, zum Glück aber nicht tödlich endete. MDMA hatte damals den Codenamen EA-1475, aber ich habe keine Beweise dafür, daß es auch in Menschenversuchen getestet wurde.
Dieses ganze Jahrzehnt hindurch experimentierten das Militär und der Nachrichtendienst ausgiebig mit vielen dieser Drogen. Die Armee wollte einen wirksamen Kampfstoff für die chemische Kriegführung, und der CIA brauchte Wahrheitsseren für seine Befragungen. Es wurden nicht nur die Mescalin-ähnlichen Stoffe, die hier erwähnt sind, umfassend am Menschen und möglicherweise auch in der Öffentlichkeit erforscht, sondern auch LSD, Marihuanaextrakte und Barbiturate. Man munkelte, daß der explosionsartige Anstieg des Drogenkonsums Ende 1960 (einschließlich gerade dieser Drogen) seinen Ursprung in einer Art schiefgegangenem Regierungsexperiment haben könnte.
Vieles geschah damals in San Francisco, und der Stadtteil der mit solchen Anwendungen von Drogen identifiziert wurde, hieß Haight-Ashbury. Zu dieser Zeit war ich gerade an der Medical School der University of California in San Francisco, die nur einige Häuserblocks von jenem Zentrum entfernt lag, in dem diese beispiellosen pharmakologischen Experimente stattfanden. Während dieser Zeit unterhielt ich mich viel mit Ärzten, Hippies und Gesetzeshütern über neue Drogen und ihre Beschaffenheit, und man konnte feststellen, daß sich – quasi unter der Oberfläche des öffentlichen Bewußtseins – ein rapide steigendes Interesse für diese Dinge entwickelte. Zudem befand ich mich in einem fortlaufenden Briefwechsel mit einem überaus kompetenten Chemiker, der der Gründer und Präsident einer rasch expandierenden Chemie-Firma in Los Angeles war. Eigentlich hatte ich ihn auf einem Symposion in Santa Monica getroffen, wo er erwähnte, daß er die Produktpalette seiner Firma vergrößern wollte. Es handelte sich ausschließlich um Aminosäuren und Peptide sowie deren synthetische Zwischenstoffe. Allerdings hatte er kurz zuvor alle sechs möglichen Trimethoxyamphetamine (TMAs) und die meisten der bekannten MMDAs seinem Handelskatalog hinzugefügt und besprach nun mit mir seine Absicht, diese als Quelle für eine zunehmend größer werdende Anzahl von psychoaktiven Drogen zu nutzen. Er fragte mich, ob ich mit ihm an den chemischen Instruktionen für die Herstellung von DOM (STP, eine frühere Erfindung von mir mit gemischtem Ruf, die

überall in Haight-Ashbury zu haben war) und auch von N-Methyl-MDA zusammenarbeiten wolle. Dies war natürlich ein Synomym für MDMA, und es war für mich das erste Mal, daß ich davon hörte, daß diese Verbindung für die Drogenunterwelt in Frage kam. Das Verfahren, das ich ihm zusandte, bestand darin, die Formamid-Derivate von MDA (mit Äthyl Format) und die Reduktion dieses Amids zu MDMA mit Lithium-Aluminium-Hydrid durchzuführen. Das Produkt wurde getrocknet, indem eine Aether-Lösung der freien Base durch wasserfreies Magnesium-Sulfat gezogen wird. Das Salz wird dann gebildet, indem wasserfreies Salzsäure-Gas benutzt wird. Dies ist ein altes Verfahren, das einiges über den Zeitpunkt unserer Korrespondenz aussagt. Ich weiß wirklich nicht, wann ich zum ersten Mal MDMA herstellte, nur, da ich dieses Verfahren benutzte, muß diese Synthese noch vor 1972 gelegen haben – wahrscheinlich würde ich sie beim Durchblättern meiner alten Laborbücher finden. Aber das ist nicht das Wesentliche dieser Erinnerung. Das Wesentliche ist, daß er mir ein Dankesschreiben schickte (noch um 1970) und mir mitteilte, daß er auf Grund meiner Informationen in der Lage gewesen sei, einen promovierten Psychologen und Kunden von ihm – einem jungen Wissenschaftler mit einem ungewöhnlichem Namen – mit den Angaben zu versorgen, um die dieser ihn hinsichtlich zweier chemischer Verbindungen gebeten hatte. Es muß dann in den nächsten Jahren gewesen sein, daß ich von seiner Frau erfuhr, daß mein Freund bei einem Sportunfall ums Leben gekommen war und daß seine ganze Firma im Südwesten eine neue Bleibe gefunden hatte. Sie wurde unter einem anderen Namen, der eher an Biochemie als an Chemie denken ließ, umstrukturiert, und soviel ich weiß, wurden TMA und MMDA (und wahrscheinlich auch DOM und MDMA) aus dem Katalog gestrichen.
Gleichwohl war es aber interessant, wie sich der Kreis schloß, und das möchte ich der Vollständigkeit halber noch erzählen. Auf einer Tagung in Stanford Anfang der siebziger Jahre, die von einer amerikanischen Gesellschaft für Pharmakologie und experimentelle Therapie veranstaltet wurde, traf ich einen jungen Pharmakologen/Psychologen, der den gleichen ungewöhnlichen Namen hatte, wie der Kunde, der etwas über MDA und MDMA hatte wissen wollen. Er hatte seinen Abschluß im Mittelwesten gemacht und kam nach San Francisco, um seine Forschungen zu einem Analyseprojekt für Straßendrogen an der Free Medical Clinic in Haight-Ashburg weiter zu betreiben. Fairerweise muß ich zugeben, daß es sich um eine ganz andere Person gehandelt haben kann, zumal dieser Mann gerade kürzlich eine Arbeit in einer renommierten Zeitschrift über die Untersuchung von Drogen, die bei Stra-

ßenverkäufen gefunden und identifiziert worden waren, veröffentlicht hatte – und nichts in diesem Artikel deutete auf MDMA hin. Einige Jahre später hörte ich von dem Mann, daß er in den Mittelwesten zurückgekehrt war, geheiratet und einen Sohn hatte. Und dann nichts mehr. Es gab aber noch andere Hinweise darauf, daß der MDMA-Konsum in dieser Zeit bereits in einigen Kreisen verbreitet war. Damals strömten unaufhörlich interessante Leute durch die Labore der Medical School in San Francisco. Meine Beziehungen zur Universität in Kalifornien waren ziemlich eng, sowohl zur Gruppe der Dentisten als auch zu den Medizinern und Chemikern. Ich verbrachte viel Zeit damit, mit all diesen Leuten zu sprechen.
Ungefähr 1975 traf ich einen jungen Studenten, der dort zu Gast, der Bruder eines meiner Verbündeten bei den Dentisten und zudem sehr an Drogen interessiert war. Er hatte verschiedene meiner Veröffentlichungen gelesen. Meine Publikation mit Michael Carter über 2C-D und 2C-B war gerade in der damals hoffnungslos obskuren (und heute ganz eingegangenen) Zeitschrift Psychopharmacology Communications (Vol. 1) erschienen – dem geliebten Werk des teuren verstorbenen Earl Usdin. Der Bruder des Dentisten hatte eine Kopie dieses Artikels und war bestrebt, das, was darin angekündigt war, auszuprobieren. Er kam mit einiger Scheu auf mich zu und wollte mich doch gleichzeitig mit seiner Weltoffenheit beeindrucken. So trat ich also sozusagen einen Schritt zurück und ließ ihn reden. Ich erinnere mich nur, daß er mir erzählte, einige N-methylierte Sachen, auch MDA, zu nehmen und daß diese eine beträchtliche amphetaminähnliche Komponente hätten.
Die nächste Erwähnung kam von einer engen Freundin von mir, einer graduierten Studentin, mit der ich immer wieder hier oder dort zusammentraf. Mitte 1976 sagte sie mir, daß sie mit zwei Freunden einen Versuch unternommen und dabei 100 Milligramm N-methyliertes MDA ausprobiert hätte. Sie berichtete von einem schnellen Einsetzen der Wirkung (innerhalb einer Stunde) und einer Dauer von ca. drei Stunden, wobei zwar die Drogenwirkung schnell abgefallen sei, aber die aufgetretene Pupillenerweiterung (Mydriases) eine weitere Stunde angehalten habe. Obwohl sie wenig von ihrer Erfahrung mitteilte, erzählte sie immerhin, daß die Wirkung sehr emotional gewesen sei und grundsätzlich alle drei Personen gut reagiert hätten. Ich selber hatte die Substanz auf der Bank in meinem Labor liegen, hatte sie aber immer noch nicht ausprobiert.
Während dieser Zeit erschienen drei weitere Artikel, die alle von forensischen Chemikern verfaßt worden waren und die mich anheizten, mehr Informationen haben zu wollen, um auf die quälenden, noch

nicht dokumentierten Gerüchte und Andeutungen hinsichtlich MDMA reagieren zu können. 1970 wurde dann eine Substanz in den Straßen von Chicago beobachtet, die später von den Autoren eines Artikels im Journal of Criminal Law, Criminology and Police Science, 1972 als MDMA bestimmt wurde. Und noch ein zweiter Bericht erschien 1972 in den BNDD Notes (diese Zeitschrift heißt jetzt Microgram, und wird von der DEA herausgegeben), der überzeugend darstellte, daß es sich bei einer anderen Probe von der Straße ebenfalls um MDMA handelte – es kam wieder aus der Chicagoer Gegend. Eine dritte Probe wurde von zwei Kriminologen in Indiana analysiert. Das Ergebnis veröffentlichten sie in der Zeitschrift Analytical Chemistry – es handelte sich bei dem Stoff um MDMA. Es gab also ganz klar eine Droge im Mittelwesten, auf die diese Beschreibung paßte.

Das waren einige Bruchstücke der (meiner) Geschichte von MDMA, aber es gibt noch viele andere. So hatte ich an der Universität mit einem Kollegen gearbeitet, mit dem ich von allen möglichen Substanzen N-methylierte Derivate herstellte, wobei das meiste von dem, was wir synthetisierten, nicht sonderlich interessant war. Die meisten Substanzen besaßen irgendwelche negativen Eigenschaften. Und fast alle hatten eine verminderte Wirkung im Vergleich zu ihren primären Amino-Gegenstücken. Das N-Methyl-TMA zeigte keinerlei Wirkung bei 120 Milligramm, wo doch 3,4,5-Trimethoxyamphetamin selbst (TMA) große Aktivität gezeigt hatte. Und die N-Methyl-Homologe von TMA–2 (2,4,5-Trimethoxyamphetamin, aktiver als TMA) zeigten bei 120 Milligramm überhaupt keine Wirkung. Das N-Methyl Homolog von 2,5-Dimethoxyamphetamin zeigte bei 30 mg keine Wirkung, ebenso dasselbe Homolog von 2,4,6-Trimethoxyamphetamin (TMA–6), ebenfalls bei 30 mg. Alle diese N-Methyl Derivate waren wirkungsloser als die Ursprungs-Amine.

Nur das N-Methyl-Homolog von MDA (jetzt als MDMA bekannt) verhielt sich anders. Mein erster persönlicher Versuch mit MDMA war 1976. Ich bereitete es mir in den üblichen Dosierungen zu und nahm es in Intervallen über den ganzen September des Jahres 1976 ein. Die meisten meiner Vermerke bewegten sich zwischen 80 und 100 mg, und ich benutzte immer wieder das Wort „Fenster“, um die Wirkungen zu beschreiben: Es befähigte mich, ohne Verzerrung oder Zurückhaltung nach draußen zu sehen und mich selbst von innen. Die Wirkung war bestimmt nicht mit der von konventionellen psychedelischen Drogen zu vergleichen: Diese Substanz stimulierte zwar, war aber keine Stimulanz; sie enthemmte, ohne ein Rauschmittel zu sein; sie verhalf, Gefühle und Emotionen freier zu äußern, aber ohne daß die Selbstkontrolle beeinträchtigt wurde. Und es roch wie „snake-oil", also jene Wundermittel, die früher auf Jahrmärkten verkauft wurden.[2]

Eine Analogie, die mir sehr früh auffiel, veranlaßte mich, die Droge mit Alkohol zu vergleichen. Sie können einen eingefleischten Trinker als Verbündeten auf ihre Seite ziehen, wenn sie sagen, daß Martini kalorienarm ist. In diesem Zusammenhang machte ich schon ganz früh ein Experiment, und zwar in einem Vergnügungszug nach Reno in Nevada – zusammen mit meiner verstorbenen Frau (die sich grundsätzlich unwohl bei Drogen, aber beschwingt bei Alkohol fühlte) und einem weiteren verheirateten Paar, enge Freunde von mir, die hinsichtlich veränderter Bewußtseinszustände völlig unerfahren waren und lediglich den von Alkohol kannten. Während ein Tablett mit Krabbenstücken in Avocadosoße auf unserem Schoß stand, fragte ich sie durch den Lärm des Zugs hindurch, ob sie beleidigt wären, wenn ich anstatt aus der Martiniflasche lieber aus einer kleinen Ampulle tränke. Warum? Ein Experiment! O.k., warum nicht. Es gelang. Wir verstanden uns prächtig, und ich fühlte mich wie zu Hause – und sie vergaßen, daß ich die Sache aus der Ampulle sog, anstatt aus dem Martiniglas. So konnte es als kalorienarmer Martini durchgehen. Es hätte aber natürlich auch etwas ganz anderes sein können.

Ich kannte da ein liebenswürdiges Paar, dem ich in dieser Zeit sehr nahe stand, professionelle Forscher und Pharmakologen aus Deutschland, beide empfindsame und realistische Menschen. Der Ehemann hatte vor einigen Wochen eine außergewöhnlich komplexe und schwierige Erfahrung mit LSD gemacht und Probleme damit, sich (sprachlich und psychisch) zu reintegrieren. Ein neues Experiment war für ihn sicher nicht das richtige. Trotzdem stiftete ich dazu an, diese Abläufe aus der Sicht von MDMA zu betrachten, besann mich auf das „Fenster"-Konzept und besprach meine Erfahrung mit den beiden. Es war ein denkwürdiger Tag: Wir tauschten uns offen und ehrlich aus, was zu einer engen Freundschaft führte, die mehrere Jahre anhalten sollte. Sein LSD-Trauma wurde in diesen paar Stunden gelöst und er tauchte neugierig und neugeboren wieder auf. Möglicherweise, so dachte ich, war MDMA durchaus für die Anwendung in der Psychotherapie geeignet – wieder ein Hauch von jenen Wundermitteln. Seit dieser Zeit habe ich mit MDMA gearbeitet, ebenso wie meine deutschen Freunde und eine wachsende Anzahl von Leuten, die als stabil

---

2 Shulgin erklärte uns in seinem Anschreiben, „snake-oil" sei ein Wort, das schlechterdings nicht ins Deutsche zu übersetzen sei: „It is a rather pejorative term, but has come into present day use to describe a medicine which has almost an unbelievable range of virtues. A ‚cure all'."

in einer instabilen Welt gelten konnten. Wir teilten diese Stabilität, dieses Fenster, mit anderen Menschen, mit Freunden und Therapeuten. Manche, mit denen wir arbeiteten, machten gelegentlich Fehler, und andere kamen gelegentlich besser voran, aber das Gute überwog stets das Schlechte. Mit dem Gebrauch von MDMA verbreitete sich jedoch auch der Mißbrauch. MDMA wurde in manchen Kreisen als Adam oder auch als Ecstasy bekannt. Durch seine große Vermarktung und Bekanntheit wurde es schließlich verboten und unter staatlich-restriktive Kontrolle gestellt, so daß es heute für MDMA kaum ein Chance zu geben scheint, das erste U.S.P.-zertifizierte „Wundermittel" zu werden.

1978 publizierte ich meine Erkenntnisse zusammen mit Dr. David Nichols – Professor für medizinische Chemie an der Purdue Universität – unter dem Titel „The Psychopharmacology of Hallucinogens". Es war die erste Veröffentlichung über die Wirkungen von MDMA auf den menschlichen Organismus. Wir stellten die Potenz der Substanz sowie ihre Wirkungen vor und berichteten, daß die Droge „einen leicht kontrollierbaren, veränderten Bewußtseinszustand mit emotionalen und sinnlichen Obertönen hervorzurufen scheint, daß sie in ihrer Wirkungsweise mit Marihuana und Psilocybin – allerdings ohne die halluzinatorische Komponente – oder mit niedrigen Dosen von MDA verglichen werden kann". Kurz gesagt, sie hat andeutungsweise die Merkmale einer psychedelischen Droge, schlägt aber gleichwohl nicht diese Richtung ein, und sie kann auch nicht als Stimulanz bezeichnet werden. Man hat auf sie den Ausdruck „Entaktogen" gemünzt, um die Eigenschaft der „Berührung von innen" zu betonen, also jene Eigenschaft, die dem MDMA in der Therapie eine solche Wertschätzung eingebracht hat. Und die Bezeichung „empathogen" erinnert an den Begriff Empathie, also an jene Leichtigkeit, mit der wir manchmal die Gedanken und Gefühle eines anderen Menschen verstehen und akzeptieren können.

MDMA ist tatsächlich eine einzigartige Substanz, und zu Recht sind ihr eine bemerkenswerte Anzahl von Essays und Büchern gewidmet worden.

„Techno ist Lebensfreude und ein kulturelles Zuhause“

Interview mit den DJs und Musikern Peter Pan, Digital Joy und Hans Cousto

Jürgen Neumeyer

Mit diesem Interview möchten wir etwas Einblick in die Arbeit der Künstler, in die Technoszene und den Drogenkonsum in der Szene aus Eurer Sicht bekommen. Könnt Ihr uns etwas zur Geschichte von Techno erzählen? Lassen sich Phasen ausmachen? Wann fing es an?

Digital Joy: Ansetzen kann ich am besten an meiner persönlichen Geschichte. Die ging parallel zur Gesamtentwicklung los. – Mitte der 80er Jahre mit der sogenannten MIDIfizierung, das heißt mit der Möglichkeit, den Computer mit einem Synthesizer zu verbinden. Zuvor habe ich eine klassische Musikerkarriere durchlaufen. Mit Gitarren habe ich Tage und Nächte im Übungskeller verbracht, ohne jegliche Computer. Dann kam irgendwann der erste Drumcomputer und der erste Computer, damals noch von Atari. Wir haben also angefangen, unsere Gitarrensounds mit Drumcomputer zu unterstützen. Da ging es eben los. Gleichzeitig natürlich die ersten Partyerlebnisse innerhalb von Berlin, nicht so fein und so homogen wie heutzutage. Es gab auch nicht so viele Events. Die ersten großen Parties fanden in großen Fabrikhallen, Bunkern oder Militärhangars oder so etwas statt. Das war Anfang der 90er Jahre. Ich persönlich gehöre vielleicht zur zweiten Generation der Technoakteure.

Seit wann legst Du auf? Wie lange machst Du schon Musik?

Peter Pan: Seit ziemlich genau sechs Jahren lege ich bei Parties und in Klubs auf. Musik mache ich seit über 20 Jahren. Ich spielte Gitarre und Synthesizer. 1976 gründete ich mit Joachim die Gruppe „Soft Power“. Joachim spielte auf einer 300 Jahre alten Tambura, einem indischen Saiteninstrument, den Baß mit langezogenen, stark resonierenden Klängen, und ich spielte mit einem elektronischen Klangerzeuger, dem inzwischen legendären Roland SH 101, dem Vorläufer des 303, der den Klangstil der Goa-Musik sehr stark prägte. Mitte der 80er Jahre spielte ich mit Cyber Snack und Digital Joy öfters im Studio in Berlin Tempelhof, und wir hatten immer wieder Liveauftritte zu den verschiedensten Anlässen. Auch damals nannten wir uns „Soft Power“. In der Silvesternacht von 1990–1991 habe ich das erste Mal bei einer großen Privatparty als DJ gearbeitet, for free natürlich. Dabei habe ich den richtigen DJ-Kick bekommen.

Was für Anlässe waren das, bei denen Ihr Eure Liveauftritte hattet?

Peter Pan: Nun, meistens waren das Privatparties, sehr oft psychedelische Parties, oder besser gesagt, Sessions, also eine Art von Sitzungen, bei denen die Leute Drogen wie LSD, Zauberpilze oder Meskalin genommen haben und so ihre psychedelischen Reisen zelebrierten. Es war also eher therapeutische, schamanische oder rituelle Musik und nicht irgendwelche kommerzielle Musik. Wir waren die akustischen Reisebegleiter bei diesen Sessions.

Wie groß waren diese Parties und was für Leute kamen da?

Peter Pan: Die waren nicht sehr groß und wurden im allgemeinen in der Wohnung des Gastgebers abgehalten. So zehn bis fünfzehn Leute, vor allem Künstler und Akademiker. Auf alle Fälle waren das immer sehr kultivierte Leute, hatten einen guten Background. So wurden psychedelische Reisen genau nach den Anweisungen des „Tibetischen Totenbuches" (Bordo Tödol) abgehalten; und wir machten die entsprechenden Sounds dazu.

Digital Joy: Es gab hier in Berlin auch schon ein paar kleine Klubs, wie zum Beispiel das UFO oder später dann auch den Tresor. Die waren von Anfang an dabei – speziell um diese Musik zu hören – da gab es dann die ersten Technoerlebnisse. Bei mir ging das dann mit dem Wunsch weiter, selbst Parties zu veranstalten und die Möglichkeit zu haben, selbst auf Parties Musik zu machen. Das war bevor ich Bookings oder Einladungen für andere Parties bekam. Für mich ging das los mit 'ner Party in einem mecklenburgischen Schloß – die Maueröffnung brachte für die Berliner völlig neue Locations. Aus dem typischen no-future-feeling der 80er Jahre kam man so langsam – ob mit oder ohne Substanzen – raus und hatte seine ersten ekstatischen Erlebnisse. Es gab wieder eine Vision, eine Sicht in die Zukunft durch die Parties mit Techno. Wie bei allem gab es die sogenannte Pionier- oder Experimentierphase, wo einfach nur ein kleiner Kreis damit zu tun hatte. Dann nahm es langsam Einzug in die breitere Masse, dann erlebte es einen totalen Boom, der diesen Vorwärtstrend nach vorne beschleunigte und dann kam die Industrie. Es wurde ein Markt. 1993/1994 hat die Technoszene einen leichten Einbruch erlebt. Speziell musikalisch: Man konnte es hören, daß viele Musiker verlockt waren, das schnelle und große Geld mittels großer Plattenauflagen zu verdienen. Darunter litt hörbar die Qualität. Das hört man heutzutage mit dem Radiotechno. Das sind in erster Linie kommerzorientiert produzierte Songs.

Wo ist eine Qualitätsgrenze?

Digital Joy: Für mich hat Qualität mit Neuerung oder Innovation zu tun. Du hörst Sachen, die hast Du noch nie gehört, während heutzutage hört man beim Radiotechno vorwiegend alte ausgelutschte reproduzierte Vokalattacken oder Pianoläufe, die man schon sowieso kennt, nur daß sie eben mit einem Technobass „runderneuert" sind wie alte Autoreifen. Das bringt wenig Neuerungen, sondern reizt das aus, was sowieso schon da ist. Man weiß genau, daß das die Masse annimmt. Bei neuen Sachen tut sich die Masse erstmal schwer, das überhaupt anzuhören. Das bleibt erstmal einem kleinen Kreis vorbehalten, der damit experimentiert und das ausprobiert und das dann gut oder nicht so gut findet.
Hans Cousto: Die Frage der Qualität von Musik habe ich zum Beispiel sehr stark mit Steve Schroyder von Tangerine Dream erlebt: Wir haben ein paar Ambient-Geschichten gemacht, Planetenvertonungen, Horoskopvertonungen. Zu Anfang haben wir eigentlich immer im Keller gearbeitet. Die Musik war ausschließlich so, wie wir das für richtig befanden. Später ging er dann – vor allem, wenn andere Musiker dabei waren – ins Studio. Und die Studiofritzen haben immer das Gefühl, eine Musik muß technisch perfekt sein, und das führt dazu, daß sie aalglatt wird. Das heißt jede wirklich originäre kompositorische Absonderheit wird weggebügelt. Scheinbar muß einfach ein ganz bestimmter Studiolevel da sein, weil es sonst die Radioanstalten nicht spielen würden. Und weil schon im Studio Kompromisse an die Radioanstalten gemacht werden, da diese einen bestimmten Sound einfach anfordern, wird 'ne Musik auf ein Niveau geglättet, daß möglichst wenig Leute diese Musik kritisieren können. Aber damit ist das Originäre, das Einmalige an der Musik schon ziemlich stark weggewischt. Vielleicht ist das eine technische Qualitätssteigerung, aber künstlerisch eine massive Einschränkung, oder besser gesagt, Degenerierung.

Welche Bedeutung hatte die Kommerzialisierung für die Szene, für das Musikmachen?

Digital Joy: Der Kommerz, das Geld, das, was dahinter steckt, hat wie immer den Charakter der Versuchung. Damit hat jeder einzelne zu tun und irgendwann auch die Bewegung an sich. Weil keine Party ohne ein Budget, ohne Geld veranstaltet werden kann. Das ist irgendwann Grundtenor, obwohl es von der Idee der Parties her nicht nötig wäre, weil die Leute einfach feiern wollen, ohne daß der DJ 'ne große Gage dafür verlangt. Für mich hat Musik viel mit Spaß und Möglichkeiten, Gefühle auszudrücken und weiterzugeben, zu tun. Für mich stellt Musik ein Medium dar, um Gefühle miteinander fließen zu lassen. Erstmal hat das gar nichts mit täglichem Überleben oder Geld verdienen zu tun. Ich bin jetzt natürlich happy, aus dieser Leidenschaft einen Beruf gemacht zu haben.

Ihr macht Musik zu Drogen-Sessions. Welche Bedeutung haben Drogen für Euch? Was hat Eure Musik mit Drogen zu tun?

Digital Joy: Meine persönliche Meinung ist, daß es eine Analogie zwischen Booms innerhalb der Technobewegung und der Wirkung und der Einnahme von Ecstasy gibt. Ich glaube, daß Ecstasy die akustische Wahrnehmung fördert, einen speziell öffnet für diese Art von Musik, für elektronische Klänge. Meine Erfahrungen sind eher so, daß Ecstasy mehr ein Therapeutikum als eine Partydroge ist, als die es heutzutage vornehmlich benutzt wird. Ich persönlich habe es eher in kleinen Kreisen zu ruhiger Musik in nettem Ambiente genossen und dabei tiefe Erfahrungen gemacht.

Hans Cousto: Die Verbindung bestimmter künstlerischer Richtungen mit bestimmten Drogen hat eine alte Tradition. Das kommt meistens aus dem konservativen Lager. Man denke zum Beispiel an den Jazz: Das waren die „bösen Neger", die Haschisch geraucht haben, Marihuana – es ist sehr bezeichnend, daß es eine „Marihuana Tax Act" gibt, man hat nicht den biologischen Namen für dieses Gesetz gewählt, sondern den Übernamen, den Kosenamen, den die Mexikaner brauchten. Es ist ein rassistisches Gesetz. Später war es dann LSD und die Rockmusik und es wurden furchtbare Stories über LSD erzählt, die sich weitgehend hinterher als Blödsinn erwiesen. Man hat immer wieder versucht, bestimmte künstlerische Richtungen einzuschränken, weil sie einigen Leuten nicht ins gesellschaftliche Konzept paßten. Damit war immer verbunden, daß eine Jugendbewegung im Entstehen war, die sich gegen gewisse Strukturen auflehnte, die transzendente Erfahrungen machen wollte, die – ja, sagen wir – eine Art demokratische Musik machen wollte. Klassische Musik ist ja eine absolut autoritäre Musik: Da ist ein Komponist, der schreibt jede Note vor, da ist der Dirigent, der schreibt auch noch die Klangfarbe und das Tempo vor und alle Musiker habe das so zu spielen und zu blasen. Es gab – vielleicht mit Ausnahme der Kadenz im Solistenkonzert – keine Möglichkeit der Improvisation. Während im Jazz, in der Rockmusik und auch im Techno gibt es viele Improvisationsmöglichkeiten und ein Wechselspiel in den Feelings zwischen Publikum und Musikern. Und wo Spontaneität ist, sind eben oft auch Drogen. Oder vielleicht, da wo Drogen sind, ist vielleicht auch mehr Spontaneität. Zumindest für bestimmte Drogen wie LSD oder Ecstasy zählt das.

Peter Pan: In früheren Kulturen hat man natürliche pflanzliche Drogen wie Zauberpilze oder Meskalin zu rituellen Zeremonien genommen und dazu Musik gemacht auf akustischen Instrumenten wie Saiten- und Blasinstrumenten und dazu die Rhythmen mit Trommeln gespielt. Die Musik war von den persönlichen Emotionen der Musiker geprägt. Heute werden vor allem synthetische Drogen genommen, und man spielt mit synthetischen Klangerzeugern wie Synthesizer und Drummachines. Die Musik ist dadurch vor allem durch ihre Struktur geprägt, und die Power der elektronischen Musik treibt einen bis zum absoluten Pik der Trance, wirklich bis zur völligen Ekstase. Kaum ein Trommler hat die Kraft und das Durchhaltevermögen, so ein Level zu erreichen. Die Entwicklung der Musik, nicht nur von Techno, aber hier besonders deutlich erkennbar, ist stark von Drogenerfahrungen geprägt. Techno setzt die Potenz der synthetischen Drogen frei, die Menschen können mit dieser Musik ihre Drogenerfahrung unglaublich vertiefen und so viel leichter ekstatische Sphären des Erlebens erreichen.

Ist Deine Musik eine Botschaft?

Peter Pan: Die Botschaft kommt eigentlich von Außerirdischen. Ich meine nicht die Außerirdischen, die mit Ufos kommen. Um Außerirdische zu sehen, muß man nicht aus dem Fenster gucken und warten, sondern man findet sie im eigenen Innern auf psychedelischen Reisen. Es sind Wesen aus Welten höherer Dimensionen, und die Außerirdischen sind ein Teil von uns in einer anderen Dimension. In diesen Sphären kann man die Botschaft aus diesen anderen Dimension aufnehmen und erleben, ja auch sein, ohne mit dem Verstand gleich alles analysieren zu müssen. Ekstase heißt ja auch, aus sich herausgetreten sein. Meine Musik ist für die Sphären gemacht, in denen Menschen sich befinden, wenn sie außer sich sind, eben in Ekstase.

Haben Drogen Einfluß auf die Musik?

Peter Pan: Ja sicher. Der ganze Blues ist versoffen, ich meine, das ist eine Musik, die stark vom Alkohol geprägt ist. Beim Rock'n'Roll ist dann vor allem Gras und Haschisch dazugekommen, beim psychedelic Rock, dem Acid-Rock, dann LSD. Auch die ganze deutsche elektronische Musik ist stark von psychedelischen Erfahrungen geprägt. Mit dem LSD setzte eine unglaubliche musikalische Entwicklung ein, von der experimentellen elektronischen Musik der frühen 70er Jahre über die esoterisch angehauchte New Age Musik der späten 70er und frühen 80er Jahre zur heutigen Ambient-Musik, auch intelligent music genannt. Auch Techno ist stark von LSD beeinflußt, man denke nur an Acid House oder Acid Trance. Später kam dann Ecstasy dazu. Dies führte zum strengen und konsequenten sequenziellen Stil des reinen Techno. Techno ist die Summe der Erkenntnisse aus der Welt der Musik und der psychedelischen Welten, gewürzt mit viel Mikroelektronik.

Hast Du selbst Drogenerfahrungen?

Peter Pan: Ja klar. Mit 14, das heißt vor 22 Jahren, habe ich meinen ersten LSD-Trip genommen. Haschisch habe ich erst später geraucht. Seitdem habe ich viele verschiedene Drogen genommen, vor allem aber LSD, Pilze und Ecstasy.

Wieviel Personen, schätzt Ihr, konsumieren auf so einer Party Drogen?

Digital Joy: Ich schätze, daß 80 % illegalisierte Drogen genießen. Das führt dazu, daß die Leute nicht so viel Alkohol trinken und dafür bis in die frühen Morgenstunden ziemlich fit und klar sind und nach der Party das Bedürfnis haben, miteinander zu reden, wozu Betrunkene nicht mehr in der Lage sind.
Hans Cousto: Ich würde auch sagen, es konsumieren 70 bis 80 % LSD und Ecstasy. Je nach Location und Uhrzeit kann das mehr oder weniger sein. Der Prozentsatz der Gebraucher illegalisierter Drogen ist eigentlich ziemlich hoch, die drogenbedingten Problemfälle dafür außerordentlich niedrig. Ich erinnere mich an Open Air Parties mit gut 1500 Leuten, von denen sicher über Tausend auf LSD oder Ecstasy waren, viele hatte auch eine Kombination von beiden Drogen genommen. Gekifft hatten sowieso fast alle. Wir hatten an diesen Parties einen „Eve & Rave" Informations- und Kommunikationsstand. Mehrfach haben wir auf solchen Parties erlebt, daß kein einziger Gast um Rat und Hilfe nachgefragt hatte, wir haben nicht ein einziges Pflaster und auch keine Kopfwehtablette auspacken müssen. Die Leute kamen nur, um uns von ihren Erlebnissen zu erzählen oder um nach bestimmten Büchern oder anderen Infos zu fragen. Der Mißbrauch, bei dem Leute mit Artikulations- oder Orientierungsschwierigkeiten auffallen, zeichnet sich durch Unerfahrenheit beim Drogenmischkonsum aus, wobei fast immer größere Mengen Speed und Alkohol mit im Spiel sind. Das ist aber mehr ein Problem in den Kommerzläden.
Digital Joy: Ich persönlich habe auf Parties bisher wenig Ausfälle mit irgendwelchen Drogen erlebt. Man kriegt es schon mit, beziehungsweise ein DJ sollte es schon mitkriegen, was die Leute konsumiert haben oder in welcher Stimmung sie sind. Es geht ja letztlich um die Stimmung, in der die Leute sind. Was die Leute motiviert, ist eigentlich der Wunsch nach einem kollektiven ekstatischen Erlebnis, wobei jeder für sich diese ekstatischen Erlebnisse vollkommen anders definiert. Es ist eine Wiederbelebung alter Traditionen und Wünsche, die oftmals hier, in unserer Gesellschaft in den letzten zwanzig Jahren im Zuge der immer stärkeren Kommerzialisierung untergegangen sind. Ob das nun religiöse, moralische, ethische Werte sind – die Unterdrük-

kung von Gefühlen, was ja speziell in den 80er Jahren zu diesem sehr destruktiven Verhalten und Denken, eben das No-Future-Syndrom, geführt hat und die apokalyptischen Vorstellungen in den Menschen hat aufleben lassen. Speziell Drogen und die Musik brechen das jetzt auf. Man nennt es eben so leicht „Parties", aber es geht eigentlich um mehr. Heute haben die Erfahrungen der einzelnen und die Erweiterung des Bewußtseins wie auch die musikalischen Möglichkeiten schon einen sozialen Effekt. Es geht nicht nur darum, sich zu treffen und in Diskotheken miteinander abzutanzen, sondern es geht um andere Formen des sozialen Miteinanders.

Wie reagiert nüchternes Publikum auf Eure Musik? Gibt es heute überhaupt nüchternes Publikum?

Peter Pan: Ja, sicher gibt es auch nüchternes Publikum, ich meine damit Leute, die keine psychedelischen Drogen genommen haben. Dafür ist dieses Publikum meistens wesentlich stärker alkoholisiert als die Psychonautiker. Wenn ich merke, daß die Leute kein Ecstasy und auch kein LSD genommen haben, dann muß ich andere Musik auflegen, als wenn viele Leute „drauf" sind. Leute, die Alkohol getrunken haben, brauchen viel mehr Wiedererkennungswerte in der Musik, z. B. Vocals aus herkömmlicher Musik oder auch bekannte Melodien aus der Rock- und Popmusik. Erfahrene Psychonauten empfinden dies aber oft als kommerziell und flach, die wollen mehr reine, sequenzielle, synthetische Musik. Leute, die „drauf" sind, haben Spaß auf anderer Ebene, und mir scheint auch, daß sie mehr Spaß haben, sie tanzen intensiver, kommen mehr aus sich heraus und sind nach der Party entspannter und lockerer.

Was sind denn gute Rahmenbedingungen, gute Elemente einer Party?

Digital Joy: Das Ambiente. Es gibt dazu auch eine Musikrichtung, die eben auch als Ambiente-Musik beschrieben wird. Ambiente beschreibt das Umfeld, es sollte auf alle Fälle ein Umfeld sein, wo jeder einzelne sich wohl fühlt. Bei unseren Veranstaltungen machen wir das eben möglich, daß ein angenehmes Licht da ist, es gibt keine dunklen Ecken (Schwarze Löcher), wo die Leute umfallen können, sich von der Partygemeinde völlig abkoppeln können. Es gibt Leute, die sich um die gesamte Veranstaltung kümmern, das heißt, nie den Überblick verlieren und selbst möglichst keine Drogen nehmen. Das gibt es leider bei vielen Veranstaltungen nicht, dort setzen die Veranstalter ausschließlich auf die Eigendynamik und überlassen die Veranstaltung sich selbst. Es sollte immer neben dem lauten Dancefloor auch noch sogenannte Chill-out-Areas geben, wo die Leute sich zurückziehen können, plaudern oder relaxen können, durchatmen können, eventuell auch Tee oder Mineralgetränke bekommen können.

Was heißt für Euch „verantwortliches Handeln“ als DJ?

Digital Joy: Eine Stimmung aufzunehmen und das in der Musik zu integrieren, damit umzugehen. Nach meinem Empfinden und möglichst nach dem Empfinden aller, die Musik spielen. Eine Musik, die möglichst allen gut tut. Das heißt möglichst nicht den anderen meinen eigenen Film aufzudrücken.
Hans Cousto: Die Beeinflussung des eigenen Sounds aufgrund der Drogengebräuche. Du hast ja schon erwähnt, nicht den eigenen Film aufdrücken, sondern die Wechselwirkung mit dem Publikum hinzukriegen. Das ist zum Beispiel für mich, wenn ich tanze, das Kriterium: „Ist das ein guter DJ oder ist das kein guter DJ.“ Ein guter DJ liest eigentlich aufgrund der Art und Weise, wie die Leute tanzen, ab, was für eine Stimmung der nächste, der übernächste Sound haben kann. Wie lebendig ist das Publikum? Kann man bis zur Ekstase, wo es immer intensiver wird, zwanzig Minuten, 'ne halbe Stunde, 'ne ganze Stunde fahren oder sind die Leute schon, vielleicht weil es Montag früh ist, müde und es geht nur zwanzig Minuten und danach vielleicht schon ein Removement? Ruhigere Musik also, daß man sich hinsetzen kann, was trinken kann, aufs Klo gehen oder miteinander plaudern oder so. Wenn ich zum Beispiel mit einer ganzen Clique auf einer ganz bestimmten Droge bin, dann spüre ich auch, daß ein guter DJ darauf reagiert. Das heißt, der gleiche DJ macht in der gleichen Location eine andere Musik, wenn zum Beispiel eine große Gruppe von Leuten auf Ecstasy oder auf Acid [LSD, Anm. d. Interv.] sind. Auf Acid hat man 'ne andere Art des Tanzens, man hat 'ne andere Art des Kommunizierens, weil man die Optik viel intensiver mitkriegt als auf Ecstasy. Dadurch ist der ganze Ablauf auf dem Dancefloor, die ganze Party anders. Der DJ kriegt das mit, und daß der das mitkriegt, krieg ich und die andern auch mit. Man stimmt sich aufeinander ein, dann wird die Party richtig geil. Zu solchen Veranstaltungen gehe ich dann gern hin. Ein DJ, der vorbeikommt und sein 2-Stunden-Set hinlegt und dann vom nächsten DJ abgelöst wird, der ist für mich uninteressant. Das ist leider die Regel bei großen Kommerzveranstaltungen. In den Medien werden die besonders hochgespielt, weil dort viele Leute hinkommen und viele Werbeträger dahinterstehen. Aber da geht eh' der Schnee von gestern ab, weil die Kultur sich anders wohin entwickelt. Die richtigen Parties gehen für die Öffentlichkeit ziemlich unbemerkt und geheim ab – in kleinen Klubs. Wenn dann gewisse kleine Klubs, weil sie so gut sind, ihren Besucherstrom nicht mehr aufnehmen können, dann kommen die großen Klubs und machen dann

so Veranstaltungen wie „Newcomer-Abend mit neuen DJs", dabei stehen die genauso lange hinter den Turntables [Plattenspieler, Anm. d. Interv.] wie die sogenannten Berühmtheiten, nur haben sie sich nicht so vermarktet, sondern eben mehr Parties gefeiert. Wenn fünf DJs an einem Abend auflegen, hat kein DJ die Zeit, eine Wechselwirkung zwischen sich und dem Publikum wirklich aufzubauen. Für das Eintunen braucht es eben mehr Zeit. Das ist wie in der indischen Musik, das Eintunen – dort nennt man das „Alapa" – dauert mindestens eine Stunde vor dem Konzert. Dann sind nicht nur die Instrumente, sondern auch die Musiker und das Publikum aufeinander eingestimmt.
Digital Joy: Bei kleineren Klubveranstaltungen kommt es oft vor, daß man die Nacht alleine macht, also zwischen acht und zehn Stunden hinter den Turntables steht. Auf größeren Veranstaltungen ist es meistens so, daß sich zwei oder drei DJs – eventuell mit ein bis zwei Live Acts – die Nacht teilen. Meistens kennt man sich.

Wieviel DJs hat Berlin?

Digital Joy: Inzwischen, glaub' ich, fast so viele wie Taxifahrer. Ich glaube schon, daß es 5000 bis 10 000 DJs in der Stadt gibt. Technomusik gibt heute jedem die Möglichkeit, mit relativ geringem Aufwand Musik aufzulegen. Es gibt 'ne Menge Leute, die haben zwei Turntables und ein Mischpult, – dafür aber keinen Fernseher mehr.

Was bedeutet für Euch Ekstase?

Peter Pan: Ekstase ist „out of body", außer sich sein und zugleich eins sein mit der Schöpfung. Ekstase kann man nicht beschreiben, es ist ein Gefühl der Schwerelosigkeit und verändert das Bewußtsein. Astronauten beschreiben oft nach der Rückkehr aus dem All den Zustand der Schwerelosigkeit als einen für die Psyche sehr angenehmen Zustand, der die Psyche stark verändert und das Bewußtsein prägt. Viele Äußerungen von Astronauten decken sich dem Inhalt nach völlig mit den Aussagen von Psychonautikern oder auch von einigen Esoterikern oder Weisen aus Indien. Im Zustand der Schwerelosigkeit, egal ob dieser physikalisch durch einen Weltraumflug oder durch ekstatisches Tanzen hervorgerufen wird, kann die Kundalini (Schlangenkraft, ein Energiestrom der durch die Wirbelsäule fließt) völlig frei fließen und ist nicht mehr durch die Schwerkraft belastet. Ekstatisches Tanzen löst bei mir ein völliges Glücksgefühl aus, ich finde mich in anderen Welten wieder, in Paralleluniversen, in denen ich genauso kommunizieren kann wie in der Alltagswelt. So habe ich meinen Erlebnisbereich auf weitere Welten ausgedehnt, und so ist mein Leben vielfältiger geworden. Schön, wunderschön.

Welche Perspektiven seht Ihr für die Zukunft?

Hans Cousto: Meine Wünsche hängen stark mit der Kommerzialisierung, oder besser Entkommerzialisierung, zusammen. Um ein Beispiel zu nennen: Es wird ja viel über das E-Werk [großer Veranstaltungsort in Berlin, Anm. d. Interv.] geschimpft. Aber für gewisse Sachen liegt die Schuld dafür, daß das E-Werk so ist, wie es eben ist, nicht bei den Machern, sondern bei öffentlichen Institutionen, wie die Berlin-Brandenburgische-Treuhand mit ihrer Liegenschaftsverwaltung. 1993 lag der Mietpreis pro Quadratmeter für die große Halle bei DM 6.–, 1994 waren es DM 12.– und 1995 dann bereits DM 50.–. Die Miete für eine Halle, die auf Kosten des Mieters erst begehbar gemacht wurde, wurde innerhalb zweier Jahre von 6.– auf 50.– Mark pro Quadratmeter, also um mehrere hundert Prozent, erhöht. Wer zerstört denn hier eigentlich die Arbeitsplätze und den Mittelstand? Wegen ein paar Lohnprozenten ereifert sich die Regierung immer, der Standort Deutschland sei gefährdet, doch wegen der Mieten, da redet kaum einer der Politiker. Große bezahlbare Räumlichkeiten, daran mangelt es in der Technoszene. Hohe Mieten, das schlägt sich auf die Preise nieder. Techno sollte vielmehr als Kultur verstanden werden. Ich sehe nicht ein, warum ich als Liebhaber von Technomusik, oder auch früher von Rockmusik alles bezahlen muß – in manchen Ländern sogar Vergnügungssteuern –, während der Sessel für eine Mozart-Oper vom Staat mit horrenden Geldern subventioniert wird. Techno muß ja nicht subventioniert werden, man kann aber darauf achten, daß die Räumlichkeiten, besonders, wenn sie im Besitz der öffentlichen Hand sind, zu vernünftigen Preisen für kulturelle Veranstaltungen vermietet werden. Techno ist Kultur, und Kultur hat einen besonderen Stellenwert – vor allem ist Techno eine lebendige Kultur, eine zeitgenössische Kultur, eine wachsende Kultur und nicht 'ne konservierende Kultur. Ich wünsche mir von seiten der Politik mehr Verständnis für die Belange der eigenen, jetzt lebenden kulturschaffenden Künstler und Liebhaber dieser Kultur. In einer kultivierten Gesellschaft, wo die Leute Kultur vor Ort erleben können, ist auch mehr sozialer Friede. Hier ist ein Umdenken notwendig, denn wo viel Kultur ist, wo die Leute sich beschäftigen können, Interessen und Gemeinsamkeiten vorhanden sind, da kommen viel weniger Leute auf die schräge Bahn. Da gibt es weniger Kriminalität, da gibt es weniger sozialen Unfrieden. Viele Leute, und ich bin einer dieser Leute, haben in der Technoszene einen gemeinsamen Nenner gefunden, den sie genießen können, ja Techno ist für mich Lebensfreude und ein kulturelles Zuhause.

Digital Joy: Man muß natürlich für Berlin die Loveparade erwähnen, der es von Jahr zu Jahr schwerer gemacht wird überhaupt stattzufinden. Obwohl das eine Kultureinrichtung geworden ist, mit der die Stadt natürlich auch wirbt, wird jedes Jahr versucht, den Veranstaltern einen Stein in den Weg zu legen: Die Route wird immer schwieriger und immer unattraktiver – und das, obwohl die Loveparade mit inzwischen bis zu einer Million Menschen einer der friedlichsten, ja vielleicht die friedlichste Massenveranstaltung auf dem Planeten ist. Wenn man sich sonst irgendwo umguckt, wenn nur 50.000 Menschen zusammenkommen, gibt es meistens Gewalt, Schlägereien oder ein riesiges Polizeiaufgebot. Das ist für die Loveparade nicht nötig, weil die Leute tanzen wollen, sich treffen und austauschen wollen. Es ist so, daß den Leuten Locations zur Verfügung gestellt werden, wo sie Veranstaltungen nach ihren Wünschen durchziehen können. In Berlin ist es immer noch möglich, weil leerstehende Hallen und Räume da sind. In Wessiland gibt es halt eher irgendwelche Diskotheken, und man muß sich mit Diskothekenbesitzern rumschlagen. Die Szene ist mafiosem Verhalten ausgeliefert, obwohl sie damit gar nichts zu tun haben möchte. Weder mit Schwarzmarkt in Sachen Drogen noch mit mafiosem Verhalten in Richtung Kriminalität und Unterdrückung durch Abkassieren an der Kasse.
Peter Pan: Die Zukunft ist abhängig von der Phantasie der Leute, und die Phantasie wird auch stark durch Drogen geprägt. So ist die Zukunft stark davon abhängig, was für Drogen konsumiert werden. Nehmen die Leute LSD und Ecstasy oder andere psychedelische Drogen, dann kann man auf eine friedliche, phantasievolle und sozial ausgewogene Zukunft für die Szene hoffen, gewinnen jedoch Alkohol und Kokain die Oberhand, dann sieht es eher düster aus, denn diese Drogen machen agressiv und seelisch kalt. Als DJ ist man stark vom Publikum abhängig, ja das Publikum ist genauso wichtig wie der DJ. Zusammen macht man die Party. Leute, die angeturnt sind und ekstatisch tanzen, turnen mich auch beim Auflegen an, hingegen Leute, die alkoholisiert herumtorkeln, stören nicht nur die ganze Party, sondern zerstören auch die feinen, highen Schwingungen und Feelings, und das subtile Kommunikationsgefüge zwischen Publikum und DJ funktioniert nicht mehr. Partyfamilies, die einen bewußten und kultivierten Umgang mit Drogen pflegen und denen ekstatische Erlebnisbereiche vertraut sind, sind der Quell neuer Phantasien und somit Quell neuer kultureller Strömungen. Ich bin dabei und freue mich auf die Zukunft.

Ich danke Euch für das Gespräch.

Technodrogen

Patrick Walder

Technoparties, sagte kürzlich ein Freund, würden organisiert, um den Ecstasy-Trips einen idealen Raum zu geben. Viel zu erwidern hatte ich ihm nicht, auch wenn mir seine Sichtweise etwas gewagt erschien. Es ist die alte Frage vom Huhn und vom Ei – was war zuerst: Raves oder Ecstasy? – und letztlich eine Frage des Geschmacks. Offensichtlich ist, daß die Phänomene Techno und Drogen aufs engste miteinander verquickt sind. Der Giftschrank der Technoszene ist jedenfalls gut bestückt: Wer sich auf Raves umschaut wird feststellen können, daß dort mehr Cannabisprodukte verraucht werden als an einem Reggae- und einem Heavy-Metal-Konzert zusammen. Getan wird das, ohne allzu große Heimlichkeit und ohne großes Aufheben darum zu machen. Es wird eben gekifft. Rechtzeitig zum fünfzigjährigen Jubiläum seiner Entdeckung hat die Technoszene auch dem LSD ein Revival beschert. Auch diese psychedelische Droge wird konsumiert, ohne daß man dabei jene Sensation erreicht, von denen jeweils in den buntesten Farben berichtet wurde: Raver auf LSD führen keine Diskussion mit Gott und Marx und erleben auch keine phantastischen Abenteuer mit Alice im Wunderland. Raver auf LSD tanzen. Leicht angegraute Beobachter rätseln, ob wohl der Stoff anders ist, oder die Dosis, oder vielleicht doch die Rave-Generation. Von der Club- und Dance-Szene quasi geerbt hat Techno die Drogen Kokain und Speed; je nach Kaufkraft und Angebot ist die eine oder die andere Substanz etwas mehr oder weniger verbreitet, ihr Konsum ist aber kein besonders typisches Merkmal der Rave-Szene. Verbreitet sind – natürlich – die Drogen Nikotin und Alkohol, letztere allerdings deutlich weniger als auf jeder Betriebsfeier, was einen einfachen Grund hat: Der Raver liebstes Spielzeug in ihrem breiten Sortiment ist eindeutig Ecstasy – und dieses verträgt sich schlecht mit Alkohol. Das Produkt der illegalen Pharmaindustrie ist Marktleader in der Technoszene, und es gibt keinerlei Hinweise, daß sich das in absehbarer Zeit ändern wird, einmal abgesehen von natürlich auftretenden Fluktuationen, etwa mit den Jahreszeiten (Herbst: Pilzzeit!) oder nach musikalischen Vorlieben – Speed zu Gabber, Cannabis zu Jungle, LSD an der Goa-Party …

Die Raver machen kaum Aufhebens um die Tatsache des illegalen Drogenkonsums. Bei den unvermeidlichen Konfrontationen mit dem Staat wiederholen sich in der Szene zwar hin und wieder gebetsmühlenartig die Distanzierungen von Drogen – es gehe auch ohne usw. –, aber meist siegt dann auch bei selbsternannten Rave-Gurus, und vor allem bei kalkulierenden Veranstaltern und nüchternen DJs die Einsicht, daß die Raves ohne Drogen spätestens um sechs Uhr morgens zu Ende wären. Und das sind sie offensichtlich nicht. Ohne Drogen keine Marathonfeier. Niemand will indes behaupten, daß jeweils alle an Parties auf einer Droge sind und man nur zugedröhnt auf Techno abtanzen könne, das ist so falsch und schwachsinnig wie die Sprüche „stay out of drugs“ oder „just say no“. Ecstasy ist nicht Voraussetzung, aber es ist stilprägend für diese Kultur; so wie Woodstock ohne LSD kaum denkbar war, wären Raves ohne Ecstasy bloß Veranstaltungen zur körperlichen Ertüchtigung. Ausgefeiert!

Raves und Drogen erlauben einen flüchtigen Blick aufs „andere Leben“, Rausch ist ein legitimes Austreten aus der Maschine und im bestem Fall ein Ausschauhalten nach anderen Perspektiven. Drogen nehmen kann heißen, sich wenigstens einmal kurz befreit zu fühlen – wenn auch bloß chemisch induziert. Der Ausblick auf ein anderes Leben ist wohltuend, und er ist da subversiv, wo sich auch reale Perspektiven auftun – die aber sind dicht und düster.

Weil dem Konsum illegaler Drogen keine – auch noch so entfernte – heroische Geste (die Welt zu erobern) mehr abgewonnen werden kann, bleibt zur Erfüllung des ungestillten Hungers (sich die Welt einzuverleiben) nur noch das dumpfe Mehr: immer mehr! Mit der idealistischen Phrase, die früher Cannabis, LSD und selbst Heroin noch umgab, ist auch das Bezugssystem verlorengegangen, das den Konsum wertete und begrenzte: Konsum mißt sich nur noch an sich selbst – ist maßlos.

Und das führt sichtlich zu Crashlandungen. Vielzuviele haben den Konsum nicht im Griff, werfen Pillen nach bis zum Delirium, dröhnen sich zu, bis die Kiefer wackeln und die Zähne klappern. Dabei ist nicht primär die Droge das Problem. Abhängig macht nicht sie, sondern das ganze Ereignis aus Musik, Licht, Leuten – und Drogen. Die Nähe zu anderen, die starken Gefühle beim Tanzen, diese Intensität, die im Alltag fehlt, macht süchtig. Die alltägliche Lebenswelt kann gegenüber der Rave-Inszenierung einfach nicht mithalten. Viele scheinen Intensität bald nur noch mit Beat, Strobo und dem Griff in den Giftschrank erleben zu können. Raver suchen immer wieder ihre Grenzen, tanzen auf dem Vulkan: eine Trance am Rande des Abgrundes. Es ist absehbar, daß die physische und die psychische Kraft für den Schritt vom Rave zurück in den Alltag irgendwann einmal nicht mehr reichen wird. Abstürze sind programmiert: Einige werden an der Grenze hängenbleiben, andere werden sich, nicht zuletzt wegen der gesellschaftlichen Selektion über die Prohibition, am Ende im ausgeschlossenen Drittel wiederfinden.

(Auszug aus dem Kapitel „Technodrogen“ in dem Buch „Techno“, hg. v. Philipp Anz und Patrick Walder, Zürich, 3. Aufl. 1996)

Die Enfants terribles der Drogenpolitik

Interviews mit Dealern und einem Produzenten[1]

Jürgen Neumeyer

„Dealen ist einer der verantwortungsvollsten Jobs, die es gibt.“

Interview mit dem ehemaligen Dealer und MDMA-Konsumenten „Herbert“

Du hast früher mit Ecstasy experimentiert? Wann hat das angefangen?

Ende 1985, Anfang 1986, nach einer Zeit, in der ich sechs Jahre lang in keinster Art und Weise Drogen genommen habe – auch nicht Alkohol. Dann hab' ich irgendwann ein Buch in die Finger gekriegt, das über ekstatische Zustände berichtete, und ich kam auf die Idee, das am eigenen Körper auszuprobieren. Ich hab' dann in einem Zeitraum von ca. zwei Monaten jede Droge, die ich damals bekommen konnte, einmal konsumiert, um zu sehen, was das mit mir macht.

Wie alt warst Du da?

Da war ich 26 oder 27 Jahre alt. Ich hab' dann einen Joint geraucht, einmal LSD, einmal Kokain und zweimal MDA genommen. Dann tauchte damals irgendeine Substanz auf mit dem schönen Namen MDMA. Niemand wußte Bescheid, was das eigentlich ist, weil es damals noch keine Erfahrungen mit der Droge gab. Ich kam durch Zufall in den Besitz einiger dieser Pillen, damals war das in Pulverform. Mit der Versicherung, daß das absolut reines Material ist. Das kam aus Ärztekreisen damals.

Hieß das damals schon Ecstasy?

Das hieß damals Adam. Aber Ecstasy machte auch schon die Runde – oder MDMA. Mir konnte niemand sagen, wie das wirkt und was das ist. Und weil ich so gut wie nichts darüber wußte, habe ich das in einer Situation genommen, die heute in meinen Augen eher unpassend dafür ist. Ich stand damals halt nach einigen Tagen von Schlafentzug in einer Diskothek – da gab's noch kein Techno, eben 80er Jahre Disco-Mucke – und hab' mir mehr so aus 'ner Frustration heraus dieses Pulver, diese

[1] Die Interviews wurden zwischen November 1996 und Januar 1997 geführt.

Kapsel eingeschmissen. Danach hatte ich eine Erfahrung, von der ich heute sagen kann, daß sie mein Leben verändert hat.

Inwiefern?

Das ist 'ne lange Geschichte, die würde den Rahmen dieses Tapes sprengen. Aber ich habe mich plötzlich wiedergefunden, wie ich in 'nem Café gesessen hab' mit geschlossenen Augen für vier Stunden und 'ne gute Freundin saß neben mir, hat auf mich aufgepaßt und mir ab und zu mal 'nen Glas Wasser hingestellt. In der Zeit hab' ich eine Reise durch meine Psyche gemacht, teilweise in meine frühe Kindheit, und habe quasi mein Leben aufgearbeitet. Am Anfang hab' ich mich darüber geärgert, daß dieses Zeug Ecstasy genannt wurde. Das empfand ich als eine Verarschung oder als billigen Werbetrick. Diese Erfahrung hatte nicht unbedingt was mit Ekstase zu tun. Das war mehr die Möglichkeit einer ungeheuer tiefen Innenschau. Eine Schau in Bereiche der eigenen Psyche, die mir vorher einfach verschlossen waren. Das waren teilweise auch schmerzhafte Erlebnisse.

Du sagst, die Substanz kam aus Ärztekreisen. Kann es denn sein, daß die Einstellung, Ecstasy wirke selbstklärend oder therapeutisch, gleich mitgegeben wurde?

Ich hatte gehört, daß es einige Ärzte gibt, die in dieser Art und Weise therapeutische Sitzungen im Stillen oder zumindest nicht gerade im Offiziellen damit anzetteln. Ich hab' das aber nicht direkt aus diesen Kreisen bekommen. Sondern da waren noch ein bis zwei Mittelsleute dazwischen. Und ich hab' letztendlich so gut wie keine Informationen über die Wirkungsweise der Substanz gehabt. Später bekam ich mit, daß die Leute, die das tatsächlich therapeutisch eingesetzt haben, sehr verantwortungsbewußt damit umgegangen sind. Es wurden auch Gruppen- oder Einzelsitzungen gemacht.

Was waren das für Leute?

Ärzte, Psychotherapeuten. Die Substanz war damals noch gar nicht verboten. Das war, wie gesagt, Ende '85, Anfang '86. Vielleicht war es unter dem Arzneimittelgesetz. Das weiß ich nicht. Es war auf jeden Fall kein BtM *[Betäubungsmittel, Anm. d. Interv.]*. Auf jeden Fall war dieses Schlüsselerlebnis so stark, daß ich mit keiner anderen Droge mehr etwas zu tun haben wollte – außer mit MDMA. Ich habe das dann im Abstand von 1–2 Wochen regelmäßig genommen. Nach dem dritten oder vierten Mal hatte ich eine derart tiefe Erfahrung – die jetzt hier auch den Rahmen sprengen würde –, daß ich das Gefühl hatte, es ist so wichtig, daß das viele Leute erleben müßten, und ich müßte das jetzt unter die Leute bringen.

Wie würdest Du die Qualität des Stoffes damals beschreiben?

Was ich damals gehabt habe, war reines MDMA. Es ist selten, daß heute eine Substanz solch eine Reinheit hat, wie das, was wir damals bekommen haben. Heute machen 100 verschiedene Sorten die Runde. Damals gab es höchsten zwei bis drei Sorten, die man überhaupt bekommen konnte. Mehr nicht – selbst wenn man sich noch so sehr angestrengt hat.

Wie wurde denn dosiert und welche Probleme gab es?

Es gab damals Kapseln, die hatten 110 mg, und es gab Kapseln, die hatten 125 mg. Wir waren damals in einer Situation, wo es so gut wie keine Informationen gab und keine Bücher zu dem Thema bekannt waren. Es gab kaum Leute, die irgendwie Erfahrung damit hatten. Also waren wir die Versuchskaninchen, wenn Du so willst. Und wir waren sozusagen diejenigen, die Grenzen ausgelotet haben. Und da sind sicherlich auch ein paar Sachen passiert, die nach hinten losgegangen sind. Ich habe Leute kennengelernt, die dachten, sie können die Wirkung dieser Droge noch steigern. Die fingen dann an, drei, vier, fünf Kapseln auf einmal zu nehmen. Oder ich kenn' Leute, die haben auch damals schon sechs oder zehn Kapseln in 24 Stunden, jede Stunde eine, genommen. Es gab nie jemand, der gestorben ist. Es gab Leute, die hatten Symptome von Überdosierungen. Beispielsweise, daß sich die Muskulatur verspannt oder eher angstbesetzte Erlebnisse rauskommen. Und es hat sich auch rausgestellt, daß sich bei Dauerkonsum – täglich oder zwei bis drei mal die Woche – sich sehr unangenehme Begleiterscheinungen einstellen können: Schlafstörungen, alptraumartige Erlebnisse vor und während des Schlafens, bis hin zu Depressionen, wenn man das dann absetzt. Wenn ich vom heutigen Standpunkt meinen Eigenkonsum kritisch beurteile, hab' ich auf jeden Fall zuviel genommen. Eine gute Art und Weise das zu nehmen, ist vielleicht in einem Abstand von vier bis acht Wochen, um dem Körper Gelegenheit zu geben, die Erfahrung nicht nur körperlich, sondern auch emotional zu verarbeiten. Ich glaube, daß es ein großer, oft gemachter Fehler ist, sich nicht die Zeit zu nehmen, die Erlebnisse aufzuarbeiten und sie ins Leben zu integrieren, sondern sich immer wieder neue Erfahrungen rein zu tun. Die Menschen überladen sich damit und schleppen dann quasi einen ganzen Speicher von unerledigten, unverarbeiteten Erlebnissen mit sich rum, der dann irgendwann einfach überfüllt ist. Dann geht einfach nichts mehr rein.

War Euer Konsum damals schon mit Musik verknüpft?

Es gab damals zu der Zeit noch keine Techno-Musik. Wir haben das meistens in Settings gemacht, mit sehr ruhiger, stiller Musik. Sachen z. B. von Bryan Eno, Vangelis. Selten mit schneller Disco-Musik. Disco-Musik hat überhaupt nicht dazu gepaßt – zumindest nicht der ganze Disco-Sound der 80er Jahre. Ich habe auch viele Experimente ohne Musik gemacht: mich einfach hingesetzt und meditiert. Nicht irgendwie in größeren Cliquen, mal zu zweit oder zu dritt, manchmal mit fünf oder zehn Leuten. Wir haben es in sehr vielen verschiedenen Situationen ausprobiert, um so langsam rauszufinden, was das beste dafür ist.

Was sagst Du zum heutigen Drogenkonsum auf den großen Parties?

Ich war am Anfang sehr geschockt, als die Droge auf dem Dance-Floor auftauchte. Ja. Das war so 1989/90. Ich persönlich bin heute nicht unbedingt ein Freund von Ecstasy auf Massenveranstaltungen im Rahmen von großen Raves. Obwohl es dort viele Leute machen. Es gibt sicher Drogen, die würden da besser passen. Meine eigenen persönlichen Erfahrungen damit sind eher negativ, weil Ecstasy 'ne andere Dynamik hat. Die Leute gehen mit der Droge und über das Tanzen nach außen. Sehr wenige Leute machen die Erfahrungen, daß man Ecstasy auch in anderen Situation nehmen kann. Ich denke, es ist eine Folge der Kriminalisierung, daß die Aufklärung sehr eingeschränkt ist. Durch die Kriminalisierung wird die Wirkung der Droge in eine völlig andere Richtung gelenkt. Zu tanzen ist nur eine Möglichkeit. Es gibt noch viele andere Bereiche, und die fallen mehr und mehr weg. In meinen Augen ist MDMA eigentlich keine Partydroge. Es ist zur Partydroge geworden. Meine persönliche Erfahrung mit reinem MDMA ist, daß ich gar nicht mehr groß das Bedürfnis habe, mich zu bewegen. Da leg ich mich lieber hin, oder setz mich hin und meditiere oder schmuse mit 'ner Frau rum oder sonst irgendwas – anstelle da groß einen abzuzappeln.

Im Vorgespräch hast Du erzählt, daß Du Ecstasy weitergegeben hast, Du warst Dealer. Wie kam das?

Eigentlich war das das letzte, woran ich in meinem Leben gedacht habe. Ich hatte mir vorher nie vorstellen können, zu dealen. Das kam durch das tiefe Schlüsselerlebnis, von dem ich damals dachte, das muß auch anderen zugänglich gemacht werden. Da man MDMA nicht in der Apotheke kaufen konnte, mußte es eben andere Wege geben, das den Leuten zur Verfügung zu stellen. Das fing erstmal im Kleinen an. Später wurde es mehr und mehr. Es war also wie eine Kettenreaktion.

Das war so 1986. Am Anfang gingen die Leuten eher unschuldig damit um. Weil es eben legal war. Es gab keine Kriminalisierung. Zu der Zeit konnte man relativ offen darüber reden. Man brauchte sich nicht zu verstecken. Dann wurde es irgendwann zum BtM. Die Folge war, daß jetzt verschiedene Sorten auf dem Schwarzmarkt auftauchten, von denen wir überhaupt nicht mehr sicher waren, ob es reines MDMA war. Die waren zwar als Ecstasy deklariert, hatten aber definitiv andere Wirkungen, waren teilweise speediger in der Wirkung, teilweise auch mit Nebenwirkungen, die vorher nicht dabei waren. Alles unter dem Namen Ecstasy. Dann ist was interessantes passiert: Aus der Szene heraus, die im Stillen damit experimentiert hatte, gelangte das mehr und mehr in die breiteren, großen Schichten – es wurde mehr Leuten zugänglich gemacht. Es war dann nicht mehr unbedingt gewährleistet, daß die Substanz hundertprozentig rein war oder daß die Leute das mit dem entsprechenden Set und Setting mitbekommen haben. Ich selbst habe immer noch versucht, den Leuten Informationsmaterial zur Verfügung zu stellen, die Leute aufzuklären, daß sie auch bestimmte Mineralien dazu nehmen müssen. Das nimmt ja auch verschiedene Mineralien aus dem Körper raus. Und ich hab' auch teilweise selbst versucht, Leute einzuführen und hab' mit denen Sitzungen gemacht, hab' so ein bißchen auf sie aufgepaßt. Durch die Kriminalisierung mußte man einfach immer vorsichtiger und noch vorsichtiger werden, wem man wo, wann, was darüber erzählt. Man hatte plötzlich mit dem Problem zu tun, daß man nicht mehr sicher sein konnte, daß jede Pille, die auftauchte, auch wirklich das enthält, was drin sein soll. Damals gab es auch noch kein Drugchecking. In der Anfangsphase gab es in Holland verschiedene Drugcheckings bezüglich Ecstasy. Da haben wir versucht, die Sachen nach Holland zu schicken und analysieren zu lassen. Aber es tauchten auch Pillen auf, von denen man sagen konnte, daß das wirklich reines MDMA ist.

Hat sich auch etwas in den Dosierungen geändert?

In den Dosierungen weniger. In der Art und Weise: die waren einfach speediger. Wir haben das damals schnell gemerkt, daß das Mischformen sein müssen. Eine beliebte Sache war, MDA dazu zu mischen. Mich hat in der damaligen Zeit negativ berührt, daß Dealer auf mich zugetreten sind, die Interesse bekommen hatten, das zu verkaufen. Die hatten vorher ihr Geld eher mit Kokain oder Speed gemacht. Nun wollten sie ihre Klientel statt mit Koks und Speed mit Ecstasy versorgen. Die kamen mit 'ner horrenden Vorstellung und wollten dann 1.000 oder sogar 10.000 Stück kaufen. Ich hab' mich nur gefragt, ob die noch ganz dicht sind. Ich hab' MDMA damals wie eine heilige Substanz behandelt – in der Anfangsphase – und hab' dann auch von den Leuten Abstand genommen, habe versucht, an die Leute nichts weiterzugeben. Weil ich dachte, dann würde das Ganze nur noch nach hinten losgehen. Es wurde halt immer schwieriger, offene Aufklärung zu betreiben, was mit der Substanz überhaupt möglich ist, und was man lieber unterlassen sollte.

Woher hast Du den Stoff bekommen und welche Mengen waren dabei im Spiel?

Tja. Über viele Sachen kann ich natürlich nicht reden.

Hast Du das, was Du verkauft hast, grundsätzlich auch selbst getestet?

Auf jeden Fall. Das, was durch meine Hände gegangen ist, war selbst angetestet. Nur das, was für gut befunden wurde, hab' ich weitergegeben. Das sollte eigentlich Dealerehre sein. Einige Sachen sind im Klo gelandet, die ich auf Verdacht gekauft habe, und bei denen ich festgestellt habe, das war nichts. Man konnte es nicht immer zurückgeben. Im Einzelverkauf kostete die Dosis ca. 40–50 Mark. Dann ist das wohl billiger geworden. Anfangs waren das Kapseln, später dann Pillen, zwischenzeitlich beides. Es wurde auch Grammweise als Pulver in Plastiktüten abgegeben. Kapseln hatten den Nachteil, daß man sie aufmachen konnte und etwas rausnehmen oder dazutun konnte. Das war Scheiße. Ich hab' auch gesehen, daß in Kapseln, die ich weitergegeben hatte, was gefehlt hat. Deswegen haben sich dann mehr oder weniger die Pillen durchgesetzt – da konnte man dann nichts dazutun oder wegmachen. Man wußte allerding bei den Kapseln eher, was drinnen ist. Bei den Pillen sind dann Bindemittel aufgetaucht, wo man sich nicht so klar darüber sein konnte, was das eigentlich ist. Es hieß Ecstasy, konnte aber alles mögliche sein. Also, ich denk' mir, Dealer ist einer der verantwortungsvollsten Jobs, die es gibt. Und das ist den meisten einfach nicht bewußt. Die meisten Dealer, die ich kennengelernt habe, gehen *sehr* verantwortungsbewußt mit den Sachen um. Es gibt auch Leute, die haben Busineß-Intentionen, denen ist es nicht so wichtig, ob das jetzt gutes Zeug ist, was sie da haben. Damals in der Zeit, zwischen '86 und '90, die gingen damit sehr verantwortungsbewußt um. Ich hab' halt damals versucht, Leute in die Materie einzuführen, indem wir Einführungssitzungen gemacht haben. Andererseits, wenn ich gemerkt habe, jemand fängt an, über die Stränge zu schlagen, hab' ich ihm oftmals einfach nichts mehr verkauft. Letztendlich haben sie es sich dann doch an einer anderen Stelle besorgt, aber ich hab' ein paarmal gesagt, von mir kriegst du dann nichts mehr.

Gab es denn in der Zeit auch Probleme aufgrund der Beimengungen?

Ich hab' relativ wenig Ausfallerscheinungen bei den Leuten mitbekommen. Sehr wenig. Das gab's, aber sehr vereinzelt. Meistens Überdosierungen, daß Leute in zu kurzem Zeitraum zu viel genommen hatten. Oder es gab halt auch Pillen, die total andere Wirkungsdynamiken hatten. Die hatten wir versucht rauszuholen oder zumindest nicht weiterzugeben. Und irgendwann wurde der Markt einfach sehr unüberschaubar. Das war so 1989. Meine Zeit war eher zwischen 1986 und 88.

Was hast Du verdient? Hast Du vom Handel gelebt?

Teilweise. Ich persönlich hab' damit nie übermäßig verdient. Das höchste, was ich mal verdient habe, waren vielleicht 4.000–5.000 Mark pro Monat. Dann aber auch mal zwei oder drei Monate nichts, dann vielleicht wieder 5.000 oder drei bis vier Monate 3.000–4.000 Mark. An dem Glied in der Kette, an dem ich gestanden habe, konnte ich mir keine goldene Nase verdienen. Allerdings kenne ich Leute, die sich daran eine goldene Nase verdient haben, weil die einfach teilweise an einem höheren Punkt in der Hierarchie gesessen haben. Vielleicht hat das Labor – sagen wir mal – zwei bis drei Leute eingesetzt, die das an die Großhändler weitergegeben haben. Dann kamen die Halbgroßhändler, die Mittelhändler, dann die Kleinhändler und dann die Endverbraucher.

Wo würdest Du Dich sehen?

Irgendwo an mittlerer Stelle.

Stützt das nicht das Bild von der Organisierten Kriminalität?

Es war keine Organisation. Der über mir wußte teilweise nicht, wie ich heiße. Ich wußte auch nicht, wie der heißt. Das war keine organisierte Mafia. Das war eigentlich eher 'ne Gesellschaft, die mehr oder weniger auf Vertrauen lief – 'ne ganze Zeit lang. Je mehr ich mich da reingehängt habe, desto mehr hatte ich mit mafia-ähnlichen Strukturen und Subjekten zu tun – zwangsläufig. Und mit denen wollte ich eigentlich nichts zu tun haben. Das war mit ein Grund, warum ich letztendlich aus der ganzen Szene 'raus bin. Ich hatte keine Lust mehr, mit Leuten zu tun zu haben, die mit 'ner Kanone in der Tasche rumlaufen.

Hattest Du selber auch eine?

Nein. Bist du verrückt? Ich hatte auch keine Lust, mit Leuten zu tun zu haben, deren einziges Interesse es war, Geld zu machen. Das war nicht mein Ding. Ich hab' zwar auch Geld verdient, aber nicht aus dem Selbstzweck heraus, in möglichst kurzer Zeit möglichst viel Knete zu machen. Die Kriminalisierung zwingt teilweise die Unterwelt in mafia-ähnliche Strukturen rein. D. h., wenn etwas verboten ist, dann muß ja einer, der produziert, dabei sein, und es muß in irgendeiner Form ein Verteilersystem geben.

Hast Du Produzenten in der Zeit kennengelernt?

Ich habe keinen Produzenten kennengelernt. Es ging zwar irgendwann los, daß sich Leute ihre Küche eingerichtet haben – in einem Zimmer – und versucht haben, ihr eigenes Ecstasy herzustellen. Das war teilweise schon 1987–88. Von dort hab' ich dann auch Material herbekommen, von dem ich 100 % wußte, daß es wirklich reines MDMA war. Das waren Leute, die vielleicht 1.000 Stück produziert haben – und dann nie wieder. Die hatten das manchmal gar nicht mal als Pulver, sondern in Harzform. Das waren ein paar hundert Gramm. Nichts Großes. Chemiestudenten. Derzeit gab es noch viel Idealismus. Die haben prinzipiell nicht auf den Markt vertraut. Die haben gesagt, sie stellen sich lieber ihr eigenes Zeug her, weil sie dann wissen, was da drin ist. So kamen einige Leute dazu, ihre Küche mal kurz umzubauen. Die wollten endlich mal richtiges, gutes Ecstasy haben. Da hat man schon ganz deutlich Unterschiede in den Wirkungen feststellen können, im Gegensatz zu dem, was als Pillen auf den Markt kam.

Was passierte, als Ecstasy illegalisiert wurde?

Die größte Katastrophe, die in meinen Augen passiert ist, war, daß das Element von Angst reinkam. Man konnte nicht mehr öffentlich darüber reden. Man mußte plötzlich darauf achten, wem man was, wann, wo erzählt. Man mußte selbst auf Tauchstation gehen. Man war plötzlich nicht mehr sicher, ob die Leute, die auf einen zukommen, Zivilbullen sind oder irgendwelche Haie in der Mafia. Man mußte sehr wachsam sein, wem man das weitergibt. Am Ende meiner Zeit war es so, daß ich mit knallharten Leuten zu tun hatte, die möglichst schnell möglichst viel Geld verdienen wollten und nicht mehr das kannten, was sie unter die Leute brachten. Die das vielleicht auch gar nicht kennenlernen wollten, denen das egal war. Ich hab' versucht, mich davon abzugrenzen, aber das geht halt auch nur bis zu einem gewissen Grad. Die Ecstasy-Erfahrung ist eigentlich so, daß man sehr mitteilungsbedürftig wird. Auf der anderen Seite hast du dann – mehr oder weniger – die Kanone am Kopf ... und wenn du dann was mitteilst, während du ekstatisch-kommunikativ drauf bist, dann kann es sein, daß du Schwierigkeiten kriegst. Also mußt du dich ständig auch wieder zurückhalten. Das ist eine Zwickmühle, in die man dann reinkommt.

Wie hast Du Dich geschützt?

Anfangs überhaupt nicht. Später fing ich an, so 'ne Art Doppelleben zu führen. Was mir dann letztendlich auch selbst nicht gut tat. Wenn mich jemand fragte: „Was tust du denn?" mußte man sich halt immer 'ne gute Ausrede einfallen lassen. Das war auch ein Punkt, mit dem ich später nicht mehr klar kam. Die Aufsplittung meines Ichs, jemand offiziell nach außen hin und jemand anderes inoffiziell zu sein – und ich konnte eigentlich nicht darüber reden.

Bist Du denn rausgegangen in die Szene, oder kamen die Leute zu Dir?

Ne. Ich hab' nie was draußen verkauft. Nie draußen auf komischen Plätzen.

An wen hast Du verkauft?

Meine Klientel waren alle möglichen Leute. Das waren teilweise Ärzte, Architekten, Studenten, Manager, Partyleute, das waren sogar Leute, die saßen in Regierungsfunktionen, bzw. ... also wenn ich tatsächlich erzählen würde, wer damals alles bei mir Drogen gekauft hat, dann würden sich manche *sehr* wundern, wer damit alles experimentiert hat. Da kann ich heute leider nicht drüber reden....

Hattest Du keine Angst vor der Polizei?

Doch. Na klar. Ha, ha.... Das ist einfach nun mal Berufsrisiko. Andererseits: Angst frißt Seele auf. Wenn das irgendwie 'ne bestimmte Dichte bekommen hat ... irgendwann war mir das einfach zuviel, dieses Doppelleben zu führen bzw. im Untergrund rumzuwursteln. Erstens sind mir in einer gewissen Zeit sehr negative Erlebnisse mit anderen Drogen passiert – das war der Grund, selber keine Drogen mehr zu nehmen. Gleichzeitig hab' ich meine Karriere als Drogenhändler an den Nagel gehängt. Ich bin in diese Sache reingekommen, wie die Jungfrau zum Kind – mehr oder weniger über Nacht, und ich bin auch über Nacht aus dem Ding wieder raus. Je länger man da drin ist, entwickeln sich bestimmte Dynamiken, auch in der Persönlichkeit. Man lebt ein Doppelleben und das wollte ich nicht mehr. Ganz klar. Ich hab' gesagt, jetzt ist diese Zeit für mich vorbei. Wenn der Handel weitergeht, dann sollen das andere Leute machen. Mit welchen Motivationen auch immer... Ich hab' versucht, meine besten Motivationen da rein zu geben und war irgendwann mit Dynamiken und bestimmten Strukturen konfrontiert, die es letztendlich unmöglich gemacht haben, mit der Ethik, mit dem Selbstverständnis weiterzuarbeiten. Es war also eine Frage der Zeit, aufzuhören. Ich war mehr oder weniger gezwungen aufzuhören. Oder ich hätte meine ganzen Ideale aufgeben müssen und das nur noch als Busineß verstehen. So wie ich rein bin, bin ich auch nach vier Jahren wieder raus.

Wie sollte Deiner Meinung nach mit Ecstasy umgegangen werden?

Nicht nur mit Ecstasy – mit allen Drogen. Die einzige Möglichkeit ist: Das Betäubungsmittelgesetz muß weg. Es muß Aufklärung geschaffen werden, Aufklärung, Aufklärung und nochmal Aufklärung, was die Möglichkeiten und die Gefahren einer Substanz sind. Es muß Leute und Stellen geben, die andere Leute in den Gebrauch dieser Substanzen einführen. Ärzte, Psychotherapeuten, von mir aus auch Drogenschulen. Es muß gewährleistet sein, daß absolut sauberes Material auf dem Markt ist. Es muß immer Kontrollen geben. Lebensmittelkontrollen, Drogenkontrollen. Ich glaube auch, daß der ganze Schwarzmarkt verschwinden muß. Die Strukturen, die nur auf Busineß aus sind, müssen da raus. Wer Drogen kriminalisiert, der hat letztendlich ein Interesse daran, daß es sowas wie eine Drogenmafia gibt. Ich frage mich wirklich, ob Politiker wirklich so dumm sein können, daß sie nicht erkennen, daß Prohibition genau das Gegenteil von dem bewirkt, was sie eigentlich – oder angeblich – bewirken soll. Oder haben diese Politiker in irgendeiner Form Vorteile von den Zuständen, die durch die Prohibition geschaffen werden? Oder werden sie vielleicht erpreßt von der Mafia? Oder kollaborieren sie etwa in irgendeiner Form mit der Mafia? Drogentote, Beschaffungskriminalität, Prostitution zur Beschaffung des Geldes für Drogen etc. bräuchten einfach nicht zu sein! Ich glaub' einfach, daß 90 % der negativen Auswirkungen von Drogen innerhalb von ein paar Jahren durch die Aufhebung vom BtMG vorbei sein könnten. Und letztendlich ist es staatlicherseits dumm, es geht eine gigantische Steuereinnahme verloren – man könnte das wie Alkohol und Tabak besteuern. Herr Waigel würde sich freuen, der hätte 10 Milliarden zusätzlich in seiner Kasse. Dann bräuchte man nicht die Lohnfortzahlung im Krankheitsfall beschneiden. Ich frag' mich, welchen Vorteil es für Politiker hat, die organisierte Kriminalität oder Mafia-Strukturen im eigenen Staat zu erhalten. Die brauchen vielleicht die Mafia als Buhmann oder Feindbild, den bösen Onkel, den sie sich letztendlich selbst geschaffen haben, um den Leuten Angst und Schrecken einzujagen. Das sind eigentlich innocent people. Sie schaffen sich einen Dämon. Dann machen sie Leuten mit diesem Dämon Angst und kriegen den Dämon auch nicht mehr los. Die einzige Möglichkeit, das Ganze aufzulösen, ist die Legalisierung und Aufklärung über den verantwortungsvollen Gebrauch der verschiedenen Substanzen. Ich hätte noch viel zu sagen, doch das würde den Rahmen dieses Interviews sprengen. Ich hoffe, etwas zur Aufklärung beigetragen zu haben.

Davon bin ich überzeugt. Vielen Dank, Herbert, für das Gespräch.

„Ich wollte ja keine Verbrecherin sein, sondern Dealerin.“

Interview mit der ehemaligen Dealerin „Nancy“

Dieses Gespräch soll etwas Aufschluß über den Handel mit illegalisierten Drogen in der Techno-Szene geben. Du hast mit Drogen gehandelt. Warst oder bist du richtig in der Techno Szene drin?

Ja, auf jeden Fall. Ich würd' eher sagen in der Gabber-Szene. Das ist so 'ne Underground-Bewegung. Und die war schon immer so die etwas extremere Richtung. Ich war früher in der Punk- und in der Independent-Szene, auch mal Grufti.

Wie wurdest Du Dealerin?

Ich hab' mich halt schon immer geschickt angestellt bei Verkaufsgeschäften. Ich hab' in meiner Kindheit schon immer zu meinem Taschengeld dazuverdient und später davon gelebt, alles mögliche zu verticken, und ich hab' halt gesehen, in der Techno-Szene wird das untereinander getauscht wie Briefmarken, und damit läßt sich gut Kohle machen. Da kann man sich seinen Stoff damit finanzieren, und wenn man wirklich gutes Zeug hat und Startkapital, dann kann man davon leben. Und es war geil. Man hatte nur mit den Leuten zu tun, die man kennt. Und das war ja ein cooler Job. Es hat mir Spaß gemacht. Ich war gerne Dealer. Ich schäme mich nicht dafür. Ich erzähl's jetzt auch. Man kann mir ja jetzt gar nichts mehr anhaben, ich hab' nichts mehr da, und die können mir nichts mehr nachweisen. Ich würde es heute nicht mehr machen. Ich fand's cool.

Welche Qualitäten mußt Du als Dealer oder Dealerin haben?

Eine große Schnauze und auf jeden Fall Verkaufstalente. Man darf sich nichts gefallen lassen, man muß sich an die Szene anpassen. In einen Techno-Club kannst du halt nicht in einem Abendkleid gehen, sondern du mußt entsprechend gekleidet sein, die Szene-Sprache drauf haben. Einerseits muß man vertrauenserweckend aussehen, andererseits schon ein bißchen grimmig, so daß man sich nicht gleich alles traut mit dem Dealer. Und halt auch – das haben die wenigsten Dealer – Verantwortungsbewußtsein. Weil du als Dealer ja verantwortlich dafür bist, was der Konsument erwischt. Kleindealer, die in einen Club kommen und mal schnell zehn Pillen verticken und sich schnell verpissen ... das ist meistens irgendwelcher Ausschuß. Die

Großdealer sind ja darauf angewiesen, gute Ware zu haben, wenn die Dreck verticken, gibt's dann richtigen Ärger, und sie verlieren auch noch ihre Stammkundschaft.

Wie lange hast Du insgesamt in dem Bereich gearbeitet?

Zwei Jahre. Ein Jahr im Club und ein Jahr zu Hause.

Was heißt im Club? Warst Du anerkannt als Dealerin?

Ich war Schwarz-Dealerin. Es war auch 'n Techno-Club – ich sag den Namen jetzt aber nicht. In jedem Club gibt's halt irgendwo Stammdealer. Bei denen muß man kaufen, und dann darf man eventuell deren Stoff weiterverkaufen. Die sind aber immens teuer. Und wenn man sich so seine privaten Connections macht in einer lauschigen Ecke, ist das um soundsoviel Mark günstiger. Und ich bin doch nicht dumm, daß ich dann bei denen kaufe. Und ich hab so mit Leuten gehandelt aus der Hausbesetzerszene und so. Na ja, und hab da eingekauft, auch mit Freunden zusammen, und wir haben da unseren Schwarzhandel so betrieben, ohne daß die anderen Dealer das merkten. Das ist ein Jahr gut gegangen, dann hab ich Streß gekriegt und Hausverbot bekommen.

Mit dem Hausdealer oder mit dem Betreiber?

Mit dem Hausdealer. Ja. Und mit dem Betreiber dann natürlich auch. Als ich Hausbverbot gekriegt habe, dachte ich mir: „Jetzt gehst du nur noch privat zum Tanzen hin", und die Kunden waren sowieso alles meine Freunde und wußten, wo ich wohne. Sie sind in meine Wohnung gekommen. Dann ist das bei mir in der Wohnung abgelaufen. Es kamen dann auch andere Dealer zu mir. Z. B. einer, der hat bei seinen Eltern gewohnt, die durften nicht wissen, daß er vertickt, der wollte sich dann nicht an die Straße stellen. Dafür hat er 5,– DM Eintritt gezahlt, hat sich hierher gesetzt und sein Haschisch und sein Gras ausgebreitet. Das durfte er, weil ich das nicht im Programm hatte. Es war recht lustig. Ein anderer kam mit Pilzen. Und wenn dann jemand reinkam, war in meiner Wohnung ein ganz netter Laden aufgebaut, und dann grinsen ihn alle so an: „Na, was hätt' man denn gerne?" – Und er will vielleicht gar nichts.

Was hat der Hausdealer im Club genommen und was war Dein Preis?

Die Preise von damals kann man mit denen von heute nicht mehr vergleichen. Der Kurs – vor allem von E *[Ecstasy, Anm. d. Interv.]* – ist immens gefallen. Als ich eingestiegen bin hat 'ne E sage und schreibe 40,– DM gekostet. 1994 im Verkauf. Und im Einkauf halt 5,– DM weniger. Heutzutage kosten sie Normalpreis 20,– DM, und wenn man den Dealer gut kennt und öfter was kauft, 15,– DM. Der Einkauf – ich hab im Mai ’96 aufgehört – lag um 10,– DM, und jetzt geht das auch schon auf 4,– bis 5,– DM runter.

Bei welchen Größenordnungen?

100 Stück. Also ich hab’ immer so 100 bis 200 Stück gekauft. Mehr hab’ ich nicht gekauft. Ich hab’ die Sorten erst an mir angetestet, und alles was unter ‚2–‘ war hab ich nicht mehr vertickt. Ich hab die Pillen von
1 bis 6 bewertet. Wenn Scheiße gekommen ist, kam die Pille weg. Dann hab ich vielleicht mal ’nen scheiß Turn gehabt, aber das war egal. Ich wollte das dann meinen Kunden nicht geben. Du wärst das nicht losgeworden. Mit den E hat sich das so eingebürgert: alle paar Wochen ’ne neue Sorte. Und wenn ich dann 500 Stück kauf, sitz’ ich irgendwann drauf, weil der Nachbar hat schon wieder „Zwerge“, „Feuersteins“ oder „Herz mit Pfeil“, und ich hab dann nur die langweiligen „Barnies“ – obwohl sie ja gut kommen, aber es ist ja wieder nur der gleiche Turn. Ha, Ha. Die Kunden sind wirklich so anspruchsvoll.

Ist es tatsächlich so, daß es da große Unterschiede gibt?

Ja schon. Die einen sind mit LSD beträufelt, dann hast du ’ne Optik. Die anderen sind mit Speed, da kannst du tierisch abdancen. Die anderen machen dich so richtig fett, die sind mit H *[Heroin, Anm. d. Verf.]*. Ja es gibt verschiedene Pillen. Manche sind ganz leicht, mit wenig Inhalt. So für Anfänger, und die anderen sind die coolen MDMA-Pillen.

Hattest Du hauptsächlich eine Sorte

Man muß nehmen, was kommt. Ich wußte dann, was gut ist, was ich nehmen kann. Da brauchte ich dann gar nicht mehr zu testen, wenn ich das Symbol gesehen hab, und es war so richtig fett eingeprägt und nicht nur so oben reingeritzt – dann war es gefälscht. Ich sah das den Pillen an: Meinetwegen „Zwerg mit Bart und schräger Mütze“ – dann nimmt man 100 Stück. Es kamen andere Dealer zu mir und sagten: „Oh, ich hab ‚Löwen‘ im Angebot – wollen wir nicht tauschen? 20 gegen 20“. Wir haben getauscht, und ich hatte „Löwen“ und „Zwerge“. Es kam der nächste und hatte „Pinocchios“. Na, das war nicht so gefragt; – dann nehmen wir mal fünf. So, und irgendwann hatte ich mal zehn verschiedene Pillen im Sortiment. Ich hab so zehn Pillendöschen gehabt und konnte anbieten. Die Kunden waren dabei meist schon völlig überfordert. Ich hab gemerkt, daß so zwei bis drei Sorten eigentlich das Beste sind; weil du das sonst im Club durcheinander bringst. Dort ist es finster und du suchst nach deinem Döschen rum. Vielleicht hast du noch die falsche Pille gegeben. Gerade mit den „Zwergen", mit den Symbolen drauf – die sehen kraß ähnlich aus. Da ist die Mütze ein wenig anders und schon ist das 'ne andere Pille und der Turn ist schon ganz anders.

Was waren Deine Arbeitszeiten?

Ich bin freitags, samstags manchmal auch sonntags raus oder, wenn 'ne Special-Party war, bin ich um 23.30 Uhr im Club angekommen und geblieben bis sie dicht gemacht haben – so zwischen 8 und 10 oder auch mal 12 Uhr. Die meisten Stammdealer waren dann schon weg, und ich hab am Schluß das beste Geschäft gemacht. Zu Hause war es heavy. Da haben die mich aus dem Bett gehauen: „Ich hab 'nen Mädel kennengelernt. Wir wollen zusammen 'ne Pille nehmen. Bitte gib mir eine. Ich zahl auch 10,– DM mehr." Na ja, aufgemacht, reingelassen. Manchmal mußte ich die schon erziehen. Es ging Tag und Nacht. Es waren bis zu 60 Leute in der Wohnung. Mich hat das zum Schluß echt nervlich fertig gemacht, weil ich keinen freien Moment mehr hatte. Ich konnte nicht mehr weg. Mein Freund, der auch Dealer war, sagte dann: „Äh, jetzt bist du nicht da gewesen, und dir ist ein Deal mit 20 Pillen durch die Lappen gegangen – nur weil du einmal auf der Post warst." Aber man muß ja auch irgendwie noch leben können.

Das war also ein Full-time Job?

Ja. Zu Hause war das ein Full-time Job; das zweite Jahr. Als es im Club nicht mehr ging, als sie mich verjagt haben, bin ich halt rumgefahren und hatte drei Stammdealer, bei denen ich eingekauft hab'. Der eine ist gekommen, zu den anderen beiden mußte ich hinfahren.

Diese Dealer waren dann eine „Stufe" über Dir?

Ja. Ich hab hauptsächlich kleinere Mengen an Leute weitergegeben. Manchmal auch 'ne Tüte mit 50 E. Das lief dann auf Bestellung – weil ich dann ja mehr einkaufen mußte. Ich hatte ja nie mehr da als 100–150 Gramm Peppen *[Speed, Anm. d. Interv.]*, 150–200 Pillen. Wenn ich das jetzt eingekauft hatte, war das in allerhöchstens zwei Wochen weg. Der eine, bei dem ich eingekauft habe, war schon eher Großdealer, aber die anderen, mit dem Peppen, da war ich schon der größte Kunde. Sonst hat der auch eher so einzelne Grämmchen verkauft. Als ich das erste Mal gekommen bin, hat der das für 'ne Verarschung gehalten. Ich komm da alleine so als Frau an und sag: „Ich hab da so 'nen Tip bekommen, bei dir gibt's Stoff." – „Ja, wieviel willst du denn?" – „Na ja, zum Antesten so mal 50 Gramm" – „Du willst mich verarschen, du meinst 5 Gramm ..." – Hat er dann aber besorgen können.

Hattest Du Kontakt zu den Leuten, die das hergestellt haben?

Nur zu einem, der das selber hergestellt hat. Der hat gepanscht und hat das dann auch gelassen, weil ihm die Kunden aufs Dach gestiegen sind. Das war zu schlecht. Du hast vier oder fünf Pillen genommen, dann hat das 'ne halbe Stunde getörnt. Aber dafür zahlst du doch nicht 30,– DM oder sowas. Wir haben uns mal den Spaß gemacht, und haben Pillen mit LSD gemacht. Wir haben Pappen *[LSD, Anm. d. Interv.]* in Wasser aufgelöst und dann die Pillen beträufelt.

Und hat das gewirkt?

Ja. Die Kunden waren begeistert. Wir haben halt gern so experimentiert. Ein Kollege von mir hat Apfelpeppen gemacht, also Speed mit Apfelgeschmack. Wenn du es in den Hals wirfst, kratzt es nicht so. Aber so richtig hergestellt haben wir nicht, und ich hab' auch niemanden gekannt, der das so macht.

Was hattest Du für Gewinnspannen?

Eigentlich recht gute. Ich bin am Wochenende schon rausgekommen mit 1.000,– bis 2.000,– DM in der Tasche. Vor allem, da ich die einzige Dealerin im Club war, die größere Mengen umgesetzt hat. Ich war auch so 'ne Art Kummerkastentante, so 'ne Art Vertrauensperson für die Leute. Ich war wie 'ne Art Beipackzettel für die Pille, zu dem die Leute kommen konnten, wenn es ihnen nicht gut ging oder sie Fragen zur Droge hatten.

Was gab es für Fragen? Was hast Du erzählt?

Na, wie sie es so machen sollen, wenn sie Speed oder E nehmen: Daß man nicht nach einer E Speed nehmen soll, weil das den ganzen Turn kaputt macht. Oder daß Alkohol und Pille nicht zusammenpassen. Oder wie man eher vorsichtig konsumiert. Z. T. haben die Leute ja die Pille kleingehackt und sich rechts Speed und links die Pille in die Nase gezogen.

Wie hast Du Dich am Anfang finanziert, als Du mit dem Dealen angefangen hast und noch nicht soviel vertickt hast?

Ich hatte meine anderen Verkaufs-Geschäfte gehabt: Bücher, Elektrogeräte, Schallplatten. Ich hatte schon immer vom Verkaufen gelebt. So hatte ich dann auch ein wenig Kohle, um zu investieren. Ganz am Anfang hab' ich ja angefangen, LSD zu verkaufen. Das war billiger und ist damals schnell weggegangen: 5,– DM Einkauf, 10,– DM Verkauf und du hattest quasi 50 % Gewinn. Das ist eigentlich o. k. Später hab' ich das aus dem Programm genommen, weil ich selber nicht mehr LSD genommen hab', und es gab andere LSD-Sorten. Ich konnte nicht was verkaufen, was ich nicht kenne. Wenn der Kunde fragt: „Wie kommt der ‚Miraculix'?", und ich muß dann sagen: „Da mußt du meinen Kollegen fragen, ich nehm das nicht." Das kann ich halt nicht verantworten. Pilze hab ich noch verkauft. Da war ich der Star vom ganzen Club, denn damals gab es noch nicht soviel Pilze. Da hab ich zwei, drei Pillen gekriegt für so 'nen Pilz. Im Tausch. Das waren die Zauberpilze, gezüchtet, mit ca. 2 Gramm.

Gab es offensichtliche Verunreinigungen? Wie hast Du so etwas gemerkt?

Entweder ist die Pille gar nicht gekommen oder man hatte tierische Kopfschmerzen. Es gab z. B. die „Tauben", die hatten nur Coffein und Milchzucker. Die haben wir analysieren lassen. Da war nur 1 % MDEA drin, kein MDMA. Manchmal war es tierisch gestreckt, mit Zucker, oder es war irgend etwas Zurechtgefeiltes – kopfschmerztablettenmäßig und eingestanzt. Bei Speed, da ist natürlich viel Edelweiß drin. Das ist Milchzucker. Das kann man für 5,– DM kaufen, so 'ne fette Tüte. Und manche verkaufen auch nur dieses Edelweiß. Die machen oben in die Tüte 'ne Schicht Peppen rein und unten ist dann reines Edelweiß. Du probierst oben, kaufst es und hast dann für 'nen Tausender was gekauft, was es in der Apotheke für 5,– DM gibt.

Wie hast Du analysieren lassen?

Ich habe damals jemanden gekannt, der hatte eine Verbindung zu einem Labor in England. Da konnte man das einschicken. Das hat auch nichts gekostet, weil die selber daran geforscht haben. Die haben dann auf englisch zurückgeschrieben, was da für Inhaltsstoffe drin sind. Und noch irgendwas Wissenschaftliches, das konnten wir gar nicht lesen.

Was hat sich geändert, seit dem „Eve & Rave" ihre Drugchecking-Listen gemacht haben? Du hast ja die Zeit davor und währenddessen mitbekommen.

Die Drecksdealer hatten ganz klar ausgespielt. Wenn einer ankam mit „braunen Tauben", ist der halt geklatscht worden. Es wurde gesagt: „Sowas kaufen wir nicht." Auf den Listen konnte man sehen, welche Pillen so im Umlauf waren. Ich find' das so gemein, daß das nicht mehr gemacht werden darf. Es können so viele Unfälle passieren, wenn z. B. die Pille zu hoch dosiert ist, z. B. die mit dem „Irokesen", die ist immens komisch und überdosiert. Ich hab' die selber nie gehabt, aber ich hab' von Kollegen gehört, daß es damit Paranoia oder irgendwelche Unfälle gab. Wenn man das weiß, dann ist es doch ganz klar, daß man damit vorsichtig ist. Aber wenn man das nicht weiß, dann frißt man das doch. Und welcher Dealer macht sich die Arbeit, das einzeln an sich selber zu testen?

Wie war das mit der Konkurrenz unter den Dealern?

Mit vielen war ich ja befreundet. Es war aber oft so, daß ich die größere Dealerin war und die anderen bei mir gekauft haben. Die konnten sich nicht mit mir anlegen, weil sie dann nichts mehr von mir bekommen hätten. Die haben das nur nebenbei gemacht, nicht hauptberuflich. Aber ansonsten war es übelst: Wenn du einem Großdealer – z. B. in einem Club oder so – versucht hast, das Geschäft wegzunehmen, dann hat es Prügel gegeben. Die sind mit Knarren vorbeigekommen.

Bei Dir auch?

Ja. Ich mach' morgens die Tür auf, mußte auch noch runterkommmen von der Pille und hab' das gar nicht ernst genommen. Sollte ich jetzt Angst haben oder nicht, und ich hab' dann gesagt, setz' dich mal hin, laß uns das bequatschen. Der hat dann gedacht, „die Olle ist verrückt", und ist abgehauen. Erst im Nachhinein kam mir dann, daß der das wirklich ernst gemeint hat. Prügel sind mir auch schon mal angedroht worden, und ich wurde angebrüllt. Andere bekamen übelsten Streß, wurden abgezogen oder bekamen den Briefkasten in die Luft gesprengt. Bei mir haben sie gemerkt, daß ich besser bin und ihnen die Kunden abzog. Zum Schluß haben sie mir die Polizei auf den Hals gehetzt.

Wie sah das aus?

Es saßen welche auf dem Dach mit Abhörgeräten. In der Wohnung unter mir und neben mir. Die sind ums Haus gefahren, fünf Tage lang Belagerung, Telephon abgehört. Die haben einen Scheinkauf organisiert, daß jemand zu mir in die Wohnung kommt und 100 Gramm Peppen holt, – das wär ein Bulle gewesen. Ich hatte das vorher gar nicht mitbekommen. Durch einen Zufall fuhr jemand auf der Straße 'ne Ampel um. Ich hör' das, schau' runter und seh' die Bullen. Freunde haben mir das mit dem Unfall später erzählt, ich konnte den nicht sehen. Aber innerhalb von Minuten war das Haus mit Wannen *[Polizeiwagen, Anm. d. Interv.]* umstellt. Ich hatte gerade 'ne Stunde vorher eingekauft und wo sollte ich mit dem Zeug jetzt hin? Ich hatte so 'nen Sack hier. Dann hab' ich gelauscht und hab' die Schritte überm Dach gehört. Von Nachbarn hab' ich später gehört, daß das mit den Wohnungen alles vorbereitet war. Wenn es den Unfall nicht gegeben hätte, wäre ich jetzt fünf Jahre im Knast.

Was hast Du da gemacht?

Kochwäsche gewaschen. Ha, ha. Dreimal die gleichen Handtücher. Die waren danach so klein. Ha, ha. Deswegen bin ich jetzt noch hier. Die kamen zwar vorbei, aber ich hab den „Kunden" nicht reingelassen. Ich hab meinem Freund gesagt, der soll den an der Tür abfertigen, ich hätte nichts da, und die haben dann versucht, mich am Telephon zu überrreden, daß ich was eindeutiges sage: „Dealst du denn nicht mehr?" – Und ich: „Willst Du mich verscheißern? Ich deale überhaupt nicht." Die hätten mich sonst drangekriegt.

Das Bild des Dealers in der Öffentlichkeit wird gleichgesetzt mit organisierter Kriminalität. Kannst Du das bestätigen?

Nee, überhaupt nicht. Ich hab mir den Dealer früher auch so vorgestellt: mit Schlapphut, hochgezogenem Kragen in der Ecke und so, der dann dem armen Mädchen 'ne Pille ins Glas wirft. Das war nicht so. Es war cool. Deshalb hat mich das auch so angesprochen. Es war keine mafiose Struktur. Es war nett, und ich hatte viele Freude. Wir sind dann zusammen los, eine Dealerclique, haben etwas zusammen unternommen, Platten getauscht, tanzen oder ins Freibad gegangen. Ich hatte natürlich einen Sonderstatus, weil ich die einzige Frau war.

Hast Du sonst keine Dealerinnen kennengelernt?

Nur so Kleinstdealerinnen – mit ein oder zwei Pillchen. Nicht so wie ich. Ich hätte mir schon eine richtige Kollegin gewünscht. Es war schon schwierig, sich gegen die Männer zu behaupten. Die wollten mich „blödes Mädel" abziehen, mir 'ne Tüte Edelweiß verticken. Dann hab ich meine Freunde mitgebracht, und wir haben die Sache klargestellt, ihn von allen Seiten bedroht – er hat dann das Geld wieder rausgerückt. – Grundsätzlich bin ich nicht gewalttätig und wir hätten ihm auch nichts getan. Nur wenn es sein muß, muß ich mich halt wehren. Wenn mir einer eins in die Fresse haut. Das macht man halt nicht. Ansonsten ging das alles ohne Gewalt, deshalb hat das ja auch Spaß gemacht. Aber es war nicht leicht. Es wurde gesagt: Das ist halt 'ne Frau, die hat nur Dreck. Auf der anderen Seite war es ein Schutz, gegenüber den Bullen. Da hab' ich das 'ne Zeitlang unter meinem Frauenstatus verstecken können.

Was sagst Du zu der „Verführungsthese", die in der Öffentlichkeit existiert?

Wir haben niemanden was aufgezwungen. Ich hab' eher Leuten mal abgeraten. Da war 'ne Frau, die hat Medikamente geschluckt. Das vertrug sich nicht mit E. Der hab' ich gesagt, daß das zum Kreislaufkollaps führen kann und sie von mir keine Pillen mehr kriegt. Sie ist halt mal umgekippt. Aber sonst ist mit meinem Stoff niemanden was passiert. Ich hab' halt schon geguckt, daß sie richtig dosieren. Und verführt hab' ich niemanden. Ich hab' halt immer gesagt: „Das mußt du wissen", und hab' dann Tips gegeben: „Das solltest du nur mit Leuten nehmen, die du kennst", in der und der Situation und so. Während das beim Rauchen und beim Alkohol anders läuft. Da heißt es: „Nimm doch noch 'nen Gläschen." Das gab es in der ganzen Drogenszene nicht, und das hat mich auch angesprochen.

Warum hast Du aufgehört zu dealen?

Ja, das umstellte Haus. Ich wollte nicht mehr. Das war der Anlaß. Ich wollte schon länger aufhören, da das nicht meine Berufung ist, am Tisch zu sitzen und Briefchen zu basteln. Irgendwie hatte ich auch gehört, daß Leute betteln gehen, um bei mir zu kaufen. Das wußte ich vorher nicht. Das wollte ich nicht, und ich hatte Angst, am Spiegel vorbeizugehen, weil er zerbrechen könnte. Ich wollte auch wieder raus und tanzen. Aber es gab nur noch das Geschäft. Die Leute haben mich nicht mehr in Ruhe gelassen. Das ist dann auch ausgeartet. Zum Schluß kam das mit Waffen, daß Leute auch Dealer werden wollten, und ich ihnen die beschaffen sollte. Der Streß ging mir auf die Nerven. Ich wollte auch mal meine Ruhe haben. Mußte runterkommen. Wollte auf den Flohmarkt, mal ein Buch lesen, Stummfilme angucken, ins Café gehen. Es war mir zuviel und ich wollte vielfältig sein. Ich war froh, daß es so abrupt geendet hat. Es hätte aber nicht durch die Polizei sein müssen.

Hattest Du eine Waffe?

Ja, klar. Ich hatte immer Angst, abgezogen zu werden – auch wenn man als Frau nachts alleine unterwegs ist. Gute Freunde haben sich geändert, haben mich abgezogen und in meiner Wohnung geklaut. Es war nicht mehr so wie früher. Ich kam damit nicht zurecht, ich wollte ja keine Verbrecherin in dem Sinne sein, sondern Dealerin. Einfach ein Verkaufsjob.

Vielen Dank, Nancy, für das Gespräch.

„Ich mache chemische Experimente, das ist mein Hobby."

Interview mit dem Produzenten von Designer-Drogen „Adonis"

Wir wollen in diesem Interview einen Einblick in die Produktion von Designer-Drogen gewinnen. Es ist wenig darüber bekannt. Die Bedingungen, unter denen diese Fragen beantwortet werden, sind ja auch von der Kriminalisierung geprägt. Wie bist Du dazu gekommen, daß Du Drogen produzierst, und was produzierst Du?

Bis vor ca. zehn Jahren hatte ich keinen Kontakt zu illegalen Drogen. Aufgewachsen bin ich in relativ geordneten und gesicherten Verhältnissen. Schon in meiner Kindheit war ich naturwissenschaftlich interessiert und habe auch eine mehrjährige, fundierte Ausbildung in dieser Sparte durchlaufen. Das wußte ein Bekannter von mir, der mich dann einmal fragte: „Kannst Du auch bestimmte chemische Stoffe herstellen?" Angefangen hab' ich vor zehn Jahren mit Speed, also mit Amphetamin. Über einen Zeitraum von ca. drei Jahren habe ich dann mehrere Kilogramm produziert und vertrieben. Dann habe ich aus Furcht vor Strafverfolgung einen Schlußstrich gezogen. Jetzt produziere ich seit mehreren Jahren nur noch Analogverbindungen zu kontrollierten Betäubungsmitteln, also ‚Designer-Drogen' im engeren Sinne. Diese besitzen ähnliche chemische und pharmakologische Eigenschaften, sind aber nicht vom Betäubungsmittelgesetz erfaßt. Bekannte BtM (Betäubungsmittel, d. Interv.), z. B. Amphetamin, Methaqualon, Pethidin oder Phencyclidin werden als Vorbild genommen und – salopp gesagt – ‚getunt'.

Was heißt das konkret?

Nehmen wir ein anschauliches Beispiel: Den VW Golf gibt es als Grundmodell und in einer Vielzahl von Sonderausführungen, die dem Grundmodell zwar sehr ähnlich sind, aber eben nicht identisch. Beim ‚Drogentuning' können – müssen aber nicht immer – solche geringen Unterschiede große Auswirkungen auf die chemisch-pharmakologischen Eigenschaften eines Stoffes haben. Ich mache diese Molekularvariationen, um das BtMG zu umgehen und die chemisch-pharmakologischen Eigenschaften neuer Stoffe zu erforschen. Zum Beispiel:

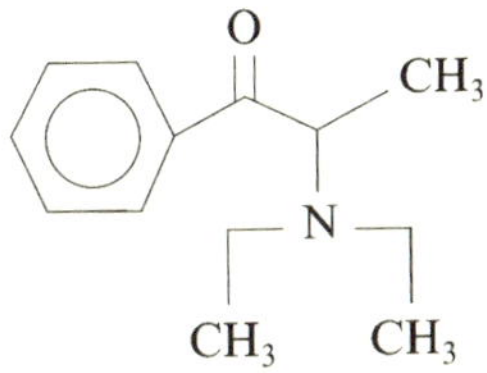

Grundsubstanz:
2-Diethylaminopropiophenon
(Amfepramon bzw. Diethylpropion ist der internationale Freiname)

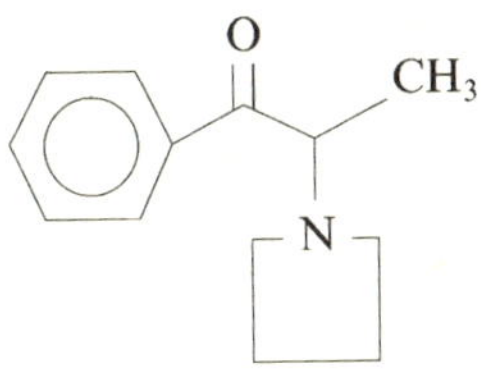

Abwandlung:
2-(1-Pyrrolidinyl)propiophenon
(Pyropropion)

Hierbei habe ich – formal gesehen – zwei Wasserstoffatome durch eine Kohlenstoff-Kohlenstoffverbindung ersetzt. In der Praxis jedoch habe ich bei der Synthese anstatt Diethylamin Pyrrolidin benutzt. Dieser Stoff Pyropropion gehört in die Gruppe der Weckamine oder Appetitzügler – chemisch mit Amphetamin verwandt. Er erzeugt Appetitlosigkeit und mit leichter Euphorie verbundene Erregungszustände. Insbesondere wird er gelegentlich von Kokainkonsumenten als preisgünstiger Ersatzstoff verwendet. Bei regelmäßigem Konsum ist alsbald eine Toleranzentwicklung mit Dosissteigerungen bis zu mehreren hundert mg pro Tag festzustellen. Dieser Stoff wird als Speedersatz oft akzeptiert, ist aber etwas schwächer in der Wirkung. Oder ein anderes Beispiel:

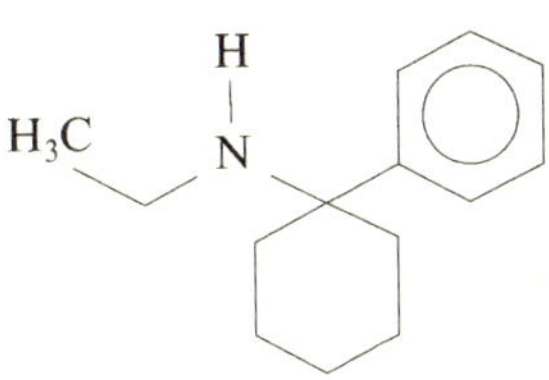

Grundsubstanz:
N-Ethyl–1-phenylcyclohexylamin
(Eticyclidin bzw. PCE)

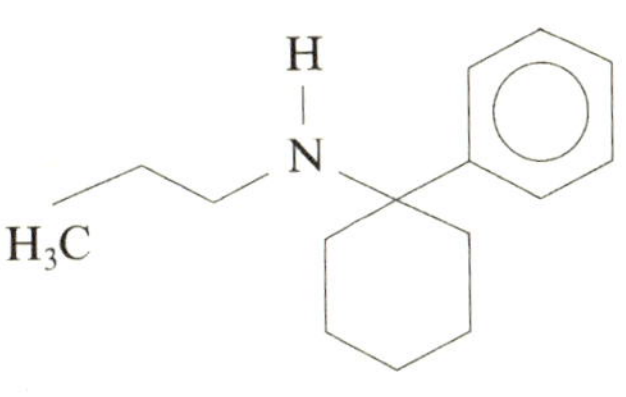

Abwandlung:
N-Propyl–1-phenylcyclohexylamin
(Propicyclidin bzw. PCPR). *Diese Substanz wurde am 1. Februar 1997 dem BtMG unterstellt (Anm. d. Interv.).*

Formal gesehen ist hier eine Methylgruppe an das PCE angefügt worden. Tatsächlich habe ich bei der Synthese Propylamin anstatt Ethylamin verwendet. Der Stoff Propicyclidin gehört in die Gruppe der halluzinogen wirkenden Narkotika. Ursprünglich in den 60er Jahren in den USA als Narkosemittel entwickelt, wurden die Substanz Phencyclidin, also PCP, und seine chemischen Abwandlungen TCP, Rolicyclidin und PCE von der U.S.-Drogenszene entdeckt. In Deutschland ist diese Stoffgruppe auch unter dem Namen ‚Angel Dust' bekannt, jedoch selten anzutreffen. Bei geringen Konsummengen, ca. 5 mg, sind leichte ‚Sinneswandlungen', euphorische Gefühlswallungen usw. zu bemerken. Mittlere Dosierungen, ca. 15–20 mg, verursachen Halluzinationen und erhebliche Koordinierungsprobleme, während hohe Dosierungen, ab 30 mg, tagelange Halluzinationen, Koma, Krämpfe oder sogar ‚Ausrasten' bewirken. Eine recht gefährliche Droge, nur in der ganz harten Szene finden sich einige Liebhaber für mittlere Dosierungen. Z. B. sah ein Konsument mit 40 mg plötzlich Vietnam-Kämpfer aus der Wand kommen. Diese hätten auf ihn geschossen und er hätte diese Einschüsse gespürt! Problematisch bei PCPR ist auch, daß nicht alle Konsumenten bei gleicher Dosierung gleiche Reaktionen zeigen. Hier scheint es von Mensch zu Mensch unterschiedliche individuelle Verträglichkeiten zu geben. Darüber hinaus scheint die Einnahmesituation, das Setting, – wie bei halluzinogen wirkenden Stoffen allgemein – eine Rolle zu spielen.
Vielleicht noch ein letztes Beispiel:

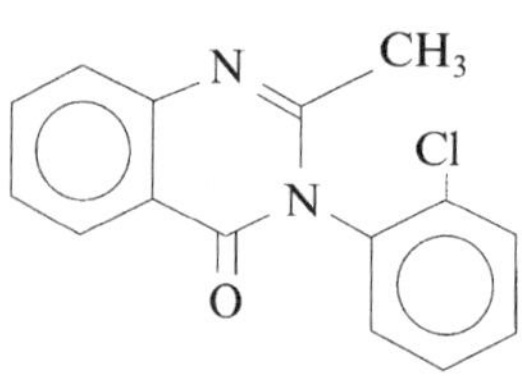

Grundsubstanz:
3-(2-Chlorphenyl)-2-methylchinazolin-4(3H)-on
(INN-Bezeichnung: Mecloqualon)

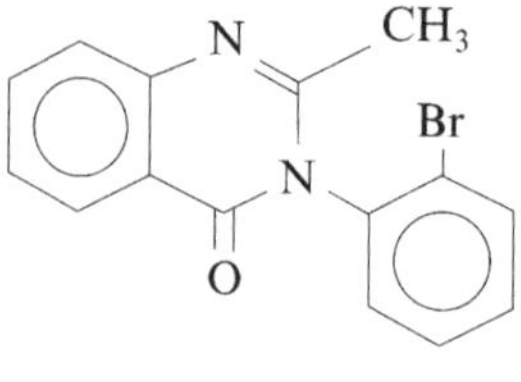

Abwandlung:
3-(2-Bromphenyl)-2-methylchinazolin-4(3H)-on
(Mebroqualon)

Hierbei habe ich – wiederum formal gesehen – ein Halogenatom, Chlor, durch ein anderes Halogenatom ersetzt. Die Grundsubstanz Mecloqualon wird unter dem Namen ‚Nubarene' im Ausland als Beruhigungsmittel oder Schlafmittel benutzt. Methaqualon, als eigentliche Grundsubstanz, ist im In- und Ausland unter dem Handelsnamen ‚Mandrax' als ‚Downer' bekannt. Erwartungsgemäß besitzt auch Mebroqualon sedierende Eigenschaften. Dieser Stoff wirkt jedoch schwächer als Mecloqualon, man benötigt für moderate Effekte 0,5 Gramm. Rund 20 Gramm aus einer einmalig durchgeführten Synthese liegen schon seit zwei Jahren bei mir im ‚Bunker' und werden dort wohl liegen bleiben.

Sind das die einzigen Stoffe, die Du herstellst? Und wieviel produzierst Du?

Die drei eben erklärten Substanzen sind nur eine kleine Auswahl. Die meisten von mir synthetisierten Stoffe finden keine Liebhaber, z. B. Mebroqualon, oder nur einen sehr kleinen Konsumentenkreis, z. B. Propicyclidin. Dementsprechend sehen die Produktionsmengen aus: Mebroqualon einmal 25 Gramm und nie wieder, Propicyclidin vielleicht 100 Konsumeinheiten im Monat, seit Herbst 1995. Alleine Pyropropion hat von den drei genannten Stoffen größere Verbreitung gefunden: Erstproduktion im Sommer 1995, dann eine mehrmonatige Anlaufphase und zur Zeit ca. 1 Kilo pro Monat. Dieser Stoff ist schon wiederholt von den Strafverfolgungsbehörden sichergestellt worden und wird wohl bald dem BtMG unterstellt. Andere von mir synthetisierte Stoffe, z. B. die MDMA-Abwandlung MBDB, sind bereits dem BtMG – vorläufig – unterstellt worden [zum Zeitpunkt des Interviews ist MBDB wegen einer Panne im Bundesministerium für Gesundheit nicht in den Anlagen des BtMG, vgl. Beitrag von Horst Bossong in diesem Band, d. Interv.].

Ist der Produktionsprozeß nicht gefährlich? Welchen Gefahren setzt Du Dich dabei aus?

Das hängt in erster Linie davon ab, was für Stoffe, wieviel und wie produziert wird. Eine typische ‚Speedküche', die mit BMK – Synonyme für Benzylmethylketon, Phenylaceton und Phenyl-2-propanon – arbeitet, ist *relativ* harmlos. Bei meinen exotischen Stoffen und Synthesewegen entstehen einige Zusatzrisiken, die aber – Fachwissen und praktische Erfahrung vorausgesetzt – noch kontrollierbar und kalkulierbar sind. Es gibt z. B. ätzende, brennbare, giftige oder sogar selbstentzündliche Ausgangs-, Zwischen- und Nebenprodukte. Lösungsmitteldämpfe bergen Feuer- oder Explosionsgefahr; bei Vakuumdestillationen Implosionsgefahr usw. Zum Teil entsteht enorme Geruchsbelästigung, und es entsteht Entdeckungsgefahr, wenn ein Nachbar o. ä. die Polizei ruft.

Wenn sich diese Risiken mit mangelndem Fachwissen und Pfusch paaren, potenzieren sich die Gefahren. Natürlich sind mir auch schon Mißgeschicke unterlaufen, mal ist mir der Kolben aus den nassen Gummihandschuhen gerutscht oder etwas übergekocht. Gerade deshalb ist Fachwissen und praktische Erfahrung so wichtig: Wie verhalte ich mich in unvorhergesehenen Situationen? Ein Problem – unter Umständen auch eine Gefahr – ist das sogenannte ‚Upscaling'. Darunter versteht man eine Produktionsmengensteigerung um ein Vielfaches, z. B. vom Grammbereich in den Kilobereich. Hier kann man eben nicht alles linear multiplizieren. Das ist fast schon eine Wissenschaft für sich, ein ‚Technikum'. Mal reicht die Heizleistung bei einer endothermen Reaktion nicht aus, um die Betriebstemperatur zu halten, dann wiederum ist die Kühlkapazität zu gering. Durch einen Wärmestau kommt alles zum Überkochen, oder durch eine längere Filtrationsdauer reagiert das Zwischenprodukt mit der Luftfeuchtigkeit usw. Es gibt viele Faktoren, die berücksichtigt werden müssen.

Wie bringst Du die Drogen in ihre Form?

Fast alle Drogen, mit Ausnahme von z. B. THC [Tetrahydrocannabinol, Hauptwirkstoff im Cannabis, Anm. d. Interv.] enthalten Aminostickstoffe und sind dementsprechend Basen. Oftmals ist der reine Wirkstoff, die freie Base, flüssig und muß daher in eine handhabbare feste Form gebracht werden. Dies geschieht in den weitaus meisten Fällen durch Neutralisation mittels Säure. Häufig benutzte Säuren sind z. B. Schwefelsäure, Salzsäure, Zitronensäure usw. Dieses Prinzip liegt auch dem Löslichmachen von Heroin zu Grunde, denn der Wirkstoff, Heroin als freie Base, ist zwar fest, aber in Wasser praktisch unlöslich und wird durch die Neutralisation in ein wasserlösliches Heroinsalz umgewandelt. Die von mir synthetisierten Drogen vertreibe ich teils lose, als sogenannte Bulkware, und teils in Gelatinekapseln verpackt. Eine Tablettenpresse besitze ich nicht, da ich nicht im Fabrikmaßstab produziere. Oft ist jedoch schon der Wunsch an mich herangetragen worden, da viele Konsumenten diesen Gelatinekapseln sehr mißtrauisch gegenüberstehen. Dies dürfte wohl einerseits mit den schlechten Erfahrungen zusammenhängen, andererseits hat eine Tablette, wohlmöglich eine mit aufgeprägtem Logo, einen Hauch von Professionalität. Aber wer hat schon eine Tablettenpresse? Der Tabletteninhalt wird halt vom Produzenten festgelegt und kann vom Dealer nicht so leicht manipuliert werden. Mir wurde allerdings auch schon von gefälschten, wirkungsschwachen oder wirkungslosen Tabletten berichtet ... Meistens werden meine Drogen geschluckt oder geschnupft, vereinzelt auch intravenös injiziert. Vom Rauchen kann ich nur dringend abraten, da sich hier die Salze zersetzen und möglicherweise toxische Zersetzungsprodukte bilden.

Über welche Kanäle gelangen die Drogen zu den Konsumentinnen und Konsumenten? Wie sieht Dein Vertriebsnetz aus?

Im Laufe der Jahre lernt man halt potentielle Interessenten kennen. Ich vertreibe meine Stoffe hauptsächlich in Hessen – dort vor allem in einigen größeren Städten. Von meinen Abnehmern werden die Stoffe jedoch z. T. auch in Niedersachsen, Rheinland-Pfalz und Baden-Württemberg vertrieben. Ich habe bzw. hatte 10 bis 15 Abnehmer, die Hälfte davon bezieht zur Zeit halbwegs regelmäßig bei mir, der Rest sind Einzelgeschäfte geblieben. Bei meinen Abnehmern handelt es sich um Zuhälter oder andere Leute aus dem Rotlichtmilieu, teils auch aus der alternativen Szene, die neben Haschisch auch mal etwas Speed oder Kokainersatz mögen, und teilweise um die etwas jüngere Technoszene, die neben Ecstasy gelegentlich Kokain oder Speed, teilweise auch Trips konsumiert.

Welche Stellung hast Du als Produzent?

Komische Frage. Ich bin jedenfalls nicht der ‚Big Boß' und auch nicht der ‚Pate', sondern lediglich eine – wenn auch etwas größere – Drogenquelle. Viele Lieferanten, Importeure, Produzenten, Groß- und Einzelhändler existieren neben mir. Außerdem sind meine Analogstoffe nicht die Regel oder der Durschnittsfall, sondern eher die Ausnahme – wenn auch mit steigender Tendenz.

Wie stellst Du die Qualität Deiner Stoffe sicher? Gibt es Kontrollen oder konsumierst Du selber?

Hier kann man auf verschiedene Kriterien abstellen. Die in der Konsumenten- oder auch Dealerszene üblichen sensorischen Qualitätsbeurteilungen sind ebenso wie die gelegentlich verwendeten Farb- oder Löslichkeitstests nur von sehr eingeschränkter Aussagekraft. Daraus kann man keine zuverlässigen Schlüsse ziehen. Als Produzent hab' ich es jedoch in der Hand, durch sorgfältige Synthese und analytische – wissenschaftliche – Methoden für Qualität zu sorgen: Schmelzpunkt, Siedepunkt, Dichte und Brechungsindex bilden die Eckpfeiler meiner Analytik. Falls erforderlich, kann ich jedoch auf gaschromatographische – GC – und massenspektroskopische – MS – Untersuchungsmethoden zugreifen. Zur Zeit suche ich Connections, um auch Infrarot – IR – und Kernresonanzspektronomie – NMR – sowie Hochdruck-Flüssigkeitschromatographie – HPLC – nutzen zu können. Das wäre eigentlich wünschenswert, weil sich diese Methoden gegenseitig sinnvoll ergänzen. Von Mebroqualon beispielsweise konnte ich bislang keine quantitative Analyse machen lassen, während das von mir synthetisierte Pyropropion 98–99 % Reinheit besitzt. Bei Propicyclidin komme ich immerhin noch auf knapp über 90 % Reinheit. – Aber was nützt die beste Qualität, wenn der Stoff irgendwo in der Dealerkette unfachmännisch, z. B. mit inkompatiblen oder toxischen Stoffen, gestreckt wird?

Was verdienst Du?

Da ich nicht im Fabrikmaßstab arbeite, fällt mein Verdienst relativ bescheiden aus: wenige tausend Mark im Monat. Ich reinvestiere erhebliche Summen, um genügend Chemikalienvorräte bei möglicherweise einmal auftretenden Beschaffungsschwierigkeiten zu haben. Der Gewinn ist auch stark davon abhängig, was ich produziere: Pyropropion z. B. kann ich für einige hundert DM pro Kilo produzieren und locker für das zehnfache verkaufen. Es handelt sich dabei um eine einfach durchzuführende, zweistufige Synthese, die außerdem eine hohe Ausbeute ergibt. Bei einer von mir entwickelten, mehrstufigen MBDB-Synthese – *ohne* Piperonal als Ausgangs- bzw. Grundstoff verwenden zu müssen – arbeite ich gerade kostendeckend. Die Drogenproduktion ist nicht meine einzige Einnahmequelle, ich übe einen sehr ungewöhnlichen Beruf aus, der nichts mit Drogen oder Naturwissenschaften zu tun hat.

Wie beschaffst Du Deine Ausgangsstoffe?

Wie schön war das vor zehn Jahren: Da konnte man Phenylaceton – BMK – ‚frei' kaufen. Ende der 80er Jahre wurde es immer schwerer, BMK zu bekommen. Also hab' ich mir BMK aus Phenylessigsäure und Essigsäureanhydrid selber hergestellt. Mittlerweile werden auch diese Grundstoffe scharf überwacht und man müßte noch eine Synthesestufe vorschalten oder einen anderen Syntheseweg wählen. Da ich schon seit Jahren kein Amphetamin herstelle, interessiert mich das nicht. Meine Grundstoffe werden nur sehr lasch oder überhaupt nicht kontrolliert. Das ist auch von Fabrik zu Fabrik und von Land zu Land verschieden. Ich beziehe meine Ausgangsstoffe im In- und Ausland und habe kaum Probleme dabei, weil ich die ‚Spielregeln' kenne. Ein Anfänger, der in die nächste Apotheke geht und dort eine Bestellung aufgibt, gerät automatisch ins Visier der Strafverfolgungsbehörden. Da nutzt es auch herzlich wenig, einen falschen Namen oder Ausweis zu benutzen. Schon vom Hersteller oder Importeur geht eine Meldung an die Behörden, das Überwachungssystem ist schon recht wirksam, zumindest das über die typischen BtM-Grundstoffe. Früher wurde dieses System mehr oder weniger ‚freiwillig' in Zusammenarbeit mit der chemischen Industrie betrieben. Heute findet es seine rechtliche Grundlage im GÜG (Grundstoffüberwachungsgesetz, Anm. d. Interv.), welches 1994 verabschiedet wurde und in wesentlichen Teilen am 01.03.1995 in Kraft getreten ist. Ein Jahr zuvor galt bereits § 18a BtMG als eine Art Übergangsregelung. Seitdem ist der Verkehr, also Erwerb, Herstellung usw., mit den wesentlichen BtM-Grundstoffen erlaubnispflichtig. Wer dagegen verstößt, risikiert fünf Jahre Knast – in besonderen Fällen sogar bis zu 15 Jahren.

Wie schützt Du Dich vor strafrechtlicher Verfolgung?

Eine ganz heiße Kiste! Ich mache chemische Experimente. Das ist mein Hobby, was willst du mehr? ... – Drogen? Wer kommt denn auf die Idee? Pfui, so etwas macht der doch nicht – schließlich hat er uns ja voller Stolz sein privates Labor gezeigt und uns schöne chemische Experimente vorgeführt ...
Auf kriminalistischem und juristischem Gebiet hab' ich in den letzten zehn Jahren immens dazugelernt. Ich hab' viel über verdeckte Ermittlungsmethoden der Polizei, wie beispielsweise Telefonüberwachung, Postbeschlagnahme, Durchsuchungen, verdeckte Ermittler und V-Leute, Observationsmaßnahmen usw. kennengelernt und bin auch viel rechtskundiger geworden. D. h., ich kenne nicht nur die mich betreffenden Gesetzestexte und Kommentare, sondern auch deren praktische Auslegung und Anwendung im Gerichtsalltag, da in meinem Umfeld schon einige Leute mit der Justiz Ärger hatten. Schließlich hat sich auch meine Menschenkenntnis verbessert.

Wie gehst Du mit der Strafverfolgung um? Wirkt sich das irgendwie auf Deine psychische Situation aus?

Leider bin ich zu einem Doppelleben gezwungen. Manchmal bin ich in brenzligen Situationen, meistens hab' ich das aber im Griff – es gibt halt Routine. Seit ich Analogstoffe produziere, kann ich auch nachts ruhig schlafen und zucke tagsüber nicht bei jedem Polizeiwagen zusammen, denn ein gutes Gewissen – zumindest in BtM-rechtlicher Sicht – ist ja bekanntlich ein sanftes Ruhekissen. Da ich keine BtM im Sinne des BtMG herstelle und auch das GÜG umgehe, bin ich strafrechtlich kaum greifbar. In den letzten Jahren ist jedoch eine verstärkte Repression auf dem Gebiet der synthetischen Drogen festzustellen: Zum einen das schon erwähnte GÜG, um die Grundstoffzufuhr abzuschneiden, und andererseits § 1 Abs. 3 BtMG, wodurch der Bundesgesundheitsminister ermächtigt wird, Analogstoffe in einem beschleunigten Verfahren ohne – die normalerweise erforderliche –

Zustimmung des Bundesrates vorläufig für ein Jahr in die Anlagen zum BtMG aufzunehmen. In jüngster Zeit sollen sogar – so wurde mir aus gut unterrichteten Kreisen mitgeteilt – Bestrebungen im Gange sein, diese Analogstoffe mittels des Arzneimittelgesetzes (AMG) unter strafrechtliche Kontrolle zu bekommen. Ganz offensichtlich möchte man hier die Unbestimmtheit des § 2 Abs. 1 Nr. 5 AMG zu einer Überdehnung ausnutzen. Ob eine derartige Auslegung höchstrichterliche Zustimmung finden wird, ist jedoch mehr als fraglich, denn sie widerspricht im Wortlaut dem § 1 Abs. 3 BtMG. Das AMG ist darüber hinaus denkbar ungeeignet für die Strafverfolgung von ‚Designer-Drogen': *Nur* die gewerbs- oder berufsmäßige Herstellung ist erlaubnispflichtig, nicht jedoch die gelegentliche oder uneigennützige Arzneimittelherstellung usw.

Hast Du Kontakt zu anderen Produzenten? Gibt es eine Szene? Wie bildest Du Dich fort?

Direkten, d. h. unmittelbaren und persönlichen Kontakt zu anderen Produzenten hab' ich nicht. Vom Hörensagen erfährt man gelegentlich etwas aus Belgien und Holland, da sind aber auch immer Personen zwischengeschaltet. Ein Informationsaustausch findet jedoch durch Bücher wie „PIHKAL" von Dr. Shulgin oder „Psychedelic Chemistry" von Michael Valentine Smith sowie über das Internet statt. Sehr viele Informationen hole ich mir aus naturwissenschaftlicher Fachliteratur, die natürlich nicht für Leute wie mich gedacht ist. Der Rest ist Eigenentwicklung. Es wurden von mir neue Synthesewege entwickelt, bestehende Synthesewege optimiert bzw. Syntheseverfahren modifiziert und zum Teil völlig neue, niemals zuvor existierende Stoffe synthetisiert und spezifiziert.

Was bedeutet es für Dich, Produzent von Designer-Drogen zu sein? Hast Du ethische Bedenken?

Hierzu könnte ich unendlich viel sagen. Das Spektrum in der öffentlichen Meinung ist extrem breit und reicht von Todesstrafe bis zur totalen Freigabe. In einer wahren Demokratie muß es in das Belieben einer erwachsenen, geistig zurechnungsfähigen Person gestellt sein, ob und wie sie mit ihrem eigenen Körper verfährt. Konkret bedeutet das: Ich entscheide alleine, ob und wie ich meinen Körper und Geist beeinflusse, solange dabei keine dritte Person gegen ihren Willen gefährdet oder geschädigt wird. Wer sich mit Drogen, ob Alkohol, Nikotin, BtM oder Analogstoffen, selber gefährdet oder schädigt oder einem Dritten einvernehmlich dabei hilft, dies ermöglicht oder fördert – bitteschön, warum nicht? Wenn sich zwei Boxer im Boxring gegenseitig ver-

prügeln wollen – warum nicht? Anders sieht die Sache jedoch für mich aus, wenn Drogen an Kinder oder Geisteskranke abgegeben werden, da sich diese Personen über die Bedeutung und Tragweite ihres Handelns oftmals nicht im Klaren sind. Anders sieht die Sache für mich auch aus, wenn ich überfallen und zusammengeschlagen werde.
Im BtM-Recht ist meist vom abstrakten, geschützten Rechtsgut der *Volksgesundheit* die Rede. Warum ist dann der Erwerb und Besitz von BtM mit *ausschließlicher* Eigenkonsumabsicht strafbar? Wer sich zwei Gramm Heroin beschafft, um diese selber zu konsumieren, wird als *Verbrecher* bestraft – Verfahrenseinstellung nach § 153 StPO, § 60 StGB, § 29 Abs. 5 BtMG oder § 31 a BtMG nicht möglich. *Das ist doch kriminalpolitisch und verfassungsrechtlich unvertretbar!*
Durch den offensichtlichen Wertungswiderspruch zwischen allgemeinem Strafrecht, der Straflosigkeit, der eigenverantwortlichen gewollten und bewußten Selbstgefährdung, Selbstschädigung und Selbsttötung einerseits und der praktisch strafbewehrten Selbstgefährdung und Selbstschädigung im BtM-Recht andererseits offenbart sich der wahre Gesetzlose: *Das Volk soll arbeitswillig und fügsam bleiben.* Die ‚herrschende Klasse' – wenn ich einmal diesen anarchistischen Begriff benutzen darf – hat ein vitales Interesse daran, daß die bestehenden Machtverhältnisse nicht ins Wanken geraten. Kurzum, das BtMG dient dem Machterhalt und der Machtkontrolle. Zwar könnte man dem entgegenhalten, daß der Gesetzgeber den Konsum von BtM absichtlich straflos gelassen hat. Diese Argumentation greift jedoch nicht, denn dem Konsum sind notwendigerweise die Tatbestandsmerkmale des Erwerbes und Besitzes vorgeschaltet, und die sind bekanntermaßen strafbar. Die Straflosigkeit des Konsums hat also eine Art ‚Feigenblattfunktion', um der wahren gesetzgeberischen Intention und den Bruch in der Rechtssystematik zu verschleiern.

Vielen Dank für die Beantwortung der Fragen.

IV. Pharmakologische, medizinische und psychotherapeutische Aspekte

Die Pharmakologie und Toxikologie von MDMA[1]

Erik Fromberg

Um die Wirkungsweise von MDMA zu verstehen, sind einige grundsätzliche Kenntnisse über die Funktion unseres Nervensystems notwendig. Im ersten Teil dieses Aufsatzes wird daher beschrieben, wie Nervenzellen (Neuronen) miteinander durch Botenstoffe, sogenannte Neurotransmitter, kommunizieren. Der zweite Teil erörtert dann die Rolle der für unseren Zusammenhang relevanten Neurotransmitter, der dritte setzt sich mit der Wirkung von MDMA auseinander und der letzte schließlich mit seiner Toxikologie.

Das Nervensystem

Das Gehirn wird häufig mit einem Computer verglichen. Bei beiden handelt es sich um Informationssysteme, bei denen Informationen durch elektrische Impulse weitergeleitet und verarbeitet werden. Im Gegensatz zum Gehirn ist der Computer jedoch ein kontinuierliches System, dessen Elemente ohne Unterbrechung (durch einen elektrischen Nichtleiter) miteinander verbunden sind. Unser Gehirn dagegen ist ein diskontinuierliches System: Es besteht aus Nervenzellen, sog. Neuronen, die nicht miteinander verbunden sind, sondern durch einen sehr schmalen mit Flüssigkeit gefüllten Spalt (den synaptischen Spalt) voneinander getrennt werden. Das Gehirn besteht aus ungefähr 100 Milliarden solcher Neuronen und zudem aus einer Vielzahl von unterschiedlichen Gliazellen (ca. 85 % der Gehirnzellen), die Ernährungs- und Stützfunktionen ausüben. Jede einzelne Nervenzelle tritt an 1.000 bis 10.000 Stellen mit anderen Nervenzellen in Kontakt, die Kontaktstellen nennt man Synapsen. In ihrem Zusammenspiel bilden die Neuronen ein kochkomplexes Netzwerk, das

[1] Übersetzt von Stefan Kaufmann.

auch den modernsten Supercomputer als ein primitives Rudiment erscheinen läßt.
Nervenzellen (Neuronen) sind also die funktionellen Grundbausteine des Nervensystems. Betrachtet man sie mit dem Mikroskop, lassen sich vier unterschiedliche Regionen definieren: (1) der Zellkörper mit dem Zellkern; (2) die Dendriten, das sind Ausstülpungen des Zellkörpers (aus jedem Zellkörper können 10.000 und mehr Dendriten sprießen); (3) das Axon, das den Kontakt mit anderen, manchmal weit entfernten Nervenzellen herstellt (beim Menschen überbrücken Axone eine Entfernung von bis zu 120 cm); (4) das Axonende, das in 10.000 und mehr Äste aufgespalten ist, und jede einer solchen Axonendigung kann mit einem Empfängerneuron in Kontakt treten, bildet dann also mit diesem eine Synapse aus. Eine Axonendigung kann mit einem Zellkörper, mit einem anderen Axon oder mit einem Dendriten („klassische Form") eine Synapse bilden.
Eine Besonderheit der Neuronen ist die Existenz eines Ladungsunterschieds (Potentialdifferenz) zwischen dem Inneren und dem Äußeren der Zelle, der aus den Unterschieden in der Konzentration von Natriumionen und Kaliumionen resultiert. Das wesentliche extrazelluläre Ion ist Natrium, das wesentliche intrazelluläre Kalium. Ein Zerfall dieses Verteilungsmusters führt zur Umpolung des Membranpotentials. Diese Potentialveränderung rauscht wie eine Welle an der Oberfläche des Neurons entlang, sie wird als Aktionspotential bezeichnet. Aktionspotentiale werden an den Axonen entlanggeleitet und übertragen auf diesem Weg Informationen.
Wenn ein Aktionspotential das Ende der Axonendigung erreicht, springt nicht der elektrische Impuls auf das nächste Neuron über, sondern es werden Botenstoff-Moleküle freigesetzt, die in kleinen Bläschen, den Vesikeln, in den Axonendigungen abgespeichert sind: Nach dem Eintreffen des Aktionspotentials verschmelzen die Vesikel mit der präsynaptischen Membran der Axonendigung, öffnen sich dabei nach außen und entleeren ihren Inhalt in den synaptischen Spalt. Die freigesetzten Neurotransmitter-Moleküle diffundieren nun von der präsynaptischen Membran der Axonendigungen durch den schmalen flüssigkeitsgefüllten synaptischen Spalt zu der postsynaptischen Membran des nächsten Neurons. Hier binden sich die Neurotransmitter an bestimmte Eiweißmoleküle (Proteine), die in der postsynaptischen (dendritischen) Zellmembran eingelagert sind. Diese maßgeschneiderten Proteine nennt man Rezeptoren. Ein Neurotransmitter-Molekül paßt auf seinen Rezeptor wie ein Schlüssel in ein Schloß. Die Bindung des Neurotransmitters an seinen Rezeptor verursacht eine Rezeptorstimulierung und damit einen bestimmten Effekt in der Ziel-

zelle: Beispielsweise kann die Durchlässigkeit der postsynaptischen Zellmembran für Natriumionen erhöht werden, wodurch eine Veränderung des Membranpotentials verursacht wird. Nachdem die Neurotransmitter ihre Rezeptoren stimuliert haben, lösen sie sich von diesen und gelangen zurück in den synaptischen Spalt. Hier werden sie entweder durch extrazelluläre Enzyme abgebaut oder mittels spezifischer Transportproteine in die präsynaptische Axonendigung zurück transportiert und in Vesikeln abgespeichert. Diesen Vorgang nennt man Wiederaufnahme („Reuptake").

Jede Nervenzelle besitzt mehrere tausend (empfangende) Synapsen auf den Dendriten, von denen eine Vielzahl ständig aktiv ist. Diese Aktivität verursacht ständig Veränderungen der Dendriten-Membranpotentiale. Die Dendriten übertragen diese Potentialveränderungen zum Zellkörper. Der Zellkörper funktioniert dann wie ein Transistor in einem Computer, der addiert – wenn sich die Potentialveränderungen gegenseitig verstärken – oder der subtrahiert wenn sie sich gegenseitig kompensieren. Jedesmal, wenn die Summe der Potentialveränderungen eine bestimmte Schwelle überschreitet, wird ein Aktionspotential ausgelöst, das dann entlang des Axons in Richtung des stark verzweigten Axonendes läuft, wo der elektrische Impuls wiederum in chemische Signale übersetzt und mitunter auf 10.000 andere Neuronen übertragen wird.

Ein Beispiel soll diesen Prozeß verdeutlichen. Jeder kennt den Kniereflex: Durch einen Schlag auf die Kniesehne streckt sich ein gebeugtes Knie. Dem unterliegt folgender Mechanismus: Der Schlag mit dem Hammer auf die Kniesehne ruft ein Signal in der Sehne hervor, durch das ein Aktionspotential oder eine Serie von Potentialen den Nerv entlang zu einer Synapse im Rückenmark befördert werden; der dort freigesetzte Neurotransmitter stimuliert ein weiteres Neuron, dessen Axon das Aktionspotential zum oberen Beinmuskel sendet, der dann kontrahiert und das Bein streckt. Für einen Arzt ist es einfach, diesen Prozeß auszulösen, im Selbstversuch ist es jedoch sehr schwierig. Der Grund dafür ist darin zu sehen, daß die Konzentration, die man braucht, um diesen Reflex bei sich auszulösen, in der selben Rückenmarkszelle zusammenläuft wie der Reflex, wobei eine Reihe gegenläufiger vom Gehirn herstammender Aktionspotentiale den Effekt des Aktionspotentials vom Kniesehnennerv annulieren: Kein, oder nur sehr wenig Aktionspotential gelangt zum oberen Beinmuskel, das Bein bleibt gebeugt.

Alle Drogen und Psychopharmaka verdanken ihre Wirkung der Fähigkeit, in die verschiedenen Schritte des Neurotransmitter-Stoffwechsels bzw. der synaptischen Signalübertragung eingreifen zu können.

Bereits der erste Schritt, die Synthese des Neurotransmitters, kann durch entsprechende Wirkstoffe stimuliert oder gehemmt werden. Auch die der Synthese folgende Speicherung der Neurotransmitter in den Vesikeln stellt einen Angriffspunkt für psychoaktive Substanzen dar. Beispielsweise können bestimmte Wirkstoffe die Vesikelmembranen, die die Transmitter vor Enzymen schützen, aufbrechen, so daß die Enzyme eindringen und die gespeicherten Transmitter abbauen. Die Freisetzung der Transmitter aus den Speichervesikeln in den synaptischen Spalt kann durch verschiedene Psychopharmaka und Drogen stimuliert bzw. reduziert werden. Viele psychoaktive Substanzen binden an den postsynaptischen Rezeptoren und stimulieren den Rezeptor (Agonisten) oder blockieren diesen (Antagonisten). Ein weiterer Angriffspunkt sind die Enzyme, die den Transmitter im synaptischen Spalt abbauen, einige Substanzen hemmen diese Enzyme und verhindern so den Abbau der Transmitter-Moleküle. Auch der letzte Schritt in der synaptischen Signalübertragung kann durch Drogen und Psychopharmaka beeinflußt werden: die Wiederaufnahme des Transmitters aus dem synaptischen Spalt in die präsynaptische Nervenzelle und die erneute Speicherung in den Vesikeln. Wirkstoffe, die die Wiederaufnahme der Transmitter-Moleküle blockieren, verstärken deren Wirkung, weil sie dann im synaptischen Spalt verbleiben und den Rezeptor kontinuierlich weiter stimulieren.
Schließlich gibt es Wirkstoffe, die in den – der Rezeptor-Stimulation folgenden – intrazellulären Mechanismus in der postsynaptischen Zelle eingreifen.

Die Neurotransmitter

Die Neurotransmittersubstanzen, die nach dem heutigen Wissensstand in den Wirkmechanismus von MDMA einbezogen werden, sind Dopamin, Serotonin und in geringen Maß auch Noradrenalin. Es sei aber darauf hingewiesen, daß der Eingriff der Ecstasy-Wirkstoffe in die Neurotransmission noch längst nicht vollständig verstanden ist.

Dopamin

Obwohl Dopamin nur von einigen hunderttausend Zellen synthetisiert wird, erfüllt es eine überaus wichtige Rolle in den höheren Abschnitten des Zentralnervensystems. Diese dopaminergen Neuronen können in drei Untergruppen mit unterschiedlichen Funktionen aufgeteilt werden. Die erste Gruppe reguliert Bewegungen: ein Defizit an Dopamin

in diesem System verursacht die Parkinson-Krankheit, die durch Zittern, Steifheit und andere motorische Störungen charakterisiert ist. Der zweiten, mesolimbischen Gruppe kommt eine Funktion bei der Regulierung des emotionalen Verhaltens zu. Die dritte, mesokortikale Gruppe überträgt ausschließlich an den Stirnlappenbereich. Dieses Gebiet der Großhirnrinde ist an verschiedenen kognitiven Funktionen beteiligt, Gedächtnis, Verhaltenssteuerung und abstraktes Denken, ebenso wie an emotionalen Aspekten, besonders solchen, die mit Streß verbunden sind. Teil dieses letzten Systems ist auch das Belohnungssystem, bei dem die nucleus accumbens eine wichtige Schaltstation ist. Das Tourette-Syndrom, das durch Ticks und Koprolalie [„Kotsprache": Neigung zu Redensarten aus dem Bereich der Verdauungsvorgänge] charakterisiert ist, ist ein Ergebnis der Hyperaktivität des mesolimbischen und mesokortikalen Systems. Schizophrenie ist ebenfalls mit Störungen in diesen beiden Systemen verbunden.
Der sympathomimetische Effekt von Drogen wie Amphetamin, Metamphetamin und in geringerem Maße MDMA, MDA und MDEA besteht darin, die Neurotransmitter Dopamin und Noradrenalin freizusetzen und deren Wirkung auch durch direkte Stimulation der entsprechenden Rezeptoren zu imitieren.

Noradrenalin

Noradrenalin spielt eine wichtige Rolle bei der Reaktion auf Streßsituationen: es ruft Wachsamkeit hervor (diese Aktivierung des Gehirns, die vom Stammhirn ausgeht, nennt man Erregung). Es setzt den Körper in die Lage, zu fliehen oder zu kämpfen. Es stimuliert die Herzfrequenz, die Blutzirkulation und die Atmung, so daß mehr Sauerstoff zu den Muskeln transportiert wird. Durch Darm- und Blasenentleerung wird der Körper erleichtert. Wir kennen dies von dem Spruch „vor Angst in die Hose machen". Es gibt Anzeichen, daß ein hoher Noradrenalinspiegel, der möglicherweise genetisch bedingt ist, zu Hypersensitivität führt. Schüchterne kleine Kinder haben einen hohen Anteil an Cortisol und Noradrenalin im Blut. Ein zu niedriger Spiegel jedoch hängt mit schlechter Konzentration und der Unfähigkeit zusammen, zwischen wichtigen und unwichtigen Dingen zu unterscheiden.
Noradrenalin fungiert sowohl als Neurotransmitter im Zentralnervensystem als auch als Hormon, wenn es durch die Nebenniere zusammen mit Adrenalin freigesetzt wird. Die meisten Zellkörper der noradrenergen Neuronen befinden sich im Locus coeruleus, einem Zentrum im Stammhirn. Diese Neuronen lassen ihre Axone zum limbischen

System (Appetitverhinderung), dem subkortikalen System und der Großhirnrinde (Erregung) auslaufen. Die übrigen noradrenalinergen Zellkörper liegen irgendwo im Stammhirn und lassen ihre Axone teils zur Kleinhirntonsille und teils zum Rückenmark auslaufen; im wesentlichen beeinflussen sie dort Neuronen, die den Blutdruck regulieren und Schmerzempfindungen beeinflussen.

Serotonin

Die Neuronen, die Serotonin (auch als 5-HT, 5-Hydroxytryptamin bezeichnet) als Transmitter einsetzen, sind hauptsächlich in den Raphekernen des Hirnstamms zu finden; ihre Axone laufen in viele Bereiche des Gehirns aus. Das besondere an diesen Neuronen ist, daß sie im Gegensatz zu vielen anderen Nervenzellen spontan rhythmische Aktionspotentiale hervorbringen. In diesem Sinne können sie mit einem Herzschrittmacher verglichen werden, der rhythmische Impulse abgibt, um das Herz in Gang zu bringen. Diese spontane Aktivität wird durch viele andere Neurotransmitter, auch durch Serotonin selbst, moduliert (beschleunigt oder verlangsamt). Es handelt sich folglich um ein selbstregulierendes System: Serotonin wird durch Synapsen freigesetzt, hemmt dann aber die Freisetzung von weiterem Serotonin.
Die Verbindungen der serotonergen Neuronen laufen hauptsächlich zum Hirnstamm, dem limbischen System und einer Anzahl weiterer Hirnzentren, die im wesentlichen eine regulierende Funktion für sensorische, motorische und assoziierte Gebieten haben. Mit „assoziiert“ meinen wir, daß Stimuli von verschiedenen Systemen miteinander in Wechselwirkung stehen. Das beste Beispiel für ein assoziatives System ist „Sprache“: Sprache bedeutet, daß akustische (hören), visuelle (Dinge sehen und Wörter lesen) und motorische (Kontrolle des Kehlkopfmuskels) Aspekte in Wechselwirkung stehen und als eine Gesamtheit zu betrachten sind. Um all diese Funktionen adäquat zu integrieren, ist unser Gehirn mit einer Anzahl von Zwischenstationen ausgestattet, den Relais. Serotonin hemmt das sensorische und stimuliert das motorische Relais.
Erstaunlich ist hierbei, daß die Wirkungen von Serotonin relativ langsam einsetzen und verschwinden, was die Schlußfolgerung nahelegt, daß Serotonin hauptsächlich eine modulierende Wirkung auf schnellere synaptische Aktivitäten ausübt.
Das serotonerge System hat erwiesenermaßen einen wichtigen homöostatischen Einfluß auf die Koordination der komplexen sensorischen und motorischen Aktivitätsmuster in sehr unterschiedlichen Verhaltenszuständen. Je reger ein Mensch ist, desto aktiver ist das serotoner-

ge System oder besser gesagt: Je aktiver das serotonerge System, desto reger ist der Mensch. Nur während der REM-Phase, in der das Gehirn sehr wach ist und der Schlafende träumt, ruht das serotonerge System. Diese Tatsache erscheint ungewöhnlich, aber es widerspricht dem Charakter der REM-Phase nicht, die durch eine intensive interne Gehirnaktivität bei gleichzeitig stark gedrosseltem motorischen System gekennzeichnet ist. Psychische Syndrome, wie affektive Störungen, Schizophrenie und Hyperaggressivität, werden in zunehmendem Maße mit Störungen im serotonergen System in Zusammenhang gebracht. Auch bei schwerer Depression und suizidalen Stadien scheint das System nicht richtig zu funktionieren. Wichtig ist in diesem Zusammenhang, daß viele Antidepressiva anscheinend die serotonerge Aktivität erhöhen. Darüber hinaus wurden Verbindungen zwischen verminderter serotonerger Funktion und antisozialen Persönlichkeitsstörungen, Gewalt und impulsivem Verhalten gezogen (Lidberg et al. 1985).

Halluzinogene, wie LSD, wirken durch Imitation der Effekte von Serotonin auf der Rezeptorenebene, während die von Entaktogenen hervorgerufene Stimmungswandlung wohl vorwiegend durch die erzwungene Freisetzung und gehemmte Wiederaufnahme von Serotonin an den Synapsen verursacht werden.

Die Wirkung der Entaktogene

Erste Beschreibung

1978 veröffentlichten Shulgin und Nichols einen Artikel über die Struktur und die Effekte von MDA, MDMA und verwandter Substanzen, für die Nichols später den Namen „Entaktogene“ prägte, um sie von klassischen Halluzinogenen zu unterscheiden (Nichols 1986). Nach wie vor ist dieser Artikel grundlegend für diese Klasse von Substanzen. Die erste Substanz, die untersucht wurde, war 3,4-Methylendioxyamphetamin (MDA). Dessen Wirkung war bereits von Shulgin wie folgt beschrieben worden: „Es verursacht bei geschlossenen Augen Halluzinationen einer eindrucksvollen Sorte. Durchgängig tauchen vergangene Ereignisse, oft Kindheitserinnerungen, wieder auf – ein Wiedererleben früherer Zeiten, das, soweit sich dies dokumentieren läßt, recht präzise zu sein scheint“ (Shulgin 1970).

MDA schien einzigartig darin zu sein, die Emotionen und Empathien in einem hohen Maße zu stärken und eine intensive emotionale Verbindung zu anderen Anwesenden zu schaffen. Diese „entaktogenen“

Wirkungen machten MDA und später MDMA als Freizeitdroge bekannt. Sie unterscheiden sich stark sowohl von echten halluzinogenen als auch von sympathomimetischen (stimulierenden) Effekten. Die übliche Dosis liegt zwischen 80 und 160 mg, die Wirkung hält 8 bis 12 Stunden an. In Verbindung mit der Suche nach einer Wahrheitsdroge, wurde diese Substanz durch die US-Army einer Anzahl von Testpersonen verabreicht, in einigen Fällen ohne deren Wissen. In einem Fall war für einen Psychiatriepatienten die intravenöse Injektion von 500 mg tödlich (Shulgin/Shulgin 1991).
Eine weitere Substanz, die untersucht wurde, war 3,4-Methylendioxy-N-methyl-amphetamin (MDMA): „Die erste Wirkung erfolgt sehr schnell innerhalb einer Stunde nach der Einnahme. Die meisten Probanden berichten, daß der Höhepunkt der Wirkung nach einer weiteren halben bis einer Stunde einsetzt. Die Symptome des Rausches sind nach zwei weiteren Stunden größtenteils verschwunden, außer einem leichten Rest an sympathomimetischer Stimulation, die noch einige Stunden andauern kann. Es gibt wenige physische Symptome für den Rausch, und auch psychische Nachwirkungen sind praktisch nicht vorhanden. Qualitativ scheint die Droge einen leicht kontrollierbaren, veränderten Bewußtseinszustand mit emotionalen und sinnlichen Obertönen auszulösen. Ihrer Wirkung nach, kann sie mit Marihuana, Psilosybin ohne dessen halluzinogene Komponente, oder geringen Dosen von MDA verglichen werden" (Shulgin/Nichols 1978).
Zehn Jahre später beschrieb ein anonymer 50jähriger Informant die Wirkung folgendermaßen: „Die Droge läßt alle deine Neurosen verschwinden. Sie nimmt die Angst, auf andere zu reagieren. Es gibt ein überwältigendes Gefühl von Frieden, du bist im Frieden mit der Welt. Du fühlst dich offen, klar, sanft. Ich kann mir nicht vorstellen, daß unter diesem Einfluß irgend jemand zornig, selbstsüchtig oder abwehrend ist. Du erhältst viele Einblicke in dein Innerstes, echte Einsichten, die du festhältst, auch wenn das Experiment vorüber ist" (Klein 1985).
Die dritte Substanz, 3,4-Methylendioxy-N-ethyl-amphetamin (MDEA), unterscheidet sich kaum von MDMA. Sie ist etwas milder: Die übliche Dosis liegt um 135 mg. Sie wirkt 3 bis 5 Stunden. Der wesentliche Unterschied zu MDMA liegt darin, daß „die besondere, magische Wirkung und der affektive Transfer anscheinend fehlen" (Shuling/Shulgin 1991). Die Debatte über die möglichen halluzinogenen Wirkungen von MDMA resultiert wahrscheinlich aus der Tatsache, daß Konsumenten regelmäßig von (leichten) Halluzinationen berichten. Dabei ist es aber nicht sicher, ob sie wirklich MDMA genommen haben, da sie möglicherweise geringe Dosen LSD oder MDA gekauft haben und

dachten, es sei Ecstasy (d. h. MDMA). Es gibt auch Anzeichen dafür, daß ein geringer Teil des MDMA im Körper in MDA umgewandelt wird (Verebey et al. 1988). Diese Umwandlung ist bei normalen Dosen nicht signifikant, bei der Einnahme höherer Dosen jedoch ruft sie möglicherweise Halluzinationen hervor.
Die physischen Wirkungen der Entaktogene bei Menschen wurden ausführliche von Downing (1986) sowie von Hayner und McKinney (1986) beschrieben:

(1) Zunahme des Blutdrucks und der Pulsfrequenz, normales Elektrokardiogramm [EKG];
(2) Pupillenerweiterung;
(3) leichte motorische Störungen, besonders große Anspannung der Kiefermuskulatur;
(4) gelegentlich Brechreiz;
(5) Appetitverlust;
(6) unverändertes Bewußtsein: klares Denken, keine Halluzinationen, intaktes Kurzzeitgedächtnis;
(7) erhöhte sinnliche Wachsamkeit, nur gelegentlich sexuelle Erregung.

Ihre Schlußfolgerung: „Diese Studie weist für die untersuchten Parameter auf keinerlei signifikante sofortige oder spätere nervenbedingte Auffälligkeiten infolge des MDMA-Gebrauchs hin."
Die beschriebenen physischen Wirkungen können durch den stimulierenden Effekt von MDMA erklärt werden: Es imitiert Dopamin (und Noradrenalin) an den entsprechenden Rezeptoren, während die emotionalen Wirkungen mit seiner serotonergen Wirkung zusammenhängen. Dies erklärt ebenfalls die Nachwirkungen, die beschrieben wurden: Müdigkeit und Erschöpfung als Folge seiner dopaminergen/noradrenergen Wirkungen und die – manchmal länger andauernde – Depression als Folge seiner serotonergen Wirkung.

Die Mechanismen

Die Wirkmechanismen sind noch nicht in allen Einzelheiten aufgeklärt. Zur Erklärung der Wirkung der Entaktogene werden wir hier zwei Mechanismen heranziehen: sie erzwingen die Freisetzung von Neurotransmittern und hemmen deren Wiederaufnahmeprozeß, was bedeutet, daß sie deren Wirkung verstärken und verlängern. Am stärksten wirkt sich dies auf das serotonerge System aus: MDMA und MDA erhöhen die Freisetzung von Serotonin in den synaptischen Spalt und hemmen dessen Wiederaufnahmeprozeß in die präsynapti-

sche Axonendigung. Auch Amphetamin wirkt in dieser Weise, aber MDMA und MDA hemmen den Wiederaufnahmeprozeß von Serotonin etwa fünfmal so stark wie Amphetamin (Nichols 1986). Diese starke, wahrscheinlich von Proteinen vermittelte Freisetzung von Serotonin, erhöht einerseits die Menge des Serotonins im synaptischen Spalt, erschöpft andererseits aber die Speicher, die synaptischen Vesikeln.
Die psychotropen Wirkungen von MDMA sind das Ergebnis einer erhöhten Stimulation des postsynaptischen Serotonin-Rezeptors. Indem MDMA die Serotoninsynthese durch die langanhaltende Hemmung der Tryptophanhydroxylase – wahrscheinlich aufgrund der Bildung von freien Radikalen – blockiert, ergibt sich im Gehirn innerhalb von Stunden nach seiner Einnahme eine Erschöpfung von Serotonin und seines wichtigsten Stoffwechselprodukts, der 5-Hydroxyindolessigsäure (5-HIAA). Offensichtlich liegt dabei eine Reaktion in zwei Phasen vor, da nach etwa fünf Stunden der Serotoninspiegel ansteigt, um nach 24 Stunden wieder zu fallen. Bei Versuchstieren zeigt sich ein langfristiger Abfall: in den höheren Regionen des Gehirns ist die Konzentration von Serotonin und 5-HIAA auf Monate, wenn nicht für immer verringert.
Der antidepressive Wirkstoff Fluoxetin (Handelsnamen: Fluctin bzw. Prozac), ein Blocker der Serotonin-Wiederaufnahme, und MDMA sind in bestimmter Weise vergleichbar: Wer Fluoxetin nimmt, hat ähnliche Wirkungen wie diejenigen, die geringe Dosen von MDMA einnehmen. Bei Fluoxetin kommt es aber nicht zu einer forcierten Serotonin-Freisetzung, es kann daher kontinuierlich wirken, da immer wenn Serotonin natürlich freigesetzt wird, die Wiederaufnahmeblockade seine Wirkung erhöht. Die Dopaminfreisetzung durch Entaktogene ist schwächer als die Serotonin-Freisetzung, aber MDMA stimuliert die Dopaminsynthese. MDA und in weitaus geringerem Maße auch MDMA hemmen die Wiederaufnahme von Dopamin. MDA, MDMA und MDEA hemmen außerdem die Noradrenalin-Wiederaufnahme, worin eine wesentliche Ursache für die sympathomimetische Wirkung dieser Substanzen liegen könnte.

Zur Toxikologie von MDMA

Was ihre Kurzzeiteffekte angeht, wurden die Entaktogene anfangs generell als relativ harmlose Substanzen beschrieben, obwohl schon Hayner und McKinney (1986) ihrem Aufsatz den Titel „Die dunkle Seite von Ecstasy“ gaben. Die Probleme, von denen Freizeit-Konsumenten am häufigsten berichteten bzw. berichten, sind Unruhe, Tachy-

kardie [Herzjagen] und in ernsteren Fällen Paranoia. Die Behandlung erfolgt symptomatisch. Es genügt gewöhnlich, zu erklären, daß dies die Effekte einer „Überdosis“ sind und daß sie verschwinden werden, sobald die Wirkung der Droge nachläßt. Dieses „talk down“, wie es auch bei LSD praktiziert wird, hilft in den allermeisten Fällen: Es ist vorbei, wenn die Drogenwirkung aufhört. In den wenigen Fällen, in denen die Unruhe bestehen bleibt, können den Patienten einige beratende Sitzungen angeboten werden, die gewöhnlich nicht über eine Woche hinausgehen, es sei denn, es bestehen noch andere Drogen- oder emotionale Probleme (Seymour 1985).
Des weiteren gibt es Kurzzeiteffekte, wie z. B. Müdigkeit, Depressionen, Muskelschmerzen, Unruhe, Kopfschmerzen, nachlassender Appetit usw., die in der Woche nach der Einnahme von Ecstasy auftreten und das psychische Wohlbefinden und das Gefühl der sozialen Einbindung beeinträchtigen. Einige dieser Gefühle lassen sich, wenigstens zum Teil, eher auf das Verhalten der Konsumenten zurückführen – wie stundenlanges Tanzen, geringe Flüssigkeitszufuhr – als auf unmittelbare Auswirkungen der Droge. Das gleiche gilt wohl auch für die Vermutung, daß MDMA die Resistenz gegenüber Infektionen reduziere: Bronchiale (Viren)Infektionen wurden der Droge in der USA zugeschrieben (Wolfson 1986), während holländische Konsumenten von Infektionen des Urintrakts bei Frauen berichten (De Loor 1989).
Dennoch hat eine Anzahl medizinischer Veröffentlichungen, die massenwirksam von den Medien aufgegriffen wurden, die Aufmerksamkeit auf eine Anzahl ernster Folgen – einschließlich Todesfälle – des Ecstasy-Gebrauchs gelenkt, was eine genauere Prüfung der toxischen Wirkungen von MDMA und verwandter Substanzen rechtfertigt. Die gefährlichen Wirkungen der Substanzen, insbesondere von MDMA, können in zwei Arten unterteilt werden: akute und chronische. Symptome von akuter Vergiftung treten während oder unmittelbar nach dem (einmaligen) Einnehmen der Substanz auf: Trunkenheit zum Beispiel ist das Ergebnis einer akuten Alkoholvergiftung. Die Symptome chronischer Vergiftung sind das Ergebnis einer Langzeiteinnahme der Substanz: Leberzirrhose ist das Resultat einer chronischen alkoholischen Vergiftung.

Akut schädigende Wirkungen

Die ersten Daten zur Toxizität von MDMA sind das Ergebnis einer Studie, die von der US-Army in Auftrag gegeben wurde (Hardman et al. 1973). Als Instrument fungierte der LD50-Test. LD bedeutet „Dosis Letalis“. In diesem Test wird einer Anzahl verschiedener Spezies von Versuchstieren eine zunehmende Dosis der Test-Substanz verabreicht. Die LD50 ist die Dosis, bei der 50 % der Tiere getötet wurden. Für MDMA schwankt sie je nach Spezies und Art und Weise der Verabreichung (vgl. die Daten anhand der Tabelle). Die Differenzen zwischen oraler Verabreichung, wie es bei Menschen üblich ist, sowie intraperitonealer [direkte Injektion in die Bauchhöhle] und intravenöser Verabreichung sind bemerkenswert. Um Vergiftungserscheinungen hervorzurufen, sind bei oraler Verabreichung weitaus höhere Dosen notwendig.

LD50 (verabreichte Dosis von MDA und MDMA über 24 Stunden in mg/kg Körpergewicht)

Spezies	*Art der Verabreichung*	*MDA*	*MDMA*
Maus	intraperitoneal	68	97
Maus	oral	142	–
Maus	intravenös	42	–
Ratte	intraperitoneal	27	49
Ratte	oral	–	325
Meerschweinchen	intraperitoneal	28	98
Hund	intravenös	7	14
Affe	intravenös	6	22

Im Rahmen dieser Studie wurde auch das Verhalten der Tiere erforscht, besonders das derjenigen, die die Verabreichung einer über der LD50 liegenden Dosis überlebten. Es zeigte sich, daß bei Mäusen, die diese nahezu tödliche Dosis erhielten, die motorischen Funktionen stark gereizt wurden: Zittern und Krämpfe waren die Wirkung. Hunden, denen Dosen bis zu 50 mg MDMA pro kg Körpergewicht verabreicht wurden, und Rhesusaffen, die bis zu 75 mg/kg erhielten, zeigten als motorische Störungen eine muskuläre Schwäche, eine „flattrige Bewegung" der Hinterbeine, erhöhten Speichelfluß, Erbrechen und Darmentleerung. Die Hunde kamen desorientiert und ängstlich aus den Versuchen, im Gegensatz zu den Affen (Shulgin/Nichols 1978).
Rhesusaffen, die 10 mg/kg MDMA erhielten, zeigten Verhaltensstörungen, die die „Selbstpflege" und die Futtersuche betrafen, jedoch keine Desorientierungen und Angstzustände, wie sie bei der Einnahme von Meskalin in gleicher Dosis auftreten (Schlemmer et al. 1986).
Diese Experimente zeigen, daß die Einnahme hoher Dosen von MDMA den Wirkungen von Amphetamin gleichen. Toxische Wirkungen treten generell allerdings nur dann auf, wenn sie die üblichen Mengen beim „Freizeit-Konsum" mindestens um das Zehnfache übertreffen.

Die in den letzten zehn Jahren durchgeführte Forschung macht deutlich, daß die wichtigsten unmittelbaren toxischen Wirkungen von MDMA bei Versuchstieren mit zwei Begriffen beschrieben werden können:
(1) Hyperthermie [Wärmestauung], die mit der Umgebungstemperatur in Zusammenhang steht: bei normaler oder höherer Außentemperatur steigt die Hyperthermie mit der Temperatur; bei Kälte jedoch zieht man sie sich zu.
(2) Hyperaktivität und serotonerges Verhaltenssyndrom: „gesteigerter Bewegungsdrang, reziprokes Vorderfußtreten, Kopfwerfen, Schwanzerektion, Auswärtsbewegung der hinteren Gliedmaßen, Exophtalmus [Vordrängen des Augapfels], Ataxie [Koordinationsstörung], Bewußtlosigkeit, die letztlich zu krampfhaften Zuckungen und Tod führt" (Green et al. 1995).
Selbstverständlich gibt es für Menschen keine derartigen experimentellen Daten. Die Daten zur Wirkung bei Menschen sind anekdotisch: es handelt sich um Fälle akuter Rauschzustände. Wie wir gesehen haben, deuten die Quellen überwiegend darauf hin, daß sich in der Regel nur leichte Symptome zeigen: Unruhe, Tachykardie, Hypertonie [hoher Blutdruck], Schweißausbrüche usw. Dennoch sind fünf verschiedene ernste Folgen des Ecstasy-Gebrauchs in der medizinischen Literatur beschrieben:

(1) Hyperthermie, die zu Rhabdomyolyse [Form der Muskelzerstörung], diffuser intravasaler Koagulation [Blutgerinnung in den Gefäßen] und akutem Nierenversagen führt;
(2) akute Lebervergiftungen;
(3) kardiovaskuläre [Herzgefäß-] Störungen;
(4) Hyponatriämie [Natriummangelsyndrom];
(5) psychische Beeinträchtigungen.

Hyperthermie

MDMA und verwandte Substanzen erhöhen die Körpertemperatur, aber nur in seltenen Fällen (bis jetzt berichtet die medizinische Literatur von 61 Fällen, von denen 28 tödlich ausgingen) kommt es zu einer Art „davonlaufendem" Temperaturanstieg bis zu 43°C oder höher, mit der Folge verbreiteter intravenöser Blutgerinnungsstörung, Rhabdomyolyse und Nierenversagen. Ein solcher Verlauf wurde zunächst als eine sehr seltene Komplikation bei einer Amphetaminüberdosis (Ginzberg et al. 1970) und später auch für MDA beschrieben (Simpson/Rumback 1981).
Im Zusammenhang mit Ecstasy beschrieben dies erstmals Hayner und

McKinney (1986). Sie berichten von einem Patienten mit Delirium und Halluzinationen, später Koma, Hypertonie, Lungenödem, Oligurie [verminderte Harnproduktion], Tachykardie und Hyperthermie. Die MDMA-Konzentration im Blut stieg fünf Stunden nach der Einnahme auf einen Spitzenwert von 7 mg/l Blut, obwohl dieser Wert nicht der eingenommenen Menge entspricht, die auf 60–65 mg geschätzt wird. Brown und Osterloh (1987) beschreiben einen Patienten, der Halluzinationen aufwies, sowie Hyperthermie und Tachykardie bei einem MDMA-Spiegel von 7 mg/l Blut. Den Laborwerten nach waren Rhabdomyolyse und Blutgerinnungsstörungen aufgetreten. Die eingenommene Dosis wurde auf 100–150 mg geschätzt.

Screaton et al. (1992) berichten von drei Patienten mit Hyperpyrexie [übermäßig hohem Fieber] und Rhabdomyolyse nach dem Konsum von Ecstasy, wobei ein Fall tödlich ausging. Die Blutkonzentration wurde nicht festgestellt, lediglich bei dem Fall mit Todesfolge wurden Amphetamine und MDMA im Urin und im Plasma nachgewiesen.

Henry et al. (1992) untersuchten zwischen Januar 1990 und Dezember 1991 alle in London dem National Poison Information Service gemeldeten Fälle, bei denen Ecstasy-Einwirkung vermutet wurde. Sie berichten von elf Patienten mit Hyperthermie, sieben davon verstarben. In der Folge wurden mehrere Berichte über das Auftreten von Hyperthermie veröffentlicht, die Konijn et al. (o.J.) zusammenfaßten. Obwohl es anfänglich so aussah, als gehe das Auftreten von Hyperthermie mit einer hohen oder sehr hohen MDMA-Blutkonzentration einher, stellt sich nun heraus, daß es keinen Zusammenhang zwischen Hyperthermie und dem MDMA-Spiegel im Blut oder auch der eingenommenen Dosis gibt.

Henry et al. (1992) berichten vom Fall eines Mannes, der vermutlich 42 MDMA-Tabletten zu sich nahm und lediglich Tachykardie und Hypertonie aufwies, dies bei einer MDMA Blutkonzentration von 7,72 mg/l Blut während Patienten an Hyperthermie starben, obwohl sie gerade mal 2–5 Tabletten eingenommen hatten und ihr MDMA-Spiegel unter 0,5 mg/l Blut lag.

Es ist sehr schwierig, die Daten zu interpretieren, da wenig Kenntnisse über den normalen Stoffwechsel von MDMA vorliegen. Vereby (et al. 1988) verabreichte einem 40jährigen, 74 kg schweren Mann 50 mg MDMA, das nach zwei Stunden zu einer maximalen MDMA Blutkonzentration von 0,105 mg/l Blut führte, während Henry einen Fall von Hyperthermie beschreibt, bei dem eine MDMA Blutkonzentration von 0,11 mg/l Blut gemessen wurde. Betrachtet man die Spannweite der Dosierungen und Blutwerte von MDMA in Fällen von Hyperthermie, dann legen diese die Existenz individueller Dispositionen für Hyperthermie und/oder für einen unterschiedlichen Stoffwechsel von MDMA nahe, für beides gibt es Anzeichen (Tucker et al. 1994). Das Fehlen eines Zusammenhangs von Dosis und Hyperthermie, wie er bei den anekdotischen Daten über Menschen zu beobachten ist, wurde experimentell an Ratten bestätigt (Colado et al. 1995). Die MDMA-induzierte Hyperthermie ist eng mit dem Serotonin-Syndrom verbunden und etwas weniger mit bösartiger Narkolepsie [„Schlummersucht"].

Akute Lebervergiftung

Die ersten sieben Fälle wurden von Henry et al. (1992) geschildert, es folgten aber bald weitere (De Man et al. 1993; Ellis et al. 1996). Nach Konijn et al. (o.J.) sind in der Literatur 40 Fälle mit akutem Leberversagen im Anschluß an die Einnahme von Ecstasy beschrieben, die keine anderen Ursachen zulassen. In 10 dieser Fälle trat die Lebervergiftung zusammen mit Hyperthermie auf. Nur in 9 Fällen, bei denen die Patienten kurz nach der Einnahme der Substanz wegen Hyperthermie vorstellig wurden, führte man toxikologische Analysen durch, bei denen entweder „amphetaminähnliche Substanzen", MDMA oder MDA nachgewiesen werden konnten. Die Fälle von Leberversagen ohne Hyperthermie begaben sich spätestens eine Woche nach der Einnahme in ärzliche Behandlung. Der kausale Zusammenhang mit Ecstasy-Konsum wird durch einen bemerkenswerten, von Shearman et al. (1992) geschilderten Fall gestützt, bei dem im Anschluß an die Einnahme von Ecstasy dreimal eine akute Hepatitis mit spontaner Genesung auftrat.
Alle verfügbaren Daten, die Vielschichtigkeit des klinischen Bildes ebenso wie die Histologie, deuten auf eine idiosynkratische Reaktion (Überempfindlichkeit gegenüber bestimmten Stoffen bereits beim ersten Kontakt aufgrund eines Enzymmangels) hin, wie sie auch gelegentlich bei Medikamenten zu beobachten ist. Ob dies eine Reaktion auf MDMA oder auf seine Stoffwechselprodukte ist oder eine Reaktion auf Verfälschungen oder toxische Nebenprodukte, ist unklar. Die von De Man beschriebenen Fälle sind hilfreich, sie legen eher das letztere nahe.

Kardiovaskuläre Folgen

Berichte über verschiedene Formen kardiovaskulärer Folgen erschienen erstmals bei Dowling et al. (1987). Sie berichten von einem Todesfall infolge der Einnahme von MDEA, die zu einem MDEA-Spiegel von 0,95 mg/l Blut führte, auffälligerweise zusammen mit einem

Butalbitalwert von 0,8 mg/l Blut. Die Autopsie brachte eine Reihe koronarer Arteriosklerosen zutage. Bildlich gesprochen, liegt es nahe, vom Tropfen zu reden, der das Faß zum Überlaufen brachte, obwohl der Blutwert darauf hindeutet, daß es sich nicht nur um einen Tropfen handelte. Ein anderer Patient starb infolge einer Lungenanschoppung [Blutstau] und Herzkammerflimmern (Blutwerte: MDMA 1,0 mg/l, BAC 4 Promille). Bei einem dritten Opfer, das nach der Einnahme von schätzungsweise 300 mg MDEA (Blutwert 2,0 mg/l) verstarb, wurde bei der Autopsie eine essentielle Myokardiopathie [Herzmuskelerkrankung] festgestellt.
Van Brussel (1991) erwähnt einen Fall eines Herzinfarktes nach dem Konsum von Ecstasy und Alkohol.
Konijn et al. (o.J.) stießen in der Literatur auf zehn Fälle mit Gehirngefäßvorfällen, davon einige mit, andere ohne präexistente Gefäßerkrankungen.

Hyponatriämie

Konijn et al. (o.J.) fanden in der Literatur 18 Fälle beschrieben, in denen innerhalb weniger Stunden nach der Einnahme von Ecstasy ein Stadium von Benommenheit eintrat, in 11 Fällen nach einem epileptischen Anfall. Bei allen wurde nach ihrer Einlieferung ins Krankenhaus Hyponatriämie festgestellt. Vermutlich war dies das Ergebnis von exzessiver Ausscheidung antidiuretischer Hormone [die Harnabsonderung hemmend], wie dies bei einem Patienten nachgewiesen wurde. Der daraufhin einsetzende gravierende Verlust von Natrium verursachte ein Hirnödem. In einigen dieser Fälle hatten die Patienten überdies eine Menge Wasser zu sich genommen, wahrscheinlich, weil sie glaubten, Wasser sei ein Gegenmittel gegen die Wirkung von MDMA, anstatt gegen die Dehydration aufgrund des Schwitzens (und der Hyperthermie?). Nach Konijn ist MDMA die Ursache für die Hemmung der Nierenreaktion auf die Wasserzufuhr, da von anderen amphetaminähnlichen Substanzen nicht bekannt ist, daß sie solche Symptome verursachen.
Obwohl in manchen Fällen das Hirnödem vitale Funktionen bedrohen kann, genesen die meisten Patienten durch eine konservative Therapie und Wasserbeschränkung. Einige Fälle, die nicht in der medizinischen Literatur beschrieben sind, aber extensiv in der Presse vorgestellt wurden, endeten tödlich.

Psychische Beeinträchtigungen

Von Kurzzeitsymptomen – wie sie Seymour (1985) aus der Haight Ashbury Free Medical Clinic schildert und die oben bereits beschrieben wurden – abgesehen, waren die ersten Berichte über psychische Reaktionen auf MDMA-Konsum positiv (Adamson 1985; Geer/Tolberg 1986). Aber mit der Zeit tauchten auch Berichte von negativen psychischen Folgeerscheinungen auf, für die die folgenden Fälle exemplarisch stehen.

Hayner und McKinney (1986) beschreiben einen Fall von Psychose. Andere Autoren schilderten drei Fälle mit Panikanfällen (von denen einer wahrscheinlich gleichzeitig Appetitzügler eingenommen hatte) (Whitaker-Azmitia/Aronson 1989).

McGuire and Fahy (1991) beschreiben zwei Fälle mit chronischer Psychose im Anschluß an MDMA-Konsum. Der erste, ein 28 Jahre alter Mann, nahm über 18 Monate jedes Wochenende Ecstasy in zunehmender Menge von 2 bis 10 Tabletten zu sich und fügte seinem Drogenmenue auch Kokain hinzu. Nach sechs Wochen Abstinenz wurde er mit einer chronischen paranoischen Psychose eingeliefert. Er hatte eine familiäre Anamnese mit Schizophrenie und wurde später als schizophren diagnostiziert. Der zweite Patient, ein 22jähriger Mann, hatte täglich bis zu vier Tabletten eingeworfen, mit regelmäßiger Beigabe von Kokain, LSD und Cannabis. Auch er entwickelte eine chronische paranoische Psychose, jedoch konnte keine familiäre Disposition für Schizophrenie festgestellt werden, da er adoptiert worden war, ohne seine leiblichen Eltern zu kennen.

Winstock (1991) gibt an, daß von einer Gruppe von 89 Personen, die zwischen 20 und über 100mal Ecstasy genommen haben, 40 % von Paranoiafällen berichteten. Creighton et al. (1991) schildern, daß ein Mann, der im Laufe von 4 Monaten zwischen 4- und 7mal Ecstasy einnahm, mit einer akuten Psychose eingeliefert wurde, aber das Krankenhaus am nächsten Tag verlassen konnte. Zwei Monate später tauchte er erneut auf, berichtete von Flashbacks und einem erneuten Auftreten einer Psychose. Nach einer Behandlung kehrte er nach Hause zurück, nahm wieder Ecstasy und wurde abermals psychotisch. Sie berichten auch von zwei Frauen, die visuelle Halluzinationen verbunden mit Angstzuständen und Flashbacks hatten, nachdem sie sporadisch Ecstasy nahmen.

Schifano (1991) schildert einen Fall mit einer atypischen chronischen Psychose, während Benazzi und Mazzoli (1991) einen Fall chronischer Depression beschreiben.

Konijn et al. (o.J.) werteten die vorhandene Literatur zum Thema aus. Sie berichten von insgesamt 24 Fällen mit Psychose, davon 7 Panikanfälle, 7 Depressionen, 2 Halluzinationen und 8 gemischte Fälle. Es ist klar, daß bei diesen schwerwiegenderen Fällen Dispositionen häufig der entscheidende Faktor waren, besonders bei chronischen Psychosen.

Andere Schädigungen

In der medizinischen Literatur sind eine Anzahl weiterer Fälle beschrieben:

(1) ein Fall von Harnstauung (Bryden et al. 1995); holländische Forscher, die Urinproben im Rahmen von Drogenuntersuchungen bei Raves genommen haben, berichten, daß viele männliche Personen nach der Einnahme von MDMA Probleme hatten, Urin zu lassen, was wahrscheinlich mit der a-adrenergen Wirkung von MDMA auf die Blase zusammenhängt.
(2) Dowling (1987) berichtet von einem Patienten, der einen tödlichen elektrischen Schlag erhielt, nachdem er den Mast einer Hochspannungsleitung hochgeklettert war. Die MDMA Blutkonzentration wurde nicht ermittelt. Das erinnert uns an den Toxikologen De Vaal, der fragte, ob wir jemanden, der von einem Auto überfahren wird, während er Schokolade ist, als „Schokoladentoten" bezeichnen würden.
(3) Konijn et al. (o.J.) fanden Berichte über Meningitis [Hirnhautentzündung], die durch Neisseria meningitidis [spezifische Bakterien] hervorgerufen wurde, über Keratose [Verhornung], Tortikollis [Schiefhals], Zahnprobleme infolge von Trismus [Kiefersperre] und Zähneknirschen, über einige Lungenkomplikationen, die entweder sekundärer Art waren oder durch die Verschlimmerung von präexistenten Bedingungen verursacht worden sind, wie in dem von Downing (1986) dargelegten Fall des plötzlichen Todes eines Asthmapatienten nach Ecstasy-Konsum. Faßt man diese Berichte zusammen, so spielten bei diesen schweren toxischen Reaktionen wahrscheinlich mehrere Faktoren eine Rolle:

(1) Anomalien im Stoffwechsel von MDMA und anderer Phenylalkylamine. Die Mengen, die eingenommen wurden, bewegen sich in einigen Fällen im „normalen" Rahmen, während die Blutwerte extrem hoch sein können;
(2) zugrundeliegende verborgene Krankheiten;
(3) ideosynkratische Reaktionen, da die Seltenheit schwerwiegender Reaktionen im Vergleich zum verbreiteten Ecstasy-Konsum eine individuell angelegte Sensitivität vermuten läßt;
(4) Umweltfaktoren, besonders im Fall von Hyperthermie.

Geht man davon aus, daß Hundertausende regelmäßig Ecstasy konsumieren, sind ernsthafte Kurzzeitfolgen des Ecstasy-Konsums äußerst selten, auch wenn sie im Einzelfall katastrophal sein können. Insgesamt fanden Konijn et al. (o.J.) 62 Fälle mit tödlichem Ausgang in der Fachliteratur beschrieben. Der Konsum von Ecstasy auf einer

Rave-Party ist mit erheblich geringerer Lebensgefahr verbunden als die Fahrt mit dem Auto zum Rave, da Verkehrsunfälle zu einer wesentlich höheren Mortalitätsrate bei jungen Leuten führen als der Ecstasy-Gebrauch. Wir können daher leicht die Schlußfolgerung ziehen, daß für die öffentliche Gesundheit das Kurzzeitrisiko von Ecstasy-Konsum zu vernachlässigen ist.

Die chronischen Schädigungen

Diese Schlußfolgerung mag für die akuten Konsequenzen des Ecstasy-Gebrauchs richtig sein, aber für die langfristigen Folgen von MDMA-Konsum kann dies nicht so einfach gesagt werden. Obwohl der Freizeitgebrauch von MDMA inzwischen eine Geschichte von ungefähr 25 Jahren hat, fehlen uns immer noch ausreichend Daten über die Langzeiteffekte bei Menschen, daher müssen wir auf Daten aus Tierversuchen zurückgreifen.
Die Studie, die von der Drug Enforcement Administration (ungerechtfertigterweise) verwendet wurde, um MDMA zu verbieten, wurde von Ricaurte et al. (1985) verfaßt. Sie wies eine Erschöpfung von Serotonin, eine Reduktion der Serotoninrezeptoren und des 5-HIAA-Spiegels bei Ratten nach, denen subkutan eine sehr hohe Dosis (5–40 mg) MDA – nicht MDMA – verabreicht wurde. Die histologische Untersuchung bewies, daß dies das Ergebnis einer Degeneration serotonerger Axonendigungen war. Nachträglich zeigten Schmidt et al. (1986), daß infolge der Verabreichung von MDMA an Ratten in Dosen über 20 mg/kg Körpergewicht der Mangel an Serotonin und 5-HIAA mit der Höhe der Dosis zunimmt.
Ricaurtes nächste Untersuchung richtete sich auf MDMA mit nichtmenschlichen Primaten (Totenkopfäffchen und Makaken) als Versuchstieren. Den Tieren wurden über vier Tage hinweg zweimal täglich entweder 2,5, 3,75 oder 5 mg/kg Körpergewicht MDMA verabreicht. Nach 14 Tagen verringerte sich – abhängig von der Dosis – der Serotonin- und der 5-HIAA-Spiegel im Gehirn, was mit entsprechenden histologischen Befunden korrelierte: Axone der serotonergen Neuronen waren geschwollen, ihre Zellkörper geschrumpft und enthielten abnormale Einschlüsse unbekannter Bedeutung. Ricaurte et al. folgerten daraus, daß MDMA neurotoxisch für serotonerge Neuronen ist (Ricaurte et al. 1988). In vergleichbaren Experimenten wurden keine Schädigungen der dopaminergen Neuronen gefunden.
Battaglia et al. (1987) bestätigten diese Ergebnisse bei Ratten und bemerkten, daß die Anzahl der Wiederaufnahmestellen für Serotonin auf der präsynaptischen Membrane vermindert war: ein weiteres Scha-

denszeichen. Eine Zahl weiterer Studien bestätigte diese Resultate bei Tieren mit vergleichsweise hohen Dosen.
Der nächste Schritt war, solche Anzeichen für Schädigungen bei menschlichen Nutzern zu finden. Weder Peroutka et al. (1987) noch Price (1989) waren in der Lage, solche Anzeichen zu entdecken. Wichtiger war, daß Battaglia et al. (1987) eine vollständige Erholung nach einem Jahr beobachteten: Sollte also eine Schädigung erfolgt sein, so war sie reversibel. Überdies behaupteten sie, daß die klinische Signifikanz der Befunde zu MDMA unklar sei. Identische Veränderungen waren auch nach der Verabreichung von Fenfluramin, einem verbreiteten Appetitzügler, gefunden worden, ohne zu irgendwelchen klinischen Symptomen zu führen. Die nächste Studie (McCann/Ricaurte 1993) wies eine signifikant verminderte Serotonin-Funktion bei 95 Personen nach, die Ecstasy durchschnittlich 95mal in den letzten fünf Jahren genommen hatten. In Psychologischen Tests erwies sich diese Gruppe als weniger feindselig, weniger impulsiv und zeigte ein kontrollierteres Verhalten als eine Kontrollgruppe. Da man annimmt, daß diese Verhaltensmuster durch Serotonin vermittelt werden, kann dies ebenfalls als ein Zeichen einer Veränderung des serotonergen Systems interpretiert werden, mag man dies positiv oder negativ beurteilen.
Die Tierversuche wurden mit Dosen wiederholt, die denen entsprechen, die Freizeitkonsumenten einnehmen (wobei dem höheren Stoffwechsel bei kleineren Tieren Rechnung getragen wurde). Sie zeigten an, daß die Anfälligkeit für diese Art von Schädigung von der Ratte zum nichtmenschlichen Primaten ansteigt, was nahelegt, daß die höchste Anfälligkeit bei menschlichen Primaten liegt, d. h., daß Schädigungen der serotonergen Axone möglicherweise unser serotonerges System in breitem Maße schädigen können.
Zur möglichen Reversibilität des Schadens läßt sich sagen, daß in der Tat nachgewiesen wurde, daß nach einiger Zeit die geschädigten Axone sich erneut entwickeln, aber in unterschiedlicher Form. Während die kurzen Axone, die die Hypothalamus [Teil des Zwischenhirns] und die Kleinhirntonsille vernetzen, sich erholten, und diese Abschnitte sogar übermäßig innerviert wurden, erholten sich die längeren Axone, die den dorsalen Cortex [rückwärtige Hirnrinde] vernetzen, nicht völlig (Fischer et al. 1995).
Obwohl kein unmittelbarer Beweis durch histologische Untersuchungen bei Menschen erzielt werden kann, zeigen ursprünglich unveröffentlichte Befunde aus Positronenemissionstomographie (PET), daß das Gehirn von Freizeitkonsumenten von MDMA klare Zeichen solcher Veränderungen aufweist (Gespräch über noch unveröffentlichte Daten von Dr. Ch. Grob in den USA und Dr. R. Thomasius von der

Psychiatrischen und Nervenklinik des Universitätskrankenhauses Hamburg), was darauf hindeutet, daß die Daten aus den Tierversuchen auf den Menschen übertragbar sind. Wenn MDMA direkt ins Gehirn injiziert wird, treten solche Schädigungen nicht auf, somit ist es nicht MDMA selbst, was seine neurotoxische Wirkung ausmacht. Zwei Erklärungen dieser neurotoxischen Eigenschaften wurden vorgebracht:

(1) die Bildung eines toxischen Stoffwechselprodukts von MDMA im Körper. Wenn man jedoch die beiden hauptsächlichen Stoffwechselwege (N-Desalkylierung und O-Desalkylierung) blockiert, reduziert sich die Neurotoxizität nicht. Während das toxische MDMA-Stoffwechselprodukt 2,4,5-Trihydroxymethamphetamin dopaminerge Neuronen auch in vitro schädigt, schädigt MDMA diese Neuronen nicht (Lim/Foltz 1991), was diesen Mechanismus zumindest fragwürdig werden läßt.
(2) daß körpereigene Neurotransmitter (Dopamin oder Serotonin) oder ihre reaktiven Zwischenprodukte eine Rolle spielen. Man hat herausgefunden, daß ein zentraler Dopaminverlust die neurotoxische Wirkung verringert (Stone et al. 1988), während sie eine Vorbehandlung mit Levodopa [ein Antiparkinson-Mittel] erhöht (Schmidt et al. 1991).

Was auch immer die Ursache ist, der letzte Mechanismus ist wahrscheinlich die Bildung von freien Radikalen, die die serotonergen Axone schädigen (Coladi/Green 1995).
Auch wenn man davon ausgeht, daß all diese Daten auf Menschen übertragbar sind, ist die funktionale Signifikanz dieser Befunde völlig unklar. Die Fachliteratur deutet nirgendwo darauf hin, daß die Mehrheit der Ecstasy-Konsumenten Hirnschädigungen haben, obwohl die expliziten Daten über Tiere und die eher indirekten über Menschen dies nahelegen. Es gibt zwei Möglichkeiten, diese Daten zu betrachten. Zunächst kann man das Parkinson-Syndrom in Betracht ziehen. Diese recht gewöhnliche motorische Krankheit resultiert aus einer massiven Zerstörung (unbekannter Ursache) des dopaminergen Systems der Substantia nigra. Jedoch müssen 95 % dieses Systems zerstört sein, um die leisesten Symptome der Krankheit nachzuweisen, bei einem Zerstörungsgrad von 90 % sind noch keine Symptome zu finden. Derart können die massiven Schädigungen des serotonergen Systems, wie sie Ricaurte beschrieb, möglicherweise ohne Symptome bleiben, aber auf lange Sicht, wenn altersbedingte neurale Zerfallserscheinungen eintreten, kann das, was vom System noch übrig ist, insuffizient werden, was zu Symptomen im mittleren Alter führt. Andererseits kann man die Flexibilität unseres Gehirns in Betracht

ziehen und auch, daß eine Regenerierung beobachtet wurde, selbst wenn sie sich von dem ursprünglichen Zustand vor dem MDMA-Konsum unterscheidet. Auf lange Sicht kann dies zu einer Behebung der langfristigen Schädigungen durch neue Verbindungen führen, die den Schaden kompensieren. Sollte dies eintreffen, ist die neurotoxische Wirkung kaum von Belang. Die Zukunft wird es zeigen ...

Todesfälle – toxische Effekte – Gefahren durch Ecstasy[1]

Stefanie Iwersen, Klaus Püschel

In Deutschland setzte der verbreitete Ecstasykonsum im Vergleich zu Großbritannien mit zeitlicher Verzögerung ein. Dementsprechend tauchten auch Berichte über toxische Wirkungen erst später auf. Der Anstieg der in Deutschland durch die Polizei sichergestellten Konsumeinheiten (KE = Tablette) von 4.000 KE im Jahr 1991 auf 380.848 KE im Jahr 1995 dokumentiert jedoch die dramatische Verbreitung der neuen Droge. Allein in Großbritannien wird die Zahl der Konsumenten, die regelmäßig jede Woche Ecstasy konsumieren, auf ca. 500.000 geschätzt (Milroy et al. 1996). Bezogen auf diesen erheblichen Verbreitungsgrad, sind Todesfälle bislang relativ selten.
Nach Angaben des Bundeskriminalamts (1996) verstarben in Deutschland 1994 7 und 1995 18 Menschen an Ecstasy. Jedoch ist die Todesursache bzw. die toxische Wirkung nicht in dem Sinne als Folge einer Überdosierung zu verstehen, wie es z. B. für das Heroin bekannt ist, sondern eher als Unverträglichkeitsreaktion. Überdosierungen in suizidaler Absicht treten, wahrscheinlich auch wegen des hohen Preises der Ecstasy-Tabletten, kaum auf und können durchaus harmlos verlaufen (Franke et al. 1995). Nur über einen einzigen Fall, bei dem eine Ecstasy-Überdosierung in wahrscheinlich suizidaler Absicht tödlich endete, wurde bislang berichtet (Iwersen/Schmoldt 1996a). Die in diesem Fall aufgetretenen Symptome decken sich jedoch mit den toxischen Wirkungen, die auch nach Konsum von nur einer Tablette gesehen wurden. Es lassen sich wahrscheinlich vier tödliche Komplikationen bzw. Todesarten durch Ecstasy-Konsum differenzieren: Hyperthermie, Kreislaufkollaps, Leberdystrophie und psychotische Dekompensationen mit tödlichem Ausgang.

Hyperthermien (hitzschlagähnliches Syndrom)

Als häufigste bislang beschriebene Komplikation bzw. Todesursache traten fulminante Hyperthermien auch in Kombination mit Krämpfen,

1 Da der folgende Text sehr viele Fremdworte bzw. medizinische Fachausdrücke enthält, findet sich am Ende dieses Artikels (S. 179 f.) ein Glossar.

Gerinnungsstörungen, Rhabdomyolyse und Nierenversagen auf.[2] Die meisten dieser Zwischenfälle ereigneten sich bei oder nach Rave-Parties, daher wurde das Auftreten der Hyperthermien mit den langen Rave-Tänzen ohne Ruhepause, den hohen Umgebungstemperaturen und mangelnder Flüssigkeitszufuhr erklärt. Ecstasy hat aber offensichtlich eine direkte, wahrscheinlich durch Serotonin vermittelte (Sternbach 1992), toxische Wirkung auf das Thermoregulationszentrum, wobei die Symptomatik durch die oben genannten Faktoren sicher begünstigt wird. Auch im Tierversuch führte Ecstasy bei Ratten zu einem Anstieg der Körpertemperatur (Schmidt et al. 1990), der bei erhöhter Raumtemperatur stärker ausgeprägt war (Gordon et al. 1991). Auch der bereits erwähnte Todesfall nach Ecstasy-Überdosierung untermauert diese These, da in diesem Fall eine Hyperthermie zu Hause bzw. in der Klinik ganz ohne körperliche Betätigung auftrat. Hyperthermien mit Temperaturen von 42°C haben eine sehr schlechte Prognose. Patienten sollten daher frühzeitig mit Eiswasserlösungen gekühlt werden. Gleichzeitig sollte die Infusion gekühlter Elektrolytlösungen erfolgen. Im Sinne einer Prophylaxe wurden Konsumenten aufgrund dieser Zwischenfälle aufgefordert, während der Techno-Parties viel zu trinken, um Flüssigkeitsverluste auszugleichen und dem Entstehen von Hyperthermien vorzubeugen. Erste Berichte über das Auftreten hyponatriämischer Zustände mit Symptomen wie Erbrechen, Müdigkeit, Verwirrtheit, Erregungszuständen und Krampfanfällen nach Ecstasy-Konsum und großen Trinkmengen (wahrscheinlich bedingt durch auftretende Störungen der ADH Sekretion) führten dazu, die Trinkempfehlung in der Weise zu modifizieren, daß nur moderate Mengen, möglichst isotonischer Getränke, konsumiert werden sollten (Hartung et al. 1996).

Hepatotoxizität

Neben dem Auftreten hyperthermer Zustände wird auch in zunehmendem Maße über hepatotoxische Effekte durch Ecstasy berichtet, deren Entstehungsmechanismus weitgehend unklar ist. Bei der Obduktion von Ecstasy-Konsumenten, die durch Herz-Kreislauf-Komplikationen oder durch hypertherme Zustände verstorben waren, wurden auch Veränderungen an der Leber festgestellt.[3] Die morphologischen

[2] Vgl. Campkin/Davies 1992; Chadwick et al. 1991; Cox/Williams 1996; Henry et al. 1992, Iwersen/Schmoldt 1996a; Milroy et al. 1996; Squier et al. 1995

[3] Ellis et al. 1996; Henry et al. 1992; Iwersen/Schmoldt 1996a; Milroy et al. 1996

Leberbefunde reichten von focalen Einzelzellnekrosen bis zur akuten Leberdystrophie. Hepatotoxische Effekte können sowohl als Folge einer Hyperthermie als auch als eigenständiges Krankheitsbild auftreten, nach einmaligem als auch mehrmaligem Konsum, direkt nach oder auch in zeitlichem Abstand zum letzten Ecstasy-Konsum (Ellis et al. 1996). Bei einem Leberschaden ist daher bei der abklärenden Diagnostik nicht nur an Paracetamol, sondern in jedem Falle auch an Ecstasy zu denken. Da im Gegensatz zu Paracetamol toxische Effekte nicht nur nach Überdosierung sondern auch nach Konsum von nur einer Tablette auftreten können, die Patienten den Konsum aber in der Regel verschweigen und meist erst nach Ausschluß viraler Infektionen, Paracetamol, Alkohol und Pilzen als Ursache evt. auch an Ecstasy gedacht wird, ist im Blut und Urin ein Drogennachweis meist nicht mehr möglich. Eine gute Möglichkeit des nachträglichen Konsumnachweises stellt in diesen Fällen die Haaranalyse dar. In einem Fall eines subakuten Leberversagens bei einem 15jährigen Mädchen mit negativem Urintest auf Drogen gelang uns der MDMA-Nachweis in den Haaren zur Dokumentation des Kausalzusammenhangs. Als mögliche Ursache für die toxische Wirkung wird eine idiosynkratische Reaktion, bei der Ecstasy als Hapten eine autoaggressive immunologische Reaktion induziert, diskutiert.

Toxische Verschnittstoffe

Häufig werden in den Medien Verschnittstoffe bzw. Zwischenprodukte der Ecstasy-Synthese für toxische Effekte verantwortlich gemacht. Üblicherweise werden Ecstasy-Tabletten mit verschiedenen Prägungen versehen, die dem Konsumenten wahrscheinlich das Gefühl vermitteln sollen, einen Markenartikel erworben zu haben. Eine immer gleiche Prägung ist jedoch keineswegs eine Gewähr für gleichen Inhalt. Die Tabletten enthalten häufig Gemische unterschiedlicher Amphetaminderivate, vorwiegend MDMA und MDEA, seltener MDA und gelegentlich MBDB, die mittlerweile alle unter dem Begriff Ecstasy subsumiert werden. Nur in Einzelfällen wurden auch Benzodiazepine, Ephedrin, Coffein, Testosteron oder auch Yohimbin nachgewiesen. Daher entbehrt die Diskussion um toxische Zusatzstoffe bislang jeder Grundlage. Außerdem existieren Berichte, bei denen Tabletten zwischen Konsumenten geteilt wurden und ein Konsument z.B. ein Leberversagen erlitt, während der Konsument der anderen Hälfte völlig gesund blieb (Zilker et al. 1996).

Die vielerorts von Drogenberatungsstellen nach niederländischem Vorbild in Techno-Discos angebotenen „Schnelluntersuchungen" von Ecstasy-Tabletten im Sinne einer Qualitätskontrolle sind vor diesem Hintergrund sehr kritisch zu beurteilen. Es sei unbestritten, daß es sicher positiv ist, Drogenkonsumenten auf diese Weise den Kontakt zu den Beratern zu erleichtern; insbesondere vor dem Hintergrund, daß Ecstasy von den Konsumenten gar nicht als illegale Droge aufgefaßt wird und bei auftretenden Problemen der Schritt, sich an eine Drogenberatungsstelle zu wenden (mit der üblicherweise die Beratung Heroinabhängiger assoziiert wird), nicht erfolgt. Der Ecstasy-Käufer empfindet sich selbst nicht als Drogenkonsument. Er schätzt ja insbesondere die Antriebs- und Leistungssteigerung durch Ecstasy und distanziert sich vom Prototyp des verelendeten Heroinabhängigen. Daß es sich bei Ecstasy um ein Betäubungsmittel handelt, dessen Umgang die gleichen strafrechtlichen Konsequenzen nach sich zieht wie der von Heroin, wissen die meisten Konsumenten nicht (Bilke 1996). Insofern seien die Initiativen der Drogenberatungsstellen vor Ort, also in der Disco, Kontakt zu Konsumenten und die Möglichkeit zur Aufklärung zu bekommen, absolut begrüßt. Die Gefahr liegt jedoch zum einen in der sehr begrenzten Möglichkeit einer „Vor-Ort-Analytik". Gerade die Amphetaminanalytik ist sehr aufwendig. Mit einfachen Tests können lediglich grobe Aussagen gemacht werden. Dem Konsumenten wird jedoch damit suggeriert, daß er etwas konsumieren kann, bei dem sogar die Qualität offiziell überprüft wurde, was insbesondere vor dem Hintergrund sehr fahrlässig scheint, daß die toxischen Wirkungen auf die Amphetaminderivate selbst zurückzuführen sind und nicht, wie schon erwähnt, auf Beimengungen.

Cardiovaskuläre Toxizität

Auch über cardiale Abnormitäten nach Ecstasykonsum wurde berichtet, wie Arrhythmien, Asystolien (Dowling et al. 1987; Henry et al. 1992) und cardiovaskulären Kollaps (Suarez/Riemersma 1988). Die cardiovaskulären Auswirkungen von Ecstasy sind keine Besonderheit, sondern sind pharmakologisch-toxikologisch am ehesten zu erwarten. Wie nach dem Konsum aller Amphetamine und anderer indirekten Sympathomimetika muß am Herzen mit Tachyarrhythmien, Asystolien und cardiovaskulärem Kollaps nach in der Regel deutlichen bis exzessiven Blutdrucksteigerungen gerechnet werden. Dementsprechend fanden sich bei Obduktionsbefunden von Ecstasy-Toten Nekrosen von Herzmuskelzellen und Kontraktionsbändern mit leukozytärer Infiltration (Milroy et al. 1996; Suarez/Riemersma 1988) sowie subendocardiale Hämorrhagien (Cox/Williams 1996). Die Veränderungen am Herzen entsprechen somit denen, die auch durch Katecholamine induziert werden. Die gleichen cardiotoxischen Effekte lassen sich auch nach Kokain beobachten, das ja in seinem Wirkmechanismus den Amphetaminderivaten stark ähnelt (Tokarski et al. 1990; Rump et al. 1995). Ebenfalls zu den erwarteten Risiken zählen die durch hypertone Krisen erzeugten Hirnblutungen, welche in den USA zu den häufigsten Todesursachen nach Kokainkonsum gehören. Daß derartige Komplikationen gegenwärtig nach Ecstasy-Konsum selten sind, könnte vor allem auf das jugendliche Alter der Konsumenten zurückzuführen sein.

Mischintoxikationen, unklare Ecstasytodesfälle

Erwähnung sollten auch diejenigen Todesfälle finden, bei denen Ecstasy nicht eindeutig als Todesursache verifiziert werden konnte. Hierunter fallen Mischintoxikationen z. B. mit Kokain oder auch Opiaten (Iwersen/Schmoldt 1995), Todesfälle, bei denen unspezifische Intoxikationssymptome vorherrschten (Poklis et al. 1979), sowie auch Fälle, bei denen andere Faktoren, wie z. B. Aspiration von Mageninhalt (Forrest et al. 1994) oder Asthma bronchiale (Dowling et al. 1987), als todesursächlich angesehen wurden, bei denen aber post mortem (auch) Ecstasy nachweisbar war. Darüber hinaus gibt es Fälle, bei denen ein durch die Droge ausgelöstes leichtsinniges Verhalten wie „Auto-Surfen" (Hooft et al. 1994), das Erklettern eines Strommastes (Dowling et al. 1987) oder Verkehrsunfälle (Cox 1993; Köppel et al. 1996) tödlich endeten. In dieser Gruppe ist eine hohe Dunkelziffer zu vermuten.

Neurotoxizität

Selbstverständlich ist bei Ecstasy ebenso wie bei Amphetaminen bei hoher Dosierung auch mit cerebralen Krampfanfällen zu rechnen. Morphologische Veränderungen am Gehirn wurden bislang jedoch nur von Squier et al. (1995) beobachtet. Bei einem jungen Mann, der nach einem durch Ecstasy ausgelösten cerebralen Krampfanfall verstarb, fanden sich bilaterale Nekrosen im Globus Pallidum und kleine Nekrosefoci in der weißen Hirnsubstanz. Sie können als hypoxische

Hirnschäden aufgefaßt werden. Häufig ist dann auch der Hippocampus betroffen, was bei diesem Fall nicht zutraf.
Im Zusammenhang mit diesen Befunden sei jedoch auf die durch Ecstasy hervorgerufenen Schädigungen serotonerger Neurone hingewiesen. Die Verabreichung von Ecstasy an Ratten (Ricaurte et al. 1985) und Nicht-Menschenaffen (Fischer et al. 1995) führte zu lang anhaltendem Abfall von Serotoninspiegeln in einigen Hirnregionen mit eindeutigen biochemischen und histologischen Hinweisen, daß dieser Abfall auf die Degeneration serotonerger Neurone zurückzuführen ist. Während die auftretenden Schädigungen bei Nagern reversibel zu sein scheinen, waren die Schädigungen bei Affen praktisch irreversibel. Vergleichende Untersuchungen verschiedener Hirnareale bei Affen, die Ecstasy in einer Dosierung von 2 x 5 mg/kg über vier aufeinander folgende Tage erhielten, zeigten, daß auch 18 Monate später z. B. Neocortex, Hippocampus und Nucleus caudatus denerviert blieben, während Bereiche des Hypothalamus reinnerviert wurden (Fischer et al. 1995). Das Muster der reinnervierten Bereiche unterschied sich jedoch deutlich von den vorherigen Strukturen. Auch der Schädigungsmechanismus der Axone mit Verlust der Bindungsstellen für das Serotonin ist noch nicht geklärt. Die Ursachen liegen möglicherweise in der gleichzeitigen Freisetzung von Dopamin, das für die Zerstörung der serotonergen Neurone verantwortlich gemacht wird (Stone et al. 1988).
Direkte neurotoxische Effekte wurden beim Menschen bislang noch nicht nachgewiesen. Allerdings weiß man auch noch viel zu wenig über die Funktion der von der dorsalen Raphe (Region 6–8) aufsteigenden serotonergen Nerven. Eine Studie, die mit 30 MDMA-Konsumenten durchgeführt wurde, die eine Abstinenzphase von 2–104 Wochen aufwiesen, zeigte jedoch, daß bei Ecstasy-Konsumenten deutlich niedrigere Spiegel von 5-Hydroxyindolessigsäure (HIES), dem Hauptmetaboliten von Serotonin, in der Cerebrospinalflüssigkeit gemessen wurden als bei dem Vergleichskollektiv (McCann et al. 1994). Bei Affen mit nachgewiesenen Degenerationen serotonerger Axone wurden ebenfalls erniedrigte HIES-Konzentrationen gemessen (Ricaurte et al. 1988), so daß die festgestellten Defizite bei Ecstasy-Konsumenten auf neurotoxische MDMA-Wirkungen hinweisen. Diese möglichen Langzeitschädigungen sind wohl der beunruhigendste Aspekt des weit verbreiteten Ecstasy-Mißbrauchs und wiegen sicherlich noch schwerer als die im Verhältnis zu den Konsumentenzahlen betrachteten relativ seltenen Todesfälle. Tierexperimentelle Befunde deuten an, daß andere Neurone wenigstens zum Teil die Funktion der serotonergen Neurone kompensatorisch übernehmen können (Ricaur-

te et al. 1992). Dies würde erklären, warum bei den meisten Konsumenten bislang keine Auffälligkeiten beobachtet werden konnten. Es sei jedoch betont, daß sich die Kompensationsmöglichkeiten mit zunehmendem Alter wahrscheinlich erschöpfen. Bekanntermaßen ist bei depressiv erkrankten Personen der Serotoninumsatz gesenkt, so daß theoretisch als mögliche Langzeitwirkung bei ehemaligen Ecstasy-Konsumenten Erkrankungen des depressiven Formenkreises als Spätkomplikation auftreten könnten.
Die häufig beklagten depressiven Verstimmungen über mehrere Tage nach Rave-Parties und die Angaben mancher Teilnehmer, jetzt höhere Dosierungen als früher zu benötigen, könnten auf diese Weise eine Erklärung finden.

Psychiatrisch-neurologische Komplikationen

In diesem Kontext seien darum auch die Todesfälle erwähnt, die im Zusammenhang mit psychischen Störungen aufgetreten sind. Unerwünschte psychische Reaktionen treten nicht selten auf und sind sicherlich abhängig von individueller Prädisposition und der Stimmung des Konsumenten (McGuire et al. 1994; Schmoldt 1995). Ein Teil der Ecstasy-Konsumenten benutzt die Droge von vornherein auch nicht als Tanzdroge, sondern als eine Art Psychotherapeutikum, denn die gewünschten positiven Effekte auf die Psyche ähneln teilweise den Antidepressiva und werden von einigen Jugendlichen in Form einer Art Selbsttherapie genutzt. Diese Jugendlichen konsumieren die Droge meist allein, auch in der Absicht, ihre schlechte Stimmung zu heben, und haben die Tendenz zur Dosissteigerung (Bilke 1996). In einer klinischen Studie, bei der an 29 Patienten bzw. Testpersonen Ecstasy verabreicht wurde, konnten von Greer und Tolbert (1986) bei 10 %–15 % der Patienten Wahnvorstellungen, Verängstigung und Verwirrtheit beobachtet werden. Auch die unerwünschten psychischen Wirkungen können akut, subakut oder nach chronischem Abusus auftreten. Verschiedene Berichte über psychotische Reaktionen (Creighton et al. 1991; Köppel et al. 1996; Iwersen/Schmoldt 1996a; Schifano 1991), Panikattacken (Whitacker-Azmitia/Aronson 1989) und Angststörungen (McGuire et al. 1994; Series et al. 1994) wie auch Depressionen und Gedächtnisstörungen (McCann/Ricaurte 1991) zeigen das breite Spektrum möglicher unerwünschter Wirkungen.
Zur Veranschaulichung seien zwei Todesfälle aus unserem Untersuchungsgut erwähnt, die in diesen Kontext gehören. Ein 29jähriger Mann konsumierte seit ca. einem Jahr Ecstasy. Eine akute psycho-

tische Phase lag gerade sechs Wochen zurück, nach Angaben der Familie redete er die Tage kurz vor seinem Tode zunehmend „wirr". Er suizidierte sich durch einen Brückensprung. Ein anderer 24jähriger Mann zeigte nach Ecstasy-Konsum und einem Streit eine paranoid-psychotische Reaktion und tötete sich mit einem Schwert.

Zusammenfassend sei noch einmal festgehalten, daß die akut toxischen Effekte von Ecstasy nicht dosisabhängig auftreten. Somit ist das Risiko des Ecstasy-Konsums für den einzelnen Konsumenten nicht kalkulierbar.

Unerwünschte (auch tödliche) Wirkungen können also selbst bei einmaligem Gebrauch kleiner Mengen auftreten, was wohl auch für die möglichen neurotoxischen Langzeiteffekte gilt. Weiterhin ist überaus bedenklich, daß Ecstasy offensichtlich nicht nur als Monodroge konsumiert wird. Besonders Cannabis wird einerseits verwendet, um die stimulierende Ecstasy-Wirkung zu steuern, andererseits ist es, insbesondere beim Abklingen der Ecstasy-Wirkung, in der sogenannten „Chill-out"-Phase üblich, Cannabis gewissermaßen als Antidot zu rauchen. Dies wird z. B. dadurch dokumentiert, daß die Probanden unseres Untersuchungsgutes (klinische Fälle, Straf- und Verkehrsdelikte, Todesfälle), die positive Amphetaminderivatbefunde aufwiesen, in 51 % der Fälle auch Cannabis-positiv waren. Werden nur die polizeilich in Erscheinung getretenen Konsumenten betrachtet, erhöht sich der prozentuale Anteil der Cannabis-Konsumenten sogar auf 84 %. Kokain wurde in 31 % (42 %) der Fälle nachgewiesen (Iwersen/Schmoldt 1996b). Dies deutet darauf hin, daß Ecstasy wohl auch als Einstiegsdroge fungieren kann.

Es ist also höchste Zeit, daß Ecstasy nicht mehr als „Designer"-, „Mode"- oder „Tanz"-Droge verharmlost wird, sondern die Öffentlichkeit zumindest darüber aufgeklärt wird, welche erheblichen Risiken bei dem Konsum der scheinbar so harmlosen Tabletten entstehen können.

Glossar

ADH = Adiuretin	Hormon zur Steuerung der Harnkonzentrierung
Antidot	Gegengift/Gegenmittel
Arrhythmien	Herzrhythmusstörungen
Aspiration	Fremdstoffeinatmung
Asystolie	Ausbleiben der Herzkontraktion
Autoimmun	Immunreaktion gegenüber körpereigenen Proteinen
Axon	Teil einer Nervenfaser (Achsenzylinder)
Cardiovaskulär	Herz und Gefäße betreffend
Cardiovaskuläre Toxizität	toxische Wirkung auf Herz und Gefäße
Cerebraler Krampfanfall	Krampfanfall, der im Gehirn ausgelöst wurde
Cerebrospinalflüssigkeit	Gehirn-Rückenmarksflüssigkeit
Degeneration	funktionelle Abweichungen von der Norm
Dorsale Raphe	Teil des Stammhirns
Foci	(Mehrzahl von Focus) Herd
Focale Einzelzellnekrosen	herdartige Einzelzelluntergänge
Globus Pallidum	Teil des Zwischhirns
Hapten	Halbantigen
Hepatotoxizität	toxische Wirkung auf die Leber
Hippocampus	Wulst in der Seitenhirnkammer des Gehirns (Teil des limbischen Systems)
Histologie	Lehre von den Geweben des Körpers
Hypertone Krisen	Bluthochdruckkrisen
Hyponatriämie	verminderter Gehalt des Blutserums an Natrium
Hypothalamus	Teil des Zwischenhirns; Sitz der übergeordneten Zentren des vegetativen Nervensystems
Hypoxischer Hirnschaden	durch Sauerstoffmangel ausgelöster Hirnschaden
Idiosynkratische Reaktion	Allergie bzw. Überempfindlichkeit ohne nachweisbare vorausgegangene Sensibilisierung
Indirekte Sympathomimetika	Substanzen, die zu einer Freisetzung von Noradrenalin aus den Nervenzellendigungen führen

Katecholamine	Gruppenbezeichnung für biogene Amine, z. B. Adrenalin, Noradrenalin, Dopamin; wirken als Hormone und/oder Neurotransmitter
Leberdystrophie	Untergang von Lebergewebe
Leukozytäre Infiltration	Eindringen von weißen Blutkörperchen in Körpergewebe (Zeichen für eine Entzündung)
Limbisches System	Gehirnregion in der u. a. Erlebnisinhalte affektiv bewertet und emotionale Reaktionen ausgelöst werden
Morphologie	Lehre von der Körper-(Organ-)Form und Körperstruktur
Nekrose	lokaler Gewebstod
Neocortex	Teil der Großhirnrinde
Neuron	Nervenzelle
Neurotoxizität	toxische Wirkung auf Nervenzellen
Nucleus caudatus	Hirnregion, die Impulse zwischen verschiedenen Hirnregionen überleitet
Psychotische Dekompensation	Entgleisung einer psychiatrischen Erkrankung
Rhabdomyolyse	Auflösung der quergestreiften Muskulatur
Serotonin	biogenes Amin, das als Neurotransmitter fungiert
Serotonerge Neurone	auf Serotonin als Neurotransmitter ansprechende Neurone
Subendocardiale Hämorrhagien	Blutungen unter die Innenhaut des Herzens
Suizid	Selbsttötung
Tachyarrhythmien	Herzrhythmusstörungen vom schnellen Typ

Dichtung und Wahrheit: Die 18 „Ecstasy-Toten" des Jahres 1995

Handreichung zur Pressekonferenz von Eve & Rave am 14. 11. 1996 in Berlin

Nach der „Rauschgiftbilanz 1995" (Pressemitteilung des Ministeriums des Inneren in Bonn vom 13.02.1995) des Bundesdrogenbeauftragen Eduard Lintner (CSU) sollen in diesem Jahr 15 Personen „im Zusammenhang mit Ecstasy-Konsum gestorben" sein. In der Auflistung des Bundeskriminalamts (BKA) ist sogar von 18 Todesfällen im Jahr 1995 in Zusammenhang mit der Einnahme von Ecstasy die Rede. Eine genauere Untersuchung der Todesursachen im Zusammenhang mit Ecstasy-Konsum erschien uns notwendig, um so sinnvolle Maßnahmen für Präventionsstrategien zu erarbeiten.

I. Tod durch Selbstmord

In elf der genannten 18 Todesfälle ist der Tod durch Selbstmord (Suizid) eingetreten.

Fälle 1, 2 und 3: Ein Zusammenhang mit Ecstasy wurde von den Staatsanwaltschaften gänzlich verneint!
Fall 4: Laut toxikologischen Gutachten hatte der Verstorbene zum Zeitpunkt seines Todes kein Ecstasy konsumiert. Nach der Aussage seines Bruders war er Heroin-, nicht jedoch Ecstasy-Konsument!
Fälle 5 und 6: In beiden Fällen ergaben die toxikologischen Gutachten und Obduktionsberichte, daß unmittelbar vor dem Todeszeitpunkt kein Ecstasy-Konsum stattgefunden hat (kein Ecstasy-Wirkstoff im Blut oder Urin nachweisbar). Laut Mitteilung der Staatsanwaltschaft waren in beiden Fällen die Verstorbenen als Ecstasy-Konsumenten bekannt.
Fall 7: Der Tod trat durch eine Schädelzertrümmerung infolge eines Sprunges aus dem 13. Geschoß eines Hochhauses ein. Ein toxikologisches Gutachten liegt nicht vor. Laut BKA war die betroffene Person Betäubungsmittel-Konsument und sah im Selbst-

mord den einzigen Ausweg aus ihren Suchtproblemen. Ein Zusammenhang zu Ecstasy-Konsum ist nicht herzustellen.
Fall 8: Aus den Anmerkungen der Staatsanwaltschaft geht hervor, daß ein Suizid unter Drogeneinfluß ausgeschlossen wird. Einziger Zusammenhang zu Ecstasy: Beim Suizid-Opfer wurden 50 Ecstasy-Tabletten in einer Hosentasche gefunden.
Fälle 9 und 10: Toxikologische Gutachten bestätigen, daß die Suizide unter dem Einfluß von Ecstasy in Verbindung mit anderen (uns unbekannten) Drogen begangen worden sind.
Fall 11: Hier wurde kein toxikologisches Gutachten erstellt. Es wurde jedoch laut BKA ein Abschiedsbrief gefunden, aus dem hervorgehe, daß eine Mischung aus Speed (Amphetamin), LSD und Ecstasy in Selbstmordabsicht eingenommen wurde.

Zusammenfassend ist festzustellen, daß anhand toxikologischer Gutachten belegt ist, daß acht der elf Selbstmordfälle nicht unter Ecstasy-Einfluß durchgeführt wurden. Dabei kann in vier dieser acht Selbstmordfälle überhaupt kein Zusammenhang mit Ecstasy-Konsum hergestellt werden und in zwei anderen Fällen ist ein direkter Zusammenhang nicht herzustellen.
Bei den drei Fällen 9, 10 und 11 (Suizid durch bewußte Überdosierung) war Ecstasy nicht die einzige konsumierte Droge, sondern es wurden immer mehrere Drogen eingenommen.

II. Behauptete Todesursache: Überdosierung

Bei fünf weiteren Fällen wurde als Todesursache eine angebliche Überdosis behauptet.

Fall 12: Hier ergab das toxikologische Gutachten, daß der Verstorbene ausschließlich Cannabis konsumiert hatte. Ein Zusammenhang zu Ecstasy konnte absolut nicht hergestellt werden.
Fall 13: Das toxikologische Gutachten ergab, daß der Verstorbene hohe Dosen von Ecstasy, Alkohol und Kokain konsumiert hatte. Es wird allerdings davon ausgegangen, daß auch diese Konzentration für eine tödliche Wirkung noch zu gering gewesen ist. Der Verstorbene nahm nach dem Konsum der angeführten drei Drogen ein heißes Wannenbad. Vermutet wird deshalb, daß der Tod durch eine Kreislaufüberlastung eingetreten ist.

Fall 14: Bei der toxikologischen Untersuchung wurde MDMA nachgewiesen. Die Obduktion ergab eine krankhafte Herzleistungsschwäche. Als Todesursache wird deshalb das Zusammenwirken von chronischer Herzschwäche, erheblicher körperlicher Anstrengung durch Tanzen und toxikologischer Beeinflussung durch den Ecstasy-Wirkstoff MDMA vermutet.
Fall 15: Das BKA berichtet hier von einem hohen Ecstasy-Konsum (zehn Pillen). Allerdings ist das Ergebnis des Obduktionsberichtes sowie des toxikologischen Gutachtens noch nicht bekannt. Eine Organvorschädigung bzw. Drogenmischkonsum kann so noch nicht ausgeschlossen werden.
Fall 16: Auch hier ist das Ergebnis des toxikologischen Gutachtens noch nicht bekannt, eine Vorerkrankung des Herzens wie im 14. Fall wurde jedoch ausgeschlossen. Die Verstorbene soll laut BKA „größere Mengen" Ecstasy konsumiert haben.

III. Todesfälle bei Verkehrsunfällen

Die letzten beiden Todesfälle traten jeweils bei Verkehrsunfällen auf.

Fall 17: Hier soll der Fahrer neben Alkohol auch Ecstasy konsumiert haben, wobei der Tod aber durch Ertrinken (Auto wurde in einen Fluß gesteuert) eintrat.
Fall 18: Dem toxikologischen Gutachten ist lediglich zu entnehmen, daß die Ecstasy-Wirkstoffe MDMA und MDEA im Blut bzw. Urin nachgewiesen werden konnten.

IV. Schlussfolgerung

Ein direkter Ursachenzusammenhang durch Überdosierung konnte lediglich in vier Fällen nachgewiesen werden, wobei allerdings bei drei Fällen gleichzeitig auch andere Drogen konsumiert worden sind und im vierten Fall eine Vorschädigung des Herzens vorlag.
Es konnte keine direkte Kausalität zwischen Drogeneinnahme und Tod, wie das bei anderen Drogen der Fall ist (z. B. Tod durch Leberzirrhose nach chronischem Alkoholabusus, Lungenkrebs nach chronischem Tabakkonsum oder Atemlähmung infolge einer

akuten ungewollten Heroinüberdosierung), schlüssig nachgewiesen werden.

Quellen: Bundeskriminalamt Wiesbaden (BKA), Landeskriminalämter (LKA), Staatsanwaltschaften, Obduktionsberichte und toxikologische Gutachten der Institute für Rechtsmedizin/Gerichtsmedizin

(ha/ku) Berlin, 14. Dezember 1996

Butamin (MBDB) – Ecstasy der besonderen Art?

Wolf-Reinhard Kemper, Thorsten Kunze

Zur Geschichte

Die Entaktogene Benzo-dioxolyl-butamin (BDB) und Methyl-benzo-dioxolyl-butamin (MBDB) wurden 1986 erstmals zu Forschungszwecken entwickelt. Das Ziel dieser Forschungen war es, umfassende Informationen über Amphetaminderivate und deren Wirkungsmechanismen zu erhalten. Bei den in diesem Zusammenhang durchgeführten Tierversuchen stellte man fest, daß die Neurotoxizität des MDMA, die man bei Ratten und Affen ermittelt hatte, mit der des MBDB identisch ist. Allerdings gibt es noch keine fundierten Untersuchungen darüber, ob auch eine neurotoxische Gefährdung für Menschen, die MBDB konsumieren, besteht.
Im Juni 1994 wurde MBDB erstmalig von den bundesdeutschen Ermittlungsbehörden (in Schleswig-Holstein) sichergestellt (vgl. BKA 1995: 6). Eine Anklage konnte zur damaligen Zeit jedoch nicht erhoben werden, da MBDB (noch) nicht dem Betäubungsmittelgesetz (BtMG) unterstellt war. Dies wiederum wurde am 14.09.95 durch den Bundesgesundheitsminister mit der 6. Verordnung zur Änderung betäubungsrechtlicher Vorschriften nachgeholt (vgl. dazu Geschwinde 1996: 166). Der Bundesgesundheitsminister ist durch den § 1 Abs. 3 BtMG ermächtigt, Veränderungen in den Anlagen I bis III zum BtMG vorzunehmen, ohne daß dies einer vorherigen Zustimmung des Bundesrates bedarf. Allerdings muß eine solche Änderung innerhalb der nächsten 12 Monate dem Bundesrat zur endgültigen Verabschiedung vorgelegt werden. Da der Bundesgesundheitsminister diese Frist, in der das Verfahren beim Bundesrat hätte eingeleitet werden müssen, verpaßte, unterstanden die genannten Butamine vom 27. September 1996 bis zum 1. Februar 1997 nicht mehr dem BtMG. Der Drogenbeauftragte des Hamburger Senats, Horst Bossong, der die Öffentlichkeit über dieses Versäumnis informierte, sah in dieser Situation die „einmalige Chance für das Prinzip Eigenverantwortung“ und mahnte zum maßvollen Umgang mit MBDB.[1]

---

[1] Vgl. hierzu den Beitrag von Horst Bossong in diesem Band sowie Freie und Hansestadt Hamburg 1996:1.

Allerdings führte dieses Versäumnis seitens des Gesundheitsministers nicht zu einer bemerkenswerten Steigerung des MBDB-Angebots – der Marktanteil des MBDB war und blieb im Vergleich zu anderen Ecstasy-Varianten extrem gering. Ausschlaggebend dafür sind vermutlich die Kosten, die ein Kleinlabor hätte eingehen müssen, um Butamin herstellen zu können, sowie die Tatsache, daß die Wirkung der Droge für den überwiegenden Teil der Ecstasy-Konsumenten nicht „attraktiv“ ist: MBDB ist nur für die Personen eine Alternative, denen MDMA zu „speedig“ ist und DOB (Dimethoxy-brom-amphetamin) zu halluzinogen wirkt. Zwar berichteten MBDB-Konsumenten über die Wirkung des Butamins, daß es entspannend, verständnisfördernd, harmonisierend und kontaktfördernd sei, das Empfinden intensiver werde, und es in fast jeder Situation ein angenehmes „setting“ bewirke. Doch in der Rave-Szene gilt MBDB als nicht so Party-tauglich wie das MDMA, da es sich beim Butamin nicht um ein wirksames Amphetaminpräparat handelt. Ein Butamin-Konsument berichtet: „Ich kenne die ‚Pounds‘[2]. Mit MBDB kann ich mit meiner Umgebung, ob Mensch, Tier oder Gegenstand, in Einklang kommen, ohne den Bezug zur Realität zu verlieren und ohne den schnellen Gedankenfolgen zu unterliegen, die oft die Folge einer intensiven Amphetaminwirkung sind. Bei einer MDMA-Session bestimmt vorrangig der Herzschlag meinen Rhythmus, bei MBDB ist es mein Gefühl“ (Gespräch vom 7. 12. 96, W.R.K.).

Doch wem nützt diese differenzierte Bewertung, wenn es keine Qualitätskontrolle für solche Substanzen gibt? So wurde im Zeitraum von September 1995 bis Juni 1996 eine flache weiße Pille auf dem illegalen Markt angeboten, die mit einem Dollar-Symbol versehen war. Das Symbol sollte wohl eine, in diesem Fall leider nur vermeintliche, Substanzgarantie vermitteln, denn in zehn Monaten wechselte die Wirkstoffzusammensetzung der Pille viermal: Erste Produktion: MBDB + BDB + 2CB (2CB = 4-Bromo, 3–4 dimethoxy-phenylethylamin, eine Ecstasy-Variante, die auf der Szene unter dem Namen „Nexus“ bekannt ist.) Zweite Produktion: MDE (Methylen-dioxy-Ethylamphetamin). Dritte Produktion: MDMA. Vierte Produktion: MBDB. Die Konsumenten hatten also nie die Gewißheit, daß sie auch tatsächlich die Substanz bekamen, die sie haben wollten. Obwohl gerade diese Gewißheit eine wichtige und sinnvolle Hilfestellung für die Konsumenten von Ecstasy und auch allen anderen Substanzen wäre, unter-

---

2 Dies ist eine Tablette mit einem eingeprägten Pfund-Sterling-Symbol. Das BKA bestätigte, daß in diesen Tabletten ausschließlich der Wirkstoff MBDB enthalten war.

stellte der Bundesgesundheitsminister Ende Januar 1997 MBDB erneut per Eilverordnung und ohne Zustimmung des Bundesrates der Anlage I des BtMG.

Zur Pharmakologie

Die Basis sowohl für Methylendioxy-amphetamin (MDA) wie auch für Methyl-benzodioxolyl-butamin (MBDB) ist Piperonal (Heliotropin), ein Duftstoff, der häufig in der Parfümindustrie Verwendung findet. Durch Kondensation und Reduktion über das Oxim wird bei Verwendung von Nitroethan MDA erhalten, bei Verwendung von (1)-Nitropropan erhält man BDB (Benzo-dioxolyl-butamin). Durch anschließende N-Methylierung erhält man MDMA (Methylendioxy-amphetamin) bzw. MBDB. Bei dieser Ausführung handelt es sich um den halbsynthetischen Weg für die Produktion von MDMA und MBDB.

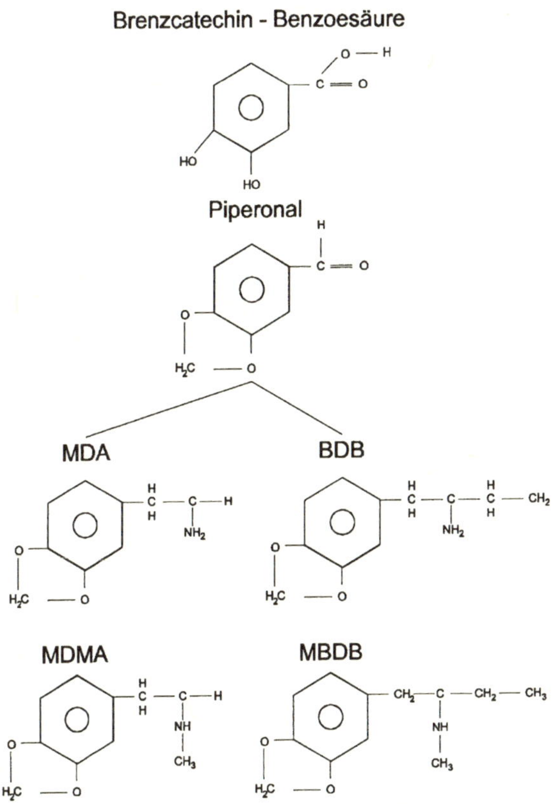

Ausgangsstoff für die Vollsynthese ist die Brenzcatechin-Benzoesäure. Durch Reduktion der Carbonsäure und Veretherung der Hydroxygruppen entsteht wiederum Piperonal.
Die Methoxylierung der Aromaten hat bei Amphetaminen offenbar eine Steigerung des Gefühlserlebens zur Folge, welche in Verbindung mit der starken Antriebssteigerung des Amphetamins beeindruckende Halluzinationen hervorruft (z. B. Mescalin und 3,4,5, Methoxyamphetamin). Ziel der Butaminsynthese ist es, die Intensivierung des emotionalen Erlebens zu erhalten und die extrem antriebssteigernde Komponente, die besagte Halluzinationen hervorruft, zu mildern. Der Weg, Amphetaminstrukturen in der Wirkung abzuschwächen, ist seit den 50er Jahren bekannt. Die Firma Thomae vertrieb Prolintan, das unter der Produktionsbezeichnung „Katovit" im Handel erhältlich war, ein Amphetaminderivat, welches dank Verlängerung der nichtessentiellen Seitenkette und Einbindung des Stickstoff in einen Pyrrolidin nur noch eine milde, kreislaufanregende und schwach antriebssteigernde Wirkung aufweist. Ausgehend von diesen Erfahrungen zu Struktur-Wirkungsbeziehungen wurde aus MDA durch Seitenkettenverlängerung und N-Methylierung das MBDB synthetisiert.

PROLINTAN

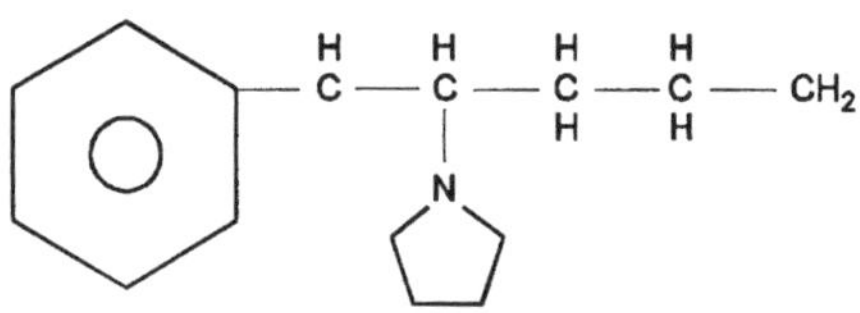

Die Synthese von MBDB ist im Vergleich zur Synthese des MDA, welches kostengünstig und einfach aus Piperonylmethylketon (PMK) erhalten werden kann, aufwendiger. Die Vollsynthese aus Brenzcatechin-Benzoesäure erfordert einen präparativen Aufwand, der von den meisten illegalen „Amphetaminküchen" kaum geleistet werden kann, und der halbsynthetische Weg über Piperonal würde so teuer werden, daß das Produkt auf dem illegalen Markt, im Vergleich mit anderen Ecstasy-Produkten, nicht bestehen könnte.

Therapie mit Entaktogenen

Peter Hess

Als ich vor zehn Jahren meine ersten therapeutischen Erfahrungen mit MDMA bei Patienten niederschrieb, war ich noch voller Enthusiasmus ob der unglaublichen neuen Möglichkeiten, die sich für die Psychotherapie zu eröffnen schienen. Es schien das ideale Medikament zu sein, um mit Patienten arbeiten zu können, speziell mit jenen, die der üblichen Psychotherapie bisher nicht zugänglich waren oder die nicht genug Mitarbeitsbereitschaft oder -fähigkeit zeigten. Staunend konnten die wenigen Therapeuten, denen die Substanz zugänglich war, mitverfolgen, zu welcher Einsichtsfähigkeit ihre Klienten unter der Substanzwirkung im speziellen Setting in der Lage waren und sich wirklich tiefgreifende Veränderungen krankmachender Verhaltensweisen oder Beziehungsmuster zeigten. Das ideale Basismittel für die Medikamenten-unterstützte Psychotherapie schien gefunden. Was die LSD-Psychotherapie versprochen hatte, schien MDMA zu halten.

Doch die gesellschaftliche Realität machte die aufkeimenden Hoffnungen schnell zunichte. MDMA ereilte das gleiche Schicksal wie LSD. Unsere westliche Kultur ist noch nicht in der Lage, Stoffe, die das seelische Erleben beeinflussen, vorurteilsfrei zu betrachten. Sie macht eine Spaltung in gute Psychopharmaka und böse Drogen, obwohl es keine echten objektiven Kriterien dafür gibt. Es war vorherzusehen, daß MDMA aufgrund seiner einzigartigen Wirkung auf dem Drogenmarkt auftauchen würde. Daher wurde es schon sehr bald verboten (1985). Durch die Einstufung in das BtMG, Anlage 1 („Gefahr für die Gesundheit, ohne jeglichen medizinischen oder wissenschaftlichen Nutzen“), wurde gleichzeitig verhindert, daß seriöse wissenschaftliche Untersuchungen zum therapeutischen Nutzen gemacht werden konnten. Außer den wenigen MDMA-erfahrenen Therapeuten hatte auch niemand Interesse, die Substanz für die Therapie zuzulassen: Auch die Pharmaindustrie interessierte sich nicht dafür, weil der Patentschutz längst abgelaufen war. MDMA ist ja keine Designer-Droge, wie es immer heißt, sondern wurde bereits 1914 patentiert. Lediglich MDE, ein ganz ähnlich wirkendes Mittel, könnte man als Designer-Droge bezeichnen, weil es später entwickelt wurde, um ein legales Ersatzmittel zum verbotenen MDMA zu haben. Diese Phase dauerte jedoch nur fünf Jahre, dann wurde auch MDE in dieselbe Anlage des BtMG aufgenommen und verboten.

Natürlich begründete die Pharmaindustrie ihr Desinteresse an der teuren Basisforschung nicht mit dem abgelaufenen Patentschutz, sondern mit dem Negativimage, das MDMA mittlerweile in der Öffentlichkeit besaß. Findige Drogen-Vermarktungsstrategen hatten MDMA den Namen Ecstasy gegeben, und es hatte sich in der Szene bald etabliert, wenn auch in den ersten Jahren eher zögerlich. In den letzten Jahren jedoch kam es zu einer explosionsartigen Verbreitung. Doch dazu am Ende meiner Ausführungen mehr.

Geschichte der Therapie mit MDMA

Nach seiner Patentierung 1914 versank MDMA, anders als LSD, sehr lange im Dornröschenschlaf, bis es 1967 von dem berühmtesten psychedelischen Chemiker neben Albert Hofmann, nämlich Alexander Shulgin, wieder synthetisiert und als interessante Substanz zuerst im Selbstversuch verwendet und dann auch für Therapeuten weitergegeben wurde. In den ersten Jahren wurde es fast ausschließlich in den USA von erfahrungswilligen Menschen eingenommen, und einige wenige Therapeuten setzten es in ihren Gruppen ein als Alternative zu LSD oder anderen psychotropen Stoffen, wie Meskalin oder Psilocybin. Erst Anfang der 80er Jahre erschienen die ersten Erfahrungsberichte von Therapeuten, die sich ganz auf die MDMA-Therapie spezialisiert hatten und die besonderen Vorzüge dieser Substanz hervorhoben (Greer 1985, 1986; Greer/Tolbert 1986). Greer war es auch, der die körperlichen Nebenwirkungen detailliert beschrieb und daraus körperliche Kontraindikationen ableitete.
So wurde MDMA dann auch in Europa bekannt, besonders bei den Therapeuten, die sich für Psychotherapie mit Halluzinogenen interessierten: 1985 wurde von H. Leuner das ECBS (Europäisches Collegium für Bewußtseinsstudien) gegründet, 1986 von P. Baumann die SÄPT (Schweizer Ärztegesellschaft für Psycholytische Therapie) initiiert. Beides sind Gremien von Wissenschaftlern und ärztlichen Psychotherapeuten, die sich um die Erforschung dieser Substanzen und ihren therapeutischen Einsatz verdient machten. In der Schweiz erhielten einige wenige Ärzte der SÄPT die offizielle Erlaubnis der Schweizer Behörden, diese spezielle Therapieform in ihrer Praxis einzusetzen. (Näheres hierzu siehe den Beitrag von J. Styk, S. 204–210, in diesem Band). Es sei aber nicht verschwiegen, daß sich parallel zu den offiziellen Therapiebemühungen in den USA und Europa ein breiter illegaler Markt bildete, auf dem zumeist humanistische Psychologen Gruppen in Form von Wochenend-Workshops oder auch ganzen

Wochenseminaren anboten, in denen die gemeinsame MDMA-Einnahme den Höhepunkt bildete. Die Gruppenteilnehmer wurden aufgrund der illegalen Situation zu Verschwiegenheit verpflichtet oder zur persönlichen Sicherheit des Therapeuten im Unklaren gelassen, welche Substanz sie verabreicht bekamen. So blieben diese Gruppierungen lange verborgen und sind auch heute noch aktiv. „Pannen" gab es dann, wenn Partner von Gruppenteilnehmern mit der Veränderung ihrer Beziehung nicht zurechtkamen und aus Eifersucht den Gruppenleiter anzeigten. (Näheres hierzu noch unter der Rubrik „Gefahren".) Diese Gruppen bildeten sicher die größte Fallzahl an MDMA-unterstützter Psychotherapie. Die meisten offiziellen Erfahrungsberichte über die Therapie mit MDMA stammen allerdings aus der Zeit vor 1985 (bzw. 1986), also bevor MDMA in den USA und dann auch in Europa verboten wurde. Danach sind es nur noch SÄPT-Mitglieder, wie S. Widmer, P. Baumann, J. Styk und M. Block, die ihre Erfahrungen mit Patienten veröffentlichen konnten, da sie Sonderbewilligungen für diese Therapie besaßen (Widmer 1989: 12). Doch nach einem Unglücksfall mit Ibogain 1990 stoppten auch die Schweizer Behörden die Bewilligungen und erlaubten nur, daß die begonnenen Therapien beendet werden konnten. Neuerdings gelang es jedoch C. Grob, in den USA wieder ein legales Forschungsprojekt mit MDMA zu starten. (Grob 1994: 5)

MDMA als Medikament

Bald zeigte sich, daß MDMA nicht wie ein übliches Medikament wirkte, das man gegen spezielle körperliche Symptome oder Krankheiten einsetzen konnte. Daher wurde es zunächst auch vergessen. Es war auch nicht verwendbar wie ein übliches Psychopharmakon. Diese werden dazu benutzt, um unerwünschte Symptome, wie Angstzustände, Unruhe, Schlafstörungen, Antriebsstörungen, depressive Verstimmungen oder eine psychotische Symptomatik, möglichst zu beseitigen. Dies gelingt nur durch eine dauernde, oft mehrfache Einnahme pro Tag, regelmäßig, über einen längeren Zeitraum. Psychoaktive Substanzen wie MDMA dagegen gehören zu den „öffnenden Mitteln", die seit altersher nur einmalig in einem schamanistischen Ritual verabreicht werden. Sie fördern verdrängte Inhalte zutage. Daher braucht es für eine optimale Anwendung eine besondere Vorbereitung des Klienten und des Therapeuten (= Set), besondere Umstände und eine spezielle Umgebung (= Setting). Optimal ist es meines Erachtens, MDMA im Rahmen einer Psychotherapie anzuwenden. Allerdings

gibt es genügend Erfahrungsberichte, die zeigen, daß MDMA auch ohne professionelle Begleitung therapeutisch wirksam ist (Saunders 1994: 9). Während der Akutphase werden Schmerzimpulse unterdrückt, so daß es ein wirksames Mittel bei Schmerzen ist, besonders dann, wenn diese mit Ängsten verbunden sind. Krebspatienten können so ihren bevorstehenden Tod und die Schmerzen besser akzeptieren. Rein pharmakologisch gesehen bewirken MDMA und MDE Langzeitveränderungen im Serotoninsystem, die man zunächst als toxische Schädigungen bezeichnet hat. (Die Toxizität auf das Serotoninsystem am Menschen ist nach wie vor umstritten; vgl. Grob 1990: 4)
Tatsächlich führt eine einzige MDMA-Gabe zu langdauernden Befindlichkeits-, Gewohnheits- und Verhaltensänderungen, die nicht nur psychologisch zu erklären und auch unabhängig davon sind, ob eine Psychotherapie durchgeführt wurde.
MDMA und MDE sind aufgrund ihrer pharmakologischen Wirkung einzigartig. So wurde aufgrund dieser Einzigartigkeit eine neue Stoffgruppe postuliert, nämlich die Entaktogene oder auch Empathogene im Unterschied zu den Halluzinogenen oder Phantastika. Sie bewirken einen milden VWB (= veränderten Wachbewußtseinszustand) von 3–4 Stunden Dauer. Die typische Wirkung ist ein wohliges, angenehmes, warmes Gefühl im ganzen Körper, das von der Herzregion ausgeht. „Das Herz geht auf". Diese Wirkung auf der Herzebene bringt alle unterdrückten Ängste und unverarbeiteten Verletzungen in diesem Bereich an die Oberfläche. Verkrampfungen, Blockaden, Festhalten wollen etc. lösen sich damit auf, können aber in der Sitzung selbst zunächst erheblich verstärkt werden. Es wird eine Innenschau möglich, ein tiefes Eintauchen in sich selbst, in die eigene Biographie, typischerweise besonders in die jüngere Vergangenheit. Aber auch Unfälle, Traumata und andere einschneidende Erlebnisse bis zurück in die frühe Kindheit können wieder erinnert werden. Selten dagegen sind prä- und perinatale Erlebnisse wie unter LSD. Auch transpersonale Phänomene treten seltener auf. Fehler, die man gemacht hat, werden bewußt in Beziehungen zu Lebenspartnern, Eltern, Kindern, Freunden, Arbeitskollegen etc. Das Besondere an MDMA und MDE ist, daß man die Fehler nicht nur erkennt, sondern sie vor allem liebevoll annehmen kann. Gleichzeitig sucht man Korrekturen und Wiedergutmachungen. Das Bewußtsein des eigenen Ich bleibt erhalten und wird sogar gestärkt. Die Kommunikationsfähigkeit wird meistens erhöht. Der Wunsch nach mehr Kontakt und körperlicher Nähe mit anderen ist ebenfalls ein Charakteristikum für diese Substanz. Zur besonderen Qualität gehört auch, seine eigenen Bedürfnisse besser wahrzunehmen und gleichzeitig auch die der anderen deutlicher spüren zu kön-

nen. Dies kann sehr bereichernd, zuweilen auch schmerzlich sein. MDMA bringt in Kontakt mit der eigenen Gefühlswelt, verdrängte, abgewehrte und unterdrückte Gefühle können wieder auftauchen.

Indikationen

Aus dem Gesagten ergeben sich folgende Anwendungen für die Entaktogene:

(1) chronische Schmerzzustände,
(2) Schmerzverarbeitung bei Krebspatienten,
(3) psychosomatische Erkrankungen, wie z. B. Asthma bronchiale und Magenulcus,
(4) schwere Verlaufsformen von Neurosen, besonders mit blockierter Körperwahrnehmung,
(5) sog. „Frühe Störungen" mit fehlendem Bezug zum Körper,
(6) Eßstörungen,
(7) posttraumatische Belastungsreaktionen nach Unfällen, Vergewaltigungen, Folter etc.,
(8) depressive Entwicklungen,
(9) depressive Nachschwankungen bei paranoid-halluzinatorischen Psychosen,
(10) Beziehungsstörungen in Partnerschaft, Familie, Arbeitsplatz etc.,
(11) unausweichliche Lebensschicksale oder Erkrankungen, wie z. B. AIDS, körperliche Behinderungen etc.,
(12) Behandlung von sogenannten Triebtätern.

Zusammenfassend läßt sich sagen, daß MDMA immer dann indiziert ist, wenn es um Beziehungsklärungen geht, sei es um zu sich selbst zu einer positiveren Einstellung zu gelangen oder auch zu anderen. Bisher wurde es nur dazu genutzt, um Opfern von seelischen Traumata zu helfen. Aus meiner Sicht wäre es mindestens genauso wichtig, diese Substanzen für die sonst fast unmögliche Therapie von Tätern zu nutzen. Gerade in unserer heutigen Zeit wird uns durch die Medien die Häufigkeit von z. B. sexuellem Mißbrauch bewußt, ebenso aber auch unsere Hilflosigkeit, diese durch härtere Strafen zu verhindern. Die psycholytische Therapie mit Entaktogenen könnte den Tätern helfen, die Motive für ihre Taten zu ergründen und endgültig jeden Wiederholungszwang hinter sich zu lassen. Da die meisten derartiger Taten nicht wiedergutzumachen sind, müssen sie von den Tätern in ihrem schrecklichen Ausmaß verkleinert oder abgespalten werden, was bei gleichzeitig unerfüllter Triebbefriedigung zu einem Wiederholungszwang führt. Hier kann MDMA zu einer entscheidenden Wende beitragen.

Kontraindikationen

(1) Körperliche: schwere Ausprägungen von
(a) Hypertonus (Bluthochdruck)
(b) Hyperthyreose (Schilddrüsenüberfunktion)
(c) Diabetes Mellitus (Zuckerkrankheit)
(d) Hypoglykämie (Unterzucker)
(e) Leberfunktionsstörungen
(f) Glaukom (erhöhter Augeninnendruck)
(g) nach Schlaganfall oder Herzinfarkt

Zusammenfassend also bei allen Menschen, die stärkere sympathomimetische Effekte (= Aufregungen) nicht aushalten würden. Außerdem ist höchste Vorsicht geboten in der Schwangerschaft und Stillzeit, weil es keine Untersuchungen oder Erfahrungsberichte zur teratogenen Wirkung der Substanz gibt.

(2) Psychische: große Vorsicht ist geboten bei
(a) labilen Persönlichkeiten mit schweren abhängigen Strukturen
(b) Persönlichkeitsstörungen auf Borderline-Niveau

Die Kontraindikationen lassen sich weniger auf eine bestimmte Diagnose festlegen, sondern eher auf bestimmte Persönlichkeitsmerkmale. Weiterhin sind fehlende Compliance und mangelnde Bereitschaft, sich auf tiefgreifende Erfahrungen einzulassen, Hinweise gegen eine Anwendung der Substanz.
Aus der besonderen Wirkung ergibt sich zudem eine besondere Verführbarkeit von Menschen unter der Wirkung. MDMA stellt nicht nur an den Therapeuten hohe Anforderungen, sondern in einem Punkt auch an den Klienten: Er muß in der Lage sein, die passende Öffnung und Nähe zu anderen Menschen (besonders im Gruppensetting) einerseits zuzulassen, andererseits im Nachhinein wieder zu relativieren und sich nicht an diesen Menschen oder diese Gruppe zu klammern. Ansonsten gelingt es nicht, die positiven Erfahrungen und neu gewonnenen Beziehungsmuster in den Alltag einfließen zu lassen. Solche Klienten glorifizieren die Therapeuten, verlieben sich in die Leiter der Gruppe oder andere Teilnehmer. Ist die Akutwirkung abgeklungen, sind sie von den scheinbar lauen Alltagsbeziehungen frustriert. Für Menschen, die jedes kleine Wohlgefühl ständig wiederholen müssen, die sich auch nicht die Mühe machen wollen, das Erlebte zu hinterfragen, für die ist MDMA ebenfalls kontraindiziert, da keine Integration

der Erfahrung in das Leben stattfindet. Somit bleibt, zumindest längerfristig gesehen, eine therapeutische Wirkung aus, und es würde eher eine vorhandene Suchtstruktur unterstützt werden.

Gefahren

MDMA und MDE stellen an die Integrität und Stärke des Therapeuten besondere Anforderungen. Häufig kommt es von seiten der Klienten zu einer starken positiven Übertragung auf den Therapeuten. Die Liebe, die im Klienten vielleicht zum ersten Mal in dieser Intensität überhaupt gespürt wird, wird auf den Therapeuten projiziert. Die Bindung an ihn kann übermächtig werden. Selbstschwache, geltungs- oder beziehungsbedürftige Therapeuten sind in der Gefahr, ihre Rolle zu mißbrauchen. Sie können die Gegenübertragung nicht halten und mitteilen, sondern agieren sie aus. Mißbrauchsfälle sind daher wahrscheinlich häufiger als in der konventionellen Psychotherapie zu befürchten. Besondere Schulung für Therapeuten und selbstverständlich auch Selbsterfahrung mit dieser Substanz sind nötig, um diese Problematik transparent zu machen und zu verhindern. In ungünstigen Gruppensettings (dazu später mehr) wird der Ablauf der Sitzungen zu wenig strukturiert und die Teilnehmer agieren ihre spontanen Gefühle mit anderen zu sehr aus, was zu allen möglichen Beziehungsschwierigkeiten führen kann. Es hat sich als stimmiger erwiesen, daß die Klienten einen nicht geringen Teil der Zeit wirklich bei und mit sich bleiben und erst dann in Kontakt gehen.
Die Erinnerungsfähigkeit an Inhalte der Sitzung ist für den Klienten leider eingeschränkt, was beispielsweise unter LSD nicht der Fall ist. Oft können in großen Gruppen auch von den Therapeuten wichtige Inhalte der Sitzung eines einzelnen nicht bemerkt werden, so daß sie verloren gehen. In Großgruppen ist es außerdem selten möglich, das Erlebte sorgfältig zu integrieren und aufzuarbeiten. Unterbleibt aber eine therapeutische Aufarbeitung, oder macht sich der Klient nicht die Mühe, seine Einsichten zu verdeutlichen und umzusetzen, so bleibt bei einigen der Wunsch, dieses positive Erlebnis möglichst bald zu wiederholen, was zu einem mißbräuchlichen Wiederholungszwang führen kann. Ein Münden in eine echte Abhängigkeit nach therapeutischen Sitzungen ist allerdings bisher nicht beobachtet worden. Diese Gefahr ist nach Einnahme in der Disco oder bei einem Rave eher gegeben.

Setting

Bei keiner anderen Substanz wird die Auswirkung des Settings auf die Erfahrung so deutlich wie bei MDMA (Name in der Therapeuten-Szene) bzw. Ecstasy (in der Techno-Szene). Für einen MDMA-Therapeuten ist es kaum vorstellbar, daß man sich unter der Wirkung der Substanz so verhalten kann, wie es Leute auf einem Rave oder einer Techno-Party tun, und umgekehrt verstehen Raver nicht, wie man sich nur stundenlang im Schlafsack räkeln oder sich rein äußerlich gar nicht bewegen kann.

Ist die Möglichkeit geboten zu Ruhe und Kontemplation, zu entspannender Musik, bequemen Matratzen und wärmenden Decken, so werden die Personen unter der Akutwirkung die ganze Zeit relativ ruhig liegen, entweder still nach innen lauschen oder spontan über ihre auftauchenden Gefühle oder Erinnerungen reden. In der Disco dagegen, bei lauter und aufpeitschender Musik ohne Platz zum Hinlegen, tanzt und bewegt man sich ständig bis zur völligen Erschöpfung. Man kann also entweder in einen aktiven Trance-Zustand gelangen mit Hyperaktivität oder in einen passiven Trance-Zustand mit eingeschränkter Wachheit. Beides wird stark beeinflußt durch eine entsprechende Musik. Die Monotonie von Klang und Rhythmus ist in beiden Fällen das entscheidende. Besonders monochrome Klänge und intensive, den Körper mitreißende Rhythmen werden sehr genossen und geschätzt. Differenziertere Klangstrukturen oder anspruchsvollere Musik werden eher unter Haschisch oder LSD und Psilocybin intensiver wahrgenommen, nicht dagegen unter MDMA. Hier klingt oft alles etwas gedämpft, wie unter Wasser (vielleicht sind deswegen so große Lautstärken gewünscht?). Von daher hat der Zustand auch durchaus Parallelen zur intrauterinen Wahrnehmung. Die anflutende Wirkung wird auch erlebt als Verstärkung des eigenen inneren Rauschens, man beginnt mehr auf die eigene innere Stimme als auf die äußere zu hören. Das Berührungsempfinden der Haut ist dagegen sehr verstärkt, so daß Berührungen und leichte Massagen äußerst angenehm empfunden werden (man ist etwa so empfindsam wie ein Baby). Die Sinneswahrnehmungen sind also in beiden Settings in charakteristischer Weise beeinflußbar.

Die Dosis wird im therapeutischen Setting auf einmal (1–2 mg/kg = etwa 100–125 mg) eingenommen. Von „Morgenmenschen“ wird die Dosis am besten am Morgen vertragen, bei den anderen zu ihrem Zeitpunkt höchster Aktivität. Die Chronobiologie hat gezeigt, daß Substanzen am wenigsten Nebenwirkungen verursachen, wenn sie zu dem Zeitpunkt eingenommen werden, wenn der Körper selbst ähnliche

Hormone und Neurotransmitter ausschüttet, wie sie die Substanz beinhaltet. Deshalb werden Pilze oder Cannabisprodukte eher abends oder in die Nacht hinein genommen. Nimmt man ein Medikament oder eine psychoaktive Substanz gegen den zirkadianen Rhythmus, so muß die Dosis wesentlich erhöht werden, um die gleiche Wirkung zu erzielen, was dann entsprechend mehr Nebenwirkungen verursacht. Daß manchmal ein Ausgebranntsein in den Tagen nach der Sitzung auftritt, könnte durch chronobiologische Rhythmusverschiebungen erklärbar sein.

Meist wird MDMA als Monosubstanz verwendet, in der SÄPT wird zu unterschiedlichen Zeitpunkten auch mit anderen psychoaktiven Substanzen kombiniert, z. B. mit LSD, um den therapeutischen Nutzen zu steigern (Widmer 1994: 13). Ich persönlich ziehe die Arbeit mit Monosubstanzen vor, weil sonst zu sehr über die Wirkung der Substanzen gesprochen wird, statt über die Gefühle und erlebten Inhalte der Sitzung.

Interessant ist vielleicht noch folgendes Phänomen: Wenn z. B. in einer Gruppe einzelne Teilnehmer bewußt keine Substanzen eingenommen haben, erleben sie trotzdem die Qualität der MDMA-Wirkung, als ob sich die Substanz im Raum verteilt hätte.

Allgemein ist wichtig, daß für ein therapeutisches Setting und für eine gute Selbsterfahrung eine klare Struktur des Ablaufs gewährleistet sein muß: Meist übernimmt ein Therapeutenpaar die Leitung der Gruppe und hat je nach Gruppengröße noch einige Helfer, sogenannte Beisitzer, die sich um die Belange der „Reisenden“ kümmern. Viele Therapeuten mit entsprechender Ausbildung arbeiten körperorientiert, d. h., es werden von ihnen oder den Helfern körperliche Nähe angeboten oder bestimmte bioenergetische oder Massagetechniken angewandt. Manche üben Druck auf bestimmte Körperregionen aus, die blockiert sind, um diese Blockaden mit der psychischen Entsprechung aufzuheben. Diese Art der Körperarbeit scheint mir jedoch bei anderen Substanzen oder auch beim holotropen Atmen nach Grof sinnvoller, weil unter MDMA-Wirkung Schmerzpunkte vermindert wahrgenommen werden. Unter MDMA-Wirkung reagieren die meisten Menschen am intensivsten auf sanfte Berührungen.

Einzeltherapie

Hier wurden die Erfahrungen aus der LSD-Psychotherapie auf MDMA übertragen. Der Klient liegt dazu in Decken eingehüllt auf einer Bettcouch (ideal ist ein ungedämpftes Wasserbett), hört Musik über Kopfhörer und trägt zur Verstärkung innerer Bilder eine Augenbinde. Der

Therapeut sitzt daneben, ändert zeitweise die Musik, stellt Zwischenfragen und läßt im Übrigen den Patienten reden. Mittels Tonband oder per Protokoll wird das Gesprochene aufgezeichnet. Bei MDMA sind keine Augenbinden erforderlich, weil die Erinnerungen nicht über die Bilderwelt getriggert werden. Ideal ist die weitere Anwesenheit einer wichtigen Bezugsperson oder eines Therapeutenpaares, um männliche und weibliche Projektionen zu ermöglichen. Auch Fotos aus der Biographie des Betreffenden (Kinderbilder!) sind hilfreich.
Da diese Form der Einzeltherapie sehr aufwendig ist, wird sie nur ganz selten angewandt. Die Zeit für die Sitzung selbst ist mit vier bis fünf Stunden zu veranschlagen. Direkt danach sollte der Klient nicht alleine nach Hause gehen oder gar autofahren, sondern am besten von einem Angehörigen oder Freund abgeholt werden.
Die Sitzung ist eingebettet in eine konventionelle Gesprächspsychotherapie. In Anlehnung an die psycholytische Therapie wurden solche Sitzungen früher im Abstand von zwei Wochen durchgeführt. Es wurden auf diese Weise sehr viele Sitzungen (40–60) abgehalten. Die meisten Therapeuten heute streuen eine solche MDMA-Sitzung nur sporadisch in ihre übliche Therapie ein. Ich selbst setzte solche Sitzungen oft nur ein einziges Mal oder mit Zwischenabständen von mehreren Monaten ein. H. Leuner entwickelte aus ökonomischen Gründen eine Synthese von Einzel- und Gruppentherapie, indem er in mehreren Zimmern gleichzeitig jeweils eine Person mit einem Sitter in der Akutwirkung alleine ließ und später die Kleingruppe zum Gesprächsaustausch zusammenführte.

Gruppentherapie

Mit dieser Therapieform liegen die meisten Erfahrungen vor. Ich werde versuchen, hier die wichtigsten Formen zu skizzieren. Wegen der Illegalität und der deshalb nicht einheitlichen Ausbildung der Therapeuten sind die Unterschiede, wie die einzelnen Therapeuten mit Gruppen arbeiten, sehr groß. Manche bevorzugen eher kleine Gruppen mit acht bis zehn Teilnehmern, andere wie z. B. S. Widmer eher extrem große mit 30 bis 40 Teilnehmern. Meist wird dafür ein (verlängertes) Wochenende vorgesehen, abhängig davon, ob dem Therapeuten die Teilnehmer bekannt sind oder nicht. Meist erfolgt eine Vorbereitung am Abend vor der Sitzung. Für die Sitzung selbst wird ein ganzer Tag veranschlagt. Der Tag bzw. Vormittag nach der Sitzung ist für die Nachbearbeitung vorgesehen. Die Einstimmung für die Sitzung erfolgt in der Regel über meditative Musik, meist vom Band, obwohl ich eher der Meinung bin, daß Live-Musik mit speziellen Ethno-Instrumenten vorzuziehen wäre (Hess 1992: 7). Allerdings scheint wegen der verminderten akustischen Wahrnehmungsfähigkeit unter MDMA die Life-Musik nicht so wichtig zu sein wie bei LSD oder Psilocybin.

Wie schon erwähnt wird der Rolle des körperlichen Ausdrucks und der Gefühle besondere Bedeutung beigemessen. Viele Therapeuten arbeiten daher während der Sitzung mit Elementen aus körperorientierter Psychotherapie. Nur ganz wenige beschränken sich auf „analytische Settings" oder rein meditative, bei der jeder Teilnehmer die Zeit der Hauptwirkung über ganz bei sich alleine bleibt, ohne direkten Kontakt zum Gruppenleiter, zu Beisitzern oder Teilnehmern aufzunehmen. Dies wird durch das Tragen von Augenbinden und Ohrstöpseln noch verstärkt, um die Innenschau des einzelnen zu fördern. Erst danach wird dann die Möglichkeit zum Kontakt mit anderen gegeben.

Der Raum wird für die Gruppe liebevoll mit Blumen, Tüchern, und anderen schönen Dingen vorbereitet, außerdem werden Matratzen ausgelegt, auf denen sich jeder Teilnehmer mit seiner Decke bzw. Schlafsack seinen Platz sucht. Nach einem Kreisritual am Vorabend der Sitzung, bei dem jeder seine momentane Verfassung und sein Anliegen für die jeweilige Sitzung äußern kann, wird am nächsten Morgen in unterschiedlich ritualisierter Art und Weise die Substanz eingenommen.

Die meisten Therapeuten treffen mit den Gruppenmitgliedern feste Vereinbarungen für die Wirkdauer, z. B., daß der Raum nur nach vorheriger Absprache mit den Leitern verlassen werden darf oder daß der Kontaktsuchende den anderen immer erst fragen muß, ob dieser ebenfalls Kontakt wünscht, und daß Ablehnungen respektiert werden. Außer in speziellen Tantragruppen wird sexueller Kontakt ausgeschlossen. Viele Therapeuten weisen die Gruppenteilnehmer darauf hin, während der Wirkdauer und die erste Zeit danach keine weitreichenden Entscheidungen zu treffen, jedenfalls keine, die nicht korrigierbar wären. Zu viele Partnerschaften oder berufliche Änderungen wurden vorschnell begonnen oder gelöst.

Fallbeispiele

Meine eigenen Erfahrungen in der Therapie mit MDMA reichen in die Zeit vor 1986 zurück. Ich habe dabei keine großen Fallzahlen vorzuweisen, sondern nur mit ausgewählten Patienten in ambulanter oder stationärer Einzeltherapie gearbeitet. Dabei habe ich in mehrmonatigen Abständen nicht mehr als zwei bis drei Sitzungen pro Patient

durchgeführt. Das dabei aktivierte Material erschien mir ausreichend, um länger damit arbeiten zu können.
Exemplarisch möchte ich hier zwei Fallbeispiele von Patienten mit relativ schweren psychiatrischen Erkrankungen skizzieren. Die Behandlung solcher Patienten mit psycholytischer Therapie ist nach wie vor leider einzigartig, weil dafür ein stationäres oder teilstationäres psychiatrisches Setting zumindest zeitweise erforderlich sein kann.
Jonas, 22 Jahre, war schon drei Jahre vor der ersten Sitzung von seinen Eltern zu mir geschickt worden, nachdem es damals im Rahmen einer Trennung von seiner Freundin zu einer länger anhaltenden depressiven Verstimmung gekommen war. Die Mutter war bereits wegen einer endogenen Depression in meiner Behandlung. Der Schweregrad der depressiven Verstimmung mit Schlafstörungen, Antriebslosigkeit und Suizidgedanken zwang mich dazu, ihn zunächst für einige Monate mit konventionellen antidepressiven Medikamenten zu behandeln.
Nach zwei Jahren kam er mit einer erneuten depressiven Verstimmung, wieder in Zusammenhang mit einer Trennung von seiner zweiten Freundin, in Behandlung. Der Schweregrad war dieses Mal noch nicht so stark, da er frühzeitig zur Behandlung gekommen war, und ich besprach mit ihm die Möglichkeit einer MDMA-Sitzung anstatt der Antidepressiva. Nach gründlicher Vorinformation willigte er ein. Die erste Sitzung verlief für ihn intensiv positiv, er blühte regelrecht auf und erlebte zum ersten Mal die Wichtigkeit seiner Gefühlswelt. Er fühlte sich wie neugeboren. Die Beziehungsschwierigkeiten zu seinen Eltern wurden verständlicher und er erkannte seine Fehler, auch in bezug auf seine Freundin. Gleichzeitig konnte er seine Fehler liebevoll annehmen. In meinem Setting spielte der Gong eine tragende Rolle, obwohl er in der Sitzung selbst keine sichtbare Wirkung zeigte. Erst in der Nachbesprechung berichtete der Patient von der positiven Wirkung des Gongs auf ihn.
Von einer kurzen leichten depressiven Nachschwankung einen Tag nach der Sitzung abgesehen, war seine Depression schlagartig verschwunden. Auch seine Eltern berichteten von einer erstaunlichen positiven Veränderung ihres Sohnes.
Nach drei Monaten erschien mir eine zweite Sitzung angebracht, nachdem sich alte Verhaltensmuster wieder einzuschleichen begannen. Diese lief sehr viel ruhiger ab als die erste. Er verbrachte lange Zeit wortlos und wollte nur den Gong hören und erleben. In der Nachbesprechung berichtete er, daß er erfahren habe, mehr zu seinen Schwächen stehen zu müssen und auch zu seiner sexuellen Unerfahrenheit. Der weitere Verlauf war positiv, es traten jahrelang keine depressiven Verstimmungen mehr auf.

Der zweite Fall betrifft Andreas, 22 Jahre, Geologiestudent, ebenfalls mit familiärer Belastung durch eine Mutter mit phasisch verlaufenden Depressionen. Er mußte anderthalb Jahre zuvor stationär auf unserer geschlossenen Station aufgenommen werden mit einer paranoid-halluzinatorischen Psychose. Diese klang durch die Neuroleptikabehandlung ab. Es kam zu einer erneuten kurzdauernden psychotischen Episode, die eine stationäre Aufnahme erforderlich machte. Nach Abklingen der psychotischen Symptomatik stellte sich aber bald ein depressives Bild ein mit Konzentrationsstörungen, Antriebsverlust, Angst vor dem Einschlafen und frühzeitigem Erwachen. Aufgrund seiner Vorerfahrungen mit Cannabis, bei denen mystische Erlebnisse eine große Rolle spielten, mit denen er jedoch nichts anzufangen wußte, schlug ich ihm eine MDMA-Sitzung vor mit dem Ziel, die Inhalte seiner veränderten Bewußtseinszustände besser zu verstehen. Nach Absetzen der Neuroleptika fand nach sechs Wochen die erste Sitzung statt, die aber eher enttäuschend verlief; möglicherweise war die Dosis auch zu niedrig nach der vorhergehenden Neuroleptikamedikation. Der typische MDMA-Effekt blieb aus, er konnte zwar über seine Beziehungsschwierigkeiten reden, doch er äußerte Ängste vor der Selbstauflösung.
Die zweite Sitzung, zwei Monate später, verlief dann sehr viel positiver – mit gesteigertem Selbstvertrauen und einem besseren Verhältnis zu seinem Körper. Während der Musik hatte er ein mystisches Verschmelzungserlebnis mit den Klängen und einem Versiegen des dauernden Gedankenstroms. Nach dieser Sitzung besserte sich sein Allgemeinzustand, und die depressive Verstimmung verschwand. Er konnte aus der Klinik entlassen werden und wieder arbeiten. Obwohl er einige Wochen später nochmals kurz psychotisch wurde, klang diese Episode auch ohne stationäre Behandlung schnell ab und er betonte immer wieder, wie wichtig MDMA für ihn gewesen sei, um seine Erkrankung besser zu verstehen und anzunehmen. Auch heute noch, nach mehr als zehn Jahren, ist keine erneute psychotische Episode aufgetreten.

Zukunftsperspektiven für eine Therapie mit Entaktogenen

Die wichtigste Voraussetzung für eine optimale Therapie ist die Legalität. Nach gründlicher Erforschung am Menschen müßte MDMA als Medikament für die Psycholyse zugelassen werden. Es dürfte dann von erfahrenen ärztlichen Psychotherapeuten, die eine spezielle Weiterbildung in Psycholyse besitzen, verschrieben und angewandt werden, möglichst in Zusammenarbeit mit Zusatztherapeuten, z. B. Gestaltungs- und Musiktherapeuten. Um wirklich die Menschen erreichen zu können, für die eine Therapie mit MDMA indiziert ist, besonders Patienten mit ernsten psychischen oder körperlichen Erkrankungen, müssen die Rahmenbedingungen klar und eindeutig sein. Weder die Therapeuten noch die Klienten dürfen Angst haben müssen vor gesellschaftlicher Ächtung. Vertrauen ist wichtig, aber ohne Geheimniskrämerei.

Die psycholytische Therapie darf keine Außenseitermethode, sondern muß als eine mögliche Form der Psychotherapie anerkannt sein, mit speziellen Indikationen. Ausbildungsrichtlinien für die Therapeuten mit entsprechender Selbsterfahrung in veränderten Bewußtseinszuständen (auch nicht-pharmakologischen Methoden) müssen erarbeitet und europa- bzw. weltweit angeglichen werden. Weiter wären bestimmte Rahmenbedingungen festzulegen, die die Therapeuten unter Wahrung ihrer individuell unterschiedlichen Arbeitsweise einhalten sollten.

Es hat sich gezeigt, daß ein ritualisierter, gut strukturierter Ablauf die besten Ergebnisse und die wenigsten Komplikationen hinterher bringt. Sitzungen mit Entaktogenen wie MDMA und MDE sollten eher in größeren Abständen eingesetzt werden und immer im Zusammenhang mit einem psychotherapeutischen Prozeß, nie losgelöst als reiner Selbstzweck. Ähnlich ist es auch mit den Selbsterfahrungen der Therapeuten: Es darf nicht nur um die Stoffe gehen, sondern generell um die Methode, veränderte Bewußtseinszustände therapeutisch zu nutzen. Auch im illegalen Rahmen sind therapeutisch wertvolle Settings entwickelt worden, und die Rahmenbedingungen, sowohl für Einzel- als auch Gruppentherapie, sind bereits ausgereift. Ein Erfahrungsaustausch unter den Therapeuten fand neben offiziellen Kongressen auch über inoffizielle Kanäle statt. Guruhafte Verhaltensweisen einzelner Therapeuten sind aber noch ein Problem.

Aus den bisher gemachten Erfahrungen ergibt sich, daß die psycholytische Therapie mit MDMA besonders da sehr wirkungsvoll ist, wo bisher konventionelle Methoden versagt haben, vor allem dort, wo man den Menschen keine Einsichtsfähigkeit zutraut, um mit ihnen psychotherapeutisch arbeiten zu können.

Die gesellschaftspolitischen Realitäten für eine Psychotherapie mit MDMA sehen für die nähere Zukunft düster aus: Solange Ecstasy als gefährliche Droge angeprangert wird und dem illegalen Gebrauch in der Techno-Szene (ungewollt?) durch eine repressive verfehlte Drogenpolitik Vorschub geleistet wird, hat eine Therapie mit MDMA keine Aussicht auf eine offizielle Anerkennung. Bereits die ersten

Schritte dahin, wie z. B. Studien zur Toxizität und Projektstudien zur therapeutischen Wirksamkeit am Menschen, werden blockiert.
Auch wenn durch die Diskussion um die Freigabe von Cannabis Bewegung in die Drogenpolitik gekommen ist, sind wir noch weit davon entfernt, daß wertvolle therapeutische Substanzen, wie etwa LSD und MDMA, jemals zu einem größeren Nutzen für die Menschen in unserer Gesellschaft werden. Die Aufklärungskampagnen gegen Drogen mit dem Slogan: „Drogen sind verlogen", mit denen Landeskriminalbeamte heutzutage durch die Lande ziehen, bezeichnen solche Substanzen als harte, gefährliche Drogen ohne jeglichen Nutzen. Ihre Sichtweise ist zwar aus der Sorge um das Wohl der Kinder und Jugendlichen verständlich, unverständlich ist jedoch, warum bei solchen Veranstaltungen nur Ordnungshüter und „Suchtfachleute" zu Wort kommen, nicht aber wissenschaftliche Experten dieses Fachgebietes (wie z. B. Mitglieder des ECBS). Das gibt ein ähnlich schiefes Bild über die Gesamtsituation, wie wenn über das Autofahren immer nur die Unfallchirurgen, Rettungssanitäter und Polizisten berichten würden und es deshalb wegen der zu großen Gefahren verboten werden würde!
Wie oben aufgezeigt, birgt der Gebrauch von Ecstasy in der Therapie zwar auch Gefahren, dennoch überwiegt meines Erachtens der therapeutische Nutzen. Daher möchte ich meine Freude nicht verhehlen angesichts der Tatsache, daß trotz der Verbote so viele gute und wichtige Erfahrungen für zahlreiche Menschen unserer Zivilisation mit LSD und MDMA möglich waren. Wahrscheinlich sähe unsere gesellschaftliche Realität wesentlich düsterer aus, hätten nicht so viele Menschen, wenn auch unter ungünstigen Bedingungen, solche wichtigen außergewöhnlichen Erfahrungen machen können.

MDMA-Therapie in der Schweiz

Juraj Styk

> Wir liegen in Schlafsäcke gehüllt im Kreis auf unseren Matten. Das Räuspern, Husten und vereinzelte Würgen hört allmählich auf. Es wird still und ruhig, nur der monotone Rhythmus der Tambura füllt den Raum. Die Dehnungsübungen lassen mich die schmerzlichen Verspannungen und Verkürzungen der Oberschenkelbeuger spüren. Durch schütteln der Füße beginnt eine wohlige Wärme in den Beinen aufzusteigen. Vom Steißbein an aufwärts fühle ich ein außerordentliches Kribbeln entlang der Wirbelsäule. Mit jedem tiefen Atemzug entspanne ich mich mehr. Ich bin jetzt ganz Atem, spüre, wie sich mit jedem Atemzug mein Brustkorb hebt, öffnet, wie die Bauchdecke sich hebt und senkt. Eine unwahrscheinliche innere Ruhe breitet sich aus. Es ist, als ob die Zeit stillstünde; alle Abläufe – auch das Wahrnehmen und Denken – sind verlangsamt. Nur die regelmäßige Atmung erinnert mich an das Leben, die Zeit. In diesem Moment der Ruhe denke ich an die unsinnige Hetzerei, Angst, Spannungen und Schuldgefühle. Ausgelöst durch die Musik, laufen vor meinen geschlossenen Augen Szenen meiner Kindheit ab. Mit der Zeit wird mir übel, und ein stechender Schmerz unter der linken Schulter erinnert mich an ein schmerzliches Thema, das noch näher betrachtet werden sollte. Ich trinke Wasser und später auch warmen Tee. Als die Wirkung der Medizin langsam abzuklingen beginnt, setzen wir uns alle in einen Kreis. Die Nähe, die Offenheit und die Bereitschaft der Teilnehmer, auch schwere Themen mitzuteilen, berührt mich sehr. Wir schweigen wieder. Ich spüre eine große Kraft, eine starke Energie im Raum.

Das ist ein kurzer Auszug aus einem meiner Protokolle von einer psycholytischen Selbsterfahrung mit MDMA, wie sie im Rahmen der Schweizerischen Ärztegesellschaft für psycholytische Psychotherapie (SÄPT, gegründet im Dezember 1985) durchgeführt wurde.
Die ersten Informationen über MDMA erhielt ich auf den von Professor Leuner organisierten Tagungen des Europäischen Collegiums für Bewußtseinsstudien (ECBS). An weiteren Konferenzen des ECBS konnten wir (Baumann, Roth, Widmer, Styk) unterschiedliche therapeutische Settings vorstellen. Ich berichtete über die Therapie mit LSD bei einem terminalen Krebskranken und unternahm den Versuch, über die Auswertung unserer Therapien zu referieren. Unsere Anstrengungen haben sich gelohnt; fünf Mitglieder der SÄPT erhielten im Herbst 1988 vom Bundesamt für Gesundheitswesen eine Ausnahmebewilligung zur Therapie mit MDMA und LSD. (Ein Mitglied, welches eine Bewilligung zur Arbeit mit Psilocybin hatte, verstarb leider, so daß wir seine Arbeit katamnestisch nicht mehr auswerten konnten.)

Schon in den wissenschaftlichen Untersuchungen zur Wirkung von Mescalin von Beringer (1927), wurde die These aufgestellt, daß es für den Psychiater wichtig ist, das Erlebnis des veränderten Bewußtseins, die Psychopathologie der Wahrnehmungsveränderung und die Veränderungen der Zeitabläufe besser kennen zu lernen. Stoll (1947) kam in seiner ersten klinischen Publikation über die Wirkung von LSD auf die ursprüngliche Idee von Beringer zurück und empfahl für junge Psychiater die didaktische Einnahme dieser Substanz zum unmittelbaren Erlebnis der psychotischen Inhalte. Die psychoanalytisch orientierten Psychiater in England haben einen weiteren Aspekt des sogenannten Selbstversuches hervorgehoben, nämlich die systematische Verarbeitung der unbewußten Inhalte, z. B. die blitzartige Rückerinnerung an Kindheitserlebnisse. Aus diesem Grund nannte dann Sandison (1991) seine Form der beschleunigten Psychoanalyse eine psycholytische Therapie. Es geht um Lysis, um systematische Arbeit an verschiedenen Schichten der Verdrängung. Im deutschsprachigen Raum haben die Arbeiten von Hanscarl Leuner wesentlich zur Verbreitung der psycholytischen Psychotherapie beigetragen.
Als psychotherapeutisch arbeitende Psychiater war es uns klar, daß wir nur durch Selbsterfahrung lebendig lernen konnten. Wir trafen uns in den Jahren 1986 bis 1988 dreimal, später zweimal jährlich zu einem Selbsterfahrungswochenende. Zur Verarbeitung der Erfahrung und zur Information der anderen Sitzungsteilnehmer oder auch mit der Überlegung einer späteren wissenschaftlichen Auswertung beschlossen wir, daß jeder Teilnehmer ein Protokoll zu erstellen hat. Die Protokollinhalte waren: Befinden eine Woche vor der Selbsterfahrung, Vorbereitung für die Gruppensitzung vom Freitagabend, Inhalte der Träume in der Nacht vor der Sitzung, Beschreibung der Umstände des Settings, wie wurde das Einstimmungsritual, der meditative und der interaktionelle Teil empfunden, die Auswirkungen der Reise am Tag, am darauffolgenden Tag und bis zu einer Woche danach. Die Protokolle wurden an alle Teilnehmer verschickt. Es gab immer wieder zurückhaltende Protokolle, aus denen spürbar war, daß der Verfasser mit Angst und Mißtrauen zu kämpfen hatte. Auch war es deutlich, daß es schwerfiel, spirituelle oder transpersonale Erlebnisse in Worte zu fassen, aber viele Protokolle waren authentisch, mutig und originell. Neben den Selbsterfahrungswochenenden gab es Sitzungen der Forschungsgruppe, gelegentlich Intervisionen und eine Supervision mit Grof. An den Vorstandssitzungen herrschte ein freundliches Klima, Konflikte wurden angesprochen und zum Teil ausgetragen, und wir schöpften Kraft für unsere schwierigen Verhandlungen. Das Gemeinschaftsgefühl der in verschiedenen Städten der Schweiz praktizierenden Psychiater stärkte sich.

In der Züricher Dissertation von E. Benz (1989) kam deutlich zum Vorschein, daß die Mitglieder der SÄPT, ausgebildete Psychiater und Psychotherapeuten, unterschiedliche Fortbildungsschwerpunkte hatten. Die humanistischen Psychotherapien wie auch die körpertherapeutischen Methoden beeinflußten allerdings die Mehrheit. Die Erweiterung der Psychotherapie zum persönlichen Wachstum und die existentiellen Themen von Geburt, Sinn des Lebens und des Todes waren uns allen gemeinsam.
Aus meiner Sicht waren die ersten Jahre unserer Ärztegesellschaft außerordentlich intensiv. Jeder brachte sein Temperament und seinen persönlichen Stil mit. Wir gaben uns eine Organisationsstruktur, waren aber, gruppendynamisch gesehen, eine leiterlose Gruppe. Wir erkannten, daß wir eine Pioniergruppe waren, die eine kräftige Substanz einsetzte, die der persönlichen Entwicklung wichtige neue Impulse gab. Ich spürte, daß ich nicht nur eine Integration von mehreren Psychotherapiemethoden lernte, ich entdeckte auch eine neue Dimension in meinem Leben und war sehr froh, daß sich meine Frau mit Interesse daran beteiligte.
Damit sich eine Peer-Gruppe nicht im Rivalisieren, in Machtkämpfen oder fruchtlosen theoretischen Diskussionen verliert, muß sie sich Regeln geben, verbindliche Abmachungen treffen. In unserer Gruppe brauchte es längere Zeit, bis wir die Machtfrage geklärt hatten. Wer ist für die Substanzen verantwortlich? Wer für die Musikwahl? Wie wird die Sitzung strukturiert? Für einen besseren Verlauf der Selbsterfahrungssitzungen war es notwendig, daß sich wechselnde Leiter für jeweils ein Wochenende zur Verfügung stellten. Diese wählten die ihnen passend erscheinende Struktur der Sitzung und übten damit transparent ihre Macht aus. Wenn wir jetzt rückblickend den disziplinierten Verlauf der Erfahrungen der letzten Jahre mit den ersten Jahren vergleichen, sehen wir, daß uns in der anfänglichen Begeisterung die Bearbeitung der manigfaltigen Formen der Angst zum Teil entglitten ist. Die Selbsterfahrung im Rahmen der SÄPT war für uns ein ganz wichtiger Übungsprozeß mit negativen und positiven Erlebnissen. Schlechte eigene Erfahrungen waren auch wichtig. Dadurch konnte ich in meiner Praxis vieles vermeiden, zum Beispiel bekam die Integrationsphase des dritten Tages sowie die darauffolgende Nachbearbeitung in meiner Arbeit zusammen mit meiner Frau Sonja eine entscheidende Bedeutung. Dies ermöglichte, das aus der Regression entstandene Material systematisch zu bearbeiten.
In der SÄPT war dies nicht immer der Fall, weil wir uns zuwenig Zeit dafür nahmen. Die Teilnehmer waren für die Integration auf die eigene Supervision oder Therapie angewiesen. Unsere erwachsene Seite

nötigte uns etwa, die Angst vor Kontrollverlust, Ohnmacht, Scham usw. abzuwehren. Die – z.B. mit MDMA – regressionsfördernde Arbeit, Öffnung der Gefühle, des Herzens, der spontanen kindlichen Reaktionen, welche für unsere Patienten so wichtig war, haben wir uns selber nur spärlich angedeihen lassen. Die verschiedenen Ausdrucksformen des Widerstandes wurden wahrgenommen und interpretiert. Aber nicht nur Interpretationen waren nötig, sondern auch direkte Unterstützung mit Blicken, Worten, Berührung und Festgehaltenwerden usw. Das waren zum Teil sehr intensive Prozesse, die die Unterstützung durch weitere Gruppenteilnehmer notwendig machten.
Fasziniert von den Erlebnissen unter der Wirkung von MDMA, öffnete sich auch im Alltag der Zugang zum Herzen, zur Intuition, zum liebevollen Umgang miteinander. Es entstand ein recht großes Interesse an unserer Arbeit, es meldeten sich jüngere Kollegen, und es ergab sich die Notwendigkeit, eine Ausbildung anzubieten und die Selbsterfahrung unterschiedlich zu strukturieren. Die alten Teilnehmer versuchten im Jahre 1990 in einem drogenfreien Plenum die Konflikte untereinander auszutragen. Einerseits spürten wir, daß wir auf dem richtigen Weg waren, die Herzen zu öffnen, sich den Ängsten zu stellen und tiefe Freundschaften einzugehen, andererseits waren einige Verletzungen noch nicht verarbeitet. Ich konnte an mir und an einigen Freunden feststellen, daß wir sowohl im professionellen wie auch im privaten Leben empathischer, selbstsicherer und humorvoller waren. In dieser Zeit lernten wir viel über die transpersonale Dimension in der Arbeit mit Substanzen in höheren Dosen.
Wir haben mit praktischen Erfahrungen die Theorie des Wahrnehmungsspektrums bestätigen können und sind so über die Arbeit an den persönlichen Problemen hinausgetreten in weitere Dimensionen. Die fruchtbare Zeit unserer Arbeit dauerte vier Jahre. Im Sommer 1990 geschah es, daß uns – durch einen Todesfall mit einer verwandten Substanz – die erteilten Bewilligungen vom Bundesamt für Gesundheitswesen wieder entzogen wurden. Nur dank intensiven persönlichen Verhandlungen erhielten wir erneut eine limitierte Bewilligung. Es muß hier erwähnt werden, daß uns erst zu diesem Zeitpunkt die Auflage für eine wissenschaftliche Auswertung unserer Arbeit gemacht wurde. Bis zum Sommer 1990 verstanden wir uns als praktizierende Psychiater, die eine Sonderbewilligung für psycholytische Therapie hatten. Wir hielten uns an das Gesetz, indem wir dem Bundesamt eine Betäubungsmittelkontrolle ablieferten. Der Versuch, unsere Arbeit wissenschaftlich auszuwerten, war für mich und einige Kollegen interessant, für andere ein schwieriges oder gar unmögliches Unterfangen. Für unsere Forschung war es notwendig, eine eigens für diese Aufgabe

kompetente Ethikkommission zu gründen, da keine universitäre Ethikkommission für uns Praktiker zuständig war. Ein paar engagierte Frauen und Männer erklärten sich bereit, unsere Pläne zu prüfen. Mein letzter Entwurf einer Pilotstudie konnte in der Kommission noch nicht geprüft werden, weil zuerst die fachlichen Einwände bearbeitet werden müssen.

Peter Gasser übernahm die schwierige Aufgabe, die Krankengeschichten der Patienten von Marianne Bloch, Samuel Widmer und von mir auszuwerten und einen Fragebogen zu entwerfen. Seine Studie wurde im Schweizerischen Archiv für Neurologie und Psychiatrie publiziert (Schweizerisches Archiv für Neurologie und Psychiatrie 147.2/96). In dieser Arbeit wurden 121 Patienten nachuntersucht. Die Dauer der Psychotherapie betrug im Durchschnitt drei Jahre. In dieser Zeit fanden durchschnittlich 70 psychotherapeutische Sitzungen als Einzel- oder Gruppengespräche und darin eingebettet zusätzlich 7 psycholytische Sitzungen statt, was bedeutet, daß die 121 Patienten insgesamt 818 psycholytische Sitzungen absolvierten. Die Katamnesedauer betrug im Durchschnitt zwei Jahre. 90 % der Patienten beschrieben sich zum Zeitpunkt der katamnestischen Befragung als „leicht" (26 %) oder „gut gebessert" (65 %). Während der psycholytischen Psychotherapie kam es zu keinen schweren Zwischenfällen, zu keinem Suizid und zu keiner psychiatrischen Hospitalisation.

Die sehr hohe Rücklaufquote der Fragebogen zeigte uns, daß wir die herzliche Beziehung zu unseren ehemaligen Patienten halten konnten. Sie haben uns überwiegend offen und spontan berichtet.[1]

---

[1] Besonders gefreut haben mich die Antworten auf Fragen wie z. B.: Welchen unmittelbaren Einfluß hatten die Sitzungen mit den psycholytischen Substanzen im Verlauf der Therapie bezüglich:
- Vertiefte Einsichten und Erfahrungen über meine Gefühlswelt,
- Vertiefte Einsichten und Erfahrungen über meine Beziehungsgestaltung zur Familie, zu Mitmenschen und zur Außenwelt,
- Vertiefte Einsichten und Erfahrungen in biographischen Zusammenhängen (Geburt, Kindheit, Jugend),
- Wichtige Entscheidungen getroffen, wenn ja welche?
- Wie kann ich mich annehmen?
- Wie selbständig bewältige ich mein Leben?
- Wie ist meine Lebensqualität? Wie zufrieden bin ich mit meinem Leben?
- Die Qualität meiner sozialen Kontakte in Partnerschaft und Familie,
- Die Qualität meines Engagements am Arbeitsplatz,
- Ich habe einen tieferen Zugang zur Schöpfung und zum Göttlichen,
- Ich habe weniger Angst vor Tod und Sterben.

Das Erlebnis einer bis dahin unbekannten Intensität der Wahrnehmung, das starke Gefühl der Liebe und Verbundenheit mit sich selbst, mit anderen und mit dem Universum bilden die besonderen Qualitäten der psycholytischen Psychotherapie. Die Fortschritte, die in der katamnestischen Auswertung festgestellt wurde, waren:

(1) eine bessere Selbstakzeptanz,
(2) ein verbessertes Selbstwertgefühl,
(3) reduzierte Angst und psychosomatische Beschwerden.

Den Resultaten der katmnestischen Studie stehen strenge Wissenschaftler skeptisch gegenüber, um so mehr, als unsere Studie tatsächlich gewisse Mängel aufweist. Doch wir wissen, daß wir mit unserer Methode vielen Patienten geholfen haben. MDMA oder andere Psycholytika werden zur Etablierung einer einmaligen therapeutischen Atmosphäre eingesetzt, in welcher, durch Überwindung von Mißtrauen, Angst, Scham, Hemmung usw., eine besondere Erfahrung in verändertem Bewußtseinszustand entsteht. Diese Erfahrung wird im darauffolgenden psychotherapeutischen Prozeß weiter besprochen und integriert. Wir Psychiater sind in der Lage, in der Praxis eine klinische Forschung zu betreiben, auch wenn die Experten an den Universitätskliniken daran zweifeln. Uns werden strukturelle und methodische Mängel und Fehler vorgeworfen.
Weil wir aus unseren Fehlern lernen wollen, damit wir sie möglichst nicht wiederholen, müssen wir lernen, diese anzunehmen, dankbar annehmen, wenn uns andere wohlwollend auf unsere Fehler aufmerksam machen. Die Formen der Auseinandersetzung der letzten Jahre waren jedoch alles andere als wohlwollend. Da die Bewilligung zu der Pilotstudie nicht erteilt wurde, entschloß sich die Psychologin, die diese Studie mit meinen Klienten hätte durchführen sollen, ein anderes Thema für ihre Dissertation zu wählen.
Nachdem wir noch zu keinem Erfolg bezüglich der Bewilligung einer prospektiven klinischen Studie gekommen sind, war es für uns eine große Ermutigung, daß in den USA Bewilligungen zur Forschung erteilt wurden. Unsere amerikanischen Freunde Charles Grob, Richard Yensen und Richard Strassmann haben erklärt, daß sie von unseren Bemühungen in der Schweiz profitiert haben. Auch wenn die Erfahrungen unserer Gruppe unter Wissenschaftlern nur anekdotisch gewertet wurden, sind sie einmalig und haben eine wichtige Bedeutung; eine in Verruf geratene Substanz, wie das LSD, oder eine neuartige chemische Verbindung, wie das MDMA, wurden von Fachleuten unter legalen Umständen psychiatrisch-psychotherapeutisch eingesetzt und untersucht. Die Interdependenz zwischen denen, die Fehler

machen, und denen, die helfen, die Fehler zu korrigieren, ist notwendig. Uns muß jedoch erlaubt werden, überhaupt Fehler zu machen, die alten werden wir bestimmt nicht wiederholen. Wir brauchen eine offene, kritische Haltung zu den eigenen Ideen, jedoch ohne Rationalisierung, Relativierung oder Skepsis. Was wir aber vor allem brauchen, ist, daß wir den Mut nicht verlieren, und außerdem die Entscheidungsfähigkeit und die Bereitschaft, für die eigene Überzeugung einzustehen. Wir wissen, daß – trotz vieler Schwierigkeiten und Rückschläge – die psychedelischen Erfahrungen der letzten zehn Jahre ein wichtiger, sinnvoller und produktiver Abschnitt in unserer Entwicklung waren.

V. Politik, Recht, Prävention

Ecstasy-Politik: „The same procedure as every time!?"

Horst Bossong

Reformpolitisch scheint das Thema „Ecstasy" mittlerweile weitgehend erledigt. Was wir auf dem ‚Spielfeld' der Drogenpolitik finden, ist die übliche Konstellation: ein Gemisch unterschiedlicher, sich wechselseitig bedingender und im Halten des Status quo verstärkender Interessenlagen.

Da ist zum einen die wissenschaftliche Forschung, die vor allem dort, wo sie staatlich beauftragt und finanziert wird, mit einer oft eklatant vereinseitigten Orientierung ans Werk zu gehen scheint und im Großen und Ganzen nur bestätigt, was die Auftraggeber erwarten: der Konsum von Ecstasy ist äußerst schädlich, die Jugend in Gefahr.

Dabei erobern die Forscher in der Manier von Entdeckern und Kolonisatoren das ‚terra incognita' der Raver-Clubs, Discos und Techno-Partys, um die neue Szene in all ihren Regungen und Ausformungen bis ins letzte auszuleuchten und notfalls sogar im Selbstversuch Näheres über die Wirkungen und Auswirkungen der Designer-Drogen zu ergründen. Daß – nebenbei bemerkt – dies in mitunter methodisch hanebüchener Weise geschieht, scheint für manch einen Forscher kaum ein Problem zu sein: Oft fehlt jedwede Kontrollgruppe, nicht selten werden die Samples aus hoch selektierten Gruppen zusammengesetzt, oder man erlaubt sich Forschungsaussagen auf der Basis von Miniatur-Samples von vielleicht zehn oder zwanzig Leuten.[1]

---

1 Beispielhaft: Rakete/Flüsmeier (1997), die die Ergebnisse einer Explorationsstudie mit – sage und schreibe – 12 (!) Ecstasy-Konsumenten berichten und feststellen: „Die Probanden geben folgende Problembereiche im Zusammenhang mit dem Ecstasykonsum an: Verlust der Kontrolle über den Drogenkonsum, Verlust der Unterscheidungsfähigkeit zwischen Rausch und Realität, gesundheitliche und psychosoziale Nachteile, Isolierung gegenüber der Gruppe der Nichtkonsumenten. [...] Es wird deutlich, daß Gruppenprozesse von erheblicher Bedeutung bei der Aufrechterhaltung, aber auch beim Versuch der Beendigung des Ecstasy-Konsums sind". (S. 150) Überdies, so die Autoren weiter,

Zum anderen ist da der als Verstärker wirkende massive Medienrummel, der sich die Faszination des Unbekannten und des ekstatisch Entrückten zunutze macht. Öffentliche Bekenntnisse von (Ex-)Usern und ehemaligen Dealern über Schuld, Verführung, persönliches Unvermögen und biographische Vorschäden werden wie Beichtrituale inszeniert und ergötzen das Publikum; eloquente Präventionisten und selbsternannte Ecstasy-Experten schwadronieren im Rampenlicht der Studios und geben ihr Halb- und Garnicht-Wissen über die Gefährlichkeit des Ecstasy-Konsums, über Konsummotive und Konsumsettings zum besten. Daß daneben auch die – leicht als notorisch uneinsichtig und verantwortungslos zu identifizierenden – frohgemut daher plappernden User („Keine Nacht ohne Drogen!") und Vertreter der drogenpolitischen Alternativ-Szene zu Wort kommen, scheint vor allem der dramaturgischen Optimierung der einschlägigen Talk-Shows und Magazine geschuldet. Hauptsache, die Botschaft kommt schlußendlich klar rüber: „Keine Macht den Drogen!"; alles andere geriete zu leicht in den Verdacht der Verharmlosung und läge zu weit ab vom Mainstream.

Als dritter Akteur auf dem ‚Spielfeld' finden sich mit einer traditionell verhältnismäßig hohen Definitionsmacht das BKA und die Landeskriminalämter mit der ihnen typischen Dramatisierungsrhetorik, der es zu verdanken ist, daß von Anfang an Ecstasy betäubungsmittelrechtlich der Gruppe der harten Drogen zugeschlagen wurde.[2] Naturwissenschaftlich-pharmakologische Gründe gab es hierfür freilich nicht: Weder erzeugt der Ecstasy-Konsum körperliche Abhängigkeitssymptome, noch konnte bislang beim Menschen eine substanzbedingte hohe Neurotoxizität nachgewiesen werden – daran ändern auch die immer wieder gern zitierten us-amerikanischen Forschungsergebnisse

---

sei zu beobachten, daß „sich das Konsumverhalten in Richtung auf einen Mischkonsum entwickelt"; demgemäß sei folgende Hypothese „naheliegend: durch kombinierten Konsum verschiedener Drogen wird die Qualität des Ecstasyrauschs modifiziert", und zwar insbesondere dann, wenn nach länger andauerndem Konsum die vom User intendierten positiv bewerteten Wirkungen gegenüber den negativen in den Hintergrund zu treten drohen (ebd., S. 152). Auf der Basis dieser Explorationsstudie gewährte die Bundeszentrale für Gesundheitliche Aufklärung den Autoren Forschungsmittel.

2 Wie so oft in den letzten Jahren hat die Rechtsprechung jetzt Klarheit geschaffen. Das Oberlandesgericht Karlsruhe stellte in einem Bescheid vom 23. Feb. 1996 fest, daß Amphetamine der Gruppe der sog. weichen Drogen zuzuordnen sind (vgl. Monatsschrift des Deutschen Rechts, Heft 1, 1997; S. 85). Der Logik des BGH (Urteil vom 9. 10. 1996 – 3 StR 220/96) folgend gehören demgemäß auch die Amphetamin-Derivate, zu denen MDMA, MDE usw. zählen, zu den sog. weichen Drogen.

an Ratten und Affen nicht viel (vgl. Kovar 1990). Überdies konnte – zumindest zum Zeitpunkt des erstmaligen Ecstasy-Verbots im Jahr 1986, als die Substanz MDMA dem Betäubungsmittelgesetz unterstellt wurde – von einem nennenswerten, die ‚Volksgesundheit gefährdenden' Mißbrauch in der Bevölkerung nicht die Rede sein. Stattdessen fand der Ecstasy-Konsum fast ausnahmslos in kleinen, weitgehend abgeschlossenen Psycho-Subkulturen statt. Erst in den letzten Jahren kamen Designer-Drogen auch bei einem breiteren (jugendlichen) Publikum in Mode. Schließlich aber, und auch dies ist ein betäubungsmittelrechtlich wichtiges Selektionskriterium für die Eingruppierung einer Substanz als verkehrs- und verschreibungspflichtig (Anlage III) oder eben nicht verkehrsfähig (Anlage I), wurde bereits damals kurzerhand der therapeutische Nutzen von Ecstasy – so umstritten er auch gewesen sein mochte – von Amts wegen negiert: Ecstasy landete in der Gruppe der nicht verkehrs- und nicht-verschreibungsfähigen Substanzen (Anlage I BtMG). Die weitere Forschung mit den inkriminierten Substanzen war damit nachhaltig verunmöglicht; sie ist allenfalls auf der Grundlage des § 3 Abs.2 BtMG ausnahmsweise mit Genehmigung und unter strenger Kontrolle der Bundesoberbehörde (dem Bundesinstitut für Arzneimittel und Medizinprodukte) möglich. Faktisch aber spielt sie heute keine Rolle.

Viertens haben wir es mit einer zwischen Suchtorientierung und Akzeptanzphilosophie lavierenden Drogenhilfe- und Präventions-Szene zu tun. Dabei hatte die Helfer-Szene vergleichsweise günstige Startbedingungen: Die epidemiologische Entwicklung war vorhersehbar und mithin für Pädagogen und Therapeuten planbar; vor allem aber war die Epoche der starren Abstinenzfixierung bereits vorbei, als der Designer-Drogen-Konsum sich gegen Mitte der 90er Jahre unter Jugendlichen und Jungerwachsenen zu verbreiten begann. Stattdessen gelten heute weithin die klassischen Handlungsansätze der individualisierenden Defizitorientierung als Mißerfolgskonzepte: Die Zielgruppen, so viel ist seit langem klar, lassen sich nicht von konsumdiskreditierenden und angstmachenden Botschaften beeindrucken – mögen sie noch so verschleiert daherkommen.

Last but not least agiert auf dem ‚Spielfeld' eine Ministerialbürokratie, die seit Jahrzehnten bereits – der internationalen, insbesondere us-amerikanischen Politikausrichtung folgend – am Primat der Drogenprohibition orientiert ist. Mitte der 80er Jahre, also noch zur Zeit der großen überparteilichen drogenpolitischen Koalition zwischen Bundesregierung und Ländern, wurden die Wirkstoffe MDMA und MDE dem Betäubungsmittelgesetz in Anlage I als nicht verkehrs- und nicht verschreibungsfähige Substanzen unterstellt. Wer mit ihnen unerlaubt

Handel treibt, sie herstellt, einführt, ausführt, erwirbt, besitzt oder sich sonstwie verschafft, wird mit Freiheitsstrafe und/oder Geldstrafe bedroht. Allerdings kann – seit der Betäubungsmittelrechts-Reform von 1992 – die Staatsanwaltschaft bereits vor der Eröffnung der gerichtlichen Hauptverhandlung bei Kleinmengenbesitz und -erwerb zum Eigenverbrauch das Verfahren einstellen und von Strafverfolgung absehen. Auch kann das Gericht von Strafe absehen, wenn die Schuld des Angeklagten gering ist. Doch was eine „kleine Menge" und eine „geringe Schuld" ist, ist nirgends klar definiert; in der Rechtspraxis und Rechtsprechung wird teilweise von 2–3 Konsumeinheiten ausgegangen.
Der vergleichsweise leichten Veränderbarkeit der Molekularstruktur der Designer-Drogen – und damit der relativ problemlosen Möglichkeit, durch Veränderung beim Herstellungsprozeß der Droge das betäubungsmittelrechtliche Verbot zu umgehen – ist es zu verdanken, daß der Gesetzgeber 1992 die Möglichkeit schuf, Drogen im Eilverfahren zu verbieten. Galt es früher, daß *vor* einem Verbot zunächst Sachverständige anzuhören und der Bundesrat um Zustimmung gebeten werden mußte, so kann der Bundesgesundheitsminister heute im Rahmen sog. Eilverordnungen Drogen zunächst für die Dauer eines Jahres ohne vorherige Befassung des Bundesrates und der Sachverständigen verbieten. Erst danach muß der Bundesrat dem – dann dauerhaften – Verbot zustimmen.
Genau diese Eilverordnung ist es, die im Herbst 1996 für vier Designer-Drogen (unter ihnen die Substanz MBDB) zu einem rund dreimonatigen Legalitäts-Intermezzo geführt hatte.
Am 27.September 1996 lief für diese vier Substanzen, von denen drei allerdings überhaupt noch nie im Handel waren, das auf ein Jahr befristete, vorläufige Verbot aus. Ein dauerhaftes Verbot sollte – im Kontext auch anderer nötiger betäubungsmittelrechtlicher Änderungen – durch eine entsprechende Betäubungsmittelrechts-Änderungsverordnung mit Zustimmung des Bundesrates bewirkt werden. Ein entsprechender Referenten-Entwurf lag den Ländern bereits seit Frühsommer 1996 vor. Indes konnte in verschiedenen Punkten dieser Änderungsverordnung auf der Referentenebene kein Einvernehmen zwischen Bund und Ländern erzielt werden. Dies führte im Ergebnis dazu, daß die Bundesregierung den Termin des 27. September versäumte und nicht rechtzeitig dem Bundesrat einen entsprechenden Verbotsantrag vorlegte – die Vorlage folgte erst rund eine Woche später. Damit waren die vier Substanzen vom 27. September an betäubungsmittelrechtlich legalisiert. Zwar betonte der Bundesgesundheitsminister, daß unmittelbar das Arzneimittelrecht greife, das das Handeltreiben mit nicht-

zugelassenen Arzneimitteln unter Strafe stellt; doch es blieb unklar, ob die Designer-Drogen, die ja zuvor ein Jahr lang als Nicht-Arzneimittel dem BtMG unterlagen, nun gleichsam automatisch wie (nicht zugelassene) Arzneimittel behandelt werden können.

Am 18. Oktober 1996 faßte der Bundesrat auf Initiative von Hamburg, Hessen, Niedersachsen und dem Saarland hin einen sogenannten Maßgabe-Beschluß, mit dem er seine Zustimmung zum dauerhaften Verbot der in Rede stehenden Substanzen an eine Reihe weiterer, vom Bund nicht gewollter betäubungsmittelrechtlicher Änderungen knüpfte (u. a. ging es dabei um eine nachhaltige Verbesserung im Bereich der Methadon-Substitution, um die Zulassung von synthetischem Cannabinol zur Krebs- und Aids-Behandlung und um Verbesserungen bei der Verschreibung von Betäubungsmitteln für Schmerzpatienten). Der Bundesgesundheitsminister kündigte daraufhin unmittelbar an, den Beschluß des Bundesrates keinesfalls umsetzen, sondern stattdessen das Drogenverbot ohne Bundesratsbefassung durchsetzen zu wollen.

Es dauerte bis in den Januar 1997, bis dem Bundesgesundheitsminister ein – allerdings äußerst fragwürdiger – Ausweg aus dem Dilemma einfiel: Er verbot mit Wirkung vom 1. 2. 1997 die Substanzen erneut im Rahmen einer Eilverordnung ohne Zustimmung des Bundesrates für die Dauer von einem Jahr. Nach Auffassung verschiedener Rechtsexperten ist dieses Vorgehen verfassungsrechtlich hoch bedenklich, da hier – ohne Vorliegen neuer gesicherter Erkenntnisse über Mißbrauch und Gefährlichkeit der Substanzen – die in § 1 Abs. 3 BtMG geregelte (Eil-)Verordnungsermächtigung schlicht dazu genutzt wird, den Bundesrat zu umgehen bzw. dessen Beschluß zu mißachten.

Eine – von manchen schon herbeigeredete – drogenpolitische Wende stellte dieses Intermezzo indes nicht dar; bestenfalls kann es als Kräftemessen zwischen Bund und Ländern interpretiert werden. Zugleich aber wirft dieser Vorgang ein Licht auf die festgezurrten Erwartungen, die auf die als drogenpolitisch konservativ ausgewiesene Bundesregierung einerseits, auf einzelne Länder, die als drogenpolitisch reformfreudig gelten, andererseits gerichtet sind. Dabei agiert jede Seite im Korsett ihrer eigenen langjährig gefestigten Erwartungs-Erwartungen: Die Bundesregierung, sollte sie je erwogen haben, die nach Ende des vorläufigen Verbots von MBDB und den drei anderen Substanzen entstehende Strafrechtslücke als hinnehmbar anzusehen, mußte erwarten, daß dies im In- und Ausland zu nachhaltiger Irritation über die Berechenbarkeit und Verläßlichkeit ihrer drogenpolitischen Handlungsfähigkeit führen würde. Die reformwilligen Bundesländer ihrerseits konnten die Abkoppelung des Drogenverbots von den übrigen –

explizit von ihnen gewünschten – Reformvorhaben (insbesondere die Erleichterung der Methadon-Verschreibung) nicht akzeptieren; zugleich aber mochten sie auch nicht in einem radikalen Schritt die in Rede stehenden Designer-Drogen dauerhaft legalisieren – den zu erwartenden und in seiner Wirkkraft unberechenbaren Vorwurf der „Drogen-Verharmlosung", „Verantwortungslosigkeit" und „Jugendgefährdung" wollten sie auf keinen Fall auf sich ziehen, ebensowenig das für lange Zeit zu erwartende Ende jedweden drogenpolitischen Dialogs mit dem Bund. Folglich verkoppelten sie das eine (das Drogenverbot) mit dem anderen (Methadon-Reform).
Auf's Ganze gesehen also „the same procedure as every time"?
Nicht ganz, denn jenseits des drogenpolitischen ‚Spielfelds' hat sich eine kleine, aber provokante „Bewegung von unten" etabliert, eine Art Selbstorganisation von Usern und Sympathisanten, die sich des Ecstasy-Themas auf sehr unkonventionelle Weise angenommen und beispielsweise sehr praktische, konsum-akzeptierende Handlungsschritte in Fragen des Safer-use unternommen hat. Ihnen scheinen alle betäubungsmittel- und haftungsrechtlichen Mahnungen der offiziellen Bedenkenträger vergleichsweise egal zu sein. Was sie leitet, ist offenbar die simple Absicht, den Ecstasy-Konsum zu einem möglichst risikoarmen Vergnügen werden zu lassen. Und dabei scheinen sie schlicht nach dem Motto vorzugehen: „Legal, illegal, scheißegal". Vielleicht haben sie ja angesichts der Absurditäten drogenpolitischer Entscheidungsprozesse gar nicht so unrecht.

MDMA: Das Recht auf Qualitätsbestimmung und therapeutischen Gebrauch

Lorenz Böllinger, Sven Burkhardt

1. Vom Abstinenz- zum Akzeptanz-Prinzip

Wie bei allen gesellschaftspolitischen Grundfragen gibt es gegenüber dem menschlichen Gebrauch von psychotropen Substanzen ein Spektrum von Grundeinstellungen und Strategien zwischen den Polen totaler Freiheit zum Gebrauch und totaler Abstinenz bzw. Prohibition. Die normative Verständigung in unserer Rechtssphäre ist seit langem, beeinflußt vor allem von der Leitfunktion der USA und der UNO, auf die selektive Prohibition von sog. „kulturfremden" und die Volksgesundheit gefährdenden oder schädigenden Drogen festgelegt. Daß Tabak, Alkohol und Psychopharmaka trotz evidenter und zugestandener Schadenspotentiale nicht der Prohibition unterfallen, wird mit ihrer Kulturintegriertheit oder Alternativlosigkeit bei der Behandlung legitimiert, beim Alkohol gar mit therapeutischem und religiösem Gebrauch.[1] Es herrscht also ein kulturspezifisches, normativ verankertes, selektives Abstinenz-Paradigma. Dieses ist durch die objektive Unmöglichkeit der Zielerreichung und durch die verheerende, immer weniger zu verhehlende Kontraproduktivität allmählich ein Stück weit erodiert. Gekennzeichnet ist dieser Erosionsprozeß z. B. durch regelmäßige Verschärfungen der rechtlichen und faktischen Durchsetzungsinstrumente sowie entsprechende Kostensteigerungen. Auf den Dornröschenschlaf des kaum implementierten Opiumgesetzes von 1921 bzw. 1929 folgte, ab Inkrafttreten des BtMG von 1971, eine hektische Dynamisierung der Repression mit vier Gesetzesänderungen und drei Änderungsverordnungen allein im Zeitraum 1991 bis 1994.[2] Im Zuge der Erosion des Abstinenz-Paradigmas entwickelte sich als Gegenpol das drogenpolitische Akzeptanz-Paradigma, eine gesell-

---

[1] So BVerfGE 90, S. 145, 174 = StV 94, S. 295 ff. – Cannabis-Beschluß.

[2] OpiumG v. 30. 12. 1920, RGBl. 1921, S. 2, in Kraft: 1. 1. 1921; BtMG v. 22. 12. 71, BGBl I, S. 2092, in Kraft: 25. 12. 1971; strafverschärfende und verfolgungsintensivierende Änderungsgesetze: G. v. 28. 7. 1981, BGBl I, S. 681, 1187, in Kraft: 1. 1. 1982; G. v. 28. 2. 1992, BGBl. I, S. 372; G. v. 15. 7. 1992, BGBl. I, S. 1302; G. v. 9. 9. 92, BGBl. I, S. 1593; G. v. 2. 8. 1993, BGBl. I, S. 1407; G. v. 25. 10. 1993, BGBl. I, S. 1170; siehe auch kontrollausweitende 3. – 5. BtM-Änderungsverordnungen v. 28. 2. 1991, 23. 12. 1992, 18. 1. 1994.

schaftspolitisch liberale, an verfassungsrechtlich gewährleisteten Bürgerrechten orientierte Grundeinstellung. Diese sieht den Konsum psychotroper Substanzen als unauslöschlichen, jeglicher Menschenkultur eigenen Aspekt an und erachtet Einschränkungen der Handlungs- und Meinungsfreiheit sowie des Gleichheitsprinzips nur insoweit für legitim und verfassungskonform, als zurechenbare Fremdschädigungen aus dem Drogengebrauch resultieren. Darüber hinaus beansprucht diese Position normativ eine grundgesetzlich-sozialstaatliche Verantwortung des Staates, und zwar hinsichtlich des Schutzes der körperlichen Unversehrtheit auch der Drogengebraucher ebenso wie in bezug auf die Gewährleistung adäquater Gesundheitsfürsorge mittels medizinisch indizierter, jedoch betäubungsmittelrechtlich illegalisierter Medikamente.

Als pragmatische Schlußfolgerung ergibt sich aus dem Akzeptanz-Prinzip, daß tatsächlich praktizierter Drogengebrauch wegen seiner Universalität nicht eliminiert, sondern nur kulturell – d. h. auch normativ – integriert werden kann und muß. Das bedeutet erstens, daß potentielle Gebraucher durch dafür geeignete Regelungswerke und Institutionen im Hinblick auf die Risiken des Konsums adäquat aufgeklärt werden und nur soweit, als sie qua Unreife oder Krankheit zur Wahrnehmung ihres Selbstbestimmungsrechts (noch) nicht in der Lage sind, am Konsum gehindert werden (Prävention). Es bedeutet zweitens, daß manifeste Gebraucher vor vermeidbaren Risiken und Schäden geschützt werden und adäquate Behandlung erhalten müssen, wenn solche Risiken sich verwirklicht haben. Normativ folgt daraus, daß der Staat die Mechanismen der Regulation und Kontrolle so gestalten muß, daß sie den Bürger nicht schädigen: Risiko- und Schadensminderung, „harm-reduction“, ist sozialstaatliche Pflicht, der drogengebrauchende Bürger hat Anspruch darauf.[3] Und: Bürger und Behandler haben ein Grundrecht auf Aufklärung, Versorgung und Qualitätssicherung hinsichtlich indizierter Medikamente.

Einen qualitativen Schub in der kraft massiver politischer und finanzieller Ressourcensteuerung eher beiläufigen und untergründigen Erosion des Abstinenz-Paradigmas respektive der Entfaltung des Akzeptanz-Paradigmas bewirkte die AIDS-Panik der späten 80er Jahre. Sie ermöglichte den Durchbruch zu Programmen der Methadon-Substitution und der Einmalspritzen-Vergabe bzw. des Spritzentauschs zur Vermeidung der HIV-Infektion. Weitere zweckrationale, und notwendige Präventionsinstrumente sind aber noch immer hochkontro-

---

3 Vgl. zur verfassungsrechtlichen Grundlegung des Akzeptanz-Paradigmas: Böllinger 1991: 393 ff.

vers. Dazu gehören insbesondere die Spritzenvergabe im Strafvollzug[4] und die sogenannten „Gesundheitsräume" zum streßfreien und hygienischen Heroingebrauch[5], aber auch Aufklärungsbroschüren für risikoarmen Drogengebrauch, z. B. von Ecstasy, zudem die Diskurse um die kontrollierte medizinische Heroinvergabe entsprechend den erfolgreichen Programmen in England, der Schweiz und den Niederlanden sowie um die medizinische Nutzung von Cannabis. Voraussichtlich wird es aufgrund der entschiedenen Position von Teilen der Ärzteschaft zu einer Umstufung von Cannabis in die Kategorie der verschreibungsfähigen Drogen kommen.[6] Trotz des derzeit vorherrschenden hedonistischen Gebrauchs bei MDMA und der entsprechenden Dramatisierung in den Medien ist auch hier zu erwarten, daß die Debatte um eine psychotherapeutische Nutzung neu eröffnet wird (dazu unten, 3. Kapitel).

Weiteres Element der Versorgungslinie und folgerichtige Maßnahme der „harm-reduction" wäre für das gesamte Spektrum der illegalen Drogen, daß Drogengebraucher ihre notgedrungen auf dem Schwarzmarkt erworbene Substanz auf Qualität, Zusammensetzung, Dosierung etc. hin untersuchen lassen können, um sich zu schützen. Hier zeigt das System eine empfindliche Lücke. In den Niederlanden ist diese Möglichkeit schon seit langem gängige Praxis. In Deutschland gab es bisher nur einige zaghafte Versuche (zu beidem unten, 4. Kapitel). Im folgenden soll deshalb auf dem Hintergrund der zugänglichen Empirie untersucht werden, ob und wie Praktiken und Programme der therapeutischen Nutzung und Qualitätsprüfung von MDMA rechtlich etabliert werden könnten. Dazu soll zunächst die verwaltungs- und strafrechtliche Einordnung des allgemeinen Umgangs mit MDMA dargestellt werden.

2. MDMA: Umgang und hedonistischer Gebrauch

2.1 Allgemeine Grundlagen

Das BtMG schränkt die Grundfreiheiten des Bürgers zum Umgang mit bestimmten Drogen, also psychotropen Substanzen, relativ oder absolut ein. Legitimiert wird dies mit der pauschalen Begründung, diese Substanzen seien schädigend für die „Volksgesundheit". Auch die „ungestörte Entwicklung der Jugend" und die „Gestaltung des sozialen Zusammenlebens" werden neuerdings vom BVerfG in seiner Can-

4 Vgl. Stöver 1996: 46 ff.
5 Vgl. Körner 1994b: 683; Böllinger 1991: 292 ff.
6 Voraussichtlich in einer der nächsten BtM-Änderungsverordnungen.

nabis-Entscheidung von 1994 als zusätzliche, strafrechtlich gegen Störung und Beeinträchtigung zu schützende „Rechtsgüter" definiert. Welche Substanzen von Verbot und Regulierung erfaßt sind, ist in § 1 BtMG unter Verweis auf entsprechende Listen, die Anlagen I – III zum BtMG (analog dem US-amerikanischen Vorbild: schedules), geregelt. Im Sinne der vom Gesetzgeber für erforderlich gehaltenen Flexibilität kann die Bundesregierung diese Listen nach Expertenanhörung und mit Zustimmung des Bundesrates ändern und ergänzen. Definiert sind in den Anlagen I – III drei Kategorien von BtM: Nicht verkehrsfähige, verkehrsfähige sowie verkehrs- und verschreibungsfähige Substanzen. MDMA wurde mit Wirkung vom 1. 8. 1986 in Anlage 1 zu § 1 BTMG, also die Liste der weder verkehrs- noch verschreibungsfähigen Betäubungsmittel, aufgenommen.[7]
Da die Wahrnehmung von Bürgerrechten aus verfassungsrechtlichen Gründen nicht ohne weiteres total unterbunden werden darf, ist die Kontrolle abgestuft: Einerseits gibt es unterschiedliche Erlaubnisvorbehalte für jedweden Umgang mit BtM. Für die 1. Kategorie kann eine Erlaubnis nur „ausnahmsweise zu wissenschaftlichen oder anderen im öffentlichen Interesse liegenden Zwecken" erteilt werden (§ 3 Abs. 2 BtMG). Von der Erlaubnispflicht betr. Anl. II u. III sind einige Berufsgruppen sowie die Erwerber von ärztlich verschriebenen BtM ausgenommen (§ 4 BtMG). Voraussetzungen und Verfahren der Erlaubniserteilung sind in §§ 1–28 BtMG, insofern also einem Verwaltungsgesetz, genauer geregelt.
Nicht unter diesen Erlaubnis-Vorbehalt fallen andererseits Ärzte. Für sie gilt § 13 BtMG, wonach lediglich BtM der Anlage III „verschrieben", „verabreicht" oder „zum unmittelbaren Verbrauch überlassen" werden dürfen. Die die Erlaubnis ersetzenden Voraussetzungen sind danach, daß dies „im Rahmen einer ärztlichen Behandlung einschließlich der ärztlichen Behandlung einer BtM-Abhängigkeit erfolgt" und „ihre Anwendung am menschlichen Körper begründet ist". Die verschriebenen BtM dürfen nur in einer Apotheke abgegeben, d. h. verkauft werden. Die Modalitäten der Verschreibung sind in der BtMVV in restriktiver, die enge hoheitliche Kontrolle des ärztlichen Handelns gewährleistender Weise festgelegt. Herstellung von und Handel mit BtM, die als Arzneimittel verschreibungsfähig sind, sind im Arzneimittelgesetz und im Apothekergesetz geregelt, letztlich gleichfalls unter Rekurs auf das Strafrecht.

---

7 Siehe 2. BtMÄndVO vom 23. 7. 1986, BGBl. I, S. 1099, in Kraft: 1. 8. 86.

2.2 Substanzspezifische Auslegung der betäubungsmittelrechtlichen Straftatbestände

Rechtsanwendung setzt immer Rechtsauslegung voraus. Zur Klärung der Frage, ob und wie der Umgang mit MDMA im Einzelfall strafbar ist, ist es also erforderlich, die entsprechende Auslegung in Rechtsprechung und Lehre zu erforschen und gegebenenfalls alternative Auslegungsmöglichkeiten zu entwickeln.
Die Regelungen des BtMG stellen praktisch jeglichen Umgang mit Betäubungsmitteln, sofern keine Genehmigung hierfür besteht, unter Strafandrohung. Straffrei ist unzweifelhaft nur der Konsum selbst. Die Tatbestandsvarianten verlagern die Strafbarkeit weit in einen Bereich vor, der bei anderen Delikten noch als straflose Vorbereitungshandlung gewertet würde. Zudem werden Handlungen, die normalerweise allenfalls als Anstiftung oder Beihilfe gewertet werden, zur Täterschaft hochdefiniert.[8] Schon deshalb sind die BtMG-Straftatbestände besonders restriktiv auszulegen.
Kriterien für Unterschiede in der rechtlichen Bewertung gegenüber anderen illegalen Substanzen ergeben sich auch aus spezifischen Eigenarten der Droge MDMA und des Umgangs mit ihr. Maßgebliche Ansatzpunkte einer Differenzierung durch Auslegung sind – anknüpfend an der Rechtsprechung des BGH[9] und des Bundesverfassungsgerichts im Cannabis-Beschluß[10]:

(1) die quantitative Frage der Toxizität bzw. Gefährlichkeit für die Gesundheit des Einzelnen und der Bevölkerung sowie das „ungestörte soziale Zusammenleben"; und
(2) die qualitative Unterscheidung zwischen dem Gebrauch von MDMA als Genußmittel einerseits und als Therapeutikum andererseits – auch wenn in der öffentlichen Wahrnehmung und in der empirischen Realität derzeit der hedonistische Gebrauch vorherrscht.

Nicht aus dem Auge verloren werden sollte bei der Auslegung dreierlei: Erstens kann der Eigengebrauch von MDMA schon kraft grundrechtlicher Voraussetzungen – allgemeine Handlungsfreiheit und Straflosigkeit der Selbstschädigung gem. Art. 2 Abs. 1 GG – weder verwaltungsrechtlich noch strafrechtlich verboten werden. Daß der sonstige Umgang, insbesondere der Besitz, nach BtMG seit 1986 unter Strafe steht, behindert natürlich den Konsum, legitimiert sich aber ausschließlich aus der systemwidrigen Grundannahme des Gesetz-

---

8 Vgl. hierzu Böllinger/Stöver/Fietzek 1995: 186 ff.
9 BGH StV 1996, S. 665, 668.
10 Vgl. BVerfG a. a. O. (Fn. 1).

gebers, daß Besitz das Risiko der Abgabe an andere beinhalte. Dabei wird wider besseres Wissen ein elementarer Fehler im Hinblick auf die Strafrechtslogik der Willensfreiheit und Zurechnung ignoriert: Solche sogenannte Fremdschädigung kann sich erst realisieren, wenn derjenige, an den abgegeben wird, selbst seinen entsprechenden „freien Willen“ betätigt. Alle anderen Gefährdungsdelikte im Strafrecht setzen nämlich eine direkte, nicht derart durch bewußte Selbstgefährdung eines anderen vermittelte Rechtsgutsgefährdung voraus.[11] Nicht eingegangen werden kann hier auf die äußerst strittige Frage, ob das MDMA-Verbot nicht wegen Verletzung des Bestimmtheitsprinzips (Art. 103 Abs. 2 GG) verfassungswidrig ist. Im Gegensatz zu den herkömmlichen illegalen Drogen sind nämlich MDMA und viele sogenannten Designerdrogen erst nach Verabschiedung des Gesetzes durch Regierungsverordnung, also ohne parlamentarische Legitimation, in das Gesetz eingefügt worden. Inzwischen wird zunehmend die Auffassung vertreten, daß dadurch die Strafbarkeit in verfassungswidriger Weise erst begründet wurde.[12] Zweitens war MDMA bis zu seiner Illegalisierung ein erpobtes Medikament. Offizielle arzneimittelrechtliche Verfahren zu seiner Überprüfung haben nicht stattgefunden, seine medizinisch-psychotherapeutische Wirksamkeit, Indizierbarkeit und Unschädlichkeit hinsichtlich unerwünschter Nebenwirkungen ist bislang nicht widerlegt. Drittens ist der Stand empirisch-wissenschaftlicher Erforschung der Materie im Vergleich zu 1986 wesentlich umfangreicher und deutlich gefestigt. Er läßt sich dahingehend zusammenfassen, daß die gängigen Schadensbehauptungen widerlegt sind und es also in der auf sozialer und medialer Konstruktion beruhenden öffentlichen Wahrnehmung hinsichtlich der Kausalattributionen Verzerrungen gibt.[13]

Der Gesetzgebungslogik ist – im Gegensatz zum angelsächsischen Fallrecht – eigen, daß Veränderungen der das Gesetz rechtfertigenden tatsächlichen Gesichtspunkte im Sinne der verfassungsrechtlich gebotenen Überprüfungspflicht des Parlaments von den schwerfälligen Gesetzgebungsprozeduren immer erst verspätet und langsam erfaßt werden können. Im Vorfeld von Gesetzesänderungen ist tatsächlichem Wandel, wie dem oben umrissenen, mithin durch Modifikation der Rechtsauslegung Rechnung zu tragen: Veränderungen der Gefährlich-

---

[11] Vgl. zu den verfassungsrechtlichen und strafrechtstheoretischen Aspekten: Böllinger 1991.

[12] Vgl. Kaschkat 1990: 123 ff.

[13] Zusammenfassender Überblick bei Schmidt-Semisch, S. 21–37, in diesem Band.

keitseinschätzung müssen Auslegungsveränderungen mit sich bringen.[14] Im folgenden soll in drei Prüfungsschritten gezeigt werden, wie durch sachgerechte Auslegung Grundlagen und Vorformen einer Re-Legalisierung von MDMA zu schaffen wären.

2.3 Strafbarkeit des Umgangs mit MDMA

Zu untersuchen ist zunächst die betäubungsmittelrechtliche und strafrechtliche Bewertung des konsum- und abgabeorientierten Umgangs mit MDMA. Zu berücksichtigen ist, daß auch andere Wirkstoffe als Ecstasy gehandelt werden, die nur teilweise in die Anlage I aufgenommen sind. Stoffe, die noch nicht aufgenommen wurden oder zeitweise herausgefallen sind (z. B. MBDB), verdienen lediglich nach Arzneimittelrecht und allgemeinem Strafrecht Beachtung. Bei den aufgelisteten Stoffen hat die Rechtsprechung drei verschiedene Mengenbegriffe herausgearbeitet: die *normale Menge* ist maßgeblich für die grundsätzliche Strafbarkeit; die *geringe Menge* hat Bedeutung für das Absehen von Strafe und die Verfahrenseinstellung; die *nicht geringe Menge* ist maßgeblich für Strafverschärfungen.

Die Straftatbestände des § 29 Abs. 1 BtMG drohen zunächst einmal für jeglichen Umgang mit einer *normalen* Menge eine Freiheitsstrafe von sechs Monaten bis zu fünf Jahren oder eine Geldstrafe an. *Normal* ist eine Menge zwischen der geringen und nicht-geringen Menge, worauf gleich eingegangen wird. Nach § 29a Abs. 1 Nr. 1 BtMG wird eine Verbrechensstrafe von 1–15 Jahren angedroht, wenn eine über 21jährige Person Ecstasy an Jugendliche unter 18 Jahren *abgibt, verabreicht oder zum Gebrauch überläßt. Gleiches gilt für Verleitung und Förderung von Handel, Einfuhr/Ausfuhr und Abgabe durch Jugendliche.* Bei der Beurteilung dieser Fälle, insbesondere bei der Entscheidung, ob ein *minder schwerer Fall* gem. § 30a Abs. 3 BtMG vorliegt, ist der Entwicklungsstand des Jugendlichen sowie des Abgebenden zu berücksichtigen. Abzustellen ist hierbei auf die Fähigkeit der einzelnen, die Risiken des Gebrauchs einzuschätzen.

Durch § 29a Abs. 1 Nr. 2 BtMG werden *Handel, Herstellung, Besitz und Abgabe einer nicht geringen Menge* gleichfalls zu Verbrechenstatbeständen mit hohem Strafrahmen (1–15 Jahre) definiert. Bei *bandenmäßiger* Begehung droht nach § 30 Abs. 1 Nr.1 sogar eine Freiheitsstrafe von mindestens fünf Jahren. Die Bestimmung dessen, was als nicht geringe Menge gewertet wird, bleibt prinzipiell dem Gericht überlassen, welches die Umstände des Einzelfalles zu berücksichtigen

---

14 Sinngemäß so auch BVerfG Cannabis-Beschluss, a. a. O. (Fn. 1).

hat.[15] Faktisch kommt es jedoch meist zu einer höchstrichterlichen Festlegung von Grenzwerten bezüglich der Wirkstoffkonzentration. Mit Urteil vom 9. 10. 1996 legte der BGH denn auch die nicht geringe Menge des in Ecstasy enthaltenen Wirkstoffes MDE/MDEA auf 30 g MDE-Base (entsprechend 35 g MDE-Hydrochlorid) fest.[16] Unterschiedliche Ecstasy-Wirkstoffe sind danach trotz unterschiedlicher Wirkungsintensität und Dosierung einheitlich zu betrachten, da eine gleichartige Wirkungsweise vorliege und die Handhabbarkeit dieser Fälle besser gewährleistet sei.

Von besonderer Bedeutung ist die Bestimmung der *geringen Menge*, nach der die Einstellung des Verfahrens (§ 31a BtMG; § 153b StPO i. V. m. § 29 Abs. 5 BtMG), sowie das Absehen von Strafe (§ 29 Abs. 5 BtMG) möglich ist. Während für Cannabis und andere Stoffe weitgehend Regelungen bei den Staatsanwaltschaften existieren,[17] sind solche Richtlinien bezüglich MDMA u. a. nicht bekannt. Ursprünglicher Zweck der Vorschriften war es, Gelegenheitskonsumenten zu entkriminalisieren. Jedoch geht eine so einseitige Sichtweise an den Realitäten vorbei. Vielmehr sollte diese Einstellungsmöglichkeit für alle Konsumentengruppen offen gehalten werden, folglich sind unterschiedliche individuelle Verläufe im wechselnden Drogenkonsum bei der Bestimmung eines Wertes zu beachten. Orientierungspunkt für die Bestimmung einer *geringen Menge* ist zum einen der Grenzwert der *nicht geringen Menge*. H. Körner, Oberstaatsanwalt und maßgeblicher Kommentator des BtMG, empfiehlt als Richtwert bis zu zehn Prozent der *nicht geringen Menge*, woraus ein Wert zwischen 2 g und 3 g MDMA-Base (2,33 g–3,5 g MDMA-Hydrochlorid) folgt.[18] Zum anderen kann auch der bei ca. 1 g liegende Richtwert für Amphetamin als Ansatzpunkt dienen (Schleswig-Holstein: 5 g).[19] Dieser Wert müßte entsprechend dem geringeren Potential für MDMA wie bei der *nicht geringen Menge* (Amphetamin: 10g), mit dem Faktor zwei bis drei bezüglich der MDMA-Base multipliziert werden. Ob diese Werte den Eigenheiten des Gebrauchs von Ecstasy gerecht werden, ist im Einzelfall zu prüfen.

Bei Stoffen, die noch nicht oder nicht mehr in der Anlage I zu § 1 BtMG enthalten sind, kommt eine Strafbarkeit gem. § 29 Abs. 6 BtMG in Betracht, wenn diese z. B. als Ecstasy gehandelt, veräußert oder abgegeben werden. Selbst bei reinem Traubenzucker wäre nach

---

15 Vgl. BVerfG StV 1994, S. 269.

16 BGH StV 1996, S. 665, 668.

17 Vgl. die Übersicht bei Körner 1997: 269; zur Kritik des BVerG an den regionalen Unterschieden vgl. StV 1994, S. 269.

18 Körner 1994b: § 31a Rn. 16.

19 Böllinger/Stöver/Fietzek 1995: 224.

§ 29 Abs. 6 BtMG eine Strafbarkeit gegeben, wenn dieser als verbotenes Betäubungsmittel ausgegeben würde. Hingegen käme bei richtiger Bezeichnung dieser Stoffe weder eine Bestrafung nach dem BtMG, noch dem Arzneimittelgesetz in Betracht, da es bei formeller Betrachtungsweise gem. § 2 Abs. 6 AMG an den Voraussetzungen fehlt.

Hinsichtlich der Folgen von Körperverletzungen oder eines möglichen Todes[20] in Folge des Gebrauchs von Ecstasy, ist auf die Einschränkung der objektiven Zurechnung bei eigenverantwortlicher Selbstgefährdung abzustellen.[21] Daraus folgt, daß eine Strafbarkeit aufgrund fahrlässiger Körperverletzung gem. § 230 StGB, bzw. fahrlässiger Tötung gem. § 222 StGB sowie der leichtfertigen Todesverursachung gem. § 30 Abs. 1 Nr. 3 BtMG erst dort beginnt, wo ein Drogenabgebender kraft überlegenem Sachwissen das Risiko besser erfaßt als der sich selbst gefährdende.[22] Die Schädigung kann demjenigen, der einem Dritten eine Droge abgibt oder überläßt, ausschließlich dann zugerechnet werden, wenn der Abnehmer nicht ausreichend informiert war – z. B. hinsichtlich der Wirkstoffkonzentration des Stoffes – oder wenn er sich in einem der Schuldunfähigkeit entsprechenden Zustand befand und deshalb die Situation nicht voll erfassen konnte.[23] Eine Einschränkung dieses Prinzips der Selbstverantwortung bei bewußter Selbstgefährdung soll jedoch bei § 30 Abs. 1 Nr. 3 BtMG bzw. § 29 Abs. 3 Nr. 2 BtMG gelten, da hier das Schutzgut in erster Linie die „Volksgesundheit" sei, über welches der Einzelne nicht verfügen könne.[24] Diese Begründung des BGH stellt jedoch einen Bruch in der Gesetzessystematik und der rechtsdogmatischen Logik dar.[25]

3. Therapeutischer und quasi-medikamentöser Gebrauch von MDMA

3.1 Erfahrungen mit therapeutischer Verwendung von MDMA

Kulturhistorisch liegt dem Konsum vieler heute illegaler Drogen ein spirituell-religiöser und quasi-therapeutischer Gebrauch zugrunde.

---

20 1995 wurden 18 Todesfälle und 1996 zumindest 10 Todesfälle im Zusammenhang mit Ecstasygebrauch registriert (z. T. Suizide), vergl. BGH StV 1996, 665, 667. Vgl. auch die Beiträge von Iwersen/Pöschel, S. 171–180, sowie von Eve Rave Berlin, S.181–184 in diesem Band.

21 Jescheck/Weigend 1996: 574.

22 Auf Vorsatztaten braucht hier nicht weiter eingegangen zu werden.

23 Böllinger/Stöver/Fietzek 1995: 201.

24 BGHSt 37, S. 179, 181 f.

25 Böllinger/Stöver/Fietzek 1995: 201 f.; Körner 1994b: § 30 Rn. 47 m. w. N.

Daß solcher Gebrauch aus den rituellen Bahnen kultureller und normativer Integration in unspezifischen, nicht professionell vermittelten, Selbst-Medikations- und hedonistischen Gebrauch diffundiert und bei verbotenen sowie rezeptpflichtigen Drogen aus der Nachfrage ein Schwarzmarkt resultiert, ist um so mehr zu erwarten, als die Substanz angenehme psychotrope Wirkungen zeitigt. Das Schwinden traditioneller Einbindung bedeutet nicht unbedingt, daß gefährliche anomische und chaotische Zustände ausbrechen. Auch informell und subkulturell entwickeln und tradieren sich im Hinblick auf Nutzenmaximierung und Risikominimierung Regeln und Gebrauchsmuster. Solch faktische Enkulturierung wird aber in dem Maße behindert und gebrochen, wie Prohibition, Repression und, daraus resultierend, Schwarzmarkt und Verelendung freie Informationsweitergabe und kulturelle Vernetzungen zerstören.

Bei MDMA verhält sich dies ebenso, wie uns die Beiträge von Schmidt-Semisch, Krollpfeiffer, Hess und Styk in diesem Buch verdeutlichen. Seit seiner Wiederentdeckung durch Shulgin 1967 und bis zur Illegalisierung aufgrund der Zunahme hedonistischen Gebrauchs 1985/86 wurde MDMA im Rahmen verschiedener psychotherapeutischer Methoden und Settings therapeutisch verwendet, und zwar zunächst in den USA, dann auch in Deutschland und der Schweiz. Die jeweiligen offiziellen Wissenschaftsdiskurse, Pharmaindustrien und korporierten Zünfte ignorierten diese Aktivitäten und deren Ergebnisse jedoch und verstärkten damit die Stigmatisierung. Der Verbotsdruck bewirkt nicht nur die Behinderung wissenschaftlichen Arbeitens und Austauschs. Eventuelle Qualitäten und Potentiale einer solchen Therapie können nicht erschlossen werden. Im Verbots-Umfeld ist die Ausnahmegenehmigung ein unzulängliches Mittel, um Therapeuten und Patienten die notwendige Setting-Stabilität für innovatorische Versuche zu geben. Die offizielle therapeutische Anwendung ist also, nach allem was wir wissen, durch die Illegalisierung 1986 abrupt gestoppt worden.

Gleichwohl haben auch nach der Illegalisierung einige Gruppen in Deutschland, den USA und der Schweiz systematisch und nach wissenschaftlichen Kriterien mit MDMA experimentiert. Sie müßten kulturell zu solchen Versuchen stärker ermutigt werden, was durch das Tabu der Illegalität erschwert wird. Im Zusammenhang mit der medizinischen Nutzung von Cannabis und der psychotherapeutischen Verwendung von LSD scheint diese Diskussion jetzt aber wieder in Gang zu kommen.

Rechtlich stützten sich diese Versuche auf das derzeit einzig mögliche Instrument: die wissenschaftlich begründete Ausnahmegenehmigung durch die zuständigen Gesundheitsbehörden. Derzeit laufen wohl nur noch in der Schweiz solche Versuche. Inwieweit MDMA untergründig und ohne offizielle Genehmigung weiterhin therapeutisch genutzt wird, entzieht sich unserer Kenntnis. Vermutlich geschieht das kaum, da mit gutem Grund befürchtet wird, daß eine derartige illegale Praxis das therapeutische Arbeitsbündnis zerstören würde und – jedenfalls kraft deutschen Standes-, Berufs- und Strafrechts – die Vernichtung der Berufsexistenz bewirken könnte. Angesichts der sich wandelnden kulturellen Betrachtungsweise soll aber im folgenden über Möglichkeiten nachgedacht werden, solche Versuche nach den Regeln der Kunst und rechtlich einwandfrei, ohne Strafbarkeitsrisiko durchzuführen. In Betracht kommen verwaltungs- und strafrechtliche Strategien.

3.2 Erprobungsversuche aufgrund von Ausnahmegenehmigungen

Zwar besteht eine formell geregelte, ausnahmsweise Verschreibungsmöglichkeit nach § 3 Abs. 2 BtMG im Rahmen eines wissenschaftlichen Versuchs streng genommen nicht, da die Substanz als solche nicht verschreibungsfähig ist und dafür keine dem § 3 Abs. 2 entsprechende Ausnahmeregelung im Gesetz vorgesehen ist. Die sachgerechte Gesetzesauslegung ergibt aber, daß MDMA in diesen beiden Gebrauchsformen dann auch medizinisch verabreicht werden können muß, wenn es sich um einen vom Bundesinstitut für Arzneimittel und Medizinprodukte – Bundesopiumstelle – BfA-M – (inzwischen verselbständigter Teil des früheren Bundesgesundheitsamtes – BGA) genehmigten *wissenschaftlichen* oder sonst im *öffentlichen Interesse* liegenden Versuch handelt.[26] Der bedarf dann allerdings einer entsprechenden theoretisch-methodologischen Grundlegung und institutionellen Einbindung. Ein solcher Antrag könnte von einem geeigneten Behandler- und Forscherteam gestellt werden. Einen entsprechenden, die Heroinvergabe betreffenden Antrag auf Genehmigung eines medizinisch überwachten und wissenschaftlich begleiteten Forschungsprogrammes hat die Stadt Frankfurt am 11. 2. 93 beim BfA-M gestellt. Dieser ist vom BAM aufgrund einer rechtlich höchst problematischen Weisung des Bundesministers für Gesundheit und mit einer verwaltungsrechtlich absolut unzulänglichen Begründung zurückgewiesen worden. Die dagegen gerichtete Klage der Stadt Frankfurt vor dem Verwaltungsgericht Berlin hatte vollen Erfolg. Das Bundesinstitut hat dagegen Berufung eingelegt, und es wird noch Jahre dauern, bis das Verfahren die Instanzen durchlaufen haben wird.

---

26 Körner 1994b: § 3 Rn. 12 ff.

Einen anderen Weg hat die Freie Hansestadt Hamburg beschritten: Mittels eines Gesetzesantrags zur Änderung der §§ 1, 3 u. 13 BtMG will sie den Gesetzgeber veranlassen, in einem künftigen § 3 Abs. 3 BtMG eine Ausnahmeregelung vorzusehen.[27] Danach sollte einem Arzt die Ausnahme-Erlaubnis nach § 3 Abs. 2 BtMG erteilt werden können, wenn die oberste Gesundheitsbehörde des Landes (LGA) „geltend macht, daß dies zur Durchführung eines wissenschaftlichen Versuches zur Erforschung der Behandlung schwerer BtM-Abhängigkeit erforderlich ist, und darlegt, daß der Versuch unter ihrer Kontrolle und Aufsicht durchgeführt werden wird." Solche Versuche sollten auf fünf Jahre befristet sein. Vorläufig hat diese Gesetzesinitiative im Bundestag keine Mehrheit gefunden. Sie wird aber jetzt durch Nr. 1 b des SPD-Gesetzentwurfs vom 11. 12. 96[28] wieder aktuell. Danach wäre ein Behandlungsexperiment mit MDMA durch die Landesgesundheitsbehörden genehmigungsfähig.

3.3. Erprobungsversuche aufgrund strafrechtlicher Freistellung

3.3.1 Betäubungsstrafrechtliche Bewertung

(1) *Verabreichung und Verbrauchsüberlassung:* Ein Arzt oder Psychotherapeut, der – aufgrund welcher Indikation auch immer – MDMA therapeutisch einsetzen will, erfüllt zunächst einmal wegen Erwerbs, Besitzes und Abgabe dieser nicht verkehrs- und verschreibungsfähigen Droge sowie wegen *Verabreichung oder Überlassung zum unmittelbaren Verbrauch* die Straftatbestände des § 29 Abs. 1 Nr. 1, 3 und 6 b BtMG. Um abgeben, d. h. verabreichen oder überlassen zu können, muß der Behandler sich die Substanz besorgen und verwahren, also im Sinne des Gesetzes *erwerben und besitzen* im Sinne von Nr. 1 und 3. *Verabreichen* bedeutet Anwendung von BtM am oder im Patienten ohne dessen maßgebliche Mitwirkung, insbesondere Einflößen, Injizieren etc.[29] *Überlassen zum unmittelbaren Verbrauch* ist das „Zuführen einer BtM-Dosis an Dritte zum sofortigen Verbrauch . . ., ohne daß der Adressat an dem Stoff selbst Verfügungsgewalt erlangt", aber so, daß er ihn sich selbst einführt.[30] Neben Nr. 6 b erfüllt die MDMA-Behandlung also auch das Merkmal der Abgabe nach Nr. 1. Den Tatbestand des § 29 Abs. 1 Ziff. 6 a und b BtMG könnte man aufgrund des Verweises auf § 13 Abs. 1 BtMG als ein nur für

27 BR-Drs 296/92.
28 BT-Drs 13/6534.
29 Körner ebd.
30 Körner ebd.

approbierte Ärzte geltendes Sonderdelikt auffassen. In seiner Tendenz zur überschießenden Strafbewehrung hat der Gesetzgeber jedoch auch Personal und Patienten der Ärzte als Täter miterfassen wollen.[31] Denkbar ist also auch die Bestrafung des Patienten oder anderer Helfer wegen Anstiftung und Beihilfe zur Verwirklichung der BtMG-Straftatbestände durch den Behandler, sofern dieser nicht *gerechtfertigt* ist.

(2) *Empfehlung zur Selbstmedikation:* Wie sind nun aber andere mögliche Handlungsweisen eines behandelnden Arztes gegenüber dem Patienten zu werten? In Betracht kommen insbesondere die Empfehlung oder die Ermutigung, MDMA quasi in Selbstmedikation zu benutzen. Auch nur gleichsam augenzwinkerndes Schweigen und Dulden gegenüber der vom Patienten ausdrücklich oder implizit mitgeteilten Tatsache, daß er zur Behandlung der Krankheit, derentwegen er den Arzt aufsucht, sich selbstbestimmt MDMA zuführt oder zuführen will, könnten strafrechtlich relevant sein. Im Extremfall könnten diese Handlungsweisen als mittelbare Täterschaft gewertet werden (§ 25 Abs. 1 2. Alt. StGB). Voraussetzung wäre, daß der Arzt subjektiv und objektiv die Handlungsherrschaft hat und der Patient nicht eigenverantwortlich handelt. In zweiter Linie könnte die Empfehlung, sich MDMA zu besorgen, als Anstiftung zum Erwerb und Besitz gewertet werden (§ 29 Abs. 1 Nr. 1, 3 BtMG i.V.m. § 26 StGB), die Ermutigung als Beihilfe (§ 27 StGB). Schließlich könnte sich der Arzt durch das schlichte Schweigen einer Unterlassungstat strafbar machen (§ 13 StGB). Im Hinblick auf den spezifischen Schutzzweckzusammenhang der Norm kommt eine Beihilfe zum BtM-Delikt durch Unterlassen hier nicht in Betracht, jedoch gegebenenfalls Körperverletzung durch Unterlassen. Im Sinne der Rechtsberatung ist daraus abzuleiten, daß ein Arzt den Patienten nicht daran hindern *muß*, im Wege der Selbstmedikation MDMA zu nehmen. Jedoch darf er es ihm nicht einseitig und ausdrücklich empfehlen. Er ist vielmehr verpflichtet, ihn umfassend über den Stand der Wissenschaft, über Risiken, situations- und individuumsspezifische Indikation und Wirkungsweisen sowie über Vor- und Nachteile zu informieren. Zur Information über die Risiken gehört insbesondere der Hinweis, daß die Qualität der Schwarzmarktsubstanz unkalkulierbar ist und vor Gebrauch unbedingt eine kunstgerechte Substanzanalyse eingeholt werden muß.

(3) *Freistellung des Behandlers durch Rechtfertigung und Entschuldigung:* Auf der von Juristen so bezeichneten Tatbestandsebene bleibt die medizinische Verwendung von MDMA im Rahmen ärztlicher Behandlung mithin zunächst durch das BtMG ausdrücklich verboten. Bei

---

[31] Körner ebd., § 29 Rn. 889.

Zuwiderhandlung drohen Geldstrafe oder Freiheitsstrafe bis zu fünf Jahren. Jedoch ist damit die strafrechtliche Argumentationsmöglichkeit noch nicht erschöpft, denn die sogenannte *Tatbestandsverwirklichung* ist nur der erste Schritt der fachspezifischen, dogmatisch-methodischen Strafbarkeitsprüfung. In einem zweiten und dritten Schritt muß weiter geprüft werden, ob ein Verhalten auch konkret *rechtswidrig* und *schuldhaft* ist. Erst wenn dies bejaht wird, darf eine Strafe verhängt werden. Hieran knüpft eine strafrechtliche Begründungsstrategie an, mit der die MDMA-Behandlung im Einzelfall unter Umständen verwirklicht werden kann. Die sogenannte Rechtswidrigkeit als zweite notwendige, aber noch nicht hinreichende Voraussetzung der Strafbarkeit eines Tuns kann wegen des *Rechtfertigungsgrundes Notstand* nach § 34 StGB entfallen. Danach handelt nicht rechtswidrig, wer in einer „gegenwärtigen, nicht anders abwendbaren Gefahr für Leben und Leib ... eine Tat begeht, um die Gefahr ... von einem anderen abzuwenden." Voraussetzung ist, daß die widerstreitenden Interessen und Rechtsgüter abgewogen werden und ein „wesentliches Überwiegen" eines Aspekts festgestellt werden kann. Außerdem muß der Rechtsverstoß ein „angemessenes Mittel" sein, um die Gefahr abzuwenden. Voraussetzung wäre zunächst einmal, daß sich ein Patient in einer Leibesgefahr befindet; unjuristisch: daß er als krank gilt. Darunter fallen auch psychische Krankheitszustände. Weiter müßte die MDMA-Medikation aus medizinisch-psychotherapeutischer Sicht eine geeignete und wirksame Behandlungsmethode sein. Sie müßte die einzige, oder die im Verhältnis zu anderen indizierten Behandlungsmöglichkeiten bei gleicher Wirkung die eindeutig weniger eingreifende, weniger toxische oder weniger sonstige unerwünschte Nebenwirkungen erzeugende Behandlung sein. Schließlich wäre das wegen an sich tatbestandsmäßigen Tuns grundsätzlich verletzte Rechtsgut der „Volksgesundheit" und – seit dem Cannabis-Beschluß des BVerfG vom 9. 3. 1994 – neuerdings auch – der „Gestaltung des sozialen Zusammenlebens" mit dem Rechtsgut der „körperlichen Unversehrtheit" des Patienten abzuwägen. Mit einigem Begründungsaufwand könnten diese rechtlichen Hürden bewältigt werden, z. B. bei schweren Zwangskrankheiten mit gravierenden psychosomatischen Symptomen, wo ein genuin psychotherapeutischer Zugang erst nach einer medikamentösen „Öffnung" möglich ist, wie sie MDMA unter Umständen besser ermöglichen kann als irgendwelche verschreibungsfähigen Psychopharmaka. Wenn auf diese Weise gerichtlich festgestellt würde, daß die MDMA-Behandlung in diesem konkreten Einzelfall betäubungsmittelrechtlich gerechtfertigt ist, müßte immer noch geprüft werden, ob sie im einzelnen auch kunstgerecht und den

Sorgfaltsregeln entsprechend durchgeführt wurde. Dies ist nach Maßgabe des § 223 StGB zu beurteilen. Darauf kommen wir nach der folgenden Erwägung zurück.
Ein Gericht könnte auch zu dem Schluß kommen, daß die MDMA-Medikation im Einzelfall nicht zu rechtfertigen ist, weil die Rechtsgüter „Volksgesundheit" und „Gesundheit des Einzelnen" nicht durch Abwägung in ein Über-Unterordnungsverhältnis zu bringen sind. Dann bleibt aber noch die allgemeine strafrechtliche Erwägung der entschuldigenden *Unzumutbarkeit normgemäßen Verhaltens.* So besteht die Möglichkeit, die für die Bestrafung erforderliche Schuld kraft eines entschuldigenden Notstandes nach § 35 StGB auszuschließen. Voraussetzung ist, daß der Behandler, sich im Konflikt gleichrangiger höchstpersönlicher Rechtsgüter für die Verletzung eines derselben entschieden hat. Auch das wäre in den genannten Fällen gegebenenfalls zu begründen. Als Begründung taugt auch die Rechtsfigur eines persönlichen *übergesetzlichen Schuldausschließungsgrundes* bzw. der *entschuldigenden Pflichtenkollision.* Hinsichtlich der strafrechtlichen Auslegung sind diese Rechtsfiguren aber streitig.
Im übrigen bleibt der Staatsanwaltschaft und dem Gericht die Möglichkeit des sogenannten Strafverzichts durch *Verfahrenseinstellung* nach §§ 153 ff. StPO wegen geringen Unrechts bzw. Verschuldens.
In jedem Fall ist die rechtliche Bewertung der MDMA-Verschreibung als „gerechtfertigt" oder „entschuldigt" durch ein Gericht angesichts der von der Schulmedizin bejahten Verfügbarkeit adäquater Medikation mit zugelassenen Arzneimitteln nicht sicher zu prognostizieren – zu regional und individuell unterschiedlich ist die juristische Entscheidungspraxis. Erst ein langfristig zu erstreitendes höchstrichterliches Urteil würde Klarheit schaffen.

3.3.2. Prüfung nach allgemeinem Strafrecht

Selbst wenn man in der eben entwickelten Weise strafrechtsdogmatisch zur Rechtfertigung oder Entschuldigung des nach BtMG tatbestandsmäßigen Tuns gekommen ist, bleibt strafrechtlich zu klären, ob die Behandlung nach allgemeinen Maßstäben des Arztrechts lege artis durchgeführt wurde.

(1) *Körperverletzungstatbestand, § 223 StGB:* Der einschlägige strafrechtliche Ort zur Prüfung dieser Frage ist der Körperverletzungstatbestand, § 223 StGB. Für Ärzte und Psychotherapeuten ist es immer wieder beunruhigend und ärgerlich zu sehen, daß die Rechtsprechung selbst die besten Wissens und Gewissens sowie erfolgreich durchgeführte Krankenbehandlung als *tatbestandsmäßige Körperverletzung*

bewertet. Unter den Strafrechtswissenschaftlern billigen allerdings viele den Ärzten bei kunstregelgemäß durchgeführter Behandlung und bei gegebenem Behandlungserfolg ein *tatbestandsloses* Handeln zu. Wir brauchen uns bei diesem Konflikt nicht aufzuhalten, denn wie wir gesehen haben, gilt jemand erst dann als kriminell, wenn sein Tun sowohl *tatbestandsmäßig* als auch *rechtswidrig* und *schuldhaft* war. Erst dieser Dreierschritt der methodischen Prüfung führt zur eigentlichen Bewertung, die Erfüllung eines Gesetzestatbestandes indiziert nur – widerleglich – die Rechtswidrigkeit. Jede Behandlung, auch die medikamentöse und sogar die psychotherapeutische, wird von der Rechtsprechung im ersten Subsumtions-Schritt als Eingriff in die körperlich-psychische Integrität, mithin als Gesundheitsbeschädigung gewertet. Dies ist also – unabhängig von der betäubungsmittelrechtlichen Illegalität dieses Medikaments – auch bei der Behandlung mit MDMA zu bejahen.

Wenn der Psychotherapeut, wie bereits oben erwogen, dem Patienten die Selbstmedikation empfiehlt, kann das im Extremfall der fehlenden Eigenverantwortlichkeit des Patienten als *Körperverletzung in mittelbarer Täterschaft* (§ 25 Abs. 1 StGB) durch den Arzt gewertet werden. In Betracht kommt für den Fall der Empfehlung oder des „augenzwinkernden Schweigens" gegenüber dem zur MDMA-Selbstmedikation neigenden Patienten eine noch weitergehende strafrechtliche Haftung nach Grundsätzen der *Unterlassungsstrafbarkeit* (§ 13 StGB). Im Hinblick auf die Gesundheit seines Patienten ist der Arzt/Psychotherapeut nämlich *Garant*, d. h., er hat die Pflicht, den Patienten eindringlich über die Gefahren und die rechtliche Bewertung seines Tuns als – nach offizieller Lesart – schädigende und nicht den wissenschaftlich anerkannten Regeln der Kunst entsprechende Behandlungsmethode aufzuklären. Wenn er dieser Pflicht genügt hat, wird auch eine Empfehlung nicht als strafbares Unterlassen gewertet werden können.

(2) Rechtfertigung: Für den Fall, daß Tatbestand und Täterschaft bejaht wurden, kommt es entscheidend darauf an, ob die Behandlung mit MDMA im Einzelfall im Hinblick auf das Rechtsgut „körperliche Unversehrtheit" gerechtfertigt sein kann.

Außenseitermethoden versus Schulmedizin

Hier stellt sich nun aber als besondere strafrechtliche Hürde § 226 a StGB. Im Gegensatz zu anderen Deliktsbereichen, z. B. Sachbeschädigung oder Diebstahl, kann die Zustimmung des Handlungsobjekts, des sogenanntes Opfers, bei § 223 StGB die Rechtswidrigkeit nicht ohne weiteres beseitigen. Manche Handlungen gelten trotz Einwilligung in unserer Rechtsordnung als strafbar, wenn sie nämlich als *ge-*

gen die guten Sitten verstoßend eingestuft werden. Bei alltäglichen und routinemäßigen Behandlungsformen ist das nach Patientenaufklärung und entsprechend informierter Einwilligung in die Behandlung normalerweise kein Problem. Es gibt aber Streit darüber, ob eine medikamentöse Behandlung schon allein deshalb *gegen die guten Sitten verstößt*, weil sie erstens mit betäubungsmittelrechtlich – wohlgemerkt also nicht arzneimittelrechtlich – illegalen oder pharmakologisch schädlichen Medikamenten erfolgt und weil sie zweitens von der Schulmedizin nicht gebilligt ist. Diese zwei Rechtsfragen sind separat zu beantworten.

Nach dem im Strafrecht sogenannten *Schutzzweckzusammenhang* der Norm müssen Bewertung der Strafbarkeit und Rechtswidrigkeit eindeutig auf das sogenannte geschützte Rechtsgut einer Vorschrift bezogen sein. Auf dem heutigen Stand der Rechtsprechung ist MDMA nicht verboten, weil eine einzelne Verschreibung oder Verabreichung die Gesundheit des einzelnen Handlungsobjekts schädigt, sondern weil es in der Kumulation massenhafter und unsachgemäßer Benutzung sowie mittelbarer, szenebezogener Auswirkungen angeblich die „Volksgesundheit" und das soziale Zusammenleben beeinträchtigt. Die Illegalisierung hat also strafrechtlich nichts mit dem Schutzgut des § 223 zu tun. Allein deshalb darf die Rechtfertigung durch Einwilligung des behandelten Patienten nicht ausgeschlossen werden.

Gegen die Möglichkeit der Rechtfertigung durch Einwilligung des Patienten wird aber eingewandt, die Behandlung mit einem nicht zugelassenen Medikament sei eo ipso kunstregelwidrig und widerspreche der sogenannten Schulmedizin. Mit ähnlichen Argumenten hat die in der Bundesärztekammer korporierte Ärzteschaft jahrelang die Anwendung der Methadon-Substitution bei Heroinabhängigen blockiert. Und dies, obwohl der BGH 1979 und 1991 längst klargestellt hatte, daß – bei Einhaltung spezifischer und allgemeiner Sorgfaltsregeln – die Methadonbehandlung strafjuristisch einwandfrei ist.[32]

Betreffend die medikamentöse Behandlung mit MDMA liegt der Fall insofern formal anders, als es sich dabei nicht um ein verschreibungsfähiges Medikament handelt. Inhaltlich geht es aber um dieselbe Rechtsfrage: Ist die Behandlung mit einer nicht der Schulmedizin entsprechenden Außenseitermethode grundsätzlich kunstregelwidrig und damit nicht einwilligungsfähig? Wenn dem so wäre, wäre die Medizin bald am Ende. Es muß rechtlich möglich sein, unkonventionelle Behandlungsmethoden zu erproben, sonst käme es zum Stillstand der

---

32 Vgl. BGH NJW 1979, S. 1943 und BGH StV 1991, S. 352; ausführlich zu diesen Fragen: Böllinger 1991.

Wissenschaft und in vielen Fällen würde gegen das legitime Interesse des Patienten an innovativer Behandlung verstoßen. Dem umgekehrten Risiko, daß Patienten willkürlich und fahrlässig zu „Versuchskaninchen“ gemacht werden, ist durch die Maßgabe zu begegnen, daß gerade bei Außenseitermethoden die *allgemeinen Sorgfaltspflichten* in gesteigerter Form eingehalten werden müssen. Die juristischen Anforderungen an die Sorgfaltspflicht steigen eben in dem Maße, wie eine Behandlung sich von der Schulmedizin entfernt.

Die spezifischen Sorgfaltsregeln bei MDMA-Behandlung als Außenseitermethode

Wenn eine MDMA-Behandlung im vorhin entwickelten betäubungsmittelrechtlichen Sinne als gerechtfertigt oder entschuldigt angesehen werden kann, muß ihre Rechtfertigung unter dem Aspekt des § 226 a StGB also gleichwohl noch unter Gesichtspunkten der wegen Außenseitermethoden gesteigerten ärztlichen Sorgfaltspflichten überprüft werden. Bei MDMA handelt es sich um ein definiertes BtM, und die Behandlung mit BtM ist wegen der behaupteten erhöhten Gefahren mehr als andere Behandlungsformen an rechtliche Vorgaben gebunden. Angesichts dessen sollte man, um strafrechtlich sicher zu gehen, als *Maßstab der Sorgfaltspflicht* zunächst einmal die ultima ratio-Klausel des § 13 BtMG heranziehen. Man wird also besonders begründen müssen, warum MDMA im konkreten Einzelfall das Mittel der Wahl ist und „der beabsichtigte Zweck nicht auf andere Weise erreicht werden kann“.
Es empfiehlt sich weiter, auch die BtMVV und das Arzneimittelgesetz (AMG) sinngemäß bzw. analog als Maßstäbe heranzuziehen. Insofern entsteht nun ein Dilemma: ein Medikament MDMA ist arzneimittelrechtlich nicht zugelassen, allenfalls im Ausland (z. B. Schweiz) offiziell erhältlich. Herstellung, Qualität und Vertrieb der in Deutschland faktisch erhältlichen Schwarzmarktdroge sind nicht kontrollierbar. Durch Verweis des Patienten auf den Schwarzmarkt würde der Behandler kunstfehlerhaft handeln. Der Arzt/Psychotherapeut muß also die für MDMA formell nicht erfüllbaren Vorgaben des AMG und der BtMVV sinngemäß materiell kompensieren. Dies kann dadurch geschehen, daß er die Droge selbst für den Patienten auf dem Schwarzmarkt erwirbt. Dabei würde er im Hinblick auf § 29 Abs. 1 Nr. 1, 3 BtMG zwar die Straftatbestände des Erwerbs und Besitzes erfüllen, nach den oben entwickelten Kriterien wäre sein Handeln aber als gerechtfertigt anzusehen, unter arztstrafrechtlichen Gesichtspunkten sogar als tatbestandslos. Er könnte auch den Patienten veranlassen, sich die Substanz selbst auf dem Schwarzmarkt zu besorgen. Sowohl Arzt

wie Patient wären hinsichtlich der an sich verwirklichten Straftatbestände Erwerb, Besitz sowie *Teilnahme* daran (also Anstiftung oder Beihilfe), gerechtfertigt. Von zentraler Bedeutung ist aber dann, daß der Behandler dafür Sorge tragen muß, daß der Stoff hinsichtlich seiner Qualität und Konzentration geprüft wird. Im weiteren wäre der Arzt dann in sinngemäßer Anwendung der BtMVV gehalten, die Dosierung und Einnahme des Medikaments MDMA stärker zu kontrollieren, als dies bei normalen Arzneimitteln erforderlich ist, denn Beipackzettel existieren naturgemäß nicht. Dazu gehört insbesondere, daß eine Mitgabe bestimmter Rationen der Droge erst nach der entsprechenden Etablierung einer Vertrauensbeziehung erlaubt ist und daß die korrekte Einnahme durch dafür entwickelte oder noch zu entwickelnde Instrumente (eventuell Urin-Tests) zu kontrollieren ist. Im übrigen sind die allgemeinen ärztlichen Sorgfaltsregeln einzuhalten. Dabei sind durchgängig hier wegen des doppelten Ausnahmecharakters, der Illegalität der Substanz und der Außenseitermethode, die Anforderungen erhöht. Das bezieht sich also auf Erwerb spezifischer Fachkompetenz durch Fortbildung, Voruntersuchungen, Anamnese- und Befunderhebung, Diagnostik und Indikationsstellung, Bestimmung der Dosierung, Kontrolle der Einnahme, gegebenenfalls konsiliarische Abstimmung mit anderen Behandlern etc.

Hürde der Einwilligung unter Voraussetzung der Aufklärung und Einwilligungsfähigkeit

Strafrechtlich kommt bei der Prüfung der Voraussetzungen der Rechtfertigung durch Einwilligung der Aufklärung des Patienten und der Einwilligungsfähigkeit besondere Bedeutung zu. Die Aufkärung muß – wie bei jeder ärztlichen und psychotherapeutischen Behandlung – umfassend sein. Bei dem Patienten dürfen keine Willensmängel vorliegen, d. h., er muß eigenverantwortlich handeln können. Wie das juristisch zu bewerten ist, ist streitig, braucht uns aber hier nicht im einzelnen zu beschäftigen. Es geht im wesentlichen darum, daß der Patient in der Lage sein muß, die Aufklärung zu verstehen (*Einsichtsfähigkeit*) und entsprechend dieser Einsicht zu handeln (*Steuerungsfähigkeit*).

Schuld- und Strafausschließungsgründe, Strafverzicht

Auch wenn die Voraussetzungen der *Einwilligung* abgelehnt werden, kann die Staatsanwaltschaft oder das Gericht wie in jedem anderen Strafverfahren nach §§ 153 ff. StPO bei geringer Schuld und bei *fehlendem öffentlichen Interesse* von weiterer Strafverfolgung absehen. Abschließend ist festzuhalten: Selbst wenn die Voraussetzungen der

Rechtfertigung nach BtMG gegeben sind, kann eine MDMA-Behandlung also immer noch nach § 223 StGB strafbar sein, wenn die hier zu prüfenden Voraussetzungen nicht vorliegen.

3.3.3 Prüfung nach Arzneimittelrecht

Bei materieller Betrachtung ist MDMA in der hier zur Diskussion stehenden Gebrauchsform zwar ein Arzneimittel i. S. der Zweckbestimmungen des § 2 Abs. 1 Arzneimittelgesetzes (AMG). Da es sich bei MDMA aber nicht um ein gem. §§ 13, 21 AMG hinsichtlich Herstellung und Verkauf zugelassenes Arzneimittel handelt, kommt die Anwendung des AMG nach der formellen Betrachtungsweise (§ 2 Abs. 4 AMG) nicht in Frage. Insofern greifen also BtMG und Lebensmittel- und Bedarfsgegenständegesetz (LBG) ein. Eine Strafbarkeit nach §§ 95, 96 AMG entfällt.

3.3.4 Handlungspraktische Voraussetzungen solcher Strategien

Ob die hier entwickelte Strategie gelingt, nach der die MDMA-Behandlung im Einzelfall durchgesetzt werden könnte, hängt von der konkreten Konstellation ab: Wer hat ein Interesse, die Sache anzuzeigen? Sollte man gar zu einer Selbstanzeige greifen, um die Sache zur gerichtlichen Klärung zu bringen und durch die Instanzen zu treiben? Welcher Staatsanwalt vertritt die Strafverfolgungbehörde, welches Gericht wird zuständig sein? Solche Fragen müßten vorab in sorgfältiger Analyse und Kooperation mit Verteidigung und anderen Instanzen und Institutionen geklärt werden. Nur wenn die Rahmenbedingungen insofern günstig sind und zudem noch eine gewisse Öffentlichkeit und Fachöffentlichkeit sowie finanzielle Absicherung der Prozeßkosten hergestellt sind, kann man riskieren, sich als Heilbehandler der Strafverfolgung auszusetzen. Man braucht dieses koordinierte Vorgehen einerseits aus instrumentellen Gründen: Rechtsprechung erfolgt nicht abstrakt nach dem Buchstaben des Gesetzes, sondern die faktisch vorhandenen Spielräume werden auch nach Maßgaben öffentlicher Meinung, informeller Machtverhältnisse und atmosphärischer Gesichtspunkte ausgeschöpft. Uns erscheinen die Erfolgsaussichten langfristig nicht unrealistisch: Analog der erwähnten Diskussionen und der faktischen Entspannung hinsichtlich Cannabis könnte sich auch hier etwas verändern. Mit Sicherheit braucht das aber noch Zeit. Unmittelbar dringend ist hingegen das im folgenden zu besprechende Problem der Qualitätskontrolle.

4. Qualitätskontrolle bei MDMA

4.1 Erfahrungen mit Qualitätskontrollen bei MDMA

4.1.1 Die Praxis in den Niederlanden

Im Zusammenhang mit der Zunahme des Ecstasy-Gebrauchs in den Niederlanden in den späten 80er und Anfang der 90er Jahre entwickelten sich diverse selbstorganisierte Initiativen für die Qualitätskontrolle bei Raves, die allmählich zu einer Kampagne mit Namen „Safehouse" zusammenwuchsen. Maßgeblicher Initiator der Kampagne war August de Loor, ein Sozialarbeiter aus Amsterdam. Er fing einfach an, mit einer Flasche Säure die Substanz zu testen. Durch Vermittlung des „Niederländischen Instituts für Alkohol und Drogen – NIAD" wurde dann ein Vertrag mit dem „Delta Hospital und Laboratorium" in Rotterdam geschlossen, um kunstgerechte Analysen zu bekommen. Daraus entstand 1992/93 das offizielle „Drug Information Monitoring System – DIMS", welches vom NIAD betrieben und verwaltet wurde. Das NIAD ist nach Zusammenlegung mit dem „Nationalen Institut für Psychische Gesundheit – NCGV" inzwischen in „Trimbos-Institut" umbenannt worden, verwaltet und koordiniert aber weiterhin das DIMS. Allerdings hat das Ministerium für Öffentliche Gesundheit, Wohlfahrt und Sport inzwischen eine genauere Kontrolle und Direktive über das System.

Das DIMS besteht aus einem System von „Signalstellen" (signal points), nämlich Sozialarbeitern, privaten Institutionen der Drogenhilfe, Kliniken, Beratungsstellen für Alkohol und Drogen (Consultation Bureau Alcohol and Drugs – CAD) sowie kommunalen Gesundheitsämtern (GGGD). Wenn bei diesen fragwürdige Drogen auftauchen, schicken sie Proben davon, zusammen mit einem ausgefüllten Formular, an eine Zentralstelle. Von dort aus kommen sie in ein Labor, welches dem NIAD bzw. Trimbos-Institut die Untersuchungsergebnisse mitteilt. Auch Privatleute können die von ihnen auf dem Schwarzmarkt erworbenen illegalen Substanzen zur Analyse einschicken. Sie bekommen genauen Bescheid, erhalten aber die eingesandte Probe nicht zurück. Im Trimbos-Institut werden die Auswertungsdaten gesammelt und EDV-mäßig erfaßt. Dies geschieht nach einem „database phase 1" genannten System. Es bedeutet, daß die Tabletten und Substanz-Proben, sobald sie untersucht und ausgewertet worden sind, im Hinblick auf relevante Informationen dokumentiert und die Ergebnisse wiederum in das entsprechende Computer-Programm eingegeben werden, welches auch vom Labor verwendet wird. Auf diese Weise

werden die neuesten Informationen auf schnellstem Wege in die Arbeit einbezogen und ermöglichen wiederum umgehende Reaktionen. Auf der Grundlage dieser Informationen können schnell und effizient spezifische Warnungen, Flugblätter und dergleichen, die bestimmte Substanzen und Konsumentenkreise betreffen, herausgegeben werden. Besonders bedeutsam ist, daß diese Informationen im Sinne der weitergeführten Safehouse-Kampagne jeweils aktuell bei den „harm reduction"-Aktivitäten vor Ort verfügbar sind, z. B. vor Disco-Eingängen, bei Raves etc. Die getesteten Tabletten, Substanzen etc. sind durch das Drogenberatungssystem on-line abrufbar.
Rechtlich abgesichert wurde diese Praxis durch eine Ausnahmegenehmigung des Gesundheitsministeriums. Vor Erteilung des entsprechenden Verwaltungsakts fand eine Abstimmung mit dem Justizministerium statt, so daß dann auch konkrete Abmachungen mit der Polizei hinsichtlich Datenschutz und Ermittlungsbeschränkungen möglich wurden. Zwar dauerte es etwa ein Jahr, bis diese Genehmigung erfolgte. Jedoch akzeptierten die Polizeibehörden aufgrund des differenzierten NIAD-Antrags schon vorab die bereits bestehende Praxis der Qualitätskontrolle.
Die Daten werden grundsätzlich anonymisiert. Bei privaten Einsendern werden die Daten verschlüsselt. Sowohl aufgrund allgemeinen Datenschutzrechts als auch aufgrund der zusätzlichen Absprachen zwischen NIAD, der Administration, der Justiz und der Polizei halten sich die Ermittungsbehörden aus den vertraulichen Beratungsaktivitäten der Drogenhilfe und der Arbeit des DIMS bzw. des Trimbos-Instituts heraus. Besitz zum Eigenkonsum ist ohnehin nicht strafbar. Auch aus spezifisch drogen- und kriminalpolitischen Gründen ist die Polizei in den Niederlanden nicht an solchen individuellen, strafverfolgungsrelevanten Daten interessiert. Sie unterstützt vielmehr die gesundheitspolitische Generallinie der „harm reduction", als deren essentieller Bestandteil die Substanzüberprüfung ja gerade angesehen wird.

4.1.2 Selbstorganisierte Versuche in Deutschland

Eve & Rave

Der selbstorganisierte Verein Eve & Rave hat in Berlin ein Drugchecking-Programm angeboten, bei dem in Zusammenarbeit mit einem rechtsmedizinischen Universitätsinstitut, Ecstasy-Tabletten auf ihre Zusammensetzung untersucht werden konnten. In dem Institut, welches über eine Genehmigung zur Untersuchung von Betäubungsmitteln verfügt, wurde die Zusammensetzung mit Hilfe eines Gaschromatographen untersucht, wobei die Wirkstoffe und ihre Konzentration,

sowie Verunreinigungen festgestellt werden konnten. Die Tabletten wurden bei Eve & Rave abgegeben, und das Ergebnis wurde, sofern dieses bis zum Wochenbeginn geschah, zum darauffolgenden Wochenende mitgeteilt. Darüberhinaus hat Eve & Rave Listen mit den Ergebnissen der Untersuchungen veröffentlicht.[33]
Derzeit werden keine Untersuchungen mehr durchgeführt, nachdem im September 1996 bei dem Institut eine Hausdurchsuchung im Zusammenhang mit diesem Programm stattfand. Zudem wurden von der Staatsanwaltschaft Berlin aufgrund der Weiterleitung der zu testenden Pillen an das Institut gegen drei Mitarbeiter von Eve & Rave Ermittlungsverfahren wegen unerlaubten Besitzes von Betäubungsmitteln (§ 29 Abs. 1 Nr. 1 BtMG) eingeleitet. Jedoch scheint der Handlungsbedarf bei den Ermittlungsbehörden gerade durch die Öffentlichkeitswirksamkeit der Arbeit von Eve & Rave hervorgerufen worden zu sein. Inzwischen scheint daneben auch politischer Druck auf das rechtsmedizinische Institut ausgeübt zu werden.

DROBS Hannover

Die Drogenberatungsstelle Hannover bietet, eingeflochten in ihre Präventionsarbeit, als Service die Drogenbestimmung bzw. den Qualitätstest an. Seit ca. zweieinhalb Jahren gibt es einen Doppeldecker-Bus, der direkt zu Clubs und Raves fährt. Vornehmlich dient der Bus der Kontaktaufnahme zur Beratung, er bietet aber auch einen Chill-out-Room und die Abgabe alkoholfreier Getränke und anderer Dinge zum Selbstkostenpreis. Einen kleineren Teil der Präventionsarbeit – beziffert wird er mit ca. zehn Prozent – stellt seit einiger Zeit die Bestimmung von Ecstasy-Pillen dar. Mit einer kleinen Probe kann direkt vor Ort ein Schnelltest durchgeführt werden, durch welchen insbesondere Amphetamine (Speed) und Amphetaminderivate (MDMA, MDA u. a.) nachgewiesen werden können. Dadurch können auch Placebos erkannt werden. Weiterhin kann direkt vor Ort eine genauere Bestimmung durch Abgleich mit vorhandenen Listen stattfinden. In diesen Listen sind die Ergebnisse von Laborprüfungen enthalten, die im Rahmen von Pillentests von einem mit offizieller Genehmigung ausgestatteten Institut durchgeführt wurden. Im Gegensatz zu Eve & Rave veröffentlicht die DROBS diese Listen nicht, denn es wird für unverantwortlich gehalten, Ergebnisse von Pillen zu veröffentlichen, von denen es höher dosierte oder andere Wirkstoffe enthaltende und für Laien nicht unterscheidbare Duplikate gibt. Lediglich Warnungen vor besonders gefährlichen – z. B. stark verunreinigten oder riskante

[33] Vgl. die Projektvorstellungen S. 279–299 in diesem Band; Cousto 1995: 234 ff.

Wirkstoffe enthaltenden – Pillen werden öffentlich gemacht. Die Grenzen der Tätigkeit in diesem Bereich wurden zudem mit der zuständigen Staatsanwaltschaft abgesprochen.

4.2 Verwaltungs- und strafrechtliche Bewertung der Qualitätskontrolle

Für die rechtliche Beurteilung ist hinsichtlich der Substanzuntersuchung und der Veröffentlichung der Testergebnisse zu unterscheiden.

4.2.1 Vorgang der Substanzuntersuchung

Verwaltungsrechtliche Regelung: Nach § 4 Abs. 1 Nr. 1 e BtMG bedürfen Apotheker und ihr Hilfspersonal für den Besitz – und die Weitergabe an Berechtigte – von Betäubungsmitteln keiner Erlaubnis.[34] Aus der Berechtigung zur Untersuchung u. a. ergibt sich auch, daß die damit notwendig verbundenen Handlungen zulässig sind. Dieses gilt insbesondere für die den Besitz vermittelnden Handlung, also die Entgegennahme durch den Apotheker und sein Hilfspersonal, sowie für die Übergabe an den Apotheker. Die Tatbestandsvarianten des Erwerbes oder der Abgabe gem. § 29 BtMG kommen also hier nicht in Betracht.[35] Deutlich wird dies auch anhand des Hintergrunds für diese Ausnahmeregelung: Es bestand das Bedürfnis, eine vertrauliche Möglichkeit zu schaffen, wo von Eltern bei ihren Kindern gefundene Stoffe darauf untersucht werden konnten, ob es sich bei diesen um Drogen handelt.[36] Weiterhin ergibt sich aus der Berechtigung gem. § 4 Abs. 1 Nr. 1 e BtMG die Zulässigkeit der Mitteilung des Untersuchungsergebnisses an den Auftraggeber. Nicht erfaßt von der Genehmigung gem. § 4 Abs. 1 Nr. 1 e BtMG ist die Abgabe an Nichtberechtigte, so daß bei einer Untersuchung unverbrauchte Teile einer Probe nicht an den Auftraggeber zurück gegeben werden dürfen – dieses würde eine strafbare Abgabe gem. § 29 Abs. 1 Nr. 1 BtMG darstellen.
Betäubungsstrafrechtliche Bewertung: In den Fällen, in denen die Untersuchung nicht von einem Apotheker oder einer durch Genehmigung (§ 3 BtMG) berechtigten Stelle durchgeführt wird, ist eine Strafbarkeit nach dem BtMG zu prüfen. Für denjenigen, der die Qualitätskontrolle durchführt kommt eine Strafbarkeit wegen Erwerbs bzw. Besitzes von Betäubungsmitteln gem. § 29 Abs. 1 Nr. 1, 3 BtMG in Betracht. Für den Erwerb ist erforderlich, daß tatsächliche Verfügungs-

---

34 Auch muß er gem. § 12 Abs. 2 BtMG nicht dem Bundesinstitut für Arzneimittel und Medizinprodukte gemeldet werden.

35 Vgl. Erbs/Kohlhaas-Pelchen, Nebenstrafrecht, BtMG § 4 Rn. 2.

36 Vgl. Körner 1994b: § 29 Rn. 3.

gewalt über das Betäubungsmittel erlangt wird.[37] Hieran fehlt es jedoch, wenn die Probe direkt bei der Qualitätskontrolle – z. B. beim Schnelltest – verbraucht wird. Auch ist in Fällen, in denen die Probe direkt verbraucht wird, kein Besitz erlangt worden. Da es hier an der tatsächlichen Verfügungsgewalt des Untersuchenden fehlt, kommt andererseits für den Auftraggeber auch keine strafbare Abgabe gem. § 29 Abs. 1 Nr. 1 BtMG in Betracht. Auch der Auffangtatbestand des *sonst in Verkehr bringens* gem. § 29 Abs. 1 Nr. 1 BtMG scheidet aus, da die Probe gerade nicht in den Verkehr kommt, sondern direkt vernichtet wird.
In Fällen, in denen die Probe nicht direkt vor Ort, sondern in einem nicht über eine Genehmigung nach BtMG verfügenden Labor untersucht wird, kommen beim Untersuchenden der unerlaubte *Erwerb* und *Besitz* gem. § 29 Abs. 1 Nr. 1, 3 BtMG in Betracht, beim Auftraggeber die *Abgabe* gem. § 29 Abs. 1 Nr. 1 BtMG. Auf der Tatbestandsebene ist hierbei auf den tatsächlichen Zeitraum, zwischen Sachherrschaftserlangung und Vernichtung durch die Durchführung der Untersuchung abzustellen. Ist dieser nur unwesentlich, entfallen Erwerb und Besitz. Des weiteren sind die Tatbestände dahingehend restriktiv auszulegen, daß nur solche Handlungen einbezogen werden, in denen es zu einer Fremdgefährdung kommt.
Weiterhin kommen auch hier im Einzelfall Rechtfertigungs- und Entschuldigungsgründe gem. §§ 34, 35 StGB in Betracht. Maßstab der Abwägung sind hier die potentielle Fremdgefährdung einerseits und die aus dem Konsum der unkalkulierbaren Schwarzmarktdroge resultierende Gefahr für Leib und Leben des Konsumenten.

4.2.2 Vorfeld der Substanzuntersuchung

Zu klären ist auch, inwiefern eine Strafbarkeit des Auftraggebers für den der Übergabe vorangegangenen Zeitraum in Betracht kommt. Hierin könnte ein unerlaubter *Besitz* von Betäubungsmitteln gem. § 29 Abs. 1 Nr. 3 BtMG gesehen werden. Teilweise wird in Fällen, in denen der *Besitz* nur kurzfristig ist und am Ende die Vernichtung stehen soll, der für eine Strafbarkeit erforderliche *Besitzwille* verneint.[38] Sinn und Zweck der Pönalisierung des Besitzes wären verfehlt, denn die Fremdgefährdung durch mögliche Abgabe entfällt ja kraft ausdrücklich vorgesehener Vernichtung der Substanz im Zuge der Untersuchung.

---

37 So BGH NStZ 1993, S. 191, 192.

38 So OLG Stuttgart MDR 1978, S. 595; LG Freiburg StV 1984, S. 250; anderer Ansicht: Baae: Der Besitzwille im Betäubungsmittelrecht, NStZ 1987, S. 214 f.; Körner 1994b: § 29 Rn. 3.

Bei einer Bejahung des Besitzwillens – auch durch länger andauernde Herrschaft über die Droge – steht Eltern, Ärzten, Lehrern, Pflegern, Schwestern u. a. ein Rechtfertigungsgrund (§ 34 StGB) zur Seite, wenn sie die Droge aufgrund ihrer Verantwortungsposition an sich genommen haben.[39] Auch bei anderen Personen, bei denen der Besitz lediglich zum Zweck einer Untersuchung besteht, hat eine Abwägung nach § 34 StGB zwischen der Gefährdung für das *Rechtsgut Volksgesundheit* und dem Zweck des Besitzes – Weiterleitung zur Untersuchung, um sich oder einen Anderen vor übermäßigen Risiken beim Gebrauch zu schützen – zu erfolgen. Hierbei ist insbesondere auf die Dauer, den Ort der Lagerung und die damit verbundenen Risiken (z. B. Erreichbarkeit für Kinder und Jugendliche) sowie die Menge abzustellen. Regelmäßig wird der Rechtfertigungsgrund in Hinblick auf die gewünschte „harm reduction" gegeben sein. Diese Rechtfertigung wirkt sich auch auf Erwerb und Abgabe aus, sofern diese zum Zweck der Untersuchung erfolgten.

4.2.3 Veröffentlichung der Ergebnisse

Hinsichtlich einer Veröffentlichung der Ergebnisse von Substanztests kommen neben der täterschaftlichen Begehung Beihilfehandlungen in Betracht. Eine Anstiftung zu BtM-Delikten scheidet aus, da die Mitteilung von Substanzzusammensetzungen nicht geeignet ist, in einem anderen den konkreten Entschluß zum Umgang mit Ecstasy oder anderen Drogen hervorzurufen. Bei Nutzern von Drogen liegt dieser Entschluß bereits vor, kann somit nicht mehr hervorgerufen werden.[40] Auch kann die Qualität der Veröffentlichung nicht hinsichtlich „Warnungen" mit abschreckender Wirkung und „positiven" Ergebnissen mit potentiell ermutigender Wirkung differenziert werden, da die Wahrnehmungen der Adressaten sich subjektiv zu stark unterscheiden. Unabhängig von der rechtlichen Wertung erscheint eine neutrale Betrachtungsweise angemessen, welche dem Konsumenten eine adäquate subjektive Gefahreinschätzung ermöglicht. Allerdings verbleibt auch bei einer sachlichen Veröffentlichung ein Risiko, daß geprüfte Tabletten nachgeahmt werden.

Täterschaftliche Begehungsweisen: Als täterschaftliche Begehungsweisen nach BtMG scheidet zunächst das Verschaffen einer Gelegenheit gem. § 29 Abs. 1 Nr. 10 BtMG aus, weil hierfür ein Bereitstellen

---

39 Bericht des Ausschusses für Jugend Familie und Gesundheit, zu BT-Drs. VI/2673, S. 4; Körner 1994b: § 4 Rn. 3.

40 Sog. omnimodo facturus; vgl. Jescheck/Weigend 1996: 689.

oder Herbeiführen von äußeren Bedingungen erforderlich wäre, welche über eine solche Mitteilung hinausgehen.[41] Eine *Mitteilung zum unbefugten Erwerb* im Sinne dieser Vorschrift könnte nur bejaht werden, wenn die Bezugsquelle aufgrund der Angaben ohne weiteres rekonstruiert werden könnte und ein entsprechender Vorsatz feststellbar wäre. Auch eine gem. § 29 Abs. 1 Nr. 8 BtMG strafbare Werbung für Betäubungsmittel scheidet aus, weil die Bekanntgabe von Untersuchungsergebnissen keine auf Absatzförderung absehende Anpreisung darstellt. In der Veröffentlichung ist schließlich auch kein *öffentliches Auffordern* i. S.v. § 29 Abs. 1 Nr. 12 BtMG zu sehen, da hierzu eine positive öffentliche Aufforderung zum Gebrauch von Drogen Voraussetzung ist.[42]

Beihilfe: In der Veröffentlichung von Ergebnissen könnte eine Beihilfe zum Handel mit Ecstasy gem § 29 Abs.1 Nr. 1 BtMG, § 27 StGB gesehen werden, da hierdurch Absatzmöglichkeiten für bestimmte Produkte verbessert werden könnten. Jedoch ist zu beachten, daß das konkrete Produkt für den Käufer erst dann erkennbar wird, wenn die Verhandlung bereits begonnen hat. Der zum Kauf bereits Entschlossene entscheidet somit lediglich, ob er einen Ankauf nicht eventuell unterläßt. Eine Beihilfe zum Handel könnte nur dann vorliegen, wenn vor Ort Ergebnisse bekannt gegeben werden, die die Produkte eines konkreten Dealers zum Gebrauch empfehlen. Der Veröffentlichende müßte dann aber um die konkrete Situation wissen und die Veröffentlichung zur Steigerung des Handels dieses Dealers zumindest billigend in Kauf nehmen. In der Veröffentlichung von Testergebnissen kann auch keine Beihilfe zum Erwerb gem. § 29 Abs. 1 Nr. 1 BtMG, § 27 StGB gesehen werden. Zwar kann mit der Veröffentlichung der Kenntnisstand eines potentiellen Gebrauchers hinsichtlich der Substanzqualität derart verbessert werden, daß ihm die Entscheidung zum Erwerb einer bestimmten Tablette – zumindest psychisch leichter fällt. Diese faktisch mögliche Funktion stünde aber im Widerspruch zur erklärten Absicht der Veröffentlichung, vor bestimmten ungewünschten Zusammensetzungen zu warnen und somit einen Erwerb dieser Tabletten zu hemmen.

Rechtfertigung: Sollten Staatsanwalt oder Gericht den Tatbestand bejahen, so müßte doch zumindest rechtfertigender oder entschuldigender Notstand gem. §§ 34, 35 StGB geprüft werden, d. h., es wäre eine

---

41 Vgl. BGH NStZ 1992, S. 335.

42 Zu den Bedenken bestimmter politischer Organisationen, vgl. International Narcotics Control Board, Report for 1995, UN-Document E/ICNB/1995/1, Paragraph 89.

Güterabwägung zwischen der konkreten Gefährdung von Rechtsgütern und der Risikominimierung vorzunehmen.
Praktische Umsetzung: Bei der praktischen Umsetzung ist mittels Absprachen und offiziellen Richtlinien darauf hinzuwirken, daß die Strafverfolgungsbehörden nicht im Umfeld von Einrichtungen aktiv werden, welche Proben zur Untersuchung entgegen nehmen. Zwar sind Strafverfolgungsbehörden verpflichtet jeglichem Tatverdacht nachzugehen (Legalitätsprinzip). Jedoch müssen hierbei Schwerpunkte gesetzt werden, die gerade nicht den Bereich betreffen, wo aus Opportunitätserwägungen von Strafe abgesehen werden soll, also insbesondere dem Besitz von *geringen Mengen* zum Eigenkonsum.[43]

5. Verwirklichungsperspektiven durch Gesetzesänderung

Immer wieder sterben Menschen, weil sie auf dem Schwarzmarkt unwissentlich Heroin mit unsäglichen Giftbeimengungen oder unerwartet hohem Reinheitsgrad erworben haben. Die Medien spechen dann von „Drogentoten". Genau genommen sind es Drogenpolitiktote, denn die Risiken des Schwarzmarktes, die sich auf schreckliche Weise verwirklichen, beruhen auf der Prohibition. Ungewohnt pragmatisch und erstmals offiziell ergriffen die Behörden Bremens in einem solchen Fall Anfang 1997 adäquate Maßnahmen der „harm reduction": Sie plakatierten Warnungen in der Szene und richteten in einer Beratungsstelle die Möglichkeit der Qualitätskontrolle ein – allerdings auf zehn Tage befristet. Eine humane, aber wegen der Befristung eben auch grausame Entscheidung!
Selbstorganisierte Kampagnen nach den oben geschilderten Vorbildern haben sicherlich eine wichtige Pionierfunktion. Man braucht jedoch, auch wenn hier von der rechtlichen Machbarkeit im Rahmen geltender Gesetze ausgegangen wird, aus sachlichen, rechtlichen und psychischen Gründen auf die Dauer die Einbindung jeglicher Safehouse-Kampagne in größere Initiativen – sonst fühlt man sich dem Justiz-System ausgeliefert. Langfristig wäre eine ausdrückliche gesetzliche Regelung wünschenswert, wie die SPD sie nun die Fixer-Räume betreffend vorschlägt.[44] Ein gewisses Restrisiko bleibt für die Behandler, auch berufs- und standesrechtlich. Anzustreben ist zweierlei: kurzfristig die offizielle Möglichkeit der Qualitätskontrolle für alle illega-

---

43 Vgl. auch Körner 1994a: 683, 686.
44 Vgl. Gesetzentwurf der SPD-Fraktion v. 11. 12. 96, BT-Drs. 13/6534, Nr. 4b; zur zugrundeliegenden Argumentation: Böllinger 1991; Körner 1994b.

len Drogen, langfristig die Umstufung von MDMA in die Liste der verschreibungsfähigen Drogen und die Zulassung als Arzneimittel. Für eine Gesetzesänderung förderlich sein könnte neben vielfältigen ungenehmigten und genehmigten Erprobungsversuchen eine gut vorbereitete strafjustizielle Aktion, die von einer entsprechenden Mediendkampagne begleitet ist: z. B. die Selbstanzeige eines Psychotherapeuten, der einen Patienten in der oben beschriebenen Weise mit aller Sorgfalt hinsichtlich der Einnahme von MDMA berät. Oder eine aufwendige Strafverteidigung in einem eventuellen Strafverfahren wegen Qualitätskontrolle.

Ecstasy-Gebrauch und Sekundärprävention

Ein akzeptanzorientiertes Konzept für den Bereich Techno- und Partykultur

Artur Schroers

Unumstritten ist eine enorme Zunahme des Gebrauchs sogenannter „Partydrogen", wie etwa Ecstasy, LSD, Amphetamin und Pep[1], zu verzeichnen. Der Partydrogenkonsum findet in einer Jugendfreizeit- und Tanzkultur, insbesondere in der Techno-Szene[2] statt (Ahrens 1996a; Bilke/Eggers 1994, Schuster/Wittchen 1996 und DHS 1996). Damit entwikelt sich neben der schon ‚etablierten Drogenszene' (Heroin, Kokain) eine Drogengebrauchskultur, von der die Drogenhilfe scheinbar erst durch die derzeitige sensationsfixierte Medienberichterstattung Kenntnis genommen hat. Die Zahl der Ecstasy-Gebraucher in der Bundesrepublik wird auf bis zu 3 Millionen und mehr geschätzt.
Der Ecstasy-Gebrauch unter jungen Menschen ist eingebettet in einen weitreichenden Wandel soziokultureller Rahmenbedingungen (Erlebnisgesellschaft) des Drogengebrauchs, veränderten Drogengebrauchs-Settings (Techno- und Partykultur) und zeigt sich in bis dato unüblichen Drogengebrauchsmustern bei einer sozialstrukturell als neuartig zu charakterisierenden, d. h. einer (bislang) sozial unauffälligen Drogengebrauchergruppe (Korf/Lettink 1994). Befriedigende Forschungsarbeiten zu den Bedingungen und Auswirkungen des Gebrauchs von Partydrogen, etwa im Sinne konsumentennaher Drogenforschung, fehlen bislang. Dennoch lassen sich auf der Grundlage von Szene-Beobachtung und punktuellen Forschungsarbeiten drogenkulturelle Trends erkennen, die für die Notwendigkeit angemessener, sprich akzeptanzorientierter und sekundärpräventiver Konzepte in der Drogenarbeit sprechen.

---

[1] Pep (niederländisch: Aufputschmittel) bezeichnet eine Substanz, die als Abfallprodukt der Kokainherstellung entsteht und mit Lösungsmittel vermischt ist.

[2] Laut neueren Untersuchungen liegt die Lifetime-Prävalenz für Ecstasy für das Jahr 1995 bei jungen Männern zwischen 14 und 24 Jahren (insbesondere 14–15jährige) bei 4 % und bei jungen Frauen dieser Altersgruppe bei 2,3 %. Laut einer größeren epidemiologischen Longitudinalstudie des Max Planck-Instituts München hat sich damit der Ecstasy-Gebrauch seit 1995 bei männlichen Jugendlichen verdreifacht, bei Frauen verdoppelt. Die gleiche Untersuchung verortet für den Halluzinogengebrauch bei jungen Männern eine Lifetime-Prävalenz von 2,8 % und bei jungen Frauen von 1,4 % (Schuster/Wittchen 1996).

1. Der Ecstasy-Gebrauch als Merkmal neuerer drogenkultureller Trends

Der Ecstasy-Gebrauch ist einerseits eingebettet in einen Wandel drogenkultureller Bedingungen, andererseits sind aber auch jugendkulturelle Entwicklungen für den derzeitigen Gebrauch von Ecstasy bedeutsam. Ich möchte daher zunächst auf einige Trends im Drogenbereich eingehen.

Drogentrends

In Anlehnung an Kok (1996) lassen sich folgende drogenkulturelle Trends beobachten:

(1) *Legale/illegalisierte Drogen:* Die Grenze zwischen legalen Drogen, wie Alkohol und Nikotin, und illegalisierten Substanzen, wie etwa Speed, Ecstasy und Cannabis, verschwimmt bei jungen Menschen zusehends. Häufig fehlt ihnen auch ein Unrechtsbewußtsein beim Gebrauch illegalisierter Drogen (Bilke/Eggers 1994).
(2) *Multipler Drogengebrauch:* Im Zuge gesellschaftlicher Modernisierungsprozesse und mit der Entstehung pluraler Lebensstile hat sich aufgrund individueller und sozialer Konsumpräferenzen insgesamt das Angebot an Genußmitteln ausdifferenziert. Dieser Trend zeigt sich auch in einer größeren Verfügbarkeit von Drogen. Es besteht nicht nur eine größere Vielfalt an Drogengebrauchsmustern, sie verändern sich auch in immer schnellerem Maße. Es werden insbesondere leistungsfördernde und psychoaktive Stimulanzien eingenommen, die häufig miteinander kombiniert werden.
(3) *Sozial integrierter Drogengebrauch:* Es werden Drogen mit weniger starken Effekten präferiert, die während der Woche eine ungeminderte Teilnahme am Alltagsleben erlauben. Der weit verbreitete Cannabis-Gebrauch ist hierfür ein Beispiel. Das Haschischrauchen ist in zunehmendem Maße als integrierter Bestandteil der Gesellschaft, vor allem der Jugendkultur, zu betrachten (Schneider 1995).
(4) *Rekreativer Drogengebrauch:* Substanzen wie Amphetamin, Pep, LSD, und Ecstasy werden am Wochenende im Rahmen einer vielfältigen Freizeitkultur (Discos, Parties) eingenommen. Wahrnehmungsverändernde Drogen werden nicht, wie zu Beginn der 70er Jahre, als ‚Ausstiegsdroge' benutzt, sondern als Genußmittel, zur Luststeigerung wie auch zur Erholung und Enstpannung (Rekreation). Der rekreative Drogengebrauch („Recreational drug use") als alltagstranszendierendes „Gipfelerlebnis" (peak experience, Krollpfeiffer 1997) und zur Steigerung des Wohlgefühls stellt insofern ein

Pendant zur funktionsgeleiteten und entseelten Produktionssphäre dar.

(5) *Drogen-Szene:* Mit dem Entstehen differenter subkultureller Lebensstile treten in großer Verbreitung neue Drogengebrauchsmuster auf, die nicht in der Abgeschlossenheit eng umgrenzter Szenen ‚verinselt‘ sind. Es gibt nicht mehr ‚die‘ Heroin-Szene, ‚die‘ Kokain-Szene oder ‚die‘ Ecstasy-Szene. Die Abgrenzung von ‚offener‘ und ‚privater‘ Drogen-Szene als bestehendes Sozialgefüge beinhaltet nicht allein eine begriffliche Unschärfe, sondern verstellt den Blick auf die „Mannigfaltigkeit“ innerhalb der „Drogengebrauchslandschaft“ (Kemmesies 1995). Den Gebrauchern illegalisierter Drogen hat sich ‚Nachwuchs‘ zugesellt (Ahrens 1996a). Ohne eine ‚vernünftige‘ Drogensozialisation, etwa in der Form peergroupunterstützter Einübung von Regeln und Ritualen zum Drogengebrauch (z. B. mit Cannabis), werden 13–17jährige Drogengebraucher z. T. völlig unvorbereitet mit Drogen, wie Ecstasy, konfrontiert.

Will man Überlegungen zu präventiven Konzepten im Bereich Ecstasy anstellen, gewinnt die Beachtung kultureller Bedingungen des Drogengebrauchs an Bedeutung.

Techno-Kultur

Die Technobewegung, die sich vor allem in der Party- und Tanzkultur entfaltet hat, gilt als Trendsetter für den rekreativen Ecstasy-Gebrauch in der öffentlichen Sphäre. Mit der Lebensphilosophie „Spaß und Genuß“ und unter dem Motto „Peace, Love and Unity“ (Anz/Walder 1995) ist die wohl prägendste Jugendkultur der 90er Jahre (Jahnke/Niehues 1995: 24) nicht mit der rebellischen Jugend der späten 60er Jahre zu vergleichen. Der Ausstieg aus der Gesellschaft ist demnach auch nicht das erklärte Ziel der Technokultur (Böpple/Knüfer 1996). Techno, zunächst die Bezeichnung einer Musikrichtung, die sich u. a. durch die Verwendung von Synthesizern, den repetitiven Charakter der Songstrukturen, des Samplens und Collagierens der Musiktracks kennzeichnet, und zudem sehr rhythmusbetont ist, kann längst nicht mehr allein zur Charakterisierung eines Musikstils verwendet werden.

Unter dem Begriff ‚Techno‘ ist darüber hinaus auch ein hedonistisches Lebensgefühl und eine moderne Lebensgestaltung (Lifestyle) zu verstehen, die sich in tabulosen und lasziven Tanzformen, spezifischen Verhaltensformen, ausgeprägten Einstellungen (z. B. ‚Freude am Genuß‘), bestimmten Formen von Vergemeinschaftung (‚Party Families‘) und auf verschiedenen Veranstaltungen (insbesondere

Raves[3]) darstellt. Raves sind Tanzveranstaltungen (Parties), die als kollektives Ereignis (Event) an reizvollen Orten (Locations) stattfinden. Ziel solcher Parties ist die (massenhafte) Zusammenkunft von Technoanhängern, die mit Hilfe verschiedener DJs, Techno-Musik, Tanz, Laser- und Lichtshows, Dekoration, einem passenden Ambiente und stimulierenden Personen versuchen, möglichst viel Spaß zu haben. Synthetische Musik und vollsynthetische Drogen verhelfen dabei als technisierte und transformierende Medien zur Rückkehr archaischer Körper- und Gefühlserhebungen, wie Trance und Ekstase (Cousto 1995).
Die Mitgliedschaft in der vom Frontpage-Herausgeber Jürgen Laarmann als Raving Society benannten Techno-Gemeinschaft ist temporär, d. h. viele junge Menschen sind nur für eine bestimmte Phase (wenige Jahre) ihres Lebens und partiell in die Technokultur involviert.
Mit Techno erfahren junge Menschen Erlebnisse mit atemberaubender Intensität, die wiederum das Bedürfnis nach unentwegter Fortsetzung und ständiger Wiederholung erweckt. Drogen, wie Ecstasy, haben großen Anteil an der Entfaltung dieser Erlebnisform.[4]

2. Ecstasy-Gebrauch als Problem?

Der Verlust sozio-kultureller Schutzmechanismen beim Ecstasy-Gebrauch

Der Gebrauchszusammenhang von Ecstasy beschränkt sich seit einiger Zeit nicht mehr nur auf die Technoparty-Kultur. Der freizeitorientierte Gebrauch von Ecstasy wird zunehmend zum regulären Bestandteil der Freizeitsphäre in Discos (Clubs) und auf Events. Nicht allein im semitherapeutischen Bereich, sondern auch in der Trendsettingphase der Technokultur bestand anfangs noch ein Regelwerk von Ritualen und risikomindernden Drogengebrauchsmodi für Ecstasy: Etwa die Droge in einem eng umgrenzten Drogenverteilungsnetz zu erstehen, sie nur zu bestimmten Gelegenheiten und in geschlossenen Zirkeln einzunehmen, sich auf die Einnahme weniger Drogen zu beschränken (z. B. auf Alkohol zu verzichten), aufeinander zu achten, Tanzpausen einzuhalten und sich abzukühlen.

---

3 „To rave" heißt: Toben, phantasieren, ausgelassen feiern.
4 Vgl. Hitzler/Pfadenhauer o. J. sowie ihren Beitrag, S. 47–60, in diesem Band.

Darauf folgte eine Phase, in der eine größere Gruppe von Jugendlichen Ecstasy einnahm. Die Techno-Kultur unterlag zu dieser Zeit einem zunehmenden internen und externen Kommerzialisierungsdruck, zum einen gefördert durch die große Verbreitung von Techno-Fanzines und speziellen Boutiquen mit Techno-Mode (z. B. Clubware) sowie zum anderen durch Sponsoring der Techno-Veranstaltungen durch die etablierte Genußmittelindustrie (etwa: Camel) u.v.m. (vgl. Claus 1997). Nebendem entwickelte sich ein professionelles System zum Vertrieb von (‚neuen') Drogen. Mit dem Anwachsen polizeilicher Repression, zogen sich verantwortungsbewußtere Produzenten von MDMA vom Ecstasy-Markt zurück, und ein allein auf Gewinnmaximierung ausgerichtetes Drogenverteilungssystem dominiert nunmehr zusehends den Schwarzmarkt. Die Ecstasy-Distribution ist neuerlich eng mit der Verteilung weiterer leistungssteigernder und psychostimulierender Drogen, wie Amphetamin, Pep, Kokain und LSD verknüpft.
In einer weiteren drogenkulturellen Trendphase wurde die ehemals avantgardistische Jugendkultur zunehmend vom ‚Mainstream' akzeptiert und assimiliert (vgl. auch Ahrens 1996a). Zuvor zergliederte sie sich und nahm verschiedene Formen an, wobei einige Subgenres eine rein kommerzielle Ausrichtung verfolgten. Veranstalter, die bislang im Mainstreambereich Discos anboten – also nicht der Techno-Szene entstammten – suchten Profit aus der Popularität von Techno zu schlagen, indem sie mit Techno-Party-Angeboten auf den Freizeitmarkt drängten. Gab es anfangs noch einen gemeinsamen „Spirit" in der Techno-Kultur (Die Gestalten 1995), so wurden in dieser Phase vor allem der äußerliche Rahmen von Techno (Parties, Mode) wie auch der Gebrauch ‚modischer' Drogen, wie Ecstasy, vom Mainstream adaptiert.
Wie der immense Zulauf zu Techno-Massenveranstaltungen zeigt, ist die Popularität von Techno, insbesondere bei jungen Menschen zwischen 15 und 25 Jahren, bislang ungebremst.[5] Sowohl jugendkulturelle Innovationen als auch drogenkulturelle Implikationen (Riten, Regelwerk) gerieten infolge der Vermassung und Kommerzialisierung von Techno zunehmend in den Hintergrund. Dadurch traten soziale Aspekte des Drogengebrauchs, die vordem in einer umgrenzten ‚Techno-Szene' angesiedelt waren (etwa in den Party Families), für einige

---

[5] Bei der alljährlich stattfindenden „Love Parade" in Berlin nahmen 1996 ca. 750.000 Techno-Anhänger teil (1989 waren es nur 150, 1995 schon 500.000). Dieser Trend besteht auch für weitere Techno-Veranstaltungen der Superlative, wie etwa die Maydays in der Dortmunder Westfalenhalle und in Berlin, das Timewarp Rave in der Vestlandhalle Recklinghausen, das Mega-Rave in Duisburg, die Frankfurter Tunnelparties etc.

Neueinsteiger gar nicht erst in Erscheinung. Der Drogengebrauch fand von da an teilweise in der Vereinzelung statt (Harm 1997). Für einige Jugendliche verlor die Jugendkultur in dieser Phase ihre Anziehungskraft, und es entstand ein Vakuum, in dem sich schon wieder ein neuer Trend vorbereitete – der Kreis schließt sich (vgl. auch Kok 1996). Soziale und persönliche Probleme insbesondere sehr junger und sozial benachteiligter User, ein fehlendes Wissen zu der Droge und zu den Bedingungen der Drogeneinnahme machen den neuerlichen Ecstasy-Gebrauch bedenklich. Problembeladene Jugendliche fühlen sich in besonderem Maße zu der ‚offenen', ‚akzeptierenden' und Gemeinschaft versprechenden Techno-Kultur hingezogen. Diese ‚Problemfälle' geraten über die unselige Koalition pathologisierender psychiatrisch-wissenschaftlicher Symptomzuschreibungen im Sinne einer Etikettierung, die den Drogengebrauch bei Jugendlichen prinzipiell als defizitär beschreibt (vgl. Spor 1995; Schuster/Wittchen 1996; Thomasius 1996; Kunz 1997), sowie unsachlicher Medienberichterstattung[6] zusehends in das Blickfeld der Öffentlichkeit. Der selektive Blick auf negativ bewertete Randerscheinungen im Zusammenhang mit dem Ecstasygebrauch verstärkt das Abweichungs-Stigma, und der Drogengebrauch findet in einem angstbesetzten Klima statt, das einen vernunftorientierten Umgang mit Drogen wie Ecstasy verunmöglicht. Neuerlich ausgesprochene Verbote von Raves (etwa in Freiburg im Breisgau) sind als Formen „kollektiver und individueller Verhaltenssteuerung" nicht in der Lage, den Drogengebrauch zu mindern (Ahrens 1996b), sondern drängen User in das gesellschaftliche Abseits (illegale Raves), wodurch wiederum szeneeigene Schutzmechanismen zur Gesundheitsprävention eliminiert werden.

Die „Verunreinigung" des Ecstasy-Schwarzmarkts

Der Ecstasy-Schwarzmarkt ist, im Gegensatz zu den Niederlanden (vgl. Fromberg/Jansen o. J. sowie dies. et al. 1994), für die Bundesrepublik nicht systematisch erforscht. Vereinzelte Laborbefunde, aufgetretene Vergiftungserscheinungen bei Usern und Aussagen von Szene-Kennern legen den Schluß nahe, daß auch für Deutschland mittlerweile folgende Tatsachen nicht zu leugnen sind: Ecstasy bezeichnet nicht mehr allein die pharmakologisch relativ gut erforschte Substanz MDMA, sondern vielmehr eine Reihe verwandter und abgeleiteter Stoffe (MDA, MDEA, MBDB u. a.) wie auch Substanzen mit bisher

6 Neuere Beispiele, ungeachtet der zahlreichen Magazin-Berichte im Fernsehen, sind: SZ vom 23. 12. 1996; Witzel im STERN H. 51, 1996, zusammenfassend Klose 1997.

unbekannten Stoffen und Placebos (Imitate): ‚Die' Droge Ecstasy existiert nicht (De Loor 1991). Gehen noch viele, insbesondere sehr junge und unerfahrene Ecstasy-Gebraucher davon aus, sie würden wirklich Ecstasy einnehmen, so steht fest, daß Form, Farbe, Größe und Logo einer Ecstasy-Pille nichts über ihren Inhalt aussagen! Schon nach wenigen Wochen tauchen sog. Lookalikes von populären Ecstasy-Pillen auf dem Ecstasy-Schwarzmarkt auf, die z.T. Mischkombinationen (z.B. MDMA/MDE) und völlig andere Inhaltsstoffe beinhalten. Oft wissen nicht einmal die Produzenten in den „Untergrund-Labors" (Yourspigs 1995), was sie herstellen (De Loor 1991). Folge dieser Entwicklungen ist bei den Ecstasy-Gebrauchern, neben den geschilderten gesundheitlichen Risiken, die Gefahr einer „Überidentifikation" mit der Droge (ebd.): Das fehlende Wissen zu Qualität und Dosis der Ecstasy-Pillen resultiert in Mutmaßungen zum Wirkgehalt neu auftretender Ecstasy-Pillen. Jegliche emotionale und soziale Befindlichkeit wird der Droge zugeschrieben – die Droge kann folglich schnell zum zentralen Aspekt des Lebens werden. Darüberhinaus besteht die Gefahr drogenfixierter Beziehungsstrukturen bei Jugendlichen und jungen Erwachsenen: Die Droge dominiert dann häufig zwischenmenschliche Interaktion; bei Gesprächen, Vorhaben und Vergemeinschaftung steht die Droge im Mittelpunkt. Zudem werden viele Ecstasy-Gebraucher infolge mangelnder Informationen zu den Drogen und ihrer Anwendungsweisen unfreiwillig zu „Speedusern" oder „Multidrugusern" (Fromberg 1995).
Die Illegalisierung der Substanzen und die Kriminalisierung der Drogengebraucher fördern problematische gesundheitliche und soziale Aspekte im Zusammenhang mit dem Ecstasy-Gebrauch. Die mit der Illegalisierung entstandenen Sekundärfolgen (verunreinigte Ecstasy-Tabletten, Überdosierung, Umstiegsverhalten auf Speed) richten mehr Schaden an, als der Ecstasy-Gebrauch an sich.
Dieses Faktum sollte in die drogenpolitische Diskussion eingehen und bei drogenpräventiven Maßnahmen Berücksichtigung finden.

3. Konsequenzen: Sekundärprävention im Ecstasy-Bereich

Aus dem Gesagten ergeben sich einige Prämissen, Prinzipien, Ziele und Maßnahmen für präventive und protektive Maßnahmen im Ecstasy-Bereich (Schroers/Schneider 1996), auf die ich im folgenden nun eingehen werde.
Akeptanzorientierte Drogenarbeit setzt einer Dramatisierung des Ecstasy-Gebrauchs, wie sie derzeit in der offiziellen Drogenpolitik und

in den Medien betrieben wird, einen schadensmindernden und auf Normalisierung zielenden Ansatz entgegen. Die Prinzipien einer Drogenarbeit im Bereich der Party- und Tanzkultur können stichwortartig beschrieben werden als: lebensweltnah, bedürfnisgerecht, niedrigschwellig und akzeptanzorientiert, sowie auf Selfempowerment (Selbstbemächtigung) innerhalb der Szene setzend. Ziele akzeptanzorientierter Drogenarbeit sind insofern die Stärkung des Selbstorganisationspotentials von Szene-Mitgliedern, Risikominderung des Drogengebrauchs, sachgerechte Substanz-Aufklärung mit dem Hinweis auf positive und negative Seiten des Drogengebrauchs sowie die Förderung eines risikobewußten Drogengebrauchs bei den Usern (Gerlach/Engemann 1995). Wie beschrieben, müssen die sozio-kulturellen Rahmenbedingungen, die beim (rekreativen) Ecstasy-Gebrauch in der Partykultur das Drogengebrauchssetting bestimmen, ausreichend Beachtung finden. Wir haben es also in diesem Sinne mit Drogen*kultur*arbeit zu tun. Zielgruppe akzeptanzorientierter Drogenhilfe-Angebote sind Jugendliche und junge Erwachsene, die bereits Ecstasy gebrauchen oder gebrauchswillig sind (Sekundärprävention; vgl. Schneider 1996b). Folgende Schwerpunkte sind zu beachten:

Risikominderung

Allgemein gesprochen bedeutet Risikominderung (engl. Harm Reduction), die Verminderung der Risiken, die in Zusammenhang mit dem Gebrauch von (illegalisierten) Drogen entstehen (Strang 1992). Betroffen sind nicht etwa allein „Drogenabhängige", sondern grundsätzlich alle Gebraucher illegalisierter Drogen. Ziel des Harm-Reduction-Ansatzes ist nicht so sehr die „Verringerung der mit der ‚Suchtkrankheit' (sic!) verbundenen Probleme" (Kuhlmann 1996a; Einfügung vom Verfasser). Der Ansatz geht davon aus, daß bei drogengebrauchenden Menschen nicht per se psychische Defizite ‚die' Ursache bzw. zwangsläufig Resultat des Drogengebrauchs sind (Störungshypothese; etwa: Püschel 1997). Schadensreduzierung bedeutet konkret die Minimierung substanz-, set- und settingspezifischer Risiken. Das Konzept zielt also vielmehr auf den risikobewußten Umgang mit illegalisierten Substanzen ab und beinhaltet ein struktur-präventives Vorgehen (z. B. im Rahmen der „Safer Rave"-Initiative). Harm-Reduction ist nach dem Verständnis akzeptanzorientierter Drogenarbeit unabhängig von therapeutischer Intervention und hat auf jeden Fall Vorrang vor der für viele Drogengebraucher unrealistischen Zielsetzung Abstinenz (INDRO 1996). Ein wichtiger Bestandteil aller Harm-Reduction-Konzepte im Drogenhilfebereich sind konkrete und lebensweltnahe Maßnahmen zum risikomindernden Drogengebrauch (Safer Use).

Safer Use

Aufgrund der Erfahrungen von aufsuchender Arbeit auf Parties wissen wir, daß vielen Ecstasy-Usern immer noch ausreichend Informationen zur Substanz MDMA und weiteren Drogen (z. B. Amphetamin, LSD, Kokain, psychoaktive Pilze etc.), über die Verunreinigung des Ecstasy-Marktes, zu Drogengebrauchsrisiken wie auch zur Minimierung dieser fehlen. Das hat vor allem folgende Gründe: Fehlinformationen durch Medien und Politik, mangelnde Akzeptanz bestehender Informationskampagnen bei den Usern sowie die schwierige Erreichbarkeit der Adressaten im Rahmen traditioneller und hochschwelliger Drogenhilfe (Fromberg 1994a). Dem wirkt akzeptanzorientierte Drogenarbeit mit realitätsnaher, kontextbezogener, zielgruppenspezifischer, sachgerechter und ausgewogener Drogenaufklärung entgegen. Möglichkeiten bestehen hier durch das Verteilen von szenegerechten Safer-Use-Faltblättern (sogenannten Flyer; vgl. Eve & Rave 1997 und Schroers 1995b) sowie mit der Einrichtung von sogenannten Info Lines, bei denen entsprechende Informationen abrufbar sind. Darüberhinaus wird ‚die' Szene über ihre internen Medien auf lokaler und überregionaler Ebene informiert (z. B. Frontpage, GIG, Planet Earth etc.). Nicht zuletzt erfolgt Safer-Use-Aufklärung über die lebensweltnahe und persönliche Beratung vor Ort (z. B. auf Techno-Parties). Letztgenannte Aufklärungsmaßnahme ist akzeptanzorientiert und dialogisch-reflexiv. Aufklärungsbotschaften sollten auf belehrende Unterweisung (etwa: Widmer 1996) verzichten. Akzeptanz beinhaltet somit die prinzipielle Anerkennung drogenbezogener Lebensstile und die Offenheit für die Anliegen der User (Schroers 1996). Heuchlerisch und von Usern schnell zu enttarnen, ist Prävention dann, wenn sie niedrigschwellige und lebensweltnahe Präventions-Modelle (etwa von Eve & Rave) im Sinne abstinenzorientierter Botschaften funktionalisiert (Lockvogelfunktion niedrigschwelliger Drogenhilfeansätze; vgl. hierzu etwa das hochdotierte Projekt ‚Mind Zone' in Nürnberg; siehe SZ vom 30. 12. 1996). Safer Use zielt demgegenüber in erster Linie auf Risikominderung ab; Abstinenz ist, neben anderen, nur eine Möglichkeit im Umgang mit legalen wie auch illegalen Drogen.

Safer Rave

Nach dem niederländischen Vorbild der „Safer House Campaign" (Kampagne für sichere House- und Techno-Parties) wird versucht, die

Risiken, die mit dem Drogengebrauchssetting Party entstehen können (verunreinigte Ecstasy-Pillen, Dehydrierung, Überhitzung, Desorientierung) zu minimieren (Jaamin 1995a und b). Das schließt die Beachtung existentieller gesundheitspräventiver Vorkehrungen mit ein. Zu nennen sind: Aureichend kühle Ventilation auf dem Dancefloor, die Einrichtung gemütlicher und relaxender Chill-out-Bereiche[7], damit Raver sich nicht unentwegt auf dem Dancefloor aufhalten müssen und dies mit der Einnahme weiterer Drogen zu bewerkstelligen versuchen, sondern sich auch für einige Zeit dem hektischen Partygeschehen entziehen können. Darüber hinaus muß für Raver ein ausreichendes Angebot an preiswerten und schnell zugänglichen alkoholfreien Getränken zur Verfügung stehen, um Dehydrierung vermeiden zu können. Das Personal in den Discos oder auf Rave-Veranstaltungen sollte Kenntnisse zur Drogengebrauchssituation haben und in Drogennotfallhilfe (Hinweise hierzu bei: Moscher 1996) ausgebildet sein. Entsprechende Schulungen durch qualifizierte und kompetente Drogenhelfer sind Teil der „Safer Rave-Initiative" (Schroers/Eve & Rave 1996). Insgesamt ist es aus gesundheitspräventiver Perspektive förderlich, wenn auch Discobesitzer und Partyorganisatoren über gesundheitsprotektive Aspekte von Techno-Parties beraten werden. Im Gegensatz zu den niederländischen Richtlinien von „Stadhuis en house" (Ministerie van Volksgezondheid, Welzijn En Sport 1995) geht es den Initiatoren von Safer Rave weniger um eine administrative Verordnung zur Minimierung von Risiken des Drogengebrauchs auf Techno-Parties, als vielmehr darum, für Party-Organisatoren positive Anreize zur Etablierung schadensmindernder Angebote auf Raves zu setzen nach dem Motto: Umsichtige Partyveranstalter werden auch in Zukunft für alle Beteiligten gewinnbringende Parties durchführen. Sinnvoll wäre insofern die Vernetzung bzw. Kooperation der an Schadensminimierung interessierten Personen: kooperative Partyorganisatoren, Szene-Initiativen (z. B. Eve & Rave Münster 1996), qualifizierte Drogenfacharbeiter, verständige Politiker, fortschrittliche Angehörige der Polizei und kenntnisreiche Mediziner.

Substanzidentifikation

Wie bereits diskutiert wurde, stellt die Verunreinigung des über den Schwarzmarkt vertriebenen Ecstasy ein großes gesundheitliches Problem für User dar. Schadensminimierung über das Medium Drogen-

[7] Chill, aus dem engl. beinhaltet: Abkühlen, Entspannen. Ein Chill-out ist ein abgegrenzter Bereich (Raum) auf einer Techno-Party, der häufig mit Matratzen ausgelegt, ‚spacig' eingerichtet ist und zum ‚kuscheln' verführt.

aufklärung muß mit dem Tabu brechen, die Substanzaufklärung in der Beratung außen vorzulassen. Stattdessen ist konkret und im Einzelfall über Drogensubstanzen aufzuklären (Zurhold 1995). Vor dem Hintergrund einer Ermangelung staatlicher Qualitätskontrollen von Ecstasy-Tabletten und anderer Drogen, zielt akzeptanzorientierte Drogenarbeit auf eine „sachgerechte Substanzaufklärung" (Schneider 1996a). Diese impliziert die Analyse der auf dem Schwarzmarkt befindlichen Ecstasy-Pillen in *Kombination*[8] mit einer Identifikation der Substanzen vor Ort (etwa auf Parties, Techno-Veranstaltungen am Wochenende). User erfahren, welche Substanzen sich in den Pillen befinden, wie hoch sie dosiert sind und wie groß der Verunreinigungsgrad ist. Die Informationen werden nicht unkritisch weitergegeben. Stattdessen erfolgt die Informationsvermittlung über kompetente Drogenfachleute und unter Einbeziehung personenbezogener Einschätzung der betreffenden User. Dabei wird nichts am Drogengebrauch verharmlost oder beschönigt. Die Risiken des Ecstasy-Gebrauchs werden ohne erhobenen moralischen Zeigefinger benannt. Sinnvoll wäre das Angebot einer niedrigschwelligen und akzeptanzorientierten Anlaufstelle in regionaler Nähe, die auch während der Woche zugänglich ist. Usern wäre es möglich, ihre Pille (gegen eine entsprechende Aufwandsentschädigung) anonym zur Drogenanalyse einzureichen, um nach kurzer Zeit über die Analyseergebnisse informiert zu werden. Die niederländische Stiftung „Adviesburo Drugs August De Loor", die ein solches Konzept im Rahmen des DIMS-Projekts schon praktisch umsetzt, kann hier Vorbildcharakter haben (Cousto 1995; Schroers 1996).[9] Denkbar wäre auch ein kombiniertes Angebot von Anlaufstelle und Chill-out-Café (Schroers/Schneider 1996).

Chill-out-Café

Für eine Vielzahl von Ravern bzw. Ecstasy-Gebrauchern ist die Zeit nach dem Partywochenende, d.h. zwischen den Parties, eine psychisch und sozial problematische Phase. Für einige Partygänger ist die Rückkehr in den „tristen Alltag" durch ein „hang over", depressive

---

8 Die Hervorhebung im Text erfolgt, da das ausgereifte und adäquate niederländische ‚Drugchecking'-Modell scheinbar immer noch nicht von Präventionsexperten zur Kenntnis genommen, bzw. in seiner Gesamtheit verstanden worden ist (etwa: Rabes 1997).

9 Abzuwarten bleiben Ergebnisse der Evaluation des niederländischen Drogentestens vor Ort auf House-Parties (vgl. Ministerie Von Volksgezondheit, Welzijn En Sport 1996), die für die deutsche Sekundärprävention richtungsweisend sein könnten.

Gefühlslagen und Einsamkeitsgefühle getrübt. Denkbar wäre die Implementierung von Chill-out-Cafés, die in der Art szenegerechter Anlaufstellen (vgl. Schroers 1995) Möglichkeiten böten, daß sich Raver auch während der Woche an einem kommunikationsfreundlichen Ort (gemütliche Sitzecken, Theke und Techno-Musik) treffen können. Neben psychosozialen Aspekten (Kommunikation, Vergemeinschaftung und Selfempowerment) könnte hier auch der risikobewußte Umgang mit Partydrogen vermittelt bzw. unterstützt werden. Das Chill-out-Café könnte von qualifizierten Drogenfachkräften wie auch von Szene-Initiativen betreut werden. Selbstverständlich müßten hier gewisse Minimalregeln (kein Drogengebrauch und -handel sowie die Gewaltverzichtsregel) gelten.

Monitoring

Grundlage für eine qualifizierte Drogen- und sachgerechte Substanzaufklärung ist die systematische Evaluation der aktuellen Situation auf dem Drogenschwarzmarkt. In den Niederlanden wird dieses „Monitoring" schon seit einigen Jahren durchgeführt (Fromberg/Jansen o. J. und dies. et. al 1994). Auf Grundlage eines umfassenden und zugleich differenzierten Datenmaterials können adäquate, zielgruppenspezifische und bedürfnisgerechte Präventionsstrategien ausgearbeitet werden. Mit Hilfe von Monitoring könnten progressive Präventionskonzepte ständig auf die aktuelle Situation der User und des Drogenschwarzmarktes zugeschnitten werden. Wenn etwa extrem gefährliche Substanzen auf dem Schwarzmarkt auftauchen, werden in den Niederlanden „Warnkampagnen", z. B. über die Medien und über spezielle Flyer, initiiert, die auch die „Risikogruppen" erreichen (De Loor 1994). Methodisch wäre es sinnvoll, Monitoring durch Forschungsmethoden zu ergänzen, die den Eigendeutungen der Drogengebraucher Beachtung schenken (Schneider/Schroers 1995; 1996).
Drogenaufklärung, Safer Rave, Substanzanalyse und Monitoring sind als nicht voneinander trennbare Segmente akzeptanzorientierter Drogenarbeit im Ecstasy-Bereich und im Rahmen der Techno- und Partykultur zu denken.

4. Schlussbemerkung

Es ist anzunehmen, daß in einer hochtechnisierten Gesellschaft auch in Zukunft Drogen auftauchen, die gezielt auf biochemische Prozesse im Menschen einwirken und alltagstranszendierende und euphorieerzeugende Zustände beim einzelnen auslösen. Diese Entwicklung wird in der Neurophilosophie mit dem Stichwort „Transmittertechnologie" (Linke 1996) benannt: Gemeint sind „exzellente, differenziert eingreifende Glückshormone und Glückstransmitter, die die soziale Kontaktfähigkeit nicht schädigen und keine Süchte erzeugen" (ebd.: 33). Auch leistungssteigernde Substanzen, wie etwa Amphetamin, werden in einer an Leistung orientierten Gesellschaft wohl wieder zunehmend an Bedeutung gewinnen („Renaissance des Amphetamingebrauchs"). Auf der anderen Seite gibt es einen Trend zu natürlichen Drogen, sogenannten Ethnodrogen, wie Ibogabin, das südamerikanische Lianenextrakt Ayahuasca, den mexikanischen Pejote-Kaktus, magische Pilze etc. Beide Entwicklungsrichtungen erfordern im Umgang mit den Substanzen eine große Sachkenntnis von den Usern. Die Illegalisierung von Drogen und die Kriminalisierung von Drogengebrauchern schafft ein angstbesetztes soziales Klima und verhindert oft einen eigenverantwortlichen und risikobewußten Umgang mit Drogen. Ein erster Schritt in die Richtung einer rationalen Drogenpolitik wäre die Entpönalisierung der Handlungen im Kontext des Drogengebrauchs (z. B. der „Besitz" von BtM). Weiterhin wäre denkbar, Ecstasy-Wirkstoffe aus der Anlage I des BtMG herauszunehmen, um wissenschaftliche Forschung mit dieser Substanz zu ermöglichen, die medizinische Anwendung (etwa therapeutischen Einsatz) und eine kontrollierte Vergabe der Substanz (ärztliche Verordnung) sicherstellen.

Ecstasy als Genußmittel?

Plädoyer für einen gelassenen, aber hochinformierten Drogengebrauch

Hans Cousto

Heroin, Kokain, Ecstasy und LSD sind Drogen, im Volksmund Rauschgifte genannt, die nach Meinung vieler BürgerInnen eine große Gefahr für die Gesellschaft sind. Die Namen dieser Drogen sind für viele ein Synonym für etwas Verabscheuungswürdiges und Verwerfliches. Entsprechend sind auch die Schlagzeilen und Informationen zu diesen Drogen in den Printmedien: „LSD – Comeback des Dämons auf dem Dancefloor" (Focus 19/1996), „Ecstasy / Der Tanz in den Tod" (Facts 11/1996), „Ecstasy: Der Tod kommt vom Designer" (BZ, 23. 2. 1995), „Wahnsinn! Zürich will Todesdroge Ecstasy legalisieren" (Blick, 28. 11. 1996). Die Liste kann beliebig fortgesetzt werden. Sachliche Informationen zu diesen Drogen findet man in den Medien äußerst selten und von qualifizierter Aufklärung kann überhaupt keine Rede sein. Das Wort Drogen erscheint zumeist im Zusammenhang mit Krankheit, Elend und Tod einerseits, mit Kriminalität und organisiertem Verbrechen andererseits.
Die folgenden Ausführungen beschäftigen sich mit dem Thema nicht aus der eben beschriebenen Perspektive, sondern es geht um die Frage, ob Ecstasy als Genußmittel brauchbar ist und welche Voraussetzungen erfüllt sein müssen, damit der Ecstasy-Gebrauch für den einzelnen wie auch für die Gesellschaft nützlich und mit möglichst wenigen Risiken und Gefahren behaftet ist.

Der Begriff Genussmittel

Das Wort „Genuß" hat zwei Grundbedeutungen: (1) Aufnahme von Nahrung und ähnliches, (2) Freude, Wohlbehagen bei etwas, was jemand auf sich wirken läßt. Im Duden Bedeutungswörterbuch sind vier Zusammensetzungen mit Genuß aufgeführt: Alkohol-, Fleisch-, Kaffee- und Tabakgenuß. Bezeichnend ist hier die Verbindung von Drogen mit dem Wort Genuß, sind doch Alkohol, Kaffee und Tabak bekannte Drogen, die in der abendländischen Kultur heutzutage sehr verbreitet sind.

Ein „Mittel“ ist etwas, was die Erreichung eines Zieles ermöglicht (eigentlich „das was sich zwischen dem Handelnden und dem Zweck befindet“), zum Beispiel ein Heilmittel. Man nimmt ein wirksames Mittel gegen Husten oder zur Förderung der Durchblutung. Ein „Genußmittel“ ist demzufolge etwas (Speise, Getränk oder ähnliches), das wegen seines guten Geschmacks, seiner anregenden Wirkung oder ähnlichem, nicht aber wegen seines möglicherweise vorhandenen Nährwertes genossen wird. Das Wort Genußmittel impliziert, daß eine Substanz in Verbindung mit einem bestimmten Zweck eingenommen wird. Das heißt, daß die gleiche Substanz, die der eine dämonisiert und als Todesdroge verteufelt, von einem andern als Genuß- oder Heilmittel, ja sogar als bewußtseinserweiternde Droge genutzt werden kann. Um das letztere zu bewerkstelligen, bedarf es im allgemeinen bestimmter Vorkenntnisse bezüglich Dosierung und Wirkung.

Die Kunst des Genießens zu fördern, ist die beste Prävention gegen Sucht. Unter Sucht versteht man unter anderem ein maßlos oder krankhaft übersteigertes Verlangen nach einem bestimmten Genuß- oder Rauschmittel, zum Beispiel die Sucht nach Alkohol. Ein wahrer Weinkenner wird kaum alkoholsüchtig, denn wenn er über ein bestimmtes Maß getrunken hat, dann mindert sich der Genuß, da jedes weitere Glas Wein ihn vom Glück des Genießens immer mehr abbringen würde. Das Riechen des Buketts und das Zerfließen des ersten Schluckes über Zunge und Gaumen birgt für den geübten Weinkenner den höchsten Genuß. Ein besoffener Mensch hingegen kann einen guten Wein nicht mehr genießen, ja er kann einen Tropfen allerbester Güte nicht mehr von einem Wein mittlerer oder gar minderer Qualität unterscheiden. Er trinkt nur noch, weil er eben die ersten Gläser nicht richtig genießen konnte und so durch mehr Alkohol nun versucht, seinen Frust über seine eigene Genußunfähigkeit zu betäuben. In der Weinkultur vertrauten Kreisen gilt allgemein, daß Alkohol, maß- und genußvoll getrunken, ein anregendes Mittel ist, in Übermaßen getrunken jedoch ein Betäubungsmittel darstellt.

Ein Vollrausch ist für manche Menschen auch ein Genuß. Sie trinken weniger wegen des kulinarischen Genusses, sondern vornehmlich wegen des berauschenden Effektes der alkoholischen Getränke. Solche Genüsse sind durchaus legitim, doch zu oft herbeigeführt, können sie leicht zu einem Problem sowohl für die Person selbst wie auch für die Gesellschaft werden, insbesondere, weil in diesen Zuständen das Bewußtsein getrübt ist und die Erinnerung an den Genuß, oder besser, das Wissen um den Genuß, somit stark eingeschränkt ist.

Wahrer Genuß ist bewußter Genuß, das heißt, daß der Genuß in voller Absicht herbeigeführt wird. Das Wort „bewußt“ stammt von dem nicht

mehr gebräuchlichen Verb bewissen, was soviel bedeutet wie: sich zurechtfinden, auf etwas sinnen, um etwas wissen. Erwähnenswert ist hier noch, daß „Bewußtsein“ grammatikalisch zwar ein Hauptwort ist, dem Sinn nach jedoch eine Tätigkeit. Bewußtsein kann man eigentlich nicht erlangen, sondern entweder man ist bewußt, oder man ist es eben nicht. Da kann man noch so viele Workshops und Kurse belegen, um ein „erweitertes Bewußtsein“ zu erlangen, doch helfen die einem wenig, wenn man im nächsten Moment voller Stolz über das neuerworbene Bewußtsein träumerisch sinnierend durch das Tor des Kursraumes wandelnd über die Schwelle stolpert.
Es gibt Drogen, die in bestimmten Dosierungen den Geist und die Sinne anregen, die Wahrnehmung intensivieren und so auch die Genußfähigkeit steigern. Werden diese Drogen bewußt und zielgerichtet eingesetzt, können sie helfen, die Kunst des Genießens zu erlernen, wobei die Droge allein das nicht vermag, sondern es braucht dazu immer auch die eigene Initiative, eine bewußte Tätigkeit in einem dafür geeigneten Rahmen. Eine Gesellschaft, die in der Lage ist, für bestimmte drogeninduzierte Wahrnehmungsveränderungen den richtigen Rahmen zu schaffen, damit diese lust- und genußvoll bewußt erlebt werden können und dabei auch dem Wohl aller Teilnehmenden förderlich sind, kann man mit Fug und Recht eine kultivierte Gesellschaft nennen. Eine so geprägte Gesellschaft läuft nicht Gefahr, viele süchtige Menschen hervorzubringen. In einer Gesellschaft hingegen, die solche Rahmenbedingungen zerstört, ist das Suchtpotential ungemein viel größer, und die Gefahr von suchtbedingtem Elend ist kaum abwendbar.

Ecstasy als therapeutisches Hilfsmittel zum Erlernen des Geniessens

Seit Ende der 60er Jahre wandten einige amerikanische Psychotherapeuten MDMA als Hilfsmittel bei psycholytischen Therapien an. Da MDMA weder ein Betäubungsmittel im klassischen Sinne war, noch auf Grund seiner Wirkung als Anregungsmittel oder Halluzinogen eingestuft werden konnte, schuf der Chemiker Nichols für MDMA und die verwandten Stoffe MDE und MBDB den Stoffklassenamen „Entaktogen“. Er schrieb 1986: „Diese Substanzen scheinen so zu wirken, daß sie es dem Therapeuten beziehungsweise dem Patienten ermöglichen, den inneren Kern zu berühren und sich mit schmerzlichen emotionalen Aspekten auseinanderzusetzen, die sonst schwer erreichbar sind. Ich halte die lateinische Wurzel tactus für geeignet als Teil

des neuen Begriffes, da das Wort Takt eine sensible und behutsame Art der Kommunikation impliziert, die der Entstehung von Abwehr entgegenwirkt. Ergänzt durch die griechischen Wurzeln en (innen) und gen (entstehen lassen) entsteht der Name Entaktogen mit der Bedeutung des Ermöglichens einer Berührung des eigenen Inneren." (Zit. nach Gouzoulis-Mayfrank et al. 1996: 369).
Ein Wesensmerkmal von Ecstasy ist die Verstärkung der Empfindung der eigenen inneren Gefühle, wie auch die Verstärkung der Empfindung für die Gefühle in anderen Menschen, was als empathischer Effekt bezeichnet wird. Dieses Wesensmerkmal der Verstärkung der Empfindung kann optimal genutzt werden, um das bewußte Genießen zu erlernen, da die Unfähigkeit des richtigen Genießens im allgemeinen auf eine mangelhafte Empfindungsfähigkeit zurückzuführen ist. So dienen psycholytische Sitzungen nicht nur der Analyse, sondern fördern die Selbstakzeptanz und somit das Wohlbefinden in der eigenen Haut, was oft als Genuß empfunden wird. Nicht anders als im Rahmen einer psycholytischen Sitzung kann der Ecstasy-Gebraucher auf dem Dancefloor ekstatisch tanzend sein Tun und sich selbst viel intensiver erleben und genießen als in nüchternem Zustand. Bezeichnend für die Szene der vom Ecstasy-Gebrauch geprägten Tanzkultur ist der sensible und friedfertige Umgang der Menschen miteinander. Wer sich, seine Mitmenschen und seine Umgebung genießen kann, ist weitgehend frei von Agressionen, Ärger und Wut. Zu härteren Auseinandersetzungen kommt es in dieser Szene eigentlich nur, wenn größere Mengen Alkohol und Kokain im Spiel sind. Durch diese Drogen wird die subtile entaktogene Wirkung von Ecstasy überlagert und die feine Genußfähigkeit geht verloren zugunsten einer unersättlichen Gier, einhergehend mit einem Geltungsbedürfnis (besonders bei übermäßigem Kokaingebrauch), das eben genau dann eintritt, wenn die Kunst des Genießens verloren geht.

Eine saubere Droge ist die beste Drogenprävention

Wer eine saubere, richtig dosierte, psychedelische, entaktogene, empathische oder entheogene Droge unter günstigen Bedingungen konsumiert, kann durch die Wirkung der Droge sein Tun, seine Mitmenschen, seine Umgebung und sich selbst genießen und erlebt dabei Befriedigung. Wer jedoch unsaubere oder falsch dosierte Drogen unter ungünstigen Bedingungen konsumiert, dem geht der Genuß ab, und es stellt sich keine Befriedigung ein. Eine Folge, die sich aus einer solchen Situation ergibt, ist der Wunsch nach mehr Drogen, da man zu leicht geneigt ist, das Unwohlsein auf eine schlechte oder ungenügende Drogenwirkung zurückzuführen und nicht auf die eigene Konstitution oder das Set und Setting, und der bequemste Weg scheint in einem solchen Fall oft der Konsum weiterer Drogen zu sein, um „Besserung" herbeizuführen.

Ecstasy als Freizeitdroge heute

Gemäß Untersuchungen des Münchner Instituts für Therapieforschung und des Münchner Max Planck Instituts für Psychiatrie (Arbeitsgruppe für klinische Psychologie und Epidemiologie) gibt es in Deutschland (1995) mehr als eine halbe Million Ecstasy-Konsumenten, das sind weit mehr als 0,5 % der Wohnbevölkerung. In der Altersgruppe der 14- bis 25jährigen geben 4 % der Männer und 2,3 % der Frauen an, Erfahrungen mit Ecstasy zu haben, d. h. 3,2 % der Jugendlichen haben bereits Bekanntschaft mit Ecstasy gemacht, in der Altersgruppe zwischen 22 und 24 Jahren sind es sogar ganze 6 %. Diese Zahlen stammen aus den Jahren 1994/1995. In der Zwischenzeit hat die Zahl der Ecstasy-Konsumenten weiter stark zugenommen. Gemäß Tagesspiegel vom 29. 8. 1996 haben im Westteil Berlins bereits 15 % der 15- bis 30jährigen Erfahrungen mit Ecstasy, im Ostteil der Stadt sind es 3,7 %. Von den geschätzten 540.000 Ecstasy-Konsumenten nehmen 80 % häufiger als einmal im Monat eine Pille, das heißt, es gibt ca. 430.000 Ecstasy-Dauerkonsumenten in Deutschland.

Ecstasy hat heute bei einem Teil der jüngeren Bevölkerung bereits den Status eines Genußmittels und wird zu bestimmten Anlässen auch regelmäßig konsumiert. Der Ecstasy-Gebrauch hat für viele Menschen bereits „Normalität" erlangt. Das Verbot hat so gut wie keine aufhaltende Wirkung gezeigt und die Menschen vom Konsum nicht abgehalten. Am Beispiel von Ecstasy kann sich jedermann ein Bild vom Nonsens der heute praktizierten Betäubungsmittelpolitik machen, die vorgibt, die Verfügbarkeit und den Konsum von Drogen einzudämmen oder verhindern zu wollen.

In einer Welt, in der der Mensch von Politik und Wirtschaft immer mehr nur noch als lebende, Mehrwert schaffende, Produktionseinheit betrachtet und der Kultur und Bildung immer weniger Bedeutung beigemessen wird, ist es nicht verwunderlich, daß immer mehr Menschen zu Genußmitteln greifen, um ihrem Alltag für ein paar Stunden zu entfliehen.

Ecstasy wird bekanntlich häufig in der Techno-Szene konsumiert, jedoch auch in der Therapeuten-Szene, im Rotlichtmilieu wie auch in den verschiedensten anderen Kreisen. Die Techno-Szene unterscheidet sich von den anderen Gruppierungen dahingehend, daß sie sich als kulturschaffende Szene versteht. Darum ist es auch nicht verwunderlich, daß die meisten Aufklärungskampagnen bezüglich Ecstasy ihren Ursprung im Umfeld der Techno-Szene haben. So wurde bereits in den 80er Jahren in den Niederlanden die sogenannte „Safe House Campagne" ins Leben gerufen. Diese Initiative beschränkt sich nicht nur auf Aufklärung, was den Drogengebrauch anbelangt, sondern erforscht auch stets das Umfeld, in dem die Drogen genommen werden und gibt wertvolle Hinweise, wie die Gestaltung desselben für einen sicheren Umgang mit den Drogen aussehen sollte. Nicht nur die Moleküle selbst, sondern auch das „Set und Setting" sind maßgeblich für den angenehmen Genuß einer Droge verantwortlich. Mit dem Aufkommen der Techno-Kultur in den Niederlanden bildeten sich dort verschiedene Gruppierungen, die sich um die Belange der anderen Szenemitglieder kümmerten und sich bemühten, allfälligen Problemsituationen entgegenzuwirken und die Szene vor Schaden zu bewahren. Auch in Deutschland bildeten sich ähnlich geartete Gruppierungen, doch im Gegensatz zu Deutschland, wo diese Gruppierungen von fundamentalistisch geprägten Regierungskreisen eher bekämpft als unterstützt wurden und werden, suchten die niederländischen Behörden nach Kooperationsmöglichkeiten und pragmatischen Methoden zur Effizienzsteigerung der angestrebten Ziele. An der Intensität, mit der in den Niederlanden die Techno-Szene einerseits erforscht, anderseits auf breiter Ebene beraten wurde und wird, kann man den Stellenwert des Kulturbewußtseins, der Tolerierung verschiedener Kulturströmungen und der Akzeptanz neuer gesellschaftlicher Werte im Nachbarland einschätzen. Die dortigen Institutionen und Behörden haben jedenfalls die Situation sehr früh erkannt, pragmatisch und konstruktiv reagiert und so der kulturschaffenden (Techno-) Jugend ein gut funktionierendes Instrumentarium mit vielen Dienstleistungen bereitgestellt. Wie schon erwähnt, sind auch in Deutschland aus der Szene heraus verschiedene Gruppierungen entstanden, die sich intensiv mit Gebrauch, Set und Setting, wie auch mit den Risiken und Nebenwirkungen von Partydrogen auseinandergesetzt und in der Folge auch verschiedene informative Publikationen herausgegeben haben. Ebenso haben sie in Zusammenarbeit mit Veranstaltern Informationsstände und Ruhezentren bei Raves und in Klubs organisiert. Eine dieser

Gruppierungen ist „Eve & Rave", anfänglich in Berlin, inzwischen auch in Kassel, Köln, Münster und in der Schweiz aktiv. Der Verein „Eve & Rave" hat auch in Zusammenarbeit mit der Deutschen AIDS-Hilfe verschiedene Workshops und Seminare zur Fortbildung der eigenen Leute wie auch für Szenemultiplikatoren veranstaltet. Bei all diesen Veranstaltungen ging es nicht nur um den möglichst risikoarmen Gebrauch von Ecstasy und anderen Partydrogen, sondern generell um die Gestaltung von Techno-Veranstaltungen, damit die Gäste unter bestmöglichen Bedingungen feiern können.
Bezeichnend in diesem Zusammenhang ist, daß „Eve & Rave" in erster Linie ein Verein „zur Förderung der Party- und Technokultur" und erst in zweiter Linie „zur Minderung der Drogenproblematik" ist. Der kulturelle Rahmen ist das „A und O" für die Minderung der Drogenproblematik. Werden jedoch die kulturellen Gegebenheiten beschnitten und die Wirkkreise eingeschränkt, wie zum Beispiel durch amtlich verfügte Klubschließungen, dann wird die Problematik nicht gemindert, sondern verschärft, denn eine fröhlich feiernde Partygemeinde läuft kaum Gefahr, süchtig zu werden. Ein Haufen verstreuter frustrierter Raver jedoch, der nicht mehr weiß, wohin er gehen kann, um seine kulturellen Interessen auszuleben, neigt viel mehr zu Flucht- und Suchtdrogen.
Eine gut funktionierende soziale Infrastruktur in einer drogengebrauchenden Kulturgemeinde, wie die Techno-Szene eine darstellt, ist der beste Garant für eine relativ niedrige Zahl von Problemfällen, und jede Zerstörung einer „Zelle" dieser Infrastruktur erhöht das Risiko für Problemsituationen. Die unter dem Aspekt der rechtlichen Vorschriften vorgenommenen Klubschließungen haben nicht nur einen negativen Einfluß auf die kulturelle Situation in der Szene, sondern führen automatisch immer zu neuen Härtefällen durch die in der Folge entstehenden Fälle von sozialer Desintegration und Isolation einzelner Betroffener.

Seriöse Aufklärung – Leitmotiv einer vernünftigen Drogenpolitik

Glaubwürdigkeit ist die Grundvoraussetzung für die Akzeptanz von Informationen. Dies gilt besonders im Bereich der Drogenaufklärung. Leider glauben jedoch immer noch viele fundamentalistische Befürworter einer harten Repressionspolitik, daß sie mit übertriebenen Negativmeldungen oder gar völlig falschen Angaben Leute vom Drogenkonsum abhalten können. So kann man in einem Infoblatt der „Jungen Union Bayern" zum Thema Ecstasy etwa folgende Passage lesen:
„Ecstasy wird in allen möglichen Formen und Farben gehandelt: rund,

oval, eckig, gelb, rot, blau – der Phantasie sind keine Grenzen gesetzt. Und damit hat der Ecstasy-Konsument neben seinen gesundheitlichen Risiken ein weiteres: Wie erkennt er ‚echtes Ecstasy'? Denn über 90 % der beschlagnahmten bunten Pillen enthalten kaum oder kein MDMA. Im Klartext: Hobby-Chemiker panschen in ihren Hinterhof-Waschküchen die unglaublichsten Mixturen zusammen, in denen von Coffein über LSD bis hin zu Rattengift und Hormonen alles mögliche Verwendung findet."

Hier leistet die Junge Union eher einen Beitrag für die oft beklagte „Politikverdrossenheit" einer immer größer werdenden Anzahl von jungen Bürgerinnen und Bürgern, denn jeder, der sich nur etwas intensiver mit der Materie beschäftigt hat, weiß, daß der Inhalt des Infoblatts, ein, wie man auf Bayerisch zu sagen pflegt, „völliger Schmarren" ist. Selbst nach Angaben des Bundeskriminalblattes, Nr. 178/95, enthalten 30 % der beschlagnahmten Pillen ausschließlich MDMA, 36 % MDE, 6 % eine Mischung aus MDMA und MDE, so daß über 70 % der beschlagnahmten Pillen nur die Ecstasy-Wirkstoffe MDMA und/oder MDE enthalten. Gemäß Untersuchungen des Gerichtsmedizinischen Instituts der Humboldt-Universität in Berlin, das für „Eve & Rave" die Analysen der Ecstasy-Proben durchführte, enthielten die 1996 abgegebenen Proben zu über 90 % nur die Ecstasy-Wirkstoffe MDMA und/oder MDE.[1] Die meisten Ecstasy-Pillen werden professionell hergestellt, wie die Analysen zeigen: etwa ein Drittel aller der durch „Eve & Rave" zur Analytik weitergeleiteten Proben enthielten weniger als 0,05 % herstellungsbedingte Verunreinigungen bezogen auf den Wirkstoffgehalt. In über 10 % der Proben konnten überhaupt keine Verunreinigungen festgestellt werden, was den Rückschluß auf eine professionelle Produktion mit Industriestandard zuläßt. Die Behauptung, daß Ecstasy-Pillen Rattengift beigemischt wird, geistert seit Jahren durch die Medien, doch weder in den Niederlanden, noch in Deutschland und der Schweiz wurde je eine Probe gefunden und untersucht, in der Rattengift nachgewiesen werden konnte.

Ein Infoblatt, wie das der Jungen Union Bayern, ist daher als Information völlig unbrauchbar und dient sicherlich nicht zur Versachlichung der Drogendiskussion. Schade, daß vorsätzliches professionelles Verbreiten von Lügen nicht strafbar ist!

Wesentlich glaubwürdiger ist da die 20seitige Broschüre „Ecstasy und Techno" vom Bündnis 90/Die Grünen mit Informationen zur Wirkung, den gesundheitlichen Risiken und den juristischen Folgen des

---

[1] Vgl. hierzu die Drugchecking Liste von Eve & Rave, S. 304–310, in diesem Band.

Ecstasy-Konsums sowie Forderungen zur Verbesserung der Situation der User von Partydrogen. Wie auch die 20seitige Broschüre „Zauberpilze bei uns", ebenfalls vom Bündnis 90/Die Grünen herausgegeben, genießt diese Art von Aufklärung und Information in der Szene eine hohe Akzeptanz. Dies einerseits, weil jeder sofort merkt, daß hier nicht mit populistischen Sprüchen von absoluten Laien, sondern differenzierte Informationen von Sachkundigen vermittelt werden, insbesondere, weil nicht nur die Bereiche Pharmakologie, Gesundheit und Recht abgehandelt werden, sondern weil auch über Drogenkultur und Rituale Informationen zu finden sind. Das Bedürfnis nach Information ist sehr groß, so waren die beiden oben beschriebenen Broschüren nach kurzer Zeit vergriffen und mußten nachgedruckt werden. Viele Raver sind wegen diesen Informationen zum ersten Mal in ihrem Leben in ein Büro einer politischen Partei gegangen, um sich dort mit diesen Broschüren einzudecken. Auch die „Party-Drogen-Broschüre" von Helmut Ahrens (herausgegeben von Eve & Rave) hat in der Szene einen hohen Akzeptanzgrad. In Berlin und Frankfurt am Main (wie auch bei Eve & Rave-Informationsveranstaltungen im ganzen Bundesgebiet und in Österreich und der Schweiz) wurden inzwischen weit über 200.000 Broschüren vornehmlich gezielt an Ecstasy-konsumierende Jugendlichen abgegeben.
Den Wert von Publikationen im Bereich Drogenaufklärung kann man gut messen an der Zahl der Rückfragen und an der Art der Fragen und deren Inhalt. Da „Eve & Rave" oft an Veranstaltungen in ganz Deutschland, aber auch in der Schweiz und Österreich sogenannte „vor Ort Arbeit" leistet, kann das Feedback gut analysiert werden. Hier kann ganz klar beobachtet werden, daß seriöse Informationen das User-Verhalten deutlich positiv beeinflussen.

Soziokulturelle Stellung des Ecstasy-Dealers

Im allgemeinen ist der Drogenlieferant bei jungen Erstkonsumenten von Ecstasy die erste und oft auch einzige Informationsquelle bezüglich der Wirkung der Droge. Er ist praktisch der „Einweiser" zur ersten Ecstasy-Session, im günstigsten Fall ist er bei dieser ersten Erfahrung der „Neulinge" persönlich anwesend und kann bei Bedarf mit Rat und Tat zur Seite stehen. Seine Erfahrung und sein Einfühlungsvermögen ist oft von ausschlaggebender Bedeutung für die „Drogenkarriere" der jungen, noch unerfahrenen Einsteiger.
Reife und verantwortungsbewußte Dealer sind die beste Gewähr für einen hohen und fundierten Informationsstand der Drogengebraucher,

und somit tragen sie wesentlich zur Minderung der Drogenproblematik bei. Werden nun diese Dealer verhaftet und zu Gefängnisstrafen verurteilt, dann rücken neue Dealer nach, die vielleicht nicht so erfahren und bewandert in der Materie sind. Je mehr alteingesessene Dealer verhaftet werden, desto mehr rücken unerfahrene Jungdealer mit weniger Sachkenntnis nach, was zu einem deutlichen Informationsdefizit in der drogenkonsumierenden Gruppe führt und somit zur Erhöhung der Wahrscheinlichkeit von akut auftretenden Problemen.
Ein weiteres Problem ist das Image des Dealers, das den Bürgern mittels billiger Vorabendserien vermittelt wird: geldgierige und gefühlskalte Gestalten repräsentieren in diesen Filmen die Person des Dealers. Das macht Schule. Wird ein Dealer verhaftet, dann treten die Personen auf das Parkett der Drogenhandelsszene, die das Gefühl haben, sie hätten das Zeug, um in diesem Geschäft Geld zu machen. Dadurch verrohen die Sitten, und Kriminalität macht sich breit. Das wäre in jedem anderen Dienstleistungsberuf genau so. Man stelle sich vor, der Arztberuf würde aus welchen Gründen auch immer kriminalisiert und alle Ärzte würden verhaftet. Geldgierige Scharlatane würden die Arztszene erobern und die Bedürfnisse der Menschen ausnutzen, um sich zu bereichern, würden Konkurrenten den Behörden verraten, ihre Familien erpressen und ähnliches mehr. Auf jeden Fall würde die Gesundheitskultur immens darunter leiden. Hier ist Aufklärung von Nöten, denn die meisten (Ecstasy-) Dealer entsprechen nicht dem Dealertyp, wie er im Fernsehen oft dargestellt wird, sondern sind selbst Drogengebraucher und kennen die Drogenkultur aus eigenem Erleben und sind darum auch in der Lage, die kulturellen Zusammenhänge von Droge, Ritus (Set und Setting) sowie die Nachbearbeitung der Drogenerfahrung zu vermitteln. Sie sind mehr oder weniger der Garant für einen kultivierten Umgang mit den entsprechenden Drogen.
Je weniger eine Gesellschaft ihre Jugend mit sachlichen und glaubwürdigen Informationen über Drogen, Drogengebrauch und Drogenkultur versorgt, desto mehr wird der Dealer als Übermittler kultureller Traditionen aufgewertet. So erfahren die jungen Haschischraucher von ihrem Dealer von den Riten des Chillumrauchens, vom Unterschied einer Wasserpfeife und einer Bong, vom Flash des Eimerrauchens oder vom Kick des Kawums, aber auch die Art und Weise der Pflege der Rauchgeräte lernen die jungen User zumeist von ihrem Dealer, und nicht zuletzt auch, wie man eine Erdpfeife baut. Der erfahrene Haschischhändler kann seine Kundschaft auch darin beraten, welche Sorten und Qualitäten für die verschiedenen Rauchzeremonien und entsprechend für die verschiedenen Rauchgeräte am besten geeignet sind.

Bei Ecstasy ist es ähnlich. Der erfahrene Dealer vermittelt eben nicht nur den „Stoff", sondern auch die dazugehörigen Verhaltensregeln. Er kann über die unterschiedlichen Wirkungen von Ecstasy berichten sowie von den verschiedenen Einsatzmöglichkeiten. Hat er (unter der Voraussetzung, daß er einen seriösen Lieferanten hat, der genau weiß, was er verkauft) über Jahre hinweg eigene Erfahrungen mit MDMA, MDE und MBDB gemacht, dann kann er auch seine Klientel aufklären und die subtilen Unterschiede der einzelnen Wirkstoffe erläutern. Bei psychoaktiven Substanzen aus der Gruppe der Entaktogene und Empathogene gilt ganz besonders: Je höher der Wissensstand der User ist, desto gezielter können die einzelnen Substanzen eingesetzt und miteinander kombiniert werden. Durch Vermeidung von Fehlern sinkt das Risiko und steigern sich die Möglichkeiten des Genusses.

Ein Verkäufer von Hi-Fi-Anlagen (Hi-Fi = high-fidelity = hohe Treue), der selbst den Klang eines Orchesters nie gehört hat, kann nicht wirklich nachempfinden, ob eine Schallplatte oder CD auf der angebotenen Anlage wirklich den Originalklang in großer Treue (hier im Sinne von Ähnlichkeit) wiedergibt. So kann er auch niemals seine Kundschaft ehrlich und korrekt beraten und weiß nicht, ob die Anlage dem Käufer letztendlich Ärger und Verdruß oder Freude und Genuß bereiten wird. Genauso kann ein Drogendealer, egal, ob es sich hier um einen Wein-, Haschisch- oder Ecstasy-Händler handelt, seine Kundschaft nicht beraten, wenn er den Stoff und seine genußbringenden Eigenschaften nicht selbst kennt und eigene Erfahrungen damit gemacht hat, denn beim Genuß geht es um feinste Nuancen, bei der Droge selbst wie beim Set und Setting im Rahmen des Gebrauchs der Droge – für den süßen Portwein ein anderes Glas als für den trockenen Weißwein, für den erdigen roten Burgunder ein anderes Glas als für den prickelnden Schaumwein. Beim Haschisch ist es ähnlich, Zero-Zero aus Marokko aus der Purpfeife, grüner Türke aus einem schlanken Joint, fetter schwarzer Afghane aus der Wasserpfeife, feiner würziger Chitral aus Pakistan aus der Hucka, vollmundiger rassiger Kaschmir aus dem Chillum etc. Auch für verschiedene „Ecstasy-Sorten" (MDMA, MDE, MBDB) gibt es verschiedene optimale Sets und Settings. In welchen Situationen welches Ecstasy und in welcher Dosierung als therapeutisches Hilfsmittel, als Tanzdroge oder zum Opernbesuch eingesetzt wird, und was dabei zu beachten ist, das kann man zwar inzwischen in Fachbüchern nachlesen, doch zumeist erfährt der User von seinem Dealer, wie er am besten mit dem Stoff umzugehen hat, damit er denselben wirklich bewußt genießen kann und am Ende nicht mit Verdruß, sondern eben mit Genuß erfüllt ist.

Für das Recht auf Genuß – Ecstasy legal

Jürgen Neumeyer, Henning Schmidt-Semisch

> „Zu Risiken und Nebenwirkungen lesen Sie die Packungsbeilage, oder fragen Sie Ihren Arzt oder Apotheker."
>
> Deutsches Sprichwort

Die Autoren und Autorinnen dieses Bandes haben die Horrorszenarien, die hinsichtlich Ecstasy immer wieder in den Medien die Runde machen, zumindest relativiert. Ecstasy, das ist deutlich geworden, kann für verschiedene Individuen eine Vielzahl unterschiedlicher Funktionen erfüllen. Es ist ein geschätztes Mittel im Zusammenhang der psycholytischen Therapie (Hess), es kann ein durchaus angenehmes Mittel der Rekreation, also der Erholung und Entspannung sein (Rosenbaum u. a.), es dient einigen Menschen als Werkzeug bei schamanischen, Kreis- oder anderen Ethno-Ritualen (Krollpfeiffer), und es ist bei zahlreichen Mitgliedern einer breiten Freizeit- und Jugendkultur als Tanz- und Geselligkeitsdroge beliebt (Domes, Hitzler/Pfadenhauer). Wenn Artur Schroers mit seinen Schätzungen recht hat, dann gibt es vielleicht drei Millionen oder noch mehr Menschen in der Bundesrepublik, die Ecstasy konsumieren oder zumindest konsumiert haben. Und die allermeisten dieser Personen verbinden mit dem Ecstasy-Konsum positive Erfahrungen, sei es nun in der Therapie, in geselliger Runde am Strand oder auf dem Dancefloor.

Gleichwohl ist aber auch deutlich geworden, daß der Konsum von Ecstasy – ebenso wie der Konsum aller anderen legalen und illegalen Drogen – ein ganze Reihe von Risiken birgt (Iwersen/Püschel). Diese betreffen zwar auch die Substanzen selbst, aber in erster Linie das Set und das Setting des Gebrauchs: Denn auch wenn der Konsum von Ecstasy grundsätzlich zu einem Anstieg der Körpertemperatur führt, so wird dies doch vor allem dann zum Problem, wenn man in überhitzten Räumlichkeiten dem ekstatischen Tanze frönt und überdies die notwendige Flüssigkeitsaufnahme unterläßt – ein Problem also, das durch entsprechende Informationen und Maßnahmen der Raver nahezu gelöst werden kann. Viele unerwünschte oder auch lebensbedrohende Zustände sind auf Vorschädigungen, etwa der Leber oder des Herzens, zurückzuführen, die, bei entsprechendem Wissen um die Kontraindikationen der Verwendung, ebenfalls weitestgehend vermeidbar wären. Zudem war von Unverträglichkeitserscheinungen bzw. allergischen Reaktionen die Rede. Solche Risiken sind zwar grundsätzlich nicht vermeidbar, andererseits teilt Ecstasy diese aber mit einer nahezu nicht endenden Reihe anderer psychoaktiver Substanzen und Medikamente. Dies gilt auch für die Langzeitschäden des Ecstasy-Konsums: So wurde einerseits deutlich, daß die Forschung hierzu noch zu wenig weiß, um eindeutige Aussagen machen zu können (Fromberg), andererseits aber auch, daß der Ecstasy-Konsum als Ausdruck einer temporären Lebensphase begriffen werden muß, was Langzeitschäden (wenn es sie denn gibt) möglicherweise erheblich reduziert.

Alles in allem erscheint uns Ecstasy daher als eine Substanz, die – mit einigem Wissen über und Beachten ihrer Wirkungen, Nebenwirkungen und Kontraindikationen – weitgehend unproblematisch konsumiert werden kann. Das bedeutet nicht, daß wir glauben, daß – selbst bei der Verfügbarkeit adäquater Informationen – nicht auch Ecstasy auf eine Art und Weise konsumiert werden kann und wird (!), die zu Problemen der unterschiedlichsten Art führen kann, aber wir bestreiten, daß dies Legitimation genug ist, Ecstasy zu verbieten bzw. sein Verbot aufrechtzuerhalten. Vielmehr betrachteten wir die, dem Verbot impliziten Gleichsetzungen von Konsum und Gefahr, von Rausch und Schädigung, von Genuß und Mißbrauch, als unzulässige Verallgemeinerungen. Denn die im Vordergund stehende, primäre Motivation (und Wirkung) des Ecstasy-Gebrauchs ist die des Genusses, ebenso wie bei jenen Substanzen, deren alltägliche Benutzung uns in Form von Tabak, Kaffee oder Alkohol selbstverständlich erscheint – und deren pharmakologisch-wissenschaftliche Beschreibungen (wenn wir sie uns denn zu Gemüte führen würden) uns ähnlich unangenehm aufstoßen, wie die der Ecstasy-Wirkstoffe. Und obwohl man um die durchaus ambivalenten Auswirkungen und auch um die kurz-, mittel- und langfristigen Schädigungen dieser legalen Drogen und ihres Konsums durchaus weiß, wird kaum jemand bestreiten, daß die Bürgerinnen und Bürger unseres Landes etwa das Recht haben, auf Schützenfesten Bier und Schnaps zu trinken. Dasselbe gilt auch für jenen monströsen bayrischen Rave, der mit sehr eigenwilliger Musik alljährlich in München als Oktoberfest zelebriert wird. Niemand käme auf die Idee, diese Feste, inklusive der tyischen Drogenkonsummuster, zu verbieten. Zum Glück! Denn welche Probleme eine Alkoholprohibition erzeugen kann, konnte man nicht zuletzt in den Vereinigten Staaten von Amerika zu Beginn dieses Jahrhunderts beobachten: Die gesundheitlichen Schäden durch den illegal gebrannten und z. T. hochgiftigen Alkohol waren erheblich höher und zudem unberechenbar; der illegale Alkoholhandel blühte und gewaltsame Auseinandersetzungen um entsprechende Marktanteile waren an der

Tagesordnung. Erreicht hat man mit Drogenverboten stets alles mögliche, nur das eine eben nicht, nämlich daß die Menschen aufgehört hätten, die verbotenen Substanzen – trotz aller Repressionen – weiterhin nachzufragen und auch zu konsumieren. Das gilt gleichermaßen für die alten Alkohol-, Tabak- und Kaffeeverbote wie für die aktuellen Verbote, etwa von Heroin, Kokain, Cannabis oder Ecstasy. Die „Erfolge" dieser Prohibitionen war stets dieselben: Man verlor die Kontrolle über die Hersteller und Vertreiber der jeweiligen Substanzen, man hatte keine Sicherheit mehr bezüglich der Qualität der Drogen, und die Preise stiegen ins unermeßliche. Der Versuch des Staates, mit repressiven Mitteln Kontrolle sowohl über die Drogennachfrage als auch über das Angebot zu gewinnen, führte gerade dazu, daß ihm zunehmend die Kontolle über die Substanzen, über Gesundheitsschutz, Aufklärung und den Markt auf breiter Linie entglitt – daß man alle substanzorientierten Kontollen aufgab.

Für einen risikominimierten Gebrauch von Drogen sind aber gerade diese substanzspezifischen Kontrollen unabdingbar. Der Konsument muß wissen können, welche Dosierung und Qualität die von ihm konsumierte Droge aufweist; er muß der Person, von der er die Substanz kauft, vertrauen können; und er muß sich gefahrlos über diese Substanz informieren und seine Konsumerfahrungen mit anderen austauschen können.

Die neueren Konzepte der Prävention hinsichtlich legaler Drogen sehen diesen Zusammenhang durchaus und beschäftigen sich daher nicht mehr vordringlich mit der klassischen Gefahrenabwehr, sondern mit der Suche und Förderung individueller, stabilisierender Faktoren, die einen vernüftigen Umgang mit Substanzen oder auch mit bestimmten Handlungen (etwa Glücksspiel) erlauben. Diese, als Suchtvorbeugung begriffenen Maßnahmen, die durchaus auch auf den Umgang mit illegalen Drogen übertragen werden können, akzeptieren, daß Menschen gerne Dinge tun, die ihnen gefallen; sie akzeptieren auch, daß Menschen bestrebt sind, diese Dinge zu wiederholen – womöglich auch öfter oder gar „regel-"mäßig. Das schützende, präventive Element besteht darin, über „positive" Regeln vor einem selbstzerstörerischen Gebrauch der schönen Dinge und vor der Gefahr, daß diese Dinge zum Lebensmittelpunkt werden, zu bewahren. Der Genuß ist unseres Erachtens die wirkungsvollste „positive" Regel, die sich Menschen beim Konsum zu eigen machen können. Geradc weil er nicht unabhängig von gesellschaftlichen und (sub-)kulturellen Deutungsmustern stattfindet, realisiert sich unter diesen Rahmenbedingugen die beste „Suchtvorbeugung" – eine Drogenkultur. Die Voraussetzung für solch ein politisches, gesellschaftliches und (sub-)kulturelles – vom Druck und den Gefahren der Illegalität befreites – Setting ist die legale Erreichbarkeit der Substanz (vgl. etwa Marzahn 1983; Nolte 1996). Will man eine solche, legale Erreichbarkeit der heute illegalen Drogen politisch realisieren, dann bieten sich – die gegenwärtige gesetzliche Situation der Bundesrepublik Deutschland zugrunde gelegt – grundsätzlich zwei Modelle an:

(1) das Arzneimittel-Modell (Einordnung der illegalen Drogen ins Arzneimittelgesetz – AMG)
(2) das Genußmittel-Modell (Einordnung der illegalen Drogen ins Lebensmittelgesetz – LMBG)

Die Frage, welches dieser beiden Modelle wohl das sinnvollere ist, entscheidet sich vor allem am Zweck, den man dem Konsum von Drogen zuordnet, d. h., sind Drogen primär Arznei- oder Genußmittel? Denn sowohl das Arzneimittel- also auch das Lebensmittelgesetz definieren die jeweiligen Substanzen, die sie regeln sollen, recht eindeutig:

> § 2 Arzneimittelgesetz (AMG):
> „Arzneimittel sind Stoffe und Zubereitungen aus Stoffen, die dazu bestimmt sind, durch Anwendung am oder im menschlichen oder tierischen Körper
> 1. Krankheiten, Leiden, Körperschäden oder krankhafte Beschwerden zu heilen, zu lindern, zu verhüten oder zu erkennen (...)."
>
> § 1 Lebensmittel- und Bedarfsgegenstände-Gesetz (LMBG):
> „Lebensmittel im Sinne dieses Gesetzes sind Stoffe, die dazu bestimmt sind, in unverändertem, zubereitetem oder verarbeitetem Zustand vom Menschen verzehrt zu werden, ausgenommen sind Stoffe, die dazu bestimmt sind, zu anderen Zwecken als zur Ernährung oder zum Genuß verzehrt zu werden."

Konkret ergibt sich daraus also die Frage nach dem Zweck der Einnahme von Drogen, also: Werden Drogen, z. B. Ecstasy, primär konsumiert, um Krankheiten zu heilen, zu lindern oder vorzubeugen, oder werden sie eingenommen, um Genuß zu haben?
Es ist zwar mittlerweile zu einem Allgemeinplatz der Drogenforschung und des Drogenwissens geworden, daß alle heute illegalen Drogen eine lange Geschichte und Tradition als Arznei- und Heilmittel haben (und gerade bei den Entaktogenen MDMA oder MDE ist dies immer noch ein wichtiger und aktueller Anwendungsbereich), aber es dürfte auch deutlich sein, daß diese Substanzen heute (z. B. an Raves) vorwiegend zu einem anderen Zweck eingenommen werden, nämlich zum Zwecke des Genußes. Wenn diese These richtig ist, dann

allerdings gehören sie – im Sinne der gesetzlichen Definition – nicht (ausschließlich) ins Arzneimittelrecht (dies nur in dem Sinne, daß sie hinsichtlich einer Therapie verschreibungsfähig sein sollten), sondern ins Lebensmittelrecht – nicht zuletzt deshalb, weil kein Arzt das Recht und voraussichtlich auch nicht die Lust hat, anderen Menschen Genußmittel zu verschreiben.
Was aber ist ein Genußmittel? Um ehrlich mit diesen Fragen umzugehen, sollten wir sie zunächst an unseren Konsum der sogenannten Alltagsdrogen Alkohol, Nikotin, Koffein, Chinin usw. richten. Denn der Gesetzgeber hat es sich vielleicht etwas leicht gemacht, als er diese Stoffe pauschal als Genußmittel definierte, obwohl er wissen mußte, daß Genuß eine sehr ambivalente Angelegenheit sein kann. So wissen wir wohl alle, daß man ein Glas Wein durchaus genußvoll trinken kann – in geselliger Runde oder auch alleine. Wir kennen aber auch die Rauschwirkung, die nach mehren Gläsern Wein eintreten kann. Ist der Wein nun noch ein Genußmittel oder bereits ein Rauschmittel? Trinken wir noch ein paar Gläser Wein mehr, entfaltet der Alkohol allmählich seine toxischen, also giftigen Wirkungen, und wir fangen wahrscheinlich an zu lallen, zu torkeln oder fallen gar hinterrücks vom Stuhl. Ist der Wein nun noch ein Genußmittel oder am Ende sogar ein Rauschgift? Wir kennen wahrscheinlich auch einige Leute, die täglich und zwanghaft große Mengen Alkohol konsumieren und die man häufig als Alkoholiker bezeichnet. Ist der Wein nun noch ein Genußmittel, oder ist er ein Suchtmittel?
Jede Antwort auf diese Alternativfragen ist natürlich falsch. Der Alkohol ist nicht entweder dies oder jenes, sondern er birgt grundsätzlich alle diese Möglichkeiten (Genuß, Rausch, Sucht etc.) in sich. Welchen Zweck der Konsum hat, entscheidet der jeweilige Konsument, der bestimmte Zwecke in bestimmten Situationen an die Substanz heranträgt. Dabei ist es freilich häufig gerade der Rausch, der dem Konsumenten Genuß bereitet.
Derselbe Mechanismus ist nun auch bei den heute illegalen Drogen wirksam. Auch sie können Genußmittel sein, Rauschmittel oder Rauschgifte, je nachdem, was der jeweilige Konsument mit ihnen anstellt. Heute allerdings – und das ist ein entscheidender Unterschied zu den legalen Drogen – wird aus den illegalen Drogen allein deswegen häufig Gift, weil der Konsument den Stoff, den er auf der Straße kauft in keiner Weise einschätzen kann: Er weiß beispielsweise nicht, wieviel MDMA die Pille, die er kauft, tatsächlich enthält, ob sie 50, 100, 200 oder gar 250 mg wirksame Substanz aufweist. Er weiß auch nicht, ob die Pille überhaupt einen der Ecstasy-Wirkstoffe enthält und mit welchem Stoff sie gegebenenfalls gestreckt oder verunreinigt ist: Es

sind eben vor allem die Konsumbedingungen, die wirklich „giftig" sind und die dazu führen, daß das Bild vom gefährlichen „Rauschgift" (scheinbar) immer wieder bestätigt wird! Dementsprechend halten wir – sowohl aus Gründen des Gesundheitsschutzes als auch aus Gründen der Gerechtigkeit und Gleichbehandlung von Drogenkonsumenten – die derzeitige betäubungsmittelrechtliche, repressive Drogenpolitik weder für gesundheitspolitisch angemessen noch für moralisch legitim – sie kann weder wert- noch zweckrational überzeugen. Deshalb gehören die heute illegalen Drogen in das Lebensmittelrecht, also in jenes Gesetz, in dem auch Alkohol, Tabak, Kaffee, Tee, koffein- und chininhaltige Erfrischungsgetränke geregelt sind. U.E. enthält das Lebensmittelrecht alle Vorraussetzungen, um die Konsumenten – so weit dies eben möglich ist – vor ungewollten Schädigungen zu schützen (vgl. zu den folgenden Punkten ausführlich: Schmidt-Semisch 1992 sowie 1994):

(1) Man kann die Orte des Drogenverkaufs auf bestimmte Örtlichkeiten einschränken, z. B. auf Drug-Stores, Drogenkneipen, also allgemein: auf einen zu definierenden Fachhandel.
(2) Über Lizenzen ist es möglich, die Kompetenzen und die Anzahl der Drogenhändler zu bestimmen und zu überprüfen.
(3) Unter Zuhilfenahme z. B. der Jugendschutzgesetze oder der Straßenverkehrsordnung lassen sich – wie für Alkohol und Tabak – bestimmte Einschränkungen des Konsums definieren, wobei man sich der Tatsache bewußt sein muß, daß diese – ebenso wie etwa beim Alkohol – allenfalls symbolische Kraft entfalten können.
(4) Es lassen sich Drogen-Steuern erheben, die z. B. zweckgebunden in ein Drogenhilfesystem zurückfließen könnten.
(5) Vermarktungsorientierte Werbung kann verboten werden bei gleichzeitiger Zulassung und Förderung von Aufklärungsmaterialien.
(6) Den Drogenherstellern kann auferlegt werden, die Drogenverpakkungen mit speziellen Gebrauchsanweisungen, Beipackzetteln, mechanischen Sicherheitsvorkehrungen (Kindersicherung) oder auch mit Warnhinweisen (etwa nach dem Vorbild von Zigarettenpackungen) zu versehen.
(7) Die Lebensmittelüberwachung überprüft die Qualität der Substanzen und stellt diese gleichbleibend sicher.
(8) Sollten gleichwohl fehlerhafte oder verunreinigte Produkte unbemerkt auf den Markt gelangen, so tritt – wie bei anderen Industrieprodukten auch – die übliche Produkthaftung für etwaige Schäden ein.
(9) Alle sonstigen Schädigungen, die der Konsument durch exzessiven

Gebrauch o. ä. selbst zu vertreten hat, werden, wie bei den Konsumenten von Alkohol und Tabak, über die Krankenkassen abgerechnet.

Die Vorteile einer solchen legalen Handhabung der heute illegalen Drogen sind folgende:

(1) Man erhält – im Gegensatz zur heutigen Situation – eine weitestgehende Kontrolle über die verkauften Substanzen.
(2) Man erhält – was in der Illegalität erfahrungsgemäß unmöglich ist – eine umfassende Kontrolle über die Hersteller, Vertreiber und Händler von Drogen sowie in gewissem Maße auch über den Preis der Substanzen.
(3) Man sichert die Autonomie der Konsumenten sowohl in Hinblick auf die Entscheidung, welche Drogen sie konsumieren wollen, als auch in Hinblick auf die Entscheidung einer vom Konsumenten für sinnvoll erachteten Beratung, Behandlung oder Therapie durch einen Arzt oder eine Hilfsinstitution.

Freilich dürfen diese Aussagen nicht dahingehend mißverstanden werden, daß mit einer Legalisierung und einer offenen Drogenerziehung und -aufklärung alle Probleme, die Menschen mit Drogen haben können, verschwinden werden – viele dieser Probleme können weder mit prohibitiv-repressiven noch mit lebensmittelrechtlichen Strategien abschließend gelöst werden. Während aber die Prohibition bekanntermaßen zu zahlreichen sekundären und prohibitions-induzierten Schädigungen der Konsumenten und der Gesellschaft führt, bietet das Genußmittel-Modell die Möglichkeit, die Schädigungen des Konsums psychoaktiver Substanzen auf ein gesellschaftlich „normales“ Maß zu reduzieren. Seine Implementierung und die mit ihr verbundene Normalisierung bieten die Voraussetzung dafür, problematischen Drogenkonsum auch als Folge gesellschaftspolitischer oder individueller – und eben nicht nur pharmakologischer – Probleme zu begreifen. Dann erst ist der Punkt erreicht, an dem über die eigentlichen Probleme, die einige Menschen mit Drogen haben, diskutiert werden kann, ohne daß sekundäre, (durch die Prohibition) produzierte Probleme die Sicht verstellen. Der heute in jeder Hinsicht paranoide Diskurs über illegale Drogen und ihre Konsumenten könnte sich in eine gleichberechtigte Interaktion und Kommunikation über Genußmittel und ihren gelegentlich problematischen Konsum wandeln: Es könnte ein Dialog innerhalb der verschiedenen Drogenkulturen entstehen, der ein gegenseitiges Lernen begünstigt, aber freilich auch ein gleichberechtigter Austausch zwischen Heroinkonsumenten und Alkoholkonsumenten, zwischen Kaffeetrinkern und Kokainschnupfern, zwischen Tabakrauchern und Ecstasykonsumenten.

Die heute illegalen Drogen würden im Falle einer Legalisierung also keineswegs außer Kontrolle geraten, sondern es würden lediglich die Kontrollinstrumentarien wechseln, die dann allerdings informelle bzw. (sub-)kulturelle, dialogische und damit letztlich angemessenere Kontrollmechanismen wären. Die vielfältige Arbeit, z. B. von Eve & Rave, geht zweifellos in diese Richtung, und es ist zu hoffen, daß über solchen Angeboten in Zukunft nicht der Damokles-Knüppel des Innenmisteriums kreist, sondern die Schirmherrschaft eines wohlwollenden Gesundheitsministers.

Die letzte, vielleicht die wichtigste Anmerkung zu allen Überlegungen hinsichtlich einer Legalisierung illegaler Drogen und zur Einbettung dieser Substanzen in (sub-)kulturelle Regelwerke, übernehmen wir – ein weiteres Mal – von Christian Marzahn (1983: 132): „Nicht nur ein Widersinn, sondern eine Anti-Utopie, ein Horrortrip wäre Drogenkultur als Programm, als Verordnung, als Strategie von oben. Das wäre das Soma-Programm der ‚Brave new World'. Niemand darf deshalb darauf hoffen, Drogenkultur zur herrschenden Politik zu machen. Nur als in Ruhe gelassene Vielheit ist sie denkbar."

Anhang

VI. Projekte

Safer-House Projekt oder: Die Idee vom gesunden Feiern

Eine Selbstdarstellung von Eve & Rave Kassel

Beate Marx, Andrea Taher

Das Safer-House Projekt wurde entwickelt, als man erkannte, daß das wochenendliche Partynachtleben für mehr und mehr Jugendliche und junge Erwachsene zum Lebensstil gehört, daß für diese Personen auch der Drogenkonsum normal geworden ist und daß illegale Drogen grundsätzlich – trotz des Verbots – überall verfügbar sind. Wir verstehen diese Verbreitung und damit gewissermaßen die Normalisierung des Drogenkonsums als Ausdruck eines Wertewandels und der Hinwendung zu spezifischen Erlebniskulturen. Diese Kulturen heben sich angenehm von den Routinen des Alltags ab, also etwa von Elternhaus, Schule, Beruf oder den „gewöhnlichen" Unterhaltungs- und Berieselungsaktivitäten.
Das Safer-House Projekt in Deutschland ist eine Antwort/Reaktion von Eve & Rave auf gesundheitliche und strukturell belastende Risikofaktoren in Tanzhallen und Diskotheken. Der Versuch, die gesundheitlichen Risiken zu minimieren, kann somit den Genuß im Zusammenhang mit Tanzen und Partyfeiern bestenfalls maximieren. In Anlehnung an die Safer-House Campain in den Niederlanden ist das Konzept sowohl auf Drogenaufklärung, Drugchecking und Drogenberatung in Chill-out-Zonen ausgerichtet, als auch auf die Kontrolle der Lufttemperatur und der Schallmenge. Eine Safer-House-Party sollte als Markenzeichen für eine hohe und gute Qualität der Party stehen.
Die Struktur des Safer-House Projekts stellt sich folgendermaßen dar:

Beratung von Veranstaltern und Discothekenbesitzern

Jeder Veranstalter sollte die Verantwortung für die Party und deren Besucher übernehmen. Besonders für gesundheitlich gefährdete

Gruppen hat unser Projekt Richtlinien erstellt, die gesundheitliche Risiken minimieren. Die Beratung betrifft hierbei alle Bereiche der Veranstaltung und trägt Sorge für:

(1) nicht zu heiß und nicht zu kalt temperierte Räume sowie Luftaustausch,
(2) die Einhaltung bestimmter Grenzwerte bezüglich der Lautstärke, der Anzahl der Beats pro Minute sowie der Schallmenge in den oberen Frequenzbereichen,
(3) die schnelle Erreichbarkeit der Theken,
(4) Griffnähe von alkoholfreien Getränken an den Theken,
(5) die Bereithaltung geschulten Personals für Erste Hilfe und Drogennotfälle,
(6) einen bedürfnisnahen und funktionalen Chill-out-Space (Ruheraum),
(7) einen geschützten Standort für die Plazierung des Eve & Rave-Infostandes,
(8) die Erlaubnis zur Vergabe von Vitamin- und Calciumdrinks und frischem Obst,
(9) das Fernhalten von Dealern und entsprechend unauffällig filternde Einlaßkontrollen.

Diese Kriterien und Zielsetzungen sind zwar noch nicht durchgängig in die Praxis umgesetzt, aber grundsätzlich sind es die inhaltlich definierten Geschäftsbedingungen für die Zusammenarbeit von Veranstaltern und Eve & Rave.

Interner Aufbau des Projekts

(1) *Kontaktgruppe:* Nimmt Kontakt zu den Veranstaltern und Discothekenbesitzern auf, gewinnt einen Eindruck der Location vor Ort und berät nach den genannten Richtlinien.
(2) *Inhaltlich arbeitende Gruppe:* Erstellt Informationsmaterial für die Veranstalter sowie Informationsmaterial über Partydrogen und Safer-Use-Regeln etc. für die Besucher der Party. Weiterhin werden Informationsveranstaltungen und Schulungen für Interessierte an der Eve & Rave Arbeit organisiert.
(3) *Kreatives Chill-out-Team:* Ist für die kreative sowie musikalische Gestaltung des Chill-out-Space verantwortlich, d. h. eine Gruppe von Eve & Rave-Mitgliedern gestaltet gemeinsam mit Interessierten im Vorfeld der Party die Dekoration. Außerdem bemüht sie sich um

Künstler aus dem Musikbereich, die zum jeweiligen Chill-out-Konzept passen.

Die Arbeit während der Party

Die Betreuung der laufenden Veranstaltung wird von allen Gruppen gleichermaßen getragen. Geschulte Mitglieder von Eve & Rave stehen innerhalb des Chill-outs in der Nähe des Infostandes für Ratsuchende zur Verfügung. Es gibt ein großes Interesse an Informationsmaterial, und wir werden zudem pro Nacht von ca. 15–20 Personen aufgesucht, die vor allem Fragen zum längeren Konsum, zur Wirkung auf den Körper und zu Gefahren des Mischkonsums stellen. Außerdem beraten wir einige Personen, die konkrete Probleme mit dem Konsum haben. Im Chill-out wird zudem ständig eine Teetheke betreut, d. h., es ist darauf zu achten, daß immer Wasser, frisches Obst, Tee und Mineraldrinks bereitstehen.
Andere Eve & Rave Mitglieder halten sich in der gesamten Location auf, um auf die Einhaltung der Richtlinien zu achten und vor allem jene Besucher zu betreuen, denen es offensichtlich schlecht geht und die den Weg in den Chill-out nicht gefunden haben.

Safer-House-Konferenz

Auf der ersten Safer-House-Konferenz am 30.3.1996 im Club „Aufschwung-Ost" in Kassel wurde versucht, einen Austausch zwischen Partybesuchern, Veranstaltern und Eve & Rave herzustellen, um gemeinsam zu diskutieren, welche Bedürfnisse und Wünsche die Besucher an eine Party haben und wie diese umzusetzen sind. Leider ist es bisher zu keiner weiteren Veranstaltung dieser Art gekommen, obwohl wir während unserer einjährigen Arbeit im „Aufschwung-Ost" und anderen Clubs bundesweit bemerkt haben, daß sich das Publikum und die Szene ständig ändern und somit auch die Bedürfnisse und Erwartungen an eine Party. Für uns bedeutet das eine ständige Änderung des Chill-out-Konzepts, um möglichst viele Besucher bezüglich Drogenaufklärung zu erreichen. Es wäre wünschenswert, wenn mindestens zweimal jährlich eine Safer-House-Konferenz stattfinden würde, damit Besucher, Veranstalter und wir – als Eve & Rave – zufrieden sind.

Zielgruppenspezifische Ansätze von „harm-reduction" bis „Prävention"

Eine Selbstdarstellung des Vereins Krisenhilfe in Essen

Jürgen Lamm

Eine Welle der Angst und Hilflosigkeit paralysiert Eltern und Profis in der Kinder-, Jugend- und Erziehungsarbeit. LehrerInnen sind fassungslos, und die Medien überschlagen sich. Vollzieht sich in der Etablierung einer neuen Jugend- und Drogenkultur der Untergang des Abendlandes? Was ist passiert, und was steckt dahinter?

Seit die Medien die Techno-Szene für sich endeckt und ausgeschlachtet haben, haben sie parallel eine immense Werbung für diesen scheinbaren „easy way of life", für die exotischen Paradiesvögel, für die Mega-Party schlechthin gemacht. Spätestens jetzt wollen alle Jugendlichen dazugehören. In jeder Kinder- und Jugendfreizeiteinrichtung, auf jedem Schulfest ertönen Techno-Klänge unterschiedlichster Qualität.

Im wesentlichen unterscheiden wir z. Zt. drei Gruppen innerhalb der sogenannten „Techno-Szene": Die Gründer der Bewegung haben, wie bei jeder „neuen" Jugendkultur, eine eigene Idee von dem, was sie eigentlich wollen, einen sogenannten „Spirit". Auf den Punkt gebracht könnte man sagen, wer weiß wohin er will, paßt auch auf, daß er dort ankommt. Dieser Teil der Szene entwickelt Selbstschutzmechanismen. Die Selbsthilfegruppe „Eve and Rave" ist ein Beispiel hierfür.

Die durch die Medien aufmerksam gewordenen, die zweite Gruppe, die derzeit den Dancefloor dominieren, haben mit diesem „Spirit" nicht unbedingt viel zu tun. Sie sind teilweise voll durchkommerzialisiert, funktionieren die Woche über in guten, „geordneten" Verhältnissen und suchen den optimalen „Kick" zum Wochenende. Diese Gruppe scheint auf der Flucht vor der betonisierten Langeweile die erlebnisreiche Selbstinszenierung zu suchen. Gerade aber diese Neigung zur Selbstinszenierung kann der Hebel für ambulante Hilfsangebote werden.

Die dritte von uns identifizierte Gruppe besteht aus den sogenannten „Trittbrettfahrern". Trittbrettfahrer kommen traditionell bei jeder Jugendkultur zu spät, haben die falschen Klamotten an, den falschen Haarschnitt und sind so erwünscht wie der kleine Bruder beim ersten

Rendezvous. Letztendlich kommen sie aus finanziell weniger gut ausgerüsteten Verhältnissen und möchten trotzdem überall mitmachen. Von der eigentlichen „Bewegung“ haben sie über die Medien nur noch mitbekommen, daß man „Pillen fressen“ muß, um dazuzugehören.
Eine Möglichkeit, potentielle Konsumenten und Konsumentinnen aller drei Gruppen anzusprechen, ist die Kooperation mit szeneeigenen Zeitschriften.
Seit 1994 schreiben wir für ein monatlich erscheinendes Szenemagazin einen sogenannten „Drogenreport“ und haben seitdem ein entsprechendes Feed-back. 30 % der Nachfragen in unserer allgemeinen Sprechstunde kommen aus der neuen Szene. Aus den Inhalten dieser Nachfragen und Gespräche erarbeiten wir – unter Berücksichtigung von Schweigepflicht und Datenschutz – die Themen für den Drogenreport.
Themen sind also sowohl spektakuläre „Unfälle“ als auch schleichende physische und psychische Veränderungen im Zusammenhang mit Pillen und Pappen. Wir versuchen auf diese Weise die Gruppierungen innerhalb der Szene anzusprechen, die sich noch nicht klar geworden sind, ob sie regelmäßig konsumieren möchten. Das Ziel ist eine Art Risikoaufklärung und Entscheidungshilfe für den „kritischen Konsumenten“.
Wir informieren über die rechtliche Einbettung von Konsum und Handel, über die Gesetze des Schwarzmarktes, der eine Produktkontrolle ausschließt und somit Imitaten und Ramsch – also „Fakes“ – Tür und Tor öffnet. Wir informieren über die Folgen von unkontrolliertem Mischkonsum genauso, wie wir auch die nicht ausreichend vorhandenen Hilfsangebote für „abgeschmierte“ Raver und Party-People kritisieren.
Parallel dazu beobachten wir, daß das Auftreten aller drei Gruppen zu einer weiteren gesteigerten öffentlichen Diskussion führt, die für die Bewegung selber wieder einen Werbeeffekt hat und als Nebenwirkung zu einer weiteren Vermassung und Kommerzialisierung der ursprünglichen Idee führt. Konsequenterweise formiert sich jetzt auch die „andere Seite“. Die „andere Seite“, das sind Eltern, LehrerInnen, MitarbeiterInnen aus Jugendfreizeiteinrichtungen und PolitikerInnen. Sie sehen in der neuen Subkultur tendenziell den „Untergang des Abendlandes“, treffen sich engagiert in spontan gegründeten Arbeitskreisen und versuchen aus tiefer innerer Betroffenheit heraus, Maßnahmen zum Schutze der Jugend zu diskutieren.
Durch die Arbeit mit dieser neuen Szene haben sich für uns nicht nur die drei genannten Subgruppen, sondern insgesamt vier Problemgruppen ergeben: die Gründer, die Durchkommerzialisierten, die Tritt-

brettfahrer und die andere Seite. Derzeit tagen Arbeitsgruppen in Stadt, Land und Bund, die versuchen das neue Problem mit traditionellen Mitteln in den Griff zu bekommen. Vorträge über die Wirkung von reinem MDMA am blanken Nerven werden zur ungeeigneten Arbeitsgrundlage, während die Zielgruppe munter Mischkonsum praktiziert, und die stimulierenden Substanzen werden sinnigerweise unter Betäubungsmittel subsumiert.
Der ernsthafte Dialog mit der Zielgruppe über die positiven Erfahrungen, die sie ja offensichtlich mit den Substanzen machen, wird unmöglich, weil das Betäubungsmittelgesetz im § 29 dieses als Werbung in Wort und Schrift verstehen würde. Hier wird die aufklärende Suchtvorbeugung im wahrsten Sinne des Wortes sprachlos.
Es fehlt aus unserer Sicht derzeit an Dialog, fachlicher Aufklärung, therapeutischen Angeboten und an Erfahrungswerten. Das normale Drogenhilfe-System hat nicht mit Ravern gerechnet. Es gibt offensichtlich nicht eine therapeutische Einrichtung, die speziell darauf zugeschnitten wäre und über die entsprechenden Erfahrungen verfügt. So bleibt uns bei „Härtefällen“ lediglich die Vermittlung in die psychosomatischen Fachkliniken. Sicherlich eine interessante Erfahrung für beide Seiten.
Um endlich handlungsfähig zu werden, arbeiten Mitarbeiter unserer Beratungsstelle in diversen Arbeitsgruppen des Landes zu diesem Thema, unter anderem initiiert durch das Ministerium für Arbeit, Gesundheit und Soziales. Zum einen sollen szenegerechte Formen der Ansprache/Kontaktaufnahme gesucht, zum anderen zielgruppenspezifische, ambulante Hilfsmöglichkeiten erarbeitet werden. Hier werden Texte zu den Themen „Party-Tips“, „Ecstasy“, „Speed“, „LSD“, „Mixe niemals Drogen“ und „Helfen im Notfall“ entwickelt. Zusätzlich sollen Rufnummern für Ansprechpartner in der nächsten Umgebung aufgedruckt werden.
Da keine langfristigen therapeutischen Erfahrungen im Umgang mit hilfesuchenden Party-People existieren, sind wir im wahrsten Sinne des Wortes auf eigene Ideen und „Experimente“ angewiesen. Wie schon erwähnt, erreichen uns die Hilferufe in der Regel nicht von den Gründern der Bewegung, sondern von den Durchkommerzialisierten und den Trittbrettfahrern. Die Durchkommerzialisierten bieten mit ihrer Neigung zur Selbstinszenierung gleichzeitig einen Ansatz zur Selbstheilung. Wer sich selber „wahnsinnig toll“ findet, läßt sich in der Regel auch dafür erwärmen, daß er der Nachwelt erhalten bleiben sollte. Die Trittbrettfahrer merken hingegen sehr wohl, daß sie vom Gros der Szene abgelehnt werden, versuchen sich trotzdem im unkritischen Konsum möglichst billiger „Pillen und Pappen“ und arbeiten die Fru-

stration der Ablehnung mit „traditionellen“ suchtrelevanten Stoffen auf. Hier muß das Rad nicht neu erfunden werden, hier kann das vorhandene Hilfeangebot greifen. Die Party-People nutzen unter anderem das schnellste und modernste Informationssystem, das zur Zeit verfügbar ist – das Internet, die Daten-Autobahn der Gegenwart. Gerade dieses Forum sollte von der Drogenhilfe genutzt werden, um auf Unfälle im Zusammenhang mit Designer-Drogen aufmerksam zu machen und um Tips für eine sichere Party zu plazieren – eben um den Dialog zu suchen. Hier versuchen wir in Kooperation mit der Bundeszentrale für gesundheitliche Aufklärung, ein Konzept zu erarbeiten, das die Zielgruppe erreicht, aber von anderen Internet-Nutzern nicht als Werbeblock für Designer-Drogen mißverstanden werden kann. Gleichzeitig fordern wir an geeigneter Stelle, die von uns festgestellten Mängel und Kritiken am verhandenen Drogenhilfesystem möglichst kurzfristig aufzuarbeiten. Für die, die jetzt aktuell konsumieren, sollten Hilfs- und Beratungsangebote auf drei Ebenen realisiert werden:

(1) Qualifizierte therapeutische Hilfsangebote auf ambulanter und stationärer Ebene. (Beides existiert zur Zeit noch nicht im ausreichenden Maße.)
(2) Risikobegleitung im Sinne der „harm-reduction“ durch Aufklärung über szeneeigene Medien und in Kooperation mit Betreibern der entsprechenden Locations. (Eine glaubwürdige Aufklärung über positive und negative Wirkungen wird derzeit durch das Betäubungsmittelgesetz verhindert.)
(3) Notwendig wäre die Einrichtung eines Info-Telefons, das zu den Zeiten arbeitet, wenn die Szene feiert, und nicht wenn sie gerade ausschläft.

Unsere Aktivitäten haben ferner dazu geführt, daß wir derzeit weit über unseren eigentlichen Essener „Einzugsbereich“ hinaus zu Referaten, Diskussionen und Fortbildungen im Zusammenhang mit Designer-Drogen und Techno-Szene nachgefragt werden. Diese Möglichkeiten nutzen wir unter anderem, um die zuvor angesprochene „andere Seite“ auf ihre eigene unflexible Sprachlosigkeit anzusprechen und sie zum akzeptierenden Dialog zu mahnen. Ansonsten gelten nach wie vor die Grundsätze der unspezifischen, nicht stoffgebundenen Prävention. Wenn es uns möglich ist, junge Menschen dazu zu bringen, sich selbst für schützenswert zu halten und gleichzeitig im eigenen Leben Sinn und Perspektive zu entdecken, dann werden diese Menschen auf sich aufpassen wollen. Gerade das „auf sich aufpassen wollen“ ist der wichtigste Schutz im Umgang mit suchtrelevanten Stoffen und Verhaltensweisen. Ein Essener Beispiel aus der letzten Zeit zeigt, daß das Betäubungsmittelgesetz nicht alles sein kann: Ein Essener Jugendlicher suchte seinen Kick zum Wochenende und schien alles berücksichtigt zu haben, was die Gesellschaft ihm vorgebetet hatte. Er nahm keinen Alkohol und auch keine illegalisierten Drogen, er nahm Propangas und kam dadurch zu Tode. Macht es jetzt Sinn, mit aller Härte gegen Propangas vorzugehen, es unter das Betäubungsmittelgesetz zu stellen?

Erfahrungen der DROBS Hannover mit neuen Präventionsstrategien und der Beratung von KonsumentInnen synthetischer Drogen[1]

Lennart Grube

Obwohl dieser Zusammenhang nicht zwangsläufig ist, so hängen die Musikszene und die Verbreitung von Ecstasy doch eng zusammen, und die Entwicklung der Techno-Szene hat auch Konsumgewohnheiten beeinflußt. Hannover und die nähere Umgebung spielten von Anfang an – ab Ende der 80er Jahre – für die Techno-Szene eine große Rolle. Waren es anfangs private, nicht angemeldete Parties, die viele Besucher in den Raum Hannover lockten, so sprossen Anfang der 90er mehrere Veranstaltungszentren in der Stadt aus dem Boden – wobei sich die „Hanomag" als das größte und auch das langlebigste erweisen sollte. Wesentlich weniger elitär als z. B. in Hamburg und Berlin, hatte die Szene jedoch eindeutig subkulturellen Charakter – wer die Techno-Tempel besuchte, gehörte zur In-Group. Entsprechend überschaubar war das Ganze – auch der Konsum von Ecstasy und anderen synthetischen Drogen. Mit dem weiteren Zustrom von immer neuen Besuchergruppen und der immer stärker fortschreitenden Kommerzialisierung dieses Jugendbereiches wurde der Rahmen zunehmend unpersönlicher und beliebiger – die Nachfrage nach synthetischen Drogen stieg (nicht zuletzt durch die Medienberichterstattung forciert) erheblich. Während die Hanomag sich als Disco mit „Mainstream-Techno" zu einem Mekka für Dealer und Konsumenten illegaler synthetischer Drogen entwickelte, zogen sich immer mehr Techno-Fans und Szene-Aktivisten aus diesem Bereich zurück: Neue kleine Clubs entstanden, die sich meist auf eine der Techno-Arten konzentrieren (Goa, House etc.). In diesen spielen die Drogen wieder eine untergeordnete Rolle und entsprechend zurückhaltend ist hier der Konsum. Anders in der Hanomag: Immer jüngere Besucher pflegen immer riskanteren Drogenkonsum, und die kriminellen Aktivitäten im Umfeld bewegten 1996 den gesetzlichen Jugendschutz der Stadt dazu, die Hanomag zum jugendgefährdenden Ort erklären zu lassen.

---

1 Dieser Artikel beruht auf einer Veröffentlichung im LJS-Info-Dienst, Nr. 1/97 der Landesstelle Jugendschutz Niedersachsen, Hannover.

Das lange Warten auf eine immer wieder angekündigte neue Drogenwelle hatte ein Ende – plötzlich waren „neue Drogen" unter dem Sammelbegriff „Ecstasy" in aller Munde. Ausgehend von einem ursachenorientierten und funktionsanalytischen Ansatz erweiterte die DROBS Hannover ihre Präventionsarbeit Anfang der 90er um den Begriff „Drogenerziehung". Ziel war und ist es, dort, wo der Konsum von Rauschmitteln eine „Spielart exzessiven Verhaltens und jugendtypischer Ausdruck des Mangels an Selbstkontrolle" ist (vgl. Hurrelmann 1990:16), also in gewisser Hinsicht ein jugendtypisches Risikoverhalten darstellt, dazu beizutragen, daß das Risiko minimiert bzw. das Risikoverhalten möglichst bald wieder aufgegeben wird. D.h., Jugendlichen Hilfestellung zu bieten und Orientierungsmuster an die Hand zu geben, wenn es um die Entwicklung der Befähigung geht, eigenverantwortlich, genußorientiert und vorsichtig mit Rauschmitteln umzugehen (vgl. Bühringer 1995). Genußorientierung versus Mißbrauch – das beinhaltet auch das „Nein" zu bestimmten Stoffen oder zum Konsum in bestimmten Situationen.

Vor diesem Hintergrund hat die DROBS 1993 britische Erfahrungen aufgegriffen und eine Info-Broschüre für jugendliche Disco-Gänger veröffentlicht, den „Raver's Guide" – Inhalt und Design wurden speziell auf die jeweilige Rave-Szene abgestimmt, in der der Flyer vornehmlich verteilt wurde.

Diese Veröffentlichung – bundesweit die erste ihrer Art – sorgte für erhebliche Unruhe in der Öffentlichkeit, erreichte aber offensichtlich bei der Zielgruppe genau das Gewünschte: Die Ratschläge zur Risiko- und Schadensminimierung wurden interessiert aufgenommen und durch die schnell ansteigende Nachfrage bis ins benachbarte deutschsprachige Ausland transportiert. Überdies beseitigte die Broschüre das weitverbreitete Vorurteil, eine Drogenberatungsstelle sei etwas für Süchtige, vornehmlich für Junkies. Zum anderen ebnete sie den Weg zur Beratung für jugendliche Ausprobierer, die vorher von der konventionellen Arbeit nur schwer erreicht wurden. Anfang 1994 verstärkte die DROBS ihre Szene-Präsenz, indem sie regelmäßig mit dem Drogen-Info-Mobil – einem umgebauten Doppeldecker-Bus – große Rave-Veranstaltungen aufsuchte und vor Ort Beratung ermöglichte. Kernstück dieser Arbeit war und ist das Bereitstellen eines unbeschallten, drogenfreien Chill-out-Rooms – darüber hinaus werden Obst, Vitamin- und Mineraldragees und alkoholfreie Getränke angeboten. Wer will, kann zwanglos Kontakt zu den Mitarbeitern aufnehmen und sich beraten lassen oder „klönen" und „fachsimpeln"; für eine indivi-

duelle, tiefergehende Beratung steht ein kleiner, abgeschlossener Beratungsraum zur Verfügung. Um fundiert in Sachen „Neue Drogen" beraten zu können, wurden einige Mitarbeiter beim NIAD (Nederlands Instituut foor Alcohol en Drugs) in Holland geschult, von wo sie auch das Know-how für eine substanzspezifische Beratung, die sog. „Stoff-Identifizierung vor Ort", mitbrachten.
Auch diese Maßnahme hat in der Öffentlichkeit für große Aufregung und viele Mißverständnisse gesorgt. Sie wurde oft als „Anleitung zum Drogenmißbrauch" und „Pillen-TÜV" verunglimpft. Da sie jedoch lediglich eine konsequente Fortführung des oben erwähnten präventiven Konzepts darstellt, sollen an dieser Stelle einige klärende Worte gesagt werden: Eines der größten Probleme und Risiken für einen Ecstasy-Konsumenten ist die Tatsache, daß eine riesige Anzahl von unterschiedlichsten Stoffen mit z. T. erheblich größerem Gefahrenpotential als das eigentliche Ecstasy (MDMA) angeboten wird und man nie weiß, was man eigentlich kauft (siehe Grafik). Auch die auf den Pillen vorhandenen „Logos" helfen kaum weiter, da Pillen mit gleichem Logo völlig unterschiedliche Zusammensetzungen aufweisen können. Über 95 % der auf dem illegalen Ecstasy-Markt erhältlichen Pillen werden von einem großen ausländischen Institut wöchentlich mit einem aufwendigen Testverfahren untersucht. Testergebnisse und genaue Beschreibungen der Pillen werden – codiert und für Außenstehende nicht verwendbar – in langen Listen der DROBS Hannover zur Verfügung gestellt. Nur mit diesen – stets aktualisierten – Listen, einer sehr genauen optischen Untersuchung und Vermessung und einer einfachen, chemischen Behandlung eines Bruchstückchens einer Pille kann diese identifiziert werden. Dabei spielt sich nichts im rechtsfreien Raum ab – in Abstimmung mit der Staatsanwaltschaft Hannover wurde ein Weg gefunden, wie dieses Verfahren auch hier, unter Beachtung aller relevanten Gesetze, durchgeführt werden kann: Der ratsuchende Konsument gibt den Stoff nicht aus der Hand, und das abgeschabte Bruchstück wird durch die chemische Behandlung vernichtet. Überdies ist der „Test" nur ein kleiner Baustein im Gesamtkonzept und ein Vehikel – im Vordergrund steht eine ausführliche Beratung zu Konsumrisiken und die Hilfestellung zum „Safer Use". Selbstverständlich – und kein Widerspruch – ist bei allen Beratungen der Hinweis, daß es eine Sicherheit nicht geben kann und jeglicher Konsum von Rauschmitteln Risiken für die physische und psychische Gesundheit birgt. Auf einer den Jugendlichen eigenen Ebene wird in diesem Zusammenhang ein wichtiger Beitrag für das Aufstellen sozialer Regeln für den Konsum geleistet und ein Anknüpfungspunkt für die „peergroup-education" geschaffen. Zeitgleich „outete" die DROBS

Zwischen November und Dezember 1996 enthielten von 100 identifizierten Pillen durchschnittlich

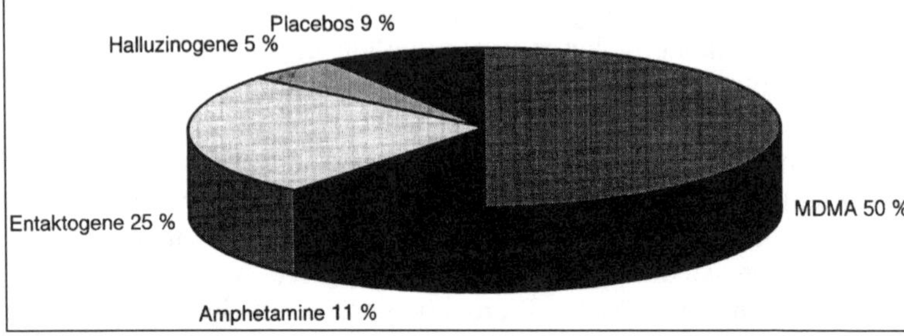

auf Warnzetteln besonders gefährliche Pillen und Fälschungen bekannter Logos, was in Verbindung mit den in den Einzelberatungen vor Ort vermittelten Informationen für rege Diskussion in der Szene sorgte. DJs und Magazin-Macher traten an die DROBS heran, um Infos aufzugreifen und weiterzugeben. Seit 5/95 arbeitet die DROBS z. B. eng mit dem norddeutschen Mushroom-Magazin zusammen, in dem die Rubriken „Böse Pillen" und „Dr. Obs antwortet" (auf Leser-Fragen) große Beachtung unter den Lesern finden.
Da die DROBS immer wieder nach Listen von „guten" Pillen angefragt wird, in diesem Zusammenhang noch einmal Grundsätzliches: Vom präventiven Standpunkt aus macht nur das Outing schlechter Pillen einen Sinn – etwas anderes leistet nur der Fälschung vermeintlich guter Pillen Vorschub und produziert ein falsches Sicherheitsgefühl bei den jugendlichen Konsumenten. Dagegen ist es für keinen Hersteller und/oder Dealer lukrativ, als schlecht (und besonders gefährlich) geoutete Pillen weiterhin in Umlauf zu bringen – nur so funktioniert Risikominimierung! Parallel zu diesen Aktivitäten entstanden zwei neue Broschüren: eine Elternbroschüre (Jan. 1995) zu Ecstasy, LSD und Speed und eine „2 in 1" – Haschischbroschüre für Jugendliche und Erwachsene (Dez. 1995).

Beobachtungen in der Szene

In der Techno-Szene bewegen sich sehr viel mehr Mädchen und junge Frauen, als in anderen Jugend-Szenen – das Verhältnis der Geschlech-

ter nähert sich fast 50:50. Auffallend ist auch die hohe Zahl an drogenkonsumierenden Frauen, die ebenfalls fast identisch ist mit der der Männer. Ein wesentlicher Unterschied besteht in der Konsumform: Während die weiblichen Konsumenten eher Monokonsum betreiben, herrscht bei den Männern riskanter Mischkonsum vor. Beim Dealen und anderen delinquenten Verhalten stehen die Männer deutlich im Vordergrund, genau wie bei der aktiven Teilnahme am Geschehen, z. B. als DJ oder Magazinmacher. Daß diese Besonderheiten mit gängigen Sozialisationsmustern zusammenhängen, liegt auf der Hand: Mädchen sind, so das gängige Rollenklischee, angepaßt, kontrolliert und für die Innenwelt (Gefühle) zuständig, Jungen stoßen sich die Hörner ab, erobern die Welt. Die enge Verbindung von Ecstasy zum Medikamentenbereich (aufgrund der Tablettenform) läßt dabei möglicherweise die hohe Zahl monokonsumierender Frauen einleuchtend erscheinen („sauber" gesteuerte, kontrollierte Ekstase). Auffallend bei beiden Geschlechtern ist besonders im Disco-Bereich die extreme Darstellung von „Geschlechtlichkeit", die ganz offensichtlich auch von der stereotypen Wiederholung von alten Rollenbildern in Medien und Werbung beeinflußt ist: Macho-Schönling hier, Girlie- und Lolita-Look dort.
Interessant sind auch die Beobachtungen, die bei der „Stoff-Identifikation" vor Ort gemacht werden: Es kommen weniger Frauen zum Test, und die, die kommen, sind meist sehr jung. Bei beiden Geschlechtern steht „Gesund-Aussehen" hoch im Kurs; dies korreliert mit einem einseitigen Risikobewußtsein – während die Angst vor körperlichen Schäden groß ist, werden psychische Schäden und die Gefahr charakterlicher Veränderungen durch Drogenkonsum nicht ernstgenommen. Diejenigen, die das Angebot der substanzspezifischen Beratung wahrnehmen, sind zwischen 14 und 35 Jahren alt.

Beobachtungen im Beratungsbereich

Inwieweit Ecstasy in anderen Jugendbereichen verbreitet ist, darüber kann von der DROBS z. Zt. noch keine klare Aussage getroffen werden. Zunehmende Anfragen von Einrichtungen aus dem Jugendfreizeitbereich (z. B. Jugendzentren) nach Informations- und Aufklärungsveranstaltungen und Aussagen von Konsumenten lassen jedoch darauf schließen, daß zumindest die negativen Auswirkungen des Konsums zunehmend in den Alltag einsickern. Mit Sicherheit hat sich im Beratungsbereich der DROBS einiges geändert, seit die oben beschriebene Arbeit durchgeführt wird. So ist seit Anfang 1994 ein

sprunghafter Anstieg bei Informationsanfragen zu synthetischen Drogen zu verzeichnen gewesen und in der Folge auch die verstärkte Abfrage von Haschisch-Informationen von sehr jungen Menschen (vgl. Grube 1995). Etwa ein Drittel der Ratsuchenden gibt an, ersten Kontakt zur DROBS im Info-Mobil gehabt zu haben – teils bei Rave-Veranstaltungen, teils bei Schulveranstaltungen.
Die Anfragen, die uns telefonisch erreichen, drehen sich meist um Informationen zum Ecstasy-Konsum und zur Risikominimierung, wobei der Monokonsum im Vordergrund steht. Mädchen und Frauen sind hierbei mit 50 % vertreten. Anders sieht es mit denjenigen aus, die die Sprechstunde besuchen: hier überwiegt der Mischkonsum, Ecstasy ist eine Droge unter vielen konsumierten. Bezeichnenderweise ist hier das Verhältnis Männer/Frauen 2 : 1. Dies scheint die genannten Beobachtungen auf der Szene, daß Männer stärker Mischkonsum betreiben, zu bestätigen. Die Altersstruktur der Ratsuchenden ist identisch mit den Besuchern des Drogen-Info-Mobils, wobei die Hauptgruppe zwischen 18 und 22 Jahren alt ist. Während die jüngeren auf Außendruck hin die Beratungsstelle aufsuchen, befürchten ältere Spätschäden, haben Angst „abzudrehen" und kommen aus eigenem Impuls.
Alle Ratsuchenden haben zusätzliche Probleme: mit dem Elternhaus, in der Schule oder bei der Ausbildung – oftmals alles zusammen. Liegt Mischkonsum vor, spielen Haschisch, LSD, Pilze, Speed und Kokain eine große Rolle. In einigen extremen Fällen, die beim Heroin gelandet sind, scheint es, als hätten sich die Konsumenten unwillkürlich einen stärkeren „Downer" gesucht, der die negativen Effekte (psychische und physische Erschöpfung, Depressionen) beim extremen Dauerkonsum der anderen Drogen abpuffert. Diese Extremfälle kommen kaum aus der Techno-Szene, zumindest besteht hier keine Szene-Identität.
Mehr als die Hälfte der Ratsuchenden, die die Beratungsstelle aufsuchen, bleiben in längerfristiger Betreuung: Hier geht es in erster Linie um Alltagsbegleitung und Perspektivenentwicklung.

Ausblick

Angesichts der heutigen Problematik im Jugendbereich (Stichworte: De-Solidarisierung, Verunsicherung durch flexible Lebensentwürfe, mangelnde Orientierung durch Einbrüche im bisherigen Normen- und Wertesystem) ist zu erwarten, daß der problematische Konsum von Ecstasy und verwandten Stoffen weiter zunehmen wird – mildern doch diese Stoffe Angstgefühle und schenken scheinbar neue Kraft.

Besondere Sorge bereitet die zunehmende Zahl sehr junger Konsumenten, die hochriskanten Mischkonsum betreiben – besonders wenn man an die möglichen (letztendlich noch nicht geklärten) Spätfolgen denkt. Zu dieser Gruppe gilt es, möglichst frühzeitig den Zugang zu bekommen. Da die Erfahrungen der DROBS Hannover zeigen, daß die lebensfeldbezogene Prävention hierzu einen wichtigen Beitrag leisten kann, sollte dieser Ansatz weiter ausgebaut werden.

Eve & Rave – ein innovatives Raver-Projekt zur Drogenprävention in der Techno-Szene

Tibor Harrach, Jürgen Kunkel

Eve & Rave ist ein Verein von engagierten Leuten aus der Techno-Szene, die die Zielsetzung haben, die szenespezifische Drogenproblematik zu mindern und vor allem auch die Partykultur, d. h. kreative Aktivitäten, wie z. B. DJ-Projekte, Chill-out-Räume, Massagemöglichkeiten oder Brainmachine-sessions, zu fördern. Notwendig wurde die Arbeit, weil die herkömmliche staatliche Drogenprävention, die noch immer weitgehend auf der Kriminalisierung und Pathologisierung einer Jugend- und Musikkultur basiert, an den Realitäten und Bedürfnissen der Raver völlig vorbeigeht.

Die Gründung des Vereins Eve & Rave am 12. Oktober 1994 geht auf eine Initiative des Soziologen Helmut Ahrens und Ravern aus der Berliner Techno- und Partyszene zurück. Vorausgegangen war eine Studie von Ahrens zum Drogen- und Risikoverhalten bezüglich einer HIV-Ansteckung in der Techno-Szene. Ab Sommer 1993 organisierte er wöchentlich Treffs mit Szeneangehörigen, die das Konzept für die erste Partydrogenbroschüre (s. u.) erarbeiteten, und aus denen schließlich die Selbstorganisation Eve & Rave hervorging. Heute ist Eve & Rave ein eingetragener Verein und besteht aus ca. 50 Mitgliedern, die sich einmal wöchentlich zum Mittwochsplenum treffen: Die Veranstaltungen des letzten Wochenendes werden hier nachbesprochen; künftige Aktionen, wie der Einsatz der „mobilen Szeneclubteams", Drogeninfostände mit Obst und Vitaminbars, Chill-outs und Partyevents im Rahmen des Safer-House-Projekts werden geplant; die Durchführung und Teilnahme an Fachseminaren wird koordiniert. Eve & Rave veranstaltet zudem regelmäßig Workshops für Szenemultiplikatoren, in denen Informationen zur Pharmakologie der Partydrogen sowie anderer Drogen, zu rechtlichen Problemen und zum Safer-House-Projekt anwendungsbezogen vermittelt werden. Das Plenum dient außerdem dem allgemeinem Informationsaustausch, als Diskussionsforum für aktuelle drogenpolitische Fragen und ist die „kommunikative Plattform" des Vereinslebens. Über das mobile Infotelefon ist der Verein Tag und Nacht erreichbar.

Dieses Konzept wurde von den anderen Eve & Rave-Vereinen in Kassel, Köln, Münster und Solothurn (Schweiz) übernommen und auf regionale Bedürfnisse erweitert. An einer besseren Vernetzung dieser und weiterer Vereine wird zur Zeit gearbeitet.

Multidisziplinäre Arbeitsweise

Mit unserem Arbeitsteam, das sich aus Vertretern verschiedenster Fachrichtungen (Rechts- und Medizinwissenschaften, Pharmazie, Psychologie, Soziologie, Musikwissenschaften usw.) und Ravern aus den unterschiedlichsten Berufsbranchen zusammensetzt, versuchen wir realitätsbezogene Strategien zum risikoreduzierten Drogenkonsum (Harm-reduction) zu entwickeln. Diese werden dann szenenah und oft direkt in den Klubs mit einer hohen Akzeptanz umgesetzt. Dem Informationsbedarf der User von Partydrogen wird durch eine tabufreie und kompetente Aufklärung über die Wirkungen und Risiken der verschiedenen Substanzen sowie über Möglichkeiten der Risikominimierung Rechnung getragen. Der Utopie, „Abstinenz durch Strafe und Therapie“ herzustellen, setzt Eve & Rave das Prinzip „Eigenverantwortung“ entgegen.

Das Prinzip „Eigenverantwortung“

Dem schwachsinnigem „Just say no“ des War On Drugs begegnet Eve & Rave mit einem pragmatischen „Just say know“! Denn wenn man lernt, mit legalen und illegalisierten Drogen risikobewußt umzugehen, bedeutet das, daß man zu diesen Substanzen sowohl „Ja“ als auch „Nein“ sagen kann. Wenn sich jemand für eine illegalisierte Droge entscheidet, wird diese Person auch heute noch praktisch per Definition als defizitär betrachtet und kriminalisiert. Darin sieht Eve & Rave ein Hauptrisiko für die Konsumenten. Eine wesentliche Präventionsstrategie des Vereins ist es deshalb, der Infantilisierung der Drogenkonsumenten ein Ende zu setzen und sie in die Lage zu bringen, daß sie selbstverantwortliche Entscheidungen treffen und somit risikobewußt (Riskikomanagement) und – vor allem auch – selbstbewußt konsumieren können (Empowerment). Durch die Beteiligung von HIV-positiven Ravern in den Drogenaufklärungsteams hat für Eve & Rave zudem der AIDS-Präventionsaspekt – im Zusammenhang von Partynachtleben und Drogenkonsum – zusätzliche Bedeutung bekommen. Teile der schwulen Szene sind in der Techno & House-Community durch sogenannte „Partyfamilies“ integriert. Diese spezifische Mischung der Zusammensetzung von Partyfamilies ist seit Jahren typisch für die großstädtische Jugend- und Partykultur.

Die Partydrogenbroschüre – das Ende der Aufklärungsprohibition

Unter Federführung von Helmut Ahrens wurde das aktuelle pharmakologische Wissen über die in der Partyszene verbreiteten Substanzen mit den Erfahrungen und Konsumgewohnheiten der User in Verbindung gebracht. Dies war und ist die Grundlage für die Partydrogenbroschüre (Safer Use – Ecstasy, LSD, Kokain und Zauberpilze).
In dieser, heute fest etablierten und ständig aktualisierten „Partydrogenbroschüre" wird über Drogenwirkungen, potentielle Risiken sowie riskante Konsumpraktiken differenziert aufgeklärt. Gleichzeitig werden Möglichkeiten zur Risikoreduzierung beim Gebrauch der in der Szene gebrauchten Partydrogen aufgezeigt. Der Leser wird darüberhinaus für kritische Situationen sensibilisiert und zu den entsprechenden Hilfeleistungen in Notfällen motiviert. Leider haben schon viele Raver „Bekanntschaft" mit Strafverfolgungsbehörden gemacht. Deshalb wurden auch rechtliche Hinweise für den Umgang mit illegalisierten Substanzen aufgenommen und häufig gestellte Fragen, wie „Bei bis zu wieviel Konsumeinheiten ist noch mit einer Verfahrenseinstellung zu rechnen?", „Wie habe ich mich bei Fragen der Polizei zu verhalten?" oder „Werden meine Eltern bzw. Arbeitgeber informiert?", werden in einer allgemein verständlichen Sprache beantwortet.
Die erste Auflage der Broschüre wurde zunächst vom Drogenreferat der Stadt Frankfurt am Main in Zusammenarbeit mit der Interessengemeinschaft Frankfurter Diskothekenbesitzer veröffentlicht und brachte der damals politisch verantwortlichen Gesundheitsstadträtin Margarethe Nimsch (Bündnis 90/Die Grünen) umgehend den Protest Frankfurter Saubermänner ein. Die Veröffentlichung der Originalfassung in Frankfurt/Main wurde auf Druck der SPD verhindert. Nach einer „Überarbeitung" (durch Überkleben einiger für zu konkret erklärter Textpassagen) konnte die nunmehr teilzensierte Fassung endlich an die bis dahin „informationsabstinenten" User in der Frankfurter Szene verteilt werden.
Ein Indizierungsantrag des CDU-geführten Jugendamtes Offenbach Ende 1994, der darauf angelegt war – wegen angeblicher „Verharmlosung und Verführung Jugendlicher zum Drogenkonsum" – die Safer-Use-Broschüre aus dem Verkehr zu ziehen, wurde von der Bundesprüfstelle für jugendgefährdende Schriften zurückgewiesen. Der Indizierungsantrag und die anhaltenden Proteste aus der „Law-and-order"-Ecke brachten der Partydrogenbroschüre einen Medienrummel ein, durch den man sogar in Fachkreisen zur Kenntnis nehmen mußte,

daß es gegen den Widerstand der politisch „Verantwortlichen“ ein neues, aus der Szene heraus entstandenes Konzept gab, das Drogeninformation und Beratung zur Förderung eines risikobewußten und eigenverantwortlichen Drogengebrauchs ermöglicht.
Im September 1994 wurden 20.000 Exemplare der Originalfassung (finanziert von Berliner Clubbetreibern und geächtet von der Berliner Drogenbeauftragten Koller) in der Berliner Szene verteilt, und bereits im Frühjahr 1996 war eine erweiterte zweite Auflage vergriffen. Im Dezember 1996 wurde die, entsprechend dem derzeitigen Wissensstand und den aktuellen Konsumgewohnheiten komplett überarbeitete, dritte Auflage der Broschüre „Partydrogen 97“ vorgestellt. Mit Unterstützung der AIDS-Hilfe NRW und der Deutschen AIDS-Hilfe konnte eine Auflage von 90.000 Exemplaren gedruckt werden. Bereits zum Zeitpunkt der Auslieferung lagen 52.000 Bestellungen vor!
Die inzwischen zahlreichen, meist sehr vorsichtig und unkonkret gehaltenen Hochglanzheftchen zum Thema Ecstasy gehen allerdings an dem tatsächlichen Informationsbedarf der User vorbei, so daß die Eve & Rave-Broschüre auch weiterhin der Leader in Sachen Partydrogen-Aufklärung sein dürfte.

Drugchecking – ein unverzichtbarer Verbraucherschutz und das Ende der nicht reflektierbaren Blindflüge

Die von Eve & Rave vermittelte Analytik der nur unter Schwarzmarktbedingungen erhältlichen Ecstasy-Tabletten ist ein Pilotforschungsprojekt, in dem die Qualität solcher Zubereitungen untersucht und die Auswirkungen der veröffentlichten Testergebnisse auf das Konsumverhalten evaluiert werden. Ausgangsannahme dieses Projekts war es, daß allgemein als kompetent und vertrauenswürdig eingeschätzte Persönlichkeiten und Institutionen, wie z. B. Klaus Mellenthin (LKA Baden-Württemberg) oder Konrad Cimander (Hannover), in den Medien verbreitet hatten, daß die als Ecstasy angebotenen Tabletten häufig keinen Ecstasy-Wirkstoff, sondern zum Teil sehr problematische oder hochtoxische Substanzen, wie Heroin, Kokain, Strychnin, Rattengift oder Syntheseverunreinigungen, enthielten. Die anonym eingegangenen Proben wurden bei einem von der Bundesopiumstelle zugelassenen Labor zur qualitativen und quantitativen Analyse abgegeben. Das Ergebnis konnte nach Nennung eines Codewortes abgefragt werden.
Ecstasy-Tabletten lassen eine gewisse Vorunterscheidung aufgrund bestimmter physikalischer und morphologischer Parameter (Auf-

druck, Farbe, Form, Höhe, Durchmesser, Masse) zu. Diesen Parametern wird dann das Ergebnis der Labor-Analyse zugeordnet und in Listen zusammengefaßt. Vor Tabletten, deren Einnahme ein besonderes Risiko auf Grund von Überdosierung, hohen Verunreinigungen, Ecstasy-fremden Wirkstoffen usw. darstellt, wurde zusätzlich durch Handzettel u.ä., die in der Szene verteilt wurden, gewarnt.
In der Pilotphase war das Projekt auf Berlin beschränkt, weil Eve & Rave durch seine Szenenähe die Auswirkungen der an die Konsumenten weitergegebenen Testergebnisse auf deren Konsumverhalten hier weitgehend erfassen konnte. Schon bald nach Start des Projektes konnte zu allgemeiner Überraschung festgestellt werden, daß bei den in der Szene kursierenden Tabletten über 90 % der Proben tatsächlich Ecstasy enthielten. Ein reales Problem war (und ist) die Dosierung der Tabletten, denn diese betrug zwischen 50 und 250 mg reinen Ecstasy-Wirkstoffes. Diese an die User weitergegebenen Informationen wirkten sich ausgesprochen positiv auf deren Konsumverhalten aus: Die von vielen „Dauergebrauchern" getroffene Aussage: „Die Pillen werden immer schlechter, darum müssen wir immer mehr einschmeißen" konnte z. B. auf diese Weise eindeutig widerlegt und diesen Usern bewußt gemacht werden, daß bei ihrem Ecstasy-Konsum ein Wirkungsabfall aufgrund von Toleranzbildung entstand. Längere Konsumpausen wurden in solchen Fällen empfohlen und oft auch eingehalten. Auf diese Weise konnte den – einem reflektierten Konsum entgegenstehenden – Legenden um die Ecstasy-Tabletten unterschiedlicher Prägung entgegengetreten, der Konsum insgesamt entmystifiziert und so auf einer rationaleren Ebene praktiziert werden. Die Möglichkeit des Drugchecking stellt vor allem aber auch einen Schutz des einzelnen Konsumenten vor Überdosierung, unerwarteten Substanzen sowie Verunreinigungen dar. Insgesamt konnten auf diese Weise viele User erreicht und dazu motiviert werden, sich mit der dosisabhängigen Wirkung bzw. dem Risiko der einzelnen Substanzen auseinanderzusetzen. In vielen Fällen hat sie das kompetent gemacht, ihren Konsum zu reflektieren und ihn gegebenenfalls selbständig zu kontrollieren. In der qualitativen und quantitativen Wirkstoffanalyse von Ecstasy-Tabletten und der Veröffentlichung der Testresultate ist insoweit ein unverzichtbares Präventionsinstrument zu sehen.
Deshalb entschloß sich Eve & Rave, die in Listen zusammengefaßten Testresultate einem möglichst großen Konsumentenkreis zugänglich zu machen. Diese Listen können heute bei den Beratungsstellen der AIDS-Hilfen bundesweit eingesehen werden und werden durch die Informationszentrale gegen Vergiftungen in NRW mit entsprechender Kommentierung und Interpretationshilfen in das Internet eingegeben.

Eine solche differenzierte Herangehensweise wird nur noch von wenigen, dafür aber meist in entscheidender Position sitzenden „Präventionisten“ abgelehnt und mit Pauschalaussagen, wie etwa „die Veröffentlichung von Ecstasyanalytik sei unverantwortliches Handeln“ oder „vermittle falsche Sicherheiten“, begründet, ohne sie näher zu erläutern. Auch wenn die Anhänger des offensichtlich gescheiterten Konzepts von Strafandrohung und Therapie bei der Interpretation und Bewertung des analytischen Datenmaterials überfordert zu sein scheinen: Die von ihnen häufig als nicht entscheidungsmündig dargestellten „Techno-Kids“ sind hochmotiviert, sich entsprechende Kompetenzen anzueignen. Zwischenzeitlich haben unverbesserliche Hardliner bei der Berliner Staatsanwaltschaft versucht, das Drugchecking-Programm von Eve & Rave durch Kriminalisierung zu stoppen: Unmittelbar nach der Loveparade erfolgte eine polizeiliche Durchsuchung der Büroräume des Vereins, bei der auch Unterlagen beschlagnahmt wurden. Am 27. September 1996 durchsuchten Polizeibeamte mit der Begründung „Gefahr in Verzug“ das Gerichtsmedizinische Institut der Berliner Humboldt-Universität und beschlagnahmten dort alle Unterlagen bezüglich Drugchecking.
Durch ein solches Vorgehen werden große Teile einer Musik- und Jugendkultur zu Versuchskaninchen gemacht, deren Konsumgewohnheiten den Drogenbekämpfern und der breiten Öffentlichkeit eigentlich die Wirkungslosigkeit ihrer Gesetze hätten deutlich machen sollen. So allerdings wird eine zusätzliche Gesundheitsgefährdung der Ecstasy-Konsumenten bewußt in Kauf genommen.
Bleibt nur zu hoffen, daß die Zeiten, in der die häufig jugendlichen User zu gesundheitsgefährdenden, nicht reflektierbaren Kamikaze-Konsumpraktiken verurteilt sind, bald vorbei sind. Eines steht für uns auf Grund bisheriger Erfahrungen eindeutig fest: Durch die Ermöglichung reflektierten Konsums wird nicht mehr, sondern weniger Ecstasy konsumiert. Die Ursachen für das Massenphänomen Ecstasy sind nicht in der veröffentlichten Ecstasy-Analytik zu sehen. Vielmehr sollten die „Verantwortlichen“ in unserem Land endlich einmal die wahren sozialen und gesellschaftlichen Ursachen dieses Phänomens evaluieren!

VII. Safer Use – Materialien und Adressen

Safer Ecstasy Use – Hinweise zur Genuß-optimierung und Risikominimierung

Jürgen Neumeyer, Henning Schmidt-Semisch

Neugierige, unerfahrene Konsumentinnen und Konsumenten haben meist großen Bedarf an Informationen zum Konsum ihrer Droge. Wenn sie ihre „Gebrauchsanleitungen" nicht bereits von erfahrenen Konsumierenden bekommen, müssen sie sich durch umfangreiche, für den Laien oft schwer verständliche Literatur quälen, die möglicherweise nicht sofort griffbereit ist. Den ersten Konsumerfahrungen geht meist kein eingehendes Studium über die gewünschte Droge voraus, vielmehr wird über den Freundeskreis oder auf einer Party der Entschluß für das „Experiment" gefaßt. Kurze, sachlich fundierte und einprägsame Regeln sind daher gefragt, um mögliche Risiken zu minimieren und dadurch den Genuß zu optimieren. Daher haben verschiedene Organisationen kleine, verständliche Anleitungen, eben sogenannte „Safer Use Regeln" zusammengestellt. Wir haben die Broschüren bzw. Flyer von Eve & Rave (1997), Jusos in der SPD (1996), BzgA (1995) und B90/Die Grünen (1996) ausgewertet und hier – redaktionell überarbeitet – als Überblick zusammengestellt.

Zum Erwerb:

(1) Bedenke, daß Erwerb, Handel und Besitz von Ecstasy in den meisten Fällen strafbar ist.
(2) Verhalte Dich kritisch. Kaufe nicht sofort die erste Tablette, die Dir angeboten wird. Erkundige Dich bei Freunden über mögliche Wirkungen, Dosierungen und Preise.
(3) Lasse nach Möglichkeit Deine Pille anonym testen oder vergleiche sie mit bereits getesteten Pillen. Form, Farbe und Motiv einer Ecstasy-Tablette oder Kapsel lassen noch keinen definitiven Rückschluß auf ihren Inhalt oder über die Dosierung zu. Bei Ecstasy in Kapseln oder als loses Pulver kann jeder Zwischenhändler den Wirkstoff leicht strecken.

Der Konsum und die Umgebung:

(1) Teste Ecstasy an, da Du nie weißt, was Du gekauft hast. Nimm immer erst ein Viertel oder die Hälfte der Tablette ein, bevor Du vielleicht später eine ganze Dosis nimmst. Die Wirkung beginnt in der Regel nach 20 bis 50 Minuten. Ca. zwei Stunden nach der Einnahme ist die Wirkung absehbar. Sei vorsichtig bei der weiteren Dosierung, oder warte auf eine andere Gelegenheit.
(2) Trinke viel Wasser, Limo oder Tee. So kannst Du Kreislaufzusammenbrüchen entgegenwirken. Viele Ecstasy-Inhaltsstoffe unterdrücken Durst- und Hungergefühle. Besonders bei exzessivem Tanzen braucht der Körper rechtzeitig viel nicht-alkoholische Flüssigkeit.
(3) Mache öfter Tanzpausen, tanke frische Luft und ruhe Dich in einem Chill-out-Space aus, damit Du keinen Hitzeschlag erleidest. Schütze Dich dabei vor Zugluft. Suche Dir nach Möglichkeit Veranstaltungsorte, die diese Vorraussetzungen gewährleisten.
(4) Nimm kein Ecstasy unter emotionalem Druck, in Angst-, Streß- oder Problemsituationen.
(5) Benutze Ecstasy nur dann, wenn Du sicher bist, daß die Atmosphäre während der Wirkungszeit stimmt.
(6) Verzichte nach dem Konsum von Ecstasy auf die aktive Teilnahme am motorisierten Straßenverkehr.
(7) Akzeptiere es, wenn der Ecstasy-Film zu Ende ist, und vermeide, es „nachzuwerfen". Die zusätzliche Einnahme von anderen Drogen ist meist Geldverschwendung und erhöht das gesundheitliche Risiko. Falls nach der Einnahme die erwartete, gewünschte oder gewohnte Wirkung nicht eintritt, niemals etwas anderes zusätzlich einnehmen. Beim Abklingen der Wirkung helfen Mineralien (Sprudelwasser, Mineraldrinks, Vitamine, Obst, Brausetabletten), den Körper wieder aufzubauen.
(8) Ecstasy macht leichtsinnig. Kondome schützen.
(9) Nimm nie alleine Drogen und achte auf Deine FreundInnen.
(10) Verstehe den Rauschzustand als Ausnahmezustand. Ecstasy-Konsum verändert die Gefühlswelt. Nicht alles, was Du im Rausch erlebst, hat im Alltag Bestand.
(11) Steigere nicht die Dosis, der Rausch wird nicht besser! Zwei Ecstasy-Tabletten an einem Wochenende sind eine hohe Dosis. Die wirksame Menge fängt bei ca. 70 mg an. Mehr als 130 mg MDMA oder MDA sind sehr hohe Dosen. Bei Frauen wirken in der Regel kleinere Dosen als bei Männern.

(12) Gönne Deinem Körper Erholung. Nimm Ecstasy in großen Zeitabständen und nur bei besonderen Anlässen ein. Lege eine Pillenpause von möglichst einem Monat ein. Bei der Einnahme von Ecstasy in größeren Abständen braucht die Dosis nicht ständig erhöht zu werden, um die gleiche Wirkung zu erzielen.
(13) Achte darauf, daß Du für den nächsten Tag nichts Wichtiges geplant hast und Dich ausruhen kannst.

Vorsicht bei ... (Kontraindikationen):

(1) Konsumiere kein Ecstasy bei den folgenden Krankheiten und Beschwerden: Kreislaufbeschwerden, Diabetes, Epilepsie, Bluthochdruck, Asthma, Leber- oder Herzproblemen.
(2) Verzichte auf Ecstasy, wenn Du schwanger bist.
(3) Wende Ecstasy generell nicht an, wenn Du Medikamente über längere Zeit einnimmst.
(4) Die verhältnismäßig „weiche" Wirkung von Ecstasy verführt zum Mischkonsum mit anderen Drogen. Damit wird die Wirkung überlagert. Speed, Kokain oder große Mengen von Kaffee oder anderen „Energiedrinks" können nervös machen. Ecstasy kann mit Alkohol eingenommen zu Leichtsinn führen. In Verbindung mit LSD kann es zu einer Reizüberflutung und zu Panikreaktionen kommen.

Notfälle:

(1) Achte darauf, wenn es Leuten schlecht geht: Manchmal hilft schon Handhalten, Streicheln, Zureden, Frischluft, warmer Tee oder Wasser. Ängste verstärken vorhandene Symtome. Deshalb solltest Du neben praktischer Hilfe Körperkontakt und einfühlsamen Zuspruch anbieten.
(2) Lasse eine Person mit Problemen nie alleine. Bei Kreislaufproblemen: Hinlegen, dabei Beine höher als der Kopf, Kopf in Seitenlage zur Vermeidung eines Erstickens durch Erbrechen, ruhig frische Luft atmen lassen, Puls fühlen, beruhigend auf die Person einreden („talk down").
(3) Rufe bei schwerwiegenden Komplikationen sofort den Notarzt (Tel. 112). Anzeichen dafür sind Bewußtlosigkeit, aschfahles Gesicht und Glieder, blaue Lippen. Kläre den Arzt über den Drogenkonsum auf – er ist an seine Schweigepflicht gebunden.

Dokumentation: Ecstasy-Pillen Testresultate

Das Drugchecking-Programm von Eve & Rave Berlin

Vorbemerkung

Als Folge der Illegalisierung von Ecstasy-Wirkstoffen werden heute alle möglichen Substanzen unbekannter Zusammensetzung und Dosierung als „Ecstasy" auf dem Schwarzmarkt angeboten. Jegliches Risiko in Hinblick auf Ecstasy kann man nur durch *völligen* Verzicht auf den Gebrauch ausschalten!
Besonders hohe gesundheitliche Risiken besteht für Personen, die unter Zuckerkrankheit, Asthma, Bluthochdruck, Herzrhythmusstörungen, Leberschädigung und Epilepsie leiden. Eine erhöhte Gefährdung besteht auch für psychisch labile und anfällige Personen. Durch den Langzeitgebrauch von Ecstasy-Wirkstoffen bzw. durch Verunreinigungen in den „Pillen" kann es aber auch bei völlig gesunden Personen zu Leber-, Nieren- und Herzschädigungen kommen. Ecstasy-Wirkstoffe bewirken eine Erhöhung der Körpertemperatur, was in Verbindung mit stundenlangem ununterbrochenem Tanzen und unzureichender Zufuhr *alkoholfreier* Getränke zur Überhitzung (Hyperthermie) und Austrocknung (Dehydrierung) des Körpers mit im Extremfall tödlichem Ausgang führen kann. Es wird auch von Depressionen, Psychosen und Einschränkung der intellektuellen Fähigkeiten berichtet. Drogenmischkonsum, z. B. mit Speed, Alkohol und Nikotin, potenziert die gesundheitlichen Gefahren!
Achtung: Die Liste enthält nur Testergebnisse von Stichproben, wobei Pillen ohne definierte Prägung bzw. ohne besondere Merkmale („no name") und Kapseln nicht mit in diese Liste eingegangen sind! Es kann niemals mit Sicherheit gesagt werden, ob eine gleich aussehende Pille auch den hier aufgeführten Wirkstoff enthält, da von „guten und sauberen" Pillen schlechte Nachahmungen (Plagiate) hergestellt werden. Auch kann sich die Zusammensetzung und die Dosis von Charge zu Charge ändern. Gleiches Aussehen ist also keine Garantie für gleiche Zusammensetzung!
Diese Liste hat insofern rein informativen, den Konsum reflektierenden Charakter und ist weder für die Risikoabschätzung künftiger

„Experimente“ geeignet noch kommen die veröffentlichten Testergebnisse einer Garantie- oder Unbedenklichkeitsbescheinigung für risikolosen Konsum gleich! Hierauf sollte im Beratungsgespräches hingewiesen werden.

MDMA ist ein Amphetaminderivat mit empathischer (in andere Menschen einfühlend), entaktogener (im Innern ein Gefühl erzeugend), leicht antriebssteigender und schwach halluzinogener Wirkung von ca. 3 bis 5 Stunden Dauer; die Wirkdosis wird mit 1,0 ... 1,5 mg je kg Körpergewicht angegeben.
MDEA ist ein Amphetaminderivat mit entaktogener, leicht empathischer und schwach halluzinogener Wirkung, wirkt kürzer (2 bis 3 Stunden) und gibt weniger (Tanz-)Energie als MDMA.
MBDB ist eine MDMA-ähnliche Substanz mit hauptsächlich entaktogener Wirkung. Es weist kaum halluzinogene und antriebssteigernde Eigenschaften aus und gilt als weniger neurotoxisch als MDMA und MDEA. Die Wirkdauer soll 4 bis 5 Stunden betragen. MBDB in seinen möglichen Handelsformen als Pulver, in Kapseln oder Tablettenform unterscheidet sich weder in Farbe, Geschmack noch Aussehen von MDMA und MDEA.

Prüfung auf weitere Drogen, Medikamentenwirkstoffe und andere giftige Substanzen

Mittels HPLC-Breitenscreening können Opiate, Kokain, LSD, Phencyclidin, Barbiturate, Benzodiazepine, alle wesentlichen Arten von Psychopharmaka und andere übliche Medikamentenstoffe sowie toxische Verunreinigungen und starke Gifte (Strychnin) festgestellt werden. Die Differenz vom Gesamtgewicht der Tablette und dem Gewicht der Wirkstoffmenge ist durch die zum Pressen üblichen Zusätze (Lactose, Saccharose, Milchpulver, Talkum etc.) bedingt. Diese Füll- und Bindemittel haben keine eigene medizinische oder toxische Wirkung. Eine genaue Bestimmung dieser Substanzen ist im Rahmen dieser Untersuchungen nicht möglich und allgemein auch nicht üblich und notwendig.
Aufgrund der angewendeten Analyseverfahren kann es bei den angegebenen, als Hydrochlorid berechneten Wirkstoffmassen zu Abweichungen von +/– 10 % kommen.
Verunreinigungen: bis 0,1 % kaum verunreinigt; von 0,1 % bis 0,5 % wenig verunreinigt; 0,5 % bis 1 % verunreinigt; über 1 % stark verunreinigt.
Achtung: Nicht nur Verunreinigungen, sondern auch die Ecstasy-Wirkstoffe selber können Gesundheitsschäden verursachen!

Form (Profil Seitenansicht/profil side view):

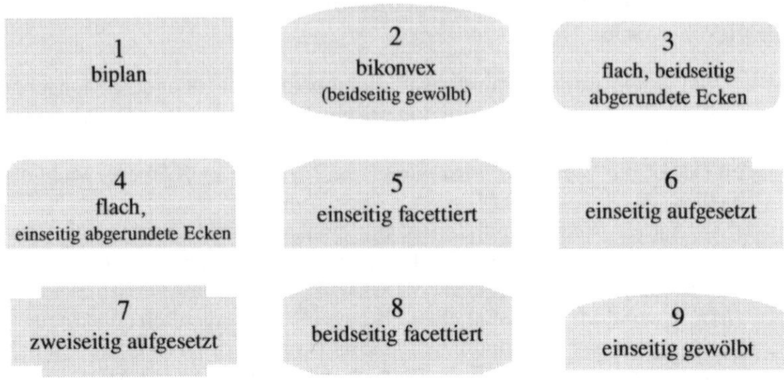

Eve & Rave® 1996/97

Amphetamine: Im Gegensatz zu Ecstasy, bei dem die stimmungsaufhellende und gefühlsverstärkende Wirkung im Vordergrund steht, wirken Speedwirkstoffe (Amphetamine) eher antriebssteigernd, stark appetitzügelnd und wachmachend („kalte Energie"). Amphetamine führen zu erhöhtem Blutdruck, Herzrhythmusstörungen und Schlafstörungen und können zu paranoiden Wahnvorstellungen und schwerwiegenden, teilweise *unwiderruflichen* Veränderungen der Persönlichkeitsstruktur führen und auslösende Faktoren für Schizophrenien sein. Die Wirkdauer von Amphetamin beträgt ca. 8–12 Stunden; die von Methamphetamin bis zu 30 Stunden (!); die Wirkdosis wird mit 30 bis maximal 50 mg angegeben.
Der Wirkstoffanteil untersuchter Proben schwankte von 10 % bis zu 83 % Amphetamin-Gehalt. Die *Gefahr von Überdosierungen* ist somit bei dem üblicherweise als Pulver gehandelten *„Speed" extrem hoch*, zumal jeder Zwischenhändler oft nach Belieben „streckt": 64 % aller untersuchten Amphetamin-Proben enthielten zusätzlich noch Coffein mit einem durchschnittlichen Gehalt von 33 % je Probe. Der höchste Coffeingehalt in einer Probe betrug dabei 85 %!
Der Erwerb, Besitz und die Abgabe von MDMA, MDEA und Speed-Wirkstoffen wird ebenso wie der Handel bestraft; lediglich der Konsum ist in der BRD straffrei!
Die folgende Drugchecking-Liste von Eve & Rave (Stand 18.2.1997) ist als Dokumentation einer informierenden, verantwortungsbewußten Drogenaufklärung gedacht. Da sich aber die Zusammensetzungen der Pillen auf dem Schwarzmarkt permanent ändern, sollte man stets auf

aktuelle Listen zurückgreifen. Aktuelle Drugcheckinganalysen finden sich im INTERNET unter:

http://www.meb.uni-bonn.de/giftzentrale

Achtung: Gleiches Aussehen ist keine Garantie für gleiche Zusammensetzung!

kA. = keine Angaben; **VU** = auf Wirkstoffanteil bezogene herstellungsbedingte Verunreinigungen; Wirkstoffgehalt +/-10 %; Abmessungen +/-0,03 mm

Bezeichnung/name Prägung (logo), besondere Merkmale (distinguishing marks)	**Bruch-rille**	**Dicke/Ø in mm**	**Form und Profilnummer** **Farbe/coleur** (vgl. S.306))	**Gewicht in mg**	**Wirkstoff**	**Gehalt je Probe**	**VU in %**	**Monat Jahr**
Apple Menue APPLE-Macintosh-Logo (stilisierter Apfel, tief geprägt)	ja	4,55 8,10	zweiseitig aufgesetzt (7) weiß-gräulich, leicht glänzend	291 m	MDEA	97 mg	keine	07/96
Batman Comic Figur Batman	ja	3,36 9,09	biplan (1) hellgrau, gelbliche Einschlüsse	263 mg	MDMA	75 mg	0,03%	06/96
Champagne Sektflasche/andere Seite: Schriftzug CHAMPAGNE	nein	3,19 10,11	biplan (1) weiß, leicht gräulich	29 mg	MDMA	134 mg	0,30%	06/96
Champagne Sektflasche/andere Seite: Schriftzug CHAMPAGNE	nein	3,06 10,08	beidseitig minimal facettiert (8) weiß, leicht gräulich	288 mg	MDMA	142 mg	keine	06/96
Delphin Prägung: Delphin, Seitenansicht	ja	4,64 12,18	bikonvex (2) gelb	583 mg	MDMA	111 mg	5,60%	05/96
Delphin (Achtung: sehr hoch dosiert !) Prägung: Delphin, Seitenansicht	ja	4,57 12,12	bikonvex (2) gelb	592 mg	MDMA	160 mg	6,30%	06/96
Dollar (Achtung: überdosiert, enthält MBDB!) Prägung: Dollarzeichen, fest	nein	3,56 10,60	beidseitig minimal facettiert (8) schneeweiß	328 mg	MBDB	184 mg	0,30%	12/95
Dollar Prägung: Dollarzeichen	nein	3,82 10,14	beidseitig minimal facettiert (8) weiß, leicht grau	348 mg	MDEA	97 mg	keine	04/96
Dollar Prägung: Dollarzeichen (breites "S")	ja	4,30 9,06	einseitig aufgesetzt (6) weiß	302 mg	MDEA	105 mg	keine	05/96
Elefant Prägung: Elefant, Seitenansicht	ja	3,53 8,54	achteckig, facettiert (8) schneeweiß, leicht glänzend	301 mg	MDMA	78 mg	keine	05/96
Engel Prägung: Engel mit Trompete	ja	4,18 9,15	bikonvex (2) weiß-gräulich, bröselnd	309 mg	MDMA	149 mg	0,10%	07/96
Herbstwiese intensive, grün-gelb ineinanderlaufende Farben	ja	3,22 8,13	leicht facettiert (8) grün-gelb ineinanderlaufend	194 mg	MDMA	139 mg	<0,10%	07/96

Achtung: Gleiches Aussehen ist keine Garantie für gleiche Zusammensetzung!

kA. = keine Angaben; **VU** = auf Wirkstoffanteil bezogene herstellungsbedingte Verunreinigungen; Wirkstoffgehalt +/-10 %; Abmessungen +/-0,03 mm

Bezeichnung/name Prägung (logo), besondere Merkmale (distinguishing marks)	**Bruch-rille**	**Dicke/Ø in mm**	**Form und Profilnummer** (vgl. S. 4) **Farbe/coleur**	**Gewicht in mg**	**Wirkstoff**	**Gehalt je Probe**	**VU in %**	**Monat Jahr**
Känguruh Prägung: Känguruh, Seitenansicht, nach rechts hüpfend	ja	3,11 10,07	beidseitig facettiert (8) weiß, leicht grau, leicht glänzend	301 mg	MDEA	109 mg	keine	06/96
Love Prägung: "Lo|ve"	ja	3,54 9,10	biplan (1) weiß, leicht gelb-braun meliert	295 mg	MDMA	114 mg	0,16%	12/95
Love Prägung: "Lo|ve" rosa	nein	3,42 9,04	biplan (1) rosa	280 mg	MDMA	97 mg	0,10%	04/96
Löwe Prägung: Löwenkopf	ja	3,56 9,06	biplan (1) weiß/hellgrau	kA.	MDEA MDMA	64 mg 35 mg	kA. kA.	01/97
Pilz Prägung: Pilz, asymmetrisch geprägt	ja	4,04 9,04	einseitig gewölbt (9) weiß, leicht gelb-gräulich	275 mg	MDEA	112 mg	2,80%	05/96
Pilz Prägung: Pilz, asymmetrisch geprägt	ja	4,01 9,04	einseitig gewölbt (9) weiß, leicht gelb-gräulich	270 mg	MDEA	140 mg	1,50%	06/96
Pilz (Achtung: sehr hoch dosiert !) Prägung: Pilz (tief geprägt)	ja	3,47 9,07	einseitig gewölbt (9) hellgrau	kA.	MDEA	167 mg	kA.	01/97
Pinoccio Prägung: Pinoccio-Kopf	ja	3,82 8,59	bikonvex (2) weiß, leicht glänzend	214 mg	MDEA	83 mg	0,70%	03/96
Road Runner Comic-Figur Straußenkopf	ja	3,58 9,09	biplan (1) weiß, leicht gelb-braun meliert	323 mg	MDMA	125 mg	0,10%	12/95
Road Runner Comic-Figur Straußenkopf	ja	3,53 9,12	biplan (1) grau gesprenkelt	290 mg	MDMA	100 mg	0,03%	05/96
Road Runner Comic Figur Straußenkopf	ja	3,63 9,07	biplan (1) hellgrau, grau-braune Einschlüsse	298 mg	MDMA	112 mg	0,20%	06/96
Schlüssel Prägung: Schlüssel	nein	3,68 9,04	einseitig abgesetzt (6), andere Seite gewölbt (9); weiß	kA.	MDEA	111 mg	kA.	01/97
Schwalbe fliegende Schwalbe, Seitenansicht	nein	3,35 9,20	einseitig minimal gewölbt (9) weiß	226 mg	MDMA	48 mg	keine	08/96
Schwalbe fliegende Schwalbe, Seitenansicht	nein	3,28 9,08	minimal biconvex (2) weiß	238 mg	MDMA	71 mg	keine	09/96

Achtung: Gleiches Aussehen ist keine Garantie für gleiche Zusammensetzung!

kA. = keine Angaben; **VU** = auf Wirkstoffanteil bezogene herstellungsbedingte Verunreinigungen; Wirkstoffgehalt +/-10 %; Abmessungen +/-0,03 mm

Bezeichnung/name Prägung (logo), besondere Merkmale (distinguishing marks)	**Bruch-rille**	**Dicke/Ø in mm**	**Form und Profilnummer** (vgl. S. 4) **Farbe/coleur**	**Gewicht in mg**	**Wirkstoff**	**Gehalt je Probe**	**VU in %**	**Monat Jahr**
Triple Five grün "5" nach außen liegend alle 120° eingestanzt **(Achtung: in dieser Dosierung wenig psychotrop wirksam!)**	nein	5,75 8,00	bikonvex (2) grün gesprenkelt	315 mg	Coffein Amphetamin MDMA	11 mg 9 mg 17 mg	k. A. k. A. 10,00%	02/96
Triple Five leicht gelblich "5" nach außen liegend alle 120° eingestanzt	nein	5,88 8,04	bikonvex (2) weiß, leicht gelblich	265 mg	MDMA	76 mg	0,70%	04/96
Triple Five weiß "5" nach außen liegend alle 120° eingestanzt	nein	5,23 8,04	bikonvex (2) weiß	257 mg	MDMA	110 mg	0,40%	06/96
Triple Five weiß "5" nach außen liegend alle 120° eingestanzt	nein	6,30 8,06	bikonvex (2) weiß	376 mg	MDMA	89 mg	2,60%	09/96
Woody Kopf der Comic-Figur	ja	3,45 9,08	biplan (1) weiß	kA.	MDMA	86 mg	kA.	01/97
Ying-Yang chinesisches Ying-Yang-Zeichen	nein	5,32 9,23	biconvex (2) weiß	319 mg	MDMA	75 mg	0,10%	09/96

Vorsicht: SPEED * Vorsicht: SPEED * Vorsicht: SPEED * Vorsicht: SPEED * Vorsicht: SPEED * Vorsicht

Superman Prägung: Superman-Logo ("S"im Dreieck)	nein	5,40 9,00	bikonvex (2) weiß, glänzend	273 mg	Amphetamin	60 mg	0,12%	07/96
rosa Superman Prägung: Superman-Logo	nein	4,25 10,20	biplan (1) rosa	kA.	Amphetamin MDMA MDEA	31 mg 7 mg 7 mg	kA. kA. kA.	01/97

Adressen und Bezugsquellen für Informationen

Beratungstelephone:

Bundeszentrale für gesundheitliche Aufklärung (BzgA)
Tel. 02 21 / 89 20 31

Ecstasy Hotline Hamburg
Tel. 0 40 / 2 48 00

Eve & Rave Berlin
Tel. 0 30 / 01 77 / 2 74 79 84

Eve & Rave Kassel
Tel. 05 61 / 28 28 98

Eve & Rave Köln
Tel. 02 21 / 5 10 16 04

Eve & Rave Münster
Tel. 02 51 / 4 30 31

Jugend Hilft Jugend e.V.
Tel. 0 40 / 3 90 91 03

Bezug von Informationen/Broschüren:

Verein für akzeptierende Drogenarbeit und humane Drogenpolitik (akzept e. V.)
Am Roggenkamp 48
48165 Münster
Tel. 0 23 82 / 31 93
Fax 0 23 82 / 8 11 79

Archiv für Drogenliteratur (ARCHIDO)
Universität Bremen
Postfach 330440
28334 Bremen
Tel. 04 21 / 2 18–31 73
Fax 04 21 / 2 18–36 84

Beauftragter der Bundesregierung für Drogenfragen
Graurheindorfer Str. 198
53117 Bonn
Tel. 02 28 / 6 81–35 70

Bündnis 90/Die Grünen
Bundesgeschäftsstelle
Heerstr. 172
53111 Bonn
Tel. 02 28 / 91 66-0
Fax 02 28 / 63 92 55

Bundesinstitut für Arzneimittel- und Medizinprodukte (BfArM)
Seestr. 10–11
13535 Berlin
Tel. 0 30 / 45 48-0
Fax 0 30 / 45 48–32 07

Bundeskriminalamt (BKA)
Postfach
65173 Wiesbaden
Tel. 06 11 / 55–1
Fax 06 11 / 55–21 41

Bundesministerium für Gesundheit (BMG)
Am Probsthof 78a
53121 Bonn
Tel. 02 28 / 9 41-0

Bundeszentrale für gesundheitliche Aufklärung (BzgA)
Ostmerheimer Str. 200
51109 Köln
Tel. 02 21 / 89 92-0

Deutsche AIDS-Hilfe (DAH)
Referat Drogen
Dieffenbachstr. 33
10967 Berlin
Tel. 0 30 / 69 00 87–46
Fax 0 30 / 69 00 87–42

Deutsche Gesellschaft für Drogen und Suchtmedizin (DGDS)
Dr. Albrecht Ulmer
Schwabstr. 197
70197 Stuttgart
Tel. 07 11 / 62 63 08

Deutsche Hauptstelle gegen die Suchtgefahren (DHS)
Westring 2
59065 Hamm
Tel. 0 23 81 / 9 01 50

DROBS Hannover
Jugend und Drogenberatungszentrum
Odeonstr. 14
30159 Hannover
Tel. 05 11 / 70 14 60

Europäisches Collegium für Bewußseinsstudien
(ECBS)
Wissenschaftliches Sekretariat
Michael Schlichting
Jüdenstr.33
37073 Göttingen
Tel. 05 51 / 48 44 63
Fax 05 51 / 48 74 87

European Cities on Drug Policy (ECDP)
Kooordinationsbüro
Niddastr. 64
60329 Frankfurt
Tel. 0 69 / 2 33 02 13
Fax 069/239478

Eve & Rave e.V. Berlin
Verein zur Förderung der Technokultur und Minderung der Drogenproblematik
Postfach 5
10039 Berlin
Tel. 0 30 / 2 83 38 18
Fax 0 30 / 4 48 67 59

Eve & Rave Kassel
Tischbeinstraße 23
34121 Kassel
Tel./Fax 05 61 / 28 28 98

Eve & Rave Köln
Gladbacher Landstr. 36
50672 Köln
Tel. 02 21 / 5 10 16 04

Eve & Rave Münster
Projekt der AIDS-Hilfe Münster e.V.
Herwarthstr. 2
48143 Münster
Tel. 02 51 / 4 30 31
Fax 0251/43019

Eve & Rave Schweiz
Ritter Quai 1
Postfach 140
CH – 4502 Solothurn
Tel. 0 32 / 6 21 89 49
Fax 0 32 / 6 21 89 47

Fachverband Drogen und Rauschmittel (FDR)
Odeonstr. 14
30159 Hannover
Tel. 05 11 / 1 31 64 74

Haus der Jugend Jenfeld
Jenfelder Str. 252
22045 Hamburg
Tel. 0 40 / 6 53 43 38

Institut zur Förderung qualitativer Drogenforschung (INDRO e.V.)
Bremer Platz 18–20
48155 Münster
Tel. 02 51 / 6 01 23
Fax 02 51 / 66 65 80

Jusos in der SPD
Arbeitskreis Drogenpolitik
Ollenhauerstr. 1
53115 Bonn 1
Tel. 02 28 / 5 32–2 12
Fax 02 28 / 23 30 82

Multidisciplinary Association for Psychedelic Studies (MAPS)
1801 Tippah Avenue
USA, Charlotte, NC 28205
Tel. 7 04 / 3 58 98 30
Fax 7 04 / 3 58 16 50

PDS Arbeitskreis Drogenpolitik
Kleine Alexanderstr. 28
10178 Berlin
Tel. 0 30 / 24 00 92 89
Fax 0 30 / 24 00 92 60

Safe Party People Frankfurt
c/o Frank Güther
Feuerwehrstr. 8
63811 Stockstadt
Tel. 0 60 27 / 40 10 86
Fax 0 69 / 23 94 78

Trimbos-Institute
Netherlands Institute of Menthal Health,
Substance Use and Addiction
(ehemals NIAD)
Postbus 725
NL – 3500 AS Utrecht
Tel. 0 30 / 2 97 11 00
Fax 0 30 / 2 97 11 11

Verein Krisenhilfe e.V. – Drogenhilfe
Fachstelle für Suchtvorbeugung
I.-Weberstr. 23
45127 Essen
Tel. 02 01 / 23 50 58
Fax 02 01 / 23 50 76

Magazine für die Techno-Szene:

Flyer
Zeitbank Medien und Verlag GmbH
Erkelenzerdamm 59–61
10999 Berlin
Tel. 0 30 / 61 68 82 00
Fax 0 30 / 61 68 81 11

Frontpage
Techno Media GmbH
Motzstr. 5
10777 Berlin
Tel. 0 30 / 23 55 55-0
Fax 0 30 / 23 55 55–99

Groove Magazin
Mainluststr. 16
60329 Frankfurt/M.
Tel. 0 69 / 23 98 66
Fax 0 69 / 23 97 33

Mushroom
Feldstr. 28
29614 Soltau
Tel. 0 51 91 / 7 27 36
Fax 0 51 91 / 7 20 07

Broschüren und Flyer zum Thema Ecstasy

Designer Drogen. Eine Himmelfahrt zur Hölle. Grundlageninformationen zu synthetischen Rauschmitteln (zusammengetragen von Wilfried Wilkens), Hamburg 1995

Ecstasy Raves-Guide, Herausgegeben vom Jugend- und Drogenberatungs-Zentrum, Psychosoziale Beratungsstelle der DROBS Hannover, 3. Auflage 1995.

Ecstasy: Drogeninfo für Eltern, ErzieherInnen und LehrerInnen und die Jugendarbeit, Herausgegeben von der Landeshauptstadt Saarbrücken, der Senator für Umwelt und Gesundheit.

Ecstasy: Herausgegeben von der Bundeszentrale für gesundheitliche Aufklärung, Köln 1995

Ecstasy – LSD – Speed: Eine Information für Eltern, Lehrer, Erzieher, Herausgegeben von DROBS Hannover, Hannover 1994

Ecstasy: XTC, Adam, MDMA. Wirkung, Risiken und Vorbeugung, Herausgegeben vom Büro für Suchtprävention, Hamburg 1996

Ecstasy, Herausgegeben von INDRO e.V., Münster 1995

Ecstasy Hotline: Let's talk about Drugs, Herausgegeben vom Therapieladen e.V., Berlin 1995

Lets talk about Ecstasy, Herausgegeben von „Release". Beratung und Hilfen bei Drogenproblemen, Stuttgart o.J.

Partydrogen: Safe the Night-Info zu Ecstasy, Speed, LSD und Kokain, Herausgegeben von „Eve and Rave", 3. Auflage, Berlin 1997

Safer-Use: Ecstasy – XTC – MDMA. Herausgegeben von der Arbeitsgruppe Drogenpolitik beim Juso-Bundesverband. Bonn Januar 1996.

Ecstasy: Ein Ratgeber zur Droge MDMA. Von Arthur Schroers, Herausgegeben von INDRO e.V., Münster 1996.

Ecstasy und Techno, Herausgegeben von B90/Die Grünen, Bonn 1996.

Ecstasy: Lebenselexier oder Todesdroge? Was tun? Drogen in Wandsbeck, Herausgegeben von Wolfgang Harm und Wolf-R. Kemper, Haus der Jugend Jenfeld, Hamburg Dezember 1996.

Literatur

Adamson, S. (Hg.) (1985): Through the Gateway of the Heart, Four Tree Publications, San Francisco, California

Adelaars, A. (1991): De opkomst van een bewustzijns-veranderend middel, Amsterdam

Ahrens, H. (1994): Partydrogen. Safer-use-info zu: ecstasy, speed, lsd, kokain, Berlin

Ahrens, H. (1995): Safer Use von Partydrogen, in: Heudtlass u. a., a. a. O., S. 129–138

Ahrens, H. (1996a): Party, Jugend und Drogen, in: Nolte u. a., a. a. O., S. 63–78

Ahrens, H. (1996b): Ecstasy – Bankrotterklärung eines auf Abschreckung durch Strafrecht gestützten Konzepts kollektiver und individueller Verhaltenssteuerung, in: Akzeptanz Nr. 2/96, S. 48–49

akzept e.V. (Hg.) (1991): Leben mit Drogen. Akzeptierende Drogenarbeit als Schadensbegrenzung gegen repressive Drogenpolitik, Berlin

akzept e.V. (Hg.) (1993): Menschenwürde in der Drogenpolitik. Ohne Legalisierung geht es nicht!, Hamburg

Amendt, G. (1994): Vorwort zu Walder 1994, a. a. O., S. 8–12

Anz, P./Walder, P. (1995): Techno, Zürich

Barcroft, J./Chapman, C. (1993): Drugs Information, Redbridge/Waltham Forest

Battaglia, G. et al. (1987): 3,4 Methylenedioxymetamphetamine and 3,4-Methylenedioxy-amphetamine destroy serotonin terminals in rat brain: quantification of neurodegeneration by measurement of [H]paroxetine-labelled serotonin uptake sites, in: Journal of Pharmacol. Exp. Ther., 242, S. 911–916

Battaglia, G./Yeh, S.H./De Souza, E.B. (1987): MDMA-induced neurotoxicity: parameters of degeneration and recovery of brain serotonin neurons, in: Pharmacol. Biochem. Behav., 29, S. 269–274

Beck, J. (1994): Ecstasy and the Rave Scene: Historical and Cross-Cultural Perspectives, in: Epidemiologic Trends in Drug Abuse: Proceedings December 1993, Community Epidemiology Work Group, National Institute on Drug Abuse (NIDA), Rockville

Beck, J./Harlow, D./Morgan, P. et al. (1989): Exploring Ecstasy: A Description of MDMA Users, Final Report to the National Institute on Drug Abuse (NIDA), Research Grant #R01 DA04408

Beck, J./Morgan, P. (1986): Designer Drug Confusion: A Focus on MDMA, in: Journal of Drug Education, 16, S. 287–302

Beck, J.E./Rosenbaum, M. (1994): Pursuit of Ecstasy, State University of New York Press, Albany

Benazzi, F./Mazzoli, M. (1991): Psychiatric illness associated with „ecstasy“, in: Lancet, 338, S. 1335

Benz, E. (1989): Halluzinogen unterstützte Psychotherapie, Diss. Med. Fak. Zürich
Benz, E. (1992): Halluzinogen-unterstützte Psychotherapie, in: Leuner/Schlichting, a. a. O., S. 185–195
Beringer, K. (1927): Der Meskalinrausch, Berlin, Heidelberg
Bilke, O. (1996): MDMA („ecstasy") abuse in young adults. Is there a risk profile for severe psychiatric disorders, in: J. Psychiatry, 11 Suppl 4, S. 298
Bilke, O./Eggers, Ch. (1994): MDMA („Ecstasy")-Mißbrauch und Abhängigkeit bei Jugendlichen und jungen Erwachsenen. Empirische Befunde bei 120 Benutzern. Rheinische Landes- und Hochschulklinik Essen. Klinik für Kinder- und Jugendpsychiatrie, Essen
Blätter, A. (1990): Kulturelle Ausprägungen und die Funktionen des Drogengebrauchs. Ein ethnologischer Beitrag zur Drogenforschung, Hamburg
Böllinger, L. (1991): Betäubungsmittelstrafrecht, Drogenpolitik und Verfassung, in: Kritische Justiz, 24, S. 426 ff.
Böllinger, L./Stöver, H./Fietzek, L. (1995): Drogenpraxis, Drogenrecht, Drogenpolitik. Leidfaden für Drogenbenutzer, Eltern, Drogenberater, Ärzte und Juristen, 4. neu bearb. Aufl., Frankfurt a. M.
Böpple, F./Knüfer, R. (1996): Generation XTC. Techno und Ekstase, Berlin
Bröckers, M. (1994): Kosmetische Psychopharmakologie, in: die tageszeitung, 21. 3. 1994
Brown, C./Osterloh, J. (1987): Multiple severe complications from recreational ingestion of MDMA („Ecstasy"), in: JAMA, 258, S. 780–781
Bryden, A.A./Rothwell, P.J.N./O'Reilly, P.H. (1995): Urineryrentetention with misuse of „ecstasy", in: British Medical Journal, 310, S. 504
Bühringer, G. (1995): Prävention der Drogenarbeit, in: DHS-Informationen 1/95, Hamm, S. 24–32
Bundeskriminalamt (1994): Schaubild: Amphetaminderivate in Tablettenform, MDMA (sog. Ectasy/XTC), MDA, MDE – Häufige oder auffällige Erscheinungsformen 1993/94, Wiesbaden
Bundeskriminalamt (Hg.) (1995): Bundeskriminalblatt Nr. 178/95 – Sonderausgabe „Ecstasy/XTC", Wiesbaden
Bundeskriminalamt (1996): Rauschgiftjahresbericht für die Bundesrepublik Deutschland 1995, S. 35–37 und 68
Bündnis 90/Die Grünen (1996): Ecstasy und Techno, Bonn
Büro für Suchtprävention (1996): Ecstasy: XTC, Adam – MDMA. Wirkung, Risiken und Vorbeugung, Hamburg
Büro für Suchtprävention (Hg.) (1995): Ecstasy, Prävention des Mißbrauchs, Geesthacht
Campkin, N.T.A./Davies, U.M. (1992): Another death from ecstasy, in: J R Soc Med, 85, S. 61
Catterfeld, P. (1997): Masse und Macht und Techno. Ein Beitrag zum Verstehen eines postmodernen Phänomens – ausgehend von Elias Canettis ‚Masse und Macht', München (unveröff. Diplomarbeit)
Chadwick, I.S./Curry, P.D./Linsley, A./Freemont, A.J./Doran, B. (1991):

3,4-methylene-dioxymethamphetamine (MDMA), a fatality associated with coagulopathy and hyperthermia, in: J R Soc Med, 84, S. 371
Claus, C. (1997): Techno-Musik, Techno-Szene und ihre Kommunikationsmedien, in: Rabes/Harm, a. a. O., S. 73–91
Coladi, M. I./Green, A. R. (1995): The spin-trap reagent a-phenyl-N-tertbutyl notrone prevents „ecstasy"-induced neurodegeneration of 5-hydroxytryptamine neurones, in: European Journal of Pharmacology 280, S. 343–346
Coladi, M. I./Williams, J. L./Green, A. R. (1995): The hyperthermic and neurotoxic effects of „Ecstasy" (MDMA) and 3,4 methylenedioxyamphetamine (MDA) in the Dark Agouti (DA) rat, a model of the CYP2D6 poor metaboliser phenotype, in: British Journal of Pharmacology, 115, S. 1281–1289
Corsten, M. (1996a): The party is over. Veränderungen in der Mikrophysik des Raves, in: Brosziewski, A. (Hrsg.): Mikropolitik. St. Gallen (Dokumentation Nr. 8 der Sektion ‚Politische Soziologie' der DGS), S. 124–133
Corsten, M. (1996b): Techno-Hypes. Kollektive Identität für Egomanen, Projektskizze, Berlin (MPI für Bildungsforschung)
Cousto, H. (1984): Die Kosmische Oktave. Der Weg zum universellen Einklang, Essen
Cousto, H. (1989): Klänge, Bilder, Welten. Musik im Einklang mit der Natur, Berlin
Cousto, H. (1995): Vom Urkult zur Kultur. Drogen und Techno, Solothurn
Cox, D.E. (1993): Rave to the grave, in: Forensic Sci Int 60, S. 5–6
Cox, D.E./Williams, K.R. (1996): ‚Adam' or ‚Eve'? – A toxicological conundrum, in: Forensic Sci Int 77, S. 101–108
Creighton, F.J./Black, D.L./Hyde, C.E. (1991): Ecstasy psychosis and flashbacks, in: Brit JPsych 159, S. 713–715
De Loor, A. (1989): De drug XTC bestaat niet. Adviesburo Drugs, Amsterdam
De Loor, A. (1991): (Drug Consultation Bureau August de Loor. Amsterdam, Netherlands): The Drug XTC does not exist. A survey, Amsterdam
De Man, R.A./Wilson, J.H.P./Tjen, H.S.L.M. (1993): Acuut leverfalen door methyleendioxymetamfetamine. in: Nederlands Tijdschrift voor de Geneeskunde, 137(14), S. 727–729
De Rios, M.D./Smith, D.E. (1977): „The Function of Drug Rituals in Human Society: Continuities and Changes", in: Journal of Psychedelic Drugs Vol.9 (no3), S. 269 ff.
Deutsche Hauptstelle gegen die Suchtgefahren (DHS) (1996): Jahrbuch Sucht 1997, Geesthacht
Die Gestalten (1996): Localizer 1.0. The Techno House book, Berlin
Die neue Kultdroge (1995), Schwerpunktthema in: „Die Woche", 17.02.1995
Diedrichsen, D. (1995): Die Elenden und Lebenden. Drogen, Technosport, in: „Deutsche AIDS-Hilfe aktuell", Nr. 13, Berlin
Domes, R. (1997): Zur Lebenswelt von XTC-Konsumenten in der Techno-Szene, in: Rabes/Harm, a. a. O., S. 155–178
Dowling, G.P./Mc Donough, E.T./Bost, R.O. (1987): ‚Eve' and ‚Ecstasy'. A report of five deaths associated with the use of MDEA and MDMA, in: JAMA 257 (12), S. 1615–1617

Downing, J. (1986): The psychological and physiological effects of MDMA on normal volunteers, Journal of Psychoactive Drugs, 18(4), S. 335–340
Drobs Hannover (1994): Ecstasy – LSD – Speed: Eine Information für Eltern, Lehrer, Erzieher, Hannover
Drobs Hannover (1995): Ecstasy, Ravers Guide, 3. Aufl., Hannover.
Ecstasy (1995), Sonderausgabe des Bundeskriminalblatt, Nr. 178, vom 14. 9. 1995
Eisner, B. (1989, 1994): Ecstasy: The MDMA Story Ronin Publishing Inc, Berkeley, California
Ellis A.J./Wendon J.A./Portmann B./Williams R. (1996): Acute liver damage and ecstasy ingestion, in: Gut 38, S. 454–458
Eve & Rave Berlin (1997): Partydrogen: Safe the Night-Info zu Ecstasy, Speed, LSD und Kokain, 3. überarb. Aufl., Berlin
Eve & Rave Münster (1996): Eve & Rave. Konzept, Kurzbeschreibung und Tätigkeitsbericht, Münster
Fischer C./Hatzdimitriou, G./Wlos, J./Ricaurte, G. (1995): Reorganization of ascending 5-HT axon projections in animals previously exposed to the recreational drug 3,4-methylenedioxymethamphetamine (MDMA, „Ecstasy"), in: The Journal of Neuroscience 15 (8), S. 5476–5485
Fitzgerald, J. (1990): MDMA and Harm, in: The International Journal On Drug Policy., 2. Jg., H. 4, S. 15–16
Forrest, A.R.W./Galloway, J.H./Marsh, I.D./Strachan, G.A./Clark, J.C. (1994): A fatal overdose with 3,4-methylenedioxyamphetamine derivatives, in: Forensic Sci Int 64, S. 57–59
Franke, D./Köppel, C./Fahron, G./Tenczer, J./Schneider, V./Klapp, B.F. (1995): Risikobewertung von Amphetaminderivaten unter dem Aspekt der Behavioral Toxicology, in: Beiträge des Symposiums der GTFCH 1995, Heppenheim, S. 101–119
Freie und Hansestadt Hamburg (Hg.) (1996): Pressemitteilung der Staatlichen Pressestelle vom 27. September 1996, Hamburg
Fricke, H./Groß, T. (1995): Den Spirit weitergeben (Interview mit Patrick Walder), in: tageszeitung vom 7.7.1995, S. 15–16
Fromberg, E. (1992): Designer-Drogen und ihre Herausforderung für Beratung und Therapie, in: Landschaftsverband Westfalen-Lippe, a. a. O., S. 25–35
Fromberg, E. (1994): MDMA, Penicillin for the soul or destroyer of young souls? Netherlands Institute for Alcohol and Drugs, presented at the A.I. S.E.L.-conference, Varesa, Italy, 24–6–1994
Fromberg, E. (1995): XTC, hard drug of onschadelijk Recreativum? Werksmanuskript, Utrecht
Fromberg, E./Jansen, F. (o.J.): DIMS. Het drug informatie en monitoring systeem. September 1992 – Juni 1993. Nederlands Instituut voor Alcohol en Drugs, Utrecht
Fromberg, E./Jansen, F./De Loor, A./Matser, H. (1994): De XTC-Markt Juli 1993 – Juli 1994. Nederlands Instituut voor Alcohol en Drugs, Utrecht
Gerdes, J.M./Keil, R.N./Shulgin, A.T. et al. (1996): High pressure nucleophi-

lic fluoride-ion substitution reactions: faormation of fluoroalkylbenzenes, Journal of Fluorine Chemistry, Vol. 78, S. 121–129
Gerlach, R./Engemann, St. (1995): Zum Grundverständnis Akzeptanzorientierter Drogenarbeit. Erläuterungen kulturhistorischer, drogenpolitischer und drogenhilfepraktischer Zusammenhänge, 3. erweiterte und aktualisierte Auflage, Münster
Geschwinde, Thomas (1996): Rauschdrogen – Marktformen und Wirkungsweisen , 3. erw. und überarb. Aufl., Berlin/Heidelberg/New York
Ginzberg, M.D./Hertzman, M./Schmidt-Nowara, W.W. (1970): Amphetamine intoxication with coagulopathy, hyperthermia and reversible renal failure, in: Annals of Internal Medicine, 73, S. 81–85
Glaeske, G. (1989): Die Stimulanzien, in: Scheerer/Vogt, a. a. O., S. 260–272
Gordon, C.J./Watkinson, W.P./O'Callaghan, J.P./Miller, D.B. (1991): Effects of 3,4-methylenedioxymethamphetamine on autonomic thermoregulatory responses in the rat, in: Pharmacol Biochem Behav 38, S. 339–344
Gouzoulis, E./Hermle, L. (1992): Untersuchungen über Arylalkylamin-indizierte Wirkungen bei gesunden Probanden (Teil II): psychische und neurobiologische Effekte von Methylendioxyamphetamin (MDE), in: Leuner/Schlichting, a. a. O., S. 63–73
Gouzoulis-Mayfrank, E./Hermle, L./Kovar, K.-A. u. a. (1996): Die Entaktogene „Ecstasy" (MDMA), „Eve" (MDE) und andere ringsubstituierte Methamphetaminderivate. Eine neue Stoffklasse unter den illegalen Designerdrogen?, in: Nervenarzt, H. 67, S. 369–380
Grausam, U. (1992): Synthetische Suchtstoffe, „Designer Drugs" – Wirkung, Gefahren, in: Landschaftsverband Westfalen-Lippe, a. a. O., S. 19–24
Green, A.R./Cross, A.J./Goodwin, G.M. (1995): Review of the pharmacology and clinical toxicology of 3,4-methylenedioxymethampetamine (MDMA or „Ecstasy"), in: Psychopharmacology, 119, S. 247–260
Greer, G. (1985): Using MDMA in Psychotherapy, in: Advances, 2, S. 52–57
Greer, G./Tolbert, R. (1986): Subjective reports of the effects of MDMA in a clinical setting, in: Journal of Psychoactive Drugs, 18, S. 319–327
Greer, G./Tolbert, R. (1990): The therapeutic use of MDMA, in: Peroutka, S.J. (Hg.), Clinical, Pharmacological and Neurotoxical effects of the drug MDMA, Kluver, New York, S. 21–35
Grob, C. (1994): MDMA research update: the Harbour-UCLA project, in: MAPS – Newsletter of the Multidisciplinary Assosciation for Psychedelic Studies 4, S. 4
Grob, C./Bravo, G./McQuade, J./Doblin, R. (1991): Analgesic Efficacy of 3,4-Methylendioxymethamphetamin (MDMA) in Modification of Pain and Distress of End-Stage Cancer patients. Proposal submitted to the FDA for clinical approval, August 4, 1991
Grob, C./Bravo; G./Walsh, R. (1990): Second thoughts on MDMA neurotoxicity, in: Archiv of General Psychiatry, 47, S. 288
Grof, S. (1983): LSD Psychotherapie, Stuttgart
Groß, Th. (1995): Talking Technoheads, in: TAZ 2.6.1995, 15–16
Grube, L. (1995): Funktion des Ecstasy-Konsums bei Jugendlichen, in: Ecsta-

sy – Konsum, Mißbrauch, Präventionsstrategien, Berichtsband der Tagung der NLS vom 14.06.95, Niedersächsische Landesstelle gegen die Suchtgefahren, Hannover, S. 62 und 63

Hardman, H.F./Haavik, C.O./Seevers, M.H. (1973): Relationship of the structure of mescaline and seven analogs to toxicity and behavior in five species of laboratory animals, in: Toxicology and Applied Pharmacology, 25(2), S. 299–309

Harm, W. (1997): Zwischen Drogenakzeptanz und Suchtprävention. Überlegungen zum Umgang mit Drogenkonsumentinnen und Drogenkonsumenten in der Jugendarbeit, in: Rabes/Harm, a. a. O., S. 222–237

Harm, W./Kemper, W.-R. (1996): Ecstasy: Lebenselexier oder Todesdroge? Was tun? Drogen in Wandsbeck, Hamburg

Hartung, T./Schofield, E./Henry, J. (1996): Hyponatraemic states following MDMA ingestion, in: Abstracts of the International Congress of the European Association of Poison Centres and Clinical Toxicologists EAPCCT, Abstract 39

Hayner, G.N./McKinney, M.C. (1986): The dark side of ecstacy. Journal of Psychoactive Drugs, 18(4), S. 341–347

Henry, J.A./Jeffreys, K.J./Dawling, S. (1992): Toxicity and deaths from 3,4-methylenedioxymethamphetamine („ecstasy"), in: Lancet, 340, S. 384–387

Hess, H. (1989): Der illegale Drogenhandel, in: Scheerer/Vogt, a. a. O., S. 447–485

Hess, P. (1992): Die Bedeutung der Musik für Set und Setting in veränderten Bewußtseinszuständen, in: Leuner/Schlichting, a. a. O., S. 133–140

Hess, P. (1992a): Zur Pharmakologie von MDMA, in: Weigle/Rippchen, a. a. O., S. 46–54

Hess, P. (1992b): Der Therapeutische Einsatz von MDMA, in: Weigle/Rippchen, a. a. O., S. 55–61

Hess, P./Westendorp, H. (1986): Der therapeutische Einsatz von MDMA, in: Rippchen, R. (Hg.): MDMA: Die neue Sympathiedroge? Löhrbach

Heudtlass, J.-H./Stöver, H./Winkler, P. (Hg.) (1995): Risiko mindern beim Drogengebrauch. Drogenwirkungen, Safer Use, Notfallhilfe, Safer Sex, Prävention, Peer Support, Frankfurt a. M.

Hirschfeld, G. (1995): Technoszene und Drogen. Ein kultursoziologisches Phänomen aus polizeilicher Sicht, in: Kriminalistik, Nr. 4/95, S. 253–256

Hitzler, R./Pfadenhauer, M. (1996): ‚We are one different family'. Integration und Distinktion in der Technoszene. Vortrag bei der Tagung ‚Verlust der Sicherheit? – (Post-)Moderne Lebensstile zwischen Multioptionalität und Knappheit' in Münster am 19.10.1996.

Hitzler, R./Pfadenhauer, M. (1997a): „Let your body take control!". Zur ethnographischen Kulturanalyse der Techno-Szene, in: Bohnsack, R./Jüttemann, G./Marotzki, W. (Hrsg.): Biographieforschung und Kulturanalyse, Opladen, im Erscheinen

Hitzler, R./Pfadenhauer, M. (1997b): „We are one different family". Integration und Distinktion in der Techno-Szene, in: Hillebrandt, F./Kneer, G./Kraemer, K. (Hrsg.): Verlust der Sicherheit? Opladen, im Erscheinen

Hitzler, R./Pfadenhauer, M. (o.J.b): Raver Sex, unveröffentlichtes Manuskript, München
Hofmann, A. (1979): LSD. Mein Sorgenkind, Stuttgart
Honer, A. (1993): Lebensweltliche Ethnographie, Wiesbaden (DUV)
Hooft, P.J./Van de Voorde, H.P. (1994): Reckless behaviour related to the use of 3,4-methylenedioxymethamphetamine (ecstasy) aprospos of a fatal accident during car surfing, in: Int J Leg Med, 106, S. 328–329
Huether, G. (1996a): Lost in „ecstasy". Warning Users of substituted amphetamines, in: „The lancet", 6.12.1996, S. 1–3
Huether, G. (1996b): Hirnschäden nach „Ecstasy". (Pressemitteilung vom 10.12.1996)
Hurrelmann, K. (1990): Aspekte eines ursachenorientierten Präventionskonzeptes, in: Meyenberg, R. (Hg.): Sucht und Erziehung in der Schule, Oldenburg
Hurst, P.M. (1987): Amphetamine and Driving, in: Alcohol Drugs and Driving, 3 Jg., S. 13–17
INDRO e.V. (1996): INDRO-Jahresbericht 95/96, Münster
INDRO e.V. (1996): Ecstasy: Ein Ratgeber zur Droge MDMA, Münster
Institute For The Study of Drug Dependence (ISDD) (Hg.) (1993): Drug Notes on Heroin Ecstasy Cocaine and Crack Amphetamines LSD Tranquillisers Cannabis, Revised Edition, London
Iwersen, S./Schmoldt, A. (1995): Drogentodesfälle durch MDMA und MDEA, in: Beiträge des Symposiums der GTFCH 1995, Verlag Dieter Helm, Heppenheim, S. 95–100
Iwersen, S./Schmoldt, A. (1996a): Two very different fatal cases associated with the use of methylenedioxyethylamphetamine (MDEA): Eve as deadly as Adam, in: J Clin Tox 34, S. 241–244
Iwersen, S./Schmoldt, A. (1996b): Entwicklung des Konsums von Amphetaminderivaten in Hamburg (Zeitraum 1993–1995). Vortrag bei der Frühjahrstagung der Deutschen Gesellschaft für Rechtsmedizin – Region Nord
Jaamin, J. (1995a): Verbotene Früchte – Drogenprävention nach Maß. Die niederländische Drogenpolitik der Schadensreduzierung am Beispiel Ecstasy – Monitoring, Qualitätskontrolle, Präventionsstrategien, in: Rabes, M. (Hg.): Ecstasy: Prävention des Mißbrauchs. Dokumentation der Fachtagung vom 23. und 24. Februar 1995 Konsum und Mißbrauch von Ecstasy – Bestandsaufnahme, Erfahrungsaustausch und Präventionsstrategien in Hamburg (Haus Rissen), hg.v.: Büro für Suchtprävention, Geesthacht, S. 91–105
Jaamin, J. (1995b): Ministry Guidelines for Municipalities. House Partys, in: Jellinek Quarterly, 2 (3), S. 6–7
Janke, K./Niehues, St. (1995): Echt abgedreht. Die Jugend der 90er Jahre, München
Jescheck/Weigend (1996): Lehrbuch des Strafrechts, Allgemeiner Teil, 5. Aufl., Berlin
Josuttis, M. (1982): Unbeholfene Überlegungen zu einer alternativen Drogenpolitik, in: Völger/Welck 1982, a. a. O., Bd. 3, S. 1284–1292
Juso-Bundesverband (1996): Safer Use: Ecstasy – XTC – MDMA, Bonn

Kaschkat, H. (1990): Verfassungsrechtliche Grenzen strafrechtswirksamer Legislativtechnik, in: Schlüchter/Laubenthal (Hg.): Festschrift für Krause, Köln u. a.

Kemmesies, U.E. (1995): Szenebefragung Frankfurt/aM 1995. Die ‚offene Drogenszene' und das Gesundheitsraumangebot in FaM – ein erster Erfahrungsbericht, Abschlußbericht. INDRO e.V. (Hg.). Im Auftrag der Stadt Frankfurt/Dezernat Frauen und Gesundheit – Drogenreferat, Frankfurt am Main/Wiesbaden

Klein, G. (1996): Tanz als Space-Shuttle. Techno – die Pop-Kultur der 90er Jahre, in: Ballett International, H. 8–9, S. 54–59

Klein, J. (1985): The new drug they call Ecstacy, New York, May 20

Klose, D. (1997): Jugendlicher Drogenkonsum – Formen der Berichterstattung sowie Präventions- und Hilfemaßnahmen am Beispiel von Ecstasy, unveröffentlichte Diplomarbeit am Fachbereich Erziehungswissenschaft der WW-Universität Münster

Knoblauch, H. (1995): Kommunikationskultur, Berlin (de Gruyter) 1995

Kok, A.F.W. (1996): Towards an integrated approach of drug prevention and education in alternative and regular nightlife. Ein unveröffentlichtes Manuskript einer Studie, die im Auftrag des niederländischen Ministeriums für Public Health, Gesundheit und Sport erstellt wurde. Präsentiert beim „European expert meeting" am 15./16. 2. 1996 in Amsterdam

Konijn, K.Z./Pennings, E.J.M./De Wolf, F.A. (o.J.): XTC. Klinische en toxicologische aspecten. In press

Köppel, C./Schnellbacher, T./Tenczer, J./Schneider, V. (1996): Ecstasy – a popular designer drug whose risk is underestimated in Germany, in: Abstracts of the Int. Congress of the European Association of Poison Centres and Clinical Toxicologists EAPCCT. Abstract 38

Korf, D./Lettink, D. (1994): Ecstasy: Trends and Patterns In The Netherlands, in: CEWG: The Netherlands, June 1994, S. 380–392

Körner, H. (1994a): Gutachten zur Zulässigkeit von Gesundheitsräumen für den hygienischen und streßfreien Konsum von Betäubungsmitteln durch Opiatabhängige, in: StV

Körner, H. (1994): Kommentar zum BtMG, 4. Aufl., München

Körner, H. (1997): Die Entpoenalisierung und die Entkriminalisierung von Cannabiskonsumenten, in: Böllinger, L. (Hg.): Cannabis-Wissenschaft, Frankfurt 1997

Kovar, K.-A./Rösch, C. (1990): Synthetische Suchtstoffe der 2. Generation (sog. Designer Drugs), 2. Mitt.: Analytik der Arylalkanamine (Amphetamine), in: Pharmazie in unserer Zeit, 19/5, S. 211–221

Kovar, K.-A./Rösch, C./Rupp, A./Hermle, L. (1990): Synthetische Suchtstoffe der 2. Generation (sog. Designer Drugs), 1. Mitt.: Amphetamine und andere Arylalkanamine, in: Pharmazie in unserer Zeit, 19/3, S. 99–107

Kovar, K.-A. (1989a): Medizinische Wirkungen von Rauschmitteln, besonders von neuen Drogen, in: Hentschel, U. (Hg.): Drogenprobleme und Elternhilfe. Ergebnisse einer Fachtagung von Angehörigen Drogengefährdeter und Mitarbeitern in der Drogenhilfe, Hückeswagen

Kovar, K.-A.(1989b): Designer-Drugs, in: DHS (Hg.): Jahrbuch zur Frage der Suchtgefahren 1990, Hamburg

Kramer, P. D. (1993): Glück auf Rezept – der unheimliche Erfolg der Glückspille Fluctin, München

Krollpfeiffer, K. (1995): Auf der Suche nach ekstatischer Erfahrung. Erfahrungen mit Ecstasy, Verlag für Wissenschaft und Bildung, Berlin

Krollpfeiffer, K. (1996): Erfahrungen mit Ecstasy – auf der Suche nach ekstatischer Erfahrung, in: Leuner, H./Schlichting, M. (Hg.), Jahrbuch des ECBS 1995, Berlin, S. 221–228

Krollpfeiffer, K. (1997): Die Sehnsucht nach dem Paradies: Ecstasy, Ekstase-Suche und die Freiheit der Unvernunft. Gespräche mit Ecstasy-Konsumenten aus der Selbsterfahrungs- und Rave-Szene, in: Rabes/Harm, a. a. O., S. 103–136

Kuhlmann, Th. (1996a): Harm Reduction – zum Paradigmenwechsel in der Drogenarbeit, in: Psychiatrische Praxis, 23, S. 157–160

Kuhlmann, Th. (1996b): Ecstasy, eine Designerdroge der Techno-Szene, in: Psychiatrische Praxis, 23, S. 266–269

Kunkel, J. (1996): Pharmakologische und rechtliche Ausführungen zu N-Methyl–3,4-methyldioxyamphetamin (Ecstasy) und anderen „Partydrogen“. Seminararbeit zum Thema AIDS- und Drogenprävention in der Technoszene der Deutschen Aidshilfe e.V. vom 29. bis 31. März 1996 im Evangelischen Zentrum Rissen, Hamburg

Kunz, H. (1997): Mit Ecstasy auf der Suche nach dem verlorenen Glück. „Du liebst alle, und alle lieben Dich, in: Suchtreport 1/97, S. 46–51

Landeshauptstadt Saarbrücken, Senator für Umwelt und Gesundheit (o.J.): Ecstasy: Drogeninfo für Eltern, ErzieherInnen und LehrerInnen und die Jugendarbeit, Saarbrücken

Landschaftsverband Westfalen-Lippe (Hg.) (1992): Tagungsbericht – Designer Drogen, Münster

Lau T. (1996): Rave New World, in: Knoblauch, H. (Hg.): Kommunikative Lebenswelten, Konstanz, S. 245–259

Lau, T. (1995): Raving Society. Anmerkungen zur Technoszene, in: Forschungsjournal NSB, Jg. 8, H. 2, S. 67–75

Legnaro, A. (1982): „Ansätze zu einer Soziologie des Rausches – zur Sozialgeschichte von Rausch und Ekstase in Europa“, in: Völger/Welck, a. a. O., Bd. 1, S. 93 ff.

Leune, J. (1994): Ecstasy und anderes, in: FDR-Berichte, Sonderheft Drogenforschung, Hannover

Leuner, H. (1981): Halluzinogene: Psychische Grenzzustände in Forschung und Psychotherapie, Verlag Hans Huber, Bern, Stuttgart, Wien

Leuner, H./Mascher, E./Schultz-Wittner, T. (1992): Die Effizienz der durch psychoaktive Substanzen gestützten Pschotherapie (Psycholytische Behandlung), in: Leuner/Schlichting, a. a. O., S. 197–218

Leuner, H./Schlichting, M. (Hg.) (1992): Jahrbuch des Europäischen Collegiums für Bewußtseinsstudien 1992, Berlin

Lidberg, L. et al. (1985): Homicide, suicide and CFS 5-HIAA, in: Acta Scandivica, 71(3), S. 230–236
Lim, H.K/Foltz, R.L. (1991): Ion trap tandem mass spectrometric evidence for the metabolism of 3,4-(methylenedioxy)methamphetamine to the potent neurotoxins 2,4,5-trihydroxymethamphetamine and 2,4,5-trihydroxyamphetamine, in: Chemical Research in Toxicology, 4, S. 626–632
Lindner, A. (1982): Kultischer Gebrauch psychoaktiver Pflanzen in Industriegesellschaften – kulturhistorische Interpretation, in: Völger/Welck, a. a. O., Bd. 3, S. 1271 ff.
Linke, D. (1996): (im Gespräch mit Adelbert Reif) Das Ich und sein Gehirn. Neurophilosophische Betrachtungen zur Gehirnforschung, in: Lettre International, H. 32, S. 26–33
Ludwig, R./Neumeyer, J. (Hg.) (1991): Die narkotisierte Gesellschaft? Neue Wege in der Drogenpolitik und akzeptierende Drogenarbeit, Marburg
Mainline (1996/97): Drugs, Gezondheid en de Straat: Het happy-hormon, Dezember 1996/Januar 1997, S. 26–27
Martisch, F./Uhl, A. (1989): Kaffee und Tee, in: Scheerer/Vogt, a. a. O., S. 159–189
Marzahn, C. (1983): Plädoyer für eine gemeine Drogenkultur, in: Beck, J. u. a. (Hg.): Das Recht auf Ungezogenheit, Reinbek, S. 105–134
McCann, U.D./Ricaurte, G.A. (1991): Lasting neuropsychiatric sequelae of methylenedioxymethamphetamine („ecstasy") in recreational users, in: J Clin Psychopharm 11, S. 302–305
McCann, U./Ricaurte, G. (1993): Presenting on the 1993 annual meeting of the Am. Society for Neuroscience, zitiert nach: Katz Miller, S.: How ecstasy blows your mind, in: New Scientist, 1900, S. 4–5
McCann, U.D./Ridenour, A./Shaham, Y./Ricaurte, G.A. (1994): Serotonin neurotoxicity after 3,4-methylenedioxymethamphetamine (MDMA „Ecstasy"): A controlled study in humans, in: Neuropsychopharmacology 10, S. 129–138
McGuire, P./Fahy, T. (1991): Chronic paranoid psychosis after misuse of MDMA („ecstasy"), in: BMJ, 302(6778), S. 697
McGuire, P.K./Cope, H./Fahy, T.A. (1994): Diversity of psychopharmacology associated with the use of 3,4-methylenedioxymethamphetamine („Ecstasy"), in: Br J Psychiatry 165, S. 391–395
McKenna, T. (1994): „Earth to Terence!", Interview, in: AP (Alternative Press) No.68, S. 90
Milroy, C.M./Clark, J.C./Forrest, A.R.W. (1996): Pathology of deaths associated with „ecstasy" and „eve" misuse, in: J Clin Pathol 49, S. 149–153
Ministerie van Volksgezondheid, Welzijn en Sport (Niederlande) (1996): Evaluatie „Stadhuis en house", Rijswijk, 3. Juli 1996
Ministerie van Volksgezondheid, Welzijn en Sport Hoofdafdeling Alcohol-, Drug- en Tabaksbeleid (Niederlande) (1995): Stadhuis en house. Handreikingen voor Gemeentelijk Beleid inzake Grootschalige Maniifestaties en Uitgaansdrugs, Rijswijk, April 1995
Moscher, R. (1996): Erste Hilfe bei Drogenvergiftungen, Löhrbach

Naranjo, C. (1979): Die Reise zum Ich. Psychotherapie mit heilenden Drogen. Behandlungsprotokolle, Frankfurt a. M.

Neumeyer, J. (Hg.) (1996): Cannabis, München

Neumeyer, J./Schaich-Walch, G. (Hg.): Zwischen Legalisierung und Normalisierung, Ausstiegsszenarien aus der repressiven Drogenpolitik, Marburg

Nichols, D.E. (1986): Differences between the mechanism of Action of MDMA, MDMB, and the Classic Hallucinogens. Identification of a New Class: Entaktogens, in: Journal of Psychoactive Drugs, Vol. 18, No.4, S. 305–313

Niedersächsische Landesstelle gegen die Suchtgefahren (Hg.) (1995): Ecstasy, Mißbrauch, Präventionsstrategien, Berichtsband der Tagung der NLS vom 14.06.1995 in Hannover

Nolte, F. (1996): Drogenkultur des Alltags – Aspekte eines genußvollen Lebens mit Drogen, in: Juso-Bundesverband (Hg.): Der Reader Genuss & Rausch, Reihe Materialien zur Drogenpolitik, Bonn

Nolte, F./Quensel, S./Schultze, A. (Hg.): Wider besseres Wissen. Die Scheinheiligkeit der Drogenpolitik, hg.v.: Wissenschaftlicher Beirat des Bundesverbandes für akzeptierende Drogenarbeit akzept e.V. in Zusammenarbeit mit dem Bremer Institut für Drogenforschung (BISDRO), Bremen

Partydroge Ecstasy (1994): Nur Psychopillen, die Endlosnacht oder Einstieg in die Sucht, in: Stern, Nr. 38, 15.09.1994

Paul, J./Vernier R. (1996): Ecstasy: Pech mit den Glückspillen, in: Focus, H. 43, S. 64

Pauser, W. (1995): Friede! Freude!! Eierkuchen!!! Hunderttausende auf Techno-Demonstrationen: Aber wofür oder wogegen demonstrieren sie, in: Die ZEIT, Nr. 28, S. 65–66

Peroutka, S.J./Pascoe, N./Faull, K.F. (1987): Monoamine metabolites in the cerebrospinal fluid of recreational users of 3,4-methylenedioxymethamphetamine (MDMA; Ecstasy), in: Research Communication on Drug abuse, 8, S. 125–138

Peroutka, S. J./Newman, H./Harris, H. (1988): Subjective Effects of MDMA in Recreational Users, in: Neuropsychopharmacology, 1 Jg., S. 273–277

Poehlke, Th. (1995): MDMA – Droge oder Medikament?, in: Westfälisches Ärzteblatt. Aug. 1995, S. 16–19

Poklis, A./Mackell, M.A./Drake, W.K. (1979): Fatal intoxication from 3,4-methylene-dioxyamphetamine, in: J Forensic Sci 24, S. 70–75

Poschardt, U. (1995): DJ-Culture, Frankfurt a. M.

Price, L.H. et al. (1989): Neuroendocrine and moodresponses to intravenous l-tryptophan in 3,4-methylenedioxymetamphetamine (MDMA) users, in: Arch. Gen. Psychiatry, 46, S. 20–22

Püschel, K. (1995): Drogen – ihre Wirkungen, Nebenwirkungen, Wechselwirkungen, in: Heudtlass u. a., a. a. O., S. 14–67

Püschel, K. (1997): Aufklärung und Konsumberatung – oder was sich in der Suchtprävention durch Ecstasy verändert hat, in: Rabes/Harm, a. a. O., S. 201–211

Rabes, M. (1997): Die Kontroverse um die Ecstasy-Prävention in England: Abschreckung kontra Schadenreduzierung (harm reduction) – und die Lehren, die daraus in Deutschland gezogen werden können, in: Rabes/Harm, a. a. O., S. 212–237

Rabes, M./Harm, W. (Hg.) (1997): XTC und XXL. Ecstasy. Wirkungen, Risiken, Vorbeugungsmöglichkeiten und Jugendkultur, Rowohlt, Reinbek

Rakete, G./Flüsmeier, U. (1997): Psychosoziale Aspekte des Ecstasykonsums. Ergebnisse einer explorativen Studie, in: Rabes/Harm, a. a. O., S. 137–154

Rätsch, C./Müller-Ebeling, C. (1992): Kreisrituale mit Peyote und MDMA, in: Weigle/Rippchen, a. a. O., S. 68–74

Rausch, Ch. (1995): Ecstasy und Jugendkultur, in: ajs – Informationen, Analysen, Materialien, Arbeitshilfen zum Jugendschutz, Jg. 31, Nr. 3, Stuttgart, S. 3 f.

Release (o.J.): Lets talk about Ecstasy. Beratung und Hilfe bei Drogenproblemen, Stuttgart

Ricaurte, G./Bryan, G./Strauss, L./Seiden, L./Schuster, C. (1985): Hallucinogenic amphetamine selectively destroys brain serotonin nerve terminals, in: Science 229, S. 986–987

Ricaurte, G.A. et al. (1988): 3,4-Methylenedioxymetamphetamine selectively damages central serotonergic neurons in non-human primates, in: JAMA, 260 (1), S. 51–55

Ricaurte, G.A./De Lanney, L.E./Wiener, S.G./Irwin, I./Langston, J.W. (1988): 5-hydroxyindoleacetic acid in cerebrospinal fluid reflects serotonergic damage induced by 3,4-methylenedioxymethamphetamine in CNS of non-human-primates, in: Brain Res 474, S. 359–363

Ricaurte, G.A./Martello, A.L./Katz, J.L./Martello, M.B. (1992): Lasting effects of 3,4-methylenedioxymethamphetamine (MDMA) on central serononergic neurons in nonhuman primates: neurochemical observations, in: J Pharmacol Exp Ther 261, S. 616–622

Rippchen, R. (1992): Fragen und Antworten zu MDMA, in: Weigle/Rippchen, a. a. O., S. 29–44

Röhrich, J./Schmidt, K./Bratzke H.: Nachweis von Amphetamin-Derivaten bei chemisch-toxikologischen Untersuchungen über den Zeitraum 1987–1993 im Großraum Frankfurt, in: Blutalkohol, 32. Jg., H. 1, S. 42–49

Rosenbaum, M./Morgan, P./Beck, J.E. (1989): Ethnographic Notes On Ecstasy Use Among Professionals, in: The International Journal On Drug Policy, Vol 1, No 2, S. 16–19

Rufer, M. (1995): Glückspillen, Ecstasy, Prozac und das Comeback der Psychopharmaka, München

Rump, A.F.E./Theison, M./Klaus, W. (1995): The pathophysiology of cocaine cardiotoxicity, in: For Sci Int 71, S. 103–115

Rupprecht, S. (1996): Raving Society. Soziologische Betrachtung der Techno-Kultur, München, unveröff. Diplomarbeit

Sahihi, A. (1991): Designer-Drogen. Die neue Gefahr, 2. Aufl., Weinheim und Basel

Sahihi, A. (1995): Designer-Drogen. Gifte, Sucht und Szene, München

Sandgruber, R. (1986): Bittersüße Genüsse. Kulturgeschichte der Genußmittel, Wien

Sandison, R. (1991): LSD: Its Rise, Fall and Enduring Value, The Albert Hofmann Foundation Bulletin, Los Angeles
Saunders, N. (1993): E for Ecstasy, Neal's Yard Desktop Publishing Studio, London
Saunders, N. (1994): Ecstasy, in: Walder, a. a. O., S. 13–261
Saunders, N. (1995): Ecstasy and the Dance Culture, Neal's Yard Desktop Publishing Studio, London
Saunders, N./Doblin, R. (1996): Dance, Trance & Transformation, Quick American Archieves, Oakland, California
Saunders, N./Walder, P. (1994): Psychotherapie mit Ecstasy, in: Walder, a. a. O., S. 102–121
Scheerer, S. (1982): Die Genese der Betäubungsmittelgesetze in der Bundesrepublik Deutschland und in den Niederlanden, Göttingen
Scheerer, S. (1989): LSD und andere Halluzinogene, in: Scheerer/Vogt, a. a. O., S. 408–418
Scheerer, S./Vogt, I. (Hg.) (1989): Drogen und Drogenpolitik. Ein Handbuch, Frankfurt und New York
Schifano, F. (1991): Chronic atypical psychosis associated with MDMA („ecstasy") abuse, in: Lancet 338, S. 1335
Schivelbusch, W. (1990): Das Paradies, der Geschmack und die Vernunft. Eine Geschichte der Genußmittel, Frankfurt a. M.
Schlemmer, R.F./Montrell, S.E./Davis, J.M. (1986): MDMA-induced behavioral changes in members of primate social colonies. (Abstract 5263), in: Federation Proceedings, 45(4), S. 1059
Schlender, J.-U. (1989): Phencyclidin (PCP) oder „Engelsstaub", in: Scheerer/Vogt, a. a. O., S. 426–428
Schmidbauer, W./vom Scheidt, J. (1987, 1991): Handbuch der Rauschdrogen, überarb. u. erw. Neuausgabe, Fischer Taschenbuch Verlag, Frankfurt am Main
Schmidt, C.J./Wu, L./Lovenberg, W. (1986): Methylenedioxymethamphetamine: a potentially neurotoxic amphetamine analogue, in: European Journal of Pharmacology, 124, S. 175–178
Schmidt, C.J./Black, C.K./Abbate, G.M./Taylor, V.L. (1990): MDMA induced hyperthermia and neurotoxicity are independently mediated by 5-HT2 receptors, in: Brain Res 529, S. 85–90
Schmidt, C.J./Black, C.K./Taylor, V.L. (1991): L-Dopa potentiation of the serotonergic deficits due to a single administration of 3,4-methylenedioxymethamphetamine, p-chloroamphetamine or methamphetamine to rats, in: European Journal of Pharmacology, 203, S. 41–49
Schmidt-Semisch, H. (1990): Drogenpolitik. Zur Entkriminalisierung und Legalisierung von Heroin, AG SPAK, München
Schmidt-Semisch, H. (1992): Drogen als Genußmittel. Ein Modell zur Freigabe illegaler Drogen, AG SPAK, München
Schmidt-Semisch, H. (1992): Zwischen Sucht und Genuß. Notizen zur Drogenerziehung, in: Neumeyer/Schaich-Walch, a. a. O., S. 140–146
Schmidt-Semisch, H. (1994): Die prekäre Grenze der Legalität. DrogenKulturGenuß, AG SPAK, München

Schmoldt, A. (1995): Hirnschädigung durch Ecstasy? MDMA: Medizinische und pharmakologische Aspekte, in: Ecstasy: Prävention des Mißbrauchs, Dokumentation der Fachtagung: Konsum und Mißbrauch von Ecstasy. Bestandsaufnahme, Erfahrungsaustausch und Präventionsstrategien, Verlag Neuland Verlagsgesellschaft GmbH, Geesthacht

Schneider, W. (1995): Risiko Cannabis? Bedingungen und Auswirkungen eines kontrollierten, sozial-integrierten Gebrauchs von Haschisch und Marihuana, hg.v.: INDRO e.V. Münster. Studien zur qualitativen Sozialforschung und akzeptanzorientierten Drogenarbeit Bd. 5, VWB, Berlin

Schneider, W. (1996a): Der gesellschaftliche Drogenkult. Essays zu Entzauberung von Drogenmythen in Drogenhilfe, Drogenforschung und Drogenpolitik, hg. v.: INDRO e.V. Münster. Studien zur qualitativen Sozialforschung und akzeptanzorientierten Drogenarbeit Bd. 8, VWB, Berlin

Schneider, W. (1996b): Statement zum Fachgespräch am 4.12.1996 in Düsseldorf: „Die Drogenprävention in NRW verbessern – Präventions-Vereinbarung erarbeiten", Münster

Schneider, W. (1996c): Einstiegsdroge Cannabis?, in: Nolte et al., a. a. O., S. 120–126

Schneider, W./Schroers, A. (1995): Bedingungen und Auswirkungen des Ecstasygebrauchs. Gebrauchsmuster, Gebrauchssetting und Safer-Use-Maßnahmen. Antrag auf Gewährung einer Personal- und Sachbeihilfe an das Ministerium für Arbeit, Gesundheit und Soziales (MAGS) NRW, Münster

Schneider, W./Schroers, A. (1996): Präventive und protektive Maßnahmen im Bereich Ecstasy. In Kooperation mit der Landesarbeitsgemeinschaft Suchtvorbeugung NRW. Antrag auf Gewährung einer Personal- und Sachbeihilfe an das Ministerium für Arbeit, Gesundheit und Soziales (MAGS) NRW, INDRO e.V. Münster

Scholder, C. (1997): Kulturexperten. Ein wissenssoziologischer Beitrag für den Weg zu einem anderen Kulturbegriff, München, unveröff. Diplomarbeit

Schroers, A. (1995a): Szenealltag im Kontaktcafé. Eine sozial-ökologische Analyse akzeptanzorientierter Drogenarbeit. Studien zur qualitativen Drogenforschung und akzeptierenden Drogenarbeit, Bd. 6, hg. v. INDRO e.V., Verlag für Wissenschaft und Bildung, Berlin

Schroers, A. (1995b): Ecstasy-Faltblatt, Münster

Schroers, A. (1996): Ecstasy. Ein Ratgeber zur Droge MDMA, Münster

Schroers, A./Eve & Rave Münster (1996): „Safer Rave". Ein Konzept für im gesundheitspräventiven Sinne sicherere Techno- und Houseveranstaltungen, Münster

Schroers, A./Schneider, W. (1996): Präventive und protektive Maßnahmen beim Ecstasygebrauch von Jugendlichen und jungen Erwachsenen (ProtXTC). Antrag auf Gewährung einer Personal- und Sachbeihilfe an das Ministerium für Arbeit, Gesundheit und Soziales (MAGS) NRW, Münster

Schuller, K./Stöver, H. (Hg.) (1990): Akzeptierende Drogenarbeit. Ein Gegenentwurf zur traditionellen Drogenhilfe, Freiburg i.B.

Schuster, P. (1995): „Red Bull" – Mythos, Mode, Marketing, in: Das Erfrischungsgetränk – Mineralwasser-Zeitung, S. 775–780

Schuster, P./Wittchen, H.-U. (1996): Ecstasy- und Halluzinogengebrauch bei Jugendlichen – Gibt es eine Zunahme?, in: Verhaltenstherapie, H.6, S. 1–12

Screaton, G.R. et al. (1992): Hyperpyrexia and rhabdomylysis after MDMA („ecstasy") abuse, in: Lancet, 339, S. 677–678

Series, H./Boeles, S./Dorkins, E./Peveler, R. (1994): Psychiatric complications of „Ecstasy" use, in: J Psychopharmacology 8, S. 60–61

Seymour, R.B. (1985): MDMA, another view of Ecstasy. Pharmchem Newsletter, 14(3), 1

Seymour, R.B. (1986): MDMA, San Francisco

Shearman, J.D. et al. (1992): Misuse of ecstasy, in: Britisch Medical Journal, 305, S. 309

Shulgin, A. (1970): Some qualitative properties of the psychotomimetics, in: Neurosciences Research Progress Bulletin, 8(1), S. 72–78

Shulgin, A. (1994): Eine kommentierte Bibliographie über MDMA, in: Walder, a. a. O., S. 354–410

Shulgin, A. (1994): Entaktogen-Forschung – Eine Gratwanderung, in: Weiten des Bewußtseins, H. 3, S. 145–152

Shulgin, A./Nichols, D.E. (1978): Characterization of three new psychotomimetics, in: Stillman, R.C./Willette, R.E. (eds.): The Pharmacology of hallucinogens, Pergamon, New York

Shulgin, A./Shulgin, A. (1991, 1992): Pihkal. A Chemical Love Story Transform Press, Berkeley, California

Simpson, D.L./Rumback, B.H. (1981): Methylenedioxyamphetamine: clinical descriptions of overdose, death and a review of the pharmacology, in: Archives of Internal Medicine, 141, S. 1507–1509

Snyder, S.H. (1990): Chemie der Psyche. Drogenwirkungen im Gehirn, 3. Aufl., Heidelberg

Spor, B. (1995): Techno, Party, Drogen. Psychologische Aspekte und therapeutische Erfahrungen mit einer neuen Jugendkultur, in: Partner, 3, S. 7–13

Squier, M.V./Jalloh, S./Hilton-Jones, D./Series, H. (1995): Death after ecstasy ingestion: neuropathological findings, in: J Neurol Neurosurg and Psychiatry, 58, S. 756

Stein-Hilbers, M. (1985): Selbstreflexive Ansätze in der Drogenforschung, in: Psychologie & Gesellschaftskritik 3/85, S. 95–107

Sternbach, H. (1992): The serotonin syndrome, in: Am J Psychiatry 148, S. 705–713

Stoll, W.A. (1947): Lysergsäure – Diäthylamid, ein Phantasticum aus der Mutterkorngruppe, in: Schweiz. Archiv für Neurologie und Psychiatrie, Band LX

Stone, D.M./Johnson, G./Hanson, R./Gibb, J.B. (1988): Role of endogenous dopamine in the central serotonergic deficits induced by 3,4-methylenedioxymethamphetamine, in: Journal of Pharmacology and Experimental Therapeutics, 247, S. 79–87

Stöver, H. (1996): Infektionsprophylaxe im niedersächsischen Strafvollzug, in: Akzeptanz, Nr.1
Strang, J. (1992): Harm Reduction for Drug Users: Exploring the Dimensions of Harm, their measurement, and strategies for Reductions, in: Aids & Public Policy Journal, H. 7, Nr. 3, S. 145–152
Styk, J. (1992): Versuch einer Untersuchung der Wirksamkeitsfaktoren der Psycholyse in kombinierter Einzel- und Gruppentherapie, in: Leuner/Schlichting, a. a. O., S. 175–184
Styk, J. (1994) Rückblick auf die letzten sieben Jahre der SÄPT, in: Welten des Bewußtseins, Band 4, Berlin
Styk, J. (1995) Chancen der Forschung in einer Psychiatrischen Praxis, in: Jahrbuch des ECBS, Berlin
Suarez, R.V./Riemersma, R. (1988): „Ecstasy" and sudden cardiac death, in: Am J Forensic Med Pathol 1988, 9, S. 339–341
Szasz, T.S. (1978): Das Ritual der Drogen, Wien
Therapieladen e.V. (1995): Ecstasy Hotline: Let's talk about Drugs, Berlin
Thomasius, R. (1996): Ecstasy (MDMA) – Forschungsergebnisse und -perspektiven. Eine Information der Forschungsgruppe „Designer-Drogen" an der Psychiatrischen Klinik der Universität Hamburg, Hamburg
Thomasius, R. (1996): Ecstasy – MDMA, Aktueller Forschungsstand, in: Rabes/Harm, a. a. O., S. 41–70
Tokarski, G.F./Paganussi, P./Urbanski, R./Carden, D./Rouge, B./Foreback, C./Tomlanovich, M.C. (1990): An evaluation of cocaine induced chest pain, in: Annals of Emergency Medicine 19, S. 1088–1092
Trebach, A.S./Zeese, K.B. (Eds.) (1989): Drug Policy 1989–1990. A Reformer's Catalogue, Washington
Trebach, A.S./Zeese, K.B. (Eds.) (1990a): Drug Prohibition and the Conscience of Nations, Washington
Trebach, A.S./Zeese, K.B. (Eds.) (1990b): The Great Issues of Drug Policy, Washington
Trebes, S. (1996): MDMA – Eine aktuelle Übersicht, in: Leuner, H./Schlichting, M. (Hg.), Jahrbuch des ECBS 1995, Berlin, S. 209–219
Tucker, G.T. et al. (1994): The demethylenation of methylenedioxymetaphetamine („Ecstasy") by debrisoquine hydroxylase (CYP2D2), in: Biochemical Pharmacology, 47(7), S. 1151–1156
Van Brussel, G.H.A. (1991): XTC, een nieuwe softdrug. in: Nederlands Tijdschrift voor de Gneeskunde, 135(44), S. 2062–2063
Verebey, K./Alrazi, J./Jaffe, H. (1988): The complications of „Ecstasy", JAMA, 259, S. 1649–1650
Völger, G./Welck, K. (1982): Rausch und Realität – Drogen im Kulturvergleich (drei Bände), Reinbek
Walder, P. (1994) (Hg.): Ecstasy, 2. Aufl., Zürich
Walder, P. (1994a): Ecstasy in der Schweiz, in: ders., a. a. O., S. 264–306
Weigle, C. (1992a): Allgemeine Bemerkungen zur Chemie und Pharmakologie von MDMA, in: Weigle/Rippchen, a. a. O., S. 14–15

Weigle, C. (1992b): Wissenswertes über den Gebrauch, in: Weigle/Rippchen, a. a. O., S. 20–28
Weigle, C. (1992c): Rechtslage, in: Weigle/Rippchen, a. a. O., S. 18–19
Weigle, C./Rippchen, R. (1991, 1992), (Hg.): MDMA – Die psychoaktive Substanz für Therapie, Ritual und Rekreation, Löhrbach/Solothurn
Weigle-Jagfeld, C./Weigle, E. (1994): Ecstasy in Therapie und Forschung, in: Walder, a. a. O., S. 319–327
Wellershoff, M. (1995): Verbotener Trip ins Ich, in: Der Spiegel, Nr. 21/95
Wely, J.J.W.M.v. (1989): Körperliche Wirkungen des Opiatkonsums, in: Scheerer/Vogt, a. a. O., S. 299–312
Whitaker-Azmitia, P.A./Aronson, T.A. (1989): „Ecstasy" (MDMA)-induced panic, in: American Journal of Psychiatry, 146(1), S. 119
Widmer, S. (1989): Ins Herz der Dinge lauschen. Vom Erwachen der Liebe, Nachtschatten Verlag, Solothurn
Widmer, S. (1994): Kombinationspräparate in der psycholytischen Psychotherapie und Einsatz verschiedener Psycholytika bei verschiedenen Personen in derselben Gruppensitzung: Sinnvolle Therapie oder verantwortungsloses Handeln?, in: Leuner, H./Schlichting, M. (Hg.): Jahrbuch des ECBS 1994, Berlin, S. 123–129
Widmer, S. (1996): Ecstasy. Die User-Fibel, Carouge u.a.O.
Wilber K. (1988): Die drei Augen der Erkenntnis, München
Wilkens, W. (1995): Designer Drogen. Eine Himmelfahrt zur Hölle, Grundlageninformationen zu sythetischen Rauschmitteln, Hamburg
Winstock, A.R. (1991): Chronic paranoid psychosis after misuse of MDMA, in: British Medical Journal, 302(6785), S. 1150–1151
Wolfson, P.E. (1986): Meetings at the edge with Adam: a man for all seasons, in: Journal of Pychoaktive Drugs, 18(4), S. 329–333.
Yourspigs, U.P. (1995): The Complete Book of Ecstasy, 2nd Edition, Synthesis Books
Zhou, D./Schreinert, M./Pilz, J./Huether, G. (1996): Rat strain differences in the vulnerability of serotonergic nerve endings to neurotoxic damage by p-chloroamphetamine, in: Journal of Neural Transmission, 1996, S. 1–15
Zilker, T.R./Brauer, R.B./Nathrath, W./Schweigart, U./Hölscher, A.H./Heidecke, C.D./Siewert, J.R. (1996): Liver transplantation for the treatment of fulminant hepatic failure induced by the ingestion of ecstasy, in: Abstracts of the International Congress of the European Association of Poison Centres and Clinical Toxicologists, EAPCCT, Abstract 40
Zinberg, N.E. (1984): Drug, Set and Setting: The Basis for Controlled Intoxicant Use, Yale University Press, New Haven, London
Zurhold, H. (1995): Drogen Konkret. Substanzen – Wirkungen – Konsumformen – Safer-Use-Hinweise, hrg. v. Institut zur Förderung qualitativer Drogenforschung, akzeptierender Drogenarbeit und rationaler Drogenpolitik e.V. (INDRO), Münster

Autorinnen und Autoren

Adonis (Pseudonym), produziert Designer-Drogen

Sven Burkhardt, erstes juristische Staatsexamen, wissenschaftlicher Mitarbeiter am Fachbereich Rechtswissenschaft der Universität Bremen

Dr. P.H. Jerome Beck, Dozent für Public Health an der University of California, Leiter des Institute for Scientific Analysis, Berkley, USA

Dr. phil. Horst Bossong, Sozialwissenschaftler und Sozialarbeiter, Drogenbeauftragter des Senats der Freien und Hansestadt Hamburg

Prof. Dr. jur. Lorenz Böllinger, Diplompsychologe und Psychoanalytiker, Hochschullehrer für Strafrecht und Kriminologie an der Universität Bremen

Hans Cousto, Sachbuchautor, Musiker und Musikwissenschaftler, Mitbegründer von Eve & Rave

Reiner Domes, Diplompsychologe, Referent am Büro für Suchtprävention Hamburg

Digital Joy (Pseudonym), experimentierte mit anderen Musikern im Underground und ist seit 1990 DJ in Berlin

Dr. Erik Fromberg, Leiter der pharmakologischen Abteilung des Trimbos Instituts (Nachfolgeinstitut des National Institut of Drugs and Alcohol), Utrecht, Niederlande

Lennart Grube, Diplompädagoge, koordiniert in der Drogenberatung Hannover die Präventionsarbeit

Tibor Harrach, Pharmazeut, Lehrbeauftragter für Organische Chemie und Arzneimittelchemie an der Freien Universität Berlin, Vorsitzender des Vereins Eve & Rave Berlin

Herbert (Pseudonym), zum Zeitpunkt des Interviews zwischen 35 und 40 Jahre alt, ehemaliger Dealer und MDMA-„Versuchskaninchen", heute Gelegenheitskonsument und Künstler

Dr. med. Peter Hess, Neurologe, Psychiater und Musiktherapeut, Leitender Oberarzt in einer Psychiatrischen Klinik mit Tagesklinik. Mitbegründer des Europäischen Collegiums für Bewußtseinsstudien (ECBS)

Prof. Dr. rer. pol. Ronald Hitzler, Hochschullehrer für allgemeine Soziologie an der Universität Dortmund

Dr. rer. nat. Stefanie Iwersen, Wissenschaftliche Mitarbeiterin am Institut für Rechtsmedizin der Universität Hamburg, Abteilung Toxikologie

Wolf-Reinhard Kemper, Dipl.-Kriminologe, Dipl.-Sozialpädagoge, Lehrbeautragter an der FH Nordostniedersachsen

Katrin Krollpfeifer, Diplompsychologin, ist in Kalifornien in der Psychiatrienachsorge tätig, Mitglied der Drug Policy Foundation

Jürgen Kunkel, Buchdrucker und stud. jur., im Vorstand von Eve & Rave Berlin

Thorsten Kunze, Pharmazeut und selbständiger Apotheker in Hamburg

Jürgen Lamm, Sozialpädagoge, Krisenhilfe Essen

Beate Marx, Vorstandsmitglied von Eve & Rave Kassel und zuständig für die inhaltliche Arbeit des Vereins

Dr. phil. Ingo Ilja Michels, Soziologe, Landesdrogenbeauftragter in Bremen

Prof. Dr. Patricia Morgan, Department of Public Health, University of California, Berkeley, USA

Nancy (Pseudonym), zum Zeitpunkt des Interviews zwischen 20 und 25 Jahre alt, arbeitete zwischen 1994–1995 als Dealerin von Ecstasy, LSD und Speed, Berlin

Jürgen Neumeyer, Student der Politikwissenschaft, arbeitet zur Drogenpolitik als Mitarbeiter im Bundestag und ist Koordinator des Arbeitskreises Drogenpolitik beim Bundesverband der Jusos in der SPD

Peter Pan (Pseudonym), DJ in Berlin

Michaela Pfadenhauer, Dipl. Politologin, wissenschaftliche Mitarbeiterin am Institut für Soziologie der Ludwig-Maximilian-Universität München

Prof. Dr. med. Klaus Püschel, Direktor des Instituts für Rechtsmedizin der Universität Hamburg

Dr. Marsha Rosenbaum, Direktorin des „Lindessmith Center West". San Francisco, USA

Dr. phil. Henning Schmidt-Semisch, Soziologe und Kriminologe, z. Zt. Mitarbeiter am Aufbau- und Kontaktstudium Kriminologie der Universität Hamburg

Artur Schroers, Diplompädagoge und Mitarbeiter bei INDRO e.V. Münster

Dr. phil. Alexander Shulgin, Biochemiker und Pharmakologe, Lafayette, USA

Dr. med. Juraj Styk, Facharzt für Psychiatrie und Psychotherapie, Präsident der Schweizer Ärztegesellschaft für Psycholitische Therapie (SÄPT), Mitglied des Beirates des Europäisches Collegiums für Bewußtseinsstudien (ECBS)

Andrea Taher, Vorstandsmitglied von Eve & Rave Kassel und zuständig für die inhaltliche Arbeit des Vereins

Robert B. Tisserand

Aromatherapie

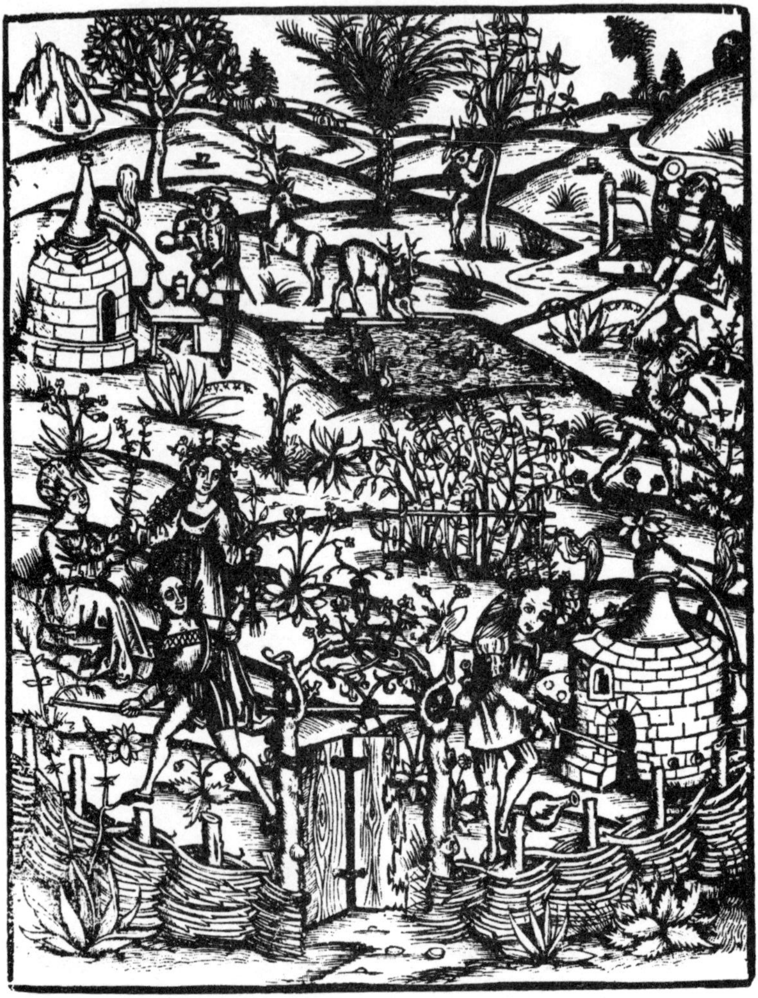

Möge dem geneigten Leser dieses Buch zum Nutzen und Nachdenken über seine unwiederbringliche Gesundheit, seine Heilung und sein Lernen dienen. Er lerne die hohe und herrliche Kraft der Kräuter kennen, die Gott uns zu Händen wachsen läßt an jedem Tag, und er erfahre von ihrem unschätzbaren Wert zur Erhaltung der Gesundheit des Menschen. Er möge sie mit Ehrfurcht nutzen und dem himmlischen Schöpfer dafür danken.
Laurens Andrewe, *The Vertuose Boke of Distyllacyon of the Waters ol all Maner of Herbes* by Hieronymus Braunschweig (1527).

Robert B. Tisserand

Aromatherapie

Hermann Bauer Verlag
Freiburg im Breisgau

Die englische Originalausgabe erschien 1977 unter dem Titel
THE ART OF AROMATHERAPY
bei The C. W. Daniel Company Ltd., Saffron Walden.
2. Auflage 1979.

Ins Deutsche übertragen von Luise Kösling.

CIP-Kurztitelaufnahme der Deutschen Bibliothek:
Tisserand, Robert B.:
Aromatherapie / Robert B. Tisserand.
Freiburg im Breisgau: Bauer, 1980.
Einheitssacht.: The art of aromatherapy ‹dt.›
ISBN 3-7626-0241-7

1980
ISBN 3-7626-0241-7

Satz: Zobrist & Hof AG, Pratteln/Schweiz.
Druck und Bindung: Druck- und Buchbinderei-
Werkstätten May & Co Nachf., Darmstadt.
Printed in Germany.

Vorwort

»Mein Vater holte einige Flaschen vom Kaminsims und mischte in einer Schale verschiedene Essenzen. Dann tauchte er ein Stück Flanell in die Flüssigkeit, faltete es und legte dem Mann diese Kompresse auf die schmerzende Seite. Nach einer halben Stunde war das Stechen verschwunden, das Gesicht hatte sich entspannt und war nicht mehr bis zur Unkenntlichkeit vom Schmerz verzerrt. Vor Aufregung umklammerte ich mit den Händen die Tischkante. Ich konnte die Augen nicht von ihm wenden. Das war ein Wunder!
›Papa, hast du das gemacht?‹
›Nicht ich, mein Kind. Er war es, der die Pflanzen wachsen läßt, er hat es getan.«

Maurice Mességué
Von Menschen und Pflanzen

Es gab eine Zeit, da unterschied man noch nicht zwischen Wissenschaft und Kunst, zwischen theoretischem Wissen und praktischem Können. So mancher war Barbier, Zahnarzt, Chirurg und Kräutersammler in einer Person, oder etwa ein großer Maler, Philosoph und Mathematiker zugleich. Der Apotheker jener Zeit vereinigte in sich die Fähigkeiten eines heutigen Biologen, Kräutersammlers und Pharmakologen. Erst im 16. und 17. Jahrhundert setzte eine Entwicklung ein, die immer mehr von den Kräutern und Pflanzen wegführte und allmählich den Schwerpunkt auf die pharmazeutische Chemie verlagerte.
Als das Wissen in Kunst und Wissenschaft zerfallen war, nahm der Einfluß der Wissenschaft stetig zu und gewann schließlich die Oberhand. Auf den ersten Blick erscheint es nur von Vorteil, daß uns Telefon, Computer, Fernsehen usw. zur Verfügung stehen. Aber

wie ein Kind mit seinem neuen Spielzeug noch nicht recht umzugehen weiß, so mißbrauchen auch wir unsere Möglichkeiten. Wir verstehen es nicht, diesen Dingen rechtzeitig Einhalt zu gebieten, sie unter Kontrolle zu halten oder ihre Anwendung auf die Gebiete zu beschränken, für die sie geschaffen wurden. Statt dessen lassen wir es zu, daß sie zum Werkzeug entarten, das Leid und Unglück in die Welt bringt: Krieg, politische Spannungen, wirtschaftliche Katastrophen.

Selbst die Bedeutung des Wortes »Wissen« ist enger geworden. Es bezeichnet heute nur noch das, was man weiß: eine Tatsache oder eine Sammlung von Tatsachen. Es schließt keinerlei praktische Fähigkeiten mit ein. Wir sind an einem Punkt angelangt, wo Geld, Macht und wissenschaftliche Fakten zum Selbstzweck geworden sind anstatt Mittel und Weg zu einem bequemeren, friedlicheren und glücklicheren Leben. Unser Verstand ist mit uns durchgegangen, und im gleichen Maße, wie wir uns in unserem Denken verrannt haben, sind wir zunehmend neurotisch geworden. Sobald die Ärzte zu neuen Erkenntnissen über eine Krankheit gelangen, wird diese nur noch hartnäckiger, sie breitet sich noch schneller aus. Wenn neue Heilmittel entdeckt werden und auf den Markt kommen, wachsen die dadurch verursachten Schäden proportional.

Vor einigen Jahren begann plötzlich eine Umkehr dieses Trends. Wie eine gewaltige Woge brach das neu erwachte Interesse über Wissenszweige wie etwa Astrologie, Akupunktur und den biologischen Landbau herein. In der Werbung wurde das Wort »natürlich« immer häufiger zum Mittelpunkt der Aussage. Natürliche Lebensmittel (welche Art von Nahrung könnte es sonst geben?) erleben eine Hochkonjunktur.

Wir waren zu weit in die eine Richtung gegangen und sind jetzt gerade dabei, das Gleichgewicht wiederherzustellen. Dies ist ein natürlicher Prozeß und ebenso unvermeidlich wie das Zurückschwingen eines Pendels. Um jedoch zu verhindern, daß dieses Pendel wie eine gigantische Sense über die Welt fährt und tiefe Einschnitte hinterläßt, scheint es nur eine Möglichkeit zu geben: Jeder einzelne von uns muß für sich den Punkt des Gleichgewichts, muß seine Harmonie finden und bewahren.

Dieses Buch beschäftigt sich mit der Kunst der Aromatherapie. Obgleich ich selbst dazu neige, stets dem intuitiven Erfassen den Vorzug zu geben, habe ich keineswegs die wissenschaftlichen Aspekte des Themas vernachlässigt. In den letzten Jahren erfolgte auf diesem Gebiet eine intensive wissenschaftliche Forschung, vor allem in bezug auf die medizinischen Eigenschaften und Merkmale von Essenzen. Ganz allgemein war eine starke Belebung des Interesses an den pharmazeutischen Möglichkeiten pflanzlicher Heilmittel zu beobachten. Die medizinische Wissenschaft ist längst über die Vorstellung hinaus, daß alle pharmazeutischen Präparate synthetisch hergestellt werden könnten, ohne Verwendung von Pflanzen und Pflanzenauszügen. Mit dem Trend »Zurück zur Natur!« ergab es sich, daß die Pharmazeuten bei ihrer Suche nach neuen Arzneimitteln heute nicht mehr ausschließlich ihre Reagenzgläser beobachten, sondern auch wieder hinaus in Wald und Flur gehen. Die Kräuterkundigen vergangener Jahrhunderte besaßen eine tiefe Liebe zur Natur und Ehrfurcht vor den Pflanzen. Es hat den Anschein, als ob sie in gewisser Weise die Kräuter und Pflanzen besser verstanden hätten, als uns dies heute gelingt. Sie kannten den natürlichen Standort der Pflanzen. Sie wußten, zu welcher Jahres- und Tageszeit man sie pflücken muß, welcher Planet sie regiert und welchen Einfluß dies wiederum auf ihre Eigenschaften hat. Sie hatten so gut wie keine Kenntnis über die chemische Zusammensetzung der Kräuter oder darüber, warum man damit gewisse Wirkungen erreichen kann. Aber sie wußten ein wenig über das Kranksein, und sie wußten, welche Kräuter gegen bestimmte Leiden helfen. Dieses Wissen beruhte nicht auf irgendeiner Art von Wissenschaft, sondern ausschließlich auf dem eigenen Versuch und Irrtum, die jeweils den Erfahrungen der Vorgänger hinzugefügt wurden, sowie – und das ist vielleicht noch wichtiger – auf der eigenen Intuition. Es war Intuition oder Inspiration, die eine erfolgreiche Verbindung von Astrologie und Pflanzenheilkunde ermöglichte, und es war ebenfalls Intuition, die zur Bildung der sogenannten Signaturlehre führte. Da sich dieses Wissen fast völlig aus der Erfahrung entwickelte, war und ist es noch heute sehr viel praxisbezogener als alles, was wir aus wissenschaftlichen Experimenten ableiten. Wie oft geschieht es heute, daß ein Arzneimittel auf den Markt kommt und nach ein paar Jahren wieder zurückgezogen werden muß, weil es sich als unsicher erwiesen hat. Das gleiche gilt für Lebensmittelzusätze. Die Zeit ist immer noch der entscheidende Prüfungsfaktor, und letzten Endes sind natürliche Heilmittel genau wie naturbelassene Nahrungsmittel die einzigen, bei denen keine Nebenwirkungen zu befürchten sind.

Als ich mit der Arbeit zu diesem Buch begann, beschloß ich, so viele und so verschiedenartige Quellen wir möglich zu berücksichtigen: von Büchern über Düfte und Parfüms bis zu den amtlichen Arzneimittellisten, aus den Vereinigten Staaten ebenso wie aus China, von den ältesten Handschriften bis zu den neuesten wissenschaftlichen Forschungsergebnissen. Ich mußte aber bald feststellen, daß für eine solche Aufgabe kaum ein ganzes langes Leben ausreichen würde. Ich hoffe, daß trotzdem jede Art der Literatur in angemessener Weise vertreten ist. Zu besonderem Dank bin ich den Arbeiten von Dr. Valnet verpflichtet, durch dessen Buch *Aromathérapie* ich zum ersten Mal mit diesem Thema in Berührung kam; ebenso den Werken von Herrn Professor Rovesti und den Autoren vieler anderer Bücher und Artikel, die ich zu Rate gezogen habe.

Aromatherapie ist ein Thema, das bis jetzt von einem geheimnisvollen Schleier umgeben ist und stets in engem Zusammenhang mit Zauber und Magie gesehen wird. Sie gewinnt dadurch möglicherweise bis zu einem gewissen Grad an Anziehungskraft. Andererseits führt diese Betrachtungsweise zu Mißverständnissen und hinterläßt bei vielen Menschen ein ungutes Gefühl der Verwirrung und Ratlosigkeit. Meine Absicht ist es, durch dieses Buch Licht in das Dunkel zu bringen.

Was also ist Aromatherapie? Ist sie nicht mehr als ein Zweig der Pflanzenheilkunde? In dem Sinne, als sie einen Versuch darstellt, mit Hilfe von Arzneimitteln pflanzlichen Ursprungs zu heilen, trifft diese Feststellung zu. Aber damit endet der Vergleich schon. Tatsächlich wird über den Geruch von ätherischen Ölen nicht einmal am National Institute of Medical Herbalists, das zu den besten Lehrstätten für Pflanzenheilkunde der Welt gehört, unterrichtet. Die Mehrheit der Heilpraktiker verwendet diese Essenzen überhaupt nicht. Die Pflanzenheilkunde beruht außerdem auf dem Grundprinzip der Verwendung der ganzen Pflanze oder ihres Extraktes. Ätherische Öle entsprechen kaum diesen Merkmalen.

Essenzen sind wie das Blut des Menschen. Sie sind nicht die ganze Pflanze, aber sie sind in sich vollständige, organische Substanzen. Genau wie das Blut sterben sie ab (verlieren sie ihre Lebenskraft), wenn man sie nicht sachgemäß aufbewahrt. Wie das Blut enthalten sie die charakteristischen Merkmale des Körpers (der Pflanze), von dem (der) sie stammen. Sie sind wie die Persönlichkeit oder der Geist der Pflanze. Die Essenz ist der im höchsten Maße ätherische und flüchtigste Teil der Pflanze. Die therapeutische Wirkung erfolgt auf einer höheren, subtileren Ebene als die der ganzen Pflanze oder

ihres Extraktes. Der Einfluß auf Geist und Gemüt ist deshalb wesentlich ausgeprägter als in der üblichen Pflanzenheilkunde. Die Eigenschaften vieler Pflanzen mögen weitgehend mit denen ihrer Essenz übereinstimmen. In ihrer therapeutischen Wirkung unterscheiden sie sich jedoch ganz wesentlich.
Das Ungewöhnliche an der Aromatherapie ist die Tatsache, daß diese Mittel sowohl äußerlich als auch innerlich angewandt werden können, um innere Störungen und Erkrankungen zu behandeln. Mit den Worten von René-Maurice Gattefossé, dem Pionier der modernen Aromatherapie, heißt das: »Die Produkte werden äußerlich gebraucht, aber ihre durchdringende Wirkung ist so stark, daß sie auch die Organe erreicht, die tief unter der Oberfläche des Bereichs liegen, an dem die lokale Anwendung erfolgt.« Gehirn, Nervensystem und Sinnesorgane werden beim Embryo gleichzeitig mit der Haut aus dem Ektoderm (äußeres Keimblatt) gebildet. Ihr gemeinsamer Ursprung bedeutet, daß sie das ganze Leben hindurch in sehr enger Beziehung zueinander stehen. Man kann also vernünftigerweise davon ausgehen, daß Produkte, die auf eine Hautfläche aufgebracht werden, auch die darunterliegenden Organe beeinflussen, selbst wenn keine direkte Penetration stattfindet. Dieser Gedanke ist auch im Hilton-Gesetz ausgedrückt. Es besagt, daß der Nerv, der ein Gelenk versorgt, auch die Muskeln versorgt, die dieses Gelenk bewegen, sowie die Haut über dem Gelenk.

Dies ist ein sehr persönliches Buch. Ich habe kaum einmal gezögert, meine Meinung niederzuschreiben. Selbstverständlich erwarte ich nicht, daß jeder Leser allen meinen Behauptungen zustimmt. Obgleich die angegebenen Eigenschaften und Wirkungsweisen der Essenzen weitgehend auf wissenschaftlicher Forschung beruhen, sollte man sie nicht insgesamt als nachgewiesen betrachten. Mein Buch ist nicht als medizinischer Leitfaden gedacht. Jeder, der ernsthaft krank ist, sollte einen qualifizierten ärztlichen Praktiker zu Rate ziehen. Ich bin zwar ein eifriger Anhänger der Naturheilkunde, aber ich weiß auch von Fällen, in denen Menschen sich selbst oder anderen Schaden zugefügt haben, weil ihr Wissen nicht ausreichte.
Aromatherapie ist ohne eine Reihe anderer Voraussetzungen nicht denkbar. Sie steht in engem Zusammenhang mit den Grundprinzipien der Naturheilkunde, mit Massage, Ernährung und der gesamten Einstellung dem Leben gegenüber. Aus diesem Grunde beschäf-

tige ich mich auf vielen Seiten des Buches mit diesen Themen. Die Grenzen zwischen den einzelnen Sachgebieten verlaufen einfach dort, wo man selbst sie ziehen möchte. Es ist schwierig, über einen Gegenstand zu sprechen, ohne gleichzeitig die Themen zu berühren, die in enger Beziehung dazu stehen.
Es gibt eine Verbindung von der Form zur Farbe, zu den Düften, zum Geschmack, zu Stimmungen und Elementen, Organen, Pflanzen, Krankheiten. Alles steht in Beziehung zueinander. Natürlich sind die Analogien nie vollkommen, aber sie versetzen uns in die Lage, die Ordnung des Universums zu erkennen, die Wechselbeziehungen zwischen Dingen, bei denen nur scheinbar keinerlei Zusammenhang besteht. Womit wir uns hier im Grunde beschäftigen, das ist das Wesen der Dinge, das sind Vibrationen, Schwingungen. Wie erkennen wir, daß zwei Dinge von gleicher Art sind oder die gleichen Schwingungen haben? Nur durch das Gefühl, indem wir nämlich jenen sechsten Sinn anwenden, den wir Intuition nennen. Je stärker wir unsere Intuition entwickeln, um so besser werden wir die Ordnung und Vollkommenheit des Universums erkennen, um so tiefer und reicher wird unser Leben.

1 Über die ätherischen Öle oder Essenzen

»Gott in seiner unendlichen Güte hat dem Menschen durch das Medium der Pflanzen fast alles geschenkt, was er zu seiner Ernährung, Kleidung und Heilung braucht.«

Aus dem *Kräuterbuch* von John Gerarde (1636)

Aromatische Öle werden zur Herstellung dreier verschiedener Arten von Konsumgütern verwendet: für Nahrungsmittel, Toilettenartikel und Medikamente. Die Nahrungsmittelindustrie macht sich ihre natürlichen Aromastoffe zunutze. So nimmt man etwa das Öl der Zitrone, Orange oder Limone als Zusatz für Marmeladen, Konfitüren und Gelees. In den Kosmetika sind sie sowohl auf Grund ihres Wohlgeruchs als auch wegen des direkten Nutzens – allerdings nicht ganz so oft – ihrer natürlichen Wirkstoffe enthalten. Sehr häufig braucht man sie beispielsweise bei der Zubereitung von Zahnpasten. Auch in der Medizin gelten sie nicht nur als Aromastoffe, sondern vor allem als therapeutische Mittel auf Grund der ihnen eigenen Heilkraft. Die Anwendung von Nelkenöl bei Zahnweh, Pfefferminzöl gegen Verdauungsstörungen und Eukalyptusöl zum Inhalieren ist allgemein bekannt und weit verbreitet. Essenzen sind auch in einer großen Anzahl der Produkte enthalten, die von den bekannten Arzneimittelfirmen geliefert werden, etwa in antiseptischen Cremes und Salben, in Mitteln zur Inhalation, im Haarwasser, in Salben gegen Hauterkrankungen, Einreibungen gegen rheumatische Schmerzen usw. In erster Linie handelt es sich dabei um Präparate, die äußerlich angewandt werden. Allerdings wurde vor einiger Zeit ein Patent für ein Mittel erteilt, das ebenfalls eine Reihe von Essenzen enthält und Gallensteine auflösen soll.

Ätherische Öle sind wohlriechend und in höchstem Grade flüchtig, das heißt, an der Luft evaporieren oder verdunsten sie sehr rasch. Sie unterscheiden sich grundsätzlich von den fetten Ölen und haben

eher die Konsistenz von Wasser als von Öl. Ihre chemische Zusammensetzung ist kompliziert. Im allgemeinen bestehen sie aus Alkohol, Ester, Keton, Aldehyd und Terpenen. Die wohlriechenden Stoffe bilden sich in den Chloroplasten der Blätter. Hier verbinden sie sich mit Glykose, dadurch entstehen wiederum Glykoside, die durch die gesamte Struktur der Pflanze transportiert werden.
Die meisten Essenzen sind hell und klar. Allerdings gibt es auch einige farbige (besonders die absoluten ätherischen Öle gehören dazu): rote (Benzoe), grüne (Rose), gelbe (Zitrone) und blaue (Kamille). Sie sind in Alkohol, Äther und anderen Ölen, teilweise auch in Wasser löslich.
Die ätherischen Öle sind in Form winziger Tröpfchen in vielen verschiedenen Pflanzen enthalten, vor allem in solchen, die allgemein in Küche und Medizin Verwendung finden. Sie können in den Wurzeln (Kalmus), den Blättern (Rosmarin), Blüten (Lavendel), in der Rinde (Sandelholz), im Harz (Myrrhe) und in der Schale der Früchte vorkommen. Das ätherische Öl der Orangen kann man nachweisen, indem man ein Stückchen der Schale in der Nähe eines brennenden Streichholzes zusammendrückt. Dadurch werden die Öltröpfchen versprüht. Sie entzünden sich in dem Moment, in dem sie mit der Flamme in Berührung kommen. Der Duft von Blüten und Kräutern beruht auf ihrem Gehalt an ätherischem Öl. Das gilt auch für das pikante Aroma von Gewürzen.
Es ist üblich, die Essenzen durch Destillation zu gewinnen. Das geschieht, indem man das Pflanzenmaterial in einen Bottich gibt und Dampf durchströmen läßt. Die ätherischen Öle verdampfen zusammen mit dem Wasser und anderen Substanzen. Das Destillat wird dann abgekühlt, und die Essenzen, die nicht wasserlöslich sind, können leicht vom Wasser getrennt werden. Manchmal greift man auch zu anderen Methoden. Die gebräuchlichste Alternative ist ein Auszug mit Hilfe flüchtiger Lösungsmittel. Das Pflanzenmaterial, meist sind es Blüten, wird in einem geeigneten Lösungsmittel (etwa in Alkohol) gewaschen, bis das ätherische Öl sich in diesem aufgelöst hat. Es wird danach getrennt, indem man es genau bei der Temperatur destilliert, bei der das ätherische Öl kondensiert, nicht aber das Lösungsmittel.
Eine andere Methode, die man häufig bei Zitrusfrüchten anwendet, wird ausschließlich von Hand ausgeführt. Man schneidet die Schale vom Fruchtfleisch und drückt sie über einem Behälter aus, in dem das Öl zusammen mit ein wenig Saft gesammelt wird.

Außerdem wurde immer wieder einmal die eine oder andere maschinelle Verarbeitungsmethode ausprobiert. Keine davon brachte einen nennenswerten Erfolg. Heute ist man, wie erwähnt, weitgehend zur Destillation übergegangen. Solange die ätherischen Öle in der Pflanze enthalten sind, verändern sie ständig ihre chemische Zusammensetzung und wandern von einem Teil der Pflanze in einen anderen, je nach Tages- und Jahreszeit. Aus diesem Grund müssen Pflanzen, aus denen die ätherischen Öle gewonnen werden sollen, zu einer bestimmten Zeit des Jahres, bei bestimmten Wetterbedingungen und meist auch zu einer genau festgelegten Stunde des Tages gepflückt werden. Der Duft und die chemische Zusammensetzung verändern sich je nach Bodenbedingungen, klimatischen Schwankungen und Anbaumethode. Dies ist die Ursache dafür, daß man manchen ätherischen Ölen aus bestimmten Ländern eine höhere Qualität zuschreibt, wie etwa englischem Lavendel oder Zimt aus Ceylon.

Die Menge des in der Pflanze enthaltenen ätherischen Öls schwankt zwischen etwa 0,01% bis zu 10%, ja sogar noch mehr. Die Blütenblätter der Rose enthalten zum Beispiel sehr wenig ätherisches Öl. Man braucht bis zu zweitausend Pfund Blütenblätter, um ein Pfund Öl zu gewinnen.

Manche Öle, wie etwa das der Rose, des Jasmins, der Nelke und Tuberose oder Nachthyazinthe, sind besonders schwer und konzentriert. Man nennt sie die absoluten Öle. Auf Grund ihrer starken Konzentration (und weil sie entsprechend teuer sind!) nimmt man nur sehr wenig davon. Manche Essenzen, wie etwa das bulgarische Rosenöl, sind bei Zimmertemperatur fest und müssen erwärmt werden, damit sie den üblichen flüssigen Zustand der ätherischen Öle annehmen.

Hitze, Licht, Luft und Feuchtigkeit wirken zumeist schädlich und zerstörerisch auf ätherische Öle. Man sollte sie deshalb immer in dunklen, luftdicht schließenden Flaschen an einem kühlen, trockenen Ort aufbewahren.

Es gibt Hunderte von aromatischen Pflanzen. Nur einige davon verwendet man kommerziell zur Herstellung von Essenzen. Etwa ein Drittel der Pflanzen, die in der traditionellen Pflanzenheilkunde genutzt werden, sind aromatischer Natur. Es gibt nicht zwei davon, die ganz genau den gleichen Geruch haben, ebenso sind die Eigenschaften jeder Pflanze einzigartig und existieren kein zweites Mal in genau gleicher Form. Die Essenz einer Pflanze ist wie ihre Persön-

lichkeit. Jeder Mensch und jedes Tier hat seinen eigenen charakteristischen Geruch. Damit ist etwas ganz anderes gemeint als das, was wir üblicherweise als Körpergeruch bezeichnen. Wir nehmen im allgemeinen diesen eigenen Geruch nicht wahr, weder bei uns selbst noch bei anderen Menschen. Wir spüren ihn aber vielleicht auf einer unbewußten Ebene, und er könnte einen stärkeren Einfluß auf unsere Gefühle füreinander haben, als wir bis jetzt erkennen.
Es besteht kaum ein Zweifel daran, daß der Geruch im Pflanzenreich auch einen praktischen Wert hat. Auf Tiere und wahrscheinlich auch auf uns Menschen üben aromatische Substanzen, die wir Pheromone oder Ektohormone nennen, eine sexuelle Anziehungskraft aus. Peter Tompkins und Christopher Bird, die Autoren des Buches *Das geheime Leben der Pflanzen,* sind der Meinung, daß ätherische Öle eine ähnliche Rolle spielen:

> »Blüten, die nicht bestäubt werden, strömen einen starken Duft aus, und zwar acht Tage lang oder bis die Blüte eben welkt und abfällt. Sobald jedoch eine Blüte befruchtet ist, hört ihr Wohlgeruch gewöhnlich innerhalb von weniger als einer halben Stunde auf.«

Diese Betrachtungsweise stellt die Pflanzen in einen engeren Zusammenhang mit der Sexualität und dem Animalischen, als es bisher allgemein üblich ist. Dennoch: Es gibt Pflanzen, die auch andere Merkmale besitzen, die dem tierischen Bereich zuzuordnen sind, etwa die fleischfressenden Pflanzen, die Insekten anlocken, festhalten und verdauen können. Mehr Zustimmung findet bis jetzt der Gedanke, daß der Geruch einer Pflanze bestimmte Insekten anzieht; diese fliegen von Blüte zu Blüte, und dadurch sorgen sie dafür, daß eine Bestäubung stattfindet. Ätherische Öle werden ja auch tatsächlich zur industriellen Herstellung von Präparaten verwendet, die bestimmte Insekten anziehen oder vertreiben. Die ätherischen Öle vieler Pflanzen stellen einen natürlichen Verteidigungsmechanismus dar, der solche Insekten abstößt, die der Pflanze schaden könnten.
Es wurde auch behauptet, daß die ätherischen Öle lediglich Abfallprodukte des Pflanzenstoffwechsels seien. Wenn ihr Zweck und Nutzen bekannt wird, dann wird man sie wohl kaum mehr für ein Abfallprodukt halten können. Es erscheint mir wenig glaubhaft, daß Essenzen, diese komplizierten Verbindungen und wohltuenden

Substanzen, nichts weiter als Abfallprodukte sein sollen. Ich bin eher der Meinung, daß die aromatischen Pflanzen zum Nutzen und zur Freude des Menschen geschaffen wurden, als wohlriechende Düfte und als Arznei, und daß das aromatische Element auch zur Förderung der Fruchtbarkeit dienen kann.
Als Ergebnis eines Versuchs mit Kümmel, Wacholder und Koriander wurde im Jahre 1965 in Rußland ein Artikel über die physiologische Funktion der ätherischen Öle der Pflanzen veröffentlicht. Darin heißt es, daß ätherische Öle nicht nur Absonderungen von Pflanzen sind, sondern daß sie auch »aktiv an der Entwicklung der Pflanzen teilnehmen«. Die Verdunstung von ätherischen Ölen an der Oberfläche der Pflanze wird als ein Abwehrmechanismus gegen die Infektion durch Bakterien, Pilze und Schädlinge angesehen. Aromatische Pflanzen besitzen eine schützende Aura aus Wohlgeruch, genau wie alles Lebendige von einer Aura aus Licht umgeben ist. Diese aromatische Aura schützt die Pflanzen auch vor übermäßiger Hitze und Kälte.
»Von innen kommt die Stimme und von innen kommt der Duft. Wie man die Menschen in der Dunkelheit am Klang ihrer Stimme unterscheiden kann, genauso kann man im Dunkeln jede Blüte an ihrem Duft erkennen. Eine jede trägt in sich die Seele ihres Vorläufers«. Dies sind die Gedanken des deutschen Arztes Gustav Fechner, der im 19. Jahrhundert lebte. Er war ein Mann von großartigen spirituellen Einsichten. Ihm war es möglich, die Aura der Pflanzen zu sehen. Es schien ihm, als ob diese Pflanzenwesen, die ruhig und gelassen ihr Leben an einem Ort verbringen, sich nur darüber wundern, warum wir Menschen immer so eifrig herumhetzen müssen. Er schrieb:

> »Aber warum soll es zu den Seelen, die da laufen, schreien und fressen, nicht auch Seelen geben, die still blühen, duften, im Schlürfen des Taues ihren Durst, durch das Treiben von Knospen ihren Drang befriedigen?«

Könnte es nicht sein, fragte Fechner, daß die Pflanzen durch den Duft, den sie verströmen, miteinander in Verbindung treten und einander in einer Weise wahrnehmen, die viel wunderbarer ist als das Mittel der menschlichen Sprache, die nur selten voller Zärtlichkeit und Duft ist – außer vielleicht bei Liebenden?

2 Aus alter Zeit

Vortreffliche Kräuter kannten die Alten,
Vortreffliche Kräuter,
die ihre Schmerzen gebannt:
Gelbdolde und Ringelblume,
Augentrost, Schwertlilie und Alant.

Rudyard Kipling

Bereits in grauer Vorzeit, vor Zehntausenden von Jahren, lange ehe der Mensch das Feuer beherrschte und gelernt hatte, seine Nahrung zu kochen, müssen unsere Vorfahren bereits gewußt haben, welche Pflanzen in welcher Form eßbar sind. Selbst in jenen frühen Tagen müssen sie aus ihrer Erfahrung geschlossen haben, daß es giftige Pflanzen gibt, daß einige Erbrechen oder Durchfall hervorrufen und andere bei Verdauungsbeschwerden helfen. Man kann fast mit Gewißheit annehmen, daß sie nicht nur die Augen, sondern auch die Nase gebrauchten, wenn sie eine bestimmte Pflanze erkennen und feststellen wollten, ob diese genießbar sei.

Es ist unmöglich, einen genauen Zeitpunkt festzulegen, an dem die Pflanzen zum erstenmal im medizinischen Sinn verwendet wurden. Ihre Heilkraft muß im Laufe von Jahrtausenden nach und nach entdeckt worden sein. Als der Mensch gelernt hatte, mit dem Feuer umzugehen, hat er sicher gelegentlich aromatische Pflanzen verbrannt und entdeckte dabei, daß manche davon sehr gut schmeckten, wenn man sie zusammen mit gekochter Nahrung aß, oder daß manche einen angenehmen Geruch verbreiteten. Da es in Europa keine Bäume mit aromatischen Harzen gab, verwendete man als Räucherwerk wahrscheinlich Rosmarin und Thymian.

Durch das Verbrennen aromatischer Pflanzen dürften auch andere Eigenschaften entdeckt worden sein. Manchmal tat es einfach gut, den Rauch einzuatmen, manchmal wirkte er einschläfernd, manchmal belebend. Das »Beräuchern« eines Patienten ist eine der ältesten überlieferten Formen der Heilbehandlung mit pflanzlichen Stoffen. Es wurde oft angewandt, wenn man böse Geister austreiben wollte. Man ging dann dazu über, diese Pflanzen auch aus anderen Gründen zu verbrennen, etwa als Opfer zu Ehren der Sonne oder Mutter Erde, nach der Geburt eines Kindes oder beim Tod eines Feindes. Als der Mensch der Vorzeit die Wirkung von Kräuteraufgüssen und Abkochungen auf den Körper und die Wirkung pflanzlichen Räucherwerks auf den Geist kennengelernt hatte, schrieb er diesen Kräutern natürlich gewisse Kräfte zu. Sie gewannen große Bedeutung als Opfergaben, und es entstand eine enge Beziehung zu den frühesten Formen des Rituals, zu Zauber und Magie. Selbst heute werden in vielen Teilen der Welt Pflanzen nur bei ganz bestimmten Konstellationen des Mondes und der Sterne gepflückt. Vielerorts ist es üblich, beim Sammeln der Kräuter eine bestimmte Beschwörungsformel zu rezitieren; manchmal gibt es für jede Art von Kräutern einen eigenen Spruch.

Unsere frühen Vorfahren besaßen wahrscheinlich wesentlich schärfere Sinne als wir. Die Zivilisation mag wohl für eine gewisse Verfeinerung mancher Empfindungen gesorgt haben, aber sie kann niemals unsere Urinstinkte und die Wahrnehmungsfähigkeit unserer Sinne schärfen. Wir gebrauchen heute unsere Nase nicht mehr, um zu »riechen«, aus welcher Richtung der Wind weht oder um den Aufenthaltsort des Gegners oder die Spur eines Tieres festzustellen. Allerdings gibt es in Südamerika noch einige Stämme, die eine solche Spur mit dem Geruchssinn verfolgen können. Wenn wir heute immer feinere Duftkompositionen zur Verfügung haben, dann steigert das vielleicht unsere Empfänglichkeit für besonders ausgefallene Wohlgerüche, aber es ändert nichts an der Tatsache, daß wir die Fähigkeit verloren haben, einen Feind, ein giftiges Kraut oder eine bestimmte Krankheit zu »riechen«. Ich habe bereits darauf hingewiesen, daß der Geruchssinn ganz eng verbunden ist mit dem sprichwörtlichen »sechsten Sinn«.

In der Zeit des Neolithikum (Jungsteinzeit) der östlichen Hemisphäre, vor etwa 6.000 bis 9.000 Jahren, entdeckte der Mensch, daß Pflanzen wie die Olive, Rizinus und Sesam ein fettiges Öl enthalten, das man herauspressen kann. Die Flachspflanze, die auch zur Anfertigung von Geweben verwendet wurde, lieferte das Leinöl. Wenn es dem Menschen jener Periode möglich war, Brot zu backen und Kräuter und Pflanzen zum Kochen und als Arznei zu verwenden, können wir wohl mit Recht annehmen, daß er auch wußte, wie

man duftende Öle herstellt. Zweifellos benutzte er Fettöle, um Körper und Haar damit einzureiben. Als er bemerkte, daß diese Öle nach einiger Zeit ranzig werden und schlecht zu riechen beginnen, hat er sie möglicherweise mit den aromatischen Kräutern parfümiert, die er gewöhnlich in der Küche, als Räucherwerk und zur Heilung verwendete. Wenn solche wohlriechenden Öle vom Menschen der Jungsteinzeit hergestellt wurden, dann könnte er damals auch entdeckt haben, daß sie eine ähnliche Wirkung wie die Kräuter selbst hatten, wenn man den Körper damit einreibt.
In den ägyptischen Sälen des Britischen Museums sind eine Anzahl von Gefäßen zu sehen, meist aus Alabaster gefertigt, die aus der Zeit zwischen 3.000 und 2.000 v. Chr. stammen. Einige davon haben große Ähnlichkeit mit Salbtöpfen, andere mit eher senkrechten Wänden waren wahrscheinlich für wohlriechende Öle gedacht. Die Ägypter besaßen eine für ihre Zeit unglaublich hoch entwikkelte Kultur. Die gewaltigen Pyramiden, die sie errichtet haben, geben uns noch heute eine Reihe ungelöster Rätsel auf. Eugene Rimmel schreibt darüber:

> »Während die Juden und andere Völker dieser Region sich auf ein einfaches Leben als Hirten beschränkten, genossen die Ägypter den Luxus mit allen Raffinessen und entwickelten ihn in einem Ausmaß, das von allen, die nach ihnen den Gipfel der Zivilisation erreichten, niemals übertroffen, wenn überhaupt jemals wieder erreicht worden ist.«

Wie haben die Ägypter ihre Pyramiden erbaut? Wie konnten sie diese riesigen Steine so genau ineinanderpassen und gleichzeitig eine so vollkommene Form bilden, die im Innern zudem ausgedehnte Gänge und Galerien und geräumige Grabkammern enthält? Bis heute gibt es keine befriedigende Antwort.
Wenn wir die Bauwerke, die Kultur und die Kunst der Ägypter betrachten, dann entsteht vor uns das Bild eines Volkes auf dem Höhepunkt seiner Kultur.
Man nimmt an, daß zur gleichen Zeit eines der ältesten Bücher der Welt geschrieben wurde, *Des Gelben Kaisers Buch der inneren Medizin.* Dieser chinesische Text wurde von Huang Ti, dem »Gelben Kaiser«, aufgezeichnet. Der Autor wußte ebenfalls Dinge, die wir erst in unseren Tagen allmählich wieder zu verstehen beginnen. Sein Buch beschäftigt sich hauptsächlich mit den Ursachen und der

Behandlung von Erkrankungen und ist die wichtigste Grundlage für alle, die sich mit der Akupunktur beschäftigen, auch für die Chinesen selbst.
Während die Chinesen die Akupunktur entwickelten, erwarben sich die Ägypter neben anderen Fähigkeiten eine gute Kenntnis der ätherischen Öle. Die Zeit der 12. Dynastie war ein Höhepunkt in der Herstellung von Schmuck aller Art. Während dieser Zeit war auch die Anwendung von Kosmetika weit verbreitet. Dazu gehörte meist ein früher Vorläufer unseres Lidschattens, womit man die Augenlidränder gern grün färbte, sowie verschiedene Salben und Cremes zur Verschönerung des Teints. Man gebrauchte roten Ocker, um Lippen und Wangen zu färben, und Henna, um Händen und Fingernägeln eine tief orange-gelbe Färbung zu geben. Außerdem wurde Bleiweiß verwendet, um das Gesicht zu weißen. Da es aber in höchstem Maße giftig ist, wurde es wahrscheinlich nicht sehr häufig benutzt. Man hat einige sehr hübsche Behälter für Kosmetika entdeckt, die aus der Zeit der 12. Dynastie (etwa um 2000 v. Chr.) stammen. Die verzierten Kästchen enthalten kleine Töpfe und Krüge aus Stein, in denen die obenerwähnten Kosmetika und wohlriechende Salben aufbewahrt wurden.
Als das Grab Tut-ench-Amuns im Jahre 1922 geöffnet wurde, fand man eine Reihe von Vasen und Behältern, von denen einige noch Salben enthielten. Man hatte sie mit ins Grab gegeben, als man es 1350 v. Chr., also über dreitausend Jahre zuvor, versiegelt hatte. Die Töpfchen bestanden aus Kalzit. Als man den natürlich hart gewordenen Inhalt untersuchte, fand man Spuren von Weihrauch und etwas, das dem indischen Speik ähnelte. Beides war mit einer Art Salbengrundlage aus tierischem Fett verbunden, die 90% der Mischung ausmachte. Der Duft war immer noch wahrnehmbar, obgleich verständlicherweise nur ganz schwach.
Anfangs waren diese Salben wahrscheinlich so wertvoll, daß sie dem Königshaus und vielleicht noch den Hohen Priestern vorbehalten blieben. Erst später wurden sie auch vom einfachen Volk verwendet, und zwar in Form von Kosmetika, Massageölen, als Arznei usw. Es gibt Papyri, die über die medizinische Anwendung von Kräutern bis zurück in die Regierungszeit Khufus berichten, der etwa um 2800 v. Chr. die Große Pyramide erbaute. Alle diese Aufzeichnungen beweisen, daß man der Magie eine gleich starke Wirksamkeit wie der Medizin zuschrieb. Es war üblich, daß der Arzt viermal eine bestimmte Zauberformel sprach, damit die Arz-

nei ihre volle Wirkung entfalten sollte. Diese Art der Beschwörung war auch in vielen anderen Kulturen gebräuchlich und wird noch heute in Teilen Afrikas von den Kräuterkundigen oder Medizinmännern angewandt. Man hat eine alte babylonische Schrifttafel gefunden, die folgende Beschwörungsformel gegen Fieber enthält:

»Den Kranken ... sollt ihr lagern
... ihr sollt sein Gesicht bedecken
Zypressenholz und Kräuter verbrennen ...
Damit die großen Götter das Böse von ihm nehmen
Damit der böse Geist Platz macht
...
Möge ein wohlgesinntes Wesen, ein freundlicher Geist,
zur Stelle sein.«

Der Papyrus Ebers aus der Zeit der 18. Dynastie zeigt, daß die ägyptischen Ärzte ein genaues Wissen über die Eigenschaften einer großen Zahl von Kräutern besaßen. Ein Mittel gegen Augenentzündung, das man aus den Hieroglyphen übertragen hat, enthält u.a.

Myrrhe,
Kupferoxyd,
Zitronenspalten,
Blüten der Zypresse,
Antimon,
Gazellenexkremente
Gedärme des Spießbocks
und weißes Öl.

Dazu gehörte die folgende Gebrauchsanweisung:

»In Wasser geben, eine Nacht stehenlassen, durch ein Tuch seihen und vier Tage lang das Auge damit bestreichen.«

Die Myrrhe wird noch heute als entzündungshemmender Wirkstoff verwendet. Das folgende Rezept für eine Gesichtspackung stammt aus demselben Papyrus:

»Eine Kugel Räucherwerk
Bienenwachs
frisches Öl
Beeren der Zypresse

Zerdrücken und zerreiben und in frische Milch geben und sechs Tage lang auf das Gesicht auftragen.«

Die Bezeichnung Räucherwerk bezieht sich wahrscheinlich auf Myrrhe oder Weihrauch, vielleicht auch auf eine Mischung aus beiden. Daraus wurden kleine Kugeln oder Bällchen hergestellt, die man in einer Art Weihrauchfaß verbrannte. Dieses Rezept zeigt eine erstaunliche Ähnlichkeit mit den Gesichtspackungen der heutigen Naturkosmetik. In einem anderen Papyrus fand man einen Bericht über die Reise des Schreibers nach Nubia. Er erzählt:

»Ich lasse drei feine Öle und auserlesene Düfte bringen und das Räucherwerk, wie man es in den Tempeln verwendet und das dort jede Gottheit erfreut. Von Myrrhe habt ihr nicht viel; alles, was ihr habt, ist nichts als gewöhnliches Räucherwerk. Ashipu kam und belieferte mich, und er brachte mir eine Schiffsladung Myrrhe, feines Öl, verschiedene Parfüms, Farbe für die Augen und Giraffenschwänze.«

Es waren die Priester, die zuerst aromatische Substanzen verwendeten. Man könnte sie fast als die ersten Parfümeure und Aromatherapeuten bezeichnen. Erst als der Gebrauch aromatischer Substanzen allgemein üblich wurde, begannen auch die Ärzte, sich dafür zu interessieren. Die erwähnten Rezepte zeigen, daß sie mit den Eigenschaften aromatischer Harze wohl vertraut waren. Das läßt den Schluß zu, daß diese Substanzen schon seit einiger Zeit Anwendung fanden. Am Fuß der Sphinx von Giseh gibt es eine Granittafel, die König Thutmosis (1425 bis 1408 v. Chr.) zeigt, der gerade einer Gottheit mit dem Körper eines Löwen Räucherwerk und Öl opfert. Zu jener Zeit war die Verwendung aromatischer Stoffe bei der Zubereitung medizinischer und kosmetischer Präparate weit verbreitet. Während der 18. Dynastie, die um 1580 v. Chr. begann, wuchs Ägyptens Reichtum und Macht, es herrschte reger Handel, und Literatur, bildende Kunst und Malerei standen in höchster Blüte. In dieser Periode erweiterte man auch das Wissen über aromatische Substanzen ganz beträchtlich.
Während der 1500 Jahre, die der 18. Dynastie folgten, vervollkommneten die Ägypter ihre Kenntnisse über die medizinischen Eigenschaften aromatischer Substanzen sowie die Möglichkeiten zur Herstellung von Parfüms und wohlriechenden Salben und Ölen.

Es wurde nicht immer deutlich unterschieden zwischen Arznei und Parfüm, das gleiche Mittel diente oft beiden Zwecken. Die Präparate wurden in Flaschen, Vasen oder Töpfen aus Alabaster, Onyx, Glas oder anderem harten Material aufbewahrt, manchmal auch in Kästchen, die aus Holz oder Elfenbein geschnitzt waren. Zu den aromatischen Substanzen, die man verwendete, gehörten Myrrhe, Weihrauch, Zedernholz, wilder Majoran (Origanum), bittere Mandeln, Speik (Nardenöl), Henna, Wacholder, Koriander, Kalmus und viele andere einheimische Pflanzen. Nach und nach entwickelte sich ein bedeutender internationaler Handel mit Harzen und Gewürzen. In Heliopolis, der Stadt der Sonne, die man unter dem Namen Ra verehrte, wurde dreimal täglich Räucherwerk verbrannt: bei Sonnenaufgang ein »Harz«, Myrrhe zur Mittagszeit und eine Mischung aus sechzehn verschiedenen Zutaten, die kuphi oder kyphi genannt wurde, bei Sonnenuntergang. Das letztgenannte Präparat wurde später auch von den Griechen und Römern verwendet. Nach Ansicht des französischen Chemikers Loret waren die Hauptbestandteile Kalmus, Kassia, Zimt, Pfefferminz, Zitronellöl, Pistazien, convulvulus scopariu (eine der vielen auf der Welt vorkommenden Windenarten), Wacholder, Akazie, Henna, Zypergras, »Harz«, Myrrhe und Rosinen. Plutarch sagt über das kyphi, daß es »einschläfert, Ängste und Sorgen beschwichtigt und für freundliche Träume sorgt«.
Aus vielen Berichten ist uns überliefert, daß die Ägypter Zedernholzöl für den Prozeß der Mumifizierung verwendet haben. Wahrscheinlich handelte es sich dabei um eine reine Essenz, die man durch starken Druck aus dem Holz preßte. Es gibt aber auch Fachleute, die der Meinung sind, daß die alten Ägypter bereits eine primitive Art der Destillation kannten. Einige Gefäße, die in ägyptischen Gräbern gefunden wurden, scheinen diese Theorie zu stützen. Wenn dies zutrifft, dann würde das bedeuten, daß die Destillation in Ägypten schon mindestens 2000 Jahre vor dem Zeitpunkt bekannt war, zu dem man bisher ihre Erfindung durch die Araber annahm. Die meisten anderen ägyptischen Öle und gewiß auch alle der griechischen und römischen Zeit waren Infusionen aromatischer Kräuter und Harze in Fettöl. Das in Ägypten am häufigsten gebrauchte fette Öl war das Rizinusöl.
Die Ägypter waren nicht das einzige Volk, das zu jener Zeit aromatische Substanzen verwendete. Wir kennen eine Tontafel aus Babylon, die etwa aus der Zeit um 1800 v. Chr. stammt und eine

Bestellung für »importiertes Öl der Zeder, Myrrhe und Zypresse« enthält. Dies läßt den Schluß zu, daß die Gewinnung von Zedernholzöl schon seit 4000 Jahren möglich ist und der Handel mit aromatischen Substanzen eine ebensolange Geschichte hat. Das Zedernholzöl war sehr teuer, sowohl in Babylon als auch in Ägypten. Man verarbeitete es zu Ölen und Salben für die Haar- und Körperpflege. Es war Bestandteil der teuersten Kosmetika. Außerdem bestrich man damit die Papyrusblätter, um sie vor Insekten zu schützen. Die Verwendung von Myrrhe, Zedernholzöl und anderen aromatischen Substanzen zur Mumifizierung genügt wohl als Beweis ihrer antiseptischen Eigenschaften. Am besten sind die Mumien erhalten, die am gründlichsten mit Harzen und Gewürzen einbalsamiert wurden. Dies führte schließlich dazu, daß man die gleichen Harze auch als Verjüngungsmittel anwandte. Sie sollten die Haut jugendlich erhalten. War der Verbrauch an Duftstoffen in Ägypten für die religiösen Riten und Bestattungszeremonien auch noch so hoch, er war dennoch kaum vergleichbar mit der Menge aromatischer Substanzen, die man für kosmetische Zwecke verbrauchte. Eine besonders von den ägyptischen Männern gern angewandte Methode der Parfümierung bestand darin, daß man sich ein kegelförmiges Stück fester Salbe auf den Kopf legte. Dieses schmolz allmählich und überzog Kopf und Körper mit seinem Duft.
Die Juden begannen ihren Auszug aus Ägypten um 1240 v. Chr. Für ihren Weg in das gelobte Land brauchten sie etwa vierzig Jahre. Kurz nach ihrem Aufbruch erhielt Moses vom Herrn eine Anzahl von Geboten, darunter auch eine Anweisung zur Herstellung eines heiligen Öls und eines heiligen Räucherwerks:

> »Und der Herr redete mit Mose und sprach: Nimm dir die beste Spezerei: die edelste Myrrhe, fünfhundert Lot, und Zimt, die Hälfte davon, zweihundertundfünfzig, und Kalmus, auch zweihundertundfünfzig Lot, und Kassia, fünfhundert nach dem Gewicht des Heiligtums, und eine Kanne Olivenöl. Und mache daraus ein heiliges Salböl nach der Kunst des Salbenbereiters.«
> (2. Mose 30, 22-25)

Dieses Öl durfte nur für heilige Zwecke verwendet werden und war nicht zum allgemeinen Gebrauch beim Volk bestimmt. Leider können wir heute dieses Rezept nicht in genau gleicher Weise herstellen, denn es gibt zu große Unsicherheiten und Meinungsverschiedenheiten über die wahre botanische Bedeutung der Worte »Myrrhe« und »Kalmus«. Es scheint, daß sich diese Bezeichnungen nicht auf die Pflanzen beziehen, die wir heute unter diesen Namen kennen. Das heilige Öl wurde dazu benutzt, Aron und seine Söhne zu salben und ihnen dadurch immerwährende Priesterschaft über die Generationen hinweg zu verleihen. Die Zeremonie durfte nur vom Hohen Priester vorgenommen werden, der soviel Öl auf den Kopf goß, daß es über den Bart und die Kleidung herunterrann.

> »Und der Herr sprach zu Mose: Nimm dir Spezerei: Balsam, Stakte, Galbanum und reinen Weihrauch, von einem soviel wie vom andern, und mache Räucherwerk daraus, gemengt nach der Kunst des Salbenbereiters, gesalzen, rein, zum heiligen Gebrauch.«
>
> (2. Mose 30, 34-35)

Auch dieses Parfüm war nur zum Gebrauch bei religiösen Zeremonien gedacht. Jeder, der dieses Gebot mißachtete, sollte »ausgerottet werden aus seinem Volk«. Das Wort »Parfüm« ist hier in seinem ursprünglichen Sinn angewandt, und zwar abgeleitet von den lateinischen Wörtern per (durch) und fumum (Rauch), das bedeutet also »Räucherwerk«. Die früheren Bestandteile dieses Räucherwerks sind uns ebenfalls nicht bekannt, denn in bezug auf die Bezeichnungen Stakte, Galbanum und Balsam herrscht noch größere Verwirrung. Man stimmt aber im allgemeinen soweit überein, daß es sich bei all diesen Substanzen um aromatische Harze handelt.
Die Reinigung hebräischer Frauen dauerte zwölf Monate. Während der ersten sechs Monate wurde eine regelmäßige Salbung mit »Myrrhenöl« vorgenommen. Dies ist wahrscheinlich ein Infusionsöl gewesen. Für die zweiten sechs Monate verwendete man verschiedene aromatische Substanzen. Da es nicht immer zweckmäßig und durchführbar war, daß die jüdischen Frauen während ihres Zuges durch die Wüste badeten, hatten sie die Gewohnheit, einen kleinen Leinenbeutel mit Myrrhe und anderen aromatischen Substanzen zu füllen. Er wurde an einem Band um den Hals gehängt und zwischen den Brüsten getragen und wirkte lange Zeit als desodorierendes Mittel.
Das Hohelied Salomos enthält eine Reihe herrlicher Verse, die auf aromatische Substanzen Bezug nehmen:

»Mein Freund ist mir ein Bündel Myrrhen, das zwischen meinen Brüsten hängt. Mein Freund ist mir eine Traube von Zyperblumen in den Weingärten von En-Gedi ...«

»Seine Wangen sind wie Balsambeete, in denen Gewürzkräuter wachsen. Seine Lippen sind wie Lilien, die von fließender Myrrhe triefen.«

»Ich bin eine Blume in Saron und eine Lilie im Tal. Wie eine Lilie unter den Dornen, so ist meine Freundin unter den Mädchen.«

»Du bist gewachsen wie ein Lustgarten von Granatäpfeln mit edlen Früchten, Zyperblumen mit Narden, Narde und Safran, Kalmus und Zimt, mit allerlei Weihrauchsträuchern, Myrrhe und Aloe, mit allen feinen Gewürzen. Ein Gartenbrunnen bist du, ein Born lebendigen Wassers, das vom Libanon fließt.«

Die Griechen lernten von den Ägyptern sehr viel über die Herstellung von Duftstoffen und über die Eigenschaften und die Anwendung aromatischer Substanzen. In einem Bericht von Herodot und Demokrit, die im 4. Jahrhundert v. Chr. Ägypten besuchten, heißt es, daß dieses Volk Meister in der Kunst des Wohlgeruchs sei. Gerade in dieser Zeit entwickelten die Ägypter die Kunst, Pflanzenauszüge zu bereiten, wie es an den Wänden des Tempels von Edfu abgebildet ist. Dieses Relief zeigt, wie der Duftstoff aus den Blüten der weißen Lilie (Lilium candidum) gewonnen wird. Wir wissen nicht, ob es sich dabei um eine Destillation der aromatischen Essenz oder um ein aromatisches Wasser handelte. Der weitgereiste Herodot erwähnt auch die assyrischen Frauen, die »mit einem Stein das Holz der Zypresse, Zeder und des Weihrauchbaumes zermalmen und darauf dann Wasser gießen, bis eine bestimmte Konsistenz erreicht ist. Damit salben sie Körper und Gesicht und erzielen einen sehr angenehmen Duft«. Wenn man eine solche »Maske« am nächsten Tag abnahm, war die Haut wunderbar weich und strömte einen zarten Duft aus.
Die Ägypter führten die Wirksamkeit bestimmter aromatischer Arzneien auf den Glauben zurück, daß sie ursprünglich von einer Gottheit zusammengestellt oder verwendet worden waren. Die Griechen waren der Überzeugung, daß alle aromatischen Pflanzen göttlichen Ursprungs seien. In der griechischen Mythologie wird die

Erfindung der Duftstoffe den Göttern zugeschrieben. Nach uraltem Glauben übernahmen die Menschen ihre Kenntnisse von Aeone, einer Nymphe der Venus. Eugene Rimmel berichtet: »In jenen längstvergangenen Tagen scheint man Parfüms nur in Form von wohlriechenden Ölen gekannt zu haben, die man mit Blüten parfümiert hatte, vor allem mit Rosen.« Homer bezeichnet sie allgemein mit dem Wort elaion (Öl) und fügt nur gelegentlich das Attribut »rosig« oder »ambrosisch« hinzu. Von Destillation ist nicht die Rede. Weder die Griechen noch später die Römer scheinen sie gekannt zu haben. Wenn die Ägypter tatsächlich wußten, wie man Essenzen durch Destillation gewinnt (was allerdings nicht sehr wahrscheinlich ist), dann müssen sie dieses Wissen für sich behalten haben. Vielleicht kannten auch nur ganz wenige hohe Priester das Geheimnis, und als Ägypten unter römische Herrschaft kam, starb dieses Wissen mit ihnen und blieb nahezu ein Jahrtausend lang verschollen.

Aromatische Arzneien und Kosmetika waren in Griechenland ebensoweit verbreitet wie in Ägypten. Die Griechen scheinen sich besonders intensiv damit beschäftigt zu haben, welcher Körperteil mit den wohlriechenden Mischungen eingesalbt werden sollte. Diogenes salbte seine Füße und erklärte allen, die sich über seinen absonderlichen Einfall lustig machten: »Wenn ihr euch mit der duftenden Salbe das Haupt einreibt, dann verflüchtigt sich ihr Wohlgeruch, und nur die Vögel haben den Nutzen davon. Wenn ich jedoch meine unteren Gliedmaßen damit salbe, umhüllt der Duft meinen ganzen Körper und steigt wohltuend bis in meine Nase.« Anakreon, der weniger die ökonomische Seite des Problems sah, empfahl die Einreibung der Brust, da hier der Sitz des Herzens ist, nicht nur der physische Mittelpunkt, sondern auch das Zentrum des Gefühls. Unter den wohlhabenderen Griechen war es üblich, verschiedene Teile des Körpers mit unterschiedlichen Parfüms einzureiben. Bei Antiphanes lesen wir:

> Er badet
> in einer großen goldenen Wanne und taucht seine Füße
> und Beine in kostbare ägyptische Salbe;
> Mund und Brust reibt er mit dickem Palmöl
> Und beide Arme mit dem süßen Extrakt der Minze;
> Die Augenbrauen und sein Haar mit Majoran,
> Knie und Nacken mit der Essenz von kleingestoßenem Thymian.

Bei Griechen, Römern und allen anderen »wohlriechenden« Kulturen des Altertums wie der neueren Zeit war es selbstverständlich, daß sich der Mann ebenso verschwenderisch parfümierte wie die Frau.
Wie ich bereits erwähnte, wurden viele der alten Parfüms auch wegen ihrer Heilwirkung verwendet. Da sie ausschließlich aus natürlichen Stoffen bestanden, entsprachen sie genau den Produkten der modernen Aromatherapie. Eines der bekanntesten griechischen Parfüms wurde nach seinem Schöpfer Megallus »megaleion« genannt. Man schätzte nicht nur seinen Wohlgeruch, sondern auch die Eigenschaft, bei Entzündungen der Haut Linderung zu bringen und Wunden zu heilen. Dies überrascht nicht, denn das Mittel enthielt einen hohen Anteil Myrrhe. Roy Genders beschreibt genau die Zusammensetzung dieses Produkts:

> »Das Öl von Balanos (ein fettes Öl) wurde zehn Tage und Nächte gekocht, um alle Unreinheiten auszuscheiden, ehe man das ›gebrannte‹ Harz hinzufügte. Dann würde die Myrrhe einige Tage gepreßt. Nur der ölige Teil, den man ›Stakte‹ nennt, wurde verwendet, nachdem man ihn zuvor noch mit Zimt und Kassia vermischt hatte.«

Die Rezepte für eine Reihe von medizinischen Parfüms sind auf Marmortafeln aufgezeichnet, wie man sie sowohl in den Tempeln des Äskulap, des griechischen Gottes der Heilkunst, als auch in den der Aphrodite geweihten gefunden hat. Der Sage nach wurde Äskulap, ein Sohn des Apollo und einer Nymphe, in Epidauros geboren, das sich später zu einer großen Stadt mit Bädern und Heilstätten entwickelte. Die heilenden Essenzen wurden von Priesterinnen zubereitet, die die Nachfolge der alten Zauberer und Magier übernommen hatten. Lange Zeit waren sie die erfolgreichen Konkurrentinnen der Parfümhersteller und Apotheker in einem griechischen Tempel der Aromatherapie!
Der berühmte griechische Arzt Marestheus erkannte, daß aromatische Pflanzen, besonders die Blüten, meist eine anregende oder beruhigende Wirkung haben. Er erwähnt die Rose und die Hyazinthe und ihre erfrischende, belebende Wirkung auf den erschöpften Geist. Die meisten Blumen mit fruchtigem Geruch haben ähnliche Eigenschaften. Lilie und Narzisse dagegen wirken eher bedrükkend und verursachen eine gewisse Betäubung oder Benommen-

heit, wenn man ihren starken Duft lange einatmet. Theophrastus glaubte, daß der Duft der Blüten ganz dicht unter der Oberfläche der Blütenblätter enthalten sei und durch die Wärme der Sonne freigesetzt werde; der Geruch der Wurzeln aber sollte seiner Meinung nach nur durch die Körperwärme oder, wie im Falle von Räucherwerk, durch Feuer freigesetzt werden. Er empfahl, zur Absorption des Blütenduftes Olivenöl zu verwenden, nicht nur seiner Reinheit wegen, sondern weil man den Duft auch sehr lange erhalten kann, wenn er in Öl oder Fett absorbiert ist.
Theophrastus schreibt:

> »Es ist zu erwarten, daß Substanzen mit würzigem Geruch auch heilsame Eigenschaften besitzen. Die Wirkung von Pflastern und den sogenannten Umschlägen oder Packungen ist ein Beweis für diese Kräfte, da sie Geschwülste und Geschwüre auflösen und eine deutliche Wirkung auf den Körper haben, auch auf die inneren Organe. Wenn man ein Pflaster auf Bauch und Brust legt, dann kann man bemerken, daß der Atem wohlriechend wird.«

Der Name Kleopatras ist Legende und nicht zu trennen von Duft und Wohlgerüchen. Man nennt sie die letzte ägyptische Königin, obwohl sie nicht rein ägyptischer Abstammung war. Die alte Kunst der Herstellung von Parfüms und Kosmetika hatte sich bis zur Zeit Kleopatras beständig weiterentwickelt und überschritt genau zu ihrer Zeit den Höhepunkt. Kleopatra, die mehr griechisches als ägyptisches Blut in den Adern hatte, war die Herrscherin über ein sterbendes Reich. Die Kraft ihrer Persönlichkeit war so stark, daß sie nicht nur Julius Caesar, sondern auch Marcus Antonius bezwang. Sie war es auch, die den Mord an Ptolemäus XV. befahl. Man ist der Ansicht, daß sie im Grunde keine große Schönheit war, sondern daß der verführerische Reiz, den sie auf Mark Anton ausübte, dem verschwenderischen Gebrauch von Parfüms zuzuschreiben war. Es wird berichtet, daß sie bei einer Gelegenheit Salben im damals ungeheuren Wert von 400 Denar verbrauchte, nur damit ihre Hände weich, zart und duftend wurden. Sie konnte es sich leisten. Schließlich besaß sie einen »Balsam-Garten«, der nach heutigen Maßstäben Millionen wert war. Nach dem Sieg Oktavians über Antonius und nach dem Tod von Antonius und Kleopatra (30 v. Chr.) wurde Ägypten römische Provinz.

Die Römer waren im Umgang mit den Düften sogar noch verschwenderischer als die Griechen. Ihre Parfüms wurden in Flaschen, den sogenannten »unguentaria«, aufbewahrt, die meist aus Alabaster, Onyx oder Glas gefertigt wurden; die für das Bad bestimmten Duftstoffe bewahrte man in einer runden Elfenbeindose, dem »narthecium«, auf. Es gab in Rom zahlreiche Parfümhersteller, die »unguentarii«. Sie bewohnten ein eigenes Viertel, das »vicus thuraricus« in Velabrum (im alten Rom der Platz zwischen Kapitol, Palatin und Tiber, heute Velabro). In Capua, einer wegen ihres Luxus' berühmten Stadt, gehörte ihnen eine ganze Straße. Die Römer verwendeten drei verschiedene Arten von Parfüm, und zwar einmal die festen Salben, dann »stymmata«, duftende Öle, und schließlich »diapasmata«, zu Puder verarbeitete Duftstoffe. Zu den festen Salben oder Cremes gehörte das nach Rosen duftende »rhodium« und »narcissum«, das aus Narzissenblüten hergestellt wurde. Das wahrscheinlich bekannteste wohlriechende Öl war »susinum«, das aus Honig, Kalmus, Zimt, Myrrhe und Safran bestand, sowie »nardinum«, das Kalmus, Balsam, Kardamom, Melisse, Speik- oder Nardenöl und Myrrhe enthielt. Manche dieser Präparate waren sehr teuer und kosteten bis zu 400 Denare pro Pfund. Die Römer gebrauchten sie, um ihrem Haar, dem Körper und der Kleidung, ihren Betten, ja sogar den Fahnen ihrer Truppen und den Wänden ihrer Häuser Wohlgeruch zu verleihen. Duftende Öle und Salben, mit denen man den Körper einrieb, wurden sowohl in den öffentlichen Bädern als auch zu Hause in großer Menge verwendet.
Ovid, der Dichter der Liebe, schrieb auch *Medicamina Faciei*, ein Buch über Kosmetika, von dem nur ein Fragment erhalten geblieben ist. Er empfahl Weihrauch als ausgezeichnetes Kosmetikum, denn er war der Meinung, daß etwas, das den Göttern angenehm und wohlgefällig sei, für uns Sterbliche nicht weniger wertvoll sein könne. In einer Mischung zusammen mit Natron, Fenchel, Myrrhe, Rosenblättern und Salmiak bezeichnet er es als ausgezeichnetes Präparat für kosmetische Zwecke. Honig war der Hauptbestandteil aller Gesichtsmasken und ist auch in einem anderen Rezept Ovids enthalten; mit den Samen der Lupine, Bohnen, Natron und Iriswurzeln. Daraus wurde eine Paste zur Entfernung von Hautunreinheiten bereitet.
Das Wort »salben« bedeutet einreiben oder massieren. Sowohl in religiösen Riten und Zeremonien, als auch zur Heilung oder Linderung von Muskelschmerzen wird die Massage mit aromatischen

Substanzen schon seit langer Zeit angewandt. Einer der größten Heiler der Vergangenheit war zweifellos Jesus Christus. Auch er gebrauchte aromatische Öle zur Heilung:

> »Einigen legte er seine Hand auf und sie wurden geheilt; zu anderen sprach er nur ein Wort und sie wurden gesund; wieder andere mußten zu einem bestimmten Teich gehen und sich darin waschen, und andere salbte er mit einem heiligen Öl.«
>
> (The Aquarian Gospel 74,3)

Vor dem letzten Abendmahl wurde Jesus selbst gesalbt, diesmal aus rein religiösem Anlaß:

> »Da nahm Maria ein Pfund Salbe von unverfälschter, köstlicher Narde und salbte die Füße Jesu und trocknete mit ihrem Haar seine Füße; das Haus aber ward voll vom Geruch der Salbe.«
>
> (Joh. 12,3)

Einer der Jünger, weniger klug und verständig als Maria, tadelte sie sogar, weil sie eine so wertvolle Salbe verwendet hatte.

In dem Buch *The Jesus Scrolls* (Die Jesus-Schriftrollen) wird darauf hingewiesen, daß es sich bei dem Ausdruck »Garten Gethsemane« um eine falsche Übersetzung handelt, da dieser Ort eigentlich als »Garten des Jasmins« bezeichnet wurde. Der Autor stellt auch eine sehr eindrucksvolle These zur Diskussion. Er behauptet, daß der Stein, mit dem man das Grab Jesu verschloß, einer der Steine war, wie man sie zur Herstellung von Jasminöl brauchte. Die Blüten wurden in diesem Garten gepflückt, in einen langen, flachen Steintrog gelegt und mit Olivenöl bedeckt. Dann wurde der Stein über den Trog gewälzt. Dabei wurde das ätherische Öl aus den Blüten gepreßt, so daß es vom Olivenöl absorbiert werden konnte. Ob dies nun speziell für diesen Garten zutrifft oder nicht, es vermittelt auf jeden Fall eine deutliche Vorstellung von einer Methode zur Herstellung wohlriechenden Öls, wie sie wahrscheinlich zu jener Zeit gebräuchlich war. Es ist interessant, daß Jasminessenz heute durch Mazeration gewonnen wird. Dabei weicht man die Jasminblüten in Öl ein und laugt damit ihr ätherisches Öl aus. Hitze würde die aromatischen Substanzen zu sehr schädigen.

Beim Untergang Roms flohen die überlebenden Römer nach Konstantinopel und nahmen ihr Wissen über die Parfümherstellung mit.

Die byzantinische Pracht war stets von Duft und Wohlgeruch begleitet. Der Handel mit aromatischen Gewürzen und Harzen wurde ein wichtiger Faktor der Wirtschaft des Heiligen Römischen Reiches. Trotz dieser Tatsache blieb das Geheimnis der Destillation unentdeckt oder vergessen. Erst dem arabischen Arzt Abu Ali al-Husain Ibn Abd Allah Ibn Sina, im Westen Avicenna genannt, wird das Verdienst zugeschrieben, diese »Erfindung« gegen Ende des zehnten Jahrhunderts gemacht zu haben. In den 85 Jahren seines Lebens, während er stets ruhelos umherwanderte, fand dieser außergewöhnliche Mann Gelegenheit, fast hundert Bücher zu schreiben. Zu dieser Zeit hatten die Araber in den Wissenschaften große Fortschritte gemacht, und die Destillation war eine natürliche Folge ihrer Entdeckungen auf dem Gebiet der Chemie (oder vielleicht sollte man lieber Alchimie sagen). Für seine ersten Experimente nahm Avicenna die Rose, die zu den im Orient am höchsten geschätzten Blumen gehört. Man sagt, daß er eine Rose namens Gul sad bark, die rosa centifolia, ausgewählt haben soll. Er arbeitete auch mit anderen Pflanzen und destillierte sowohl Essenzen als auch aromatische Wasser. Es muß wohl nicht besonders erwähnt werden, daß seine Erfindung bald praktisch genutzt wurde. Der Ruf der arabischen Parfüms verbreitete sich rasch. Rosenwasser gehörte zu den beliebtesten Präparaten und scheint in großen Mengen hergestellt worden zu sein.[1*]

Rosenwasser kam zur Zeit der Kreuzzüge mit anderen exotischen Parfüms und Essenzen aus dem Orient nach Europa. Diese Produkte weckten bald nicht nur das Interesse europäischer Kaufleute, sondern auch das der Damenwelt. Ende des 12. Jahrhunderts hatte Europa bereits seine eigenen Parfümeure. Zuerst waren viele der Parfüms lediglich Kopien der Wohlgerüche aus dem Osten, aber gegen Ende des 13. Jahrhunderts hatte Europa begonnen, in dieser Beziehung seinen eigenen Stil zu entwickeln. In Mitcham in der Grafschaft Surrey in Südengland baute man bereits Lavendel an. Das Lavendelwasser kam in Mode.

In den alten Kulturen, deren Geschichte uns weniger bekannt ist, scheint die Anwendung wohlriechender Substanzen ebenso beliebt gewesen zu sein. Die Kulturen im minoischen Kreta und China waren sogar noch älter als die Ägyptens. Die weit zurückreichende

---

* Die hochgestellten Ziffern beziehen sich auf die Anmerkungen am Schluß dieses Buches.

Erfahrung mit der Akupunktur läßt den Schluß zu, daß die Chinesen aromatische Substanzen noch vor den Ägyptern verwendet haben könnten. Die klassischen indischen Texte zur Pflanzenheilkunde sind in der *Ayurveda,* auch das »Buch der Lebenskunde« genannt, enthalten, das etwa zur Zeit der späten ägyptischen Dynastien geschrieben wurde. Eine große Anzahl der darin genannten Präparate enthält aromatische Substanzen. Sandelholz wurde von den Indern immer sehr gern benutzt, als Räucherwerk, in ihren Kosmetika und in einer heiligen Salbe, mit der man das Haupt der Könige und hohen Priester salbte, und die an den Gebrauch des Nardenöls im alten Israel (Judäa) erinnert. In Indien wird eine kosmetische Creme mit dem Namen »urgujja« hergestellt, die Sandelholz, Aloe, Rosen und Jasmin enthält. Eine andere Salbe enthält die sogenannte »usira-Wurzel« (möglicherweise handelt es sich dabei um Kuskusgras, Vetivera zizanioides; indisches Sumpfgras) und wirkt fiebersenkend.

Noch heute ist es in manchen Gebieten Afrikas beliebt, den Körper mit wohlriechendem Öl einzureiben. Dies schafft einen Ausgleich zur austrocknenden Wirkung der heißen Sonne. Man verwendet meist Kokosnußöl oder Palmöl, das mit aromatischen Kräutern oder Hölzern versetzt wird. Hutchinson spricht in seinem Buch *Ten Years in Ethiopia* (»Zehn Jahre in Äthiopien«) von einer besonderen Salbe, die man »tola pomatum« nennt: »Das erste, was man wahrnimmt, wenn man sich einem Dorf nähert, ist der Geruch des tola pomatum, der noch durch die kleinste Brise, die einen Weg durch den dichten Busch findet, weitergetragen wird.« Die Araber ahmen eine Sitte nach, die ursprünglich aus dem alten Ägypten stammt. Sie stellen kleine Kegel aus wohlriechenden Salben her; diese legt man auf den Kopf, und während sie schmelzen, verbreitet sich ihr Duft über den ganzen Körper. Ähnliches ist in anderen Ländern mit heißem Klima üblich. In Tahiti waschen die Frauen täglich ihr Haar und ölen es mit einer Pomade namens »monoi« ein. Sie besteht aus Kokosnußöl, das mit Sandelholz oder Toromeo-Wurzeln versetzt wird.

Mehrere englische Manuskripte aus dem 14. und 15. Jahrhundert enthalten Hinweise auf Pflanzenöle und Anweisungen für ihre Herstellung. Es handelt sich durchweg um die Infusionsmethode, wobei die aromatische Pflanze in Öl erhitzt wird. Nach einigen Stunden oder Tagen wird das Öl durch ein Sieb gegossen und ist dann gebrauchsfertig. Diese Methode wurde bereits von den Ägyptern angewandt, vielleicht sogar schon vor diesen. Erstaunlicherweise scheint es eine ganze Anzahl von Variationen dieser Ölherstellung zu geben. Der folgende Auszug stammt aus einem Werk ohne Titel, dessen Autor unbekannt ist. Ein großer Teil des Manuskripts ist in lateinischer Sprache geschrieben. Es enthält einige Zeichnungen, die verschiedene Arten von Destillationsapparaten zeigen. Obgleich das Werk ungefähr dem 15. Jahrhundert zugeschrieben wird, stammt dieser besondere Teil fast mit Sicherheit aus dem 14. Jahrhundert. (Ich möchte darauf hinweisen, daß bei der Wiedergabe der alten Manuskripttexte die Schreibweise abgeändert und die Zeichensetzung ergänzt wurde, damit ihr Sinn deutlicher wird.)

»Wie man Oleum Mastycum herstellt.
Nimm eine Unze Mastix und eine Unze von weißem Weihrauch
oder auch Alexander[2] in Pulverform
und laß alles gut in einem h[3] Öl steif kochen.
Und wenn alles gut gekocht ist, dann gieße es
durch ein Sieb und heb es auf, bis du in Not bist
und es brauchst.«

»Und wenn Ihr etwas bereiten wollt, was dem Magen des Menschen hilft, dann nehmt zuerst Minze ... Galangal[4] und siedet alles gut in Öl, und dann gebt dazu, was sonst noch nötig ist und bereitet die Salbe.«

»Und wenn du Schmerzen und Beschwerden in den Sehnen (Muskeln) hast, dann bereite deine Salbe aus dem Öl des Rosenstockes[5].«

»Öl oder Salbe aus Mastix hilft gegen Schmerzen im Magen und in den Schultergelenken, in den Nieren und an anderen Stellen, wo immer man es von vorn und rückwärts aufträgt. Und es hilft gegen alle Erkrankungen der Leber und der Milz. Und ihr müßt alles warmhalten, wenn ihr es auf den Magen oder eine andere Stelle aufgelegt habt, denn es ist gut gegen alles, was die Kälte verursacht.«

Mastix ist ein Harz, das dem Weihrauch sehr ähnelt. Wir können daran sehen, daß der äußerliche Gebrauch aromatischer Substanzen

gegen innere Beschwerden keineswegs etwas Neues ist. In den angeführten Rezepten ist Minze in einem Öl gegen Magenbeschwerden enthalten, Weihrauch für Erkrankungen von Leber, Milz und verschiedener anderer Organe. Dieses Öl wird in den Körper einmassiert, sowohl vorn als auch an der Rückseite der betroffenen Partien. Wenn beispielsweise der Magen behandelt werden soll, dann wird das Öl am Oberbauch einmassiert und auf gleicher Höhe am Rücken. Diese Anwendung von beiden Seiten ist heute in der Aromatherapie allgemein üblich und wurde wahrscheinlich schon lange vor dem 14. Jahrhundert praktiziert.
Viele der alten Kräuterbücher enthalten ähnliche Rezepte für Öle. Manchmal verwendete man auch ziemlich unappetitliche Substanzen, etwa getrocknete Bienen, Fliegen, Eidechsen, ja sogar zu Pulver zerriebene Dachziegel. Ein häufig genannter Bestandteil ist Weinstein. Es folgen einige Rezepte aus einer alten Schrift mit dem Titel *An Herbal* (»Ein Kräuterbuch«) eines unbekannten Autors, der den pflanzlichen Ölen ein ganzes Kapitel gewidmet hat.

»Hier beginnen wir mit der Herstellung von Ölen verschiedener Pflanzen gegen verschiedene Krankheiten, und wir beschreiben zuerst die Zubereitung von Lorbeeröl ...
Nimm trockene oder grüne Beeren vom Lorbeerstrauch und zerstampfe sie ganz klein. Und nimm einen irdenen Topf mit einem Deckel, der genau paßt, und gib dahinein eine halbe oder eine ganze Gallone Öl, soviel der Topf eben faßt. Und dann gib das hinein, was du zuvor zerstampft hast und setze den Deckel auf, so daß der Topf gut verschlossen ist. Dann stell ihn auf den Herd und mach ein starkes Feuer. Das laß brennen von Sonnenaufgang bis zur dritten Stunde des Morgens (etwa 9 Uhr vormittags) oder bis Mittag. Und dann gieße es durch ein Tuch in ein Siebgefäß, laß' es abkühlen und fülle es in Behälter und hebe es auf.«

Öl aus Poleiminze (Flohkraut, Mentha pulegium)
Nimm Spitzen und Blüten der Poleiminze und übergieße sie mit Öl. Benutze ein Doppelgefäß wie vorher. Dies nimmt vor allem solche Krankheiten, die eine Erkältung zur Ursache haben. Außerdem bewirkt es, daß eine Frau schwanger wird.

Wie man Öl aus Pflanzen bereitet
Nimm die Blätter der Gartenraute (Ruta graveolens), stampfe sie klein und lege sie sieben oder acht Tage in Öl. Darauf gib sie in ein Doppelgefäß, wie es bei der Zubereitung der anderen Öle verwendet wurde. Dieses Öl ist gut für Erkältungen aller Art, aber auch bei Erkrankung des Darmbeins, Epilepsie sowie gegen Kolikschmerzen.
Es ist als Einreibung oder als Klistier zu gebrauchen.

Öl aus Heu
Nimm das Heu und leg es auf glühendheiße Kohlen. Es wird ein Rauch davon aufsteigen. Sodann nimm eine Platte aus Eisen und halte sie darüber. Der Rauch wird sich daran niederschlagen und sie etwas feucht machen. Sobald die Platte abgekühlt ist, kratze sie ab und gib die Substanz in eine Glasphiole. Dieses Öl ist gut gegen Sommersprossen, gegen Arthritis und Morphea (lepröse oder narbige Ausschläge).

Diese zuletzt beschriebene Methode ist eine einfache Art der Destillation. Obgleich man zu jener Zeit die Destillation schon kannte, wurde sie doch eher zur Herstellung aromatischen Wassers als zur Gewinnung von Essenzen angewandt. Aromatische Öle wurden in der Regel dadurch gewonnen, daß man die Pflanzen in heißes Öl legte. Das *Grete Herbal* (»Große Kräuterbuch«) aus dem 16. Jahrhundert enthält ein ganz einfaches Rezept für Veilchenöl:

»Veilchenöl wird folgendermaßen hergestellt: Siede Veilchen in Öl und gieß es durch ein Sieb. Dies ist dann das Veilchenöl.«

Das früheste gedruckte Kräuterbuch ist das sogenannte *Banckes's Herbal.* Man weiß nicht genau, wer der Autor ist, obwohl man annimmt, daß es von einem Arzt namens Anthony Askham geschrieben wurde. Gedruckt wurde es von Richard Banckes im Jahre 1527. Es enthält mehrere Rezepte für Rosenöl:

»Rosenöl wird folgendermaßen hergestellt: Manche sieden die Rosen in Öl und heben das auf. Manche füllen ein Glasgefäß mit Rosen und Öl und sieden dies in einem großen Kessel mit Wasser, und dieses ergibt ein gutes Öl. Manche stampfen frische Rosen mit Öl, geben die Mischung in ein Glasgefäß und stellen es

> fünfzig Tage in die Sonne. Dieses Öl ist dann gut gegen Beschwerden der Leber, wenn man sie damit einreibt.«

Ganz offensichtlich war der Gebrauch aromatischer Öle, auf welche Art sie auch hergestellt wurden, im 14., 15. und 16. Jahrhundert sehr weit verbreitet. Sie wurden äußerlich angewandt, aber ihre Wirkung richtete sich gegen eine Vielzahl innerer Beschwerden. Sie wurden wahrscheinlich, wie die aromatischen Wasser auch, ebenso häufig selbst daheim wie vom Apotheker des Ortes zubereitet.
Thomas Norton, ein Alchimist aus Bristol, war der Autor des bemerkenswerten Buches *Ordinall of Alkimy*, das 1447 veröffentlicht wurde. Die folgenden Zeilen sind ein Auszug aus seinen Beobachtungen über Gerüche:

> »Alle Dinge, die einen kräftigen Geruch haben, besitzen eine natürliche Wärme, so wie Kampfer oder die Rose; und alles Kalte hat einen süßen Duft, so wie anderes eine Seele besitzt …
> Auch durch den Geruch, dies sollt ihr erfahren,
> Ist Feines vom Groben zu unterscheiden.
> Mehr Reinheit hat das Süßduftende
> Und ist dem Geist näher als das Übelriechende.
> So wie sich die Farben durch dein Auge verändern,
> So liegt es in deiner Macht, die Art des Geruchs zu ändern.«

Die Pflanzenkundigen und Alchimisten des Mittelalters beschäftigten sich mit dem Problem der Hitze und Kälte und dem Gegensatz von Fein und Grob mit der gleichen Intensität, mit der ihre Nachfolger heute ihre Forschungsarbeit auf dem Gebiet der Viren oder Drogen betreiben. In einer französischen Handschrift aus dem frühen 13. Jahrhundert heißt es: »Olibanum est encens, il est chaud et seche el secunde de grei« (Olibanum, der Weihrauch, ist warm und trocken im zweiten Grad). Jede Pflanze und Substanz wurde in verschiedene Stufen von Heiß, Kalt, Trocken oder Feucht eingeordnet. Die Eigenschaften Heiß und Trocken entsprechen dem chinesischen Yang, das Kalte und Feuchte dem Yin. Es gab vier Wärmegrade, so daß eine Pflanze, die heiß im ersten Grad war, nicht ganz so aufheizend oder wärmend wirkte wie eine Pflanze des zweiten Grades. Ebenso gab es vier Kältestufen. Dies ergibt keine genaue Parallele zu Yin und Yang. Während die Chinesen ihre Heilmittel lediglich als Yin oder Yang einstuften, verbanden die Kräuterkundigen in Europa manchmal eine Yin-Eigenschaft mit einer Yang-

Eigenschaft, so daß eine Pflanze zugleich als heiß und feucht oder kalt und trocken bezeichnet werden konnte.
William Turner, ein Pflanzenkundiger im 16. Jahrhundert, wird allgemein als der Vater der englischen Botanik angesehen. Er ist der Meinung, daß Pflanzen, die »heiß im ersten Grad sind, die natürliche Hitze steigern, die durch die Verdauungstätigkeit und andere natürliche Prozesse entsteht«. Die Pflanzen zweiten Grades »haben etwas von einer feurigen Hitze, deshalb haben sie nicht die Kraft zu zarter oder feinerer Wirkung oder verstopfte Poren und andere Bahnen zu öffnen«.
Über die Kräuter des dritten Hitzegrades heißt es: »In Stücke geschnitten, wirken sie austrocknend, erhitzen sehr stark und machen den Menschen durstig.« Schließlich sollen die Pflanzen, die er als heiß im vierten Grad betrachtet, »Blasen verursachen, die Haut verbrennen, daß sie sich schält und innerlich einen Reiz ausüben«. Von den Essenzen rechnete man das ätherische Senföl zur vierten Kategorie.
Die Kältestufen beschreibt er wie folgt: »Pflanzen und andere Arzneien, die kalt im ersten Grad sind ... kühlen die natürliche Hitze und behindern in gewisser Weise die Verdauung.« Die zweiten Grades »machen dick oder plump und offensichtlich auch stumpf, oder sie setzen die natürliche Hitze herab«. Pflanzen dritten Kühlegrades »verstopfen und verschließen die inneren Gänge und Kanäle und die Poren ... machen Witz und Sinne stumpf«. Und jene des vierten Grades »machen frieren oder gerinnen, treiben die natürliche Wärme heraus oder unterdrücken sie und töten den Menschen, der sie in großer Menge nimmt«. Dies ist fast eine genaue Parallele zur chinesischen Auffassung von Yin und Yang. Außerdem stellt diese Theorie auch einen Bezug zu den vier Elementen[6] her: Luft ist heiß und feucht, Wasser ist kalt und feucht, Feuer ist heiß und trocken und Erde kalt und trocken. Die vier Grade und Elemente wurden auch mit den vier Temperamenten in Zusammenhang gebracht: Sanguiniker (Luft), Phlegmatiker (Wasser), Choleriker (Feuer) und Melancholiker (Erde). Das Übergewicht oder völliger Mangel eines bestimmten Temperamentes würde anzeigen, welches Element zu stark oder zu schwach vertreten ist. Dies wiederum gäbe einen Hinweis darauf, welche Arznei notwendig ist. Dies entspricht im Grunde der chinesischen Diagnose- und Behandlungsmethode, die sich am Gleichgewicht der Kräfte orientiert.

Ein anderes Gebiet der mittelalterlichen Pflanzenheilkunde ist die Lehre von der Signatur. Sie beruht auf dem Gedanken, daß eine bestimmte Eigenschaft der Pflanze, etwa ihre Form oder Farbe oder sonstige Beschaffenheit auf den Teil des Körpers oder das spezielle Leiden hinweist, bei dem sie anzuwenden ist. Danach entstanden Namen wie Lungenkraut, Leberblümchen oder Steinbrech, die in irgendeiner Weise eine Analogie zu den entsprechenden Organen oder ihrer Wirkung erkennen lassen. Ob man eine solche Ähnlichkeit wahrnimmt oder nicht, ist vor allem eine Sache der subjektiven Betrachtungsweise. Es ist ebenso leicht, eine solche Anschauung lächerlich zu machen, wie daran zu glauben. Allerdings gibt es einige bemerkenswerte Übereinstimmungen. So haben etwa die Wurzeln der gemeinen Quecke (Agropyron repens) eine starke Ähnlichkeit mit den Harnwegen und der Fallopischen Röhre (Eileiter) und sind auch tatsächlich wirksam bei Erkrankungen dieser Organe. Die Früchte der Zypresse haben eine besondere Wirkung auf die Eierstöcke und erinnern in ihrer Form auch daran. Planzen mit blauen Blüten, etwa Baldrian und Lavendel, wirken beruhigend. Rote Pflanzen dagegen, wie Zimt, Gewürznelken und Benzoeharz, sind wärmend und anregend. Es wird kaum überraschen, daß die Signaturenlehre wieder fallengelassen wurde, weil man einfach nicht verallgemeinern und behaupten kann, daß nun alle Pflanzen mit blauen Blüten als Beruhigungsmittel gelten müssen. So sind die Rosen mit ihren vorwiegend roten Blüten in der Tat eher beruhigend als anregend. Das gleiche gilt für die Kamille, deren weiße Blütenblätter um eine orangefarbene Mitte angeordnet sind. Das Rosenöl ist jedoch grün, das Öl der Kamille blau. Es scheint, als ob die Farbe der Essenzen manchmal einen besseren Hinweis auf die Wirkung gibt, als die Farbe der Pflanze selbst.

Auch der Einfluß der Planeten soll nicht vergessen werden. Nicholas Culpeper war der größte und gleichzeitig der letzte der Ärzte, die einen Zusammenhang zwischen Astrologie und Medizin herzustellen suchten. Aufgrund seines Wissens über die Pflanzen genoß er nicht nur zu Lebzeiten, sondern genießt noch heute hohes Ansehen. Seinen astrologischen Beobachtungen schenkte man jedoch wenig Aufmerksamkeit. Ich habe an dieser Stelle kaum Gelegenheit, Ungläubige zu überzeugen, und alle, die schon daran glauben, brauche ich wohl nicht erst zu bekehren. Ich bin nämlich der Meinung, daß die Astrologie eine bedeutende Rolle bei der Art von Wissen spielt, die wir heute zunehmend wiederentdecken,

während unsere strenge Fixierung auf die Lehrmeinung der Wissenschaft nachläßt. Es ist wohl nicht nötig, daß jeder Arzt zugleich Astrologe ist, aber man sollte der Astrologie doch mehr Bedeutung beimessen, als dies gegenwärtig der Fall ist.
Neben seinem großen Werk über die Kräuter und Heilpflanzen veröffentlichte Culpeper im Jahre 1660 ein Buch mit dem Titel *Arts Master-Piece, or the beautifying part of Physick.* Die Einführung ist überschrieben »To All Truly Vertuous Ladies« (Allen wahrhaft tugendsamen Damen) und enthält den folgenden Abschnitt:

> »Denn diese Geheimnisse der Natur, durch die uns die Natur selbst lehrt, wie man anmutiger wird, sind in meine Hand gekommen und ich habe keine andere Wahl, sondern muß sie weitergeben zum Nutzen derjenigen, denen ich so viel Achtung entgegenbringe ... Deshalb, meine Damen, kauft diese wenigen Mittel und macht Gebrauch davon, und wenn sie versagen, dann braucht ihr mir nie mehr Glauben zu schenken. Ein solches Mißfallen würde ich nicht freiwillig auf mich nehmen, denn ich bin stets bestrebt, Ihr Damen, als Euer treuer und sehr ergebener Diener zu erscheinen.«

Das Buch besteht ausschließlich aus Rezepten, so zum Färben der Haare, fürs Schminken des Gesichts, einige für die Zubereitung von Parfüms und Puder. Es gibt auch eine Anzahl von Rezepten für Salben und Öle für Hände, Gesicht, Füße, Haar u.s.w. Der größte Teil davon enthält aromatische Pflanzen, Harze, Öle oder Wässer. Einige Beispiele:

> *Damit die Brüste kleiner werden oder sich weniger entwickeln.*
> »Der Saft von Schierling mit Kampfer vermischt und aufgelegt, macht sie kleiner; auch weißer Weihrauch, zusammen mit Nabelkraut und scharfem Weinessig, hindert ihr Wachstum.«

> *Ein Rezept, damit das Haar wieder wächst*
> »Nimm Öl vom Wacholder, dazu Nußöl, von jedem eine Unze; hellen Honig, Saft vom Ampfer, jeweils eine halbe Unze; Selleriesamen, Haselwurzpulver, jeweils zwei Unzen; nun vermisch alles und reibe die Stelle damit ein.«

Ein anderes Rezept gegen rissige Hände
»Nimm Mastix, Rosenöl, weißes Wachs, jeweils in genügender Menge, und bereite daraus eine Salbe.«

Weitere Rezepte aus diesem Buch sind im Kapitel »Praktische Hinweise und Rezepte« angegeben. Viele von Culpepers Rezepten enthalten Rosenöl, meist als entzündungshemmenden Wirkstoff. Dieses und die meisten anderen aromatischen Öle sind nach der Infusionsmethode hergestellt. Auch einige wenige Essenzen sind erwähnt, besonders Lavendel; man ging damals dazu über, sie mehr und mehr als Heilmittel zu betrachten. Culpeper verwendet neben Abkochungen und Aufgüssen manchmal Öl, um bei Krankheit den Körper einzureiben. Selbst eine Art Vorsorgemedizin kannte er schon, etwa das folgende Mittel:

Eine Parfümkugel, zur Pestzeit zu tragen
»Nimm Ladanum und das Harz des echten Styraxstrauches, von jedem eine Drachme; eine halbe Drachme Gewürznelken; Kampfer, Narde, Muskatnuß, jeweils sieben Gran; man zerstoße alles zu feinem Pulver und mische es mit Rosenwasser, in dem Tragantgummi und Gummiarabikum eingeweicht wurde. Daraus forme man kleine Kugeln.«

Die Pest war die Geißel des Mittelalters. Man versuchte, durch Ausräuchern, also Desinfektion mit Dämpfen, die vermutete »Aura« oder das Gift der Krankheit zu zerstören, denn man glaubte, es liege in der Luft. Ein medizinischer Schriftsteller aus dem 17. Jahrhundert empfiehlt für diesen Zweck »solche Stoffe, die einen schwach schwefeligen Geruch verströmen, etwa würzige Drogen und Harze«. Dazu rechnet er Benzoe, Styrax, Weihrauch und alle aromatischen Wurzeln und Hölzer sowie »solche Arzneien pflanzlicher Herkunft, die reich sind an flüchtigen Stoffen, die sich dafür eignen, ihren Geruch der Luft mitzuteilen«.
Während der Pestzeit wurde angeordnet, daß man jeweils um 8 Uhr Feuer in den Straßen anzündete, und zwar alle zwölf Stunden. Diese Feuer wurden mit Zapfen und Holz von Nadelbäumen unterhalten, deren starken Geruch man für besonders wirksam hielt. Das Dekanat der St. Pauls-Kathedrale wurde zweimal wöchentlich mit dem Rauch von Schwefel, Hopfen, Pfeffer und Weihrauch desinfiziert. Räucherwerk in Form pulverisierter Harze wurde häufig sowohl in

den Häusern als auch auf den Straßen verbrannt. Parfümierte Kerzen steckte man in den Krankenzimmern und Hospitälern an. Duftende Kugeln hängte man sich an einer silbernen Kette um den Hals, und es herrschte eine rege Nachfrage nach Parfüms aller Art. Man hat jede nur denkbare aromatische Substanz in irgendeiner Form benutzt, um den Schwarzen Tod zu bekämpfen. Die aromatischen Stoffe waren die besten antiseptischen Mittel, die in jener Zeit überhaupt zur Verfügung standen, und die Menschen wußten das. Man kann nur Vermutungen darüber anstellen, wie wirkungsvoll diese Maßnahmen waren. Es wird aber in vielen Berichten erwähnt, daß alle, die in engstem Kontakt mit aromatischen Stoffen standen, also besonders die Parfümhersteller, tatsächlich immun gewesen sein sollen. Da alle aromatischen Substanzen antiseptisch sind, erscheint es möglich, daß das Räucherwerk tatsächlich einen wirksamen Schutz gegen die Pest bot. Bis zum 19. Jahrhundert trugen die praktizierenden Ärzte am Griff ihres Spazierstockes ein kleines Beutelchen oder Kästchen mit aromatischen Substanzen. Es sollte einen persönlichen Schutz gegen Ansteckung darstellen. Man hielt es an die Nase, wenn ein Patient besucht wurde, der an einer ansteckenden Krankheit litt.
An der Wende zum 18. Jahrhundert fanden ätherische Öle in der Medizin allgemein Verwendung. Das *Dispensatory* von Salmon, 1696 erschienen, enthält ein Rezept für ein »apoplektisches Balsam«. Darin enthalten ist das Öl der Muskatnuß, Ambra, Rosen, Zimt, Lavendel, Majoran, Benzoe, Raute, Gewürznelken, Zitrone, Zibet und Moschus.

> »Man mische alles nach der rechten Kunst, bis es gerade die Konsistenz eines Balsams hat. Das Öl der Muskatnuß wird durch Auspressen gewonnen, alle übrigen sind destilliert ... Es wirkt in jeder Beziehung anregend und erquickend und tröstlich, wenn man die Nase und die Handgelenke damit einsalbt. Es kuriert Krämpfe und Schlagfluß, das Taubheitsgefühl und andere Beschwerden, die durch Erkältung entstehen.«

Dasselbe Buch enthält auch ein Mittel, das bei Gedächtnisverlust helfen soll. Dazu ist eine erstaunliche Vielzahl aromatischer Substanzen nötig: insgesamt sieben Harze, drei verschiedene Wurzeln, acht Kräuter, drei Samen und sieben Blüten, acht Öle und Safran. Die Anweisung lautet: »Man pulverisiere alles, was man zu Pulver machen kann, dann mische und destilliere man alles in einem Destillierapparat bei langsam ansteigender Hitze; man trenne den Balsam vom Wasser.« Als »Balsam« ist hier eine Mischung verschiedener ätherischer Öle gemeint. Ob eine solche Arznei tatsächlich Amnesie oder Lähmungserscheinungen zu heilen vermag, scheint doch zweifelhaft.

Das 17. Jahrhundert war das goldene Zeitalter der englischen Pflanzenheilkunde. Culpeper, Parkinson und Gerarde stammen alle aus dieser Periode. Das Wissen über die Heilpflanzen hatte ganz beträchtlich zugenommen und wurde noch nicht von der Chemie in den Schatten gestellt. Die Pflanzenheilkunde war so populär, daß Scharlatane und Quacksalber schnell bei der Hand waren, um ihren Vorteil daraus zu ziehen. Eugene Rimmel schreibt darüber:

> »Reisende Verkäufer oder ›Scharlatane‹ in prächtigen roten Gewändern mit goldenen Tressen sprachen aus ihrer eleganten Equipage zur gaffenden Menge. Unter Musikbegleitung verteilten sie ihre Parfüms und quacksalberischen Mittel ... sie verkauften gewöhnlich Pulver, Elixiere, Pillen, Opiate, Eau-de-Cologne und Abführmittel.«

Die Rezepte für aromatische Präparate in Salmons Buch sind eine merkwürdige Mischung aus echter Pflanzenheilkunde und Quacksalberei. Sie spiegeln deutlich den damaligen Stand der Entwicklung.

Gerade zu jener Zeit verlor die Pflanzenheilkunde besonders bei den Ärzten viel von ihrem Ansehen. Schuld daran war vor allem das Auftreten der Scharlatane und Kurpfuscher. Trotzdem verwendeten die Ärzte selbst noch immer sehr viele pflanzliche Heilmittel. Joseph Millers *Herbal* (»Kräuterbuch«), geschrieben 1722, enthält Hinweise auf eine große Anzahl von Essenzen. Dreizehn davon bezeichnet er in diesem Buch als offizinelle (anerkannte) Heilmittel. Dazu gehören Kamille, Zimt, Fenchel, Wacholder, Lorbeer, Poleiminze, Rosmarin und Thymian. Davon gelten allerdings nur noch die Wacholder- und die Thymianessenz als offizinell, außerdem vier durch die Infusionsmethode gewonnene Öle (Kamille, Dill, Myrrhe und Rose) und ein gepresstes Öl (Muskatnuß).

Während des 19. Jahrhunderts wurden sehr viele Essenzen einer so gründlichen wissenschaftlichen Untersuchung unterzogen, wie sie in früheren Zeiten überhaupt nicht möglich gewesen war. Das Buch

Materia Medica, von William Whitla 1882 zum erstenmal veröffentlicht, enthält zweiundzwanzig offizinelle (als Heilmittel anerkannte) Essenzen und drei inoffizinelle. Zu den anerkannten Heilmitteln gehörten Kamille, Zimt, Wacholder, Lavendel, Zitrone, Pfefferminz und Rosmarin. In den 160 Jahren seit Erscheinen von Joseph Millers Kräuterbuch war die Medizin einen großen Schritt weitergekommen und hatte Wendungen wie »heiß« oder »trocken« oder »öffnet verstopfte Bahnen« weit hinter sich gelassen. So schreibt Whitla beispielsweise über die Myrrhe:

> »Sie besitzt, ebenso wie andere Gummiharze, die Fähigkeit, auf die Schleimhäute einzuwirken und deren Entspannungszustand zu beeinflussen, so daß bei Erkrankung der übermäßigen Sekretion Einhalt geboten wird. Auf diese Weise erreicht man bei Bronchialkatarrh und chronischem Blasenkatarrh eine Besserung. Es scheint auch eine Linderung bei Leukorrhöe (Weißfluß) möglich, da die Sekretion der zervikalen Schleimhaut vermindert wird.«

Er beschäftigt sich weiter mit der Zuverlässigkeit der Myrrhe als menstruationsförderndes Mittel.

Im Verlauf der wissenschaftlichen Untersuchung der traditionellen Anwendungsbereiche der Kräuter und Pflanzen, die zu jener Zeit stattfand, wurden manchmal die behaupteten Eigenschaften bestätigt, manchmal erschienen sie auf Grund der angewandten Testverfahren nicht mehr tragbar. Immer häufiger wurden die Kräuter nun zugunsten chemischer Arzneimittel fallengelassen, zumal diese eine wesentlich stärkere Wirkung zeigten. Für ätherische Öle galt das allerdings nicht im gleichen Maße wie für die Pflanzen, da sie (vielleicht mit Ausnahme einiger pflanzlicher Extrakte) in den davorliegenden 150 Jahren bereits wesentlich gründlicher überprüft worden waren als die Kräuter.

Zwar haben die Essenzen oder ätherischen Öle inzwischen in aller Welt eine lange, wechselvolle Geschichte in den Pharmakopöen (den amtlichen Arzneimittelbüchern) des jeweiligen Landes, stets aber ging die allgemeine Tendenz eher dahin, sie auszuschließen als ihnen den Weg zu ebnen. Die wenigen Essenzen, die heute noch übriggeblieben sind, werden fast ausnahmslos als Karminativa (Mittel gegen Blähungen) oder als aromatische Zusätze verwendet. In gleicher Weise, wie ihre Zahl zurückging, sind den in die amtlichen

Listen aufgenommenen ätherischen Ölen auch immer weniger therapeutische Eigenschaften zugestanden worden. Dies entspricht jedoch weder ihrem hohen Heilwert noch dem Ausmaß, in dem sie in der Medizin Verwendung finden. In der Tat hat man seit der Jahrhundertwende umfangreiche Versuche durchgeführt, besonders im Hinblick auf die antiseptischen Eigenschaften der Essenzen, die ihre Anwendungsmöglichkeiten und Wirksamkeit bestätigten.

Diese Untersuchungen wurden vor allem von Chemikern und Pharmazeuten unternommen. Die Anregung ging Ende des 19. Jahrhunderts von Franzosen wie Cadéac und Meunier aus, später von Dr. Gatti und Dr. Cajola in Italien. Im Jahre 1887 veröffentlichte Chamberland das Ergebnis seiner wertvollen Forschung über die antiseptische Wirkung der Inhalationsdämpfe ätherischer Öle. Während des 19. Jahrhunderts gelang der Parfümindustrie eine stetige Weiterentwicklung. Zu jener Zeit wurden Parfüms noch nahezu ausschließlich aus natürlichen Essenzen hergestellt. Als man neue Pflanzen zur Herstellung ätherischer Öle und das Land gefunden hatte, wo man sie kultivieren konnte, wurde das Gebiet um Grasse in Südfrankreich zum Zentrum des Anbaus dieser Pflanzen und für die Gewinnung der Essenzen. Dies ist bis heute so geblieben. Im Laufe der Weiterentwicklung begannen einige der Firmen in Grasse, nach neuen Verwendungsmöglichkeiten ihrer Essenzen zu suchen. Zu diesen Firmen gehörte auch das Haus Gattefossé.

René-Maurice Gattefossé war Chemiker. Zuerst galt seine Forschungsarbeit vor allem der Anwendung der Essenzen im kosmetischen Bereich. Zwei Dinge sorgten dafür, daß sich dieses Interesse auch auf andere Gesichtspunkte richtete. Da war erstens die Tatsache, daß Kosmetika sehr oft antiseptische Stoffe enthalten. Gattefossé hatte bald überzeugende Beweise, daß viele ätherische Öle sogar noch stärkere antiseptische Eigenschaften besitzen, als manche der keimtötenden Chemikalien, die zu jener Zeit zur Verfügung standen. Zum zweiten hatte Gattefossé schwere Verbrennungen an einer Hand erlitten, als sich während eines Experiments eine kleine Explosion in seinem Labor ereignete. Er tauchte die Hand sofort in reines Lavendelöl und war kaum erstaunt, als sich bestätigte, daß die Verbrennung außerordentlich rasch heilte, und zwar ohne jede Infektion und ohne eine Narbe zu hinterlassen.

Wahrscheinlich war es Gattefossé, der zuerst das Wort »Aromatherapie« prägte. Es ist in einem von ihm verfaßten Artikel enthalten, in dem es heißt:

»Die Chemiker der französischen Kosmetikindustrie beschäftigen sich damit, die natürlichen Komplexverbindungen als komplette Baueinheiten zu benutzen, ohne sie auseinanderzureißen. Auf diese Weise könnte sich die dermatologische Therapie zu einer ›Aromatherapie‹ entwickeln, zu einer Therapie, bei der aromatische Substanzen in einem Bereich angewandt werden, der allen, die mit ihrer Erforschung begonnen haben, ungeheure neue Möglichkeiten und Perspektiven eröffnet.«

Hier wird Bezug genommen auf einen Grundsatz der Naturheilkunde, daß nämlich natürliche Substanzen in ihrer ganzen, unverfälschten, reinen Form verwendet werden sollten. Dies ist für einen Chemiker ein ungewöhnlicher Standpunkt. Gattefossé aber hatte durch seine Experimente herausgefunden, daß einzelne Bestandteile der Öle nicht so wirksam waren wie die ganze Essenz: »Das Ganze ist größer als die Summe seiner Teile.«
Im Jahre 1938 wurde ein Artikel von Gattefossé veröffentlicht, der vom Fortschritt eines M. Godissart berichtete, einem seiner Freunde und Kollegen, der kurz zuvor eine Klinik für Aromatherapie in Los Angeles eröffnet hatte. Er führte als Beispiel aufsehenerregende Heilungen von Hautkrebs, Gangrän und Osteomalazie (Knochenerweichung) an. Es waren Erfolge bei der Heilung von Wunden, die seit Jahren nicht geheilt waren. Etwa Geschwüre im Gesicht, die innerhalb kürzester Zeit abheilten, und sogar »Bißwunden der Schwarzen Witwe, die man bis dahin für tödlich gehalten hatte, erwiesen sich als harmlos dank der antitoxischen Wirkung des Lavendels«. Das Lavendelöl geht eine chemische Verbindung mit dem Spinnengift ein, das dadurch unschädlich wird. Das gleiche gilt für Schlangen- und Insektenbisse und für andere Essenzen.
Gattefossé veröffentlichte sein erstes Buch unter dem Titel *Aromathérapie* im Jahre 1928. Es folgten eine Anzahl wissenschaftlicher Artikel und einige andere Bücher, die sich im wesentlichen mit der Therapie durch ätherische Öle befaßten. Diese Arbeiten fanden großen Anklang, aber im Zweiten Weltkrieg drohte das erwachte Interesse wieder zu ersticken. In der Nachkriegszeit schienen die Prinzipien der Aromatherapie nicht nur in Frankreich, sondern sogar im Hause von Gattefossé selbst so gut wie vergessen zu sein. Trotzdem war nicht alles vergeblich gewesen. Ein anderer Franzose, diesmal ein Arzt, hatte jahrelang daran gearbeitet, diese Kunst zu neuem Leben zu erwecken.

Der Mediziner Jean Valnet hatte sich schon seit jeher für die therapeutischen Anwendungsmöglichkeiten der Pflanzen interessiert. Nun begann er, zweifellos von Gattefossés Arbeit inspiriert, zur Behandlung seiner Patienten auch Essenzen einzusetzen. Während des Krieges gebrauchte er sie vor allem bei der Behandlung von Kriegsverletzungen. Wie Gattefossé vor ihm bemerkte er bald, daß er hier auf eine Therapie gestoßen war, die ungeahnte Möglichkeiten bot. Seither hat Dr. Valnet ätherische Öle zur Behandlung vieler pathologischer Zustände verwendet. Er ist der Autor zahlreicher Artikel und eines Buches mit dem Titel *Aromathérapie,* das erstmals im Jahre 1964 veröffentlicht wurde. Es ist fast ausschließlich seiner Arbeit zu verdanken, daß die Aromatherapie heute als eigenständige Heilweise anerkannt wird.
Italien hat ebenfalls bemerkenswerte Erfolge auf dem Gebiet der Aromatherapie aufzuweisen. Die Namen Dr. Gatti und Dr. Cajola, die in den zwanziger und dreißiger Jahren unseres Jahrhunderts daran arbeiteten, müssen besonders erwähnt werden. Wie Gattefossé erkannten sie die enormen Therapiemöglichkeiten der ätherischen Öle. Der Bereich ihrer Forschung reicht von den medizinischen Eigenschaften und der Wirkung der Öle auf die Psyche bis zu ihrer Verwendung in der Hautpflege. Paolo Rovesti, der Direktor des Instituto Derivati Vegetali in Mailand hat in den letzten Jahren viele wertvolle Beiträge zur Aromatherapie geleistet. Sein Interesse galt vor allem den in Italien heimischen Zitrusölen, dem Bergamottöl, dem Zitronen- und Orangenöl und deren Terpenen. Er ist wahrscheinlich der erste, der klinisch den deutlich positiven Einfluß bestimmter Essenzen bei Angstzuständen und Depression demonstrierte.
Etwa zur gleichen Zeit, als Dr. Valnet sich mit den Essenzen beschäftigte, widmete sich die vor einigen Jahren verstorbene Mme. Maury einem ähnlichen, vielleicht noch weniger orthodoxen Forschungsbereich. Sie war Biochemikerin, nicht Ärztin, und sie brachte den Essenzen nicht so viel Vertrauen entgegen, als daß sie bereit gewesen wäre, sie innerlich anzuwenden. Ihr Interesse war nicht ausschließlich medizinisch bestimmt, sondern erstreckte sich bis auf das Feld der Kosmetik. Sie suchte nach einer äußerlichen Anwendungsmöglichkeit, die sowohl therapeutischen als auch kosmetischen Zwecken dienen konnte. Das war natürlich nichts Neues. Aromatische Substanzen wurden sowohl in der Kosmetik als auch zur Heilung schon seit langem äußerlich angewandt, lange ehe man

sie jemals innerlich gebrauchte. Trotzdem war Madame Maurys Arbeit sehr wertvoll. Sie entwickelte das wissenschaftliche Vorgehen von Gattefossé weiter und schuf die Basis für eine medizinisch-kosmetische Therapie, deren Grundlage die Massage ist. Außerdem untersuchte sie in einer ausführlichen Studie die Wirkungsweise aromatischer Substanzen im physischen, geistigen und kosmetischen Bereich. Im Jahre 1961 gab sie nach Veröffentlichung einiger Artikel ein Buch heraus, *Le Capital Jeunesse,* von dem 1964 eine englische Übersetzung (The Secret of Life and Youth) erschien, die leider vergriffen ist. Das Buch basiert vor allem auf dem Wissen der Autorin über das alte Indien, China und Ägypten und faßt die Ergebnisse ihrer Forschung zusammen. Für ihren Beitrag auf dem Gebiet der natürlichen Hautpflege erhielt sie 1962 den Prix International d'Esthétique et Cosmétologie. In einer Besprechung bei Erscheinen ihres Buches hieß es:

> »Die französischen und italienischen Wissenschaftler, die sich vor allem mit diesem Wissensgebiet beschäftigen, besitzen zumindest mehr Vorstellungskraft als alle diejenigen, die den menschlichen Körper weiterhin nur als einen mehr oder weniger geeigneten Ersatz für in-vitro-Experimente (Versuche im Reagenzglas) betrachten.«

3 Die Prinzipien

»Die Gesetze der Natur sind die Gesetze der Gesundheit, und wer im Einklang mit diesen Gesetzen lebt, ist niemals krank. Wer diesen Gesetzen folgt, erhält das Gleichgewicht und sorgt für wahre Harmonie. Und Harmonie ist Gesundheit, während jeder Mißklang Krankheit bedeutet.«

The Aquarian Gospel

Die Aromatherapie gehört in das Gebiet der Naturheilkunde. Damit gelten für sie bestimmte Prinzipien, die sie mit Akupunktur, Pflanzenheilkunde, Homöopathie u.s.w. gemeinsam hat und die sich gegenseitig ergänzen. Ihre Grundlage ist die Einstellung des Menschen der Natur gegenüber und seine Auffassung vom Leben. Bis zu einem gewissen Grad ist dies von Mensch zu Mensch und den einzelnen Heilweisen gegenüber verschieden. Es gibt jedoch eine allem zugrundeliegende Wahrheit, auf die jedes System und jede Anschauung hinarbeiten muß. Je näher wir an diese Wahrheit herankommen, desto geringer werden die Widersprüche und um so größer wird unsere Einsicht. Gewiß, es gibt nur ein einheitliches System von Prinzipien, durch die das Universum geschaffen wurde und getragen wird, also kann es nur eine Wahrheit geben. Wenn sie auf verschiedenen, einander widersprechenden Vorstellungen beruhte, wie könnte sie überhaupt existieren? Es ist nur unsere individuelle Interpretation dieser Wahrheit, die Widersprüche zuläßt.

Die Grundlagen unserer Therapie sind

Lebenskraft
Yin-Yang
Natürliche Ernährung

Lebenskraft

Es gibt kein höheres Prinzip als das Leben selbst. Es ist das einzige, von dem wir mit Sicherheit wissen, daß wir es mit jedem anderen menschlichen Wesen teilen. Wie weit unsere geistigen Anschauungen auseinandergehen, wie groß andere Unterschiede sein mögen, gemeinsam bleibt uns, daß wir leben. Mehr noch: Wir alle glauben an das Leben. Wir alle nehmen es als so selbstverständlich, daß wir kaum mehr als einen Glauben empfinden, obgleich es tatsächlich ein Glaube oder eine Überzeugung ist, die wir alle teilen. Leben ist seinem Wesen nach etwas nicht Greifbares. Man kann es nicht sehen, nicht berühren, nicht riechen, es ist in keiner Weise analysierbar. Und doch glauben wir, daß die Sonne morgen wieder am Himmel erscheinen wird, daß die Blumen im nächsten Frühling blühen und wir auch in den nächsten fünf Minuten atmen werden – ebenso wie unser ganzes Leben lang, ohne jede bewußte Anstrengung. All dies sind Manifestationen des Lebens. Leben ist in allem gegenwärtig. In einem getrockneten Getreidekorn, im Stein oder in einem abgestorbenen Baum offenbart es sich nicht, es hat keine Bewegung, ist nicht in Fluß, ohne wahrnehmbare Wirksamkeit. Hier ist es nur noch Form. Aber in lebendigen Dingen, in der Pflanze oder in einem menschlichen Wesen, ist es manifest und verursacht dynamische Veränderung, Bewegung, ein Fließen und Strömen, Liebe. Die Chinesen nennen es *Ch'i* (ausgesprochen »kie«), die Inder *prana*, wir nennen es Energie. Jeder Ausdruck bezeichnet die gleiche Lebenskraft, die jeden von uns zu jeder Minute des Tages am Leben erhält. Es kann nur eine Art von Lebenskraft geben, eine Wahrheit, und diese Wahrheit ist das einzige, von dem wir gewiß sein können, daß wir es mit allen gemein haben. Wenn diese Lebenskraft existiert (und wer könnte das leugnen?), dann muß sie das innerste Wesen aller Dinge sein: die Kraft, welche die Teilchen des Atoms zusammenhält, die Kraft, die aus einem kleinen Samenkorn einen Baum wachsen läßt, die Wirkung der Schwerkraft, Magnetismus, die Kraft, die uns das Bewußtsein gibt. Die gleiche Lebenskraft manifestiert sich in nur geringfügig unterschiedlicher Weise in jeder Pflanze. Wie wir alle eine eigene individuelle Persönlichkeit sind, so hat jede Pflanzengattung eine eigene Persönlichkeit oder bestimmte Eigenschaften. Mit dem Auszug der ätherischen Öle einer Pflanze isoliert man diese Persönlichkeit, es gelingt dadurch, sie rein darzustellen, aber es ist ein sehr heikler Vorgang. Die Lebenskraft ist eine höchst empfindliche Angelegenheit, und wenn wir in diesen Bereich zu sehr hineinpfuschen, dann verliert sie einen großen Teil ihrer Wirksamkeit. Wenn man bei der Gewinnung und Lagerung ätherischer Öle sehr sorgsam vorgeht, dann kann man diese Lebenskraft erhalten. Je stärker aber der störende Einfluß ist, ob auf chemischer oder physikalischer Ebene, um so mehr geht die Energie und natürliche Harmonie verloren. Glücklicherweise gewinnt man die meisten ätherischen Öle wegen ihres Wohlgeruchs, so daß man große Sorgfalt walten läßt, um ihren Duft bei der Gewinnung nicht zu zerstören. Das kommt auch der Erhaltung der Lebenskraft der Essenzen zugute.

Da die Essenzen natürliche, organische Stoffe sind, steht ihre Wirkung im Einklang mit dem Körper. Sehr oft haben sie eine »normalisierende« Wirkung. Knoblauch- und Ysopöl sind beispielsweise gut bei hohem als auch bei niedrigem Blutdruck. Ganz gleich, in welcher Richtung es Schwierigkeiten gibt, diese Öle haben die Neigung, den Normalzustand des Körpers wieder herbeizuführen. Eine solche Wirkungsweise kennen wir in der Chemotherapie nicht, sie ist das Vorrecht von Mutter Natur. Es ist auch der Grund, weshalb natürliche Substanzen verhältnismäßig harmlos sind. Sie besitzen nicht die heftige, genau kalkulierte, unpersönliche Wirkung chemischer Präparate. Obgleich sie bestimmte Eigenschaften haben und man sich darauf verlassen kann, besitzen sie doch auch gleichzeitig die Fähigkeit, sich den Bedürfnissen des jeweiligen Körpers eines bestimmten Menschen anzupassen.

Die gleiche alles durchdringende Lebenskraft bewirkt, daß fortwährend ein Zustand von Gesundheit und Harmonie im Körper wiederhergestellt wird. Es ist diese Kraft, die jeder Körpertätigkeit zugrunde liegt. Sie reguliert die Temperatur, den Blutdruck, die Atmung, das empfindliche Gleichgewicht von Natrium, Kalium und allen anderen Spurenelementen im Körper. Wenn wir uns einen Knochen brechen, dann kann der Chirurg ihn lediglich einrichten und ruhigstellen. Aber die Natur allein kann dafür sorgen, daß die gebrochenen Teile wieder zusammenwachsen. Wir können den Körper nicht heilen, wir können ihn nur darin unterstützen, daß die Heilung stattfinden kann.

Der menschliche Körper ist, wie überhaupt alles, ständig in Bewegung und Veränderung begriffen. Wenn es nicht eine zentrale, beherrschende, harmonisierende Kraft gäbe, dann würde jede stattfindende Veränderung das Gleichgewicht stören, und die Folge wäre eine Erkrankung. Es ist nicht unser Gehirn, das diese Aufgabe übernommen hat. Auch das zentrale Nervensystem ist nur einer der Kanäle, durch die Gleichgewicht und Harmonie erhalten werden. Wenn ein Mensch stirbt, kann sein Körper noch immer unversehrt sein, alle Nerven sind noch vorhanden, aber etwas physisch nicht Greifbares ist nicht mehr vorhanden.

Unser Körper ist ein Meisterwerk des göttlichen Baumeisters, und wir dürfen nicht hoffen, daß es uns jemals gelingen wird, ihn zu kopieren. Denn dieser Körper besteht nicht nur aus Fleisch und Blut, er besteht aus uns selbst! Wir handeln also töricht, wenn wir mit unserem Körper umgehen, als sei er ein riesiges Reagenzglas, das wir mit Chemikalien füllen können, oder ein Auto, bei dem man einzelne Teile ersetzt, wenn sie nicht mehr in Ordnung sind. Es gibt Ersatzteile für Autos, aber niemals für diesen Körper.

Wenn wir uns der Existenz dieser Lebenskraft bewußt werden und der Tatsache, daß es die einzige Kraft ist, die in uns selbst für Gesundheit sorgen kann, dann erkennen wir die Notwendigkeit, stets in Übereinstimmung damit und nie dagegen zu arbeiten. Wir können nicht direkt heilen. Wir können nur dem Körper helfen, sich selbst zu heilen, indem wir seine natürliche Heilkraft unterstützen und ihm die Möglichkeit geben, sich nach seinen eigenen Bedürfnissen zu verhalten. Wie oft betrachten wir Krankheit als Unglück oder lästiges Übel; dabei ist sie – besonders im Fall einer akuten Erkrankung – nichts als ein Anzeichen dafür, daß der Körper versucht, Gesundheit und Harmonie wiederherzustellen.

Die Mittel der Schulmedizin unterdrücken sehr oft die Symptome der Erkrankung. Wenn es sich dabei aber tatsächlich um einen Heilungsprozeß handelt, dann wäre es besser, ihn zu fördern und zu unterstützen. Wer seinen Körper seit Jahren mit wertlosen Produkten gefüllt hat anstatt mit guter Nahrung, den kann eines Tages plötzlich eine Grippe, eine Magenschleimhautentzündung oder was auch immer überfallen. Ein solcher akuter Anfall ist gewöhnlich mit Durchfall und / oder Erbrechen verbunden. Der Körper versucht dadurch zu verstehen zu geben, daß er unser Essen nicht mag und er versucht, Abfallstoffe loszuwerden, die sich in seinem Innern angesammelt haben. Wenn dies geschieht, dann verlieren wir im allgemeinen den Appetit. Zu diesem Zeitpunkt ist oft eine Fastenkur angezeigt. Danach sollte eine Umstellung der Ernährungsgewohnheiten erfolgen.

Wenn wir verstehen, warum unser Körper so reagiert und über die wahre Ursache der Beschwerden Bescheid wissen, kann die richtige Behandlung erfolgen. Bei chemischen Arzneimitteln besteht die Gefahr, daß sie die natürlichen Heilkräfte des Körpers eher umgehen, als sie in ihrer Wirkung zu unterstützen. Antibiotika sind ein gutes Beispiel. Sie töten nicht nur die schädlichen Krankheitserreger, sondern auch harmlose und nützliche Bakterien.
Es könnte sein, daß in jedem Krankheitsprozeß gleichzeitig ein heimlicher Heilungsprozeß wirksam ist, dem das homöopatische Prinzip »Gleiches heilt Gleiches« zugrunde liegt. In minimaler Dosis heilt eine Substanz die Art der Erkrankung, die sie in größerer Dosis hervorrufen würde. Ätherische Öle können, ähnlich wie Antibiotika, eine Infektion unterdrücken. Man weiß nicht genau, wie sie das Wachstum der Bakterien hemmen, sicher ist, daß sie auf Grund ihres natürlichen Ursprungs nicht die unheilvollen Nebenwirkungen der Antibiotika aufweisen. Im Gegensatz zu den chemischen Medikamenten regen sie tatsächlich die natürliche Heilkraft an. Dies zeigt sich auch in der Tatsache, daß schon eine relativ kleine Menge eines ätherischen Öls, auch wenn man es äußerlich anwendet, den Körper von einer Infektion befreien kann. Nach Meinung der Schulmedizin würde eine solche Menge überhaupt nicht ausreichen, eine Infektion zu beeinflussen.

Yin und Yang

Wir benutzen diese Bezeichnungen aus dem Osten, weil wir nichts Gleichwertiges kennen. Am nächsten kommen vielleicht unsere Ausdrücke positiv und negativ oder aktiv und passiv, aber sie haben leider einen bestimmten Beigeschmack. Wir assoziieren bei »positiv« meist »gut« und bei »negativ« = »schlecht«. Aber ist der Tag gut und die Nacht schlecht? Wir beurteilen oft Dinge als gut oder schlecht, die in Wahrheit nur der eine oder andere Aspekt der gleichen Sache sind.
Das sinnlich wahrnehmbare Universum wurde geschaffen, als die Einheit zur Zweiheit (Dualität) wurde; wir können diese Dualität, dieses Yin und Yang, überall im Universum sehen, in jedem Atom, in jeder Aktion und in jeder Funktion des menschlichen Körpers. Yin und Yang sind überall gegenwärtig, außer genau im Mittelpunkt des Seins, dem Punkt des vollkommenen Gleichgewichts, in jenem unendlichen Moment, wenn Zukunft zu Vergangenheit wird.

Genau im Mittelpunkt einer Blüte, eines Samenkorns oder einer Blattknospe gibt es einen Punkt, von dem die Energie ausgeht, von dem aus das Wachstum beginnt. Von diesem Punkt aus wächst der Samen und entfaltet sich die Blütenknospe. Wenn man einen Apfel oder einen Kohlkopf in der Mitte durchschneidet, dann kann man erkennen, daß er sich um einen zentralen Punkt strahlenförmig ausbreitet. Aber wenn man eine Blütenknospe, ein Samenkorn, eine Frucht oder ein Gemüse untersucht und vorsichtig zerlegt, bis man zu ihrem innersten Kern kommt, dann findet man – nichts. Es gibt hier zwar etwas, eine Energie, ein Bewußtsein, aber um sich zu manifestieren, wird dieses Etwas zu Yin und Yang. Bei unserem Streben nach Gesundheit und Harmonie versuchen wir, diesen Punkt des Gleichgewichts zwischen Yin und Yang zu finden.

Wir sehen Yin und Yang im Wechsel der Jahreszeiten, im Wetter, im Kreislauf von Tag und Nacht. Wir sehen Yin und Yang aber auch im Wachstum der Pflanzen: Der Samen braucht Erde (Yang) und Wasser (Yin), um zu wachsen. Die Schale des Samens bricht auf, ein Schößling schiebt sich heraus, winzige Wurzeln beginnen sich zu entwickeln. Das Gegengewicht zur Aufwärts-(Yin)-Bewegung des Triebes bilden die nach unten (Yang) gerichteten Bewegungen der Wurzeln. Sobald der Schößling durch die Erde bricht, verändert sich seine Umgebung vollständig. Er steht jetzt unter dem Einfluß der Luft (Yin) und der Sonne und Wärme (Yang). Der Schößling (Yin) entwickelt Blätter (außen = Yang) und später Blütenknospen (Yin), danach Blüte (Yang) und Frucht (Yin). Die Frucht wird immer reifer (Yin) und fällt schließlich auf die Erde (Yang). Damit beginnt der Kreislauf aufs neue.

Wir können das Wirken von Yin und Yang auch in unserem Körper beobachten. Kreislauf und Atmung sind das ideale Beispiel. Das Herz zieht sich zusammen und dehnt sich wieder aus, das Blut wechselt die Farbe von Rot zu Blau, der Atem strömt ein und aus. Noch in der geringsten Funktion des lebendigen Organismus manifestieren sich diese beiden Kräfte. Ganz offensichtlich ist das Wissen um diese Wechselbeziehung und der Art und Weise, wie sie im Körper wirkt und Anlaß zu Krankheit oder Gesundheit ist, ein wichtiger Faktor für jeden Heilerfolg. Wenn man weiß, bei welchem Öl der Einfluß von Yin oder Yang vorherrscht, hat man schon einen wichtigen Hinweis für die Anwendung im Krankheitsfall.

Es gibt nichts, das ausschließlich Yin oder Yang ist. Im übrigen ist dies eine sehr relative Ausdrucksweise. Denn wenn wir etwas als

Yin bezeichnen, dann meinen wir damit lediglich, daß seine Eigenschaften stärker Yin-betont sind und weniger zu Yang neigen. Eine Pflanze oder ein ätherisches Öl, bei dem Yang dominiert, besitzt stets auch Yin-Eigenschaften. Es findet eine ständige Umwandlung von der einen in die andere Form statt. Sobald die Sonne am Himmel höher steigt, schwindet Yin, Yang nimmt zu, steht die Sonne im Zenith, herrscht Yang vor. Um Mitternacht hat Yin die Vorherrschaft. Beide Eigenschaften sind jedoch stets gegenwärtig. Es gibt keinen plötzlichen Wechsel oder Umschlag der einen Form in die andere.

Yin und Yang sind immer bestrebt, einander im Gleichgewicht zu halten, ohne sich jedoch ständig zu neutralisieren. Vor und nach einem starken Sturm herrscht Windstille. Bei großer Hitze verliert der Körper mehr Wärme. Einer Periode intensiver Aktivität muß eine Zeit der Ruhe folgen. Großer Hunger wird gestillt, indem man viel ißt. Für jede Aktion gibt es eine entsprechende und entgegengesetzte Reaktion. Wenn eine Krankheit durch den Faktor Yin verursacht wird, versucht der Körper das zu kompensieren, indem er eine seiner Yang-Eigenschaften verstärkt, obgleich dies nicht unbedingt die Krankheit aufhebt. In manchen Fällen kann dies zu einer starken Yin-Yang-Polarisierung führen und eine große Belastung darstellen.

Verstopfung wird oft von Perioden heftiger Durchfälle unterbrochen. Einem Fieber folgt oft eine Zeit geringer Aktivität mit anomal niedriger Temperatur. Zwischen Zeiten der Lethargie und Depression liegen oft Perioden fieberhafter Aktivität, manchmal sogar begleitet von freudiger Erregung und gehobener Stimmung. Man nennt diesen Zustand manisch-depressiv. Ein Mensch kann ernsthaft erkrankt sein und es überhaupt nicht wahrnehmen, weil die gesteigerte Yin-Aktivität durch Yang ausgeglichen wird. Eine chronische Krankheit ist ein Zustand, bei dem man eine starke Unausgewogenheit künstlich auszugleichen versuchte. Nun sind also Yin und Yang in gleicher Menge vorhanden, aber sie befinden sich nicht an der richtigen Stelle innerhalb des Körpers. Dann ist das Herz vielleicht überaktiv, und die Nieren arbeiten zu träge. Das Verhältnis zwischen Yin und Yang kann stimmen, aber der Körper ist immer noch krank. In einem sochen Fall sollte man ein Präparat geben, das im Herzen die Yin-Komponente stärkt (beruhigen und kühlend wirkt), während der Yang-Einfluß auf die Nieren (anregen, erhitzend) betont wird. Dadurch kommt es wieder zu einem echten

Gleichgewicht, das den Zustand der Gesundheit wieder herbeiführt. Es kann nötig sein, gleichzeitig die Ursache für den ursprünglichen Verlust des Gleichgewichts zu behandeln und damit zu verhindern, daß sich die Erkrankung wiederholt. Diese Ursache kann im Körperlichen, im Geist oder auch in der Umwelt des Patienten zu suchen sein.
Yin und Yang werden traditionell als Gegensätze dargestellt:

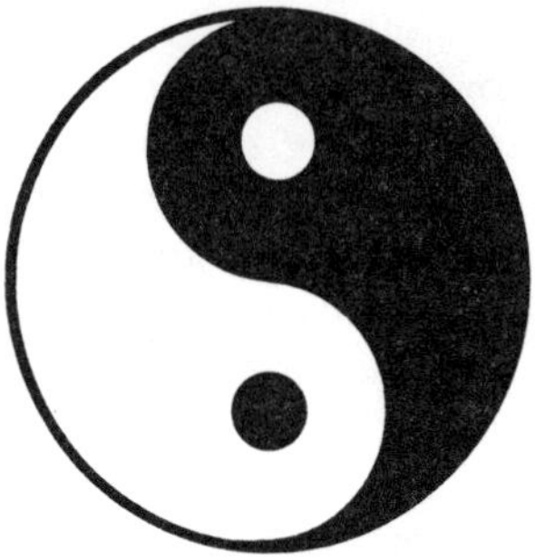

Die Abbildung zeigt Yin und Yang ineinander verschlungen, vollkommen im Gleichgewicht. Die S-Form in der Mitte stellt die dynamische Beziehung zwischen den beiden Eigenschaften her. Sie ist auch das Symbol für die reine Lebensenergie: weder positiv noch negativ, sondern genau in der Mitte, im Gleichgewicht; weder Yang noch Yin und doch Teil von beiden, denn ohne diese Linie könnte keine der beiden Formen existieren. Sie hat keine Dimension, sie ist unendlich lang, denn sie stellt die Welle der Lebensenergie dar, die alles durchströmt. Es ist die zweidimensionale Darstellung der Spirale.

Natürliche Ernährung

»Also esset immer vom Tische des Herrn: Die Früchte der Bäume, Korn und Halm der Felder, die Milch des Viehs, Honig der Bienen. Denn alles darüber hinaus ist des Satans und führt auf den Weg der Sünde und der Krankheit zum Tode. Aber die Speisen, die ihr vom reich gedeckten Tisch des Herrn esset, geben dem Körper Kraft und Jugend, und so werdet ihr nie von Krankheit heimgesucht.«

The Gospel of Peace of Jesus Christ in der Fassung nach E. Szekely und P. Weaver.

Heute erkennen immer mehr Menschen, wie wichtig eine natürliche Ernährung für die Gesundheit ist. Es gibt verschiedene Richtungen, so z. B. die Makrobiotik, die streng vegetarische Lebensweise, die Lakto- und die Waerland-Vegetarier. Alle sind sich einig darüber, wie wichtig natürliche, möglichst unverfälschte, biologisch reine und zugleich schmackhafte Lebensmittel sind. Vegetarier zu sein bedeutet weit mehr, als lediglich auf den Genuß von Fisch und Fleisch zu verzichten. Erst vor kurzem entwickelte sich eine neue Strömung, deren Anhänger für Genuß vollwertiger Nahrung eintreten, wozu sie auch Fleisch und Fisch rechnen. Allerdings ist es nicht leicht, wirklich frisches, unbehandeltes Fleisch zu bekommen. Schließlich ist es auch (Spaß beiseite!) nicht jedermanns Sache, ein ganzes Schwein bei der Mittagsmahlzeit zu verspeisen, ganz abgesehen von einer ganzen Kuh zum Abendessen.
Den übermäßig verfeinerten, stark behandelten Nahrungsmitteln (etwa weißem Mehl, weißem Zucker usw.) fehlt leider die Lebenskraft und kann auch nicht künstlich in Form von Vitamin- oder Mineralstoffzusätzen oder Kleie wieder hinzugefügt werden. Nahrungsmittel, die künstliche Farb- und Geschmacksstoffe oder Konservierungsmittel enthalten, vergiften uns langsam. Wenn wir beispielsweise schwarzen Johannisbeersaft Vitamin C zusetzen, dann stören wir Gleichgewicht und Harmonie einer natürlichen Substanz. Die Bestandteile der natürlichen Nahrungsmittel stehen in einem idealen Verhältnis zueinander. Es ist völlig unnötig, daß man hier etwas hinzufügt oder entzieht.
Was für unsere Ernährung gilt, trifft auch für die Medikamente zu. Wenn wir sie in natürlicher, organischer und reiner Form verwenden, dann wirken sie in Übereinstimmung mit den heilenden Kräften in uns und unterstützen die Heilkraft, welche die Harmonie im Körper wieder herzustellen vermag. Natürliche Nahrungsmittel und Arzneien stehen uns seit Tausenden von Jahren zur Verfügung, die synthetischen erst seit ein paar Jahrhunderten, und schon wird ihr Nutzen und ihre Unschädlichkeit ernsthaft in Zweifel gezogen. Eine große Anzahl von Nahrungsmittelzusätzen und pharmazeutischer Präparate sind bereits verboten worden, da sie eine Gefahr für die

Gesundheit darstellen. Und wie steht es mit denen, die wir heute noch verwenden? Werden sie in 20 Jahren ebenfalls verboten sein? Unnatürliche Nahrungsmittel, damit meine ich solche, die auf irgendeine Art künstlich oder chemisch behandelt oder verändert worden sind, tragen wesentlich zur allgemein gestiegenen Krankheitsanfälligkeit bei. Im besonderen belasten sie den Verdauungs- und Assimilierungsprozeß des Körpers bis zu deren Unwirksamkeit. Die Folge der beeinträchtigten Verdauung und unnatürlichen Ernährungsweise sind Fehlernährung und Vergiftungserscheinungen. Durch den übermäßigen Genuß feiner Stärkeprodukte wie Weißbrot und Kuchen kann sogar eine Zoeliakie (Heubner-Hertersche Krankheit) entstehen, bei der Weizenstärke, besonders in Form von feinem Mehl, überhaupt nicht mehr verdaut werden kann. Viele Erwachsene und auch eine große Anzahl von Kindern leiden an dieser Krankheit. Der ständige Gebrauch von Zucker, besonders von weißem Zucker, kann schließlich zu Diabetes mellitus (Zuckerkrankheit) führen. Dieses Leiden beeinträchtigt die Fähigkeit des Körpers zur Kohlehydratverwertung.
Die Hauptfunktion der Leber besteht darin, die verdaute Nahrung für den Stoffwechsel aufzubereiten. Wenn sie ständig mit chemischen Stoffen oder pharmazeutischen Präparaten fertigwerden muß, kann ihre Arbeit und Wirksamkeit stark beeinträchtigt werden. Dies führt dann nicht nur zu einem mangelhaften Stoffwechsel, sondern auch zu Störungen anderer Leberfunktionen. Die Folge kann eine Anämie sein, die nicht nur durch fehlerhafte Ernährung, sondern auch durch unvollständige Verdauung und schlechten Stoffwechsel entstehen kann. Eine weitere Folge wäre die Zirrhose, die vor allem in Zusammenhang mit übermäßigem Alkoholgenuß gesehen wird. Zu große Mengen konzentrierter, fetter Nahrung können Schwierigkeiten mit der Gallenblase ergeben, möglicherweise auch zur Bildung von Gallensteinen beitragen.
In England gibt es eine Veröffentlichung der Regierung mit dem Titel *Diet and Coronary Heart Disease* (Ernährung und Erkrankung der Herzkranzgefäße) mit über 350 Hinweisen. Allein die Tatsache, daß diese Studie erstellt wurde, bedeutet schon eine Art Wendepunkt, denn sie richtet sich gegen die allgemeine Unwissenheit der Mediziner über die Zusammenhänge zwischen Ernährung und Erkrankung. Allerdings ist diese Unwissenheit verständlich, denn Ernährungsfragen werden während des Medizinstudiums kaum berührt. Dadurch sind viele Ärzte immer noch der Meinung, daß

Ernährung und Krankheit nichts miteinander zu tun haben, außer vielleicht in Fällen extremer Fehlernährung.
Der erwähnte Bericht des britischen Gesundheitsministeriums kommt zum Schluß, daß verschiedene Faktoren dazu beitragen, wenn es zu ischämischen Herzerkrankungen (Durchblutungsstörungen des Herzens) kommt. Dazu gehört beispielsweise die Fettleibigkeit, die oft durch übermäßigen Zuckergenuß entsteht. Ein weiterer Punkt ist der hohe Blutdruck. Bei manchen Patienten kann er allein dadurch gesenkt werden, daß man das Salz in der Ernährung stark reduziert. Der Bericht zeigt auch einen ganz deutlichen Zusammenhang zwischen Erkrankung und Fettverzehr, der sich besonders in Form gesättigter Fettsäuren (im wesentlichen tierisches Fett im Gegensatz zu pflanzlichem Fett) sehr negativ auswirkt. Es wird empfohlen, den Fettverbrauch, der nicht nur in Großbritannien ständig steigt, zu reduzieren. Außerdem soll durch Erhöhung des Anteils vielfach ungesättigter Fettsäuren (vor allem pflanzliche Öle) gegenüber gesättigten Fettsäuren der Cholesterinspiegel im Blut gesenkt werden. Allerdings wurde auch darauf hingewiesen, daß eine Veränderung der Ernährungsgewohnheiten nicht notwendigerweise die Möglichkeit einer Herzerkrankung ausschließt.
In der Naturheilkunde ist man im allgemeinen der Ansicht, daß vor allem ein Übermaß an Zucker und tierischem Fett in der Ernährung für die Entstehung von Herzerkrankungen verantwortlich ist. Besonders gefährlich wird es, wenn beide Faktoren zusammenkommen. Man glaubt, daß weißer Zucker mehr Schaden anrichtet als weniger stark behandelte Formen des Zuckers, daher die steigende Beliebtheit von braunem Zucker verschiedener Art. Auch der Verbrauch an Diätmargarine, die reich an mehrfach ungesättigten Fettsäuren ist, sowie an Meersalz, das man für weniger schädlich als das übliche Kochsalz hält, steigt ständig. Natürlich sollten auch diese genannten Nahrungsmittel nur in Maßen genossen werden. Selbst wenn man nicht in Gefahr ist, sich ein Herzleiden zuzuziehen, kann es nicht schaden, Blutdruck, Körpergewicht und Cholesterinspiegel auf dem normalen Stand zu halten.
Die Toxikämie ist eine weitere Störung, die mit fehlerhafter Ernährung zusammenhängt. Dabei ist der Gehalt an giftigen Substanzen (Toxinen) im Gewebe abnormal hoch. Die Toxine sind Substanzen, welche entweder gewöhnlich überhaupt nicht im Organismus vorkommen, oder deren Werte im Normalfall durch eine gut funktionierende Ausscheidung auf ungefährlicher Höhe gehalten werden.

Jede Stauung im Organismus geht immer Hand in Hand mit unzulänglicher Ausscheidung. Dieser Zustand kann auf Überernährung oder Fehlernährung zurückzuführen sein und verursacht manchmal Fettleibigkeit, aber auch andere Störungen, etwa Cellulitis oder Hauterkrankungen. Dabei entsteht ein tückischer Circulus vitiosus. Die Ausscheidungsorgane können nicht richtig funktionieren, wenn der gesamte Organismus vergiftet ist. Andererseits kann die Stauung nur durch Ausscheidung behoben werden.

Die Gifte, mit denen wir es hier zu tun haben, stammen aus zwei verschiedenen Quellen. Einmal können sie mit der Nahrung in Form künstlicher Geschmacks- und Farbstoffe, Konservierungsmittel oder anderer chemischer Zusätze aufgenommen oder bei Anwendung synthetisch hergestellter Kosmetika durch die Haut absorbiert werden. Viele dieser Substanzen werden nur zum Teil vom Körper wieder ausgeschieden, und mit der Zeit kommt es zur Ansammlung im Gewebe. Die andere Quelle sind Nahrungsmittel wie etwa gebleichtes Mehl und weißer Zucker, die durch die Art der Bearbeitung jede Lebenskraft verloren haben und nicht mehr in ihrer organischen Form verwendet werden. Sie sind oft schwer verdaulich. Beim Versuch, solche Lebensmittel zu assimilieren, verbraucht der Körper einen Teil seiner gespeicherten Vitamine und Mineralstoffe. So kann Eisen beispielsweise nicht verdaut werden, wenn nicht eine Spur Kupfer vorhanden ist. Und wenn diese Nahrungsmittel schließlich verdaut sind, kommt es oft zur Toxinbildung.

Manche Menschen spüren die krankmachende Wirkung einer unnatürlichen Ernährung gar nicht, vor allem weil es noch andere Faktoren gibt, die ebenfalls den allgemeinen Gesundheitszustand beeinflussen. Andere wieder fühlen sich ganz einfach müde, lustlos, schwerfällig und reizbar, selbst wenn sie nicht unter einer bestimmten Krankheit leiden. Bei einer stärker betroffenen Gruppe macht sich die Störung vielleicht in Form einer Hauterkrankung bemerkbar. Sie ist eine Folge der Anstrengungen des Körpers, die Gifte im Blut durch die Haut auszuscheiden. Aus diesem Grund würde jede Behandlungsweise, bei der die Hauterkrankung unterdrückt wird, nur den Versuch des Körpers zur Selbstheilung zunichte machen und das Problem noch verschlimmern.

Die gründlichste und einfachste Behandlung bei diesem Zustand toxischer Stauung ist das Fasten. Ich brauche mich an dieser Stelle nicht ausführlich mit der Geschichte des Fastens zu beschäftigen. Es ist auf jeden Fall eine sehr alte Heilweise, die schon, wie wir aus der Bibel wissen, zur Zeit Jesu angewandt wurde. Die dem Fasten zugrundeliegende Überlegung ist sehr einfach. Der Körper kann, je nach persönlicher Kondition, ohne jedes Risiko zwischen einer und vier Wochen ohne Nahrung auskommen. Manche Menschen sind unterernährt, weil ihr Körper die unnatürliche Nahrung, der die Lebenskraft fehlt, nicht assimilieren kann. Dies wiederum ist nicht möglich, weil die Assimilationsmechanismen durch eine lange Zeit falscher Ernährungsweise überfordert und zum Teil zerstört worden sind. Eine Fastenkur verschafft den Verdauungsorganen eine Ruhepause und ermöglicht es den natürlichen Heilkräften des Körpers, die Störungen im Assimilationsmechanismus zu beheben. So gelingt es manchmal, durch Fasten wieder eine gesunde Ernährungssituation zu schaffen. Eine Fastenkur von mehr als drei Tagen sollte jedoch nicht ohne ärztliche Überwachung durchgeführt werden. Mit dem Begriff Fasten meine ich, daß man nichts außer Wasser, im Idealfall reines Quellwasser, zu sich nehmen darf. Genauer gesagt, wenn man auch nur das geringste ißt, dann ist das kein Fasten mehr. Allerdings zählt man heute im allgemeinen auch eine Diät mit Fruchtsäften zu den Fastenkuren. In solchen Fällen eignet sich Grapefruitsaft am besten als Getränk. Man nimmt etwa alle drei Stunden ein Weinglas voll. Darüberhinaus kann soviel Wasser getrunken werden, bis der Durst gestillt ist. Nach dem Fasten sollte auf eine gesunde, organische Ernährung übergegangen werden, sonst tritt der durch Fehlernährung bedingte Zustand nach kurzer Zeit wieder auf.

Die Grundlage einer gesunden Ernährung sind Früchte, Gemüse, Getreide, Hülsenfrüchte und einige besonders proteinhaltige Nahrungsmittel. Bei den Früchten sollte es sich zum größten Teil um frisches Obst handeln, dazu ein wenig Trockenobst. Von den Gemüsen kann man alle Arten je nach Saison essen, roh oder gekocht. Zum Getreide gehören Reis, Weizen, Gerste, Hafer usw. Bei Reis und Gerste sollte das ganze Korn gegessen werden, Weizen und Hafer ist vielleicht in anderer Form angenehmer. Zu den Hülsenfrüchten gehören Bohnen, Erbsen und Linsen. Bohnen und Erbsen kann man frisch oder getrocknet verwenden. Gerade bei den Bohnen steht uns eine reiche Auswahl zur Verfügung, es gehören z.B. auch die Sojabohnen, die Gartenbohnen und die weißen Bohnen dazu. Zu den Nahrungsmitteln mit hohem Eiweißgehalt rechnen wir Nüsse, Käse, einige Samen und Kerne (z.B.

Sesam, Sonnenblumen) und Hefe, die den höchsten Prozentsatz an pflanzlichem Eiweiß enthält und z.B. als Hefeextrakt in verschiedener Form angeboten wird. Es ist unvermeidlich, daß sich niemand ganz streng an eine solche Diät halten wird. Die meisten werden Nahrungs- und Genußmittel wie Brot, Butter, Margarine, Zucker, Tee, Kaffee usw. dazunehmen. Die angegebenen Lebensmittel bilden jedoch die Idealdiät. Je enger wir uns daran halten, um so gesünder ist die Ernährung.[7]
Ich füge hier eine Aufstellung über den Eiweißgehalt einiger Lebensmittel ein, die zeigen soll, daß es gar nicht nötig ist, Fleisch zu essen, um den Eiweißbedarf des Körpers zu decken. Natürlich muß man darauf achten, daß alle essentiellen Aminosäuren aufgenommen werden, aber sie brauchen nicht in einem einzigen Nahrungsmittel enthalten zu sein. Das wesentliche für die Diät ist, daß sie eine Vielzahl verschiedener pflanzlicher Proteine enthält.

Sojabohnen+	35,0*
Huhn (gebraten)	29,6
Erdnüsse (geröstet)	28,1
Cheddarkäse	25,4
Sonnenblumenkerne+	25,0
Lammbraten	25,0
weiße Bohnen+	24,0
Linsen (getrocknet)	23,8
Gartenbohnen	21,4
Mandeln	20,5
Kakaopulver	18,8
Schweinekotelett (gegrillt)	18,6
Hüttenkäse, Quark	15,3
Rindfleisch, im Durchschnitt	14,8
Hafermehl	12,1
Eier, frische	11,9
Speck, im Durchschnitt	11,0
Naturreis+	8,0
Milch	3,3

* Alle Zahlen bedeuten den Prozentsatz und sind dem *Manual of Nutrition*, veröffentlicht vom Ministry of Agriculture, Fisheries and Food, entnommen. Die mit + bezeichneten Angaben stammen aus dem Buch *Diet for a Small Planet* von Frances Moore Lappe (1971).
Hefe besteht zu 52% aus Eiweiß.

Wenn unsere Ernährung einigermaßen ausgeglichen und naturbelassen ist, dann brauchen wir uns weder darum zu sorgen, ob wir genügend Kalzium, Vitamin B12 oder irgendwelche andere Nährstoffe bekommen. Manche Menschen sind so in Angst und Sorge um ihre Ernährung, daß dies allein schon genügt, um ihren Vitaminbedarf zu verdreifachen! Wenn eine Krankheit im Körper steckt, dann können bestimmte Vitamine von Nutzen sein. Diese sollte man dann aber in Form von Lebensmitteln zu sich nehmen, die besonders reich an diesem speziellen Stoff sind, nicht in Form von Vitamintabletten oder Kapseln.

Ich habe mich schon immer darüber gewundert, daß manche Menschen ganz gesund bleiben, auch wenn sie sich in der Hauptsache von heißen Würstchen und Kaffee ernähren, während andere auch bei sehr gesunder Ernährungsweise ständig von Krankheit bedroht scheinen. Tatsache ist, daß unsere allgemeine Geisteshaltung und im besonderen unsere Einstellung dem Essen gegenüber einen Einfluß auf die Wechselwirkung zwischen Ernährung und Gesundheit hat. Je ängstlicher jemand ist, um so höher ist sein Vitaminbedarf und um so größer ist die Wahrscheinlichkeit, daß er erkrankt. Eine unbekümmerte, unverkrampfte Einstellung und Zufriedenheit nützt der Gesundheit wahrscheinlich mehr als die beste Ernährung.

Denken wir einmal an die Alchimisten, an ihre Suche nach dem Stein der Weisen, an ihr Ziel, ein Element in ein anderes zu verwandeln, um Gold herzustellen. Lyall Watson ist der Meinung, daß die Umwandlung unedler Metalle in Gold nur das Symbol für die Verwandlung des Menschen in etwas Vollkommeneres gewesen ist. Colin Wilson beschreibt die Alchimie als den »Versuch des Menschen, nach Belieben den Kontakt herzustellen mit dem Ursprung von Kraft, Sinn und Zweck in der Tiefe des Geistes, um die Dualitäten und Ambiguitäten (Doppelsinnigkeiten) des alltäglichen Bewußtseins zu überwinden«. Der Stein der Weisen war in der Tat das Symbol für den Schlüssel zu diesem mystischen Wissen.

Die Idee von der Umwandlung der Elemente war die Zielscheibe für Hohn und Spott der Wissenschaftler, bis im Jahre 1919 Ernest Rutherford nachwies, daß sie durchführbar ist, indem man bestimmte Elemente mit Alphateilchen bombardiert. Aber während all der Zeit, während die Alchimisten nach dem Schlüssel zur Transmutation (Elementumwandlung) suchten, während die Wissenschaftler die Idee verwarfen und während schließlich Rutherford und anderen nach ihm diese Elementumwandlung im Labor gelang, fand im Körper der Betreffenden selbst ständig eine Transmutation statt. Auch während der Leser diese Worte aufnimmt, geschieht genau das gleiche in seinem Inneren, genau wie es in jeder Pflanze und in jedem Tier stattfand, die jemals auf diesem Planeten lebten. Was man draußen so leidenschaftlich suchte, das fand im eigenen Innern statt. Genau so liegt der »Stein der Weisen«, der Schlüssel zu spirituellem Wissen, in uns selbst.

Louis Kervran wird die Entdeckung zugeschrieben, daß Pflanzen und Tiere Elemente umwandeln, obgleich dies bereits im alten China bekannt war. Die Chinesen wußten auch schon, daß beim Menschen dieser Prozeß vor allem in der Leber stattfindet. Kervran entdeckte, daß Hühner imstande sind, Kalium umzuwandeln. Andere Versuche haben ergeben, daß Pflanzen sich weiterentwikkeln und eine Reihe von chemischen Elementen und Verbindungen bilden können, auch wenn sie nichts als destilliertes Wasser bekommen.[8] Wenn in der Leber eine Umwandlung von Elementen stattfindet, dann erklärt dies, warum Millionen von Menschen auch bei völlig unzureichender Ernährung leben können. Dabei beziehe ich mich keineswegs auf die Bevölkerung der sogenannten »unterentwickelten« Länder. Andererseits kann ein Leberschaden, wie er etwa durch Alkoholismus verursacht wird, zur Beeinträchtigung dieser Transmutationsfähigkeit führen. Man glaubt im allgemeinen, Alkoholismus sei auf Grund der dabei auftretenden Appetitlosigkeit oft mit Unterernährung verbunden. Bei Unterernährung, Fehlernährung und Mangelzuständen des Körpers sollte stets untersucht werden, ob die Leber gesund ist.

Die wichtigste der bekannten Leberfunktionen besteht darin, die verdaute Nahrung umzuwandeln, bestimmte Substanzen aufzuspalten und andere miteinander zu verbinden. Die Leber ist das Regulationsorgan für den Eiweiß-, Fett- und Kohlehydratstoffwechsel. Sie bildet Vitamin A, Albumin, Globulin, Prothrombin, Fibrinogen, Heparin, Antikörper und Antitoxine. Wegen ihrer besonders starken Aktivität erzeugt sie mehr Wärme als andere Teile des Körpers. Wenn an irgendeiner Stelle im Körper eine Transmutation stattfindet, dann muß das in der Leber mit ihrer hohen Energie sein. Transmutation ist ein natürlicher Teil des Systems, das den Körper mit allen nötigen Stoffen versorgt, und dies ist in erster Linie die Funktion der Leber.

Solange die Leber mit allen wichtigen Grundstoffen (Eiweiß, Kohlehydrate, Spurenelemente usw.) versorgt wird, kann sie wahrscheinlich jede Substanz produzieren, die vom Körper benötigt wird. Wenn ihr jedoch diese Stoffe nicht in organischer Form zur Verfügung stehen, kann sie ihre Funktion für den Stoffwechsel nicht erfüllen, besonders ihre Transmutationsfähigkeit wird beeinträchtigt. Wir wissen nicht, wie lebende Organismen Elemente umwandeln, aber wir wissen, daß dieser Vorgang nicht identisch ist mit dem Rutherfordschen Prozeß; dies wäre einfach unmöglich. Es muß in einer Art und Weise stattfinden, die ausschließlich lebenden Organismen eigen ist, und es erscheint nur logisch, wenn wir annehmen, daß natürliche Nahrung sich für diesen Prozeß wesentlich besser eignet als denaturierte Nahrungsmittel, die mit der Zeit diese Funktion zerstören.

Noch stärker als die Wirkung denaturierter Nahrungsmittel ist der Einfluß, den Geist und Denken haben. Zorn und Wut, Haß, Enttäuschung, Eifersucht und Angst verursachen mit großer Wahrscheinlichkeit Leberschäden oder beeinträchtigen zumindest die Funktionen der Leber. Kummer und Sorge können eine physische Erkrankung verursachen. In einem kürzlich erschienenen Bericht wird darauf hingewiesen, daß bei Patienten mit schweren neurotischen Störungen eine Neigung zu vorzeitigem Tod ohne erkennbare körperliche Erkrankung besteht und daß die Todesrate unter Neurotikern wesentlich höher liegt, als es die Durchschnittszahlen erwarten ließen.[9]

Wenn man Ernährungsmangelzustände behandelt, etwa Fehl- oder Unterernährung, dann genügt es meist nicht, bestimmte Ergänzungspräparate, Nahrungszusätze oder eine andere Diät zu verordnen. Obgleich solche Maßnahmen natürlich auch dazu gehören, kann es nötig sein, die Leber und damit zusammenhängende emotionale Störungen besonders zu behandeln. Dabei leisten ätherische Öle gute Dienste. In vielen Fällen ist auch ein kurzes Fasten zu empfehlen, da es die Reinigung und Klärung von Geist und Körper unterstützt.

Die Tatsache, daß wir unter bestimmten Bedingungen im Labor Elemente umwandeln können, erklärt noch nicht, wie eine solche Umwandlung im lebenden Organismus stattfinden kann, wo die Voraussetzung der enorm hohen Energiezufuhr nicht gegeben ist. Die Tatsache, daß wir etwas nicht verstehen, obgleich wir wissen, daß es geschieht, wirkt sehr frustrierend. Hier besteht ein enger Zusammenhang mit unserem mangelhaften Wissen über die Natur der Materie und des Lebens selbst. Vielleicht ist die Antwort durch

Experimente in Atomreaktoren oder Zyklotronen zu finden, vielleicht aber auch in jenen geheimnisvollen Erkenntnissen, nach denen die Alchimisten so eifrig suchten.

4 Geruch und Duft

»Wohlgerüche zu unserer Freude sind in den Pflanzen in so hervorragender und zugänglicher Form zu finden, daß kein Präparat der Apotheker ihnen an Kraft und Reinheit gleichkommt.«
John Gerarde

Der primitive Mensch gebrauchte seine Nase viel mehr, als wir es heute tun. Wenn wir versuchten, einmal eine Spur zu verfolgen, indem wir am Boden riechen, wie groß wäre wohl unsere Chance, daß es gelingt? Die meisten von uns leben in einer Umwelt, die voll von Schadstoffen ist. Unsere Ernährungsweise führt zu starker Schleimbildung. Bei Rauchern wird der Geruchssinn zusätzlich geschädigt. Nur durch Fasten kann man die Sinne wieder schärfen; das gilt besonders für den Geruchssinn. Erst dann lernt man wieder den zarten und doch intensiven Duft eines frischen Apfels zu schätzen. Es ist fast wie ein Blick in eine andere Welt: Man bemerkt, daß die eigene Wahrnehmung vollkommen vom Zustand der Sinne abhängt. Und so kann es geschehen, daß wir zwar alle auf der gleichen Erde leben und doch gewissermaßen in völlig verschiedenen Welten, je nach unserer Wahrnehmungsfähigkeit und der Deutung der Dinge um uns.
Dies macht deutlich, welch wichtige Rolle die Sinne in unserem Leben spielen. Unsere Nase ist dabei wahrscheinlich weniger wichtig als Augen und Ohren, aber auch sie hat ihre Bedeutung. Ein großer Teil dessen, was wir normalerweise für die Wahrnehmung des Geschmackssinnes halten, ist tatsächlich dem Geruchssinn zuzuschreiben. Wenn man unter einer Erkältung leidet und die Nase verstopft ist, besitzt die Zunge immer noch die Fähigkeit zu schmekken, aber die Funktion des Riechens ist beeinträchtigt. Obgleich wir natürlich vom Verstand her wissen, welche Nahrungsmittel uns schmecken und wie eine gut ausgewogene Diät zusammengesetzt

sein sollte, so verlassen wir uns doch beim Kochen und bei der Zubereitung der Speisen sehr stark auf die Nase. Auch unsere Freude am Essen hängt in erster Linie von der Nase ab.
Wie das Ohr Lärm und Musik unterscheidet, so unterscheidet die Nase »gute« und »schlechte« Gerüche. Schlechte Gerüche treten oft in Verbindung mit Mangel an Hygiene, Fäulnis, Verwesung und Krankheit auf. In den letzten Jahren ist die Luftverschmutzung zu einem ernsten Problem geworden. Aber selbst Ruß, Rauch, Auspuffgase und industrielle Schadstoffe ergeben nicht den Gestank, der im Mittelalter durch die Städte Europas zog. Wenn die Männer der Müllabfuhr ein paar Monate streikten, dann erinnerte das ein wenig daran, was es früher bedeutete, in einer Stadt zu wohnen. Dan McKenzie schreibt über Edinburgh im 19. Jahrhundert:

> »Und in diesem ganzen Durcheinander gab es keinerlei Kanalisation, nicht die Spur davon. Trotzdem mußte man die Abfallprodukte des täglichen Lebens, Kehricht, Schmutz, Spülwasser, loswerden. Unsere Vorfahren fanden für dieses Problem eine ganz einfache Lösung. Nach Einbruch der Dunkelheit riß man das Fenster auf, und mit einem gellenden ›Gardy-loo‹ (Gardez l'eau = Achtung, Wasser!) ergoß sich ein Schwall von diesem Gebräu (und noch Schlimmeres) auf die darunterliegende Straße.«

Üblen Gerüchen versuchte man immer mit angenehmen Duftstoffen entgegenzuwirken. Wenn man in England vor dem 17. Jahrhundert auch noch kein Bad kannte, so benutzte man dafür um so reichlicher Parfüms. Die Ägypter mumifizierten ihre Toten mit aromatischen Harzen und Gewürzen. Aromatische Substanzen wurden auch verwendet, um der Pest etwas entgegenzusetzen. Heilige Orte, Könige und Herrscher waren stets von Weihrauch und Wohlgeruch umgeben. Man sagt, daß auch jede Krankheit ihren eigenen Geruch hat. Dan McKenzie schreibt darüber:

> »Die Ärzte der letzten Generation sprachen davon, daß der Typhus einen dumpfen, abgestandenen Geruch hat, der Geruch von Pocken ist entsetzlich ... Es gibt noch andere, weniger eindringliche und widerliche Gerüche ... so den sauren, scharfen Geruch des akuten Rheumatismus. Ich hatte manchmal den Eindruck, ich könnte auch einen charakteristischen Geruch bei

akuter Nierenentzündung wahrnehmen, einen Geruch, der dem von Spreu oder Häcksel ähnelt. Der Geruch einer starken Blutung ist unverkennbar und besonders für Geburtshelfer stets ein bedenkliches Zeichen.«

Man könnte noch hinzufügen, daß bei Diabetes Atem und Urin in der Regel nach Aceton riechen, das ist der Geruch des Nagellackentferners.
Bacon behauptet, daß ein süßlicher Geruch die Pest anzeigt:

»Man sagt, daß die Pest auch manchmal wahrgenommen wird, ohne daß die üblichen Sinnesorgane beteiligt sind. Es wird berichtet, daß dort, wo man sie findet, der Geruch reifer Äpfel auftritt; manche sagen auch, es rieche nach Frühlingsblumen. Man ist der Meinung, daß der üppige Duft voll erblühter Blumen schlecht für die Pest ist, etwa der Geruch weißer Lilien, duftender Schlüsselblumen und Hyazinthen.«

Hier taucht wieder einmal das homöopathische Prinzip *Similia similibus curantur* (Gleiches wird durch Gleiches geheilt) auf.
Der Geruch des Atems, der Ausdünstung, des Urins und der Ausscheidungen kann eine subjektive aber praktische Hilfe zur Diagnose sein. Es ist eine wenig attraktive Methode, sie wurde jedoch von den Ärzten in vergangenen Jahrhunderten viel angewandt.
Einige der Krankheiten, bei denen es besonders leicht zur Ansteckung kommt, haben auch einen besonders widerwärtigen Geruch. Dazu paßt, daß heilkräftige Substanzen mit besonders angenehmen Wohlgeruch auch die stärkste antiseptische Wirkung haben. Sie überdecken nicht nur schlechte Gerüche, sondern bekämpfen wirksam die Bakterien, die deren Ursache sind. Man verwendet sie daher als Deodorants, als Desinfektionsmittel und zur Reinigung der Luft.
Unser Geruchssinn ist bei weitem nicht so scharf wie der eines Hundes oder eines Schmetterlings, aber zumindest theoretisch besitzt auch der Mensch ein recht ausgeprägtes Wahrnehmungsvermögen für Gerüche aller Art. Schon ein Teilchen Äthylmercaptan in zwei Millionen Teilen Wasser kann von der menschlichen Nase sofort entdeckt und von reinem Wasser unterschieden werden. Dies ist ein außergewöhnliches Beispiel. Typischer wäre ein Verhältnis

von etwa 1 zu 10000. Eine etwas höhere Konzentration ist erforderlich, wenn unterschieden werden soll, welcher Geruch wahrgenommen wird. Denn der Mensch besitzt ja auch die Fähigkeit, zwischen vielen tausend verschiedenen Gerüchen zu unterscheiden.

So seltsam es auch scheinen mag, aber wir wissen immer noch nicht genau, wie die Wahrnehmung von Düften stattfindet. Über das Sehen und Hören wissen wir wesentlich besser Bescheid. Wir kennen zwar die Struktur des Riechorgans, seine Funktion ist aber noch immer ein wenig geheimnisvoll. Die inneren Nasenwände sind mit einer dünnen Schleimhaut ausgekleidet. Dahinein ragen winzige Härchen. Es ist nicht sicher, ob diese Härchen über die Schleimschicht hinaus- oder nur einfach in sie hineingehen. Sie bilden die Spitze der länglichen Riechzellen, und zwar besitzt jede Zelle zwischen sechs und zwölf Härchen. Es sind ungeschützte Verlängerungen der tatsächlichen Riechnerven, so daß der Geruchssinn unter allen Sinnen insofern eine Sonderstellung einnimmt, als eine direkte Beziehung zwischen dem Nerv und der Reizquelle möglich ist. Das andere Ende eines jeden Nervs führt durch das Riechfeld oder den Riechlappen direkt ins Gehirn. Der Geruchsreiz löst also eine sofortige und direkte Wirkung im Nervensystem aus.

Damit der Geruchssinn ständig funktionieren kann, ist eine gewisse Luftbewegung nötig, weil die Geruchsmoleküle ihre Energie in sehr kurzer Zeit verbrauchen« und durch frische ersetzt werden müssen. Ein anderes Merkmal der Geruchswahrnehmung ist das »Fading«, ein allmähliches Schwächerwerden. Wird der gleiche Duft länger als ein paar Sekunden eingeatmet, wird er immer schwächer wahrgenommen und kann schließlich ganz verschwinden. Diese Erscheinung ist bei manchen Düften ausgeprägter als bei anderen. Dan McKenzie bemerkt, daß dieses Phänomen anscheinend überhaupt nicht auftritt, wenn wir es mit besonders unangenehmen Gerüchen zu tun haben!

Die beschriebenen Tatsachen zeigen, daß es sich beim Geruchssinn um einen Sinn mit besonderer Dynamik handelt. Die Wirkung ist unmittelbar, nimmt dann ab, sie ist nicht konstant wie die der übrigen Sinne. Dem »Fading« kann entgegengewirkt werden, indem man an verschiedenen Düften riecht, aber auch dabei gibt es eine Art Ermüdungseffekt. Selbst wenn man nacheinander an verschiedenen Stoffen riecht, wird der Geruchssinn nach einiger Zeit immer schwächer, bis man kaum mehr etwas riecht. Unser Körper scheint uns zu verstehen zu geben, daß schon ganz wenig ausreicht, wenn es

um Düfte geht. Parfümhersteller arbeiten stets mit Lösungen wohlriechender Stoffe; sie benutzen sie kaum einmal in unverdünnter Form. Aber selbst dabei stellen sich »Fading« und Ermüdungserscheinungen ein. Außerdem müssen sie mit der Tatsache rechnen, daß die meisten Düfte eine bestimmte Wirkung auf den Körper, besonders auf das Nervensystem, ausüben.
In der Zeitschrift *Soap, Perfumery, and Cosmetics* erschien im Juli 1975 ein Artikel über dieses Problem:

> »Man darf nicht vergessen, daß die ältere wie die neueste Forschung besonders die pharmakodynamische Wirkung von ätherischen Ölen und ihren chemischen Bestandteilen betont. In dieser Hinsicht besitzen sie in unterschiedlichem Maß antiseptische, revulsive (ableitende), hypnotische, aphrodisische, tonisierende, blasenziehende und schmerzlindernde Eigenschaften. Es überrascht deshalb nicht, wenn unter all diesen Stoffen natürlichen oder synthetischen Ursprungs es nicht einige gäbe, die bewirken, das der Organismus sensibilisiert wird. Das macht sich dadurch bemerkbar, daß es durch eingeatmete Dämpfe zu Erkrankungen kommen kann. Die Symptome sind vorübergehende Vergiftungserscheinungen und örtliche Reizzustände.«

Auch Kopfweh, Übelkeit, Brechreiz und Allergien werden erwähnt. Jede länger andauernde Inhalation eines ätherischen Öls kann schließlich Kopfweh oder andere Symptome hervorrufen. Das Einatmen vieler verschiedener Öle nacheinander bewirkt eine schnellere und heftigere Reaktion.
Es muß jedoch betont werden, daß die Essenzen auch kräftig wirkende Heilmittel sind, die stets maßvoll eingesetzt werden sollten. Die Inhalation mehrerer Sorten ätherischer Öle muß das Nervensystem durcheinanderbringen, bis es (hört man nicht rechtzeitig auf) zu heftigen Kopfschmerzen und Übelkeit kommt. Dies gilt nicht in gleicher Weise für eine Mischung ätherischer Öle, also für die gleichzeitige Anwendung verschiedener Öle. In diesem Fall verbinden sich ihre Eigenschaften und gleichen einander aus. Sie bilden ein neues Produkt, das wieder seine individuellen Eigenschaften besitzt. Eine solche Mischung aus mehreren ätherischen Ölen ist in der Wirkung nicht stärker als ein einziges Öl.
Menschen schwarzer Hautfarbe sollen angeblich bessere Parfümhersteller sein als Weiße. Man glaubt, daß ihre Geruchswahrneh-

mung schärfer ist. Dies steht im Zusammenhang mit der Tatsache, daß die Riechzellen und die sie umgebenden Epithelzellen ein Pigment enthalten. Hier liegt offensichtlich eine Parallele zur farblichen Wahrnehmung vor, bei der es sich zeigte, daß daran verschiedene Pigmente beteiligt sind. Es ist unbekannt, welche Rolle das Geruchspigment spielt. Man könnte die Theorie aufstellen, daß es zur Unterscheidung von Düften ebenso wichtig ist wie das Augenpigment für die Unterscheidung von Farben. An diesen Pigmenten zeigt sich eine Beziehung zwischen Riechen und Sehen, die zwei unterschiedliche Erscheinungsformen der gleichen Vibration sein könnten.

Es klingt wahrscheinlich, daß Düfte Vibrationen abgeben, die in die bekannte elektromagnetische Skala passen. Daniel McKenzie nimmt an, daß es zwei verschiedene Mechanismen zur Geruchswahrnehmung gibt, die gleichzeitig arbeiten. Der erste ist chemischer Art und beruht auf tatsächlich eingeatmeten Geruchsmolekülen. Dem anderen liegen Vibrationen zugrunde; durch diesen Mechanismus können Düfte wahrgenommen werden, auch wenn keine Moleküle die Nase erreichen. Er führt das Beispiel eines weiblichen Pfauenauges an, das Dutzende männliche Tiere mehrere Meilen weit angelockt hatte, obgleich sie gegen den Wind geflogen waren und der Duft sie gar nicht erreicht haben konnte.

Diese Theorie darf nicht mit der modernen Vibrationstheorie der Duftwahrnehmung verwechselt werden, die besagt, daß Duftmoleküle, die in verschiedenen Substanzen mit unterschiedlicher Frequenz vibrieren, ihre Schwingungen auf die Härchen der Nasenschleimhaut übertragen. Diese Vorstellung wird allmählich immer populärer, bleibt aber dabei sehr umstritten. R. H. Wright, ein amerikanischer Wissenschaftler, veröffentlichte 1954 einen Bericht, in dem er die Meinung vertritt, wenn die Geruchswahrnehmung mit einer Vibration von Molekülen verbunden wäre, dann müßten die betreffenden Frequenzen aus Gründen der Quantität und der Thermodynamik dem Infrarot-Teil des Spektrums entsprechen. Auch hier sehen wir wieder den Zusammenhang zwischen Farbe und Geruch. Die Infrarotstrahlen liegen so dicht beim sichtbaren Spektrum, daß wir sie als »unsichtbare Farben« bezeichnen können. Und was sind Düfte anderes als unsichtbare Farben? In dem Buch *The Kirlian Aura* von Krippner und Rubin wird eine interessante Theorie aufgestellt: Wenn der Geruchssinn mit elektromagnetischen Wellen verbunden ist, so könnte man erwarten, daß auch die Haut auf Gerüche reagiert. Das ist gar nicht so weit hergeholt, wie es scheinen mag. Wir wissen, daß die Haut besonders stark auf ätherische Öle reagiert. Noch eindrucksvoller ist die Tatsache, daß manche Menschen mit der Haut »sehen« können. In Rußland gelang es ganz normalen Durchschnittsbürgern schon nach wenigen Übungsstunden, Farben durch Berührung zu unterscheiden. Man sagt, jede Farbe habe ihre eigene Struktur. Gelb sei eher schlüpfrig oder glatt, Rot mehr klebrig-zäh. Sie haben auch gelernt, Farben zu erkennen, ohne das Objekt tatsächlich zu berühren. Rosa Kuleschowa, die von der Sowjetischen Akademie der Wissenschaft sehr gründlich geprüft wurde, kann tatsächlich mit ihren Händen und Ellbogen sehen und Zeitung lesen, ohne das Papier zu berühren. Wenn also Menschen mit der Haut »sehen« können, dann ist vielleicht auch eine Geruchswahrnehmung durch die Haut möglich.

Unter Einfluß von Halluzinogenen wie etwa LSD kommt es oft zu einer Verwirrung der Sinne. Man kann Geschmack »hören«, Farben »riechen« oder Musik »sehen«. Offensichtlich besteht eine Art wechselseitiger Beziehungen zwischen Farbe, Geruch und Klang. Alle drei besitzen heilende Kräfte, die möglicherweise miteinander verbunden werden könnten. Auf diesem Gebiet sollte weiter geforscht werden. Eine andere moderne Theorie zur Geruchswahrnehmung bezieht sich auf die Form der den Geruchssinn erregenden Moleküle. J. E. Amoore demonstrierte, daß runde Moleküle einen kampferartigen Geruch haben, scheibenförmige Moleküle nach Blumen und keilförmige ähnlich wie Pfefferminze riechen. Dies widerspricht keineswegs der Vibrationstheorie. Letzten Endes könnte es sich herausstellen, daß beide Aspekte des gleichen Phänomenes sind. Auch die Form ist das Ergebnis von Vibration, ebenso wie Geruch, Farbe und Klang.

McKenzies Theorie einer »unmerklichen Schwingung« steht eher in Zusammenhang mit dem sogenannten sechsten Sinn, mit der außersinnlichen Wahrnehmung, als daß es sich dabei um eine physikalisch meßbare Vibration handelt. Jedes Objekt hat eine unmerkliche Vibration, die dessen Form, Geruch, Farbe oder Klang hervorbringt und bestimmt. Ein sensibler Mensch kann diese Vibrationen direkt spüren, ohne daß er dazu seine herkömmlichen fünf Sinne braucht. Auf diese Weise nimmt ein Heilkundiger die Vibration einer Erkrankung auf. Es ist möglich, daß er mit Hilfe dieser Vibration nicht nur sagen kann, wo die Krankheit sitzt, sondern auch, um welche es sich handelt. Vielleicht erzeugt er dann in

seinem eigenen Körper die heilsamen Schwingungen, oder er verwendet eine heilende Substanz, etwa ein ätherisches Öl.
Ätherische Öle (Essenzen) sind natürliche, organische Substanzen. Sie sind wie die Milch in der Mutterbrust: Teil der Pflanze und trotzdem eine eigene Substanz, anders als die übrige Pflanze. Solange sie nach der Destillation unter angemessenen Bedingungen aufbewahrt werden, verlieren sie nichts von ihrer Kraft eines lebenden Organismus und daher auch von ihrer Heilkraft. Obwohl die Eigenschaften der Essenzen nicht immer genau die der Pflanze sind, von der sie stammen, »verkörpern« sie diese Pflanze in hohem Maß. Die Essenz enthält vielleicht nicht alle chemischen Bestandteile der Pflanze, aber ihre Schwingung ist ähnlich, und gewöhnlich stellt es sich bei genauer Untersuchung heraus, daß beide die gleichen Eigenschaften besitzen. Die Essenz ist nicht die Pflanze selbst, aber sie spricht für die Pflanze und besitzt die gleiche Persönlichkeit. Wie schon die Bezeichnungen andeuten, sind ätherische Öle oder Essenzen konzentrierter und flüchtiger als das Kraut, sie wirken auf höheren Ebenen und haben einen besonders starken Einfluß auf Gefühl und Gemüt.
Warum natürliche Öle? Warum nicht irgend etwas, das gut riecht, ob dieser Duft nun natürlich oder synthetisch ist? Die Antwort ist ganz einfach. Synthetische oder anorganische Substanzen besitzen keinerlei »Lebenskraft«. Sie sind nicht dynamisch. Organische Substanzen sind solche, die in der Natur vorkommen, wie etwa die ätherischen Öle. »Organisch« bedeutet auch, daß eine »Struktur« vorhanden ist, daß etwas »charakterisiert ist durch systematische Koordination aller Teile zu einem Ganzen«. Die Natur bildet Strukturen, die man nicht künstlich wiederholen kann. Wir können chemische Stoffe zwar synthetisch herstellen, aber wir können sie nicht so strukturieren, daß sie einen lebenden Organismus bilden. Wenn wir einen Apfel in den Entsafter geben, dann kommt auf der einen Seite der Saft und auf der anderen das Fruchtfleisch heraus. Nun mischen wir beides wieder. Aber bekommen wir nun wieder einen Apfel? Die Struktur des Apfels ist zerstört, und kein Wissenschaftler dieser Welt kann sie wiederherstellen. Wir wissen heute durch die Kirlian-Fotografie, daß jede lebende organische Substanz Strahlung abgibt, die man als Licht sehen kann. Dies ist eine Manifestation der »Lebenskraft«, der Kraft, die Leben hervorbringt. Wir wissen auch, daß anorganische Substanzen, etwa Medikamente, schädliche Nebenwirkungen haben können, die oft kumu-

lativ wirken und sich einige Jahre lang überhaupt nicht bemerkbar machen. Es handelt sich sowohl bei organischen als auch anorganischen Substanzen um chemische Verbindungen, aber die organischen, wie etwa die ätherischen Öle, besitzen im Gegensatz zu den anorganischen eine Struktur, die nur Mutter Natur selbst zusammenfügen kann. Sie besitzen eine Lebenskraft, einen zusätzlichen Impuls, der nur in lebenden Dingen vorhanden ist. Der Schluß scheint logisch, daß die relative Unschädlichkeit organischer Substanzen etwas mit der Tatsache zu tun hat, daß es natürliche Stoffe sind. Daß nämlich Mensch und Pflanze von der gleichen Lebenskraft erhalten werden und deshalb Harmonie zwischen ihnen besteht, so daß die Pflanze durch ihre organische Struktur verhältnismäßig harmlos für den organischen Körper des Menschen ist. Daß also die wohltätige Wirkung pflanzlicher Heilmittel ebenso ihrer Lebenskraft (und ihrer organischen Struktur) wie ihrer chemischen Zusammensetzung zu verdanken ist.
Die Struktur der meisten ätherischen Öle ist recht kompliziert. Es ist jetzt aber möglich, eine vollständige Analyse ihrer chemischen Zusammensetzung anzufertigen. Danach kann das Öl dann auch künstlich hergestellt werden, indem man die gleichen chemischen Stoffe im richtigen Verhältnis zusammenbringt. Der einzige Grund, auf diese Methode zurückzugreifen: Sie kann billiger sein als die natürlichen Öle. Der Geruch künstlich hergestellter Öle ist jedoch niemals dem natürlicher Öle überlegen, in der Regel ist eher das Gegenteil der Fall. Auch in bezug auf ihre Heilkraft können sie sich nicht mit natürlichen Essenzen messen.
Die Mittel der Aromatherapie sind natürliche Pflanzenessenzen und Pflanzenöle. Wir verwenden niemals aromatische Substanzen tierischen Ursprungs wie Zibet, Moschus oder Castoreum (Bibergeil). Diese Substanzen stammen nicht nur aus tierischen Eingeweiden oder Geschlechtsdrüsen, sondern sie bedingen auch Tod oder Leiden der betreffenden Tiere. Vibrationen von Tod und Leiden haben jedoch keinen Platz, wo es um Heilung geht. Aus dem gleichen Grund verwenden wir auch keine tierischen Fettöle wie Schildkrötenöl, Spermazet (Walrat) oder Lebertran. Es braucht wohl nicht besonders darauf hingewiesen zu werden, daß hier eine enge Beziehung zu den vegetarischen Prinzipien der Naturheilkunde sichtbar wird. Auch mineralische Öle werden nicht eingesetzt, denn sie sind anorganischen Ursprungs, daher tot und ohne natürliche Lebenskraft. Ihnen fehlt deshalb auch die echte Heilwirkung.

Die moderne Forschung und neue Analysetechniken ermöglichen es, in vielen Fällen festzustellen, warum bestimmte Heilkräuter bei bestimmten Erkrankungen helfen. Dabei hat sich vielfach bestätigt, was uns aus Erfahrung seit langem bekannt war. Heute wissen wir beispielsweise, daß das ätherische Öl der Kamillenblüten eine Substanz mit dem Namen Azulen enthält. Azulen (so genannt wegen seiner blauen Färbung) ist ein entzündungshemmender Wirkstoff, daher die guten Erfolge mit Kamille bei juckender oder entzündeter Haut, Konjunktivitis (Bindehautentzündung) usw. Übrigens ist es interessant, daß Azulen gerade blau ist. Blau ist im Spektrum der Gegensatz von Rot, der Farbe der Entzündung. Azulen wird oft in reiner, isolierter Form bei der Herstellung von Hautcremes verwendet. Wenn allerdings ein bestimmter Bestandteil weitgehend die Wirksamkeit einer Heilpflanze bestimmt, so bedeutet das nicht notwendigerweise, daß dieser Wirkstoff noch effektiver ist, wenn man ihn isoliert darstellt oder synthetisch herstellt. In dem Buch *Aromatherapie* von Dr. Valnet finden wir folgenden Abschnitt (in meiner eigenen Übersetzung):

> »Die natürliche, unverfälschte Essenz hat sich als wirksamer erwiesen als ihr Hauptwirkstoff allein ... Im Jahre 1904 bewies Cuthbert Hall, daß die antiseptischen Eigenschaften des Eukalyptusöls wesentlich stärker sind als die des Hauptwirkstoffs Eukalyptol allein.«

Der Grund könnte darin zu suchen sein, daß die Nebenwirkstoffe eine synergistische (gegenseitig fördernde) oder regulierende Funktion gegenüber dem Hauptwirkstoff besitzen. Wir kommen wieder zurück auf die Idee eines organisch strukturierten Ganzen, das an wohltätiger Wirkung verliert, wenn man es zerlegt. Die Kirlian-Fotografie hat uns gezeigt, daß die Aura eines Blattes allmählich schwächer wird und schwindet, sobald das Blatt abstirbt. In gleicher Weise wird die Aura jeder organischen Substanz zerstört, wenn diese Substanz aufgespalten, analysiert oder zerlegt wird.

Wir haben bereits gesehen, daß der äußerliche Gebrauch wohlriechender Öle und Wässer gegen innere Beschwerden eine lange Geschichte hat. Die wahrscheinlich früheste Form der Aromatherapie war das Räuchern oder die Fumigation. Man kannte die Methode schon im alten Ägypten und Babylon, aber auch in England zur Zeit der Angelsachsen. Ursprünglich war diese Art des

Räucherns kaum zu unterscheiden vom Verbrennen des Räucherwerks zu religiösen Zwecken. Man wandte es in erster Linie bei nervösen Beschwerden oder zur Vertreibung böser Geister an und betrachtete es auch als einen Reinigungsprozeß. Frauen unterzogen sich oft während der monatlichen Regel oder im Wochenbett einer Fumigation, wahrscheinlich, weil man sie zu diesen Zeiten als unrein betrachtete. Es mag aber auch sein, daß die verwendeten Kräuter gerade dann eine besonders angenehme Wirkung entfalteten.

Theophrastus beschäftigte sich mit den medizinischen Eigenschaften der Düfte und der Wirkung von Pflastern und Umschlägen bei Geschwüren und Geschwülsten. Er schrieb: »Wenn man ein Pflaster auf Bauch und Brust legt, erzeugt man einen wohlriechenden Atem.« Englische Pflanzenheilkundige des 14. und 15. Jahrhunderts benutzten oft Salböle zur Behandlung von Erkrankungen. Der folgende Auszug betrifft ein solches Öl, das in *An Herbal* erwähnt ist:

> »Und wenn ein Mann damit eingerieben wird, vom Nabel abwärts bis zu den geheimsten Stellen, hinten und vorn, so nimmt das den Schmerz aus den Venen. Und wenn in gleicher Weise eine Frau eingerieben wird, dann reinigt es die Matrix und bewirkt, daß sie empfangen kann.«

Mit den »geheimsten Stellen« sind die Geschlechtsteile oder Genitalien gemeint. Der Ausdruck »Matrix« bezieht sich auf die Gebärmutter oder den Uterus. Das betreffende Öl ist kaum zu entziffern, aber es sieht so aus, als ob es sich um Wacholder handeln könnte. Das Einmassieren des Öls an der Vorder- und Rückseite der betroffenen Körperteile ist eine sehr wirksame Methode der äußerlichen Anwendung aromatischer Öle.

Heilkräuter werden in Form von Abkochungen, Aufgüssen und Infusionen auch äußerlich als Bäder oder Kompressen angewandt. Der bekannteste Vertreter dieser Richtung der Naturheilkunde ist der Franzose Maurice Mességué, der vor nicht allzulanger Zeit das Buch *Von Menschen und Pflanzen* veröffentlicht hat. Mességué verwendet die Kräuter immer äußerlich und pflückt und trocknet seine Heilpflanzen stets selbst. Seine Behandlungen waren derart wirkungsvoll, daß aus dem Sohn eines einfachen Dorfbewohners ein Naturarzt von hohem Ansehen wurde. Zu seinen Patienten gehör-

ten Winston Churchill, Konrad Adenauer und Prinz Ali Khan. Während der langen Zeit, in der er seine Pflanzenheilkunde erprobte, kam er zu beträchtlichen Erfolgen. Einer seiner Kollegen hat eine Liste der Erkrankungen zusammengestellt, die er oft behandelt hat. Der Prozentsatz vollständig geheilter Fälle beträgt bei Ekzemen 98%, bei Schlaflosigkeit und Migräne 80%, bei Asthma 60% und bei chronischem Rheumatismus 30%. Wir können nur Vermutungen darüber anstellen, welcher Anteil des Erfolgs den Kräutern und wieviel seiner Persönlichkeit, dem Menschen Mességué, zuzuschreiben ist. Sein Wissen über Kräuter und Pflanzen übernahm er zum größten Teil von seinem Vater, der es wahrscheinlich ebenfalls bereits vom Vater überliefert bekam.
Mességué benutzt eine relativ geringe Anzahl von Kräutern. Etwa die Hälfte davon sind aromatische Pflanzen. Dazu gehören Kamille, Lavendel, Melisse, Minze, Rose, Salbei und Thymian. Die Anwendungen erfolgen ausschließlich äußerlich als Fuß- und Handbäder, Sitzbäder, Vaginalspülungen, Umschläge, Kompressen und Gurgeln. Die Behandlung führt der Patient hauptsächlich bei sich daheim durch, die Anwendung erfolgt mindestens einmal täglich.
Die Geschichte der aromatischen Wässer ist ebenso alt wie die der aromatischen Öle und läuft parallel damit. Nach der Erfindung des Destillationsverfahrens waren die Wässer sogar noch weiter verbreitet als die Öle. In den meisten Häusern besaß man einen Destillierapparat, und in den wohlhabenderen Haushalten Englands gab es einen besonderen Raum zur Destillation wohlriechender Wässer. Diese Arbeit wurde von einem eigens dafür zuständigen Hausmädchen besorgt. Wir können auch heute noch solche aromatische Wässer herstellen, indem wir ätherisches Öl mit Wasser mischen. Man bekommt zwar nicht das gleiche Ergebnis wie bei einem destillierten aromatischen Wasser, aber beides hat ähnliche Eigenschaften und Vibrationen. Aromatische Wässer eignen sich ausgezeichnet für alle vorher erwähnten Anwendungen. Weitere Einzelheiten über den Gebrauch sind in dem Kapitel »Aromatische Bäder« enthalten. Obgleich sich ätherische Öle genau genommen nicht in Wasser lösen, ergibt eine Mischung beider Substanzen doch ein Produkt mit ausgezeichneten therapeutischen Eigenschaften, das sich für bestimmte Anwendungen besonders gut eignet. Wasser ist wahrscheinlich das beste Medium zur Absorption von Vibrationen, und es ist natürlich die Grundbedingung für die Entwicklung allen Lebens. Es scheint, als ob es eine katalytische Wirkung auf

Essenzen hätte, deren Heilkraft zur Geltung bringt und gleichzeitig ausgleichend wirkt. Man hat den Eindruck, als ob das ursprüngliche Gleichgewicht der Eigenschaften der lebenden Pflanze wiederhergestellt würde, und doch ist das aromatische Wasser seiner Natur nach subtiler und dynamischer als die Pflanze selbst.
Mességué setzt zur Behandlung hauptsächlich Fuß- und Handbäder ein. Es ist schwer, etwas über deren genaue Wirkungsweise zu sagen. Aber die Tatsache ist nicht zu übersehen, daß sie Erfolg haben und wirksamer sind als die üblichen Vollbäder. In diesem Zusammenhang ist die Beobachtung interessant, daß die wichtigsten und am häufigsten benutzten Akupunktur-Stellen zu einem großen Teil unterhalb des Ellbogens und unter dem Knie liegen.
Madame Maury scheint aromatische Wässer nicht sehr häufig verwendet zu haben. Nachdem sie lange nach der idealen Methode zur äußerlichen Anwendung gesucht hatte, entschied sie sich für eine Mischung aus ätherischen und pflanzlichen Fettölen. Die Haut hat eine besondere Affinität für Öle, und pflanzliche Öle werden besser absorbiert als mineralische. Sie beobachtete, daß man durch die Massage des Körpers mit aromatischen Ölen die charakteristischen Eigenschaften der Essenzen mit der wohltuenden Wirkung der Massage selbst verbinden kann. Sie entwickelte auch den Gedanken einer individuellen Rezeptur: eine Mischung aus vier oder fünf Essenzen, die nicht nur der Erkrankung entsprechen, sondern auch auf die Person des Patienten abgestimmt sind. Sie hatte erkannt, daß Krankheit nicht als isoliertes Geschehen, als zufälliges Ereignis, gesehen werden kann, sondern ganz eng mit Verhalten, Einstellung und Persönlichkeit des einzelnen verbunden ist. Da es keine zwei Menschen gibt, die genau gleich sind, wäre für jeden eine individuelle Behandlung nötig. Wie in der Homöopathie längst üblich, änderte sie oft die individuelle Rezeptur, je nachdem, wie sich der Zustand des Patienten veränderte und besserte. Sie nahm kaum einmal, wenn überhaupt jemals, das gleiche Rezept für zwei verschiedene Patienten.
Ursprünglich behandelte Madame Maury ihre Patienten durch Inhalation von Essenzen. Es erwies sich, daß der Erfolg nur vorübergehend und unbefriedigend war. Sie hatte es vor allem mit Problemen der äußeren Erscheinung zu tun: Hauterkrankungen, Fettleibigkeit, Haarausfall u.s.w. Zwar wollte sie die Essenzen nicht gern innerlich einnehmen lassen, war aber der Meinung, daß sie auch durch die Haut in den Körper eindringen können:

»Wenn es uns gelänge, die wohlriechenden Substanzen durch die Haut direkt in die Zwischenräume zwischen den einzelnen Zellen zu bringen und damit in die Körperflüssigkeit, in der die Zellen schwimmen, und wenn wir diese flüssige Substanz innerhalb einer angemessenen Zeit und in einem vernünftigen Rhythmus durchdringen könnten, dann wäre es möglich, eine neue Behandlungsweise einzuführen und einen neuen Weg zu finden. Er wäre endlich sicher und wirksam und enthielte kein Risiko.«

Das Eindringen der Essenzen durch die Haut dauert länger, die Wirkung ist diffuser, d.h., nicht auf ein eng umschriebenes Feld begrenzt. Diese Methode ist deshalb sicherer als die Inhalation. Die kutane Penetration findet statt, ob die Essenzen in Öl oder Wasser gelöst sind. Im Falle aromatischer Wässer sind es wahrscheinlich die Duft-Moleküle, welche tatsächlich die Haut durchdringen, die ja im Grunde wasserundurchlässig ist.
Damit ein wirksames Eindringen in die Haut überhaupt stattfinden kann, muß die Haut selbst einigermaßen gesund sein. Wenn Haut und Körperflüssigkeiten sich im Zustand einer toxischen Stauung befinden, dann sollte in Verbindung mit der Aromatherapie eine Fasten- oder Diätkur unternommen werden. Madame Maury studierte eingehend die kutane Penetration von Substanzen, unter besonderer Berücksichtigung ätherischer Öle. Ihre Untersuchungen ergaben, daß eine Substanz, die durch die Haut eingebracht wird, sich tatsächlich im ganzen Körper verteilt. Sie erklärt:

»Die Verbreitung erfolgt durch Austausch zwischen den extrazellularen und den lakunären[10] Flüssigkeiten und dem Blut, der Lymphe und dem Gewebe. Die zugeführten Stoffe werden von den Flüssigkeiten zu den Organen gebracht und dort nach Bedarf zurückbehalten. Dieser Vorgang dauert bei einem Gesunden zwischen 3 und 6 Stunden, im Falle schwerer Stauungserscheinungen jedoch 6 bis 12 Stunden. Später zeigten unsere Experimente, daß diese Zeit beträchtlich kürzer ist, wenn es sich um einen Menschen handelt, dessen Organismus von Natur aus durchlässiger oder durchgängiger ist.«

Wenn dem Körper Essenzen durch die Haut zugeführt werden, dann tragen sie die Körperflüssigkeiten etwa in gleicher Weise wie der Blutstrom die Hormone, nur mit dem Unterschied, daß sie nicht an ein bestimmtes Flüssigkeitssystem gebunden sind, wie etwa an das Blut. Diese Art der Anwendung könnte wirksamer sein, als wenn man die Öle oral einnimmt, da die vollständige und stetige Verteilung im Körper sichergestellt ist. Wenn ein aromatisches Öl oder eine Kompresse über einer bestimmten Körperregion aufgebracht wird, dann dringen die Essenzen direkt zu dem darunterliegenden Organ vor.

Madame Maury entdeckte, daß ihre individuellen Rezepturen sehr oft eher den Zustand des Patienten widerspiegelten, als daß sie eine entgegengesetzte Vibration darstellten. Hier besteht offensichtlich eine Verbindung zum homöopathischen Ähnlichkeitsprinzip »Gleiches heilt Gleiches«. Wenn eine 1%ige Lösung der Essenz die Haut durchdringt und sich in den Körperflüssigkeiten verteilt, dann muß die Wirkung auf das Gewebe ähnlich wie in der Homöopathie sein. Aromatherapie ist nicht im eigentlichen Sinne homöopathisch. Wenn aber die Essenzen in sehr geringen Dosen angewandt werden, dann handelt es sich hier mehr um die Wirkung der Vibration einer Pflanze als um die Pflanze selbst in ihrer kompakten Form oder um eine bestimmte Folge chemischer Verbindungen.

Ätherische Öle haben unterschiedliche Verdunstungsgeschwindigkeiten. Die schnellsten, leichtesten Öle sind Eukalyptus und Orange, die langsamsten und schwersten Patschuli und Sandelholz. Zwischen diesen Extremen liegen alle übrigen Essenzen. Diese Tatsache macht man sich bei der Parfümherstellung zunutze, um haltbare und gut ausgewogene Produkte zu gewinnen. Dabei teilt man die Skala zur Feststellung der Verdunstungsgeschwindigkeit in drei Teile: eine oberste Spitzengruppe (dazu gehören die leichtesten Öle), die Mittelklasse und die unterste Klasse. Die Öle der untersten Stufe werden als Fixiermittel verwendet, um die schneller verdunstenden Öle im Tempo zurückzuhalten, damit ein bestimmter Duft so lange wie möglich haftet. Zur Spitzengruppe gehören alle Düfte, die man als erstes wahrnimmt, wenn man ein Parfüm riecht. Auch der Aromatherapeut sollte ein gut ausgeglichenes Produkt anstreben, wenn er Essenzen miteinander vermischt, und zwar nicht nur wegen des Wohlgeruchs, sondern damit alle wesentlichen Elemente vertreten sind.

Die Essenzen jeder dieser drei Klassen besitzen eigene charakteristische Eigenschaften. Mme. Maury erklärt, daß die unterste Gruppe »im allgemeinen der Bereich des rein Pflanzlichen und Zellularen ist und dadurch die Beschaffenheit des Gewebes beeinflußt wird«. Man könnte ergänzen, daß Merkmale der Öle der untersten Stufe Dichte und Beruhigung sind; sie sollten vorwiegend zur Behandlung von Patienten eingesetzt werden, die nervös, unruhig oder unbeständig sind. Die meisten Harze und Hölzer gehören hierher. Sie entfalten ihre Wirkung in den Schleimhäuten und sind nützlich bei der Behandlung chronischer Leiden. Sie waren die ersten aromatischen Substanzen, die überhaupt verwendet wurden. Besonders nützlich erweisen sie sich bei lange andauernden Krankheitszuständen oder solchen Leiden, deren Ursache in der Kindheit liegt. Sie werden aber auch oft bei der Behandlung älterer Menschen angewandt.

Die mittlere Gruppe beeinflußt die Verdauung, die Funktionen des Körpers und den Metabolismus (Stoffwechsel). Sie umfaßt die meisten Gewürze, so etwa Kardamom, Pfeffer usw., und viele Heilkräuter, unter anderem Lavendel und Pfefferminze. Hier finden wir auch Basilikum, das man bei Konzentrationsschwäche oder mangelnder Merkfähigkeit einsetzt, sowie Ysop gegen zu hohen oder zu niedrigen Blutdruck, und Poleiminze (Flohkraut, Mentha pulegium), das bei Menstruationsstörungen hilft. Zumindest ein Öl aus der mittleren Klasse sollte in allen Zubereitungen enthalten sein, damit eine Verbindung zwischen den schnellen und den langsamen Elementen, zwischen Luft und Erde, aufrechterhalten wird.

Zur obersten Klasse zählen die am raschesten wirkenden Essenzen. Sie sollen dort vorherrschen, wo wir es mit Lethargie, Melancholie oder Teilnahmslosigkeit zu tun haben. Sie wirken anregend und stimmungserhellend. Dazu gehören Rosmarin, Wacholder und Salbei. Diese Beobachtungen sind nur ein allgemeiner Hinweis für die Zusammenstellung individueller Rezepturen. Sie können nicht jeden einzelnen Fall behandeln. Genau wie jeder von uns seinen eigenen, charakteristischen Geruch besitzt, so ist es auch möglich, für jeden persönlich eine besondere Mischung von Essenzen zusammenzustellen. Dabei sollte das körperliche und geistige Befinden mit in Betracht gezogen werden, aber auch die Persönlichkeit, die Einstellung zum Leben und zur jeweiligen Erkrankung. Unsere Gesundheit ist untrennbar verbunden mit unserer Lebensführung und mit allem, was unser Leben beeinflußt.

5 Der Körper

Alles, was die Harmonie zwischen den einzelnen Gliedern des menschlichen Körpers fördert, ist Medizin und Gewähr für die Gesundheit...
Unser Körper gleicht einer Harfe: Sind ihre Saiten zu locker oder zu straff gespannt, dann ist das Instrument verstimmt; der Mensch aber ist krank...
Nun ist jedoch alles in der Natur so eingerichtet, daß es den Bedürfnissen des Menschen entspricht; also findet er alles, was er als Medizin braucht...
Und wenn das »Instrument Mensch« verstimmt ist, dann kann man im gesamten Bereich der Natur nach dem Heilmittel suchen. Es gibt für jedes körperliche Leiden eine Medizin.«

The Aquarian Gospel

Eine große Anzahl von aromatischen Harzen und Kräutern sowie die entsprechenden Öle kamen während des 18. Jahrhunderts in Gebrauch. Im Laufe des 19. und an der Wende zum 20. Jahrhundert wurde diese Entwicklung langsam, aber stetig fortgeführt. Der Handel mit Parfüms aller Art blühte. Zur gleichen Zeit orientierte sich die pharmazeutische Forschung immer stärker an der Chemie. Die Entdeckung und Synthese von Arzneimitteln stand im Mittelpunkt des Interesses.
Die Pflanzenheilkundigen der früheren Zeiten hatten sich mehr mit anderen Themen beschäftigt, etwa mit den Körpersäften, den verschiedenen Hitze-, Kälte-, Feuchtigkeits- und Trockenheitsgraden usw. Ihnen war es gelungen, ihre Patienten zu heilen, ohne daß sie über die synthetischen Arzneimittel und die dazugehörigen Krankheiten Bescheid wußten. Ihr Ziel war es nicht, eine Infektion zu unterdrücken, sondern den Patienten so gesund wie möglich zu machen. Eine sehr positive Einstellung!

Manchmal gebrauchten die alten Pflanzenheilkundigen aromatische Substanzen, deren Essenzen durchaus imstande sind, Infektionen zu unterdrücken. Da sie jedoch noch nichts über die Dosierung wußten, blieb ihre Behandlung manchmal erfolglos. Durch die richtige Mischung ätherischer Öle für jeden Einzelfall und gegen jede spezielle Erkrankung können wir die Erfolgsquote der alten Pflanzenkundigen steigern und dabei gleichzeitig sehr viel weniger Schaden anrichten und mehr für den Allgemeinzustand unserer Patienten tun, als alle, die nur künstlich hergestellte Arzneimittel verwenden. Selbstverständlich können ätherische Öle nicht alles schaffen; manchmal wird ein operativer Eingriff oder der Einsatz von Antibiotika nötig sein. Es gibt aber auf dem Gebiet der aromatischen Substanzen eine Fülle von antiseptischen Wirkstoffen in Form ätherischer Öle, die bereits so genau untersucht worden sind, daß nur ein Bruchteil des zur Verfügung stehenden Wissens in dieses Buch aufgenommen werden konnte.
Jeder Pharmazeut wird beteuern, daß er alles über ätherische Öle und ihre Eigenschaften weiß, daß er aber tatsächlich für jeden Krankheitsfall ein anderes Mittel gefunden hat, das wirksamer, billiger und natürlich synthetisch ist. Er wird aber wahrscheinlich nicht auf den Umstand hinweisen, daß die potentielle Schädlichkeit um so höher liegt, je kräftiger der Wirkstoff ist. Auch wird er kaum eine Ahnung davon haben, welche Vorteile die organischen Substanzen gegenüber den anorganischen besitzen.
Im 19. Jahrhundert wurden allmählich die natürlichen Heilmittel durch die künstlichen ersetzt, während bei der Parfümherstellung weitgehend die aromatischen Substanzen übernommen wurden. Will man jedoch Menschen heilen und nicht lediglich ihre Krankheit unter Kontrolle halten, dann muß man dazu fähig sein, weiter als auf eine Mikroskopeslänge zu sehen. Nehmen wir zum Beispiel den Fall der gewöhnlichen Erkältung, des sogenannten »banalen Infektes«. Dagegen hat man bis heute noch kein Mittel gefunden. Es wäre in der Tat sehr bedauerlich, wenn man eines Tages etwas dagegen entdeckte, denn dadurch würde man lediglich einen natürlichen Prozeß unterdrücken. Man hat besonders in den USA eine Menge Geld ausgegeben, um die richtige Medizin zu finden, welche die Erkältungserreger abzutöten imstande wäre. Bis jetzt ist es nicht gelungen, vor allem wohl deshalb, weil es – wie man herausgefunden hat – mindestens 113 verschiedene Erkältungserreger gibt! Die gelehrten Köpfe unserer Zeit begreifen nicht, was den Ärzten

früher durch ihre Lehre von den Körpersäften selbstverständlich war: daß gegen Erkältung nur Wärme hilft. Nicht irgendeine angenehme Wärme, sondern Wärme in Form eines Naturheilmittels, Öl des schwarzen Pfeffers oder Nelkenöl zum Beispiel. Befindet sich der Körper dagegen in einem überhitzten Zustand (wir nennen es Fieber), dann sollte ein Medikament gegeben werden, das eine kühlende Wirkung hat, etwa Eukalyptusöl.
Wenn wir eine Erkrankung zu behandeln haben, die durch einen Erreger hervorgerufen wird, dann dürfen wir nicht nur solche Essenzen auswählen, die diesen bestimmten Virus oder Bazillus bekämpfen. Im Falle des Tuberkuloseerregers gibt es nur wenige Essenzen, die überhaupt einigermaßen wirksam sind, aber wir müssen in die Therapie auch Öle wie etwa das Myrrhenöl mit einbeziehen, das dem allgemeinen Zustand im Körper entgegenwirkt, bei dem es erst zum Ausbruch der Tb. kommt. Man kann dies am besten in den Begriffen der alten Lehre von den Elementen erklären: Die Tuberkulose ist ein kaltes, feuchtes, wäßriges Leiden, und Myrrhe ist eine heiße, trockene, feurige Essenz. In dem Abschnitt über Myrrhenöl ist die Wirkweise ausführlicher erklärt.
Ich möchte nicht die Vorstellung erwecken, daß wir die Krankheitserreger einfach ignorieren sollten. Aber ich empfehle, wenn immer möglich, ätherische Öle anstatt der üblichen chemischen Arzneimittel zu verwenden. Wir müssen begreifen, daß sich die Behandlung nicht ausschließlich auf die Bekämpfung der Erreger richten darf. Es wurde oft darauf hingewiesen, daß uns solche Erreger nur dann angreifen, wenn wir in sehr schlechtem Gesundheitszustand sind und unsere Widerstandsfähigkeit gering ist. Solange wir gesund sind und uns in guter körperlicher Verfassung befinden, sind wir weit weniger anfällig für Infektionen. Man ist auch der Ansicht, daß harmlose Bakterien, die normalerweise ständig in unserem Körper existieren, sich erst dann in schädliche Erreger verwandeln, wenn das chemische Gleichgewicht ihrer Umwelt (d.h. der Körpersäfte) verlorengeht. Es wird behauptet, daß ein Zusammenhang zwischen einer solchen Störung des Gleichgewichts und schlechter körperlicher oder geistiger Verfassung besteht. Es ist umstritten, was dabei Ursache und was Wirkung ist. Tatsache bleibt, daß die Bakterien keinen Schaden anrichten, solange wir gesund sind. Es mag sein, daß besonders bösartige Keime selbst beim Gesündesten von uns einen Angriffspunkt finden. Aber wie auch immer die Wahrheit sein mag, wir sollten nicht wie gebannt nur auf die Viren und Bakterien

sehen. Eine Erkrankung ist stets mehr als nur die Tatsache, daß wir einen Bazillus gefangen haben, und deshalb muß die Behandlung auch diese zusätzlichen Faktoren mit in Betracht ziehen.
Obwohl chemische Heilmittel und ätherische Öle bei der Bekämpfung von Infektionen gute Dienste leisten, besitzt der menschliche Körper die Fähigkeit, damit auch ohne jede Hilfe oder Einmischung von außen fertigzuwerden. Wenn wir diese Fähigkeit nicht hätten, dann wäre die menschliche Rasse wohl schon vor Jahrtausenden ausgestorben. Wenn der Arzt dem Grippepatienten ein Antibiotikum gibt, dann tut er nichts weiter, als die Genesung um ein oder zwei Tage zu beschleunigen. Tatsächlich braucht der Körper dieses Antibiotikum gar nicht. Und hier entsteht ein echtes Problem gerade in Zusammenhang mit den Antibiotika. Da man sie zu wahl- und kritiklos eingesetzt hat, wurden einige Bakterien dagegen resistent. Neue Stämme traten auf und neue Medikamente mußten entwickelt werden. Es ist wie ein Wettlauf, aus dem wir nicht mehr aussteigen können, wenn er erst einmal begonnen hat. Der Ausgang ist nicht abzusehen.
Ich bin nicht der Meinung, daß man die Antibiotika nun durch Essenzen ersetzen sollte, obgleich dies ein Schritt in die rechte Richtung sein könnte. Jede Substanz, die so stark ist, daß sie gegen eine Anzahl verschiedener Leiden bei Millionen verschiedener Menschen wirkt, muß Probleme verursachen. Die Lösung liegt vielmehr darin, uns weniger abhängig davon zu machen und dem allgemeinen Gesundheitszustand des einzelnen mehr Aufmerksamkeit zu schenken. Selbst wenn verschiedene Essenzen fast ebenso wirksam und weit weniger gefährlich sind als synthetisch erzeugte Heilmittel, sollte man sie nicht ausschließlich wegen ihrer antibiotischen Eigenschaften anwenden, sonst kommen wir nur zu einer Wiederholung des schon gehabten Problems. Eine individuellere und besser auf die jeweilige Erkrankung abgestimmte Anwendung ist erforderlich (ähnlich wie es in der Homöopathie geschieht), damit man der Gesamtpersönlichkeit die Hilfe gibt, die sie braucht, und zwar an der richtigen Stelle, in der für sie richtigen Art, so daß die Harmonie wiederhergestellt wird und der Zustand der Krankheit sich nicht länger halten kann. In diesem Sinne können ätherische Öle eine nützliche Rolle spielen.
Wie kommt es, daß der eine unter Krebs leidet oder sich eine Lungenentzündung zuzieht und trotzdem am Leben bleibt, während ein anderer an einer einfachen Erkältung oder an einem Bienenstich

stirbt? Mit dieser Frage sehen sich die Ärzte fast täglich konfrontiert, wenn die Patienten unter ihrer Obhut in den Kliniken und Krankenhäusern überleben oder sterben. Man kann zwei Patienten mit der gleichen Erkrankung in gleicher Schwere genau die gleiche Behandlung zuteil werden lassen. Trotzdem übersteht sie der eine und der andere findet den Tod. Es muß also einen Unterschied geben. Da er weder in der Art der Krankheit noch in der Behandlungsweise liegt, müssen es die Patienten selbst sein, die sich auf irgendeine Art voneinander unterscheiden. Unsere Persönlichkeit, unsere Ansichten, unsere Einstellungen und unsere Körper sind so vielfältig und unterschiedlich, daß es gewiß nicht überrascht, daß wir auch eine individuelle Behandlung brauchen, wenn wir krank sind.
Bei der Anwendung ätherischer Öle müssen wir stets alle gegenwärtigen Symptome und andere Faktoren mit in Betracht ziehen, sowohl physischer als auch psychischer Art. So sind zum Beispiel unter dem Stichwort »Bronchitis« 14 verschiedene Öle angegeben. Um festzustellen, welches Öl oder welche Öle für den Einzelfall geeignet sind, müssen wir wissen, ob es sich um einen chronischen oder akuten Zustand handelt, ob es zu starkem Auswurf kommt oder nicht, ob der Patient ängstlich und niedergeschlagen ist, ob irgendwelche andere Erkrankungen vorliegen (vielleicht Verstopfung oder Arthritis) usw. Es gibt immer eine Essenz oder eine Mischung verschiedener Essenzen, die für jedes der möglichen Krankheitsbilder paßt. Unsere Aufgabe ist es, das richtige Mittel herauszufinden.

Dr. Valnet berichtet, daß die Essenzen oft intensiver wirken, wenn man sie in größerer Verdünnung gibt, ohne sie jedoch tatsächlich in homöopathischen Dosen anzuwenden. Damit meint er, daß sie nicht bis zur unendlich geringen Konzentration verdünnt werden. In der Tat werden einige ätherische Öle, etwa Eukalyptus und Sandelholz, auch in der Homöopathie verwendet, und zwar in durchaus substanziellen und nicht in unendlich kleinen Mengen (Boericke schlägt eine Dosis von 5 Tropfen Eukalyptusöl vor). Einige aromatische Substanzen, wie etwa Kampfer, werden in Form von Tinkturen verwendet, die auch einen »materiellen« Anteil an ätherischem Öl enthalten. Dies ist vielleicht nicht die echte Homöopathie, bei der wir es prinzipiell mit Potenzen zu tun haben. Wir können aber daran erkennen, wie sich Pflanzenheilkunde und Homöopathie in der Praxis überschneiden.

Die verordnete Dosis einer bestimmten Substanz ist ein sehr wichtiger Faktor, in der orthodoxen Medizin ebenso wie in der Homöopathie und auch in der Aromatherapie. Wenn man eine bestimmte Substanz in falscher Dosierung gibt, wird sie nicht die erwünschte therapeutische Wirkung zeigen, ja, sie kann sogar Schaden anrichten. Es ist möglich, daß manchmal sogar die genau entgegengesetzte Wirkung eintritt. Beispielsweise wirken Melissen- und Rosmarinöl entweder anregend oder beruhigend, je nach der angewandten Dosis. Eine hohe homöopathische Potenz hat oft die gegenteilige Wirkung einer substanziellen Dosis. Dies gehört sogar zu den Prinzipien, auf denen die Praxis der Homöopathie begründet ist.
Manches homöopathische Heilmittel enthält giftige Substanzen, etwa Arsen oder Blei, die aber nur in homöopathischen Dosen gegeben werden. Es gibt Essenzen (beispielsweise Senföl oder das Öl der Gaultherie), die auf Grund ihres hohen Giftgehalts kaum einmal innerlich angewandt werden. Sie könnten aber in sehr kleinen Dosen gegeben werden. Es hat sich gezeigt, daß Essenzen in bestimmter Dosierung bestimmte Wirkungen erzielen. Wir nehmen normalerweise an, daß diese Wirkungen nicht eintreten, wenn nicht genügend Öl verwendet wird. Samuel Hahnemann und seine modernen Anhänger haben uns aber gezeigt, daß jeder therapeutische Wirkstoff, ob tierischen, pflanzlichen oder mineralischen Ursprungs, im Körper wirkt, auch wenn man immer kleinere Dosen gibt. Allerdings kann sich die Art der Wirkung verändern.
Das Gebiet der homöopathischen Anwendung von Essenzen muß noch gründlicher untersucht werden, bevor man mit Sicherheit die Wirkung eines bestimmten Öls in einer bestimmten Potenz angeben kann. Bei einem potenzierten Heilmittel handelt es sich nicht einfach um eine Medizin, die bis zu einem bestimmten Grad verdünnt wurde; es ist schon ein wenig komplizierter. Da die Verwendung der Essenzen in homöopathischen Dosen noch nicht erprobt ist, muß man sie also eher in kleinen Mengen als in Potenzen geben. Im Kapitel über die Essenzen sind Empfehlungen für die Dosierung angegeben. Sie sollten den Leser jedoch nicht davon abhalten, weniger als die angeführten Mengen zu verwenden. Damit können unter Umständen gleich gute oder noch bessere Resultate auf geistiger und emotionaler Ebene erzielt werden; die rein physische Wirkung könnte aber schwächer sein. Dies bedeutet nicht, daß dieses bestimmte Öl nicht ausreichend wirksam ist und daß der Patient keinen Nutzen davon hat. Es zeigt lediglich, daß die Wir-

kung auf einer höheren, subtileren Ebene stattfindet. Es ist genau diese Wirkung und diese Art der Dosierung, mit der wir es bei der Aromatherapie-Massage zu tun haben. Wenn wir etwas ätherisches Öl in der Luft des Behandlungszimmers versprühen, tritt der gleiche Effekt auf.
An dieser Stelle wird sich vielleicht der eine oder andere fragen, warum man sich überhaupt die Mühe macht, aus einer Pflanze das ätherische Öl zu gewinnen, wenn man dieses dann in derart schwacher Konzentration verwendet, daß man genauso gut gleich die Pflanze selbst nehmen könnte. Es gibt dafür aber zum ersten leicht erkennbare praktische Gründe. Wenn man beispielsweise eine Rükkenmassage mit einer Handvoll Salbeiblätter ausführen sollte, hätte das wohl seine Nachteile.
Der zweite Punkt: Der Vorgang, wodurch man das Öl von der Pflanze trennt, entspricht der Potenzierung in der homöopathischen Medizin. Man zieht die feineren, subtileren, flüchtigen Kräfte der Pflanze heraus. Braunschweig fragt sich ebenfalls, warum man durch Destillation Wässer herstellt, wenn man die Pflanze selbst verwenden könnte. Seine Antwort lautet: »Um das Grobe vom Feinen zu trennen.«

Der Weg, den ein ätherisches Öl von der Aufnahme bis zur Ausscheidung durch den Körper nimmt, kann sehr unterschiedlich sein. Manche Öle werden durch die Lunge ausgeschieden, manche mit dem Urin, einige wenige durch die Haut und sehr viele auf mehr als einem Weg. Es gibt ätherische Öle, die im Körper eine chemische Veränderung erfahren, andere nicht. Auf dieser Reise können die Essenzen zum Teil von den Nieren, von der Leber oder anderen Organen aufgenommen werden. Der größte Teil des Knoblauchöls beispielsweise wird unverändert durch die Lunge ausgeschieden, der Rest mit dem Urin. Das Sandelholzöl wird in erster Linie mit dem Urin ausgeschieden.
Man kann die Essenzen in zwei große Wirkungsgruppen einteilen: die physiologisch und die psychologisch wirksamen. Die erste Gruppe wirkt direkt auf den physischen Organismus, die letztere über den Geruchssinn auf den Geist, von wo aus wiederum eine physiologische Wirkung hervorgerufen werden kann. Die zweite Wirkungsweise ist weniger gut vorauszubestimmen als die erste und variiert bis zu einem gewissen Grad von Patient zu Patient. Im folgenden Kapitel wird näher darauf eingegangen.

Die physiologische Wirkung ätherischer Öle kann wiederum in zwei große Gruppen unterteilt werden: diejenigen, die über das Nervensystem wirken (und vielleicht auch über das endokrine System) und diejenigen, welche direkt auf ein Organ oder Gewebe einwirken. Die beiden Wirkungsweisen sind ganz eigenständig, obwohl sie gleichzeitig stattfinden können. Es ist nicht immer leicht zu erkennen, mit welcher Art der Wirkung wir es gerade zu tun haben. Der psychologische Effekt kann zwar beim Tierversuch ausgeschlossen werden, aber selbst dann ist es nicht immer deutlich, ob die Wirkung nervös, direkt oder beides zugleich ist. Im folgenden Text werden die Bezeichnungen »nervös«, »direkt« und »psychosomatisch« benutzt, um die drei Wirkungsweisen zu unterscheiden. So kann die gleiche antispastische (krampflösende) Wirkung beispielsweise in einem Fall einem »nervösen« Einfluß zu verdanken sein, in einem anderen jedoch dem »direkten« Einfluß, je nach der Art des Öls.

Um die Wirkung der Öle auf den Körper genauer zu besprechen, ist es meiner Meinung nach am besten, jedes einzelne Organsystem nacheinander vorzunehmen. Ich habe die ganz offensichtlichen Aspekte der Wirkung nicht aufgeführt, sondern mich auf jene konzentriert, die ich für besonders interessant halte.

Das Verdauungssystem

Man könnte das Riechen als einen ersten Akt der Verdauung betrachten. Der Geruch der Nahrungsmittel regt den Fluß der Verdauungssäfte an, besonders wenn das Essen auch unseren Geschmackssinn anspricht. Der zweite Faktor ist dann der Geschmack der Speisen. Er regt weiter die Sekretion der Säfte an, besonders den Speichelfluß. Hier muß darauf hingewiesen werden, daß unsere Geschmacksknospen nur vier Grundgeschmacksrichtungen unterscheiden. Der größte Teil dessen, was wir im allgemeinen den Geschmack einer Speise nennen, ist tatsächlich ihr Geruch. Aus diesem Grund finden wir keinen Geschmack am Essen, wenn die Nase verstopft ist.

Je besser das Essen schmeckt (und riecht), um so größer ist der Genuß und um so besser wird es verdaut. Daher ist die Verwendung von Kräutern und Gewürzen in der Küche so weit verbreitet. Für Kräuter und Gewürze gilt das gleiche wie für ätherische Öle: Mit

Maßhalten kommt man zu den besten Ergebnissen. Wenn man zu große Mengen stark gewürzter Speisen zu sich nimmt, führt es zu einer starken Belastung der Verdauungsorgane und der Nieren. Maßvoll verwendet, unterstützen Kräuter und Gewürze jedoch die Verdauungstätigkeit. Alle Gewürze und viele Kräuter fördern den Fluß der Verdauungssäfte und verhindern Magenkrämpfe und Blähungen. Diese Eigenschaft verdanken sie ausschließlich ihrem Gehalt an ätherischen Ölen.

Die krampflösende, karminative (windtreibende) und verdauungsfördernde Wirkung der ätherischen Öle ist wohl bekannt. Viele Essenzen werden noch heute gerade wegen dieser Eigenschaften in den amtlichen Arzneibüchern geführt. Dieses Thema war auch Gegenstand einer japanischen Untersuchung, die 1963 durchgeführt wurde. Man testete die Wirkung von Pfefferminze, Fenchel, Kardamom und noch einige andere Essenzen auf präpariertem Darmgewebe von Mäusen. Die Wissenschaftler beschäftigten sich nicht mit der Anregung der Sekretion von Verdauungssäften, sondern mit der Beschleunigung der Magen-Darm-Tätigkeit und dem Abgang von Gasen. Eine solche Beschleunigung wurde nicht beobachtet. Im Gegenteil, in manchen Fällen kam es sogar zu geringfügigen Verzögerungen. Die Öle erwiesen sich jedoch als ausgesprochen krampflösend. Das interessanteste an diesem Bericht ist die Schlußfolgerung, daß die Wirkung ätherischer Öle auf den Körper des Menschen wahrscheinlich einem Sekundäreffekt über den Geruchs- und Geschmackssinn zuzuschreiben ist.

Ein in Italien veröffentlichter Aufsatz aus dem Jahre 1925 beschreibt die Speichelabsonderung und die Wirkung ätherischer Öle auf diese Sekretion beim Menschen. Gleich anfangs wird festgestellt, daß bei der Speichelabsonderung des Menschen ständig Phasen der Sekretion mit solchen der Nichtsekretion abwechseln. Dies geschieht unabhängig von irgendwelchen äußeren Einflüssen wie etwa Gerüchen. Unter solchem Einfluß ist zwar eine Schwankung gerade noch wahrnehmbar, aber sie findet auf einer höheren Ebene statt. Dabei wird die Sekretion stärker. Das ätherische Öl von Gewürznelken, Lavendel, Minze und Rosmarin erwies sich als besonders anregend auf die Speichelabsonderung. Diese Wirkung tritt auch dann ein, wenn die Nervenenden der Zunge betäubt wurden, so daß der Geschmackssinn ausgeschaltet war. Die Ergebnisse schwankten und hängen offensichtlich davon ab, ob die Tests für den einzelnen angenehm oder unangenehm sind. Dies ist ganz

offensichtlich ein psychosomatischer Effekt. Dafür scheint der Geruchssinn wichtiger zu sein als der Geschmackssinn.
In diesem Bericht wird zwar nur die Speichelabsonderung untersucht, aber es ist denkbar, daß das gleiche auch für die anderen Verdauungssäfte zutrifft. Wie der japanische Artikel andeutet, ist die verdauungsfördernde Wirkung der ätherischen Öle vor allem ihrer Wirkung auf den Geruchssinn zuzuschreiben. Der krampflösende Effekt jedoch, der ohne weiteres im Tierversuch zu demonstrieren ist, scheint eher eine physiologische Wirkung zu sein.
Einige ätherische Öle haben einen laxatierenden (abführenden) Effekt. Die Wirkung ist relativ mild und zeigt sich als eine Verstärkung der Peristaltik (fortschreitende Kontraktionen des Darmes bzw. des gesamten Verdauungstraktes). Es ist nicht klar, ob die Wirkung über das Nervensystem oder direkt erfolgt. Es scheint, als ob zumindest einige der Öle über das Nervensystem wirksam werden. Dazu gehören Kampfer, Zimt, Fenchel, Majoran und Rosmarin. Sie können bei Verstopfung, Blähsucht und ungenügendem Tonus des Darmes (Erschlaffung) nützlich sein.
Die gegenteilige Wirkung, nämlich eine Reduzierung des Spannungszustandes der glatten Muskeln, wird bei einer großen Anzahl von Essenzen beobachtet.
Thymianöl hat die seltene Eigenschaft, Störungen der Adrenalin-Ausscheidung auszugleichen. Melisse, Salbei, Thymian gehören zu den Ölen, welche den Acetylcholin-Haushalt regulieren. Man weiß, daß die Wirkung von Melisse und Salbei über das Nervensystem erfolgt, während man Muskatellersalbei (Salvia sclarea), Gewürznelken, Fenchel, Pfefferminz, Rose und Thymian eine direkte Wirkung zuschreibt. Nelkenöl wirkt der Übersäuerung des Magens entgegen, indem es den pH-Wert des Magensaftes erhöht. Da diese Wirkung auf dem Engenol-Gehalt des Öls beruht, können ähnliche Wirkungen auch mit dem Öl des schwarzen Pfeffers und mit Zimtöl erzielt werden.
Die Medikamente zur Behandlung von Verdauungsstörungen werden oral verabreicht, aber auch als Einlauf, durch eine Wirbelsäulenmassage mit aromatischen Essenzen, ganz besonders im Bereich des Rücken- und Lendenwirbels, sowie mit Hilfe von Kompressen auf Magen und Bauch.

Das Herz-Kreislauf-System

Zu diesem System gehören Herz, Blutgefäße und Milz. Man glaubt, daß die Milz die verbrauchten roten Blutkörperchen abbaut. Sie bildet auch die Lymphozyten und wirkt als eine Art Blutreservoir. Unter normalen Umständen zieht sich die Milz im Abstand von etwa zwanzig bis dreißig Sekunden rhythmisch zusammen. Es gibt eine ganze Reihe von Faktoren, die den Blutdruck beeinflussen, einer davon ist die Kontraktion der Milz-Blutgefäße und der Milz ganz allgemein. Einige Öle, etwa Kalmus, verursachen eine Erweiterung der Milzgefäße und führen auf diese Weise zur Herabsetzung des Blutdrucks. Die Wirkung des Kalmus ist besonders interessant, denn es hat nicht den Anschein, daß sie nervösen Mechanismen zuzuschreiben ist. Ebenso wie den Blutdruck reduziert Kalmus auch die Körpertemperatur und wurde im Tierversuch bei Hunden erfolgreich gegen Vorhofflimmern eingesetzt. Es scheint eine antispastische Wirkung auf das Herz zu haben, ebenso wie Melissenöl und Neroliöl. Diese Öle können bei Herzklopfen, Herzkrämpfen, Schockzuständen usw. eingesetzt werden. Einige andere Öle erzeugen Unter- oder Überdruck, indem sie eine Erweiterung oder Kontraktion der Blutgefäße bewirken. Diese Wirkung erfolgt im allgemeinen über das vegetative Nervensystem. Kampferöl zeigt eine dem Kalmus genau entgegengesetzte Wirkung. Man setzt es als herzstimulierendes Mittel ein, zur Vasokonstriktion (Gefäßverengung), wenn der Blutdruck erhöht werden soll. Der Versuch der Wiederbelebung von Fröschen nach Herzstillstand mittels verschiedener Stoffe gelang besser bei einer Gruppe von Tieren, die mit Kampfer behandelt wurde, als in den Kontrollgruppen; die wiederhergestellte Aktivität hielt länger an. Ysopöl hat eine tonisierende Wirkung und verursacht zuerst ein Ansteigen, danach einen Abfall des Blutdrucks.

Einige Öle der Yang-Gruppe regen die Zirkulation an, erzeugen Wärme und bewirken die Erhöhung zu niedriger Körpertemperatur. Dazu gehören Benzoe, Kampfer, Zimt, Wacholder, Salbei und Thymian. Die Öle des Lavendels und der Rosenpelargonie erzeugen schon in kleinsten Mengen arterielle Hypotonie (Unterdruck) und vermindern die Oberflächenspannung des Blutes.

Die Behandlung erfolgt oral, mit Kompressen in der Herzgegend, durch Massage der Wirbelsäule, besonders im Bereich des Dorsalwirbels, sowie durch aromatische Bäder.

Ebenso wie die Milz Lymphozyten erzeugt, bildet sie auch Antikörper und Antitoxine gegen Infektionen. Das lymphatische System ist sozusagen das Abfallbeseitigungssystem des Gewebes. Der Kampf gegen Infektionen findet vor allem in den Lymphknoten statt. Nach einer amerikanischen Studie aus dem Jahr 1958 kam man im Laborversuch über die antibakterielle Wirksamkeit von 35 ätherischen Ölen, 5 durch die Infusionsmethode gewonnenen Ölen und 95 Kombinationen dieser Öle zu interessanten Ergebnissen. Die Öle wurden gegen fünf Bakterien getestet. Keines der Infusionsöle zeigte eine antibakterielle Wirkung, und der Zusatz von fetten Ölen zu den Essenzen ergab, daß dadurch ihre Wirksamkeit beträchtlich herabgesetzt wurde. Die Mischungen bestanden aus jeweils zwei oder drei verschiedenen Ölen. Von den einzeln angewandten Essenzen besaßen Zimt, Eukalyptus und Oreganum (wilder Majoran) die stärkste Wirkung. Ganz allgemein erwiesen sich die Essenzen als wirksamer gegen grampositive Erreger als gegen gramnegative. Von den 47 Kombinationen aus zwei ätherischen Ölen zeigte keine eine gesteigerte antibakterielle Wirkung, dagegen war bei 45 der Kombinationen eine Milderung der Aktivität zu beobachten. Von den 15 Kombinationen aus drei Ölen fand man drei, die eine stärkere antibakterielle Wirksamkeit besaßen als die einzelnen Essenzen.
Nach diesen Ergebnissen hat es den Anschein, als ob man Essenzen, die als antibakterielle Wirkstoffe verwendet werden sollen, nicht mit pflanzlichen Fettölen mischen darf. Wenn wir mehrere Essenzen miteinander kombinieren, dann wird ihre antibakterielle Kraft sogar reduziert, also erscheint es klüger, eine einzelne Essenz einzusetzen, deren Wirkung man kennt.
Andererseits muß bedacht werden, daß die Ergebnisse aus der klinischen Erfahrung überzeugender sind als *in vitro*-Tests im Labor. Ich habe bei der Behandlung einer großen Anzahl von Halsinfektionen (einige davon waren chronisch) ätherische Öle äußerlich angewandt, die entweder in Wasser oder in Öl gelöst waren. In den meisten Fällen erzielte ich schnell ein positives Ergebnis. Die Öle, die ich verwendete, hatten vielleicht eine nur schwach antibakterielle Wirkung, aber sie waren ein ausgezeichnetes Heilmittel für den Zustand gerade dieses Patienten. Ich führte die Behandlung auf diese Weise durch, ob dies nun in Einklang stand mit den *in vitro*-Tests oder nicht. Ich vermute, daß diese

Heilmittel den natürlichen Abwehrmechanismus des Körpers auf irgendeine Art stärken.
Man ist allgemein der Ansicht, daß ätherische Öle die Leukozytose (Vermehrung der weißen Blutkörperchen) anregen. Rovesti spricht (1971) von »kürzlich durchgeführten Experimenten von großer Bedeutung in bezug auf die anregende Wirkung und die Vermehrung der weißen Blutkörperchen, die durch Essenzen im allgemeinen bewirkt wird. Dabei hat sich Lavendel als eine der wirksamsten gezeigt. Bei Bergamott- und Zitronenöl *erfolgt dies durch Inhalation oder kutane Absorption besser als oral*«. Er erwähnt, daß dieser Mechanismus zur Anregung der organischen Abwehrkräfte bereits Kobert um die Jahrhundertwende bekannt war, ebenso Benedicenti, einem der unmittelbaren Vorgänger Rovestis: »Benedicenti sah voraus, daß Medikamente mit den Wirkstoffen der ätherischen Öle von Bergamott, Lavendel und Zitrone die ›heilende Leukozytose‹ bei Infektionen verschiedener Art anzuregen vermögen.«
Ein Artikel von Y. Ruckebusch und H.M. Gattefossé (1964) spricht über die »phagozytische« Wirkung von ätherischen Ölen. Damit ist ihre Kraft zur Anregung der Phagozytose (Fähigkeit der Phagozyte oder Freßzellen, Bakterien, abgestorbene Gewebeteile etc. in sich aufzunehmen und zu vernichten) gemeint: »Diese phagozytische Eigenschaft findet man in allen Essenzen. Wenn man sie bei eiternder, verletzter oder gesunder Haut anwendet, bewirken sie ein schnelles Verschwinden der entsprechenden (mikrobiellen) Phänomene und eine völlige Vernarbung«. Die Autoren erwähnen, daß alle ätherischen Öle diese Eigenschaft in unterschiedlicher Stärke besitzen, ganz besonders wirksam sei aber das Öl der Terebinthe (Terpentinbaum, Pistacia terebinthus).
Dr. Valnet erwähnt drei ätherische Öle (Kamille, Zitrone, Thymian), die besonders stark die Leukozytose anregen. Okanishi verweist (1928) auf das Öl von Kiefernnadeln, Sandelholz und Kuskusgras (Vetivera zizanioides, indisches Sumpfgras).
Es ist selbstverständlich, daß ätherische Öle neben ihrer deutlich antiseptischen Wirkung auch die Fähigkeit besitzen, die natürliche Abwehr des Körpers gegen Infektionen zu stärken. In dieser Hinsicht sind sie von Nutzen in der Prophylaxe und können im Falle einer Epidemie helfen, deren Ausbreitung einzudämmen. Besonders wertvoll wären sie für die Luftreinigung in Kliniken und Krankenhäusern. Zu diesem Zweck setzte man sie auch in französischen Spitälern und Schulen zu Beginn dieses Jahrhunderts ein.

Essenzen regen ganz allgemein sowohl die Leukozytose als auch die Phagozytose an. Obgleich einige Öle eine mehr allgemeine Wirksamkeit besitzen (Bergamott, Lavendel etc.) könnte es sein, daß bestimmte Öle bei bestimmten Personen besser wirken, je nach ihrem körperlichen und geistigen Befinden.

Die Atmung

In diesem Zusammenhang interessiert die antiseptische, krampf- und schleimlösende Wirkung der ätherischen Öle. Als Antiseptika können sie bei allen Arten von infektiösen Erkrankungen der Atemwege angewandt werden. Für den allgemeinen Gebrauch sind Bergamott-, Zimt- und Eukalyptusöl am wertvollsten. Bergamottöl ist wirksam gegen den Diphteriebazillus, ebenso wie Knoblauchöl. Kampferöl hat sich als wirkungsvoll bei durch Pneumokokken hervorgerufenen Erkrankungen erwiesen, wie etwa Lungenentzündung. Wir kennen verschiedene Grippeerreger. Russische Forschungsergebnisse aus dem Jahr 1973 zeigen, daß bestimmte Eukalyptusöle *in vitro* gegen die Grippeviren A_2 und A wirksam sind. Für die allgemeine Anwendung bei Grippe haben sich Zimt, Eukalyptus und schwarzer Pfeffer als nützlich erwiesen.
Eine wissenschaftliche Untersuchung der krampflösenden Wirkung ätherischer Öle, darunter Muskatellersalbei, Fenchel, Pfefferminze, Rose und Thymian, wurde 1968 in Bulgarien durchgeführt. Alle Öle zeigten eine krampflösende Wirkung auf die glatte Muskulatur bei einer Konzentration von 50 bis 100 γ/ml (Mikrogramm pro Milliliter). Konzentrationen von weniger als 10 γ/ml blieben wirkungslos. Es zeigte sich, daß eine 5%ige Lösung der ätherischen Öle von Muskatellersalbei und Thymian das Atemvolumen vergrößert und den Blutdruck senkt. Man glaubt, daß die antispastische Wirkung hauptsächlich auf direktem Weg einsetzt.
Des weiteren entdeckte man, daß Kampferöl ganz allgemein die Atmung anregt und die Atemkapazität steigert.
Im Jahre 1946 wurde von den beiden Kanadiern E.M. Boyd und G.L.Pearson eine wissenschaftliche Untersuchung über die schleimlösende und auswurffördernde Wirkung verschiedener ätherischer Öle durchgeführt. Dazu gehörten Eukalyptus und Zitrone, die man Meerschweinchen durch eine Magensonde gab. Man fand, daß die Menge der aus den Luftwegen abgegebenen Flüssigkeit sich erhöhte. Die stärkste Wirkung zeigte eine Dosis von 50 mg pro kg

Körpergewicht, das entspricht etwa 3 bis 4 g einer Essenz für einen Erwachsenen Menschen von etwa 150 Pfund Körpergewicht, also eine ausgesprochen hohe Dosis. Die Wirkung des Expektorans erfolgte eher direkt als nervös.

Boyd veröffentlichte 1968 die Ergebnisse einer ähnlichen Forschungsarbeit, die er diesmal mit E. P. Sheppard unternommen hatte. Sie kamen zu dem Schluß, daß durch Eukalyptusöl eine von der Dosis abhängige Steigerung der aus dem Respirationstrakt abgegebenen Flüssigkeitsmenge hervorgerufen wird. Es waren jedoch so hohe Dosen nötig, um eine befriedigende Sekretion zu erreichen, daß es zur lokalen Entzündung der Schleimhaut kam.

1970 unternahmen Boyd und Sheppard einen Versuch, bei dem sie Kaninchen Inhalationen mit Zitronenöl verabreichten. Man fand, daß durch das Zitronenöl die Abgabe von Flüssigkeit aus dem Atemtrakt gesteigert wurde, ebenfalls die Schleimkonzentration. Die Wirkung schien durch eine lokale Sekretion der sekretorischen Zellen hervorgerufen zu werden und war daher eine direkte. Die bei diesem Versuch angewandte Dosis ist besonders interessant und unterscheidet sich grundsätzlich von den Mengen, die in den zuvor beschriebenen Experimenten eingesetzt wurden. Die verabreichte Menge lag gerade unterhalb der Dosis, die einen wahrnehmbaren Zitronenduft der Atemluft bewirkt und betrug 0,00068 g für einen Erwachsenen von etwa 150 Pfund Körpergewicht. Das entspricht etwa dem dreißigsten Teil eines Tropfens Zitronenöl. Wurde die Dosis soweit erhöht, daß der Duft wahrnehmbar wurde, dann nahm die schleimlösende Wirkung ab.

Das Experiment von 1946, bei dem auch Zitronenöl verwendet wurde, führte zu dem Schluß, daß eine sehr hohe Dosis nötig ist und geringere Mengen weniger Wirkung zeigen. Die Untersuchung von 1970 kam zu dem Resultat, daß eine extrem geringe Menge Zitronenöl ebenfalls wirkungsvoll ist und daß größere Mengen ohne Wirkung bleiben. Der einzige und wichtige Unterschied besteht darin, daß in dem früheren Versuch das Öl durch einen Schlauch in den Magen gelangte und daß man 1970 eine Dampfinhalation anwandte. Im Versuch von 1968 wurden die Öle jedoch ebenfalls durch Einatmen von Dampf verabreicht und die Ergebnisse bei größeren Dosen waren ähnlich wie bei der Studie aus dem Jahr 1946. Man kann nur annehmen, daß hier so etwas wie ein homöopathisches Phänomen vorliegt, wobei sehr geringe Mengen genauso wirksam sind wie große Mengen.

Die Anwendung ätherischer Öle gegen Erkrankungen der Luftwege erfolgt oral, durch Inhalation, durch Massage entlang der Wirbelsäule, besonders in der Gegend des Hals- und Rückenwirbels, und durch lokale Kompressen.

Der Harntrakt

Die Öle von Wacholder, Salbei, Sandelholz und Thymian sind wirksam bei einer Infektion des Harntraktes mit dem Erreger Staphylococcus aureus. Die gleichen Öle, dazu noch Kampferöl, sind gute Diuretika (harntreibende Mittel). Wacholderöl fördert die Filterwirkung der Glomeruli und steigert auch die mit dem Harn ausgeschiedenen Mengen an Kalium-, Natrium- und Chlorverbindungen. Bei Versuchskaninchen mit experimenteller Glomerulonephritis wurden die hohen Blutharnstoffwerte reduziert, indem man eine wässerige Lösung von Kamillenöl durch einen Magenschlauch einführte. Gatti und Cajola berichten, daß Sandelholz wirksam ist bei Hämaturie (Auftreten von Blut im Urin), deren Ursache eine Fehlfunktion der Nieren ist. Es gibt Essenzen, besonders Kamille und Geranie, die imstande sind, Harnsteine aufzulösen.
Die Anwendung der Essenzen erfolgt oral, als Sitzbad, durch Massage der Lumbal-Sakral-Gegend (Bereich des Lendenwirbels und des Kreuzbeins) und durch örtlich aufgelegte Kompressen.

Die Fortpflanzungsorgane

Im Jahre 1974 gab es in den USA 750000 bekannte Fälle von Gonorrhöe (Tripper). Bereits 1930 hatten Collier und Nitta entdeckt, daß Bergamottöl in einer Verdünnung von 1:600 gegen den Gonokokkus wirksam ist. Obgleich Sandelholzöl keinen Einfluß auf diesen Erreger hat, ist es doch sehr nützlich bei der Behandlung von Gonorrhöe. Man braucht nicht unbedingt einen antibakteriellen Wirkstoff, um eine Infektion zu heilen.
Es ist noch nicht klar, auf welche Weise menstruationsfördernde Essenzen den Körper beeinflussen. Das Öl der Poleiminze und das Sabinaöl (vom Sadebaum), das eine stärkere Wirkung besitzt als Poleiminze, aber zugleich stark giftig ist, zeigten keine anregende Wirkung auf den exzidierten Uterus. Man beobachtete dagegen,

daß sie Kontraktionen hemmen. Es wird angenommen, daß ihre Wirkung auf einer konstitutionellen Vergiftung oder einer Reizung des Magen-Darm-Traktes beruht. Dies würde jedoch noch nicht erklären, warum sie bereits wirksam werden, wenn man sie äußerlich oder in relativ geringen Dosen anwendet. Es scheint wahrscheinlicher, daß die Wirkung über das Nervensystem einsetzt oder vielleich einem indirekten Einfluß auf den Hormonhaushalt zuzuschreiben ist.

Verbunden mit der menstruationsfördernden Wirkung ist der wehenanregende Effekt bestimmter Öle. Sie unterstützen die Auslösung der Wehentätigkeit und die Einleitung der Geburt, indem sie die Uteruskontraktionen anregen, und tragen so dazu bei, eine schnelle und relativ schmerzlose Geburt zu ermöglichen. Es ist in vielen Fällen besser, gerade bei diesem Anlaß den natürlichen Wirkstoffen den Vorzug zu geben vor chemischen Medikamenten oder Hormonen, denn sie sind wesentlich sicherer und unterstützen den natürlichen Verlauf der Geburt, anstatt ihn zu einer erzwungenen, oft überstürzten Angelegenheit zu machen. Synthetisches Oxytocin (uteruswirksames Hormon), das sehr häufig angewandt wird, um die Wehen herbeizuführen, kann derart heftige Kontraktionen hervorrufen, daß die Mutter unter starken Schmerzen zu leiden hat. In diesem Fall wird dann wiederum ein schmerzstillendes Mittel gegeben. Das Baby leidet unter der unnatürlich starken Wehentätigkeit und wird meist sehr viel schneller geboren, als es unter normalen Umständen der Fall wäre. Diese beiden Faktoren tragen dazu bei, die ohnehin traumatische Erfahrung des Geburtsvorganges für das Baby noch zu verschlimmern. Die starken Schmerzmittel haben zur Folge, daß das Baby bereits benommen und betäubt auf die Welt kommt. Es hat sich gezeigt, daß viele Kinder in den ersten Lebensjahren weniger munter und lebhaft sind. Außerdem kommt es häufiger zu Stillschwierigkeiten, wodurch die Mutter-Kind-Beziehung dauerhaft gestört werden kann.

Während der Einleitung des Geburtsvorganges werden die Auswirkungen auf das Baby ständig überwacht. Zeigt es ungünstige Reaktionen, dann wird üblicherweise sofort ein Kaiserschnitt durchgeführt. Nach der Geburt wird dann wiederum ein chemisches Medikament verabreicht, damit die Nachgeburt abgeht. Ich staune nur über die Tatsache, daß heute die meisten Entbindungen im Krankenhaus erfolgen und man sich einfach daran gewöhnt hat, daß dort die Wehen so eingeleitet werden, daß die Geburt zu einer Tageszeit

stattfindet, die besonders den Bedürfnissen des Krankenhauspersonals entgegenkommt. Ist es möglich, sich noch weiter von der Natur zu entfernen?
Öle mit wehenfördernder Wirkung können als Kompressen auf den Unterleib angewandt, durch Massage am unteren Teil des Rückens eingerieben oder auch oral gegeben werden.
Viele aromatische Substanzen, besonders die stark anregend wirkenden, gelten als Aphrodisiaka, obgleich ich keinerlei klinische Untersuchungen auf diesem Gebiet kenne. Nach der üblichen Definition ist ein Aphrodisiakum ein Mittel, das den Geschlechtstrieb anregt, manchmal in Verbindung mit einer Steigerung der Potenz. Diese beiden Wirkungen stehen zwar in einem gewissen Zusammenhang, es kann aber durchaus der eine Faktor fehlen, ohne daß der andere beeinträchtigt ist. Bekannte Aphrodisiaka sind Jasmin, Sandelholz und Ylang-Ylang (Canangium odoratum). Offensichtlich spielt dabei der Duft eine wichtige Rolle. In den meisten Fällen von Impotenz oder Frigidität findet man einen Zusammenhang mit psychischen Problemen.
Bei Störungen im Bereich der Fortpflanzungsorgane können ätherische Öle oral, als Massage, Sitzbäder oder Vaginalspülungen verabreicht werden.

Das endokrine System

Es gibt grundsätzlich zwei Möglichkeiten, durch ätherische Öle die endokrine Funktion (Funktion der Drüsen mit innerer Sekretion) zu beeinflussen. Einmal können sie bestimmte Drüsen anregen und dadurch deren Hormonabsonderung normalisieren. Zum zweiten können sie gewissermaßen selbst hormonähnlich wirken. Dr. Valnet erwähnt die Öle von Basilikum, Geranie, Kiefer, Rosmarin und Salbei, die anregend auf die Nebennierenrinde wirken. Gattefossé sagt darüber: »Es ist heute bekannt, daß Minze die Sekretion der Hypophyse anregt.« Jasmin könnte einen ähnlichen Einfluß haben. Es war mir nicht möglich, irgendeinen weiteren Beweis für die anregende Wirkung von Essenzen auf die Drüsen ausfindig zu machen, obgleich ich sicher bin, daß alle Drüsen mit innerer Sekretion von einem oder mehreren ätherischen Ölen zu beeinflussen sind, ob auf direktem oder indirektem Weg. Der deutlich ausgeprägte Einfluß aromatischer Öle auf die Emotionen, ihr aphrodisi-

scher Effekt und ihre Wirkung auf das Nervensystem scheinen auch einen Einfluß auf das endokrine System anzuzeigen.
Erst in letzter Zeit wurde das Interesse der Hersteller natürlicher Kosmetika für pflanzliche Hormone oder Phytohormone geweckt, da diese günstig auf die Haut wirken. Man hat jahrelang der verjüngenden Wirkung wegen tierische Hormone in Hormoncremes verarbeitet. Leider haben diese gelegentlich unerwünschte Nebenwirkungen. Man berichtete, daß ein übermäßiger Gebrauch dieser Cremes ein unschönes, aufgedunsenes Aussehen der Haut verursachen kann. Die pflanzlichen Hormone scheinen eine vielseitig verwendbare und sichere Alternative zu bieten. Sie haben außerdem den Vorteil, daß sie nicht von allen gemieden werden, denen der Gedanke zuwider ist, sich eine Substanz ins Gesicht zu streichen, die von toten Tieren gewonnen wurde.
Als Phytohormone betrachtet man heute im allgemeinen Substanzen, die in den Pflanzen vorkommen und chemisch den tierischen Hormonen ähnlich sind. Ihre mögliche Anwendung als Heilmittel wurde noch nicht ernsthaft in Erwägung gezogen. Man weiß auch wenig über ihre physiologische Wirkung im Vergleich mit tierischen Hormonen. Manchmal sind die Phytohormone im ätherischen Öl der Pflanze enthalten. Man findet sie in Pollenauszügen, Eukalyptus, Fenchel, Hopfen, Löwenzahn, Knoblauch, Süßholzwurzeln, Sarsaparilla, Ginseng und vielen anderen Pflanzen. Sarsaparilla enthält Testosteron, *Vitex agnus castus* (Abrahamsstrauch) hat eine ähnliche Wirkung wie Progesteron, und Hopfen ist reich an Östrogen. Bei Weidetieren kommt es manchmal zu Schwierigkeiten bei der Befruchtung, wenn sie größere Mengen einer bestimmten Pflanze fressen. Man hat auch beobachtet, daß bei Hopfenpflückerinnen Störungen des Menstruationszyklus auftraten.
Viele Pflanzen enthalten Östrogene. Oestriol oder Oestron hat man auch in Weidenkätzchen gefunden, und Follikelhormone sind in Knoblauch, Ginseng, Hopfen, Süßholzwurzeln und im Hafer vorhanden. Eine östrogenartige Wirkung wurde nachgewiesen im ätherischen Öl von Anissamen, Fenchel, und in geringerem Ausmaß auch im Eukalyptus. Anis und Fenchel werden schon seit uralter Zeit als milchtreibende Mittel verwendet. Bei den meisten phytohormonhaltigen Pflanzen handelt es sich um aromatische Kräuter. Obgleich die Phytohormone nicht immer im ätherischen Öl der Pflanze enthalten sind, besteht die Möglichkeit, daß die Essenzen doch einen gewissen Einfluß auf den Hormonhaushalt haben. Jas-

minöl ist noch nicht untersucht worden. Es scheint jedoch eine starke hormonelle Wirkung zu besitzen.
Gattefossé sieht die pflanzlichen Hormone in einem etwas anderen Licht und möchte sie nicht mit den tierischen Hormonen vergleichen. Er schreibt die Entdeckung und Identifizierung der Phytohormone einem gewissen Gavrilovitch zu, der eine Einteilung in drei Kategorien vornahm:

1. männliche und weibliche Blüten-(Geschlechts-)Hormone
2. Embryonale (germinative = keimentwicklungsfähige) Hormone
3. Wachstumshormone

Man ist der Meinung, daß diese Hormone besonders in solchen Pflanzen vorkommen, die sehr auffallende Fortpflanzungsorgane besitzen. Gattefossé zeigte die gegenseitige Abhängigkeit und das enge Ineinandergreifen dieser Hormone, die mit dem Zusammenspiel der tierischen Hormone verglichen werden könnten. Wenn zum Beispiel das Geschlechtshormon seine größte Kraft besitzt, ist die Wirksamkeit der anderen Hormone beträchtlich herabgesetzt und umgekehrt. So wird der gesamte Hormonspiegel stets konstant gehalten. Pflanzenhormone stehen noch aus anderen Gründen in enger gegenseitiger Beziehung. Die Keimhormone verursachen die Bildung der Wachstumshormone, diese rufen die Bildung der Sexualhormone hervor, welche wiederum die Keimhormone anregen. So findet ein ständiger Zyklus der Hormone statt, der selbst wieder durch ein noch unbekanntes Hormon geregelt werden könnte. Wäre es nicht möglich, daß dieses »unbekannte Hormon« das ätherische Öl sein könnte?
Über ihren Einfluß auf die Haut sagt Gattefossé:

> »Ob direkt auf der Haut oder über die Schleimhäute, zeigen sie eine starke Wirkung, es kommt zu einer bemerkenswerten Straffung der Haut, sie regen den Metabolismus der Hautzellen an und entfalten eine verjüngende Kraft. Blütenhormone regulieren talgige Ausscheidungen und erweisen sich bei so unterschiedlichen Problemen wie trockener und fetter Haut als wirksam.«

Das Gebiet der Phytohormone ist ein faszinierendes Thema und verdient es, noch wesentlich gründlicher erforscht zu werden, als dies bisher geschehen ist. Endokrine Störungen zeigen sich buchstäblich bei jeder Art von Erkrankung. Die Möglichkeit, direkt mit Pflanzenextrakten oder ätherischen Ölen etwas dagegen tun zu können, wäre mehr als interessant. Obgleich Essenzen nicht immer Hormone enthalten, hat es den Anschein, als ob viele eine regulierende Wirkung auf den Hormonspiegel ausüben. Dieser Einfluß ist in manchen Fällen von größerem Nutzen als die direkte Anwendung von Phytohormonen selbst.

Abschließend möchte ich eine wissenschaftliche Untersuchung über die Milchabsonderung bei Ziegen erwähnen, die in Deutschland durchgeführt wurde. (Die Milchabsonderung ist nur auf direktem Weg durch Hormone zu beeinflussen, obgleich andere Faktoren eine indirekte Wirkung haben könnten.) Man untersuchte die Wirkung von Fenchelöl, Kochsalz, Arsen und des Aussehens des Grases. Man fand, daß Salz und Fenchelöl einen günstigen Einfluß haben, sowohl was die Gesamtmenge der Milch betrifft als auch in bezug auf deren Fettgehalt. Arsen und die optische Wirkung des Grases hatten praktisch keinen Einfluß. Der Autor des Berichtes, G.Fingerling, glaubt, daß entweder der Geruchs- oder der Geschmackssinn für eine Beeinflussung der Milchproduktion verantwortlich ist.

Das Nervensystem

Es ist sehr schwierig, die ätherischen Öle nach ihrer unterschiedlichen Wirkung auf das Nervensystem einzuteilen, denn es gibt nur wenig detaillierte Informationen über dieses Thema. Bisher scheint sich noch niemand eingehend mit diesem Gebiet befaßt zu haben. Außerdem besitzen viele ätherische Öle sowohl anregende als auch beruhigende Eigenschaften. Wenn man also eine Essenz einfach als »stimulierend« oder »sedierend« einstufen würde, dann könnte es irreführend und verwirrend sein. Leider ist aber der Gebrauch solcher Bezeichnungen bei der Erörterung dieses Themas unvermeidlich.

Die alten Pflanzenkundigen zählten die meisten aromatischen Substanzen zur heißen, trockenen Kategorie, und man hielt sie seit jeher für anregend. Sie wurden oft bei nervlich bedingten Erkrankungen verordnet, wie etwa bei der »Fallsucht«, Melancholie und Lähmungen. In früherer Zeit wurden aromatische Substanzen auch dazu verwendet, bei solchen Menschen »böse Geister« auszutreiben, die tatsächlich an einem Nerven- oder Gemütsleiden erkrankt waren.

Gatti und Cajola teilten die Öle im wesentlichen in anregende und beruhigende ein. Zur ersten Gruppe rechneten sie die Öle von Zeder, Kardamom, Fenchel, Zimt, Zitrone und Ylang-Ylang; zur zweiten die Öle vom Kajeputbaum (Melaleuca laucadendron), Kamille, Melisse und Pfefferminze. Spätere Untersuchungen haben ergeben, daß Pfefferminzöl in großen Dosen betäubend wirkt, kleine Mengen dagegen besitzen eine eher anregende Wirkung.

Anregende aromatische Substanzen wurden traditionsgemäß bei Depressionszuständen verwendet, bei Schwäche und Erschöpfung sowie bei Beschwerden, die mit mangelhafter Funktion der Nerven zusammenhängen (Lähmungen, Verlust der Stimme usw.). Sie wurden auch angewandt für alle Erkrankungen, die auf Erkältung zurückzuführen sind. Obgleich man dies immer auf eine physische Erkältung bezieht, könnte es ebensogut für die Kälte im emotionalen Bereich gelten. Vielen aromatischen Stoffen, besonders Rosmarin, schrieb man einen günstigen Einfluß bei Gedächtnisverlust und geistiger Schwäche und Erschöpfung zu. Daniel McKenzie weist darauf hin, daß dies der Wirkung bestimmter Düfte zu verdanken ist, die uns an vergangene Ereignisse erinnern. Dies gilt jedoch eher dann, wenn das Erinnerungsvermögen wieder geweckt werden soll und eine allgemeine geistige Schwäche (Unfähigkeit zur Konzentration usw.) vorliegt, die durch direkte Anregung der Gehirntätigkeit überwunden werden kann. Genau diese Wirkung ist mit dem Wort »cephalisch« (wörtlich »den Kopf betreffend«) gemeint, obgleich diese Bezeichnung auch für physische Erkrankungen im Kopfbereich gebraucht wird.

Daß beruhigende Essenzen gegen Hysterie, Schlaflosigkeit und Nervosität eingesetzt werden können, wurde durch verschiedene neuere Untersuchungen bestätigt. »Kamillenöl... verringert die spontane Aktivität von Mäusen« (Kudrzycka-Bieloszabska, 1966). »Es wurden Experimente mit 126 Mäusen zur Untersuchung der motorischen Aktivität durchgeführt, über die Stellung der Augenlider und den allgemeinen Zustand nach der i.p.-Injektion (Einspritzung durch das Bauchfell) einer 5%igen Emulsion von ätherischen Ölen... beobachtet wurde eine allgemeine Depression ohne Ataraxie« (Shipochliev, 1968). Zu den bei dieser Untersuchung verwendeten Ölen gehörten Basilikum, Scharlachsalbei, Fenchel, Geranie, Majoran und Rose. Eine Studie über die Wirkung von Majoran auf das autonome Nervensystem (Caujolle und Franck, 1945) führte zu folgenden Ergebnissen:

»Parasympathische Wirkungen: Das Öl, intravenös injiziert, steigert die beruhigende Wirkung auf das Herz bei Druck auf die Augäpfel und die gefäßerweiternde Wirkung der elektrischen Stimulation des Heringschen Nervs (Heringscher Reflex).
Sympathische Wirkungen: Verringerung der hypertensiven Wirkung einer zeitweiligen Okklusion der wichtigen Arteria carotis nach Sektion des Nervus depressor, Verringerung der gefäßverengenden Wirkung des Adrenalins und Steigerung der gefäßerweiternden, herzberuhigenden Wirkung des Azetylcholin.«

Die Untersuchung hat gezeigt, daß Lavendel- und Melissenöl eine ausgesprochen sedative Wirkung haben. Die Wirkung der Melisse wird als narkotisch beschrieben. Nach Cadéac und Meunier sind Melisse und Pfefferminze in hohen Dosen betäubend und abstumpfend.
Lesieur teilt die Essenzen in drei große Hauptgruppen ein: konvulsive (krampfauslösende), erregend-betäubende und dämpfende. Zur ersten Gruppe rechnet er die Öle von Ysop und Rosmarin, zur dritten Gruppe Melisse und Thymian. Die zweite Gruppe unterteilt er in Öle mit vor allem stimulierender Wirkung (Pfefferminz) und jene, die vor allem sedativ wirken (Basilikum, Majoran). Die konvulsiv wirkende Gruppe kann epileptische Anfälle auslösen, allerdings nur dann, wenn bereits eine Veranlagung zu Epilepsie vorhanden ist. Nach Dr. Valnet gehören zu dieser Gruppe die ätherischen Öle von Rosmarin, Fenchel, Ysop, Salbei (nicht jedoch Muskatellersalbei) und Wermut. Einige Essenzen wirken antikonvulsiv (den Krämpfen entgegen), wenn auch die therapeutische Bedeutung dieser Öle noch zu beweisen ist. Es sind besonders Kalmus, Muskatellersalbei und Lavendel, die sich als wirksam gegen die Zuckungen bei elektrischen Schocks erwiesen haben. Es könnte sein, daß das eine oder andere dieser Öle von Nutzen bei der Behandlung der Epilepsie sein könnte.
In der von mir durchgeführten Untersuchung hatte das Öl des Muskattellersalbeis eine ausgeprägte Wirkung auf das Nervensystem, selbst in kleinen Dosen.
Ähnliche Wirkungen wie mit Muskatellersalbei könnte man auch mit anderen Ölen erreichen, vor allem mit Jasminöl. Das Öl der Muskatnuß enthält Phenylpropene, die in der Struktur dem Meskalin ähnlich sind (Elemizin und Myristizin). In großen Dosen (7–12 g) wirkt es betäubend und erzeugt ähnliche Symptome, wie wir sie von

der Alkoholvergiftung kennen (Delirium, Halluzinationen, Stupor, Gedächtnisverlust). In solchen Mengen ist Muskatnußöl hochgiftig und so sollte es auch niemals eingesetzt werden. Ganz besonders gefährlich kann es jedoch Epileptikern werden. Weitere Informationen über die Verwendung der Essenzen bei psychischen Störungen sind im folgenden Kapitel enthalten.

6 Der Geist

»Die Ärzte könnten (meiner Meinung nach) die Düfte mit größerem Nutzen und Vorteil einsetzen, als dies tatsächlich der Fall ist. Ich habe selbst oft wahrgenommen, daß Wohlgerüche je nach ihrer Art und Intensität meinen Geist verändern, bewegen, und einen seltsamen Einfluß auf mich ausüben. Ich stimme daher der allgemeinen Ansicht zu, daß die Verwendung von Räucherwerk und Wohlgeruch in den Kirchen, die bei allen Völkern und Religionen seit jeher so weit verbreitet ist, in Zusammenhang mit ihrer erquikkenden und tröstlichen Wirkung zu sehen ist, mit ihrer Eigenschaft, die Sinne zu schärfen, zu erheben und zu reinigen.«

Montaigne

»Krankheit ist im wesentlichen das Ergebnis eines Konflikts zwischen Seele und Geist... Solange Harmonie zwischen Seele und Persönlichkeit besteht, ist alles Freude und Frieden, Glück und Gesundheit. Erst wenn unsere Persönlichkeit verführt wird und den rechten Weg verläßt, der ihr von der Seele vorgeschrieben ist, sei es unserer eigenen weltlichen Wünsche und Begierden wegen oder auf Grund der Überzeugungskraft anderer, dann entsteht ein Konflikt.«

Edward Bach

Schon die Tatsache, daß ich der Behandlung geistiger Erkrankungen ein besonderes Kapitel widme, zeigt den Zwiespalt, in dem ich mich befinde. Natürlich stehe ich nicht allein mit einer solchen Unterteilung in körperliche und geistige Leiden, ganz im Gegenteil. Je genauer wir aber gliedern, abgrenzen und spezialisieren, um so enger und begrenzter wird unser Blickwinkel. Wir kennen das interessante Wort »psychosomatisch«. Es bedeutet, daß zugleich geistige und körperliche Elemente vorhanden sind, also einen Zustand, der seinen Ursprung zwar im Psychischen hat, der sich aber auch im Physischen manifestiert. Man erkennt immer mehr, wie wichtig dieser Aspekt der Medizin für die Therapie ist. Heute weiß man, daß viele physischen Erkrankungen, etwa Asthma und Kolitis (Dickdarmkatarrh), ein starkes psychosomatisches Element enthalten.

Die Tatsache, daß unser psychisches Befinden den Gesundheitszustand beeinflußt, wird nicht überraschen, wenn wir den ganzen Menschen als eine Einheit sehen. Gleichzeitig dürfen wir nicht blind sein der Tatsache gegenüber, daß unser Geist und unser Körper keineswegs das gleiche sind. Unser Körper ist etwas rein Physisches; nach dem Tod bleibt er zurück. Unser Geist ist nicht-physisch, unkörperlich, obgleich er sich durch unseren Körper manifestiert. Er bleibt nach dem Tode nicht zurück. Beide stehen jedoch in einer engen Wechselbeziehung, beide beeinflussen einander. Darüber hinaus gibt es aber noch ein drittes Element: die Seele. Sie ist weder Geist noch Körper. Sie ist dieses Bewußtsein, das bereits da ist, wenn wir geboren werden, ehe unser Geist sich noch entwickeln konnte. Sie ist das »Ich« in uns, die eine Konstante unser ganzes Leben hindurch. Sie ist un-körperlich, sie denkt nicht, aber sie fühlt, macht »Erfahrungen«, empfindet.

Der Geist beeinflußt den Körper in erster Linie über das autonome Nervensystem, deshalb kann es in den Drüsen, die durch diese Nerven gesteuert werden, zur Überreizung kommen. Es kann beispielsweise eine übermäßig starke Absonderung von Magensäften entstehen, wodurch mit der Zeit die Schleimhaut von Magen oder Darm angegriffen wird und sich ein Geschwür bildet. Krämpfe, Durchfall, Verstopfung, Verdauungsstörungen und eine Reihe anderer Erkrankungen können psychosomatischen Ursprungs sein. Vielen Menschen ist der Gedanke unangenehm, daß ihr Körper Einflüssen ihres Geistes unterworfen ist. Sie sind bestürzt, weil wir einerseits unsere eigenen Schwierigkeiten und Schmerzen verursachen und doch andererseits überhaupt nichts dagegen tun können. Es scheint, als ob wir unserem Geist auf Gnade und Ungnade ausgeliefert sind. Wenn wir aber von unserem Geist abhängig sind, von ihm sogar behindert und in Verlegenheit gebracht werden, was sind *wir*, wir selbst? Was bedeutet dieses Gefühl der Verwirrung? Es geht weder vom Geist noch vom Körper aus, sondern von der Seele. Gefühle entstammen ebenso unserer Seele wie unserem Geist, sie entstehen sehr oft durch geistig-seelisches Zusammenwirken.

Unsere Seele ist die Lebenskraft in uns. Sie verleiht dem Körper das Leben. Wenn wir innerlich ausgeglichen sind, den »Frieden im Geiste« gefunden haben, kann die Seele sichtbar werden. Ihre wesentlichen Merkmale sind positiver Art: Großmut, Liebe, Selbstlosigkeit, Wärme. Unglücklicherweise haben wir in uns auch eine negative Seite, die bestrebt ist, die Vorherrschaft zu gewinnen. Diesen negativen Aspekt köönen wir in diesem Zusammenhang als »Geist« bezeichnen. Es ist dieser Aspekt, der die selbstsüchtigen Wünsche und Begierden, die Angst und den Haß entstehen läßt.

Weil die meisten Menschen glauben, daß wir viel mehr unser Geist sind (das, was wir denken), als unsere Seele (das, was das Leben selbst in uns ist und dem Geist erst die Kraft zum Denken verleiht), geraten sie in Verwirrung und entwickeln manchmal eine tiefe Niedergeschlagenheit. Unser Geist scheint über ein ungeheures Maß an Energie zu verfügen. Er denkt auch noch, wenn das von ihm überhaupt nicht gefordert wird, und läßt dann Ängste aller Art aufkommen. Wenn wir uns mit unserer Seele verbinden, also mit positiven Eigenschaften, mit Liebe und Selbstlosigkeit, können wir die negativen Aspekte des Geistes in Grenzen halten, durch die physische und psychische Erkrankungen verursacht werden. Dr. Edward Bach, ein Arzt von tiefer spiritueller Einsicht, schrieb über dieses Problem:

> »Stolz, der eine Überheblichkeit und Unbeweglichkeit des Geistes ist, läßt solche Krankheiten entstehen, die eine Unbeweglichkeit und Steifheit im Körper verursachen. Schmerz ist die Folge von Grausamkeit. Durch den Schmerz lernt der Patient in persönlicher leidvoller Erfahrung, keinem anderen Schmerz zuzufügen, weder im physischen noch im psychischen Bereich. Die Buße für den Haß sind Einsamkeit, ein heftiges, unbeherrschtes Naturell, Nervenzusammenbrüche und hysterische Zustände. Die krankhafte Selbstbeobachtung (Neurosen, Neurasthenie und ähnliche Zustände), die alle Freude am Leben nehmen kann, wird durch

zu große Eigenliebe und Selbstsucht verursacht. Dummheit und Mangel an Einsicht führen zu besonderen Schwierigkeiten im alltäglichen Leben. Besteht zusätzlich die Neigung, daß sich jemand hartnäckig weigert, die Wahrheit zu sehen, obwohl Gelegenheit dazu besteht, dann sind Kurzsichtigkeit und Beeinträchtigung des Seh- und Hörvermögens die natürliche Folge. Labilität auf geistiger Ebene muß zu gleichartigen Zuständen im Körper führen, zu den vielfältigen Störungen in den Bewegungsabläufen und der Koordination der Bewegungen. Die Folge von Gier, Geiz und Unterdrückung anderer sind solche Leiden, die den Patienten zum Sklaven seines eigenen Körpers machen, mit Sehnsüchten und Ambitionen, deren Verwirklichung die Krankheit verhindert.

Es ist auch durchaus kein Zufall, welcher Teil des Körpers betroffen ist. Auch hier wird das Gesetz von Ursache und Wirkung sichtbar und kann uns zugleich eine Hilfe werden, die uns auf die richtige Spur führt. Nehmen wir als Beispiel das Herz, die Quelle des Lebens und daher auch der Liebe: Es leidet besonders, wenn in uns die Liebe zur Menschheit nicht entwickelt oder falsch eingesetzt wird. Ist eine Hand verletzt, versagt sie in der Bewegung, es kommt zu Fehlleistungen. Falls das Gehirn, unser Kontrollzentrum, betroffen ist, zeigt sich ein Mangel an Kontrolle über die Persönlichkeit. Das sind ganz gesetzmäßige, unvermeidliche Folgen. Wir sind alle sofort bereit, die vielen Konsequenzen zuzugeben, die ein heftiger Zornesausbruch oder der Schock einer unvorbereitet erhaltenen schlimmen Nachricht nach sich ziehen kann. Aber wenn schon derart triviale Dinge den Körper so stark beeinflussen können, wie viel ernsthafter und tiefer muß sich ein anhaltender Konflikt zwischen Seele und Körper auswirken. Ist es ein Wunder, daß als Folge diese schrecklichen Leiden entstehen, die Krankheiten, mit denen wir es heute zu tun haben?«

Edward Bach betrachtet es als erste Pflicht des Arztes, Inspiration zu vermitteln und geistige Führung zu bieten und dem Patienten Hilfe zur Selbstheilung zu geben, indem er erkennen lernt, wo ein falscher Weg eingeschlagen wurde. Er schreibt weiter:

»Die zweite Pflicht des Arztes wird es sein, solche Arzneien zu verabreichen, die dem physischen Körper helfen, Kraft zu gewin-

> nen und den Geist zu unterstützen, damit er ruhig und gelassen wird, seinen Blick erweitern und nach Vollkommenheit streben kann, um auf diese Weise die ganze Persönlichkeit zu Frieden und Harmonie zu führen. Solche Heilmittel gibt es in der Natur, dort stehen sie durch die Gnade des göttlichen Schöpfers zur Heilung und zum Troste der Menschheit bereit.«

Essenzen können in der Therapie ähnlich wie die üblichen Beruhigungsmittel verwendet werden, obgleich ihre Wirkung organisch und deshalb wesentlich subtiler ist. Aromatische Substanzen wurden schon bei Zuständen emotionaler Störung eingesetzt, seit sie überhaupt als Räucherwerk verwendet werden. Zum Teil beruht die weltweite Anwendung von Räucherwerk bei religiösen Zeremonien auf seinem Einfluß auf den Geist. Ganz allgemein haben ätherische Öle eine gleichzeitig erhebende und beruhigende Wirkung, wie schon alte Pflanzenbücher bezeugen:

> »Artemisia (Beifuß). Damit ein Kind fröhlich wird, hänge man ein Büschel Beifuß auf oder mache Rauch davon unter dem Bette des Kindes, denn es nimmt alle Verdrießlichkeit von ihm.«
> »Auch halte getrocknete Rosen an die Nase. Der Geruch erquikket Kopf und Herz.«

Führende Ärzte des Altertums wie Galen und Celsus empfahlen die Anwendung aromatischer Kräuter als vorzügliches Mittel gegen hysterische Zuckungen und berichten, daß sie manchmal derartige Anfälle sofort zum Stillstand brachten. Anders als die modernen Schlaftabletten sind ätherische Öle nicht nur beruhigend. Sie haben meist auch einen angenehmen Geruch und dadurch eine erhebende, stimmungsaufhellende Wirkung, also eine wesentlich positivere Eigenschaft als die bloß sedative. Madame Maury schrieb:

> »Aber von größtem Interesse ist die Wirkung des Wohlgeruchs auf den psychischen und geistigen Zustand des Patienten. Die Wahrnehmungsfähigkeit wird klarer und schärfer und es entsteht das Gefühl, daß man bis zu einem gewissen Grad die Ereignisse hinter sich läßt. Man sieht sie objektiver und deshalb eher in ihrer wahren Perspektive. Man könnte sogar sagen, daß die emotionalen Probleme, die im allgemeinen unsere Wahrnehmung trüben, praktisch aufgehoben sind.«

Sie spricht hier über die Wirkung, die ich »erhebend« genannt habe, wobei uns die ätherische Substanz über unsere Probleme erhebt, so daß wir uns leichter und gelöster fühlen. Depression, Verzweiflung und andere negative Gefühle bewirken immer, daß wir uns schwer, schwerfällig, fühlen. Sie stammen von den Wünschen, Begierden und Befürchtungen des Geistes. Freude ist ein leichtes Gefühl und kommt direkt aus der Seele. Obgleich die ätherischen Öle ihre Wirkung über den Geruchssinn entfalten, geht ihr Einfluß bis in wesentlich tiefere Schichten als die durch die Sinne erreichbaren. Sie wirken auf unseren Geist, erhellen ihn, machen ihn weniger schwerfällig, weniger dunkel. Obgleich es nicht Sache der Essenzen sein kann, unsere Seele freizumachen, erhellen sie doch den Geist soweit, daß das Licht der Seele heller durchzuscheinen vermag. In diesem Sinne sind ätherische Öle Arznei für die Seele.

Indem Essenzen unseren Geist erheben, üben sie gleichzeitig eine beruhigende Wirkung auf das Nervensystem aus. Der nervöse Patient mit seinen Verdauungsstörungen oder Magengeschwüren kann sich leichter entspannen, und da die Öle relativ milde Sedativa sind, besteht nicht die Gefahr unerwünschter Nebenwirkungen.

Solange wir uns der Grenzen bewußt sind, die allen solchen therapeutischen Wirkstoffen gesetzt sind, können wir den bestmöglichen Gebrauch davon machen. Aber auch Essenzen sind letzten Endes nur Krücken. Wenn nicht mehr nötig wäre, um alle unsere emotionalen Probleme loszuwerden, als einfach etwas »Erhebendes« einzunehmen oder etwas Beruhigendes oder beides zugleich, dann könnten wir das genausogut mit Haschisch, LSD, Heroin oder dergleichen erreichen. Aber die ätherischen Öle sind eben die sichereren Krücken. Sie sind wirksam, aber nicht gefährlich; sie wirken zwar fast unmerklich, aber wiederum nicht so subtil, daß überhaupt kein Einfluß spürbar wird.

Professor Rovesti hat die Wirkung von Essenzen auf die Psyche untersucht. Er bemerkt dazu:

> »Wenn wir den Soziologen und Neurologen glauben, dann sind die hervorstechendsten Merkmale unserer Zeit Angst und Depression, und als Beweis dafür können die hohen Zahlen über den Verbrauch von Beruhigungs- und Aufputschmitteln gelten. Es ist durchaus bekannt, daß diese Präparate Störungen und Vergiftungen verursachen können, wenn sie regelmäßig eingenommen werden.

Beide Arten der Neurose führen oft zu einer Aversion gegen jede Art von Freude und Vergnügen, indem sie eine Stimmung aus Überdruß und Mißmut schaffen, die zu überwinden vielen Menschen unmöglich ist.
Die Möglichkeit zur Anwendung neuer Heilverfahren bei diesen weitverbreiteten Psycho-Neurosen ist deshalb von großer Bedeutung.
Das Interesse richtet sich deshalb auf die Verwendung ätherischer Öle bei dieser Art von Erkrankungen, sei es als zusätzliche Hilfe oder alleiniges Mittel der Psychotherapie.
Dieses Thema ist außerdem von Interesse, da die ätherischen Öle bei der Aromatherapie in für den Organismus unschädlichen Dosen angewandt werden und keine anderweitigen Probleme verursachen, wie die üblichen Psychopharmaka. Überzeugende Experimente in dieser Richtung sind an verschiedenen Nervenkliniken unternommen worden, und zwar an Patienten, die unter Hysterie oder psychischen Depressionen litten.«

Rovesti ist nicht der Meinung, daß Essenzen die Psychotherapie in ihren vielen verschiedenen Formen ersetzen können, aber sie stellen eine nützliche und sicherere Ergänzung solcher Therapien dar, als es die chemischen Tranquilizer sind. Ich möchte hier besonders betonen, daß man im Falle einer ernsten geistigen Störung nicht erwarten kann, daß die ätherischen Öle allein eine Heilung bewirken. Es sind keine Wunderarzneien. In solchen Fällen ist eine Beratung nötig, Psychotherapie oder geistige Inspiration, kombiniert mit Aromatherapie. In gleicher Weise wird der Erfolg einer rein physischen Behandlung mit Essenzen gesteigert, wenn man dazu auch Massage, Diät oder eine andere Form der Naturheilkunde anwendet.
Dr. Gatti und Dr. Cajola haben einige Untersuchungen über die Wirkungen ätherischer Öle auf das Nervensystem durchgeführt. Sie unterscheiden die beiden Grundformen emotionaler Störungen: einmal die Übererregtheit mit angespannten, gesprächigen, ängstlichen Patienten, zum anderen die Melancholie, verbunden mit stummer Apathie. Sie bemerkten, daß eine Anzahl von Essenzen entweder stimulierend oder sedativ auf die Nerven wirken, und daß es sich bei diesen »cephalisch« oder »nervös« wirksamen Kräutern gewöhnlich um aromatische Substanzen handelte. Sie fanden, daß Kamille und Melisse antispastisch und nervenberuhigend wirken und daß

Ylang-Ylang ein mildes Nervenstimulans mit einem aphrodisischen Effekt ist. Sie entdeckten, daß Geranie und Patschuli bei Spannungs- und Angstzuständen eingesetzt werden können. Sie versprühten diese Essenzen in der Luft oder gaben den Patienten Tücher zu riechen, die mit den Ölen imprägniert waren.
Rovesti fand die letzte Methode als besonders erfolgreich und beobachtete auch folgendes: Wenn man auf ein Stück Zucker ein bis drei Tropfen des betreffenden ätherischen Öls gab und dieses auf der Zunge behielt ohne es zu schlucken, so daß es sich langsam auflöste, kam es zur Inhalation der ätherischen Öle über die Luftwege, und das Ausmaß der Angst und nervösen Erregung wurde beträchtlich verringert. Die Anwendung erfolgte mindestens dreimal täglich. Zu den so erprobten Ölen gehören Bergamott, Kampfer, Zypresse, Lavendel, Majoran, Neroli und Rose. An dieser Stelle wäre darauf hinzuweisen, daß Bäder und Massagen im Grunde die gleiche Wirkung haben und daß bei all diesen Anwendungen zwei wichtige Faktoren zu berücksichtigen sind. Erstens haben die Essenzen eine Doppelwirkung, sie verströmen einen angenehmen Duft (sie wirken also wie jede Blüte schon allein durch die Tatsache, daß der Wohlgeruch dem Geist schmeichelt und ihn beruhigt) und sie sind außerdem ein Nervensedativum oder Stimulans, das unabhängig vom Geruchssinn tätig wird. Der zweite Punkt: Wenn Essenzen ihre volle Wirkung im geistigen Bereich entfalten sollen, dann muß die Wahrnehmung durch den Geruchssinn erfolgen. Über den Geruchssinn haben die Essenzen nämlich einen direkten und rasch wirksam werdenden Einfluß auf den Geist. Außerdem sind sie so stark aromatisch, daß es ohnehin schwierig wäre, sie ohne Beteiligung des Geruchssinnes anzuwenden.
Wenn ein Teil des psychologischen Effekts der Öle auf ihren Duft zurückzuführen ist, wie er vom einzelnen wahrgenommen wird, dann ist keine positive Wirkung zu erwarten, wenn man den Geruch als unangenehm empfindet. Es ist deshalb verständlich, daß besonders angenehm duftende Öle wie Rose und Jasmin sich bei dieser Therapie für den breitesten Anwendungsbereich eignen. Rovesti erwähnt, daß Mischungen aus verschiedenen Essenzen, die einen angenehmeren Duft als die einzelnen Öle besitzen, dem Patienten meist angenehmer und willkommener sind. In Mischungen können Öle enthalten sein, die für sich allein wenig anziehend wären, aber in Verbindung mit anderen lassen sich noch befriedigende Ergebnisse erzielen.

Zur Behandlung depressiver Zustände empfiehlt Rovesti das Öl von Zitrusfrüchten, Ylang-Ylang und eine Mischung auf der Basis von Sandelholz, Patschuli, Jasmin und Nelken. Bei dieser Gelegenheit wären auch Basilikum und Pfefferminze zu erwähnen, die eine ähnliche erfrischende und erhebende Wirkung wie die Zitrusöle besitzen. Einige Öle, besonders Bergamott, Lavendel und Geranie, haben sich als wirksam bei Angstzuständen (nervöser Spannung) und Depressionen erwiesen. Dies ist ein Beweis für die Vielseitigkeit der ätherischen Öle in der Therapie, aber auch für ihre Eigenschaft, sich den Bedürfnissen des einzelnen Patienten anzupassen. Nicht jeder Fall kann fein säuberlich entweder in die Schublade »Ängste« oder ins Fach »Depressionen« abgelegt werden. Manchmal sind Merkmale beider Zustände vorhanden, oder Zeiten fieberhafter Aktivität wechseln mit Depressionen. Wir können das gleiche »menschliche Element« in den ätherischen Ölen wahrnehmen, die man auch nicht einfach in stimulierende oder sedative einteilen kann. Ihre Wirkung ist komplexer und subtiler. Rovesti schreibt:

> »Es ist offensichtlich nicht möglich, genau die Grenze zu ziehen zwischen den aroma-therapeutischen Wirkungen von Nervenstimulantia und Nervensedativa, nicht nur auf Grund der komplexen Zusammensetzung der ätherischen Öle... mehr noch wegen der besonderen Art einer allgemein physiologischen Wirkung, die Kobert als gleichzeitig anregend und beruhigend definierte. Während in der Tat bei einigen Substanzen Faktoren beteiligt sind, die vor allem anregend oder beruhigend wirken, sie bei anderen (und diese sind in der Überzahl) die beiden pharmakologischen Wirkungen vermischt, so daß sie in bestimmten Dosen als Stimulantia, in anderen jedoch als Sedativa wirken.«

Man wird an die organische Natur der Essenzen erinnert und an ihre Eigenschaft, sich anzupassen, eher zu normalisieren oder auszugleichen, als einfach stimulierend oder sedativ zu wirken. Ihr Einfluß ist, wie bereits erwähnt, komplexer und subtiler, denn jede Essenz hat eine Affinität zu bestimmten Teilen des Körpers, zu bestimmten Bereichen des Geistes und zu bestimmten Arten von Emotionen. Genau wie es beim Hartherzigen zu einem Herzleiden kommen kann, zu einer Verhärtung der Arterien, so können auch die Essenzen, welche für den physischen Zustand Erleichterung schaffen, auf den geistigen Bereich einwirken.

Zusammenfassung

Angst, nervöse Spannung: Benzoe, Bergamott, Kamille, Kampfer, Zypresse, Geranie, Jasmin, Lavendel, Majoran, Melisse, Neroli, Rose, Sandelholz, Ylang-Ylang
Depression, Melancholie: Basilikum, Bergamott, Kamille, Weihrauch (Olibaum), Geranie, Jasmin, Lavendel, Neroli, Patschuli, Pfefferminz, Rose, Sandelholz, Ylang-Ylang

Die vorstehende Zusammenfassung ist als nützlicher Hinweis für die Behandlung von Angstzuständen und Depressionen gedacht, allerdings ist auch bei den meisten physischen Erkrankungen ein psychischer Faktor beteiligt. Dieser Faktor kann, muß aber nicht die Ursache der Erkrankung sein. Es wäre aber unklug, ihn völlig außer acht zu lassen. Um eine gezielte, individuelle Behandlung durchzuführen, ist es notwendig, über den psychischen Zustand des Patienten im Bilde zu sein, der natürlich auch aus anderen Gründen deprimiert sein kann, etwa auf Grund von Schuldgefühlen. Damit wir die unterschiedlichen geistigen Zustände behandeln können, müssen wir mehr über den Einfluß der Essenzen auf den Geist wissen. Ich habe als Hilfsmittel folgende Liste zusammengestellt, die auf eigener Erkenntnis, Erfahrung und Intuition beruht.

Zorn, Wutausbrüche: Kamille, Melisse, Rose, Ylang-Ylang
Apathie: Jasmin, Wacholder, Patschuli, Rosmarin
Bewußtseinsstörungen, Unentschlossenheit: Basilikum, Zypresse, Weihrauch, Pfefferminz, Patschuli
Grübeln über unangenehme Ereignisse der Vergangenheit: Benzoe, Weihrauch
Angst, Paranoia: Basilikum, Muskatellersalbei, Jasmin, Wacholder
Kummer und Leid: Ysop, Majoran, Rose
Überempfindlichkeit: Kamille, Jasmin, Melisse
Hypochondrie: Jasmin, Melisse
Ungeduld, Reizbarkeit: Kamille, Kampfer, Zypresse, Lavendel, Majoran, Weihrauch
Eifersucht: Rose
Panik (Angstpsychose), Hysterie: Kamille, Muskatellersalbei, Jasmin, Lavendel, Majoran, Melisse, Neroli, Ylang-Ylang
Schockzustände: Kampfer, Melisse, Neroli
Mißtrauen, krankhafter Argwohn: Lavendel

Der Sinn dieser Aufstellung ist es, den Einfluß aromatischer Öle auf den Geist zu zeigen, so daß es möglich wird, eine bessere Auswahl für die individuelle Behandlung zu treffen. Die Wirkung der Essenzen wird offensichtlich stärker, wenn die physischen Symptome und das geistige Syndrom gleichermaßen berücksichtigt werden. Wenn man einen Patienten behandelt, dessen Schwierigkeiten ihren Ursprung vor allem im Psychischen haben, dann wird es überaus wichtig sein, solche Essenzen zu wählen, die zum geistigen Erscheinungsbild passen. Ich bin mir wohl bewußt, daß in der vorstehenden Liste viele Zustände nicht aufgeführt sind. Ich empfehle, sich in solchen Fällen an dem Symptom zu orientieren, das dem gesuchten am nächsten kommt. Im Fall von Haß beispielsweise verwendet man die Öle, die bei Zorn angegeben sind, bei Mißgunst sieht man bei Eifersucht nach. Ich habe diese Aufstellung absichtlich kurz und knapp gehalten, denn die angegebenen Wirkungsweisen sind noch nicht gründlich genug überprüft und getestet worden. Aus dem gleichen Grund habe ich diese Angaben nicht in das »Register nach Indikationen« aufgenommen.

Je häufiger man die Essenzen anwendet und je gründlicher man sie kennenlernt, um so besser wird man ihre Wirkung im geistigen Bereich und ihre individuellen Eigenschaften unterscheiden. Jede Essenz hat ihren eigenen Charakter, ihre eigenen Eigenschaften. Diesen Umstand können wir uns zunutze machen, um bestimmte Eigenschaften in uns zu unterstützen und hervorzuheben. Mit Hilfe der ätherischen Öle können wir uns selbst deutlicher erkennen; wir lernen, unsere Fehler zu verstehen. Schönheit und Freude unserer Seele werden wie ein frischer Sommerduft unseren Geist durchströmen.

7 Aromatische Bäder

»Jetzt entwusch sie zuerst mit Ambrosia jede
Befleckung Ihrem reizenden Wuchs und salbt' ihn
mit lauterem Öle, fein und ambrosischer Kraft,
von würzigem Dufte durchbalsamt;
Welches auch, kaum nur bewegt im ehernen
Hause Kronions, Erde sogleich und Himmel mit
Wohlgerüchen umhauchte...«

Homer

Das Baden ist seit jeher beliebt, sei es nun zum Vergnügen oder der Gesundheit und Hygiene wegen. Wenn wir das Baden als einen Prozeß zur Reinigung des Körpers betrachten, so scheint man es in früherer Zeit viel stärker in Zusammenhang mit aromatischen Stoffen gesehen zu haben, als mit dem Wasser. Immer wenn ein Bad mit Wasser als nicht vornehm galt oder unpraktisch war, verwendete man aromatische Stoffe, um die Haut zu reinigen oder zu parfümieren. Badete man in Wasser, dann waren stets die aromatischen Zusätze in der Nähe. Man gebrauchte sie entweder als duftendes Badeöl oder zur Massage nach dem Baden. In jedem Fall wirkten sie antiseptisch, steigerten den hygienischen Wert des Bades und halfen, Körpergeruch zu unterbinden.

Im alten Ägypten zeigte sich der hohe Stand der Zivilisation im ganz besonders raffinierten Gebrauch der Bäder. Vor allem die Frauen (zumindest diejenigen, die es sich leisten konnten) nahmen täglich eine ganze Folge von Bädern: Zuerst kalt, dann lauwarm und schließlich heiß. Nach dem heißen Bad mit wohlriechendem Öl folgte eine aromatische Massage, wahrscheinlich mit Zedernholz- oder Zypressenöl. Die Massage und die komplizierten Rituale der Toilette (Frisieren, Gesichtsmassage, das Schminken von Gesicht und Brust) wurde von Sklavinnen besorgt.

Auch die alten Syrer badeten mit großem Genuß und kannten

bereits öffentliche Bäder. Zu den größten Verehrern köstlicher Düfte gehörte der syrische König Antiochus. Man erzählte sich, daß er einmal mit all seinen Sklaven die öffentlichen Bäder besuchte, als sich ihm ein Mann näherte: »Ihr seid ein glücklicher Mensch, o König, denn Ihr duftet ganz außerordentlich köstlich.« Darüber war der König sehr erfreut, und so antwortete er: »Ich will dir soviel von diesem Parfüm geben, wie du dir nur wünschen kannst.« Dann befahl er, einen großen Krug des dicken, aromatischen Salböls über den Kopf des Mannes zu gießen. Darauf strömten sofort die anderen Badegäste in den Raum und drängten sich um den Mann, um auch etwas von diesem teuren Duft zu bekommen. Das bereitete dem König unendliches Vergnügen. Als er sich aber zum Gehen wandte, glitt er auf dem kostbaren Salböl aus und fiel auf den Rücken.

Obwohl Griechenland die Badekultur teilweise von den Ägyptern übernahm, blieb ihr dort der Aufschwung versagt, den sie später in Rom erreichte. Die griechischen Männer begnügten sich meist mit Teilwaschungen, die in einem Marmorbecken vorgenommen wurden. Solche Marmorbecken standen an öffentlich zugänglichen Stellen. Die Frauen besorgten ihre Toilette selbstverständlich in der privaten Atmosphäre des eigenen Hauses.

Die Römer müssen die größten Badefreunde aller Zeiten gewesen sein. Wie in Ägypten gab es auch in Rom öffentliche Bäder, die von den Männern mit wahrer Begeisterung besucht wurden, während die Frauen gewöhnlich das Bad daheim vorzogen. Die Bäder oder *thermae* spielten eine wichtige Rolle im gesellschaftlichen Leben Roms. Die vornehmsten Bäder waren prächtige Gebäude, die von verschiedenen Kaisern errichtet wurden. Das vielleicht schönste wurde von Kaiser Caracalla im 3. Jahrhundert v. Chr. gebaut. Es gab gleichzeitig insgesamt fast eintausend öffentliche Bäder in Rom. Beim Betreten eines römischen Bades legte man zuerst die Kleider ab und ging dann in einen Raum, der *unctuarium* genannt wurde. Darin gab es Regale oder Wandbretter mit Terrakottakrügen, die Parfüms und duftende Salböle enthielten. Nachdem man eine erste Salbung empfangen hatte, ging man weiter ins *frigidarium* oder Kaltbad und bekam dort eine rasche, anregende Abreibung. Als nächstes kam man ins *tepidarium* oder lauwarme Bad und danach ins *caldarium* oder heiße Bad, unter dem sich eine Feuerung befand, durch die das Wasser erhitzt wurde. Dieser Raum war das *hypocaustum*, ein Vorläufer unseres modernen Dampfbades. Im heißen

Bad rieb man sich selbst von Kopf bis Fuß mit einer Art Striegel aus Bronze ab, der schon damals als »strigil« bezeichnet wurde. Gleichzeitig goß man sich wohlriechendes Öl aus einer kleinen Flasche, einer *ampulla*, über den Körper. Nach dem heißen Bad folgte zur Entspannung eine Massage mit duftenden Ölen. Wer es sich leisten konnte, ließ die nötigen Handreichungen entweder von Badedienern oder von den eigenen Sklaven ausführen.
Die römischen Frauen nahmen ihr Bad im Hause. Bei den Reichen gab es besondere Sklavinnen für diese Aufgabe, ganz im Stil der Ägypter. Man nannte sie *cosmetae*, und sie wurden wiederum von der *ornatrix*, einer Art erster Kammerfrau und Gebieterin über die Badezimmer, beaufsichtigt. Nach dem Bad wurde das Haar gerichtet und gefärbt und mit duftenden Ölen behandelt. Danach erfolgte eine Gesichtsmassage, die Wangen wurden mit *fucus*, das unserm Rouge entspricht, geschminkt und die Augenpartie getönt. Zum Abschluß massierte man die Schultern mit wohlriechendem Öl. Der übrige Körper wurde mit ein wenig Rosenwasser abgerieben.
Wir wenden uns nun nach dem Luxus und der Eleganz des alten Ägyptens und Roms den uns näherliegenden Zeiten und primitiveren Verhältnissen zu. In bestimmten Teilen der Welt, besonders auf dem afrikanischen Kontinent, ist Wasser knapp, und es wäre nicht ratsam, darin zu baden. Ich zitiere Eugene Rimmel:

> »Es gibt eine ganz merkwürdige Art des Badens, die in Nubia angewandt wird. Sie verdient, besonders beschrieben zu werden. Konsul Petherick berichtet, er wäre sehr überrascht gewesen, als er einmal in Berbera, einer der nubischen Städte, die er besuchte, ein Bad bestellt hatte. Es erschien nämlich ein Negermädchen mit einer Schüssel und einer Teetasse, und dies war offensichtlich alles an Gerät, was man zu diesem Zweck für erforderlich hielt. In der Schüssel war eine teigartige Masse, in der Tasse ein wenig süßes Öl, das angenehm nach aromatischen Wurzeln duftete. Die Paste wurde nun gut auf der bloßen Haut verrieben und danach das parfümierte Öl aufgetragen, das den Gliedern Elastizität verleihen sollte. Die Prozedur, die man als »dilka« bezeichnet, wird von den Eingeborenen sehr geschätzt. Auch Mr. Petherick berichtet, daß er sich außerordentlich erfrischt fühlte. Die Tatsache, daß Hautkrankheiten bei diesen Menschen völlig unbekannt sind, führt er auf diese Anwendung zurück. Er meint auch, daß es ihnen nur dadurch möglich ist, die schneidend kalten Winter-

stürme zu ertragen, gegen die sie keinen anderen Schutz als ihre dünne Kleidung besitzen.
Im Sudan wird sogar diese schon sehr unvollkommene Art des Badens durch die aromatische Fumigation ersetzt. Dabei gräbt man ein Loch in den Boden neben dem Bett, stellt dahinein einen irdenen Topf, in dem wohlriechende Hölzer verbrannt werden. Die Eingeborenen lassen sich darüber nieder, ziehen eine dicke Wolldecke eng um sich und setzen sich etwa 10 Minuten der Wolke aus duftendem Rauch aus. Dadurch kommt es zu einem intensiven Schweißausbruch. Man ist der Meinung, daß dies eine tonisierende Wirkung auf die Haut hat.«

Auch hier besteht wieder eine auffallende Ähnlichkeit mit unserem modernen Dampfbad.
In Europa war das Baden von den Römern eingeführt worden. Nach dem Zusammenbruch ihres Reiches erfreute es sich nur geringer Popularität, bis im 13. Jahrhundert das öffentliche Baden wieder eine Zeitlang in Mode kam. Die Sitte wurde von den zurückkehrenden Kreuzfahrern aus dem Orient mitgebracht. Aber erst im 17. Jahrhundert wurde das Baden wieder zur ständigen Einrichtung. Selbst danach dauerte es noch über zweihundert Jahre, bis die Europäer davon überzeugt werden konnten, daß dies auch wirklich eine gesunde, notwendige Prozedur ist und es wünschenswert wäre, sie regelmäßig vorzunehmen.
Im 17. Jahrhundert wurden die »Schwitzhäuser« eingerichtet. Das waren öffentliche »türkische Bäder«, direkte Nachfahren des römischen *caldarium*, das die Türken übernommen und abgewandelt hatten. Sie waren im 15. Jahrhundert in Konstantinopel sehr beliebt. Ebenso wie die türkischen Bäder wurden in dieser Zeit auch Bäder mit wohlriechenden Zusätzen modern. Bei vielen war noch die Zeit der großen Pest in frischer Erinnerung. Die Menschen begannen zu begreifen, wie wichtig Hygiene ist. Zur gleichen Zeit wurde der Gebrauch von Parfüms immer populärer. Ihre antiseptische Wirkung wurde damals weit höher eingeschätzt als heute. Außerdem ist ein Duftbad ja nicht nur hygienischer, sondern auch angenehmer als eines ohne aromatischen Zusatz.
Trotz allem waren die Europäer nur langsam von den Vorzügen des Badens zu überzeugen. Zweifellos waren die Bewohner wärmerer Zonen eher in der Lage, die Badefreuden zu schätzen. Schließlich war für sie die Gefahr wesentlich geringer, daß sie sich dabei eine

Erkältung holten. Genau davor hatten die Europäer die größte Angst. Es gab Zeiten, da betrachtete man das Baden als ein höchst gefährliches Gesundheitsrisiko, das nur Ausländer oder tollkühne Draufgänger auf sich nahmen. Diese Einstellung verschwand nur ganz langsam. Sicher gab es immer wieder einmal einen Unglücklichen, der sich den Tod holte, indem er sich unerschrocken den Wassertiefen ausgesetzt hatte; vielleicht war sein Körper nicht daran gewöhnt oder das Wasser zu kalt gewesen. Daniel McKenzie schreibt darüber:

> »Unsere Großväter riskierten nur ein Bad, wenn es (anderen) unbedingt erforderlich schien. Unsere Großmütter in ihrer sauberen weißen Baumwoll- oder Leinenleibwäsche hatten es noch weniger nötig (dachten sie zumindest). Außerdem bedeutete in ihren Augen, prüde und verschämt, wie sie nun einmal waren, die nötige Entblößung und das anschließende völlige Untertauchen eine grobe Unschicklichkeit. Dabei spielte es keine Rolle, daß sie dabei allein und unbeobachtet waren. Vor ihrer Zeit aber, im 18. Jahrhundert, stand es noch schlimmer um die Sache, denn die Damen der Gesellschaft schminkten in jenen Tagen ihr Gesicht, *anstatt* es zu waschen, und milderten die Wirkung der selten gewechselten Unterwäsche, indem sie sich ausgiebig mit Moschus oder anderen starken Parfüms übergossen.«

Es gibt noch immer weibliche Gesichter, die niemals mit Wasser in Berührung kommen, aber zumindest werden sie heute nicht nur geschminkt, sondern auch gereinigt!
Es dauerte bis ins 19. Jahrhundert, ehe das Baden in Europa zur allgemeinen Gewohnheit wurde. Und selbst dann geschah es in erster Linie aus Notwendigkeit, aus Gründen der Hygiene, und nicht etwa, weil das Baden selbst Spaß macht. Daniel McKenzie bemerkt:

> »Ich kann mich noch selbst an meine Jugend in Schottland erinnern, als ein alter Arzt sein erstes Bad in der luxuriösen Umgebung eines modernen Badezimmers wagte. Unnötig zu sagen, daß dies nicht in seinem eigenen Haus geschah! Nach einer ausgiebigen und gründlichen Inspektion all der blitzenden Hähne und Armaturen befahl er seinen Geist den Höheren Mächten (oder, wie ich fürchte, seiner Gewohnheit nach eher den Abgrün-

den der Unterwelt, denn er gehörte nicht zu den Frommen im Lande). Dann ging er vorsichtig daran, zuerst seine Zehen ins Wasser zu tauchen, danach die Füße, darauf die Knöchel, und so Stück für Stück, bis er überaus wagemutig seinen ganzen Körper der Tiefe anvertraut hatte – nur um so schnell wie möglich wieder aufzutauchen!... Sein erstes Bad! Aber auch sein letztes. Es hätte ihn fast umgebracht, so behauptete er jedenfalls.«

Es erscheint uns merkwürdig, daß die alten Ägypter, Griechen und Römer schon vor einigen tausend Jahren den Luxus herrlicher Bäder genossen, während wir im Westen, ganz besonders auch in England, erst vor nicht sehr langer Zeit den »Sprung ins Wasser« wagten. Die Entwicklung der Parfümerieindustrie im 19. und 20. Jahrhundert hat gewiß geholfen, das Baden zu einem sehr angenehmen Zeitvertreib zu machen. Allerdings sind unsere modernen Parfüms und Toilettenartikel kaum mehr mit den schweren, würzigen, harzigen Duftstoffen früherer Zeiten zu vergleichen.
Aromatische Bäder können uns auf verschiedene Weise beeinflussen. Zuerst einmal durch den Duft der verwendeten Essenzen. Wenn er angenehm für die Nase ist, dann wirkt er auch wohltätig auf den Geist. Dazu kommt die physiologische Wirkung der Essenzen auf das Nervensystem und den übrigen Körper, die schon eintritt, wenn nur eine ganz geringe Menge des Öls von der Haut absorbiert wird.
Ein lauwarmes Bad (28 bis 35°C) wirkt entspannend und beruhigend. Ein kurzes heißes Bad (35 bis 39°C) ist belebend, ein heißes Bad von längerer Dauer wirkt dagegen ausgesprochen schwächend und entkräftend. Ein Lavendelbad in nicht zu heißem Wasser dient also der Entspannung, aber sehr heißes Wasser hätte die Neigung, den Eigenschaften des Lavendelöls entgegenzuwirken. Daran sollte man stets denken, wenn man ein aromatisches Bad bereitet, denn viele Öle können sowohl anregend als auch entspannend wirken. Die meisten Menschen nehmen am Morgen lieber ein anregendes, am Abend dagegen ein entspannendes Bad. Bei der Wahl der Essenz sollte man sich auf das eigene Gefühl verlassen. Wir wissen intuitiv, was gut für uns ist.
Es gibt verschiedene Möglichkeiten, Essenzen im Bad zu verwenden, und es ist leichter, selbst solche Badeöle zusammenzustellen. Grundsätzlich kennen wir zwei Arten von Badeölen: Wasserlösliche und solche, die sich nicht im Wasser lösen. Wenden wir uns zuerst

der letzten Gruppe zu. Die einfachste Methode besteht darin, ein paar Tropfen des reinen ätherischen Öls über der gefüllten Badewanne zu versprengen, unmittelbar bevor man hineinsteigt. Es ist nicht gut, das Badeöl in die Wanne zu geben, bevor man das Wasser einläßt. Dabei verdunstet nämlich ein Teil des ätherischen Öls durch die Einwirkung der Wasserwärme, bevor man überhaupt zum Baden kommt. Man kann jedes ätherische Öl auf diese Weise verwenden, muß aber vorsichtig sein und darf nicht zuviel davon nehmen. Einige Essenzen sind kräftiger als andere, bei manchen kann es sogar zu einer leichten Reizung der Haut kommen, wenn man nicht sehr sparsam damit umgeht (z.B. Basilikum, Pfeffer, Pfefferminz, Rosmarin). Das gilt aber anscheinend nur für Menschen mit besonders empfindlicher Haut. Wenn man nicht sicher ist, sollte man vorsichtig mit nur zwei oder drei Tropfen beginnen. Schadet diese Menge nicht, kann man sie beim nächsten Mal steigern. Im Durchschnitt reichen meist fünf bis sechs Tropfen einer Essenz, manchmal muß man auch bis zu zehn oder zwölf Tropfen nehmen. Man entdeckt durch Ausprobieren schnell, was für einen selbst das beste ist.

Wenn man das Öl im Bad verteilt hat, schlägt man das Wasser vorsichtig durch, so daß sich an der Oberfläche ein Film bildet. Dieser Film umhüllt den Körper, wenn man hineinsteigt und bleibt unmittelbar auf der Haut. Dann kann man sich zurücklegen und genießen. Man sollte keine unmittelbare Wirkung des Öls erwarten. Ätherische Öle sind sehr subtil, ihre Wirkung wird erst später spürbar.

Eine andere Form der Anwendung von nichtwasserlöslichen Badeölen ist die Mischung von ätherischem und pflanzlichem Öl. Dies ist besonders angenehm, wenn die Haut zur Trockenheit neigt. Man kann jedes pflanzliche Öl verwenden. Besonders hautnährend wirken auf Grund des relativ hohen Vitamingehalts Avocadoöl, das Öl süßer Mandeln und Weizenkeimöl. Die Menge des ätherischen Öls bleibt die gleiche wie beim oben beschriebenen Bad, dazu nimmt man zwischen einem halben bis zu drei Teelöffel Pflanzenöl. Dann vermischt man beide Öle und gibt sie ins Wasser, wie bei der Verwendung der reinen Essenz beschrieben. Es lohnt sich, das Öl für mehrere Bäder auf einmal zu bereiten. Besonders Unternehmungslustige können auch verschiedene Essenzen miteinander vermischen. Anfangs ist es allerdings besser, sich auf ein oder zwei Sorten zu beschränken, bis man weiß, welche Öle sich gut verbinden

und welches Verhältnis das günstigste ist. Die Herstellung von Düften und Parfüms ist zwar eine eigene Kunst, es ist aber überraschend, was man schon mit einigen wenigen Essenzen und etwas Geduld erreichen kann.
Für die zweite Art des Badeöls, das wasserlösliche, braucht man entweder ein Haarshampoo, flüssige Seife oder ein Spülmittel. Es ist fast unmöglich, flüssige Seife zu bekommen, und ein Shampoo ist natürlich besser für die Haut als ein Geschirrspül- oder Waschmittel. Wenn man ein Schaumbad herstellen möchte, sollte man trotzdem am besten ein Waschmittel verwenden, und zwar bis zu einem Eßlöffel (je nachdem, wieviel Schaum man haben möchte). Auch hier kann man wieder Pflanzenöl zusetzen. Wer besonders reichen Schaum liebt, sollte das Pflanzenöl lieber weglassen. Bei Verwendung von Öl hat sich das Verhältnis von einem Teil Öl auf drei Teile Seife allgemein bewährt. Diese Angabe ist aber keine unveränderliche Größe. Auch hier zeigt ein Versuch, was sich für jeden persönlich am besten eignet. Für die Menge der Essenz gilt das gleiche wie für die zuerst beschriebenen Bäder.
Sobald man im Bad ist, durchdringen die Essenzen die Haut in ähnlicher Weise wie bei einer Aromatherapie-Massage. Die Absorption wird wahrscheinlich durch die den Körper umgebende Wärme des Wassers gefördert. Zur Erreichung der bestmöglichen Heilwirkung empfehle ich, ein nicht wasserlösliches Badeöl zu verwenden, so daß das Öl den Körper umhüllt, wenn man in die Wanne steigt und während der ganzen Dauer des Bades dicht auf der Haut bleibt. Eine mit wasserlöslichen Stoffen vermischte Essenz kann die Haut nicht so leicht durchdringen, da diese ja kein Wasser absorbiert. Erhebt man sich aus der Wanne, bleibt der dünne Ölfilm auf der Haut. Auch wenn noch ein Rest Öl auf dem Badewasser schwimmt, setzt er sich an der Haut fest. Selbst beim Abtrocknen wird der dadurch entstehende feine Duft nicht völlig entfernt.
Besonders wer unter trockener Haut leidet, sollte die Wirkung des aromatischen Bades verstärken, indem er sich nach dem Abfrottieren mit einem wohlriechenden Öl einreibt. Das schützt die Haut, hält sie gesund und geschmeidig und verleiht der gesamten Hautoberfläche einen schwachen Duft. Eine solche Behandlung wirkt der austrocknenden Eigenschaft von Seife und Wasser entgegen. Man braucht dazu nur eine ganz geringe Menge Öl. Am besten bedeckt man beide Handflächen damit und streicht leicht über den Körper.

Eine andere Möglichkeit ist die Massage nach dem Bad. Dieser Zeitpunkt eignet sich besonders gut dafür, denn der Körper ist bereits entspannt. Dr. William Martin schrieb schon 1812: »Nach einem warmen Bad ist die Anwendung eines wohlriechenden Öls auf der Haut wunderbar heilsam und wohltuend.« Die Kombination von Bad, Massage und aromatischen Stoffen gehört zum Herrlichsten, was man sich gönnen kann und ist dabei ein Luxus, der unserer Entspannung und Gesundheit dient.
Öffentliches Baden ist heute (ganz im Gegensatz zum Schwimmen) so gut wie völlig durch das Bad in der Abgeschiedenheit der eigenen Wohnung ersetzt. Natürlich haben auch die Schwimmbäder ihren eigenen Duft, ja sie sind in gewissem Sinn sogar »aromatisch«. Allerdings läßt der Geruch nach Chlor doch viel zu wünschen übrig! Die einzige heute gebräuchliche Form des öffentlichen gemeinsamen Badens, die auch reinigend wirkt, ist das Dampfbad oder die Sauna. Die Sauna, die in Finnland bekanntlich zum täglichen Leben gehört, erfreut sich in den letzten Jahren zunehmender Beliebtheit. Es ist aber nicht ratsam, aromatische Substanzen zusammen mit einem Dampf- oder Saunabad anzuwenden. Der Hauptzweck solcher Bäder ist es ja, die Ausscheidung durch die Poren der Haut zu fördern. Das Eindringen aromatischer Öle wird dadurch unmöglich oder doch zumindest äußerst schwierig. Nach Beendigung des Dampfbades, wenn man trocken und abgekühlt ist, kann eine Massage durchgeführt werden. Man sollte aber mindestens eine halbe Stunde warten, denn die Haut transpiriert nach solchen Bädern noch einige Zeit. Die Verbindung von Bad und Massage erweist sich auch hier wieder als sehr entspannend, ja sogar als »heilsam«.
Nachfolgend einige Rezepte für Badeöle, die man selbst ausprobieren kann. Sie sollen dazu anregen, auch eigene Rezepte zusammenzustellen. Bei jeder Essenz ist die ungefähre Tropfenzahl angegeben, die man verwenden muß.

Winterbad (zur Abwehr von Erkältungskrankheiten und zur Anregung des Kreislaufs)

Wacholder	3 Tropfen
Pfefferöl	2 Tropfen
Lavendelöl	5 Tropfen

Sommerbad (kühlend, erfrischend, belebend)

Pfefferminzöl	3 Tropfen
Bergamottöl	4 Tropfen
Basilikumöl	2 Tropfen

Morgenbad (tonisierend, belebend)

Rosmarinöl	5 Tropfen
Wacholderöl	5 Tropfen
Pfefferminzöl	2 Tropfen

Abendbad (beruhigend; für alle, die Einschlafschwierigkeiten haben)

Kamillenöl	2 Tropfen
Lavendelöl	5 Tropfen
Orangenblüte	2 Tropfen

Aphrodisisches Bad

Ylang-Ylang-Öl	2 Tropfen
Sandelholzöl	8 Tropfen
Jasminöl	2 Tropfen

Zitronenbad (erfrischend, entspannend, gründlich reinigend)

Saft einer halben Zitrone	
Zitronenöl	5 Tropfen
Geranienöl	2 Tropfen

Die folgenden Rezepte können entweder genau wie angegeben verwendet werden oder aber unter Zusatz einer angemessenen Menge eines Pflanzenöls oder/und Seife. Die angegebenen Tropfenzahlen gelten für ein Bad, aber man kann auch größere Mengen des Badezusatzes auf einmal zubereiten.

Essenzen für Bäder

Kamille	2	Tonisierend/anregend	
Zypresse	5		
Majoran	4	Basilikum	3
Rose	2	Kardamom	4
Lavendel	6	Pfefferminz	4
Orangenblüte	2	Wacholder	5
Sandelholz	8	Ysop	3
Muskatellersalbei	4	Rosmarin	5

Erfrischend		Aphrodisisch	
Zypresse	5	Jasmin	2
Zitrone	4	Orangenblüte	2
Pfefferminz	4	Rose	2
Basilikum	3	Sandelholz	8
Bergamott	3	Ylang-Ylang	3
Geranie	4	Karadamom	4
Lavendel	6		
Wacholder	5		

Therapeutische Bäder

Die Geschichte der Wasseranwendung zu Heilzwecken, sei es in Form von Bädern oder anderweitig, kann bis ins alte Ägypten zurückverfolgt werden. Auf Grund dieser Tatsache können wir mit Sicherheit annehmen, daß die therapeutische Verwendung des Wassers bereits wesentlicher Bestandteil des Lebens ist, seit dem Menschen überhaupt bewußt wurde, daß man etwas tun kann gegen Krankheiten, daß man Erkrankungen verhindern kann. Wir können sogar die Vermutung wagen, daß die Ägypter, die so intensiv von aromatischen Substanzen und Bädern Gebrauch machten, diese beiden Anwendungen auch gemeinsam für therapeutische Zwecke einsetzten.

Wir wissen, daß Hypokrates, ein griechischer Arzt, der um 500 v. Chr. lebte, das Wasser als ein ernst zu nehmendes Heilmittel betrachtete. Arabische Ärzte setzten zur Behandlung von verschiedenen Leiden schon vor über tausend Jahren Bäder ein. Im 16. Jahrhundert übernahmen zuerst die Türken und dann die Franzosen, im 17. Jahrhundert auch die Engländer, die Dampfbäder. Sie wurden zur Entspannung und als Therapie angewandt. In anderen Teilen der Welt, etwa in Amerika und Afrika, gebrauchten die Eingeborenen verschiedene Formen der Fumigation, Heißluftbäder, Dampf- und Wasserbäder zur Behandlung von Krankheiten. Im 19. Jahrhundert folgte die Entdeckung verschiedener Wasserkuren, die besonders in Europa Anklang fanden. Sie hatten oft Erfolg bei der Heilung von Leiden, ohne daß noch eine zusätzliche Behandlung nötig war. Sebastian Kneipp, dessen Wasserbehandlungen heute noch sehr verbreitet sind, heilte im Jahre 1892 den Erzherzog Joseph von Österreich, der an der Brightschen Krankheit (Nierenschrumpfung) litt.

In der Schulmedizin gilt die therapeutische Wasseranwendung (Hydrotherapie) als im Grunde überholt. Das ist sehr schade, denn eine Kaltwasserbehandlung beispielsweise ist äußerst wirksam bei Fieber jeder Art. Das Wasser beseitigt in solchen Fällen nicht die Infektion, aber richtig angewandt senkt es die Tempsratur ganz beträchtlich und verschafft dem Patienten Erleichterung. Einige Tropfen Eukalyptus- oder Pfefferminzöl im Wasser verstärken die Wirkung einer solchen Behandlung. Man legt kalte Kompressen auf die Füße und die Stirn, bedeckt die Füße mit einem Handtuch, und läßt den Patienten solange liegen, bis der Umschlag fast trocken ist. Man kann aber auch die Hände in eine Schüssel mit kaltem Wasser halten. In extremen Fällen wird der ganze Körper in ein kaltes, nasses Laken gehüllt. Das Laken taucht man in kaltes Wasser, dem man 8 Tropfen Eukalyptusöl zugesetzt hat und wringt es fest aus, bevor man den Körper darin einwickelt. Danach deckt man den Patienten gut zu. Wenn ihm kalt ist, packt man ein oder zwei heiße Wärmeflaschen mit ins Bett. Diese Behandlung ist wesentlich wirksamer und in der Anwendung weniger anstrengend als das Abwaschen mit lauwarmen Wasser, wie es in den Krankenhäusern meist üblich ist. Die Temperatur muß ständig beobachtet werden.

Die Wasseranwendung kann auf sehr verschiedene Weise erfolgen. Außer Vollbädern, Dampfbädern, Kompressen und Umschlägen kennt man Sitzbäder, Handbäder, Fußbäder, Vaginalspülungen, Einläufe und Güsse. Auch gibt es eine Reihe von Bädern, zu denen andere Naturheilmittel verwendet werden, etwa Schlammbäder,

Solebäder usw. Bei all diesen unterschiedlichen Anwendungen können auch ätherische Öle zugesetzt werden. Dadurch wird die Wirksamkeit der Behandlung auf ganz natürliche Weise wesentlich gesteigert. In den meisten Fällen reicht die Wirkung des Wassers allein nicht aus, um eine Heilung zu erzielen. Dies ist auch gar nicht beabsichtigt. Aber die Wasserbehandlung mit einem aromatischen Zusatz ist wirksamer als die Hydrotherapie allein und trägt oft wesentlich zur Heilung bei. In manchen Fällen kann sie ebenso wirkungsvoll oder noch wirksamer sein als eine Aromatherapie-Massage oder die innerliche Anwendung von Essenzen. Sie ist daher ein sehr wichtiger Bestandteil der Aromatherapie.

Für das Sitzbad nimmt man am besten zwei Wannen, eine große, in der man sitzen kann und eine kleinere für die Füße. Das Wasser sollte bis zur Taille reichen und den Unterleib bedecken. Wenn wir zwei getrennte Wannen benutzen, kann die Wassertemperatur unterschiedlich gehalten werden. Sitzbäder wendet man im allgemeinen bei Erkrankungen im Bereich des Unterbauches an, also bei Beschwerden des Harn- und Darmtraktes und der Geschlechtsorgane. Sie sind besonders nützlich bei Erkrankungen der Gebärmutter und der anderen weiblichen Geschlechtsorgane. Abgestimmt auf die zu behandelnden Leiden fügt man dem Sitzbad entsprechende Essenzen zu. Auf diese Weise und/oder mit Vaginalspülungen können Leukorrhöe (Weißfluß), Amenorrhöe (Ausbleiben der Regel), Dismenorrhöe (schmerzhafte Menstruation) und gelegentlich sogar Impotenz (in erster Linie ein psychisches Problem) behandelt werden. Vaginalspülungen sind angezeigt bei Leukorrhöe. Die Anwendung erfolgt in diesem Fall täglich. Wenn man kein besonderes Sitzbad zur Verfügung hat, läßt man soviel warmes Wasser in die Wanne laufen, daß es bis zur Taille reicht.

Für Einläufe, die man während einer Fastenkur oder bei Verstopfung, Durchfall, Kolitis (Dickdarmkatarrh) und anderen Leiden dieser Art gibt, nimmt man als Zusatz Essenzen, die den unteren Darmtrakt entspannen, kräftigen, entgiften oder beruhigen. Ätherische Öle wie Wacholder oder Rosmarin können auch dem Wasserguß zugesetzt werden, wenn man dessen anregende Wirkung verstärken möchte. Diese Güsse werden mit einem starken Wasserstrahl aus einem Schlauch verabreicht, der meist die Wirbelsäule auf- und abwärts gerichtet wird. Sie haben eine allgemein anregende Wirkung auf den Organismus und sind von besonderem Nutzen bei Wirbelsäulenbeschwerden. Durch den kräftigen Wasserstrahl

kommt es zu einer tiefen Vibration der Wirbel, und zwar ohne jedes unangenehme Gefühl. Bei chronischen Wirbelsäulenschäden bringen Güsse beträchtliche Erleichterung.
Heiße, warme oder kalte Kompressen helfen bei vielerlei Beschwerden. Man setzt sie häufig ein bei Verstauchungen, Quetschungen und Prellungen, aber auch bei inneren Leiden. Man löst dazu das ätherische Öl in Wasser. Für eine solche Kompresse mischt man etwa 0,5% eines ätherischen Öls mit 99,5% warmem Wasser. Im gleichen Verhältnis oder etwas schwächer bereitet man Hand-, Fuß- und Sitzbäder, ebenso Spülungen und Einläufe. Damit Öl und Wasser sich gut verbinden, schüttelt man beides zusammen in einer Flasche gut durch und tränkt dann ein Stück Stoff mit der Mischung. Dafür eignet sich alles, was saugfähig und nicht zu grob ist, zum Beispiel ein altes Leintuch, das man viermal zusammenfaltet. Man drückt den Umschlag leicht aus, legt ihn direkt auf die Haut und bedeckt mit trockenen Tüchern. Wenn der Patient sich unbedingt bewegen möchte, kann man die Kompresse auch festbinden. Sie sollte zwischen zwei und vier Stunden liegenbleiben, bei Fieber solange, bis sie fast trocken ist. Falls erforderlich, legt man danach eine neue Kompresse auf. Anstatt Wasser kann man auch einen geeigneten Pflanzenaufguß verwenden.
Kompressen sollten immer auf der betroffenen Stelle aufgelegt werden. Wenn die Nieren zu behandeln sind, erfolgt die Anwendung am unteren Rücken. Handelt es sich um das Herz, legt man den Umschlag auf Brust und Herzgegend, bei Darmstörungen auf den Unterleib usw. Man muß einmal die Wirkung einer Kompresse selbst erlebt haben, um daran zu glauben. Mességué behandelte einst einen Mann, der kein Wasser lassen konnte. Seine Ärzte gaben ihm nur noch wenige Stunden zu leben. Mességué legte eine Pflanzenkompresse auf den Rücken des Mannes, über der Nierengegend. Nach ungefähr zwanzig Minuten begann er zu urinieren und war zweifellos gerettet. Umschläge mit aromatischen Substanzen eignen sich sehr gut zur häuslichen Behandlung und können vom Patienten täglich angewandt werden, zwischen den Besuchen beim Therapeuten. Man kann diese auch die ganze Nacht über liegenlassen.
Mességué verwendet zur Behandlung in den meisten Fällen Fuß- und Handbäder. Man kann sie zu Hause anstatt der oder auch zusätzlich zu den Umschlägen machen. Dabei sollte das Wasser heiß, aber noch erträglich sein. Die Essenzen gibt man unmittelbar

vor dem Eintauchen der Hände oder Füße dazu. Für ein Fußbad nimmt man etwa zehn Tropfen ätherisches Öl. Diese Bäder sollte man morgens und abends durchführen, nicht länger als jeweils zehn Minuten. Die Hand- und Fußgelenke müssen stets vom Wasser bedeckt sein.

Heiße Fußbäder pflegte man früher bei Erkältungen einzusetzen. Heute erinnert sich höchstens noch ab und zu ein Karikaturist an diese Gewohnheit. Man setzte diesen Fußbädern manchmal Senfmehl zu (dies ist die »heißeste« aller aromatischen Substanzen), um die natürliche Wärme des Körpers wiederherzustellen. Fußbäder haben einen günstigen Einfluß bei Kopfschmerzen, Migräne, Erkältungen und Gesichtsneuralgie. Sie sind auch von Nutzen bei Bauch- und Beinbeschwerden, etwa Verstopfung, Menstruationsstörungen und Krampfadern. Ganz besonders wohltuend wirken sie bei Erschöpfungen, Übermüdung und Stauungserscheinungen. Nach dem Fußbad sollte man darauf achten, daß man sich gut warmhält.

Wasser mit aromatischem Zusatz ist auch nützlich zum Gurgeln bei Halsentzündung, Mundgeschwüren usw. Man nimmt 0,5% eines ätherischen Öls in Wasser. Bei rauhem Hals oder Halsentzündung kann man auch einen Halsumschlag machen. Für Bäder, Spülungen, Umschläge usw. verwendet man stets warmes bis heißes Wasser, nur bei Fieber ist kühles bis lauwarmes Wasser vorzuziehen.

8 Massage

Manche Menschen geben mit Freude,
Und diese Freude ist ihr Lohn.
Manche geben unter Schmerzen,
Und dieser Schmerz dient ihrer Läuterung.
Die aber geben und nicht um ihre Tugend wissen,
Weder Schmerz empfinden noch Freude suchen,
Sie geben, wie in jenem Tal dort
die Myrte ihren Duft in den Raum verströmt:
Durch die Hände spricht Gott,
Durch ihre Augen schenkt er der Erde sein
Lächeln.

The Prophet, Kahlil Gibran

Zwischen Aromatherapie und Massage besteht eine enge Beziehung. Die Verwendung eines aromatischen Öls steigert den Wert der Massage selbst, ganz abgesehen von der Tatsache, daß die Essenz die Haut durchdringt und ihr Duft einen gewissen psychischen Effekt hervorruft. Es macht Freude, eine Massage auszuführen, und sie bringt dem Entspannung, der massiert wird. Die Massage gehört zu den wirksamsten Methoden, Stress und Spannung abzubauen, unter denen heute fast jeder zu leiden hat.

Massage ist eine uralte Form der Therapie. Es ist eine Weiterentwicklung des instinktiven Bedürfnisses, eine schmerzende Stelle des Körpers zu berühren, wie wir es unwillkürlich tun, wenn wir etwa eine Quetschung oder Prellung drücken und reiben. Die Bezeichnung »Salbe« ist beinahe gleichbedeutend mit Massage. Auch die historische Verwendung des »Salböls« zeigt, wie alt die Massage bereits ist. Die alten Griechen und Römer benutzten immer solche Salböle zur Massage. Dabei handelte es sich fast immer um stark parfümierte Öle. Die früheste Form der Aromatherapie ist die Massage.

Bei der Massage entsteht ein enger Kontakt zwischen dem Patienten und dem Heilenden. Dies ist ein wichtiger Faktor im Heilungsprozeß. Es entsteht mühelos eine direkte Kommunikation. Unsere Hände sind äußerst sensibel. Sie sind aber nicht nur wunderbare Werkzeuge des Fühlens, sondern auch ein Instrument zur Kommunikation. Bei der Heilung durch das sogenannte Handauflegen, wobei der Körper meist überhaupt nicht berührt wird, wirkt die heilende Kraft ebenfalls durch die Hände. Wir alle besitzen bis zu einem gewissen Grad die Fähigkeit, mit unseren Händen zu heilen. Massage und Meditation sind zwei Möglichkeiten, diese Gabe zu entwickeln. Wenn wir jemanden massieren, dann übertragen wir das, was wir fühlen, auf die Person, die wir massieren. Es ist also am besten, wenn wir uns dabei in einem ausgeglichenen, zuversichtlichen Gemütszustand befinden. Man sollte nie eine Massage durchführen, wenn man zornig, müde oder nervös ist. Es spielt dagegen keine Rolle, ob sich der Patient wohlfühlt, unsere Massage wird ihm trotzdem helfen. Voraussetzung ist nur, daß der Masseur selbst zuversichtlich und entspannt ist.

Wenn der Heilende den Patienten zum ersten Mal berührt, dann sollten seine Hände zugleich aufnahmebereit und beruhigend sein. Bevor wir dem Patienten helfen können, müssen wir soviel wie möglich über ihn zu erfahren suchen. Während er mit uns spricht, hat sein Körper Gelegenheit, zu unseren Händen zu sprechen. Die Hände teilen uns mit, wie groß die physische Spannung ist und in welchen Bereichen des Körpers sie sich befindet. Unsere Hände erkennen, wie empfänglich oder nervös der Patient ist, welche Beschaffenheit seine Haut hat, wo die Muskulatur verspannt ist und vielleicht sogar den Grund dafür. Die Hände entdecken schmerzende Stellen und helfen, die Ursache zu verstehen; sie entdecken Stauungen, Schwellungen, alte Zerrungen oder Verrenkungen. Sie finden empfindliche Punkte, die an anderer Stelle des Körpers Schmerz auslösen. Sie können uns auch eine Menge über den Patienten selbst sagen.

Sobald die Hände ihre eigene Diagnose gestellt haben, können sie mit der »Übertragung« beginnen. Dabei bleiben sie jedoch, falls nötig, auch weiterhin auf »Empfang«. Unsere Hände heilen auf zwei Ebenen, einmal auf der rein physischen oder sinnlichen, zum anderen auf der, die man »psychisch« oder »übersinnlich« nennen könnte. Für die Heilung durch die Hände gibt es verschiedene Bezeichnungen: Handauflegen, Geistheilung, Magnetismus,

Gesundbeten usw. Allen diesen Heilweisen ist gemeinsam, daß dabei Energie in irgendeiner Form durch die Hände des Heilenden auf den Patienten übertragen wird. Diese Methode ist seit Tausenden von Jahren bekannt und in Gebrauch. Der erste wissenschaftliche Beweis dafür kam aus Rußland. Es ist die Kirlian-Fotografie. Semjon Kirlian und seine Frau Walentina haben eine Methode entdeckt, die Aura lebender Pflanzen und Tiere zu fotografieren, indem sie das Objekt in ein elektrisches Hochfrequenzfeld stellten. Die Fotos zeigen, daß Energie [man hat noch nicht entschieden, um welche Art der Energie es sich handelt] als eine Art Lumineszenz, als leuchtende Energiepunkte, Lichtkrater und Sternhaufen, sichtbar wird. Diese Flammenmuster haben verschiedene Farben, blau, orange, gelb, violett, und sind ständig in Bewegung, manche schnell, andere langsam. Die Kirlian-Experimente haben gezeigt, daß die von den Fingerspitzen ausgehende Energie stärker als normal wird, wenn ein Heiler sich auf die Heilkraft konzentriert. Diese von den Fingerspitzen ausgehende Energie ist schon an sich eine faszinierende Entdeckung. Die Tatsache, daß es uns möglich ist, sie auf irgendeine Weise zu beeinflussen und tatsächlich die Wirkung der Einflüsse als eine Veränderung in Farbe oder Intensität der Lichtausstrahlung zu sehen, ist fast unglaublich. Nur ein unverbesserlicher Skeptiker wird sich der Erkenntnis verschließen, daß Energie durch die Hände von einer Person auf eine andere übertragen werden kann. Die Möglichkeit einer wissenschaftlichen Untersuchung solcher Phänomene wurde erst in jüngster Zeit ernsthaft in Betracht gezogen.

Um zu heilen, muß man fähig sein zu fühlen: Sympathie, Mitleid, Anteilnahme und Zuneigung für einen anderen Menschen. Je mehr Konzentration und Energie wir für die Massage aufwenden, um so leichter kann diese heilende Energie uns durchströmen. Der Erfolg hängt nicht so sehr davon ab, welche Art der Massage man anwendet oder wie perfekt die Technik ist, sondern vielmehr von unserem inneren Zustand. Ist der Geist unbelastet und fühlt man sich entspannt, dann werden die Bewegungen ganz von selbst natürlich und fließend.

Die Aromatherapie-Massage ist eine Kombination aus der Schwedischen Massage, der Shiatsu-Massage (einer Art Akupressur-Massage) und einer neuromuskulären Massage (Nerven- oder Nervenpunktmassage). Obgleich Shiatsu- und Neuromuskulär-Massage technisch im Grunde identisch sind, gehen sie doch von verschiedenen Prinzipien aus. Um den Unterschied deutlich zu machen, betrachten wir am besten jede der drei Arten der Massage für sich und sehen dann, wie wir aus ihren Elementen eine Massagetechnik entwickeln, die wir Aromatherapie-Massage nennen.

Die Schwedische Massage

Die Schwedische Massage ist eine Massage der Weichteile des Körpers. Ihren Namen verdankt sie dem schwedischen Professor Pehr Henrik Ling, der im 19. Jahrhundert eine grundlegende wissenschaftliche Untersuchung über die Massage vornahm. Damit erarbeitete er die Grundlagen für die Massagetechnik, wie sie heute im allgemeinen gelehrt und praktiziert wird.
Die Schwedische Massage besteht aus verschiedenen Handgriffen, z.B. dem Streichen [Effleurage], dem Kneten oder Walken [Pétrissage], dem Klopfen und dem Reiben. Die Knetmassage oder Pétrissage ist eine sehr tiefgehende Massage, die mit den Daumen ausgeführt wird. Mit allen übrigen Techniken bleibt man mehr an der Oberfläche und beeinflußt lediglich Gefäße und Muskeln. Eine Ausnahme macht das Streichen, das auch eine Reflexwirkung auf das Nervensystem hat. Gerade an dieser Massagebewegung sind wir vor allem interessiert. Aber auch das Kneten kann gelegentlich von Nutzen sein.

Die Effleurage

Das Streichen oder die Effleurage ist eine langsame, sanfte, rhythmische Bewegung der ganzen Hand. Sie wird in Aufwärtsrichtung (d.h. stets in Richtung des Blutstromes zum Herzen hin) ausgeführt. Je mehr Druck man anwendet, um so tiefer ist die Wirkung auf Kreislauf und Muskelgewebe. Je leichter (natürlich innerhalb gewisser Grenzen) die Massage, um so größer die reflektorische Wirkung auf das Nervensystem. Das wirkt besonders angenehm und entspannend.
In der Praxis wird fast jede Massagebehandlung mit einer Effleurage begonnen. Am Rücken (dies ist der Bereich, mit dem wir uns hauptsächlich beschäftigen) streicht man von unten nach oben. Man legt die Hände nebeneinander, die Daumen fahren die Wirbelsäule

entlang, dann trennen sich die Hände, gehen nach außen, über die Schultern, und streichen ganz leicht seitlich am Rücken herunter. Es gibt verschiedene Variationen dieser Methode, es hat sich aber erwiesen, daß dies im allgemeinen die zweckmäßigste Art ist. Eine gelegentlich angewandte Variante besteht darin, daß man am Kopf des Patienten steht und die gleiche Bewegung umgekehrt ausführt, also zuerst die Wirbelsäule hinunter- und dann zu beiden Seiten des Rückens heraufmassiert. Das Streichen wird in ähnlicher Weise auch am übrigen Körper ausgeführt. Die Beine behandelt man beispielsweise, während der Patient auf dem Bauch, Gesicht nach unten, liegt, und zwar von der Ferse das Bein hinauf. Die Hände liegen parallel und berühren sich beim Aufwärtsstreichen, trennen sich, und streichen dann zu beiden Seiten des Beines abwärts.
Beim Streichen legen wir einen leichten Druck auf die Aufwärtsbewegung, in umgekehrter Richtung wird keinerlei Druck ausgeübt. Der Druck beim Aufwärtsstreichen kann nach Bedarf verändert werden. Im allgemeinen ist es am besten, wenn man mit leichtem Druck beginnt und allmählich stärker wird. Bei Menschen mit schwerem Körperbau wird mehr Druck nötig sein, bei Patienten mit zarter Konstitution weniger. Bei sehr nervösen Menschen sollte man nicht zu viel Druck anwenden. Bei der Durchführung der Effleurage dürfen die Hände weder verkrampft noch schlaff sein, sie müssen sich fest und flexibel den Konturen des Körpers anpassen, sozusagen nachmodellierend über die Haut gleiten. Normalerweise bleiben die Finger während der Massage beisammen, man kann sie aber auch spreizen, besonders wenn man die Effleurage nur mit einer Hand ausführt. Das ist manchmal notwendig, etwa bei der Massage der Arme, wo einfach für zwei Hände nebeneinander nicht genügend Platz ist. Die Effleurage kann an jedem Teil des Körpers ausgeführt werden, an eher knochigen ebenso wie an muskulösen Partien.

Das Kneten

Diese Bewegung wird in der Aromatherapie nicht so häufig angewandt wie bei der Schwedischen Massage. Dort bildet sie einen wesentlichen Bestandteil. Das Kneten erfolgt mit der ganzen Hand oder mit beiden Händen. Es ist im Grunde eine zusammenpressende, rollende Druckbewegung. Um zu »drücken« oder zu »rol-

len«, muß man zuerst überhaupt etwas zu fassen bekommen, daher ist das Kneten am leichtesten an den fleischigeren Teilen des Körpers auszuführen. An knochigen Gliedmaßen, an den Händen, Handgelenken, Ellenbogen usw. kann man es nicht anwenden. Man faßt den Teil, der massiert werden soll, mit den beiden Daumen, denen die anderen vier Finger sozusagen Widerstand leisten. Man hebt das Gewebe etwas an und drückt es dabei gerade soviel zusammen, daß man den Muskel im Griff behält und rollen kann, indem die Hand über die Hautoberfläche gleitet. Danach werden die Hände entweder in ihre ursprüngliche Position zurückgeführt, indem sie leicht über das ganze Gebiet streichen (wie in der Rückbewegung bei der Effleurage) oder sie können auf dem Rückweg wieder »kneten« und die gleiche Bewegung in umgekehrter Richtung ausführen. Eine andere Variante besteht darin, daß man mit einer Hand auf sich zu »knetet«, während man die andere Hand von sich weg arbeiten läßt. Das ist etwas schwieriger, aber es ist von großem Nutzen, wenn man diese Technik beherrscht. Allerdings kann sie nur an besonders fleischigen Körperteilen ausgeführt werden. Das Kneten mit einer Hand ist besser für die weniger fleischigen geeignet. Man muß beim Kneten darauf achten, daß man nicht zu stark drückt oder gar kneift, es soll ebensosehr eine rollende wie eine zusammenpressende Bewegung sein.
Das Kneten bringt Erleichterung bei Muskelschmerzen, etwa wenn die Waden nach einer langen Wanderung oder der Rücken nach der Gartenarbeit weh tun, auch bei verkrampften Muskeln, besonders bei Verspannung des Trapezmuskels zwischen Nacken und Schultern. Die Muskeln beginnen zu schmerzen, sobald es zu einer Ansammlung von Stoffwechselschlacken (hauptsächlich Milchsäure) im Muskelgewebe kommt. Dies geschieht, wenn die Muskeln über ihre normale Leistungsfähigkeit hinaus belastet werden und Blut und Lymphflüssigkeit die Milchsäure nicht schnell genug abbauen bzw. abtransportieren können. Durch Massage, besonders durch das Kneten, wird der Kreislauf angeregt, und es kommt zum rascheren Abbau der Milchsäureablagerungen.
Die Schwedische Massage ist relativ leicht auszuführen. Selbst wenn man ziemlich kräftig massiert, kann es kaum zu Verletzungen kommen. Am besten ist jedoch eine sanfte, fließende, einfühlsame Bewegung. Wenn man einmal die Grundtechniken beherrscht, kann man zur Improvisation eigener Formen übergehen. Das ergibt sich meist ganz von selbst. Da die Schwedische Massage die am leichte-

sten zu lernende und potentiell am wenigsten schädliche Technik ist, sollte man sich zuerst damit vertraut machen, bevor man versucht, eine tiefergehende Massage zu erlernen. Es ist auch unbedingt notwendig, daß man sich einigermaßen in der Anatomie auskennt und weiß, was man massiert. Das gleiche gilt für die Physiologie, sie fördert das Verständnis dafür, warum eine Massage ausgeführt wird.

Die Neuromuskulär-Massage

Neuromuskulär-Massage bedeutet Nerven-Muskel-Massage (auch Bezeichnungen wie Neuraltherapie, Bindegewebsmassage, Nervenmassage und Nervenpunktmassage gehören hierher). Dies ist eine Art der Therapie, die von Osteopathen und Masseuren des Westens entwickelt wurde, vor allem in den USA. Im Grunde ist es eine Art Tiefenmassage, die darauf abzielt, Nerven, Bänder, Sehnen und anderes Bindegewebe zu erreichen, das normalerweise durch die Weichteilmassage nicht beeinflußt wird. Die Neuromuskulär-Massage gehört normalerweise nicht in das Gebiet der Aromatherapie-Massage. Ich füge ihre Beschreibung hier ein, da sie in manchen Fällen doch sehr nützlich sein kann, auch wenn sie weniger bekannt ist.

Wie die meisten Techniken der Tiefenmassage wird auch die Neuromuskulär-Massage mit den Daumenballen und/oder den Fingern ausgeführt. Ein gewisser Druck ist erforderlich. Als allgemeine Regel gilt: nicht mehr als 10 Pfund. Allerdings wird von erfahrenen Masseuren gelegentlich auch 30 Pfund Druck oder mehr angewandt. (Den ausgeübten Druck kann man messen, indem man mit den Daumen oder Fingern auf die Badezimmerwaage drückt.) Am häufigsten wird eine kreisende Bewegung ausgeführt. Man legt Daumen oder Finger auf die Haut, beschreibt damit kleine Kreise und bewegt sich über das darunterliegende Gewebe, bleibt aber stets in Kontakt mit der gleichen Hautstelle. Dies ist eine sehr gute Technik für eine mitteltiefe Massage und auch brauchbar, wenn eine allgemeine Massage verlangt wird oder eine sehr tiefe Massage nicht ratsam erscheint. Für eine tiefergehende Wirkung gebraucht man eine Art sägende Bewegung. Während der Druck aufrechterhalten wird, bewegt man Daumen oder Finger auf der gleichen Linie hin und her, verliert aber auch hier nie den Kontakt mit der gleichen Stelle der Haut. Das »Sägen« ist eine sehr tiefgehende Bewegung und kann je nach ausgeübtem Druck sogar schmerzhaft sein. Man wendet es nicht länger als zwanzig Sekunden an der gleichen Stelle an und nicht länger als insgesamt zehn Minuten während einer gesamten Massagebehandlung. Es kann dabei sogar zu leichten Druckstellen kommen. Das ist manchmal unvermeidlich, besonders bei Menschen, die besonders leicht blaue Flecken bekommen. Man sollte sich aber bemühen, das nach Möglichkeit zu vermeiden.

Die dritte Massagetechnik ist im Grunde gar keine Bewegung, sondern lediglich ein Druck nach unten. Dieser Druck geht fast so tief wie das Sägen, ist aber nicht so schmerzhaft und kann mit weniger Vorbehalt angewandt werden. Auch hierbei sollte sich die Stärke des Druckes nach der Schmerzreaktion richten: ein bestimmtes Maß an Unannehmlichkeit ist auszuhalten, niemals aber intensiver Schmerz. Wenn man eine Druckmassage durchführt, ist es meist leichter, dazu die Daumen zu gebrauchen, denn sie besitzen mehr Kraft als die Finger und können über eine längere Zeit hin starken Druck ausüben. Manchmal ist es weniger anstrengend, zwischen Daumen und Fingern abzuwechseln. Außerdem geht es viel leichter, wenn man das Gewicht des eigenen Körpers mit einsetzt, indem man den Arm gestreckt hält und sich über den Patienten beugt, als wenn man den Druck nur durch die Hand- und Armmuskeln erzeugt. Dies erscheint anfangs ein wenig merkwürdig, aber man wird bald bemerken, daß es Kräfte spart.

Indem man unmittelbar zu beiden Seiten der Wirbelsäule massiert, erreichen wir gleichzeitig eine Anregung und Entspannung. Danach fühlt sich der Patient völlig locker und entspannt, während gleichzeitig sein ganzer Körper einschließlich der inneren Organe an Spannkraft gewonnen hat. Das ist der Fall, weil die Nerven, die massiert wurden, den gesamten Körper versorgen (außer den Kopf, für den die Hirnnerven zuständig sind). Es bedeutet aber nicht, daß die Massage entlang der Wirbelsäule jede weitere Massage überflüssig macht. Allerdings ist für eine Tiefenmassage die Wirbelsäule tatsächlich die wichtigste Stelle des Körpers.

Es gibt zwei Möglichkeiten, das Diagramm der Spinalnervenwurzeln zu nutzen. Die erste: Wenn man weiß, daß ein bestimmtes Gebiet oder Organ einer Behandlung bedarf, kann man mehr Zeit auf die Massage der entsprechenden Nervenwurzeln aufwenden. Dadurch regt man die Nervenimpulse für diesen Bereich an, er

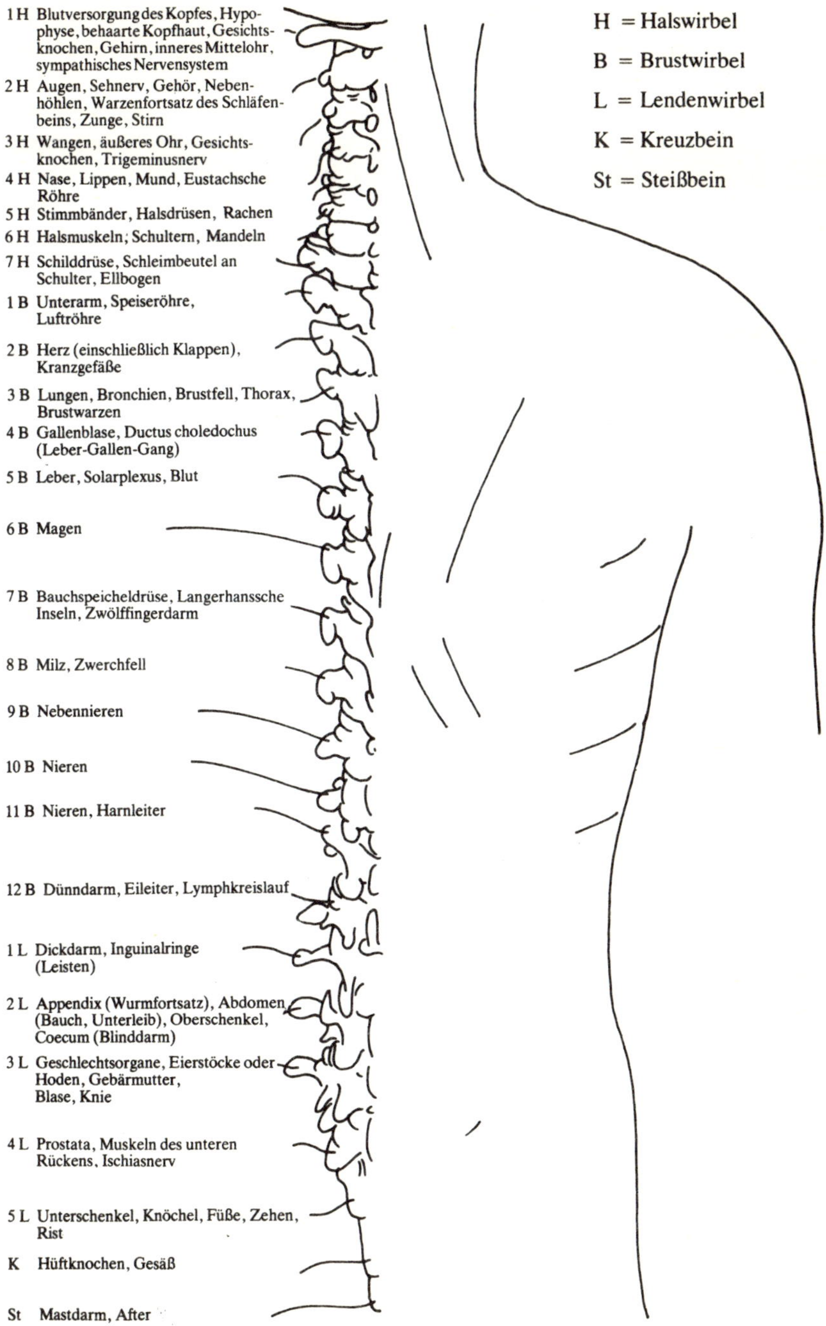
1 H Blutversorgung des Kopfes, Hypophyse, behaarte Kopfhaut, Gesichtsknochen, Gehirn, inneres Mittelohr, sympathisches Nervensystem
2 H Augen, Sehnerv, Gehör, Nebenhöhlen, Warzenfortsatz des Schläfenbeins, Zunge, Stirn
3 H Wangen, äußeres Ohr, Gesichtsknochen, Trigeminusnerv
4 H Nase, Lippen, Mund, Eustachsche Röhre
5 H Stimmbänder, Halsdrüsen, Rachen
6 H Halsmuskeln, Schultern, Mandeln
7 H Schilddrüse, Schleimbeutel an Schulter, Ellbogen
1 B Unterarm, Speiseröhre, Luftröhre
2 B Herz (einschließlich Klappen), Kranzgefäße
3 B Lungen, Bronchien, Brustfell, Thorax, Brustwarzen
4 B Gallenblase, Ductus choledochus (Leber-Gallen-Gang)
5 B Leber, Solarplexus, Blut
6 B Magen
7 B Bauchspeicheldrüse, Langerhanssche Inseln, Zwölffingerdarm
8 B Milz, Zwerchfell
9 B Nebennieren
10 B Nieren
11 B Nieren, Harnleiter
12 B Dünndarm, Eileiter, Lymphkreislauf
1 L Dickdarm, Inguinalringe (Leisten)
2 L Appendix (Wurmfortsatz), Abdomen (Bauch, Unterleib), Oberschenkel, Coecum (Blinddarm)
3 L Geschlechtsorgane, Eierstöcke oder Hoden, Gebärmutter, Blase, Knie
4 L Prostata, Muskeln des unteren Rückens, Ischiasnerv
5 L Unterschenkel, Knöchel, Füße, Zehen, Rist
K Hüftknochen, Gesäß
St Mastdarm, After
H = Halswirbel
B = Brustwirbel
L = Lendenwirbel
K = Kreuzbein
St = Steißbein

empfängt mehr Energie, wodurch wiederum die Zellerneuerung gefördert wird, Stauungen abgebaut werden usw. Sobald man bemerkt, daß die Massage der Wirbelsäule Schmerzen bereitet, kann man ganz sicher sein, daß sie die Behandlung nötig hat. Der zweite Punkt: Bei der Massage des Wirbelsäulenbereichs wird man bestimmte Stellen finden, die schmerzhaft reagieren. Hier muß man die Tiefenmassage mit besonderer Aufmerksamkeit und Vorsicht ausführen. Es kann (muß aber nicht unbedingt) ein Hinweis auf eine Erkrankung in den Organen sein, die durch diese Nerven versorgt werden. Wir beschäftigen uns hier mit der schmalen Furche zwischen der Wirbelsäule und den wie auf einem Grat etwas erhöht liegenden Muskeln, die etwa 2½ cm zu beiden Seiten der Wirbelsäule liegen. Es ist günstig, daß diese Rille gerade breit genug für den Daumen ist. Man kann jede der drei vorstehend beschriebenen Massagetechniken anwenden, kreisende Bewegung, Sägen und Drücken, und entweder gleichzeitig zu beiden Seiten der Wirbelsäule arbeiten oder jede Seite für sich vornehmen, man kann von oben nach unten oder umgekehrt massieren, wie man es eben vorzieht.

Die Neuromuskulär-Massage ist sehr zu empfehlen bei Verstauchungen und Verrenkungen von Gelenken, Muskelzerrung, -verspannung oder -krampf und ähnlichen Beschwerden. Sie kann auch, wie vorstehend beschrieben, zur Anregung der Nerven angewandt werden und gilt damit als Hilfstherapie bei vielerlei Leiden. Bei dieser Massage konzentrieren wir uns besonders auf den Ursprung und die Insertion der Muskeln. Es ist interessant, daß diese Punkte oft genau mit den Akupunkturstellen übereinstimmen. Alle Muskeln, ausgenommen einige Gesichtsmuskeln, sind an jedem Ende mit Knochen verbunden. Diese Ansatzstellen bestehen aus einem Bündel weißer Gewebefasern, die wir als Sehnen bezeichnen. Manche Sehnen sind sehr kurz, andere mehrere Zentimeter lang. Die Befestigungspunkte werden als Ursprung und Insertion oder Muskelansatz bezeichnet. Der Ursprung ist fester mit dem Knochen verbunden als die Insertion, die Ansatzstelle an dem Knochen, den der Muskel bewegt. Beim Wadenmuskel beispielsweise liegt der Ursprung am Knie, Insertion oder Muskelansatz an der Ferse. Der Ursprung des Bizeps ist an der Schulter, sein Ansatz am Ellenbogen.

Massage an Ursprung und Ansatz des Muskels (U- und A-Massage) hat einen anregenden (Yang-)Effekt. Wenn ein Muskel atonisch (zu

schlaff, zu sehr »Yin«) geworden ist, dann hat die U- und A-Massage eine tonisierende Wirkung und hilft, wieder den Normalzustand herbeizuführen. Diese Art von Massage beugt auch Abnutzungserscheinungen der Muskeln vor. Sie regt die Zellerneuerung an und fördert die Blutzufuhr und die Verbindung zwischen Nerven und Muskeln. Man bekommt einen Eindruck vom Gefühl, das die Neuromuskulär-Massage vermittelt, wenn man die Stelle massiert, an der Hals und Schädel im Nacken aufeinandertreffen. Man legt dazu die Daumen unter den etwas erhöhten Knochen, der dort zu spüren ist. Diese Stelle ist bei den meisten Menschen schmerzempfindlich, besonders nach außen zu. Man wendet soviel Druck an, daß man den Schmerz spürt, er soll natürlich nicht unerträglich stark sein. An dieser Stelle massiert man nicht nur die Ansätze von zwölf Muskeln, sondern auch sieben chinesische Behandlungspunkte. Die Massage dieser Stelle bringt Entspannung für Kopf und Nacken und ist wirksam bei Kopfweh, das oft mit Stauungen und Spannungszuständen im Nackenbereich zusammenhängt.
Wenn ein Muskel zu sehr angespannt ist (zu sehr »Yang«), dann erhöht die U- und A-Massage nicht die Muskelspannung, sondern kann sogar zur Normalisierung des Zustandes beitragen. Weiter gibt es eine Methode zur Behandlung von Muskelkrämpfen, die darin besteht, daß man auf das Zentrum oder den Bauch des Muskels drückt. Das Ergebnis ist eine ausgeprägt entspannende Yin-Wirkung. Der Druck muß etwa eine Minute lang ausgehalten werden, ohne jede Bewegung. Dabei ist es wichtig, daß man genau das Zentrum des Muskels trifft. Die Wirbelsäule der meisten Menschen hat neuromuskuläre Massage nötig. Wir tragen Schuhe, laufen auf Beton, sitzen ungünstig usw. Dadurch leidet unser Rücken im Laufe der Zeit. Es kann sogar eine Manipulation der Knochen nötig werden, aber in den meisten Fällen handelt es sich nicht um eine ernsthaftere Erkrankung, und es genügen einige Behandlungen mit Neuromuskulär-Massage, um alle Beschwerden zu beheben. Andererseits bleibt einer Manipulation oft der Erfolg versagt, wenn nicht gleichzeitig eine Tiefenmassage erfolgt, welche die Bänder und Muskeln ebenso wie die Knochen in die Behandlung mit einbezieht. Die Folge ist dann eine endlose Reihe von Manipulationen, die nur wenig Besserung bringen. Bei den meisten Menschen findet man am Rücken kleine, durch Verspannung entstandene Knoten nahe der Wirbelsäule. Manchmal sind sie so ausgeprägt, daß man sie ganz deutlich sehen kann. Dies sind die Punkte, die den Druck brauchen.

Sie sind immer schmerzempfindlich. Sehr oft hört man ein schwaches Knacken. Es zeigt an, daß der Knochen sich selbst wieder reguliert hat, ohne daß eine Manipulation mit äußerem Kraftaufwand erfolgte.
Es sollte niemand die Neuromuskulär-Massage versuchen, bevor er etwas Übung im Massieren hat. Sie erfordert einen ziemlich starken Druck und bei Mangel an praktischer Erfahrung könnte es zu Verletzungen kommen.

Die Shiatsu-Massage

Das Wort Shiatsu stammt aus dem Japanischen: *shi* bedeutet Finger und *atsu* heißt Druck. Wie die Akupunktur und die Moxibustion ist es eine Heilweise, die aus dem Osten zu uns kam. Allen diesen Methoden liegen die Prinzipien von *Ch'i* und Yin/Yang zugrunde. Die Behandlung erfolgt durch Beeinflussung des Energiestroms der Meridiane. Die Punkte, die man dazu benutzt, sind von Patient zu Patient verschieden, denn man geht immer individuell vor und keineswegs symptomatisch. Auch die Anzahl der Punkte schwankt, gewöhnlich sind es zwischen fünf und zehn. Die exakten Punkte spielen bei Shiatsu ohnehin keine große Rolle, sonst wären nur ausgebildete Akupunkteure in der Lage, eine solche Spezialbehandlung durchzuführen.
Die Shiatsu-Massage erfordert einen ziemlichen Kraftaufwand und kann (wie die Neuromuskulär-Massage) schmerzhaft sein, ja sogar blaue Flecken verursachen. Obgleich es manchmal notwendig sein mag, schmerzempfindliche Punkte ziemlich tief zu massieren, ist es wichtig, daß man dem Patienten keine zu starken Schmerzen bereitet. Die Massage darf für ihn nicht unangenehm werden. Die Druckbehandlung der schmerzenden Stellen sollte weniger als 10% der gesamten Massagezeit in Anspruch nehmen. Gewöhnlich hat eine Stelle oder ein Punkt, der bei Berührung schmerzt, die Massage auch nötig. Solche Stellen tun meist erst dann weh, wenn man Druck ausübt. Nach der Massage ist der Schmerz gelindert oder völlig verschwunden. Dies gilt sowohl für die Shiatsu- als auch für die Neuromuskulär-Massage.
Im allgemeinen massiert man bei Shiatsu an den Meridianen entlang. Bei einer Ganzkörpermassage beginnt man am Kopf und arbeitet dann den Rücken abwärts, danach von den Händen hinauf

zu den Schultern und von den Füßen nach oben bis zum Becken. Dabei folgt man immer dem Verlauf der Meridiane. Wenn man sich beispielsweise die Arme vornimmt, muß man mehrere Bahnen verfolgen, um alle Meridiane im Arm zu erreichen. Der angewandte Druck soll ähnlich wie bei der Neuromuskulär-Massage sein. Die Druckstärke ist auch weniger wichtig, er muß aber an den richtigen Stellen erfolgen. Man verwendet zwei verschiedene Arten des Druckes: einmal den einfachen Druck, zum anderen Druck mit einer kleinen kreisenden Bewegung. Oft werden dazu die Daumen eingesetzt. Der Druck wird auf jeden Zentimeter entlang des Meridians ausgeübt. Bei Shiatsu ist es nicht wichtig, sehr tief zu drücken, denn es sollen ja nicht Nerven oder Bänder massiert werden, die tief im Gewebe liegen. Shiatsu ist eher eine Energie-Massage, die Anwendung von *Ch'i* oder der Lebenskraft, und weniger der Einsatz physischer Kraft.

Um bei der Massage Ch'i oder Energie übertragen zu können, ist es notwendig, daß man einige grundlegende Voraussetzungen erfüllt. Der Masseur muß selbst in einem einigermaßen guten Gesundheitszustand sein, andernfalls würde er seine bereits erschöpfte Lebenskraft weiter schwächen. Er sollte in dieser Beziehung zumindest stärker sein als die Person, die er massiert. Manche Menschen haben das Gefühl, daß sie bei der Massage oder beim Heilen nicht ihre eigene Energie opfern, sondern daß sie ein Kanal sind, durch den Energie, vielleicht göttliche Energie, strömt. Sie sind deshalb nicht der Meinung, daß sich ihre eigene Energie erschöpfen kann. In diesem Punkt ist die persönliche Einstellung das wichtigste. Wer spürt, daß seine Kraftquelle der Göttliche Wille oder die Kosmische Energie ist, der wird in der Lage sein, mit diesen Mitteln zu heilen. Wer dagegen meint, daß die Massage ihn seiner eigenen Energie beraubt, bei dem wird dies wahrscheinlich auch der Fall sein. Während der Massage (und auch bereits davor) sollte man sich in einem ruhigen, ausgeglichenen Gemütszustand befinden, in einem Zustand des Nicht-Denkens. Das ist nur durch Meditation zu erreichen. Wer die Meditation nicht beherrscht, muß seine ganze Aufmerksamkeit auf die Massage selbst konzentrieren. Man atmet langsam und tief ein und hält Bauch und den übrigen Körper so entspannt wie möglich. Auch der Patient muß veranlaßt werden, ein paarmal tief durchzuatmen, wenn das nicht von selbst geschieht (normalerweise ist das der Fall, wenn der Masseur selbst entspannt und locker ist). Die Entspannung gelingt leichter, wenn man sich auf einen Punkt konzentriert. Dadurch vermittelt die Massage dem Patienten ebenfalls das Gefühl größerer Entspannung und wird für den Masseur weniger anstrengend. Wenn er sich einmal ängstlich oder unbehaglich fühlt, dann wird diese einfache Form der Meditation zusammen mit dem Duft der Essenzen ihm helfen, daß nicht nur er, sondern auch sein Patient sich bald besser fühlt. Wenn man sich auf die Hände konzentriert und auf die Massage, die sie ausführen, wird außerdem ein subtiler Energiestrom angeregt, uns zu durchströmen. Man sollte nie die Massage automatisch ausführen und sich dabei im Geiste mit etwas anderem beschäftigen. Man muß sozusagen das Wesentliche fühlen, was hier geschieht. Konzentrieren Sie sich auf das, was Sie tun!

Shiatsu verfolgt zwei verschiedene Ziele. Das eine ist, den Patienten ganz allgemein mit Ch'i aufzuladen; das andere dagegen, bestimmte Meridiane und spezielle Punkte zu massieren. Auch bei dieser Massage spielt wieder der Rücken die wichtigste Rolle. Der Blasenmeridian verläuft in zwei Bahnen zu beiden Seiten der Wirbelsäule. Jede dieser Bahnen besitzt eine Anzahl von Punkten, die sich auf die übrigen Meridiane (und die dazugehörigen Organe) beziehen. Eine Bahn, wir können sie Bahn A nennen, verläuft im Abstand von knapp 2 cm neben der Wirbelsäule. Die andere (Bahn B) liegt etwa 2½ cm weiter außerhalb neben Bahn A und geht von der inneren Ecke des Schulterblattes in einer Linie abwärts.

Es gibt außerdem den sogenannten »Gouverneur-Meridian«, der genau in der Mitte von Rücken und Kopf hinauf verläuft. Der Energiestrom des Blasenmeridians dagegen geht vom Kopf abwärts zum Fuß. Man massiert mit diesem Strom in Abwärtsrichtung. Eine Massage mit dem Strom, in Abwärtsrichtung also, hat eine allgemein anregende Wirkung. Die Massage nach oben, gegen den Strom, hat eine eher entspannende Wirkung. Die Massage dieser beiden Meridiane bildet einen wichtigen Bestandteil der Aromatherapie-Massage.

Die Aromatherapie-Massage

»Die unterbrochene Aufmerksamkeit ist nicht nur in der Fechtkunst das wichtigste Element, sondern auch im Zen. Wenn es bei den Aktionen nur einen Zwischenraum von Haaresbreite gibt, dann ist dies schon eine Unterbrechung. Klatscht man in die

Hände, dann kommt das Geräusch ohne jede Verzögerung. Ebenso muß eine Bewegung der anderen folgen, ohne daß sie durch das Bewußtsein unterbrochen wird.«

So schreibt Glen Barclay in seinem Buch *Mind over Matter*. Die »ununterbrochene Aufmerksamkeit« ist seine Bezeichnung für die Meditation, für einen geistigen Zustand, der auch bei der Massage eine große Rolle spielt, bei der ein kontinuierlicher Bewegungsablauf angestrebt wird. Obgleich die Aromatherapie-Massage ebenso den tiefen Druck mit den Daumen aus der Shiatsu- und der Neuromuskulär-Massage verwendet wie die beruhigende Effleurage aus der Schwedischen Massage, sollte die Gesamtwirkung harmonisch und nicht in sich widersprüchlich sein. Die Tiefenmassage muß eher sanft als kraftvoll ausgeführt werden. Auf diese Weise kann Druck angewandt werden, der zugleich wirkungsvoll ist und ein Minimum an Unbehagen hervorruft. Ich rate daher nicht zur Anwendung von Hacken, Schröpfen oder den kraftvolleren, unvermittelten Bewegungen, die auch zum Shiatsu gehören. Auch die tiefen, sägenden Bewegungen, wie sie bei der Neuromuskulär-Massage üblich sind, empfehle ich weniger. Sie können zwar sehr wirksam bei der Massage von Bändern und Nerven sein, sind aber doch ziemlich schmerzhaft und in der Aromatherapie nicht unbedingt notwendig. Es bleiben uns nun zwei Methoden: die Effleurage der Schwedischen Massage und der tiefe Daumendruck der Shiatsu- und Neuromuskulär-Massage. Daumendruck kann man auf drei verschiedene Arten anwenden: entweder Druck ohne Bewegung, Druck mit kleinen, kreisenden Bewegungen und Druck mit einer Bewegung, mit der wir uns bisher noch nicht beschäftigt haben. Es ist die Ausübung von Druck, während man gleichzeitig die Daumen eine bestimmte Bahn entlanggleiten läßt, das kann ein Meridian, eine Nervenbahn oder ein Muskel sein. Die zuletzt geschilderte Technik ist besonders nützlich, denn sie geht ziemlich in die Tiefe, die Bewegung ist fließend, und jeder Zentimeter des Meridians oder der Nervenbahn wird erfaßt. Es ist eine gleitende Bewegung, die nur ausgeführt werden kann, wenn man ein Massageöl verwendet. Es gibt noch andere Bewegungstechniken, die gelegentlich angewandt werden. Dabei entwickelt jeder Masseur seine eigene Vorliebe für die eine oder andere Methode und improvisiert seine speziellen Bewegungen. Die von mir empfohlenen scheinen mir im allgemeinen den größten Nutzen für unseren Zweck zu bieten und stellen gewiß eine gute Grundlage für jede Aromatherapie-Massage dar. Bevor wir uns weiter mit der Massage selbst beschäftigen, wollen wir einmal untersuchen, welche Ziele die Aromatherapie-Massage überhaupt hat. Sie soll

das Eindringen des Öls fördern,
allgemein anregen und/oder entspannen,
örtlich wirksam sein,
über die Nervenbahnen, die Reflexe oder Meridiane wirken.

Wir können noch hinzufügen, daß durch die Massage die Essenzen zu jenen Stellen gebracht werden sollen, wo sie am nötigsten sind. Damit die Öle wirksam werden können, muß die Haut bereit sein, sie aufzunehmen. Sie sollte weder von innen durch Toxine noch von außen durch Schmutz verstopft sein. Der Zustand der Haut wird zum Teil durch die Beschaffenheit des Blutes beeinflußt, das selbst »sauber« sein muß, um die Öle durch den Körper transportieren zu können. Für die Lymphflüssigkeit gilt das in noch stärkerem Maße. Auch sie kann die Öle nicht weiterbefördern, wenn ihr Fluß beeinträchtigt ist. Da es für die Lymphe keine »Pumpe« wie das Herz gibt, ist sie auf die Muskelbewegung und das Gesetz der Schwerkraft angewiesen, wenn sie normal fließen soll. Kommt es zu Stauungen, beginnt sie zu stocken. Eine Lymphstagnation hat Ödeme, Muskelschmerzen, Fettleibigkeit, Cellulitis, geschwollene Drüsen usw. zur Folge. Die Ursache einer Toxizität des Blutes oder einer Lymphstagnation und der sich daraus ergebenden Beeinträchtigung der Hautfunktion ist gewöhnlich Mangel an Bewegung, Überernährung, Fehlernährung (z.B. zu viele unnatürliche Nahrungsmittel), besonders häufig auch Stuhlverstopfung. In manchen Fällen ist diese Kongestion auch Anzeichen für funktionelle Störungen.
Da eine verstopfte Haut ein beträchtliches Hindernis für die Aromatherapie-Massage darstellt, muß man die Ursache dafür beheben, ehe man eine erfolgreiche Behandlung durchführen kann. Alle im Zusammenhang mit der Lymphstagnation erwähnten Beschwerden, dazu Müdigkeit, fahler Teint, Furunkel, Akne und oft auch fettige Haut, weisen auf eine Kongestion hin. In manchen Fällen genügt schon eine Fastenkur mit nachfolgender Ernährungsumstellung, um den Zustand zu bessern. In anderen Fällen wird eine intensivere Behandlung notwendig sein. Das bedeutet nicht, daß

Aromatherapie bei Menschen mit verstopfter Haut nicht zur Anwendung kommen darf. Tatsächlich hilft die Aromatherapie oft, die Kongestion zu beseitigen. Aber wenn nötig, müssen andere Mittel eingesetzt werden.
Damit die Poren (Haarfollikel) der Haut die maximale Aufnahmefähigkeit besitzen, müssen sie weit geöffnet und die periphere Blutzirkulation kräftig sein. Diesen Zustand kann man erreichen durch Anwendung von Strahlungswärme auf der Haut und/oder durch eine Friktionsmassage. Bei der Friktion reibt man mit der Hand ziemlich rasch auf der Haut hin und her. Das muß geschehen, bevor ein Öl aufgetragen wird. Es kommt dadurch zu einer geringen Blutüberfüllung, zu einer Rötung, da sich die Kapillargefäße mit Blut füllen. Entsprechende Bestrahlungslampen stehen nicht immer zur Verfügung, daher möchte ich betonen, daß man keineswegs Strahlungswärme anwenden muß, um diesen Effekt zu erzielen. Eine Friktionsmassage ist mindestens genausogut und wirkt gewöhnlich schneller.

Anregend	*Entspannend*
Eher tiefe, kräftige Bewegungen.	Eher sanfte, oberflächliche Bewegungen.
Massage den Blasenmeridian abwärts und den »Gouverneur-Meridian« aufwärts.	Der Ablauf sollte nicht unterbrochen werden.
	Massage den Blasenmeridian aufwärts und den »Gouverneur-Meridian« abwärts.

Diese Aufstellung ist natürlich sehr relativ, denn jede Massage wirkt zugleich anregend und entspannend. Die Bezeichnungen schaffen vielleicht einige Verwirrung, da oft die gleiche Massage oder Essenz sowohl der Anregung als auch der Entspannung dienen kann: anregend für das eine System und entspannend für ein anderes, oder anregend, wenn es an Energie fehlt, und entspannend bei Energieüberschuß. Die kleine Aufstellung soll wie die Massage selbst dazu verhelfen, einen besseren Überblick zu gewinnen, wenn Gleichgewicht und Harmonie zwischen den verschiedenen Teilen und Funktionen des Körpers angestrebt wird.
Sobald ein örtliches Problem vorliegt, eine schmerzende Schulter, Wasseransammlung in den Fußgelenken oder dergleichen, dann wird die Massage darauf abzielen, diese speziellen Beschwerden zu

behandeln. Dazu kann eine sorgfältige Effleurage und die Anregung des Nervenstroms in diesem Bereich dienen, auch die Massage der entsprechenden Meridiane und Behandlungspunkte. Wenn eine organische Fehlfunktion vorliegt (ein schwaches Herz, schlechte Verdauung usw.) wird man ebenfalls sowohl lokal wie oben beschrieben behandeln, manchmal aber auch entfernte Meridiane oder Reflexzonen mit einbeziehen, auf die diese Beschwerden ansprechen. Wenn kein besonderes Problem vorliegt, kann eine Ganzkörpermassage verabreicht werden. Aromatherapie-Massage gibt es in drei verschiedenen Formen: als Rückenmassage, Gesichtsmassage und Ganzkörpermassage. Bei der Ganzkörpermassage beginnt man am besten mit dem Rücken, so daß der Patient bereits entspannt ist, wenn man den übrigen Körper behandelt.

Rückenmassage

Bevor man das Öl aufträgt, erfolgt eine Friktionsmassage des ganzen Bereichs. Dazu benutzt man die inneren Handflächen. Das sollte weniger als eine Minute dauern. Danach trägt man das Öl auf. Man gießt es immer zuerst in die eigene Hand, niemals direkt auf die Haut des Patienten, und verwendet nur gerade soviel wie nötig. Man kann später evtl. noch etwas Öl nehmen. Dann streicht man etwa eine Minute lang sanft über das ganze Gebiet, wie im Abschnitt über die Schwedische Massage (Effleurage) beschrieben. Danach knetet man vorsichtig Nacken und Schultern jeweils etwa 30 Sekunden. Es ist sehr wichtig, bei der Rückenmassage den gesamten Bereich der Wirbelsäule vom Steißbein bis zur Schädelbasis zu bearbeiten. Nun benutzt man beide Daumen, einen hinter dem anderen, und gleitet mit Druck die Wirbelsäule selbst hoch, von einem Ende zum anderen. Sobald man zum Nacken kommt, ist Vorsicht geboten. Nicht zu stark drücken! Einmal wiederholen. Nun führt man die gleiche Bewegung unmittelbar zu beiden Seiten der Wirbelsäule aus (Nervenwurzeln und Blasenmeridian Bahn A). Man kann beide Seiten auf einmal behandeln oder auch eine nach der anderen. Wer schwache Hände hat und nicht genügend Druck erzeugen kann, sollte den äußeren Rand des einen Daumens aufsetzen und mit der anderen Hand den Druck verstärken. Die Finger beider Hände müssen völlig entspannt sein. Nun wiederholt man die Bewegung, diesmal jedoch den Blasenmeridian Bahn B an beiden

Seiten entlang. Diese beiden zuletzt beschriebenen Bewegungen dauern jeweils etwa 30 Sekunden. Nun hat man die Grundbehandlung der Aromatherapie-Rückenmassage beendet. Sie dauert insgesamt etwa drei Minuten. Es ist wichtig, daß man diese Grundbehandlung in der vorgeschriebenen Zeit von drei bis höchstens vier Minuten abgeschlossen hat, weil die ätherischen Öle ja rasch verdunsten.
Jetzt wiederholen wir die Grundbehandlung, nehmen uns diesmal aber mehr Zeit und konzentrieren uns auf besondere Stellen. Wir wiederholen die Friktion, besonders im Bereich der Wirbelsäule, danach die Effleurage über den ganzen Rücken, das Kneten, diesmal über ein größeres Gebiet, und gehen dabei ein wenig tiefer. Man sollte besonders den Nacken gut durcharbeiten, ebenso den gesamten Schulterbereich und das Gebiet von Taille und Hüfte. Man wiederholt den gleitenden Druck über die Wirbelsäule, die Nervenwurzeln und den Blasenmeridian, aber konzentriert sich diesmal mehr auf schmerzende Stellen oder auf Bereiche, die Anregung brauchen. Außerdem massiert man alle anderen Punkte des Rükkens, von denen wir wissen, daß sie die Massage nötig haben. Dazu können Akupunktur-Ansatzstellen gehören, Nervenpunkte, Reflexzonen usw. Diesmal nicht den stärksten Druck anwenden und nicht zu lange an einem einzelnen Punkt verweilen!
Nun kommen wir zum dritten und letzten Teil der Massage, im Grunde eine Wiederholung. Diesmal lassen wir die Friktion weg und konzentrieren uns noch stärker auf Punkte und/oder Stellen, die besonderer Aufmerksamkeit bedürfen. Wir widmen ihnen mehr Zeit und wenden stärkeren Druck an. Man schließt ab mit einer Effleurage, zuerst ziemlich tiefgehend, allmählich immer leichter werdend. Nun haben wir die Rückenmassage beendet. Ich habe sie mit Absicht sehr präzise und ausführlich dargestellt, um eine klare Vorstellung davon zu vermitteln. Natürlich gibt es viele Variationen und Alternativen. Sobald man einmal die Grundtechnik beherrscht, kann man diese Struktur variieren. Auch die angegebenen Zeiten sind nur ungefähre Werte und schwanken selbstverständlich je nach Masseur und auch von einem Patienten zum andern.

Kopf

Wir beginnen mit der Massage der Kopfhaut. Dazu wird kein Öl verwendet (natürlich könnte man bei einem kahlen Kopf Öl nehmen). Die Kopfmassage gilt auch oft als Vorbereitung auf eine Rückenmassage. Zuerst streicht man über den ganzen Kopf und läßt nur das Gesicht aus. Man benutzt beide Hände gleichzeitig und bewegt sie von der Stirn nach hinten, dem Rücken zu. Diese geraden Bewegungen können durch kreisende ersetzt werden. Dabei sollten beide Hände die Kreise gleichzeitig beschreiben, nicht abwechselnd. Dann folgt eine Friktion mit den Fingerspitzen, etwa so, als ob man den Kopf waschen wollte, wiederum von vorn nach hinten. Man wird vier oder fünf Bewegungen brauchen, um den ganzen Bereich zu erfassen. Danach massiert man mit einfachem Druck oder kleinen kreisenden Bewegungen den »Gouverneur«-Meridian in der Mitte des Kopfes, und zwar vom Nasenrücken zum Genick, danach den Blasenmeridian und den Gallenblasen-Meridian. Jeder Meridian wird dreimal von vorn nach hinten massiert. Man schließt mit einer leichten Effleurage.

Rücken

Dabei richtet man sich nach der vorstehenden Beschreibung.

Brustkorb

Man benutzt zu Beginn dieser Massage nur drei Finger jeder Hand und fängt unter dem Kinn an, wobei die Fingerspitzen gegeneinander gerichtet sind, Ellbogen nach außen. Zuerst streicht man sanft die Kehle herunter bis zum unteren Ende des Sternums (Brustbein), dabei dreht man die Hände allmählich nach innen, bis sie nach unten zeigen.

In einer kontinuierlichen Bewegung führt man die Hände wieder über die Brust zurück, dreht sie, bis die Fingerspitzen wieder gegeneinander gerichtet sind. Nach einem kurzen Innehalten wölbt man die Hände leicht und drückt vorsichtig über das Gebiet oberhalb der Brüste. Man fährt mit einer nach außen und oben gerichteten Bewegung zu den Schultern hin fort, wobei die Hände sich drehen, bis die Fingerspitzen nach unten zeigen. Mit der Außenkante der Hände (kleine Finger) drückt man fest auf die Stelle zwischen Körper und Oberarm (Achselhöhle). Dann, immer noch

mit der ganzen Hand, macht man kräftige Massagebewegungen rückwärts über die Schultern bis zur Halswurzel.
Ohne anzuhalten geht man jetzt mit nur drei Fingern zu einer leichteren Bewegung über und massiert unter der Wangenlinie bis zum Ausgangspunkt unterm Kinn. Bei dieser Massage wird nur einmal ein leichter Druck angewandt, und zwar über den Lymphdrüsen.

Bauch
Der Bauch reagiert gut auf Massage. Hier können wir einige der inneren Organe beeinflussen. Außerdem ist dieser Bereich häufig der Sitz von Spannung und Angst. Es ist besonders wichtig, daß wir bei der Bauchmassage nicht zu viel Druck anwenden. Durch Erfahrung bekommt man ein Gefühl für die Patienten und weiß, wie stark der Druck jeweils sein darf. Bis es soweit ist, sollte man nicht ängstlich sein, aber sanft vorgehen. Man fängt mit einer leichten Friktion an, trägt dann das Öl auf und beginnt mit der Effleurage. Ich finde, dafür ist es am besten, wenn eine Hand einen Kreis rund um den Nabel beschreibt. Der Bauch braucht sehr viel Effleurage. Man beginnt ganz leicht und steigert den Druck allmählich, aber nie soweit, daß es Unbehagen bereitet. Die nächste Bewegung besteht aus Druck mit kreisenden Bewegungen entlang des Dickdarms. Man beginnt bei Punkt A des Diagramms (Blinddarm), massiert danach den aufsteigenden Dickdarm bis zu Punkt B (Leber-Biegung). Diese Stelle sollte besonders vorsichtig behandelt werden, vor allem wenn sie schmerzempfindlich ist. Dann massiert man entlang des Querdarms bis Punkt C (Milz-Biegung), dem wir ebenfalls besondere Aufmerksamkeit schenken, danach den absteigenden Dickdarm hinunter. Wir enden bei Punkt D. Nun wiederholen wir die ganze Bewegung und konzentrieren uns dabei noch mehr auf die schmerzempfindlichen Stellen. Aber stets ganz sanft vorgehen! Der gesamte Bauchbereich ist sehr empfindlich und muß immer mit äußerster Vorsicht behandelt werden. Als nächstes gehen wir von einem Punkt unmittelbar unter dem Nabel (E) aus, hinauf zum Punkt des Brustbeins (F). Der Ausgangspunkt ist eigentlich das zweite Chakra, Punkt F ist das dritte Chakra oder der Solarplexus. Hier kann die Massage entweder aus kreisenden Bewegungen oder Druck bestehen. Der dritte und letzte Teil der Massage umfaßt den unteren Rand der Leber und die Milz. Man massiert von einem Punkt unmittelbar über Punkt B aus bis zum Solarplexus (F), und

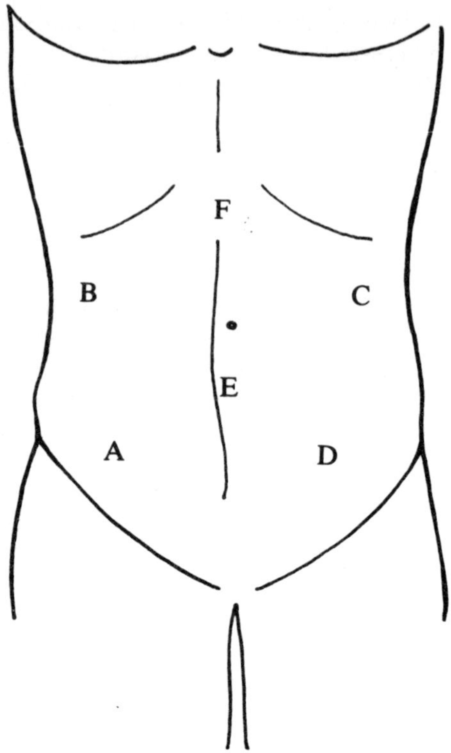

dann bis genau über Punkt C. Wieder kann man entweder Druck oder kreisende Bewegungen anwenden. Man schließt ab mit Effleurage. Bei der Bearbeitung der beschriebenen Gebiete massiert man gleichzeitig mehrere wichtige Akupunkturstellen an verschiedenen Meridianen.

Arme und Beine

Bei einer Ganzkörpermassage können wir die Gliedmaßen nicht auslassen, auch wenn sie in der Aromatherapie für das Eindringen des Öls keine große Bedeutung haben. In der unteren Hälfte eines jeden Gliedes liegen viele wichtige Akupunkturstellen. Eine Akupunkturbehandlung kann nur erfolgen, indem man die in diesem Bereich liegenden Punkte benutzt. Sie sind besonders empfindlich, denn hier ist der Ort, wo sich die Yang-Energie in Yin-Energie

verwandelt und umgekehrt. Für die Massage der Arme und Beine gilt der schon beschriebene Ablauf: Friktion, Effleurage, Kneten (nach Belieben) und tiefer Druck. Man sollte immer die Gliedmaßen aufwärts massieren, ganz besonders wichtig ist das für die Beine. Niemals an der Rückseite der Knie Druck anwenden! Hände und Füße nicht vergessen, sie sind sehr empfindsame Stellen und besonders dankbar für die Massage. Wer den genauen Meridianbahnen folgen möchte, sollte sich ein gutes Buch über Akupunktur besorgen und sich darüber informieren.
Das wichtigste bei der Aromatherapie-Massage ist es, sie stets glatt und fließend zu halten. Manchmal erscheinen rote Linien oder Flecken am Rücken, wenn man zwei oder drei Minuten lang massiert hat. Sie bleiben ein oder zwei Minuten sichtbar und verschwinden danach. Wenn man schnell genug ist, kann man dort massieren, wo diese Linien auftreten. Es sind die Stellen, die den Druck ganz besonders nötig haben. Der Körper teilt uns genau mit, wo man drücken sollte. Sie werden entdecken, daß es stets besonders schmerzempfindliche Stellen sind. Es kann sich dabei um Bezirke handeln, in denen eine Kongestion vorliegt, um Akupunktur-Behandlungsstellen oder Meridiane. Ich bin schon bei vielen Patienten auf dieses Phänomen gestoßen. Es hat den Anschein, daß es deutlicher hervortritt, wenn man Essenzen zur Massage verwendet. Kommt es zu einer solchen Reaktion, dann kann man ganz sicher sein, daß die Massage wirkungsvoll war.
Bestimmte Stellen des Körpers werden durch unsere Sorgen, Ängste, Hemmungen und Behinderungen fast ständig in einem Spannungszustand gehalten. Es sind Punkte in Kiefer, Nacken, an Schultern, Magen und Gesäß. Obgleich die Massage nicht die Ängste (oder was immer die Ursache dieser Spannung ist) beseitigen kann, überrascht es immer wieder, wieviel man in Verbindung mit Verständnis, Einfühlungsvermögen und Sympathie erreichen kann. Es geschieht manchmal, daß man während einer Massage einen solchen Spannungspunkt berührt und der Patient daraufhin beginnt, sich über seine Sorgen und Probleme auszusprechen.
Offensichtlich hängt sehr viel von der Beziehung zwischen Therapeuten und Patienten ab. Es ist wichtig, daß sich der Patient entspannt und wohlfühlt. Sprechen, ja manchmal auch Weinen, ist notwendig, damit er sich von seinen Spannungen befreit. Obgleich die Massage dabei ein wenig helfen kann, wird sie nicht viel ausrichten, wenn der Patient sich dagegen sperrt. Manchmal jedoch fühlt

sich der Patient auch ungeheuer entspannt und erleichtert, ohne daß sich das auf eine augenfällige Weise, also etwa durch Tränen, bemerkbar macht. Wir alle besitzen solche Spannungsstellen, und wenn wir sie wegmassieren, dann hilft das, ob es zu einer dramatischen Lösung der Spannung kommt oder nicht.
Der Kiefer kann bei jeder Kopf- oder Gesichtsmassage behandelt werden. Es sind zwei Stellen, auf die wir uns konzentrieren müssen: ein Punkt etwa 2½ cm oberhalb des Kieferwinkels und die Schläfen. Oft muß man auch die Muskeln um den Hüftknochen massieren, um eine Entspannung zu erreichen. Dazu braucht man einen ziemlich starken Druck auf das Gesäß, um die tiefer liegenden Muskeln zu erreichen. Nacken und Schultern kann man entweder während der Kopf- oder bei der Rückenmassage bearbeiten. Die Punkte an der Basis des Hinterkopfes wurden bereits erwähnt. Außerdem kann man zu beiden Seiten der Halswirbelsäule kräftigen Druck anwenden (gleichzeitig nach innen und vorwärts drücken) und vom Nackenansatz nach außen (nach unten drücken). Hier folgt man der Bahn des Dünndarm- und Dickdarm-Meridians.
Denken Sie stets daran, daß jede Massage auch ein wenig von einem Mantram hat. Sie kann Masseur und Patienten zeitweise über sich selbst hinausführen. Das ist das Geheimnis einer wirkungsvollen, entspannenden Massage. Bleiben Sie stets rhythmisch und fließend, bringen Sie den Patienten dazu, tief zu atmen und sich zu entspannen. Falls nötig, sagen sie ihm, er möge die Augen schließen und sich auf ihre Hände, d.h. auf die Massage selbst, konzentrieren. Wenn der Patient daliegt, seine Gedanken im üblichen Gleis laufen und er sich höchstwahrscheinlich über irgend etwas Sorgen macht, dann kann die beste Massage nicht voll zur Wirkung kommen.

Die Reflexzonentherapie

Die Reflexzonentherapie ist nicht nur eine weitere Massagetechnik, sondern eine Methode zur exakten Diagnose und Behandlung von Erkrankungen und gleichzeitig ein wichtiger Bestandteil der Aromatherapie-Massage. Die Reflexzonentherapie brachte Dr. Fitzgerald, ein Amerikaner, aus dem Osten mit. Es gibt zwar einige Parallelen zur Akupunktur, aber es handelt sich dabei doch um eine andere Methode, die auf unterschiedlichen Prinzipien beruht. Fitzgerald benutzte zur Behandlung der Patienten Reflexzonen am ganzen Körper. Der Deutlichkeit und Einfachheit wegen wollen wir uns jedoch nur mit den Reflexzonen der Füße beschäftigen. Es sind im allgemeinen die am leichtesten zugänglichen und wahrscheinlich auch die empfindlichsten Reflexzonen.

Der Reflexzonentherapie liegt der Gedanke zugrunde, daß der Körper in zehn Zonen eingeteilt werden kann, und zwar fünf zu jeder Seite einer vertikalen Mittellinie. Alle Organe, die in der Mitte liegen, etwa Blase, Schilddrüse und Magen, sind in der ersten Zone an beiden Füßen zu finden. Wenn es zu Beschwerden in einem Organ kommt, können andere Organe der gleichen Zone in Mitleidenschaft gezogen werden. Ein Organ in der linken Körperhälfte, etwa die Milz, findet sich nur am linken Fuß, das gleiche gilt für die rechte Körperhälfte. Wie im Diagramm zu erkennen ist, sind alle Organe entsprechend logisch angeordnet, etwa die Augen, Ohren, Nebenhöhlen usw. an den Zehen, die Nieren ungefähr in der Hälfte des Fußes, usw.

Die Massagetechnik der Reflexzonentherapie unterscheidet sich beträchtlich von der Neuromuskulär- und der Shiatsu-Massage. Man nimmt dazu die Seiten beider Daumen, die am weitesten von den Fingern entfernt sind und beschreibt kleine, kreisende Bewegungen. In der Reflexzonentherapie gibt es eine einfache Faustregel: Wo es schmerzt, wird massiert. Es ist jedoch wichtig zu wissen, daß man dabei einen reflektorischen Schmerz hervorruft und nicht einfach massiert, bis der Fuß weh tut. Beim Reflexschmerz hat man das Gefühl, als ob der Fuß mit dem Fingernagel bearbeitet würde (das darf niemals geschehen!) oder als ob sich ein spitzer Gegenstand in den Fuß bohrte. Es kommt sogar vor, daß der Patient aufspringt oder schnell seinen Fuß wegzieht.

Die Reflexzonentherapie ist eine wertvolle Hilfe bei der Diagnose. Wenn jemand einen Schmerz in einem bestimmten Teil des Körpers verspürt, dann kann man durch Fußmassage oft herausfinden, welches Organ dafür verantwortlich ist. Bei der Massage aller Reflexzonen beider Füße erkennt man, welche Bereiche zur Zeit nicht richtig funktionieren. Durch Massage der entsprechenden Reflexzonen kann man die betroffenen Organe behandeln. Es ist eine einfache und unschädliche Methode, mit der man sehr oft gute Erfolge erzielt. Wie bei jeder Massage ist es wichtig, dem Patienten keine unnötigen Schmerzen zu bereiten. Man darf deshalb nicht einzelne Stellen allzu stark bearbeiten.

Solarplexus
Diese Reflexzone schmerzt oft, wenn der Patient unter nervöser Spannung oder anderen nervösen Beschwerden leidet.

Dickdarm
Mit Reflexzonenmassage erzielt man oft gute Erfolge bei Stuhlverstopfung, einem weitverbreiteten Übel unserer Zeit.

Prostata
Massage dieser Reflexzonen hilft gegen Prostatabeschwerden aller Art.

Eierstöcke
Durch Massage der Eierstock-Reflexzonen bringt man Erleichterung bei allen Frauenleiden. Man sollte auch überprüfen, ob die Reflexzonen von Gebärmutter und Eileiter empfindlich sind. Ebenso ist eine Massage der Reflexzonen der Hypophyse und Schilddrüse angezeigt, wenn sie sich als schmerzhaft erweisen.

Nebenhöhlen
Eine Massage dieser Reflexzonen hilft bei katarrhalischen Stauungen in diesem Bereich, bei Erkältungen usw.

Cellulitis
Bei Cellulitis, Flüssigkeitsansammlungen und Fettleibigkeit massiert man die Lymph-Reflexzonen.

Klimakterium (Beschwerden der Wechseljahre)
Man bearbeitet die Reflexzonen der Drüsen und des Solarplexus.

Asthma
Man bearbeitet die Reflexzonen der endokrinen Drüsen, besonders die Nebennieren, aber auch Lunge und Lymphgefäße.

Krampfadern
Man bearbeitet den Dickdarm-Reflex, überprüft Dünndarm, Leber, Nieren und Lunge.

Kongestion (Stauungserscheinungen)
Bei jedem Zustand, bei dem eine Stauung, Stockung oder Verstop-

fung eine Rolle spielt, überprüft man die Ausscheidungsorgane: Dickdarm, Nieren, Lungen, auch Leber und Lymphgefäße.
Kongestion kann in vielen Formen auftreten, als Katarrh, Stuhlverstopfung, Krampfadern, Cellulitis, Müdigkeit, Depression usw. Sie kann nicht durch Reflexzonenmassage oder Aromatherapie geheilt werden, bevor die zugrunde liegende Ursache gefunden und behoben ist. Diese kann psychischer Art sein (Kongestion als Ausdruck eines geistigen Spannungszustandes, der eine physische Spannung erzeugt) oder rein physischer Natur, wie etwa durch Fehlernährung, Mangel an Bewegung, Überernährung; gewöhnlich ist mehr als ein Faktor beteiligt.

Gesichtsmassage

Eine gute Gesichtsmassage mit ätherischem Öl ist nicht nur sehr angenehm, sondern sie hebt auch die Stimmung. Von dem Moment an, wenn die Hände das Öl auftragen, muß alles in einer rhythmischen Bewegung verlaufen. Die Massage darf keinesfalls zu kräftig sein.
Der Patient lehnt sich am besten völlig entspannt zurück, Hals und Schultern sollen frei von Kleidung sein, zumindest aber der Hals, denn zu jeder Gesichtsmassage gehört auch die Behandlung des Halses.
Wenn das Haar aus dem Gesicht und der Hals freigemacht ist, wird die Haut vorsichtig gereinigt und abgetrocknet. Man wählt ein geeignetes aromatisches Gesichtsöl: ein leichtes Pflanzenöl mit einer reinen Essenz, die zum Hauttyp paßt. Man kann auch ein fertiges Gesichtsöl verwenden, wie es z.B. vom Prana-Haus angeboten wird (siehe Hinweis am Schluß des Buches).
Man nimmt soviel Öl, daß es Gesicht und Hals bedeckt. Gewöhnlich reicht etwa ein halber Teelöffel (ca. 2½ mg). Bei einer Haut mit besonders großem Absorptionsvermögen braucht man mehr.
Man beginnt mit beiden Händen unter dem Kinn, die Fingerspitzen berühren sich, die Finger sind geschlossen. Die Gelenke müssen elastisch, die Hände geschmeidig und locker sein.
Dann arbeitet man außen bis zum Ohr und kehrt mit den Händen wieder zur Mitte zurück. Danach streicht man mit der ganzen Hand über das Gesicht bis zur Schläfe. Man dreht die Gelenke auf sich zu und fährt mit den Fingern sanft unter den Augen entlang, über den Nasenrücken zur Stirn, dann über die Augenbrauen und wieder sanft zurück unter die Augen, aufwärts vom Nasenrücken über die

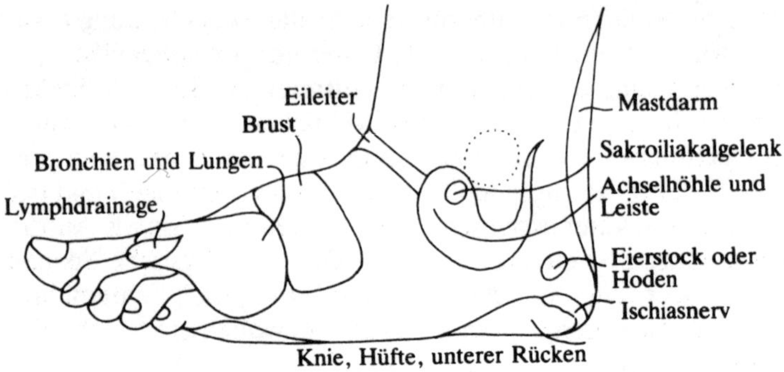
Eileiter
Brust
Bronchien und Lungen
Lymphdrainage
Mastdarm
Sakroiliakalgelenk
Achselhöhle und Leiste
Eierstock oder Hoden
Ischiasnerv
Knie, Hüfte, unterer Rücken

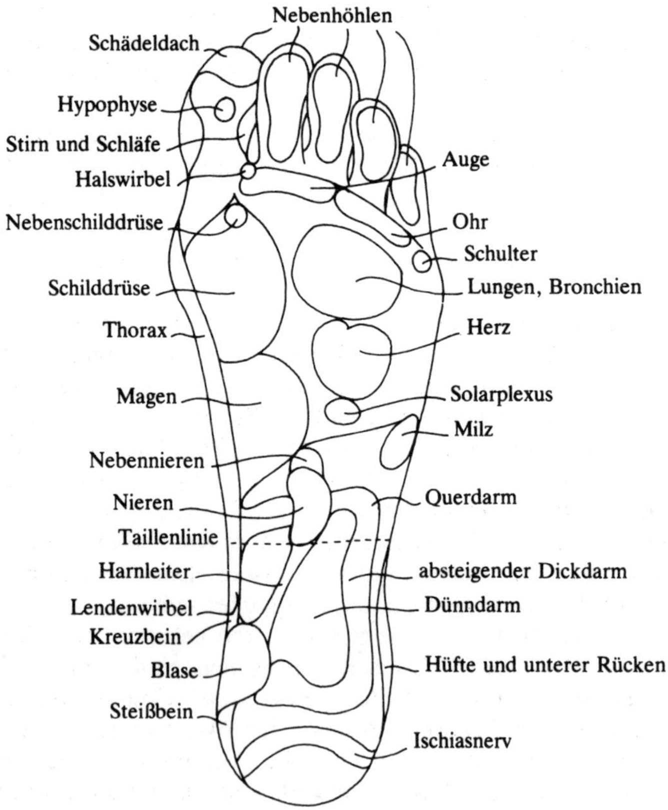
Nebenhöhlen
Schädeldach
Hypophyse
Stirn und Schläfe
Halswirbel
Nebenschilddrüse
Schilddrüse
Thorax
Magen
Nebennieren
Nieren
Taillenlinie
Harnleiter
Lendenwirbel
Kreuzbein
Blase
Steißbein
Auge
Ohr
Schulter
Lungen, Bronchien
Herz
Solarplexus
Milz
Querdarm
absteigender Dickdarm
Dünndarm
Hüfte und unterer Rücken
Ischiasnerv

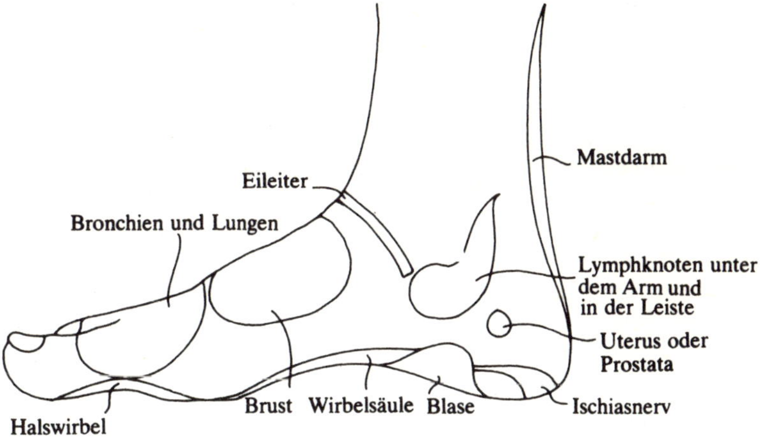
Eileiter
Mastdarm
Bronchien und Lungen
Lymphknoten unter
dem Arm und
in der Leiste
Uterus oder
Prostata
Brust
Wirbelsäule
Blase
Ischiasnerv
Halswirbel

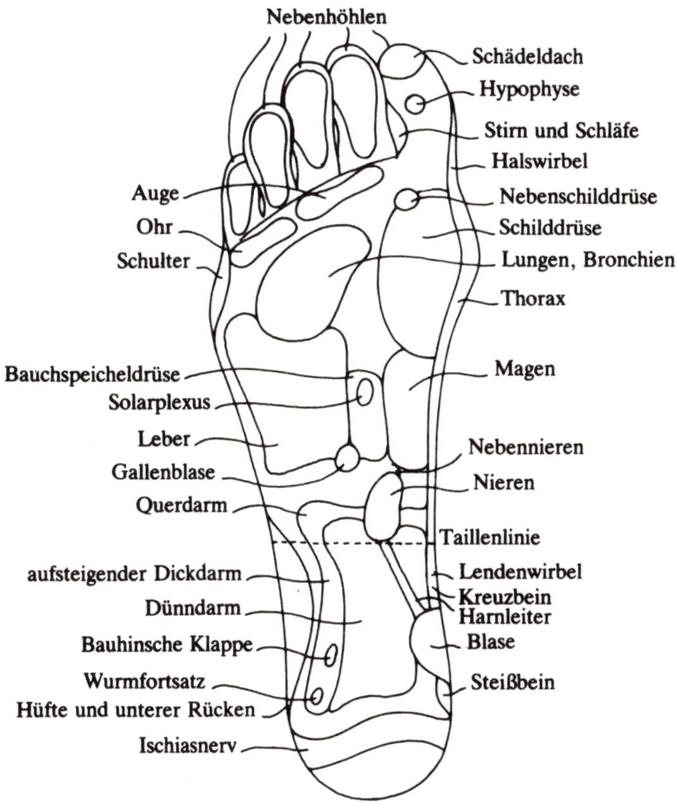
Nebenhöhlen
Schädeldach
Hypophyse
Stirn und Schläfe
Halswirbel
Auge
Nebenschilddrüse
Ohr
Schilddrüse
Schulter
Lungen, Bronchien
Thorax
Bauchspeicheldrüse
Magen
Solarplexus
Leber
Nebennieren
Gallenblase
Nieren
Querdarm
Taillenlinie
aufsteigender Dickdarm
Lendenwirbel
Kreuzbein
Dünndarm
Harnleiter
Bauhinsche Klappe
Blase
Wurmfortsatz
Steißbein
Hüfte und unterer Rücken
Ischiasnerv

Stirn zum Haaransatz, und streicht mit der flachen Hand über die Stirn. Diese beruhigende Bewegung vom Nasenrücken zum Haaransatz verwendet man mehrmals zwischen anderen Bewegungen. Dann streicht man über Nase, Kinn und Kehle in einer kontinuierlichen Linie abwärts und verteilt das Öl über den Hals.
Ohne abzusetzen kehrt man zur Ausgangsposition zurück und wiederholt die Massage. Man sollte immer daran denken, daß die Bewegungen sich nach den Meridianen richten. Den größten Teil des Gesichtes bearbeitet man gleichfalls mit der ganzen Hand, vom Kinn zur Schläfe. Dann arbeitet man rund um die Augen, und benutzt dazu nur einen Finger jeder Hand. Danach geht man von den Schläfen unter die Augen und hinauf über die Stirn zum Haaransatz. Die Bewegungen müssen stets dem Hauttyp angepaßt werden. Darauf achten, daß der ganze Vorgang stets fließend bleibt!
Sobald man auch mit dem Hals fertig ist, schließt man eine Effleurage von Gesicht und Hals an, wird dabei immer leichter und beendet schließlich mit einem leichten Streichen über der Stirn und Vibration über den Augen. Man kann danach noch bestimmte Druckpunkte massieren und mit einer weiteren Vibration über den Augen endgültig abschließen.

Praktische Hinweise zur Massage

Der Massageraum sollte gut beleuchtet, aber ohne grelles, blendendes Licht sein. Besonders bei der Ölmassage muß es der Patient angenehm warm haben. Man bedeckt stets alle Teile des Körpers, die nicht gerade massiert werden, mit einem Handtuch. Wenn der Patient noch teilweise bekleidet ist, schützt man die Kleidungsstücke durch Papiertücher. Ölflecken an den Kleidern können ziemlich hartnäckig sein.
Bevor sie mit der Massage beginnen, vergewissern Sie sich, daß der Patient bequem liegt und sich behaglich warm fühlt.
Vor und nach jeder Massage wäscht man sich gründlich die Hände. Denken Sie auch daran, die Ölflasche wieder zu verschließen, damit die Essenz nicht verdunstet! Es ist sehr schwierig, eine Massage direkt auf dem Fußboden auszuführen, denn der Masseur muß ja stets in Bewegung bleiben. Er ermüdet nicht nur schnell, sondern die Ausübung bestimmter Techniken wird auch ziemlich erschwert,

wenn der Patient dabei zu tief am Boden liegt. Die Liegen, die man für die übliche Massage verwendet, sind etwa 75 cm hoch. Für die Aromatherapie-Massage wäre eine etwas niedrigere Liege geeigneter, sie müßte etwa 60 bis 65 cm hoch sein. Bei einer höheren Liege kann man sich nicht so bequem über den Patienten lehnen; es ist deshalb fast unmöglich, die Bewegungen mit genügend Druck auszuführen.
Wer keine geeignete Liege besitzt, kann auch ein Bett oder eine Matratze benutzen. Es ist allerdings nicht besonders praktisch. Meist sind die üblichen Möbel zu breit, so daß man schlecht darum herumgehen kann, vor allem aber sind sie viel zu elastisch. Jedesmal, wenn man bei der Massage Druck aufwendet, dann drückt man lediglich die Sprungfedern der Matratze zusammen und der Patient hat nicht viel davon. Infolgedessen wird man müde, ohne viel zu erreichen. Besser ist es, einen Tisch oder etwas ähnliches zu suchen, lang genug und nicht zu hoch. Wenn man Schaumgummi oder ein paar Decken darüberlegt, besitzt man eine geeignete Arbeitsfläche.
Als Faustregel gilt, daß man jeden schmerzempfindlichen Punkt massieren soll, den man aufspürt. Dabei aber stets darauf achten, daß dem Patienten nicht über Gebühr Schmerz zugefügt wird! Wenn man sich über etwas nicht ganz im klaren ist, dann sollte man es lieber lassen. Am schlimmsten ist es, wenn ein Masseur zögernd und unschlüssig wirkt. Wenn man sich also zu einer Maßnahme entschließt, dann sollte man sie auch durchführen. Überträgt man die eigene Unschlüssigkeit auf den Patienten, dann fühlt er sich in unseren Händen nicht sicher. Es ist aber unbedingt notwendig, daß wir sein Vertrauen besitzen.
Die Hände sollen flexibel, aber nicht schlaff sein. Der Masseur muß besonders sensible Hände besitzen und damit nicht nur fühlen, sondern auch »hören« und »sehen« können. Halten Sie zwischen den einzelnen Bewegungen mit den Händen Kontakt zur Haut des Patienten, wenn immer das möglich ist. Dies fördert den beständigen Fluß. Sprechen Sie mit dem Patienten nur, wenn er zu erkennen gibt, daß er das Bedürfnis nach Konversation hat. Auch dann sollten Sie ihm die Führung des Gesprächs überlassen. Sprechen Sie mit den Händen zu ihm!
Es ist schwierig, ein bestimmtes Tempo für die Massage anzugeben, aber ganz allgemein ist es besser, eher etwas langsamer als zu schnell vorzugehen, so daß die Hände fühlen lernen, während sie über die Haut gleiten. Durch Erfahrung wird man allmählich auf-

nahmebereit für viele Dinge. Aber versuchen Sie nicht krampfhaft, etwas zu fühlen! Massieren Sie langsam und rhythmisch, mit einem klaren, offenen Geist. Gewiß ist es gut, eine Massage mit langsamen Bewegungen zu beginnen, aber jede Massage ist anders, außerdem kann man das Tempo im Verlauf einer Behandlung ändern.

Es ist sehr entspannend, wenn man in Übereinstimmung mit dem Atemrhythmus des Patienten massiert oder auch im Rhythmus des eigenen Atems. Vielleicht gelingt es sogar, beides aufeinander einzustimmen. Aber erzwingen Sie nichts, wenn es sich nicht ganz natürlich ergibt. Andernfalls wirkt es verkrampft, zu gewollt und ist nicht recht am Platz. Bei der Effleurage massiert man den Rücken hinauf, während der Patient ausatmet, und geht wieder den Rücken hinunter, während er einatmet.

Jede einzelne Massage sollte sich von allen anderen unterscheiden, denn jeder einzelne Patient hat unterschiedliche Bedürfnisse. Versuchen Sie nicht, bei jeder Behandlung die gleiche Kombination von Bewegungsabläufen in der gleichen Reihenfolge anzuwenden, auch wenn man natürlich stets von einer Art Grundmodell ausgeht.

Zum Abschluß sei darauf hingewiesen, daß man niemals eine sehr tiefe Massage anwendet, wenn man sich nicht genügend auskennt. Im Idealfall erwirbt man die nötige praktische Erfahrung an einer Massageschule oder einem entsprechenden Institut. Dann kann man sicher sein, das richtige in der rechten Weise und aus gutem Grund zu tun. Einige grundsätzliche Hinweise für Körper- und Gesichtsmassageöle sind im Kapitel »Praktische Hinweise und Rezepte« enthalten.

9 Hautpflege

»Denn mir sind jene Geheimnisse der Natur zu Händen gekommen, durch die sie uns lehrt, wie sie selbst schöner und anmutiger zu machen ist. Ich kann nicht umhin, sie weiterzugeben zum Wohle jener, die ich so hoch schätze und achte.«

Nicholas Culpeper

Es ist vielleicht Luxus, den Körper zu parfümieren und die Haut mit natürlichen Ölen zu pflegen, aber es ist eine wunderschöne Sache und dabei ein harmloses Vergnügen. Wie der Genuß der Früchte der Bäume und Felder ist es ein Teil unserer Kommunikation mit der Natur. Das gilt nur, solange wir natürliche Produkte verwenden. Die ätherischen Öle sind sehr einfache Parfüms und besitzen eine natürliche Selbstverständlichkeit, die niemals von synthetischen Parfüms nachgeahmt werden kann. Sie sind weniger raffiniert und nicht so teuer und werden oft als interessante Abwechslung geschätzt. Versuchen Sie einmal Rose mit Sandelholz, Jasmin- und Bergamottöl, Lavendel und Neroli, Rose und Geranie, auch Muskatellersalbei für sich allein. Wenn man eine Behandlung mit Essenzen durchführt, kann man dem Patienten die gleiche Essenz (oder Mischung verschiedener Essenzen) als Parfüm geben, wenn ihm der Duft gefällt: Parfüm und Medizin in einem!

Die Verwendung aromatischer Substanzen in der Hautpflege hat eine Tradition, die etwa fünftausend Jahre, vielleicht sogar noch weiter zurückreicht. Die alten Ägypter waren wahrscheinlich die ersten, die aromatische Toilettenartikel gebrauchten. Sie bereiteten duftende Öle, Salben und Gesichtsmasken und besaßen vermutlich schon eine gewisse Kenntnis der Destillation. Ihre wohlriechenden Öle wurden jedoch üblicherweise durch die Infusion aromatischer Pflanzen und Harze in fettem Öl hergestellt. Salben wurden in einem ähnlichen Infusionsverfahren mit dickem, tierischem Fett bereitet oder mit einer Mischung aus Öl und Wachs. Ihre Masken enthielten verschiedene Substanzen, etwa zu Pulver zerstoßene Harze, pulverisierte Kräuter, Honig, Wachs, Öl usw. Diese Produkte wären wahrscheinlich nichts für unseren heutigen Geschmack. Wir hielten sie für viel zu schwer, zu klebrig, aromatisch und harzig. Aber abgesehen von ihrem Geruch waren es doch schon Vorläufer unserer modernen Hautpflegemittel und Parfüms, zweifellos hoch geschätzt von allen ägyptischen Frauen, die es sich leisten konnten. Die Produkte der modernen Aromatherapie haben viel Ähnlichkeit mit diesen alten ägyptischen Rezepten, obgleich sie natürlich verfeinert und weiterentwickelt wurden.

Ebenso wie immer mehr Medikamente der Schulmedizin aus der Retorte kommen, gibt es auch in der Kosmetik immer mehr synthetische, unnatürliche Präparate. Eine Rückkehr zu den natürlichen Produkten ist aber bei den Toilettenartikeln ebenso zu erkennen wie in der Medizin. Erzeugnisse, die man direkt auf der Haut anwendet, werden vom Körper absorbiert und beeinflussen ihn dann fast ebenso stark wie eine Medizin, die man schluckt. Am besten ist es, nicht nur uns zuliebe, sondern auch um der Tausende von Tieren willen, die jährlich in den Labors der Kosmetikindustrie getötet werden, die synthetischen Präparate nach Möglichkeit zu meiden. Leider wurde das Wort »natürlich« in der Werbung so strapaziert, daß es heute viel von seiner Bedeutung verloren hat. Zu oft wurde es mißbraucht, um Erzeugnisse anzupreisen, die mit der Natur kaum mehr etwas zu tun haben.

Ätherische Öle sind die ideale Form, um Pflanzen für die Hautpflege nutzbar zu machen. Sie verbinden sich leicht mit Salbengrundlagen aller Art, mit Cremes, Lotionen, Salben, Gels, Toilettenwasser, Parfüms usw., und natürlich besitzen die meisten einen angenehmen Duft. Bei jeder Gesichtsbehandlung aber spielt der Duft eine wichtige Rolle. Verwendet man wohlriechende Essenzen dazu, kann man einen relativ hohen Grad der Entspannung erreichen. Es ist nur natürlich, daß die angenehmsten Wohlgerüche in der Hautpflege am häufigsten Verwendung finden. Die Blütenöle haben sich in dieser Beziehung am besten bewährt: Jasmin, Rose, Ylang-Ylang, Lavendel, Orange und Kamille. Sie entwickeln die schönsten Blüten und dienen der Schönheit in besonderem Maße.

> »Auf die Haut aufgetragen, regulieren diese Essenzen die Tätigkeit der Kapillaren und stellen die Vitalität des Gewebes wieder

her. Man könnte fast sagen, daß der Körper dadurch an lebendiger Frische gewinnt.«

Das zentrale Thema in Madame Maurys Buch *The Secret of Life and Youth* ist die Verjüngung. Die Autorin weist darauf hin, daß ätherische Öle natürliche verjüngende Wirkstoffe sind und eine brauchbare Alternative zu anderen Methoden darstellen. Unter diesen »anderen Methoden« versteht man im allgemeinen eine Behandlung mit tierischen Extrakten, etwa mit Hormonen, Plazenta, Frischzellen oder ähnliches. Ich finde diese Art der Therapie einfach barbarisch. Wie kann ein Produkt neues Leben spenden, das den Tod eines Wesens voraussetzt! Verjüngung ist ein sehr heikles Thema. Der Mensch sucht seit jeher nach dem »Lebenselixier«. Ist es möglich, verlorene Jugend zurückzuholen, das Leben zu verlängern? Gewiß ist nur, daß man den allgemeinen Gesundheitszustand verbessern kann, und dazu gehört auch die Beschaffenheit der Haut. Das ist vorteilhaft für die äußere Erscheinung und steigert gleichzeitig die Lebenserwartung. Der einzige wirklich sichere und dabei gefahrlose Weg besteht in natürlicher Gesundheitspflege und natürlicher Hautpflege. Das Resultat kommt in manchen Fällen einer Verjüngung ziemlich nahe. Ausschlaggebend ist der individuelle Zustand. Wenn es sich um einen relativ gesunden Menschen handelt, ist der Spielraum für eine augenfällige »Verjüngung« nicht besonders groß. Man sieht manchmal in den Zeitschriften Fotos von Frauen, die es von 125 kg »vorher« auf »nachher« 75 kg gebracht haben. Genau das sind Bilder eines solchen Verjüngungsprozesses. Außer der allgemein gesundheitsfördernden Eigenschaft besitzen ätherische Öle die ausgeprägte Fähigkeit, die Ausscheidung von Abfallstoffen und toten Zellen zu steigern und die Regeneration neuer, gesunder Zellen anzuregen. Dies gilt sowohl für die innere als auch für die äußerliche Anwendung auf der Haut, und darauf beruht auch in erster Linie die verjüngende Kraft. Besonders bekannt ist ihre antiseptische Wirkung. Regelmäßig angewandt, verhüten sie Schwächung, Verfall und Verwesung. In vielen alten Kulturen wurden sie mit Erfolg zur Einbalsamierung verwendet, wenn man den Körper erhalten wollte. In unserer Zeit gebraucht man sie nicht nur als Antiseptika, sondern auch, um das Wachstum von Pilzen zu verhindern und als Konservierungsstoffe, die Lebensmittel und Kosmetika vor dem Verderb schützen. Es ist ohne weiteres zu verstehen, warum man sie auch verwendet, wenn es um die Bewahrung der Jugend geht. Den Körper gesund und den Teint frisch zu erhalten, ist aber mindestens genausogut (wenn nicht gar besser!) wie eine Verjüngung. Der regelmäßige Gebrauch von ätherischen Ölen und aromatischen Hautpflegemitteln ist der sicherste Weg dazu. Für ältere Menschen setzt man meist die schwereren Essenzen, etwa Weihrauch, Sandelholz und Myrrhe, ein.

Der Alterungsprozeß kann natürlich nicht verlangsamt oder rückgängig gemacht werden. Ebenso wertvoll ist eine Verjüngung in dem Sinn, daß die verlorene Gesundheit wiedergewonnen wird. Und wer möchte schon all die vergangenen Jahre wirklich noch einmal erleben? Der Alterungsprozeß der Haut hängt von verschiedenen Faktoren ab. Natürlicher Verschleiß in ungünstiger Umgebung oder chronische Erkrankungen der Haut selbst begünstigen die Degenerationserscheinungen. Sehr trockene oder dehydrierte (wasserarme) Haut neigt eher zu Faltenbildung. Die Haut wird schlaff, weil sie ihre Elastizität und einen Teil des subkutanen Fettes verliert. Chronische Verstopfung der Haut (Fettigkeit, Blässe, Mitesser usw.), gewöhnlich verbunden mit allgemeinen Stauungserscheinungen im Körper, führt zu einer Ansammlung von Toxinen (Abfallstoffen) in den Zellen der tieferen Hautschichten und wird zur Ursache schlechter Hautbeschaffenheit. Außerdem wird dadurch der allgemeine Alterungsprozeß beschleunigt. Die antitoxischen, antiseptischen und tonisierenden Eigenschaften der Essenzen sind von großem Nutzen, wenn eine Kongestion der Haut verhütet oder behoben werden soll.

Die meisten Essenzen, wenn nicht sogar alle, wirken zytophylaktisch; sie regen die Bildung neuer Zellen an und helfen dadurch, die Haut gesund und jung zu erhalten. Diese zytophylaktische Eigenschaft ist besonders ausgeprägt beim Öl des Lavendels und der Orangenblüten. Das ist einer der Gründe, weshalb Lavendelöl die Heilung von Verbrennungen so gut fördert, vor allem, wenn die oberen Hautschichten zerstört sind. Mir wurde dies auf dramatische Weise bewußt, als ich einmal zu einem Patienten mit schweren Verbrennungen gerufen wurde. Es handelte sich um einen Freund, der ganz in meiner Nähe wohnte. Er hatte den Deckel des Kühlers an seinem Auto abgenommen und nicht daran gedacht, daß das Wasser kochte. Sofort schoß ihm ein starker Dampfstrahl entgegen, der den Unterarm an der Innenseite verbrannte. Die Epidermis (Oberhaut) wurde völlig zerstört. Es war eine schwere Verbrennung zweiten Grades. Er kam sofort zu mir herübergelaufen. Nie zuvor in meinem Leben hatte ich eine schwerere Verbrennung behandelt. Am liebsten hätte ich ihn in die Klinik geschickt. Ich arbeitete jedoch mit einer Krankenschwester zusammen, die sehr viel praktische Erfahrung besaß. Sie entfernte vorsichtig die Reste der toten Haut, danach bedeckten wir den Arm mit feiner Gaze, die wir mit reinem Lavendelöl tränkten. Die Wunde war außerordentlich schmerzhaft, aber die Essenz brannte nur anfangs ein wenig, später linderte sie den Schmerz. Der Patient brauchte zuerst fast ständig Pflege, aber innerhalb von sieben Tagen war er völlig geheilt, ohne jede Narbenbildung und Infektion. Meine Assistentin war ziemlich beeindruckt.

Es ist keinesfalls nötig, bei jedem Präparat, das der Verjüngung dient, Lavendel- oder Neroliöl zuzusetzen. Alle Essenzen besitzen diese Eigenschaft bis zu einem gewissen Grad, und daher ist es wahrscheinlich besser, die Essenzen individuell auf Persönlichkeit und Hauttyp abzustimmen.

Hormoncremes stehen im Ruf, der Verjüngung der Haut zu dienen. Fenchelöl, das Östrogene enthält, soll Runzeln und Falten entgegenwirken. Andere ätherische Öle enthalten Phytohormone (pflanzliche Hormone) und wirken deshalb hormonartig, so daß sie zur Verjüngung der Haut beitragen. Gattefossé berichtet, daß man entdeckt hat, daß Phytohormone sowohl bei trockener als auch bei fetter Haut helfen. Sie führen zu einer Straffung der Haut, regen den Stoffwechsel der Hautzellen an und stellen ein verjüngendes Element dar.

Ätherische Öle sind natürliche, organische Substanzen und entfalten ihre Wirkung im Einklang mit den natürlichen Kräften des Körpers. Um den größtmöglichen Erfolg bei der Aromatherapie zu erzielen, ob in der Hautpflege oder Gesundheitsvorsorge, ist es notwendig, stets im Einklang mit den Naturgesetzen zu leben. Das gilt besonders für die Ernährung. Im Zustand der Haut spiegelt sich oft das körperliche Befinden, und dieses wiederum ist ein Spiegel des geistigen Zustandes. Alle natürlichen Kosmetika und aromatischen Essenzen werden jedoch nicht zu einer besseren Haut verhelfen, solange wir nicht für eine natürliche Ernährung sorgen. Wie die Haut gegen die Verschmutzung aus der Atmosphäre (Staub, Ruß, Rauch usw.) geschützt werden muß, braucht sie auch Schutz vor Verschmutzung von innen. Dieser Schutz besteht in einer sorgfältigen Ernährung. Die Gesundheit der Haut hängt in erster Linie vom

Blut ab, das sie ernährt, und die Gesundheit des Blutes wird hauptsächlich von der Nahrung bestimmt, die man zu sich nimmt. Außerdem ist die Beschaffenheit der Haut auch von der Gesundheit und Leistungsfähigkeit des Lymphsystems und der extrazellularen Flüssigkeit abhängig, wie das für jede Zelle des Körpers gilt. Zu viel oder falsches Essen kann zu einer toxischen Kongestion dieser Flüssigkeiten führen und die Ursache dafür sein, daß die Haut (und andere Zellen) träge und unzureichend arbeitet und vielleicht unter Sauerstoffmangel leidet. Es kommt allmählich zur Anhäufung von Abfallprodukten des Stoffwechsels, die zur Kongestion führt. Da die Haut eines der Ausscheidungsorgane ist, versucht der Körper oft, sich der Gifte durch die Haut zu entledigen. Dadurch kommt es zu einem Zustand, wie ihn etwa die Akne darstellt. Wenn der Körper nicht genügend Nährstoffe bekommt, und das geschieht oft, wenn wir uns falsch ernähren, dann ist auch die Haut fast immer unterernährt. Eine Mischhaut, die teilweise fett (meist an Stirn, Nase und Kinn) und an anderen Stellen trocken ist, kann die Folge eines überfütterten und gleichzeitig unterernährten Körpers sein.
Ich habe bereits darauf hingewiesen, daß es schwierig ist, den Körper mit einer Aromatherapie-Massage zu behandeln, wenn die Haut sehr verstopft ist, denn die Absorption der Essenzen wird dadurch stark beeinträchtigt. Dies ist auch ein Problem bei der Behandlung der Haut selbst. Einer der Gründe, weshalb ätherische Öle bei Hauterkrankungen so wirksam sind, ist die Tatsache, daß sie bis zu den tiefsten Schichten der Dermis und darüberhinaus vordringen. Um diese Kongestion zu vermeiden, sollte man auf eine vernünftige, möglichst giftfreie Ernährung ohne chemische Zusätze achten, also wenig Zucker, Salz und »Nahrungsmittel« wie Schokolade, Süßigkeiten, Kekse, Kuchen, Kaffee, Alkohol usw. Dagegen sind Getreide, Gemüse (roh oder gekocht), Früchte, Hülsenfrüchte und pflanzliches Eiweiß erlaubt. Wenn der Körper sich in einem unterernährten Zustand befindet, sollte ein pflanzliches Aufbaupräparat eingenommen werden. Es wird leichter vom Körper absorbiert als Vitamintabletten und enthält die notwendigen Vitamine und Mineralstoffe in natürlicher, organischer Form.
Wenn eine Kongestion vorliegt, kann eine kurze Fastenkur oder Obstdiät mit anschließender Ernährungsumstellung gute Erfolge bringen. Es ist nicht schwer, im voraus zu erkennen, welche Menschen am besten auf eine solche Ernährungsumstellung ansprechen. Bei ihnen sind die Fußreflexzonen für Magen, Darm und Leber

schmerzempfindlich. Symptome für eine toxische Kongestion sind Übergewicht, Müdigkeit, zu großes Schlafbedürfnis und unreine Haut. Besonders dringend ist die Änderung der Ernährungsgewohnheiten für alle, die von Cornflakes, Bratwurst, belegten Broten und Kaffee leben. Der Körper braucht Zeit, um sich den veränderten inneren Gegebenheiten anzupassen, ebenso wie das bei neuen äußeren Bedingungen der Fall ist. Eine Änderung der Ernährung sollte allmählich und über einen längeren Zeitraum erfolgen, nicht plötzlich, innerhalb kurzer Zeit.
Es gibt bestimmte Zustände der Haut, die mit dem Mangel an einem oder mehreren Vitaminen zusammenhängen. Ich zitiere aus *Let's Get Well* von Adelle Davis:

•

»Fette oder trockene Haut. Bekamen Freiwillige eine Diät mit einem leichten Mangel an Vitamin B^2, so traten als erste Symptome Hautgrieß, schnell fettendes Haar und fettige Haut auf. Dieser Zustand änderte sich, sobald man zwischen 5 und 15 Milligramm Vitamin B^2 täglich gab. Soviel ich weiß, wurde diese Erscheinung durch keinen anderen Mangel hervorgerufen.«

»Trockene Haut war die Folge bei freiwilligen Versuchspersonen, denen Vitamin A und C, Linolsäure und eines der B-Vitamine fehlte.
Beim Hautfett handelt es sich um ungesättigtes Fett und dieses setzt sich anscheinend fast ausschließlich aus essentiellen Fettsäuren zusammen. Deshalb wird die Haut unweigerlich trocken, wenn man keine pflanzlichen Öle zu sich nimmt.«

»Schwangerschaftsstreifen. Obgleich gesunde Haut erstaunlich elastisch ist, behalten viele Menschen, die einmal sehr dick gewesen sind, und die meisten Frauen, die Kinder geboren haben, sogenannte ›Schwangerschaftsstreifen‹ zurück. Sie scheinen die Folge einer unzulänglichen Abmagerungsdiät und mangelhafter Ernährung während der Schwangerschaft zu sein, wodurch das körpereigene Eiweiß in solchem Maße zerstört werden konnte, daß das geschwächte Gewebe durch Narbengewebe ersetzt wurde.«

»Eine Bekannte, bei der es während der ersten Schwangerschaft zur ausgeprägten Bildung von Schwangerschaftsstreifen kam, erhielt während der ganzen Zeit einer späteren Schwangerschaft eine Diät mit ungewöhnlich hohem Eiweißgehalt, ergänzt durch 600 Einheiten Vitamin E und 300 Milligramm Panthothensäure täglich. Obgleich sie nach vollen 9 Monaten Zwillinge zur Welt brachte, verschwanden die Streifen aus der Zeit der ersten Schwangerschaft vollkommen und es bildeten sich durch die zweite keine neuen.«

Ich habe bereits darauf hingewiesen, daß das körperliche Befinden von der seelischen und geistigen Verfassung beeinflußt wird. In dieser Beziehung bildet die Haut keine Ausnahme. Die Gesichtshaut ist wahrscheinlich das deutlichste Spiegelbild unseres inneren Zustandes, des vergangenen ebenso wie des gegenwärtigen. Im Laufe der Jahre hinterlassen Gram und Schmerz, Depression, Angst, Abscheu, Furcht und Apathie ebenso ihre Spuren wie Freude, Lachen, Zärtlichkeit und Zufriedenheit. Das Gesicht ist der Spiegel unseres bisherigen Lebens. Es liegt eine ganze Welt zwischen dem alten, runzligen Gesicht mit Falten, die Glück und Zufriedenheit eingegraben haben, und einem, das nur Trauer, Schwermut und Enttäuschung prägten. Es kann der Unterschied zwischen einem Menschen mit einem leichten Leben und einem Pechvogel sein, oder zwischen einem Optimisten und einem Pessimisten. Dabei ist gar nicht ausschlaggebend, was uns tatsächlich widerfährt, sondern viel mehr unsere Reaktion darauf. Es ist die Geisteshaltung, die Gabe, glücklich oder traurig zu sein, die sich in unserem Gesicht so deutlich zeigt. Innerer Friede und Glück verleihen selbst einfachen Zügen ein Leben und Blühen, das weder durch Make-up noch durch intensive Hautpflege zu erreichen ist. Noch deutlicher wird es am Beispiel eines jungen Menschen mit Akne, den sein Zustand derart aus dem Gleichgewicht bringt, daß er sich innerlich verkrampft, nervös wird, alles ißt, was ihm unter die Finger kommt und so diese an sich vorübergehende Störung zum Dauerzustand werden läßt.
Die gleichen destruktiven Einflüsse von Kummer, Depression usw. können psychische Komponenten einer physischen Erkrankung sein und indirekt die Beschaffenheit der Haut beeinflussen. Ein übergroßer Schmerz kann das Herz angreifen, wodurch es wiederum zu Rötung und Entzündung kommt: nicht das Herz blutet, sondern die Haargefäße. Dies bedeutet nicht, daß Rötung oder geplatzte Äderchen immer die Folge von Kummer und Sorge sind. Es ist jedoch offensichtlich, daß der Zustand des Herzens und der Blutgefäße einen Einfluß auf die Rot- oder Blaufärbung der Haut hat. Das Öl

von Neroli, Lavendel und Sandelholz ist hier vor allem einzusetzen, wenn eine beruhigende, besänftigende und ermutigende Wirkung auf Haut, Geist und Körper erwünscht ist.
Zorn und Enttäuschung greifen die Leber an. Sie behindern sie in ihren vielfältigen Funktionen. Die Folge kann eine schlechte Assimilation der Nahrung sein. Das heißt, man ißt genügend, aber der Organismus nimmt nicht so viel von der verdauten Nahrung auf, wie es nötig wäre. Dies führt oft zu trockener Haut. Rose, Ylang-Ylang und Rosmarin hilft, die mangelhafte Zusammenarbeit von Geist und Körper zu korrigieren, während Rose, Sandelholz und Kamille eher direkt auf die trockene Haut einwirken. Wer mit schlechter Verdauung in irgendeiner Form zu tun hat, sollte daran denken, daß der größte Teil des Verdauungsprozesses im Dünndarm stattfindet, nicht im Magen, daß Verdauungsenzyme in der Gallenblase und Bauchspeicheldrüse produziert werden (so daß die Ursache auch in einem dieser Organe zu suchen sein kann) und daß die Verdauung bereits im Mund beginnt. Die Enzyme in der Speichelflüssigkeit verwandeln gekochte Stärke in Zucker, also müssen Menschen mit gestörter Verdauung damit beginnen, ihre Nahrung gut zu kauen, besonders Getreide, Kartoffeln, Brot usw. Ungenügende Assimilation ist im wesentlichen ein Leberproblem, da der Leber beim Metabolismus der Proteine, Fette und Kohlehydrate eine wichtige Rolle zukommt. Sie produziert auch die Gallenflüssigkeit, die von der Gallenblase abgesondert wird und die zur Verdauung von Fetten nötig ist. Alkohol in jeder Form, ob innerlich oder äußerlich, sollte vermieden werden.
Ärger und Enttäuschung greifen jedoch nicht nur die Leber an, genau wie Kummer und Sorge nicht nur das Herz beeinträchtigen. Es gibt so viele verschiedene Krankheitsbilder wie es Nuancen in unseren Emotionen gibt. Gewiß kennt jeder das Gefühl, daß der Mund trocken wird, wenn man einen Schreck bekommt. Dehydrierte oder wasserarme Haut hängt sehr oft mit Angst und Furcht zusammen; hierdurch entsteht wiederum eine Beziehung zu Nieren und Blase. Es sind nämlich die Nieren, die den Wasserhaushalt im Körper regulieren; davon hängt ja auch der Wassergehalt der Haut ab. Eine dehydrierte Haut kann auf Wassermangel im Körper hinweisen, der eine Folge ungenügender Flüssigkeitszufuhr oder einer Fehlfunktion der Nieren sein könnte. Die Essenzen, die wir vor allem für dieses Syndrom verwenden, sind Muskatellersalbei, Geranie und Sandelholz. Möglicherweise muß man auch Umwelt-

einflüsse mit in Betracht ziehen. Da wir es aber schließlich alle mehr oder weniger mit den gleichen klimatischen und atmosphärischen Bedingungen zu tun haben, stellt meist die Haut des betreffenden Patienten ein erstes Anzeichen einer inneren Störung dar.
Bei fetter Haut besteht physisch sehr oft ein Zusammenhang mit dem Dickdarm und auf emotioneller Ebene mit Kummer und Sorge. Jeder Mensch hat ein gewisses Maß an Kummer zu ertragen, aber der Typ, den wir meinen, zieht Sorgen und Ärger gleichsam an und zeigt auch meist die Neigung, zu viel zu essen, die falschen Speisen zu wählen, sich besonders an Süßigkeiten zu halten und zu viel Kaffee zu trinken. Wahrscheinlich leidet er auch unter Stuhlverstopfung, denn er ist ständig verkrampft, weil sein ganzes Denken um seine Sorgen und Nöte kreist. Es ist oft schwierig, solche Menschen davon zu überzeugen, wie wichtig für sie eine vernünftige Diät ist. Das Öl von Lavendel, Zitrone und Geranie kann ihnen helfen, diesen Zustand unter Kontrolle zu bringen. Eine Umstellung ihrer Ernährungsgewohnheiten ist fast immer unerläßlich, wenn sich das Befinden wirklich bessern soll. Zur Grundbehandlung fetter, verstopfter Haut pflegte Madame Maury eine Mischung aus Kamille, Basilikum und Sandelholz zu verwenden.
Wie dem fetten Hauttyp liegt auch der wässerigen Haut meist eine Kongestion zugrunde. Ihr Merkmal ist eine gewisse Gedunsenheit. Fettleibige Menschen haben oft diese aufgedunsene Haut. Hier besteht ein Zusammenhang mit der Milz und dem Lymphsystem. Die typischen Emotionen sind Verwunderung, Erstaunen, Mitgefühl. Diese Menschen sind langsam, leichtgläubig, etwas zu freundlich und wohlwollend. Sie wollen immer helfen, selbst wenn ihre Hilfe nicht gebraucht wird. Bei diesem Typ ist Lavendel-, Rosmarin- und Wacholderöl angezeigt.
Um unsere Untersuchung über die Wirkung von ätherischen Ölen auf die Haut zu vervollständigen, sollten wir uns noch mit den adstringierenden Ölen beschäftigen. Zu dieser Gruppe gehören Zypresse und Weihrauch, die auch die Heilung rissiger und verletzter Haut fördern, bei Akne helfen und die starke Talgabsonderung bei fetter Haut vermindern. Als Antiseptika sind sie wertvoll bei Akne und infizierter Seborrhöe (Bergamott, Wacholder, Lavendel). Die gleichen Öle können auch bei Seborrhöe der Kopfhaut verwendet werden. Ihrer antiseptischen Wirkung wegen werden sie auch als desodorierende Substanzen benutzt. Sie überdecken den Körpergeruch nicht nur, sondern hemmen auch das Wachstum der

Bakterien, die ihn verursachen (Bergamott, Lavendel, Zypresse). Wir sollten in diesem Zusammenhang auch die gegensätzliche Wirkung der Essenzen auf das Nervensystem erwähnen: gleichzeitig anregend und beruhigend. Die Tatsache, daß eine Essenz innerlich eine bestimmte Wirkung auf den Körper hat, bedeutet nicht unbedingt, daß der gleiche Effekt auch bei der äußerlichen Anwendung auf der Haut eintritt. Im allgemeinen ist es aber der Fall.

Die meisten ätherischen Öle wirken anregend oder besser gesagt, sie beleben und reizen die Haut mehr oder weniger. Durch besonders stark reizende Öle wie Senföl und das Öl der Gaultherie kann es sogar zu Blasenbildung und Verbrennungserscheinungen kommen. Die Mehrzahl der Öle übt einen relativ milden Reiz aus. Wenn man sie angemessen verdünnt, ist ihre Wirkung wohltuend, und es entsteht kein Schaden. Bringt man jedoch Öle wie Kampfer oder Eukalyptus direkt auf die Haut, können sie Reizungen verursachen. Auf bereits entzündeter Haut wäre ihre Wirkung alles andere als wohltuend. Aus diesem Grund ist es nicht ratsam, reine, unverdünnte Essenz überhaupt.auf der Haut anzuwenden. In entsprechender Verdünnung fördern solche Öle, etwa Wacholder und Kampfer, örtlich die Durchblutung. Das ist besonders wertvoll bei Kongestion und toxischer Haut, die auch die Entstehung von Akne begünstigt oder zu trocken werden kann. Wenn eine Entzündung vorliegt, wie es bei Akne oft der Fall ist, sollte man jedoch die anregenden Wirkstoffe stets mit mildernden Substanzen verdünnen.

Die besänftigenden, kühlenden Eigenschaften der Kamille und Rose sind wertvoll bei allen entzündlichen Erscheinungen der Haut. Entzündung entsteht in der Regel durch Infektion oder allgemeine Toxizität. Diese Öle können auch bei empfindlicher Haut und bei jeder Rötung oder Reizung angewandt werden. Sind Rötungen durch sehr empfindliche oder verletzte Blutgefäße entstanden, sollte man Zypressenöl mit dem beruhigenden Neroliöl kombinieren. Ein großer Teil der verjüngenden Wirkung mancher Öle beruht auf ihrem Einfluß auf Blut, Lymphe und Hautzellen. In diesem Zusammenhang wollen wir Benzoe, Weihrauch, Myrrhe, Lavendel und Neroli erwähnen.

Ganz allgemein gilt, daß man Essenzen niemals unverdünnt auf die Haut bringen sollte. Das wäre nicht nur teuer und verschwenderisch, sondern würde der Haut überhaupt nicht gut tun. Allerdings kann man eine geringe Menge eines ätherischen Öls als Parfüm verwenden.

Die Haut

Die Haut, die man auch als das größte Organ des Körpers bezeichnet, nimmt eine Fläche von etwa 1, 5 Quadratmeter ein. Sie bedeckt jeden Zentimeter unseres Körpers, sie hält Kälte ab, hindert Wasser und unerwünschte Organismen und Substanzen am Eindringen, schützt vor Verlust der Körperwärme, umschließt die Körperflüssigkeiten usw. Sie ist sozusagen der Boden, in dem Haare und Nägel wachsen, deshalb ist auch deren Gesundheit aufs engste miteinander verbunden. Die Haut sondert Sebum, ein öliges Sekret, ab, das auch die Ursache ist, wenn das Haar fettig wird. Die Absonderung der Schweißdrüsen besteht aus wasserlöslichen Abfallstoffen (Schweiß ist dem Urin sehr ähnlich. Wenn man viel schwitzt, wird die Harnmenge geringer und umgekehrt.) Setzt man die Haut ultraviolettem Licht aus, werden bestimmte Substanzen in der Haut, sogenannte Sterine, in Vitamin D verwandelt. Dieser Vorgang ist verbunden mit einer verstärkten Pigmentierung. Außerdem wirkt die Haut als Sinnesorgan und registriert Berührung, Druck, Schmerz, Wärme und Kälte.
Die Haut ist in der Lage, bestimmte Substanzen zu absorbieren, vor allem solche, die fettlöslich sind. Dazu gehören zum Beispiel die ätherischen Öle.

Die Hauttypen

R. M. Gattefossé teilt die Hauttypen in vier große Gruppen ein:

Fett
Ein Überschuß an Sebum, fettiges, gelbliches Aussehen, oft große, erweiterte Poren. Anfällig für Akne und Entzündungen. Das überschüssige Fett tritt meist dort auf, wo besonders viele Talgdrüsen vorhanden sind, also am unteren Teil der Nase, an Kinn und Stirn.

Trocken
Mangelhafte Versorgung mit den Körpersäften. Es fehlt Fett, aber nicht unbedingt Wasser. Pergamentartiges Aussehen, oft empfindlich, brüchig. Kaum sichtbare Talgdrüsenöffnungen. Zusammenhang mit mangelhafter endokriner Sekretion.

Dehydriert (wasserarm)
Es fehlt an Wasser. Die Haut wird schnell faltig und runzlig, oft auch kalt. Häufig bei alten Menschen und solchen, die den Unbilden der Witterung ausgesetzt sind. Zusammenhang mit Störungen im endokrinen System: Überschuß der Schilddrüsensekretion und ungenügende Sekretion der Nebennieren. Menschen dieses Typs sind oft schlank und hager.

Wässerig
Ödematös. Das Gewebe enthält zu viel Wasser. Starke Reaktion auf atmosphärische Veränderungen. Kälteempfindlich. Es kommt leicht zu rissiger, aufgesprungener Haut und Frostbeulen. Zusammenhang mit einer abnormalen Viskosität (Zähflüssigkeit) des Blutes, wodurch die Zirkulation beeinträchtigt ist.
Der zuletzt beschriebene Typ scheint dem zu entsprechen, was wir im allgemeinen als »empfindliche Haut« bezeichnen. Es ist interessant, daß diese vier Hauttypen mit den vier Elementen und Temperamenten übereinstimmen:

Sanguinisch	*Phlegmatisch*	*Cholerisch*	*Melancholisch*
Luft	Wasser	Feuer	Erde
Trocken	Wässerig	Dehydriert	Fett

Gattefossés Interesse galt auch der Astrologie. Er nahm deshalb auch eine astrologische Klassifizierung der Hauttypen vor. Seiner Meinung nach ist eine solche Einteilung »besser in der Praxis anwendbar als die wissenschaftliche, da sie auch interessante Schlüsse auf die individuellen Reaktionen zuläßt«.

Merkur
Längliches Gesicht, zartes Kinn, vergeistigter Blick, kluge Augen. Die Haut ist im allgemeinen fein und seidig, das Gesicht beweglich. Aus einem Netz feiner Fältchen, das in der Jugend Lebensfreude und Großzügigkeit ausdrückt, entwickeln sich bald Krähenfüße, Falten und Runzeln.

Venus
Diese Haut ist kräftig, aber nicht straff, oft mit Flaum bedeckt. Die Augen sind härter, aber noch schöner, vielleicht weniger intelligent, wo der Einfluß des Merkur fehlt.

Erde
Fast quadratisches Gesicht mit kantigen Zügen und kräftiger Nase. Ausgeprägte Falten, dicke, sonnengebräunte Haut, die durch Cremes kaum weicher wird. Oft auch trockene Haut (wird wie ein runzeliger Apfel). Unter diesem Zeichen kann die Haut allerdings auch fett sein.

Mars
Rechteckiges Gesicht mit geraden, buschigen Augenbrauen, schmale Lippen, eckiges Kinn. Bräunliche, feste Haut. Die Faltenbildung läßt auf einen ziemlich strengen Charakter schließen. Im Alter Neigung zu Gesichtshaaren.

Jupiter
Ein vergnügter Typ, Neigung zu Unterfunktion der Schilddrüse und einer feuchtkalten Klebrigkeit (Klammheit), vielleicht auch übermäßige Behaarung.

Saturn
Bleicher Teint, trauriger Ausdruck, scharfe Nase, hängende Mundwinkel und gewölbte Augenbrauen.

Sonne
Kalte, mit feinem Flaum bedeckte, glänzende Haut, in der Regel kleinporig.

Mond
Ein rundes Gesicht, frische Farben, feinporige, straffe, elastische Haut, pausbäckiger Typ, geschwungene Lippen, schmaler Mund.

Die Hauttypen stimmen nicht unbedingt mit dem Tierkreiszeichen zur Zeit der Geburt überein. Die meisten Menschen sind Mischtypen. Gattefossé ist der Ansicht, daß man in der Lage sein sollte, den »Grundtyp« vom weniger dominierenden, »parasitischen Typ« zu unterscheiden. Indem man die Auswirkungen des letzteren ausmerzt, kommt nicht nur die äußere Schönheit einer Frau wieder zur Geltung, sondern auch das ihr zugrunde liegende innere Wesen. Es ist die gleiche Vorstellung, welche die alten Herbalisten von den Körpersäften hatten. Normalerweise hat im Wesen eines jeden Menschen einer der Hauptsäfte die Vorherrschaft. Damit rechnet man, und dieser Zustand erfordert keinerlei Behandlung. Erst wenn es zu einer abnormen Ausgewogenheit der Körpersäfte kommt, ist eine Behandlung notwendig.

Das ideale Mittel zur Körper- wie zur Gesichtsmassage ist ein wohlriechendes Öl, das aus pflanzlichen Ölen und Essenzen besteht. Einzelheiten über die Herstellung findet man in dem entsprechenden Abschnitt über das Mischen ätherischer Öle; Ratschläge zur Gesichtsmassage sind im Kapitel »Massage« enthalten. Die wohltätige Wirkung einer Gesichtsmassage hängt sowohl von der Massage selbst als auch von den im Massageöl enthaltenen Essenzen ab. Beides wirkt entspannend, aber um den höchsten erreichbaren Grad der Entspannung zu erreichen, sollten die Öle angenehm sein und jene besonderen Eigenschaften besitzen, die nur die feinsten natürlichen Öle bieten. Man kann nicht erwarten, daß jemand in den vollen Genuß einer im Grunde luxuriösen Behandlung kommt, wenn man dazu nicht auch einen Duft verwendet, der den Luxus deutlich macht. Ist eine Mischung gut und liebt der Patient den Geruch, dann wird er sich auch entspannen, und der Erfolg der Behandlung ist bereits gesichert.

Der Vorteil bei der Verwendung pflanzlicher Öle zur Massage besteht darin, daß sie besser als mineralische Öle in die Haut eindringen, aber wiederum nicht so schnell von der Haut absorbiert werden, daß man ständig neues Öl auftragen muß. Die natürliche Wärme, die bei der Massage erzeugt wird, öffnet die Poren und erleichtert das Eindringen der Essenzen. Eine kleine Menge einer Creme wird schneller absorbiert als Öl, obgleich dies von Creme zu Creme verschieden sein kann. Cremes sind ideal zum raschen persönlichen Gebrauch, aber nicht zur Massage. Nach einer Gesichtsmassage sollte das Öl noch bis zu fünfzehn Minuten auf der Haut bleiben, besonders wenn die Massage selbst nicht sehr lange gedauert hat. Das gibt den Essenzen die Zeit, die sie brauchen, um einzudringen und ihre Wirkung zu entfalten. Während dieser Zeit legt man auf den Bereich, der massiert wurde, warme Kompressen mit reinem oder aromatisiertem Wasser. Dazu schneidet man ein passendes Stück Tuch (etwa Baumwollflanell) zurecht, bringt Löcher für die Augen und den unteren Teil der Nase an. Die Augen kann man mit Gurkenscheiben oder einem in Lavendel- oder Rosenwasser getauchten Wattebausch bedecken. Die Augen sollten immer etwas kühler gehalten werden als das übrige Gesicht und nicht längere Zeit der Hitze ausgesetzt sein.

Statt einer Kompresse kann man auch einen Gesichtsdampf machen oder einen Zerstäuber anwenden. Dies ist besonders gut, wenn die Haut unter Akne leidet oder verstopft ist, denn die anregende Wirkung ist stärker, und die Ausscheidung wird besser gefördert als bei der Kompresse. Man kann einen solchen Zerstäuber für jeden Hauttyp verwenden, und zwar setzt man dem Wasser zwei oder drei Tropfen einer geeigneten Essenz oder einer Mischung von Essenzen zu. Nach Anwendung der Kompresse oder des Zerstäubers (man kann natürlich auch beides nacheinander gebrauchen) ist man überrascht, wie gut die Öle in die Haut eingezogen sind. Es sollte zu diesem Zeitpunkt nicht mehr nötig sein, die Haut zusätzlich zu reinigen. Wenn noch eine Spur Öl vorhanden ist, dann tupft man die Haut mit einem Kosmetiktuch vorsichtig ab. Der eigentliche, in der Tiefe wirkende Reinigungsprozeß findet bei der nächsten Anwendung statt: bei der Gesichtspackung oder Gesichtsmaske.
Es gibt verschiedene Grundsubstanzen, die man zu jeder Maske braucht. Dazu gehören Joghurt, Kaolin oder Fullererde (Bleicherde), Pflanzenöl und ätherisches Öl. Joghurt wirkt reinigend, tonisierend, fördert die Ausscheidung und ist mild genug, so daß er für jeden Hauttyp verwendet werden kann. Nehmen Sie immer reinen, lebendigen Joghurt, denn seine Wirksamkeit hängt in erster Linie von den darin enthaltenen Bakterien ab. Wie Fruchtfleisch haftet auch Joghurt nicht so gut auf der Haut, als daß man ihn für sich allein auftragen könnte. Er würde einfach vom Gesicht gleiten. Deshalb vermischt man ihn mit pulverisierter Tonerde (Kaolin oder Fullererde) oder einem anderen Pulver, etwa mit feinem Hafermehl. Die Joghurt-Tonerde-Mischung kann als Grundlage für jede Maske verwendet werden.
Der trockene, wasserarme Hauttyp braucht eine milde, feuchtigkeitsspendende, nährende Maske. Dafür bieten Früchte die ideale Grundlage. Die Frucht muß geschält und entweder von Hand oder im Mixer zerdrückt werden. Man kann auch einfach Fruchtsaft verwenden, Fruchtfleisch ist aber vorzuziehen. Als Feuchtigkeitsspender fügt man Honig hinzu. Diese Fruchtmasse gibt man zur Grundsubstanz, bei trockener oder alternder Haut rührt man noch etwas Weizenkeimöl darunter, außerdem zwei bis drei Tropfen ätherisches Öl. Im Falle verstopfter, zu Akne neigender, fetter Haut sollte die Tonerde vorherrschen. Diese Substanzen haben eine stark antitoxische Eigenschaft und sind ein ausgezeichnetes Mittel, die Ausscheidung durch die Haut zu fördern. Sie ziehen alle Hautun-

reinheiten heraus. Zur weiteren Anregung des Ausscheidungsprozesses dient ein Zusatz von Bierhefe zusammen mit etwas Trauben- oder Kohlsaft. Zusammenfassend gilt:

Akne: Kohl, Trauben, Tomate, Hefe, Kampfer, Wacholder, Bergamott
Fett: Kohl, Trauben, Zitrone, Birne, Erdbeere, Kampfer, Weihrauch
Empfindlich: Honig und Joghurt, Trauben, Melone, Neroli, Rose, Kamille
Trocken: Avokado, Banane, Karotte, Melone, Weizenkeimöl, Rose, Sandelholz
Im reiferen Alter: Apfel, Avokado, Trauben, Zitrone, Weizenkeimöl, Zypresse, Weihrauch, Patschuli
Wässerig: Tonerde, Hafermehl oder gemahlener Leinsamen, Wacholder, Lavendel
Normal: Avokado, Trauben, Zitrone, Pfirsich, Weizenkeimöl, Jasmin, Neroli, Lavendel

Ich möchte betonen, daß dies nur eine Übersicht sein soll. Es ist nicht notwendig, alle für einen bestimmten Hauttyp erwähnten Zutaten zu verwenden. Man braucht in jedem Fall nur ein bis zwei Fruchtsorten und ein oder zwei Essenzen. Für eine normale Haut könnte man Früchte aller Art und fast jedes Öl benutzen. Wenn es zu umständlich erscheint, die Früchte zu zerdrücken, kann man auch einfach Tonerde, Joghurt und Essenzen mischen. Die hier angegebenen ätherischen Öle dienen nur als Beispiel. Sie können in jedem einzelnen Fall durch andere Öle ersetzt werden.
Eine Gesichtsmassage wirkt in erster Linie nährend und reinigend. Sie regt die örtliche Durchblutung an, fördert die Ausscheidung von Abfallstoffen und setzt praktisch die Wirkung fort, die durch die Gesichtsmassage eingeleitet wurde. Gleichzeitig kann sie beruhigend und feuchtigkeitsspendend sein, je nach Zutaten. Wenn man frische Früchte und Joghurt verwendet, beides lebendige, organische Substanzen, und zwar in Verbindung mit den dynamisch wirkenden Essenzen, erzielt man oft Resultate, die man nur als Verjüngung bezeichnen kann. Aber denken Sie daran: Einmal ist nicht genug. Anhaltenden Erfolg erreicht man nur durch regelmäßige Anwendung. Die normale Haut braucht nur alle ein bis zwei Wochen eine Maske.

Jede Maske sollte bis zu zwanzig Minuten liegenbleiben, damit sie ihre Wirkung entfalten kann. Danach wäscht man sie vorsichtig mit lauwarmem Wasser ab. Zu diesem Zeitpunkt kann eine Kompresse oder Zerstäuber mit Essenzen eingesetzt werden, das erhöht die Spannkraft der Haut, erfrischt, und außerdem schließen sich die Poren besser. Als aromatische Zusätze eignen sich Zypresse, Wacholder oder Bergamottöl. Die Haut wird nun mit Zellstofftüchern abgetupft. Wenn gewünscht, wird ein wenig Feuchtigkeitscreme sehr sanft in die Haut eingeklopft. Falls man eine Feuchtigkeitscreme-Grundlage zur Verfügung hat, kann man durch Beigabe eigener Essenzen für jeden Hauttyp die spezielle Creme mischen. Darauf achten, daß die Cremetöpfe dicht schließen, sonst verflüchtigen sich die Öle, die sich während des Herstellungsprozesses nicht mit der Salbengrundlage verbunden haben. Auf gleiche Weise kann man auch eigene Reinigungscremes, beruhigende Nährcremes usw. zubereiten. Andernfalls verwendet man ein im Handel befindliches Produkt. Nach einer Gesichtsbehandlung dieser Art sollte keinerlei Make-up aufgelegt werden, es würde die wohltätige Wirkung der Behandlung zum größten Teil zunichte machen. Die Haut muß atmen können.

10 Praktische Hinweise und Rezepte

Verwendet man ätherische Öle zu Heilzwecken, muß stets der gesamte Symptomkomplex des Patienten berücksichtigt werden. Man zieht für alle auftretenden Beschwerden das »Register nach Indikationen« zu Rate und notiert die Öle, die am häufigsten erscheinen. Dann schlägt man im Kapitel über die ätherischen Öle nach, das sich im einzelnen mit jedem der notierten Öle beschäftigt. Man wird eine oder mehrere Essenzen finden, die für den speziellen Fall geeignet erscheinen. Häufig genügt schon eine einzige Essenz, dann sollte man es auch dabei belassen. Die Behandlung wird nicht notwendigerweise besser, wenn man eine Mischung aus verschiedenen Essenzen verwendet. Sofern ein bestimmtes Öl für einen Fall als das ideale Mittel erscheint, dann nützt es gar nichts, dieses noch mit anderen Ölen zu kombinieren.

Gibt es keine Essenz, die den größten Teil aller Symptome erreicht, wird es notwendig, mehrere Öle zu mischen. Man sollte sich aber auf ein Minimum beschränken und nicht mehr als zwei bis fünf Öle verwenden. Die sich daraus ergebende Mischung ist nicht einfach eine Kombination der Eigenschaften ihrer einzelnen Bestandteile, sondern bekommt ihre eigenen, individuellen Eigenschaften. Es ist, als ob ein neues Öl entstanden sei. Obgleich in diesem Buch nur neunundzwanzig Essenzen beschrieben sind, kommen wir bei Zusammenstellung aller möglichen Verbindungen aus drei, vier oder fünf verschiedenen Essenzen auf über zwölf Millionen Kombinationsmöglichkeiten.

In der traditionellen chinesischen Pflanzenheilkunde befolgt man gewisse Grundregeln, auf die wir hier interessehalber eingehen. Ich finde, daß manche davon sehr nützlich sind. Beispielsweise werden Erkrankungen, die durch Einwirkung von Kälte auf den Körper verursacht wurden, mit Wärme behandelt. Kälte wird bei Erkrankungen eingesetzt, die durch Hitze entstanden sind. Medikamente für Beschwerden oberhalb des Brustkorbs sollen nach den Mahlzeiten eingenommen werden, Medikamente für Beschwerden unter-

halb von Herz und Magen dagegen vor den Mahlzeiten. Medikamente gegen Erkrankungen der vier Gliedmaßen gibt man früh am Morgen auf leeren Magen, solche gegen Leiden der Knochen und des Knochenmarks am Abend nach der Mahlzeit.
Die Heilpflanzen werden in vier Kategorien eingeteilt: »Kaiser« (die wichtigste heilende Substanz), »Minister« (synergistische oder unterstützende Mittel, die die Wirkung des »Kaisers« fördern), »Kanzler« (setzen den Heilungsprozeß in Gang und haben eine katalytische Wirkung), sowie »Gesandte«, die als Vehikel oder Grundlage (Lösungsmittel) für die Arznei dienen. Der Arzneizubereitung selbst liegt die »Doktorin der sieben Rezepte« zugrunde, das ist die Einteilung in folgende Kategorien:

1. *Ch'i fang* oder Rezept mit ungerader Zahl, also eine Arznei, die eine ungerade Anzahl von Zutaten enthält. Dabei handelt es sich im wesentlichen um Yang-Rezepte, die nur gegen Yin-Beschwerden angewandt werden.
2. *Go fang* oder Rezept mit gerader Zahl. Ein Yin-Rezept, das eine gerade Anzahl von Zutaten enthält.
3. *Ta fang* oder großes Rezept. Ein sehr stark wirkendes Rezept, das nur bei schweren Erkrankungen verwendet wird, meist dann, wenn viele verschiedene Symptome vorliegen.
4. *Hsao fang* oder kleines Rezept. Wird bei weniger schweren Erkrankungen angewandt, wenn nur ein oder zwei Symptome vorhanden sind. Es werden nicht mehr als zwei bis drei Zutaten verarbeitet.
5. *Huan fang* oder langsames Rezept. Ein relativ mildes Mittel für Patienten in sehr geschwächtem Zustand, die auf Grund der Art ihrer Erkrankung keine stärkere Arznei vertragen. Wirkt kräftigend und aufbauend.
6. *Chi fang* oder Notfall-Rezept. Eine Arznei mit sofortiger, unmittelbarer Wirkung. Wird oft bei Patienten angewandt, die dem Tode nahe sind.
7. *Ch'ung fang* oder Wiederholungs-Rezept. Wird bei komplizierten Fällen eingesetzt, bei denen mehrere Organe beteiligt sind. Enthält viele Bestandteile und wird über eine gewisse Zeit hin eingenommen.

In der Homöopathie ist es nicht unbedingt notwendig, eine klassische medizinische Diagnose zu stellen. Homöopathen betrachten

solche Diagnosen oft mit Geringschätzung und Spott. Für sie sind nur Arzneimittelbilder und Krankheitserscheinungen wichtig. Man braucht nicht zu wissen, ob der Patient unter Asthma oder Bronchitis leidet, ausschlaggebend ist nur, daß man die richtige Medizin anwendet. Bei der Akupunktur dagegen spielt auch die korrekte Diagnose eine Rolle, wenn sie auch nicht nach den Maßstäben westlicher Medizin gestellt wird.
In der Aromatherapie sollte der Allgemeinzustand des Patienten stets mit berücksichtigt werden. Sogar anscheinend unbedeutende Symptome können eine Hilfe sein, um das richtige Heilmittel zu finden. Es besteht trotzdem ein beträchtlicher Unterschied zur Homöopathie, da eine korrekte Diagnose herkömmlicher Art genauso wichtig ist. Eine Erleichterung stellt das »Register nach Indikationen« dar, das man zu Rate ziehen kann, wenn man weiß, um welche Erkrankung es sich handelt. Darüber muß jedoch völlige Gewißheit herrschen.
Ist erst einmal die Diagnose gestellt und das geeignete Heilmittel (oder auch mehrere) ausgewählt, kann die Behandlung äußerlich oder innerlich, aber auch auf beide Arten zugleich, einsetzen. Die Wirkung ist nicht unbedingt stärker, wenn man Öle innerlich einnimmt. Man kann in diesem Fall die Essenzen auf einem Teelöffel Zucker oder in einem kleinen Glas mit gesüßtem Wasser geben. Die Medikamente sollten allerdings nicht in einem sprudelnden Getränk verrührt werden.
Wir dürfen nicht vergessen, daß Krankheit niemals ein rein physischer Vorgang ist. Es sind immer gewisse psychische Elemente beteiligt. Deshalb achten wir so weit wie möglich darauf, daß die Massageöle auch einen angenehmen Duft haben. Wenn wir durch Veränderung des relativen Prozentsatzes der Öle einer Mischung deren Duft verbessern, dann gewinnen wir viel und verlieren nichts. Man scheut sich unwillkürlich, ein starkes Öl in größerer Menge zu verwenden. Das ist natürlich ganz richtig. Was das Mischen betrifft, so sollten wir uns dabei ruhig von unserer Nase leiten lassen. Es wurde schon oft die Frage gestellt, ob es irgendwelche Öle gibt, die man niemals miteinander vermischen darf. Das ist nicht der Fall. Aber am besten beurteilt man, ob zwei bestimmte Öle miteinander harmonieren, wenn man sie einmal mischt und riecht. Man wird entdecken, daß bestimmte Öle besser zueinander passen als andere und daß es ein bestimmtes Verhältnis gibt, bei dem sie sich besonders gut verbinden. Es wird ein wenig Zeit kosten, dieses harmoni-

sche Verhältnis zu finden. Man lernt am besten durch praktische Erfahrung. Wenn man verschiedene Mischungen ausprobiert, erkennt man allmählich, in welchem Verhältnis die angegebenen Essenzen am besten zu verwenden sind.
Es kommt häufig vor, daß man plötzlich entdeckt, daß die zusammengestellten Essenzen nach einem ganz anderen, neuen Öl verlangen, und sobald man dieses zugesetzt hat, wird die ganze Mischung erst lebendig. Einige Öle (besonders Geranie, Lavendel und Sandelholz) mischen sich mit fast allen Substanzen sehr gut. Ich verwende zumindest eines davon in fast allen meinen Zubereitungen. Ein klein wenig Geranienöl sorgt für eine gute Mischung und verleiht ihr gleichzeitig Leben. Wenn man ein Öl zu äußerlichem Gebrauch herstellt, braucht man zwei Grundzutaten: ätherisches Öl und pflanzliches Öl (in diesem Zusammenhang auch Trägersubstanz genannt). Die Trägersubstanz wirkt als Vehikel oder Lösungsmittel für die Essenz oder Essenzenmischung, so daß sie bis zur gewünschten Konzentration verdünnt werden können und sich als Massageöl eignen. Die Wahl des Pflanzenöls wird zum Teil vom Preis bestimmt, aber auch andere Gesichtspunkte sind zu berücksichtigen. Wenn man ein Öl braucht, das nicht nur als Vehikel dient, sondern gleichzeitig die Haut ernährt, dann nimmt man das besonders vitaminreiche Avokado- oder Weizenkeimöl. Dies sind jedoch ziemlich schwere Öle, die nicht gut allein zu verwenden sind. Sie werden mit einem leichteren Pflanzenöl vermischt, so daß unsere Trägersubstanz zwar nährend, aber auch nicht zu schwer ist. Ich bin der Meinung, daß das Öl von süßen Mandeln sich am besten zum allgemeinen Gebrauch eignet, auch Oliven-, Sojabohnen- oder Sonnenblumenöl kann verwendet werden. Man sagt, daß Avokado- und Haselnußöl die Haut besser durchdringen. Das ist ein wesentlicher Faktor in der Aromatherapie-Massage. Auch Haselnußöl ist ziemlich nährend und dabei nicht ganz so schwer wie Weizenkeim- und Avokadoöl.
Zu berücksichtigen ist ferner, daß fast alle pflanzlichen und ätherischen Öle oxydieren: sie werden ranzig. Die Folge ist ein unangenehmer Geruch der Pflanzenöle und ein merklicher Verlust an Frische und eine Beeinträchtigung des Duftes bei den ätherischen Ölen. Die Präparate werden schließlich trübe, und ihre Heilkraft ist sehr reduziert. Wenn die Oxydation einmal begonnen hat, kann der Prozeß nicht mehr rückgängig gemacht werden. Aus diesem Grund ist es wichtig, die Öle in luftdichten Behältern aufzubewahren, nach

Möglichkeit stets gut gefüllt. Man sollte auch niemals frisches Öl in eine gebrauchte Flasche gießen. Glücklicherweise hat uns die Natur mit dem Weizenkeimöl einen natürlichen Stoff geschenkt, der die Oxydation hemmt. Diese Eigenschaft verdankt es seinem hohen Gehalt an Vitamin E. Man sollte allen Mischungen mindestens 5 bis 10 Prozent Weizenkeimöl zusetzen. Die Haltbarkeitsdauer ist natürlich auch dann beschränkt, aber doch länger als sonst üblich. Wie lange ein Öl sich hält, hängt mit davon ab, wie oft die Flasche geöffnet wird. Im Durchschnitt sind es drei Monate, wenn zu Beginn alle verarbeiteten Öle frisch waren.
Die Menge des verwendeten ätherischen Öls hängt vollkommen von dessen Intensität ab und schwankt zwischen 1 und 3 Prozent. Essenzen sind sehr kräftig, und man nimmt nur soviel wie eben nötig. Es stimmt nicht, daß man schneller zum Erfolg kommt, wenn man mehr Öl verwendet. Der Prozentsatz des Gehalts an ätherischem Öl in den Pflanzen schwankt zwischen 0,01 und etwa 10 Prozent. Im Durchschnitt sind es etwa zwischen 1 und 3 Prozent.
Ich habe schon viele seltsame Berichte über das Mischen von Ölen gehört, als ob es dabei um eine Art Hexenwerk ginge. Es ist aber wirklich ganz einfach. Wenn es sich nicht gerade um Öle handelt, die bei Zimmertemperatur fest sind, braucht man sie nicht zu erwärmen. Es ist auch nicht nötig, daß alles bei Vollmond zu mitternächtlicher Stunde geschieht, an der Stelle, wo früher der Galgen stand! Man füllt einfach die Flasche mit Pflanzenöl (oder einer Mischung aus verschiedenen Ölen) und fügt die Essenzen tropfenweise hinzu. Dann verschließt man die Flasche und schüttelt sie vorsichtig. Manchmal wird es vorgezogen, jede einzelne Essenz mit einer entsprechenden Menge von Pflanzenöl zu mischen (beispielsweise kann man 2 %ige Mischungen auf Vorrat bereiten), um dann diese Mischungen für weitere Kombinationen zu benutzen. Dies ist natürlich auch eine Möglichkeit, aber wahrscheinlich werden die Öle auf diese Weise schneller ranzig, als wenn man die Essenzen gesondert aufbewahrt, bis man die gebrauchsfertigen Präparate zubereitet. Wieviel Tropfen einer Essenz ein Gramm ergeben, hängt vom spezifischen Gewicht der einzelnen Essenzen ab. Im Durchschnitt werden es etwa 30 Tropfen sein. Will man also eine 2 %ige Lösung in 50 Gramm Pflanzenöl bereiten, benötigt man ein Gramm oder 30 Tropfen Essenz (2 % = ein fünfzigstel Teil). Als Faustregel gilt: 1 Tropfen Essenz auf 2 Gramm Pflanzenöl.
Sollen die Öle ihren Duft so lange wie möglich behalten, sowohl in

der Flasche als auch bei der Anwendung, dann müssen sie gut »fixiert« oder gebunden sein. Mit anderen Worten, die Mischung muß zumindest eines der Öle aus dem unteren Drittel unserer Tabelle über den Flüchtigkeitsindex enthalten. Fixiermittel werden in der Parfümherstellung benutzt, um die Evaporation oder Verdunstung des Parfüms zu verzögern, so daß der Duft länger haftet. Außerdem soll sich der Geruch während der Verdunstung nicht zu stark verändern. Sandelholzöl ist in bezug auf den Duft das vielseitigste Fixiermittel, aber auch Patschuli ist sehr wirksam.
Ätherische Öle sind sehr teuer, wenn man sie einkauft. Trotzdem wäre es unpraktisch, sie selbst zu destillieren. Man braucht dazu mehrere Zentner Pflanzen, spezielle Apparaturen und Geräte und ein beträchtliches technisches Wissen. Es gibt jedoch einen anderen Prozeß, der leichter selbst durchzuführen ist und den die Pflanzenkundigen schon vor Hunderten von Jahren kannten:

> »Rosenöl wird folgendermaßen hergestellt: Manche sieden die Rosen in Öl und bewahren das auf. Manche füllen ein Glasgefäß mit Rosen und Öl und sieden dies in einem großen Kessel mit Wasser, und dieses ergibt ein gutes Öl. Manche stampfen frische Rosen zusammen mit Öl, geben die Mischung in ein Glasgefäß und stellen es fünfzig Tage in die Sonne. Dieses Öl ist ... gut ...«

»Veilchenöl wird folgendermaßen hergestellt: Siede Veilchen in Öl und gieß es durch ein Sieb. Dies ist das Veilchenöl.«

Diese Öle, von den französischen Parfümherstellern *huiles antiques* genannt, die ich als »Kräuteröle« bezeichnen würde, werden als Parfüm, zum Einnehmen, für Inhalationen oder zur Zubereitung aromatischer Wässer kaum verwendet. Sie eignen sich aber sehr gut für die Aromatherapie-Massage. Das Ergebnis ist ähnlich wie bei einer Mischung von Pflanzenöl mit ätherischen Ölen. Es gibt grundsätzlich zwei verschiedene Methoden. Bei der einen gibt man Pflanzen oder Kräuter und das Öl in einen gut schließenden Behälter, den man in einen Topf stellt, dessen Boden etwa 5 bis 8 cm hoch mit Wasser bedeckt ist. Dann läßt man das Wasser eine Stunde lang kochen. Dadurch wird das Öl erhitzt, ohne daß es eigentlich kocht. Anschließend trennt man das Öl von den Pflanzenrückständen, indem man alles durch ein Sieb gießt, und mischt wieder frische Pflanzen unter dieses Öl, das man aufs neue erhitzt. Diesen Vorgang kann man beliebig oft wiederholen. Mit jedem Mal wird das Öl kräftiger. Je intensiver aber das Öl ist, um so stärker kann man es für die Massage verdünnen. Die andere Methode besteht darin, Pflanzen und Öl in einen durchsichtigen Glasbehälter zu geben und diesen dem hellen Sonnenlicht auszusetzen. Dabei müssen die Kräuter oder Pflanzen alle zwei bis drei Tage durch frische ersetzt werden. Obgleich Essenzen nicht dem Licht ausgesetzt werden sollen, erhält man auf diese Art Öle von sehr guter Qualität. Ich glaube, daß das Sonnenlicht das Öl mit so starker Energie auflädt, daß alle negativen Einflüsse aufgehoben werden. Die meisten Pflanzen muß man zuerst etwas zerdrücken oder zerquetschen, damit sich ihr ätherisches Öl leichter mit dem fetten Öl vermischt.

Salben sind sehr leicht herzustellen. Man braucht dazu lediglich die Essenz, Öl und Wachs, die im richtigen Verhältnis miteinander kombiniert werden. Ich verwende immer Bienenwachs, und zwar lieber das gelbe als das weiße. Das Wachs muß geschmolzen werden, damit es sich mit dem Öl verbindet. Man braucht etwa ein Teil Bienenwachs auf vier Teile Öl. Man gibt Öl und Wachs zusammen in ein Gefäß, das man in einen Topf mit heißem Wasser stellt und erhitzt. Ist das Wachs geschmolzen, nimmt man das Gefäß vom Herd. Sobald die Mischung an den Rändern wieder fest zu werden beginnt, fügt man die Essenzen hinzu, rührt gut durch und gießt die Masse in Behälter. Diese stellt man zum schnelleren Abkühlen in ein Kaltwasserbad. Man fügt die Essenzen erst in letzter Minute bei, weil man dadurch erreichen will, daß so wenig wie möglich davon verdunstet, ehe die Salbe fest wird. Wer eine weichere Salbe vorzieht, nimmt fünf Teile Öl, einen Teil Bienenwachs und einen Teil Vaseline. Wenn man etwas Weizenkeimöl hinzufügt und die Salbe in gut schließenden Behältern aufbewahrt, kann man mit einer Haltbarkeitsdauer bis zu einem Jahr rechnen. Ich möchte erwähnen, daß man diese wohlriechende Salbe auch Pomade nennt. Die frühesten Parfüms und kosmetischen Salben wurden als Pomaden hergestellt.

Eine sehr einfache Zubereitungsart für duftende Wässer besteht darin, daß man ein paar Tropfen einer Essenz mit destilliertem Wasser mischt. Auf diese Weise kann man Rosen- und Orangenblüten-, Lavendel- und Geranienwasser herstellen. Praktisch kann man jede gewünschte Essenz verwenden. Durch die Mischung verschiedener Essenzen bereitet man besonders feine Toilettenwässer. Richten Sie sich dabei nach den Rezepten am Schluß dieses Kapitels. Verwenden Sie etwa einen Tropfen Essenz auf ein halbe Tasse destilliertes Wasser. Da diese Mischungen luftdicht verschlossen werden müssen, benutzt man am besten eine Flasche mit entsprechendem Verschluß, etwa eine Babyflasche. Man gibt zwei bis drei Tropfen Essenz in 100 ml destilliertes Wasser, verschließt die Flasche und schüttelt kräftig durch. Obgleich die Essenz sich nicht vollständig löst, wird sie doch so fein verteilt, daß man ein ausreichend aromatisiertes Wasser bekommt. Bei richtiger Aufbewahrung halten sich solche Wässer mehrere Wochen. Fügt man genügend Alkohol hinzu, entsteht eine echte chemische Lösung. Allerdings ist der Alkohol nicht besonders gut für die Haut. Es ist so gut wie unmöglich, einen Alkohol zu finden, der sich für diesen Zweck eignet.

Essenzen, Ölmischungen und andere Präparate müssen immer an kühlem, trockenen, dunklen Ort und luftdicht verschlossen aufbewahrt werden.

Für Inhalationen nimmt man zwischen sechs und zwölf Tropfen Essenz. Man verspritzt sie auf der Oberfläche einer Schüssel mit heißem Wasser (etwa ½ bis 1 Liter). Das Wasser sollte man aufkochen, in die Schüssel gießen und eine Minute stehenlassen, ehe man die Essenzen hinzufügt. Ist es nämlich zu heiß, sind die Öldämpfe zu intensiv zum Einatmen. Man kann auch einen Dampfapparat verwenden. Auch dabei gibt man die Essenzen ins Wasser. Das ist eine besonders angenehme Methode, denn die Wassertemperatur wird ständig gehalten, und man verbraucht weniger ätherisches Öl. Man inhaliert langsam und tief etwa fünf bis zehn Minuten lang. Das traditionelle Handtuch über dem Kopf ist nicht unbedingt nötig.

Einzelheiten über Bäder und Kompressen sind im Kapitel »Aromatische Bäder« enthalten.

Einige Rezepte aus Nicholas Culpepers Buch »Arts Master-Piece or the beautifying part of Physic«.

Ein süßes Wasser aus Italien, das man dort
Damaszenerwasser nennt.

Nimm vom Zimt eine Unze, von den Nelken eine halbe, von süßem Majoran, Rosmarin, Lavendel, Lorbeerblättern, Flohkraut und frischen Landrosen je eine Handvoll, Malagawein und Rosenwasser je einen dreiviertel Liter. Man schneidet alle frischen Zutaten, zerstößt die trockenen und setzt alles sechs Tage der Sonne aus. Danach destilliert man in einem Doppelgefäß. Manche fügen auch je ein Dram Zitronenschale, Storaxkalamit und Iris hinzu, außerdem Blüten vom Jasmin. Mit diesem Wasser besprengt man Kleidung und Wäsche und reibt damit auch Hände und Nase ein.

Ein süß duftendes Bad für edle Frauen.
Nimm Rosen, Zitronenschale, Zitronenblüten, Orangenblüten, Jasmin, Lorbeerblätter, Rosmarin, Lavendel, Minze, Flohkraut und Quellwasser, von jedem genügend, und siede alles zusammen. Daraus bereite ein Bad, dem man fünf Tropfen Nardenöl, fünf Gran Moschus, drei Gran Ambra, außerdem eine Unze Benzoe zusetzt. Dann laß sie ins Bad gehen zwei Stunden vor dem Essen.

Ein anderes zur Reinigung
und Verschönerung des Körpers.
Man nehme je zwei Handvoll Salbei, Lavendel- und Rosenblüten, ein wenig Salz, und koche alles im Wasser oder in einer Lauge, und bereite ein nicht zu heißes Bad, in dem man den Körper zwei Stunden vor dem Essen badet.

Ein Wasser gegen blutunterlaufene Augen.
Man nehme eine Unze Benzoe, einen Viertelliter reinen hellen Honig, je zwölf Dram Wasser von Fenchel und Gartenraute, eine halbe Unze süßes Majoranwasser, und destilliere alles.

Eine süße Salbe.
Nimm ein Dram Öl, das aus der Muskatnuß gepreßt wurde, ein Skrupel vom besten Zibet, sechs Gran Moschus, Nardenöl und Lavendelöl je zwei bis drei Tropfen, und bereite eine Salbe, mit der man Stirn, Nase und andere wichtige Teile salbt, um sie zu kräftigen.

Eine Salbe, welche die Hände weiß und zart macht.
Nimm ein Pfund gereinigte und zerstoßene Pinienkerne, eine Unze Senfsamen, drei Unzen Feigen, zwei Dram Kampfer, rühre alles gut durch, mische es und bereite eine Creme, mit der die Hände eingerieben werden.

Damit die Brüste klein bleiben.
Nimm genügend zerstoßenen Alaun und Rosenöl, mische beides und reibe damit die Brüste ein.

Ein Öl, das ein rotes Gesicht kuriert.
Nimm vier Unzen Pfirsichkerne, zwei Unzen Goapulver, zerdrücke alles und bereite ein Öl, mit dem man das Gesicht morgens und abends einreibt.

Öle, die Falten im Gesicht verschwinden lassen.
Öl aus türkischer Hirse und die Abkochung davon machen die Haut weich und lassen Runzeln und Falten verschwinden. Auch Nußöl ist gut.

Öl der Eberraute läßt das Haar wachsen.
Es wird wie das Öl der Gartenraute hergestellt und hilft, wenn das Haar wachsen soll. Bei Haarausfall wird es mit Labdanum und Bärenfett verrührt.

Eine Salbe für wunde, rissige Brustwarzen.
Man nehme je eine Unze Rosenöl und von der mittleren Rinde des Hollunders, dazu genügend Wachs, und mische alles.

Noch einige Rezepte.

Die beiden folgenden Rezepte stammen aus ganz verschiedenen Quellen:

Aqua aromatica

Zimtrinde	3 Teile	Salbeiblätter	10 Teile
Lavendelblüten	5 Teile	Fenchelsamen	3 Teile
Pfefferminzblätter	5 Teile	Spiritus (Alkohol)	70 Teile
Rosmarinblätter	5 Teile	Wasser	300 Teile

Aqua mirabilis

Zimtöl	1 Teil	Salbeiöl	1 Teil
Lavendelöl	1 Teil	Fenchelöl	1 Teil
Pfefferminzöl	1 Teil	Spiritus (Alkohol)	350 Teile
Rosmarinöl	1 Teil	Wasser	644 Teile

In einem Rezeptbuch aus dem Jahr 1681 wird bemerkt, daß *Aqua mirabilis* »nicht duldet, daß die Hitze brennt noch daß Melancholie oder Phlegma sich erheben, um über die Natur zu herrschen. Es vertreibt Rheuma und bringt eine gute Farbe, es erhält und schützt Gesicht und Gedächtnis ...«

Öl gegen Quetschungen und Prellungen.
Kamille, Mutterkraut, Betonie, Lavendel, Melisse, Rosmarin, Salbei, Rosenknospen, Eberraute, Wermut.
Man nimmt von jedem eine Handvoll und hackt alles klein, gibt es in einen Steintopf und gießt soviel Salatöl darüber, daß die Kräuter bedeckt sind. Vierzehn Tage stehenlassen, oft umrühren. Dann siedet man alles vorsichtig, bis das Öl die Kräuter ausgelaugt hat. Die Hitze soll nicht höher werden als die kochenden Wassers. Durch ein Leinentuch gießen und in einer gut verkorkten Flasche aufbewahren.

Balsam, das die Haut zart und weich macht

Quittensamen	15 g	Lorbeeröl	10 Tropfen
Wasser	0,2 l	Nelkenöl	5 Tropfen
Glyzerin	45 g	Orangenschalenöl	10 Tropfen
Alkohol	140 g	Öl der Gaultherie	8 Tropfen
Salizylsäure	0,4 g	Rosenöl	2 Tropfen
Karbolsäure	0,6 g		

Man weicht die Quittenkerne 24 Stunden im Wasser ein und preßt sie dann durch ein Tuch. Die Salizylsäure löst man im Alkohol, die Karbolsäure gibt man zum Glyzerin. Nun vermischt man alles, schüttelt die Mischung gut durch und füllt sie in eine Flasche.

Für Mundspülungen.

Quillajarinde	125 Teile
Alkohol	155 Teile
Glyzerin	95 Teile

Vier Tage mazerieren, dann folgendes hinzufügen:

Karbolsäure (kristall.)	4 Teile	Ol. cinnam.	0,6 Teile
Ol. geranii	0,6 Teile	Tinct. ratanhae	45 Teile
Ol. caryophyll	0,6 Teile	Aqua rosae	900 Teile
Ol. rosae	0,6 Teile		

Wiederum 4 Tage mazerieren und danach filtern.

Eau de Cologne

Rosmarinöl	5 Teile	Lavendelöl	5 Teile
Neroliöl	20 Teile	Bergamottöl	220 Teile
Zitronenöl	75 Teile	Alkohol 90 %ig	5000 Teile

Karmeliter-Balsam

Melissenöl	1,8 ml	Nelkenöl	0,9 ml
Majoranöl	0,18 ml	Korianderöl	0,3 ml
Zimtöl	0,6 ml	Engelwurzöl	0,18 ml
Zitronenöl	1,8 ml	Alkohol 90 %ig	0,3 l

Florida-Wasser

Bergamottöl	0,085 l	Neroliöl	0,014 l
Nelkenöl	4,44 ml	Jasminöl	0,17 l
Zimtöl	0,071 l	Rosenwasser	½ l
Lavendelöl	0,028 l	Alkohol	4 l
Zitronenöl	0,028 l		

Was die vorstehenden Rezepte angeht, so kann ich mich für ihre praktische Anwendbarkeit oder Wirksamkeit nicht verbürgen. Die folgenden Rezepte beruhen jedoch auf meiner eigenen zehnjährigen Erfahrung mit ätherischen Ölen. Ich führe allerdings nur einige wenige zur Anwendung bei bestimmten Anlässen auf. Sie sollen als Beispiel dienen und sind nicht notwendigerweise die Mischungen, die sich für einen bestimmten Einzelfall am besten eignen. (So ist etwa Benzoe in keinem der Inhalationsmittel angegeben, obwohl sich dieses Öl ausgezeichnet zum Inhalieren eignet.) Man muß für jeden einzelnen Patienten die individuelle Medikation finden. Die angegebenen Rezepte eignen sich zum allgemeinen Gebrauch.

Gesichtsöle

Für normale Haut

Geranie	4 Teile
Jasmin	2 Teile
Lavendel	8 Teile

Für trockene Haut

Geranie	4 Teile
Rose	3 Teile
Sandelholz	10 Teile

Für fette Haut

Bergamott	8 Teile
Zypresse	3 Teile
Wacholder	4 Teile

Für entzündete oder empfindliche Haut

Kamille	5 Teile
Neroli	3 Teile
Rose	2 Teile

Jedes Rezept wird als 2%ige Lösung in Pflanzenöl zubereitet.

Hauttonika

Bergamott	4 Teile
Jasmin	10 Teile
Geranie	10 Teile
Rose	7 Teile
Bergamott	10 Teile
Lavendel	6 Teile
Zypresse	7 Teile
Wacholder	10 Teile

Man verwendet nach Möglichkeit destilliertes Wasser. Mit den obenstehenden Mengen (Angabe in Tropfen) bereitet man etwa ½ l aromatisiertes Wasser.

Haarpflege

Gegen Haarausfall

Wacholder	10 Teile
Lavendel	7 Teile
Rosmarin	7 Teile

Gegen fettes Haar oder Schuppen

Zedernholz	7 Teile
Zypresse	10 Teile
Wacholder	10 Teile

Diese Rezepte werden als 3%ige Lösung in Pflanzenöl zubereitet. Gut in die Kopfhaut einmassieren und mindestens eine Stunde lang einwirken lassen. Danach zuerst etwas Shampoo ins Haar geben und verreiben, ehe man mit Wasser spült, andernfalls ist es schwierig, das Öl zu entfernen.

Handpflege

Gegen trockene oder aufgesprungene Hände.
Man bereitet Salbe oder Öl nach dem folgenden Rezept:

Benzoe, Patschuli, Rose – zu gleichen Teilen

Mindestens zwei Minuten lang gründlich in die Hände einmassieren. Es ist am besten, die Behandlung am Abend durchzuführen. Man zieht ein paar alte Baumwollhandschuhe über, ehe man zu Bett geht.

Gegen schwitzende Hände.
Man wendet Handbäder an (siehe auch Bäder gegen Schweißfüße). Kompressen sind ebenfalls nützlich, oder man reibt die Hände mit ein wenig aromatisiertem Wasser ab.

Bäder

Menge für jeweils ein Bad

Gegen Kater

Fenchel	2 Tropfen
Wacholder	4 Tropfen
Rosmarin	2 Tropfen

Kann auch als Kompresse auf Leber und Kopf angewandt werden. Dieses Bad ist auch bei Fettleibigkeit nützlich.

Bei nervöser Erschöpfung

Basilikum	2 Tropfen
Geranie	4 Tropfen
Ysop	2 Tropfen

Fußbäder

Gegen Schweißfüße

Muskatellersalbei	3 Tropfen
Zypresse	4 Tropfen
Lavendel	3 Tropfen

Bei müden, schmerzenden Füßen

Wacholder	5 Tropfen
Lavendel	3 Tropfen
Rosmarin	2 Tropfen

Sitzbäder

Bei Hämorrhoiden

Zypresse	5 Tropfen
Weihrauch	3 Tropfen
Wacholder	3 Tropfen

Bei Impotenz/Frigidität

Schwarzer Pfeffer	2 Tropfen
Muskatellersalbei	5 Tropfen
Jasmin	2 Tropfen

Vaginalspülungen

Gegen Leukorrhöe (Weißfluß)

Bergamott	2 Tropfen
Lavendel	4 Tropfen
Rose	2 Tropfen

(Man kann auch zusätzlich Ysop, Wacholder oder Sandelholz innerlich anwenden.)

Bei schmerzhafter Menstruation

Muskatellersalbei	4 Tropfen
Majoran	3 Tropfen
Pfefferminz	2 Tropfen

Unregelmäßige oder schwache Menstruation

Muskatellersalbei	4 Tropfen
Melisse	3 Tropfen
Rose	2 Tropfen

Scheidenjuckreiz

Bergamott	2 Tropfen
Kamille	3 Tropfen
Pfefferminz	1 Tropfen

Jedes Rezept wird mit ½ Liter Wasser verdünnt.

Massageöle

Bei rheumatischen Schmerzen

Kampfer	7 Teile
Eukalyptus	7 Teile
Rosmarin	7 Teile

Man bereitet eine 5 %ige Lösung in Pflanzenöl.

Zur Erhöhung des Muskeltonus und zur Linderung leichter Schmerzen

Wacholder	10 Teile
Lavendel	5 Teile
Rosmarin	5 Teile

Man bereitet eine 2 bis 3 %ige Lösung.

Ein Öl mit allgemein entspannender Wirkung

Geranie	10 Teile
Lavendel	5 Teile
Majoran	4 Teile

Man bereitet eine 2 %ige Lösung.

Ein tonisierendes/aphrodisisches Öl

Bergamott	7 Teile
Jasmin	3 Teile
Rose	3 Teile
Sandelholz	7 Teile

Man bereitet eine 2 %ige Lösung.

Antiseptika

Ein antiseptisches Mundwasser

Bergamott	2 Tropfen
Lavendel	1 Tropfen

In einem halben Becher Wasser verrühren.

Eine antiseptische Salbe bei Schnittwunden usw.

Essenzen	
Bergamott	12 Tropfen
Eukalyptus	6 Tropfen
Lavendel	12 Tropfen
Salbengrundlage	
Vaseline	60 g
oder	
Pflanzenöl	60 g
Bienenwachs	15 g

Man erwärmt die Salbengrundlage bis sie schmilzt, fügt die Essenzen hinzu, rührt alles gut durch, gießt die Masse in einen Behälter und kühlt rasch ab.
Die gleichen Essenzen kann man auch in Wasser lösen, das ergibt ein gutes Mittel zur Desinfektion von Schnittwunden, Verletzungen, Entzündungen, wunden Stellen usw.

Ein desinfizierender Luftreiniger

Bergamott	12 Teile
Eukalyptus	2 Teile
Wacholder	4 Teile

Man mischt die Essenzen und gibt sie in eine Tropfflasche. Diese Mischung kann zum Auffrischen der Luft in Krankenzimmern, Toiletten usw. dienen. Man nimmt sie auch zur Reinigung des Bodens und der Möbel, zur Desinfektion von Windeln, Drainagematerial usw.

Inhalationen
Bei Erkältungen im Kopfbereich und anderen Erkrankungen mit blockierten Nebenhöhlen

Basilikum	2 Tropfen
Eukalyptus	8 Tropfen
Pfefferminz	2 Tropfen

Gegen Grippe oder schwere Erkältungen mit Fieber

Schwarzer Pfeffer	2 Tropfen
Kampfer	3 Tropfen
Eukalyptus	7 Tropfen

(Bei Schwangeren sollte der Kampfer durch Zimt ersetzt werden).

Bei Bronchitis usw. (auswurffördernd und antiseptisch)

Bergamott	4 Tropfen
Eukalyptus	4 Tropfen
Sandelholz	4 Tropfen

Bei Asthma, Bronchitis (krampfstillend)

Ysop	3 Tropfen
Lavendel	6 Tropfen
Flohkraut	3 Tropfen

(Schwangere können das Flohkraut durch Pfefferminz ersetzen.)

Medizinische Öle

Bei Krampfhusten

Zypresse	2 Tropfen
Ysop	3 Tropfen
Flohkraut *oder*	
Lavendel	2 Tropfen

Bei Verdauungsstörungen oder Kolik

Basilikum	1 Tropfen
Kardamom	1 Tropfen
Wacholder	2 Tropfen
Pfefferminz	1 Tropfen

Bei Gallensteinen

Bergamott	2 Tropfen
Eukalyptus	1 Tropfen
Flohkraut *oder*	
Rosmarin	2 Tropfen

Bei Harnsteinen

Kamille	2 Tropfen
Geranie	2 Tropfen
Wacholder	2 Tropfen

Jedes Rezept wird dreimal täglich eingenommen, und zwar entweder auf einem Stückchen Zucker oder in gesüßtem Wasser.

Mengen

Bei den verschiedenen Zubereitungen werden die ätherischen Öle in folgenden Mengen verwendet:

Massageöle und Salben
1 bis 3 % oder 10 bis 30 Tropfen auf 30 g. (1 Gramm ist ungefähr 1 Milliliter; 1 g oder 1 ml entspricht etwa 20 Tropfen einer Essenz.)

Wasser für Kompressen, als Hauttonikum usw.
1 bis 5 Tropfen Essenz auf jeweils 100 g Wasser.

Inhalationen
6 bis 12 Tropfen.

Fußbäder, Vaginalspülungen, Einläufe usw.
5 bis 10 Tropfen auf ½ bis 2½ l Wasser.

Bäder
5 bis 10 Tropfen.

11 Die ätherischen Öle

In diesem Kapitel werden die folgenden ätherischen Öle ausführlich besprochen:

Basilikum	Myrrhe
Benzoe	Orangenblüte (Neroli)
Bergamott	Patschuli
Eukalyptus	Pfeffer (schwarz)
Fenchel	Pfefferminze
Geranie	Poleiminze (Flohkraut)
Jasmin	Rose
Kamille	Rosmarin
Kampfer	Sandelholz
Kardamom	Wacholder
Lavendel	Weihrauch
Majoran	Ylang-Ylang
Melisse	Ysop
Muskatellersalbei	Zedernholz
	Zypresse

Wenn man Essenzen als Yin- oder Yang-wirksam einstufen soll, dann ist es unvermeidlich, daß man eine außerordentlich dynamische Wirkungsweise begrifflich einschränkt, denn jede Essenz besitzt sowohl Yin- als auch Yang-Eigenschaften. Welche Wirkung dominiert, hängt auch davon ab, unter welchen Umständen die Anwendung erfolgt. Durch einen Hinweis auf die Yin-Yang-Eigenschaft eines Öls wird es aber möglich, Rückschlüsse auf die therapeutische Wirkung zu ziehen. Außerdem schafft man dadurch bessere Vergleichsmöglichkeiten.
Das gleiche gilt für die astrologische Klassifizierung. Obgleich ich nicht weiter auf die Anwendung astrologischer Grundsätze bei der Verordnung von Ölen eingehe, wurde diese Information für alle eingefügt, die daran interessiert sind und sie zu gebrauchen wissen. In den meisten Fällen habe ich mich in bezug auf den herrschenden

Planeten an Culpeper orientiert. Auch bei der Klassifizierung von Essenzen, die bei ihm nicht erwähnt sind, habe ich mich auf die sieben Planeten beschränkt, die zu seiner Zeit bekannt waren.

Die Tabellen über den Evaporationswert und die Duftintensität stammen aus dem Werk von Louis Appell. Für die Duftintensität gilt eine Skala von 1 bis 10, aber keines der ätherischen Öle ist unter 4 einzustufen. Dies ist der Fall, weil ursprünglich auch aromatische chemische Stoffe in die Untersuchung mit einbezogen worden waren, von denen einige unter Stufe 4 lagen. Relativ gesehen haben also ätherische Öle der Stufe 7 eine mittlere Duftintensität und diejenigen mit 4 den schwächsten Duft. Für die Flüchtigkeit gilt eine Skala von 1 bis 100. So hat das Eukalyptusöl die höchste Verdunstungsgeschwindigkeit (5) und Patschuli die geringste (100). Diese Zahlen unterscheiden sich von den Angaben bei Louis Appell; die relativen Werte sind jedoch gleich. Die meisten Flüchtigkeits-Werte stimmen auch nicht mit den Ergebnissen überein, die W. A. Poucher vor dem Krieg erhielt. Poucher wandte eine sehr subjektive Methode an und zog gleichzeitig die Duftintensität mit in Betracht. Ich habe auch eine Tabelle seiner Zahlen beigefügt, da sie nützlich sind, um zwischen den oberen, mittleren und unteren Werten zu unterscheiden. Einige der in diesem Buch besprochenen Essenzen sind in Appells Arbeit nicht enthalten. In diesen Fällen habe ich die angegebene Zahl mit einem Fragezeichen versehen oder die Angabe ganz weggelassen.

Wem die wissenschaftliche Arbeitsweise bekannt ist, der wird wissen, wie schwer es ist, einen allgemein gültigen Beweis zu führen. Dies gilt ganz besonders für lebende Organismen. Arzneimittel werden meist an Katzen, Ratten, Mäusen, Hunden, Meerschweinchen und gelegentlich auch an Menschen erprobt. Sehr oft führen zwei verschiedene Untersuchungen zu widersprüchlichen Ergebnissen. Es kann vorkommen, daß der eine Experte beweist, daß ein bestimmtes Mittel den Blutdruck erhöht. Ein anderer dagegen demonstriert, daß genau die gleiche Arznei den Blutdruck senkt. Aus diesem Grunde werden solche Experimente in jeder Beziehung immer strengeren Kontrollen unterworfen. Im oben erwähnten Beispiel wäre zu klären: Wurde da genau die gleiche Substanz in der gleichen Dosis für genau den gleichen Zeitraum bei der gleichen Tierart in genau der gleichen Weise angewandt? Auch andere Faktoren könnten das Ergebnis beeinflussen, etwa die Jahreszeit, die Tageszeit, die geographische Lage, der astrologische Einfluß der

Sterne, ob sich das Tier wohlfühlt, ja sogar die Einstellung des betreffenden Wissenschaftlers zu dem Experiment. Lyall Watson hat in seinem Buch *Supernature* gezeigt, daß solche Faktoren tatsächlich wirksam werden.
Indem die Kontrollen für ein Experiment dieser Art immer strenger werden, wird es jedoch zunehmend schwieriger, seine Resultate zu interpretieren und damit zu arbeiten. Wir können zwar sagen, daß unter ganz bestimmten Bedingungen (Ort, Versuchstier, Dosis usw.) ein bestimmtes Resultat erzielt wurde. Aber wie wichtig ist dieses Ergebnis und welchen Nutzen bringt es? Wird es sich auch unter anderen Umständen als richtig erweisen? Weil Zimtöl im Jahre 1962 in den USA den Herzmuskel eines betäubten Hundes mit geöffnetem Brustkorb anregte, bedeutet das für uns, daß Zimtöl ganz allgemein als Herzstimulans zu betrachten ist?
Der Wissenschaftler setzt voraus, daß es eine logische Begründung geben muß, wenn zwei Experimente zu einander widersprechenden Ergebnissen führen: zumindest ein Umstand muß anders gewesen sein. Man nimmt an, daß logischerweise eine Substanz immer die gleiche Wirkung haben muß, wenn sie unter den gleichen Bedingungen angewandt wird. Dies mag zwar stimmen. Wir müssen uns aber vergewissern, ob wirklich alle Bedingungen berücksichtigt wurden, einschließlich der astrologischen und der Tatsache, daß es gerade dabei niemals zu ganz exakten Wiederholungen kommt.
Wenn der Wissenschaftler dann genügend Hunde und Katzen umgebracht hat und befriedigt ist, weil sein Medikament bestimmte Eigenschaften besitzt, ohne schädliche Nebenwirkungen zu zeigen, wendet er seine Aufmerksamkeit den Menschen bzw. dem zu, was man klinische Versuche nennt. Sobald das Medikament dann ordentlich an uns getestet worden ist, wird es zugelassen und kommt auf den Markt. Gelegentlich entdeckt man erst Jahre später, daß eine Substanz wie etwa Hexachloraphen oder Thalidomid doch gefährlich ist und wieder vom Markt genommen werden muß. Wir können uns also selbst dann, wenn ein Medikament mehrere Jahre lang klinisch getestet wurde, nicht darauf verlassen, daß es auch wirklich sicher ist. »Sicher« ist immer ein relativer Begriff. Gibt es überhaupt ein Arzneimittel, das völlige Sicherheit bietet?
Tatsächlich sind alle Substanzen bis zu einem gewissen Grad toxisch. Das trifft auch auf ätherische Öle zu. Wenn man 15 Kubikzentimeter Öl der Gaultherie einimmt, dann führt das aller Wahrscheinlichkeit nach zum Tode. Die Toxizität gibt uns einen

Hinweis auf die Dosierung. Je giftiger ein Öl ist, um so weniger davon und um so weniger häufig sollte man es anwenden. Bei Essenzen kann man aber zumindest sicher sein, daß sich dadurch nicht plötzlich ein völlig neues Leiden entwickelt. Die meisten Essenzen sind nun seit über hundert Jahren in Gebrauch, viele sogar vierhundert Jahre oder noch länger. Entfernte man bestimmte Öle aus den offiziellen Arzneimittellisten, so geschah das keineswegs, weil sie sich als zu gefährlich erwiesen hatten, sondern weil sie eine relativ schwache Wirkung zeigten. Viele Essenzen besitzen sogar antitoxische Eigenschaften, die einer Vergiftung durch Stoffe wie Schlangengift, Barbiturate oder Alkohol entgegenwirken.

Zahlreiche eindrucksvolle Experimente sind schon mit Ölen unternommen worden. Eine Anzahl sehr informativer Artikel wurde veröffentlicht. Vieles davon bestätigt den empirischen Gebrauch, die auf der Erfahrung der alten Pflanzenheilkundigen beruhende Anwendung dieser aromatischen Stoffe. Darin liegt für mich mehr Überzeugungskraft als im reinen Tierexperiment. Die Prüfung durch die Zeit ist nicht so sehr eine Probe auf die therapeutische Wirksamkeit als auf die therapeutische Integrität. Die meisten Testergebnisse bestätigen die empirische Erfahrung. Wo das nicht der Fall ist, wo es zu Widersprüchen kommt oder Anlaß zu Zweifel besteht, kann man sich nur auf die Intuition verlassen. Man muß ein Verständnis für das Öl entwickeln, alte Kräuterbücher zu Rate ziehen, die Pflanze nach Möglichkeit in ihrer ursprünglichen Form studieren, ihre Farben, die Struktur und »Vibration« aufnehmen. Indem man jede Eigenschaft eines Öls und ihrer Mutterpflanze kennenlernt, bekommt man ein Gefühl dafür, ob eine bestimmte gesuchte Eigenschaft Teil ihres Charakters sein kann oder nicht.

Mir fiel es schwer, bei der Beschreibung der Öle immer genau zu unterscheiden zwischen den Eigenschaften und Anwendungsmöglichkeiten, die aus alten Kräuterbüchern zusammengetragen wurden und solchen, die auf modernen Experimenten beruhen. Sehr oft überschneiden sie sich. Ist das nicht der Fall, wer könnte dann über die Richtigkeit urteilen? Bei der Gestaltung des Bildes habe ich manchmal ein paar Pinselstriche aus der Palette meiner eigenen Erfahrung oder Intuition beigefügt, obgleich ich versuchte, mich stets möglichst streng an Tatsachen zu halten. Ich habe ausführlich aus alten Pflanzenbüchern zitiert, nicht nur aus Liebhaberei, sondern weil in diesen alten Büchern bereits ein Teil der Informationen über jedes einzelne Öl enthalten ist. Manchmal ist der Originaltext viel überzeugender als jede spätere Bearbeitung, oder er enthält kleine Einzelheiten, die in meiner eigenen Zusammenfassung oder im »Register nach Indikationen« nicht enthalten sind.

Basilikum

Lateinischer Name	Ocymum basilicum
Familie	Labiatae
Charakter	Yang
Beherrschender Planet	Mars
Evaporationswert	78
Duftintensität	7
Essenz	aus dem Kraut

Wirkungen	*Anwendungsbereiche*	
antidepressiv	Bronchitis	Übelkeit, Brechreiz
antiseptisch	Erkältung (chronisch)	Spannung (nervöse)
krampflösend	Depression	Lähmung
karminativ	Dyspepsie	Polypen (Nase)
kephal-wirksam	Ohrenschmerzen	Atembeschwerden
verdauungsfördernd	Epilepsie	Erbrechen
menstruationsfördernd	Ohnmacht	Keuchhusten
schleimlösend	Fieber (Malaria, intermittierendes)	
fiebersenkend	Gicht	
nervenstärkend	Schluckauf	
anregend für die Nebennierenrinde	Hysterie	
magenstärkend	Schlaflosigkeit	
schweißtreibend	Erschöpfung (geistige)	
tonisierend	Migräne	

Basilikum, auch deutscher Pfeffer genannt, heißt in Indien *tulsi* und wird in der Ayurveda-Medizin häufig verwendet. Es ist eine Krishna und Vishnu geweihte Pflanze. Sie ist behaart, wird bis zu 90 cm hoch und hat weiße Blüten. Sie ist in Asien zu Hause, wächst aber heute auch in Europa, Nordafrika, auf den Seychellen und auf Réunion. Die Essenz hat eine helle, grün-gelbliche Färbung und enthält Linalool, das auch im Bergamott- und Lavendelöl vorhanden ist. Sie hat einen sehr angenehmen, leichten, erfrischenden Duft, der an eine Mischung aus Thymian, Pfefferminze und Süßholz erinnert. Der Geschmack ist süß, scharf und ein wenig bitter zugleich. Er gibt allen Mischungen Frische und verträgt sich besonders gut mit Geranie, Ysop und Bergamott. Der Name des Basilienkrautes stammt vom griechischen Wort *basilicon,* das bedeutet eine »königliche« Salbe oder Medizin.

»Der Geruch des Basilikums ist gut für das Herz ... er nimmt die Traurigkeit, die von der Melancholie herrührt und macht den Menschen glücklich und froh.«

(John Gerard)

»Und ich ging hin zu Dr. Reason, der mir sagte, es sei ein Kraut des Mars und stehe unter dem Skorpion und heiße Basilikum. Es sei kein Wunder, wenn es eine gewisse giftige Wirkung besäße. Wenn man es auflegt, so man von einem giftigen Tier gebissen oder von einer Wespe oder Hornisse gestochen wurde, zieht es schnell das Gift heraus. – Alles Gleiche zieht Gleiches an ... Es fördert sowohl die Geburt als auch die Nachgeburt.«

(Nicholas Culpeper)

Die Inder scheinen mehr als andere Völker über den Gebrauch des Basilienkrautes zu wissen. Der folgende Auszug stammt aus dem Buch *Ayurveda for You* von Dr. Chandrashekhar:

»Den Saft der Blätter gibt man, wenn jemand infolge eines Schlangenbisses das Bewußtsein verloren hat, und zwar 1 bis 2 Teelöffel im Abstand von jeweils 2 bis 3 Stunden. Der Saft wird auch am ganzen Körper angewandt. Man nimmt ihn auch bei Skorpionstichen.

Im allgemeinen hilft der Saft des *tulsi* mit Zimt, Nelken, Kardamom und ein wenig Zucker und Milch sehr gut bei Erkältungen und Grippe. Er fördert die Transpiration, senkt das Fieber, nimmt Schmerzen in den Gelenken und wirkt schleimlösend und auswurffördernd. Manchmal wendet man den Saft der Blätter bei Malaria-Fieber am ganzen Körper an.

Wenn man ein paar Tropfen des Saftes ins Ohr gibt, verschwinden Ohrenschmerzen. Der Saft der Blätter wirkt verjüngend, wenn man zweimal täglich einen Teelöffel nimmt. Der Teint wird klar und strahlend.

Tulsi wurde in Indien schon in wedischer Zeit verwendet. Bei Seuchen und Epidemien wirkt er vorbeugend.

Der Saft der Blätter, zusammen mit Knoblauchsaft und Honig,

hilft vorzüglich gegen den Husten. Der Saft bringt Erbrechen zum Stehen; er entfernt Eingeweidewürmer.
Der Saft der Blätter wird zusammen mit Honig zur Zubereitung von Arzneien verwendet. Bei bestimmten Hauterkrankungen wie Juckreiz oder Flechten und bei unreiner Haut wird der Saft auf die betroffenen Stellen gebracht und auch innerlich eingenommen.«

Basilikum ähnelt in vielem der Pfefferminze. Der Duft ist ebenso scharf, vielleicht noch ein wenig durchdringender. Beides sind gute Mittel bei Ohnmachtsanfällen, Verdauungsstörungen, Erbrechen usw. Sie haben auch eine ähnliche Heiß-Kalt-Beziehung. Mrs. Grieve sagt von den Basilikumblättern, daß sie sich »kühl anfassen«. Potter erwähnt ebenfalls »kühlende Eigenschaften«; Dr. Chandrashekhar beschreibt den Duft der Blätter als »beißend, heiß«. Anders als beim Kampfer herrschen bei Basilikum die Yang-Qualitäten vor; es handelt sich hier um Yang, das zu Yin wird, während beim Kampfer aus Yin erst Yang entsteht. Als Badezusatz wirkt Basilikum aufmunternd und erfrischend, aber gleichzeitig wird ein merkwürdiges Gefühl auf der Haut hervorgerufen, das als heiß und kalt zugleich beschrieben werden kann, und je mehr Basilikum man ins Badewasser gibt, um so stärker wird dieses Prickeln auf der Haut, etwa wie ganz feine Nadelstiche. Basilikum gehört eindeutig zum Zeichen des Skorpions. Diese heiß/kalte Wirkung beim Baden hat Ähnlichkeit mit der des Pfefferminzöls, das jedoch viel deutlicher kalt ist.
Dr. Gatti und Dr. Cajola schreiben dem Basilikum bei Erkrankungen der Luftwege eine geringere Wirkung als dem Eukalyptus, jedoch eine stärkere als dem Thymianöl zu. Es scheint, als ob auf Grund der Verwandtschaft mit der Pfefferminze und seiner durchdringenden Schärfe die Anwendung bei Stirn- und Nebenhöhlen-Kongestionen angezeigt wäre. Basilikum ist ein gutes Antiseptikum, Expektorans und (neurotropes) Antispasmodikum, das bei Asthma, Bronchitis und Emphysemen eingesetzt wird. Bei akuten Erkrankungen kombiniert man es am besten mit milden Expektorantien. Dr. Valnet empfiehlt die Anwendung bei chronischen Erkältungen, Dr. Chandrashekhar bei Erkältungen und Grippe, und zwar in Verbindung mit anderen erwärmenden aromatischen Substanzen.
Basilikumöl ist ein ausgezeichnetes aromatisches Nerventonikum, vielleicht sogar das beste. Es macht einen klaren Kopf, hilft bei der

Überwindung geistiger Erschöpfung und verleiht dem Geist Kraft und Klarheit. Man kann es bei allen nervösen Störungen einsetzen, besonders erfolgreich bei solchen, die mit Schwäche, Entschlußlosigkeit und Hysterie verbunden sind. Es wird von Dr. Valnet auch bei Epilepsie und Lähmungserscheinungen empfohlen. Unter den Labiatae (Lippenblütlern) gehört es zu den angenehmsten Ölen. Besonders wertvoll ist es bei Nervosität, Angst und Depression. Es wirkt aufmunternd, belebend, klärend und kräftigend.

Auf Grund seiner antispasmodischen (krampflösenden oder -stillenden) Wirkung wird es mit Erfolg bei Schluckauf und Keuchhusten eingesetzt. Es wirkt schweißtreibend und fiebersenkend und kann bei Fieber aller Art angewandt werden. In der Ayurveda-Medizin wird es, in Kombination mit schwarzem Pfeffer, bei Malaria gegeben. In gewisser Weise ist das Basilienkraut in seiner Wirkung ähnlich dem Thymian. Es ist aber kein so starkes, zur allgemeinen Anwendung geeignetes Antiseptikum wie dieser und besitzt auch auf der physischen Ebene nicht dessen starke Heilwirkung. Sein Bereich sind Geist und Gefühl. Es hat einen angenehmeren Duft und ist von subtilerer Wirkung. Es sollte besonders bei Erkrankungen im Bereich der Luftwege, der Verdauungsorgane und des Nervensystems verwendet werden, wenn vor allem psychische Faktoren zu berücksichtigen sind. Dr. Chandrashekhar ist der Meinung, daß es für einen schönen Teint sorgt. Es hat eine anregende Wirkung auf die Haut und kann (immer mit Maßen) gegen träge arbeitende, verstopfte Haut oder allgemein zur Anregung und Erfrischung eingesetzt werden. Die Wirkung des Basilienkrautes wird gewöhnlich durch die Kombination mit anderen Stoffen gesteigert.

Es hat sich auch als ein nützliches insektenabweisendes Mittel erwiesen, besonders gegen die Moskitos, und wurde auch mit Erfolg beim Biß von Insekten, Schlangen und Skorpionen angewandt.

Benzoebaum

Lateinischer Name	Styrax benzoin
Familie	Styraceae
Charakter	Yang
Beherrschender Planet	Sonne
Evaporationswert	100
Duftintensität	4
Essenz	aus dem Harz

Wirkungen	*Anwendungsbereiche*	
antiseptisch	Arthritis	Entzündungen,
karminativ	Asthma	Geschwüre
herzstärkend	Bronchitis	Spermatorrhöe
desodorierend	Kolik	Wunden
diuretisch	Husten	
schleimlösend	Gicht	
sedativ	Laryngitis	
Wundheilung fördernd	Hautreizungen	

Der Benzoebaum wird in Java, Sumatra und Thailand kultiviert. Das Harz bildet sich nicht auf natürliche Weise, sondern nur, indem man tiefe Einschnitte am Stamm anbringt. Dadurch kommt es zur langsamen Absonderung. Sobald das Harz fest genug geworden ist, kann man es von den Bäumen einsammeln. Es ist von grauer Farbe und hat dunkelrote Streifen. Diese roten Teile enthalten den größten Teil des aromatischen Stoffes.

Das Harz des Benzoebaumes, den man auch als Fieberstrauch bezeichnet, ist ein klassischer Bestandteil des Räucherwerks und wurde in früheren Zeiten verwendet, wenn man eine Ausräucherung vornahm, um böse Geister zu vertreiben. Am bekanntesten ist es wohl in Form der Benzoetinktur oder als Bestandteil eines Wundbalsams, das auch oft mit Erfolg zur Inhalation eingesetzt wurde. Die Wirkung ist ähnlich der von Benzoesäure, dem Hauptwirkstoff. Es wird von vielen der alten Kräuterheilkundigen gar nicht erwähnt, obgleich es in Europa bereits im 16. Jahrhundert bekannt war. Den frühesten Hinweis fand ich bei Joseph Miller:

»Der Baum trägt große zitronenförmige Blätter, jedoch von einem blasseren Grün, mit weißlicher Unterseite. Die Frucht hat etwa die Größe einer Muskatnuß, etwas flacher und mit einer Rinde versehen, die etwa der äußeren Schale einer Walnuß vergleichbar, jedoch mit Flaum bedeckt ist.
Dieses Harz ist heiß und trocken ... und von großem Nutzen zur Öffnung der Lunge. Es befreit sie von dem scharfen, zähen Schleim, mit dem sie angefüllt ist, und auf diese Weise hilft es sehr bei Asthma.«

Aus dem Harz wird ein Resinoid oder Auszug hergestellt. Es ist von schöner rotbrauner Farbe und hat die Konsistenz eines fetten Öls. Die Chinesen haben jahrhundertelang Benzoeharz importiert. Ein ähnliches Produkt wie unsere heutige reine Benzoe ist bei Li Shih-Chen erwähnt:

»Flüssige Benzoe ... ein sirupartiges Öl mit allen Eigenschaften des Benzoeharzes. Sie wird in kleinen Flaschen in den großen Arzneimittelläden verkauft.«

Reine Benzoe hat einen sirupartigen Geruch, ein wenig wie Vanille. Sie paßt gut zu Rose und Sandelholz und ist ein ausgezeichnetes Fixiermittel. Nimmt man einen Tropfen auf die Zunge, erzeugt es ein heißes, brennendes Gefühl, obwohl es durch die Substanz nicht wirklich zu einer Verbrennung kommt. Während das Brennen nachläßt, breitet sich eine angenehme Wärme im Körper und eine warme Klarheit im Kopf aus.
Benzoe ist ein Yang-Sedativum und hat eine deutliche Wirkung auf die Schleimhäute. Sie ist besonders wertvoll bei Erkrankungen des Harntraktes und der Atemwege. Da Benzoe von der Sonne regiert wird, hat sie einen intensiv anregenden, energiespendenden Effekt. Sie scheint die Fähigkeit zu besitzen, alle Stockungen, alles Blockierende gleichsam wegzuschmelzen. Sie löst den Schleim und fördert den Auswurf, regt die Harnausscheidung an, wirkt anregend auf Herz und Kreislauf und sorgt für Elastizität, lindert die Beschwerden bei Blähungen und hat wahrscheinlich eine schwach krampflösende Wirkung.
Benzoe wird mit Erfolg bei allen Erkältungskrankheiten eingesetzt, bei denen die Lunge betroffen ist, also etwa Grippe, Husten, Asthma, Bronchitis. Die Anwendung kann innerlich oder als Inha-

lation erfolgen. Der größte Teil der flüchtigen Substanzen wird durch die Lunge ausgeschieden. Benzoe ist auch wertwoll, wenn eine Erkältung im Bereich des Harntraktes oder der Geschlechtsorgane vorliegt. Man kann sie bei Blasenkatarrh, Albuminurie (Eiweißharnen) und jeder anderen Erkrankung, die mit einer Infektion oder mit Ausfluß verbunden ist, einsetzen, also etwa bei Spermatorrhöe, Gonorrhöe und vielleicht auch Leukorrhöe.

Äußerlich wird Benzoe bei Hauterkrankungen angewandt, die mit Rötung, Entzündung oder Juckreiz einhergehen, bei Dermatitis (Hautentzündung), aber auch bei spröder oder trockener Haut, bei Wunden und Verletzungen usw. Sowohl äußerlich als auch innerlich ist Benzoe wirksam bei durch Kälte hervorgerufenen Beschwerden in den Gelenken, also bei Gicht oder rheumatischer Arthritis.

Benzoe regt das Herz an, sie »wärmt« das Herz im physischen wie im übertragenen Sinn. Madame Maury sagt darüber: »Diese Essenz erzeugt eine Art Euphorie; sie schafft eine wattierte Zone zwischen uns und den Ereignissen.« Sie empfiehlt auch eine Mischung aus Benzoe und Zimt bei »Erschöpfung emotionaler oder psychischer Art«. Joseph Miller bemerkt darüber: »Ein gutes Mittel für den Kopf, es erquickt den Geist durch seinen wohltuenden Duft.«

Um sich die Wirkung der Benzoe zu vergegenwärtigen, braucht man nur an die Sonne, ihren regierenden Planeten, zu denken: trocken, energiespendend, erhebend und gelegentlich sogar schlaffördernd. Denn gibt es etwas Angenehmeres, dem Wohlbefinden Zuträglicheres als ein Sonnenbad?

Bergamotte

Lateinischer Name	Citrus bergamia
Familie	Rutaceae
Charakter	Yang
Beherrschender Planet	Sonne
Evaporationswert	55
Duftintensität	4
Essenz	aus der Frucht

Wirkungen	*Anwendungsbereiche*	
schmerzlindernd	Abszeß (kalter)	Gonorrhöe
antidepressiv	Akne	Mundgeruch
antiseptisch	Bronchitis	Herpes
krampflösend	Krebs (Gebärmutter)	Leukorrhöe
karminativ	Karbunkel	Nervöse Spannung
fördert Vernarbung und Heilung	Kolik	Psoriasis
	Cystitis	Infektionen der Atemwege
desodorierend	Depression	
verdauungsfördernd	Diphterie	Krätze
schleimlösend	Dyspepsie	Hautpflege
fiebersenkend	Ekzeme	Stomatitis
sedativ	Fieber	Tonsillitis (akute)
Wurmmittel	Flatulenz	Tuberkulose
fördert Wundheilung	Gallensteine	Harnweginfektionen
	Glossitis	Scheidenjucken
		Krampfadern
		Wunden, Geschwüre

Das Bergamottöl wird aus der Frucht des Bergamottbaumes gewonnen, der seinen Namen von der Stadt Bergamo in der italienischen Lombardei erhielt, wo die Essenz zum ersten Mal gehandelt wurde. Die Essenz wird aus der Schale der Frucht extrahiert. Diese Frucht sieht etwa wie eine birnenförmige Orange aus. Das Bergamottöl gehört zu den Essenzen, die in der Parfümindustrie am häufigsten Verwendung finden. Leider ist jedoch nicht nur sein Duft anderen Zitrusölen überlegen, sondern auch der Preis liegt weit höher. Der Geruch ist süß und zitronenartig und hat eine warme, blumige Komponente, die bei Zitrone oder Orange fehlt. Es erinnert ein

wenig an Lavendel oder Neroli. Der Geschmack des Bergamottöls ist bitterer als der des Zitronenöls, sogar bitterer als bei Pomeranzenöl. Es ist von grünlich-gelber Farbe.
Bergamottöl verbindet sich gut mit den meisten anderen Essenzen, vor allem aber mit Jasmin, Zypresse und Neroli. Wie Neroli und Lavendel ist es ein Hauptbestandteil des klassischen Eau de Cologne. Es ist bei fast jeder Mischung der Bestandteil mit der größten Flüchtigkeit und ergibt ein erfrischendes, entspannendes Badeöl.
Li Shih-Chên sagt:

> »Die Früchte der verschiedenen Arten und Sorten (der Zitrusfrüchte) gelten bei den Chinesen als kühlend. Man glaubt, daß sie, im Übermaß genossen, das ›Phlegma‹ steigern, und dies ist wahrscheinlich nicht vorteilhaft für die Gesundheit. Die süßen Sorten regen die Sekretion der Bronchien an, die sauren fördern den Auswurf. Alle löschen den Durst und gelten als gutes Magenmittel und Karminativum.«

Er erwähnt, daß die getrocknete Schale von Zitrusfrüchten magenstärkend, karminativ, anregend, tonisierend, entzündungswidrig und desodorierend ist. Die Bergamotte wächst zwar in China selbst nicht, es gibt dort jedoch einige Sorten Orangen, die in der chinesischen Medizin sehr beliebt sind. Orangenschale wird empfohlen bei Marasmus im Kindesalter, bei Wurmkrankheiten und Brustkrebs.
Rovesti empfiehlt Bergamottöl bei Gebärmutterkrebs. Es kann zwar in diesem Zusammenhang nicht als Heilmittel angesehen werden, ist aber imstande, viele der Symptome und Nebenwirkungen auf ein Minimum zu beschränken. Es ist allgemein bekannt, daß Zitrusöle eine leichte Reizung herbeiführen können. In großen Dosen haben sie im Laborversuch Tumor bei Mäusen hervorgerufen. Diese Tumore waren gutartig, und es war recht schwer, solche Reaktionen zu erzeugen, besonders mit Bergamottöl. Trotzdem scheinen gewisse Zusammenhänge zwischen Tumoren und Zitrusölen zu bestehen. Es könnte sich dabei um eine Wirkung homöopathischer Art handeln: Alles, was durch eine große Dosis hervorgerufen wird, kann mit einer geringen Dosis geheilt werden.
Bergamottöl ist in der italienischen Volksmedizin seit vielen Jahren bekannt, vor allem wird es bei Fieber und gegen Würmer eingesetzt. Da der Bergamottenbaum in Italien heimisch ist, spielt er in der

Volksheilkunde anderer Länder keine Rolle. Im Jahre 1960 veröffentlichte Paolo Rovesti einen Artikel über das Thema »L'aromatherapia dell'essenza di Bergamotta«. Dieser Aufsatz ist meine wichtigste Informationsquelle.

In Form von Vaginalspülungen und Sitzbädern hat sich das Bergamottöl sehr erfolgreich bei der Bekämpfung von Gonokokken-Infektionen, Leukorrhöe und Scheidenjucken erwiesen. Bei Gebärmutterkrebs hält es die örtlichen Erscheinungen (eitriger Ausfluß und Reizung der Genitalien) so gering wie möglich. Einen weiten Anwendungsbereich besitzt das Bergamottöl auf Grund seiner antiseptischen Eigenschaften. Es ist wirksam gegen Gonokokken, Staphylokokken, den Kolibazillus, den Meningokokkus, Vibrio Nasik, gegen Diphteriebazillen und viele andere Erreger. Besonders wertvoll ist dieses Öl bei Infektionen im Mund und auf der Haut sowie der Atemwege und des Harntraktes. Es ist ferner angezeigt bei Diphterie, Mandelentzündung und den meisten Halsbeschwerden.

Bergamottöl hat in starker Konzentration eine leichte Reizwirkung auf die Haut, aber bei entsprechender Verdünnung (1%ig oder weniger) tritt die entgegengesetzte Wirkung ein. Als besonders nützlich erwies sich seine Anwendung bei Ekzemen, Psoriasis und Akne. Es gilt auch als wirksame antiseptische und heilende Substanz bei schlecht heilenden Wunden und Geschwüren. Man hat es auch bei Seborrhöe (krankhaft gesteigerter Absonderung der Talgdrüsen der Haut und Kopfhaut) eingesetzt. Bei Krätze tötet es die Parasiten ab. Es ist auch ein wirksames desodorierendes Mittel.

Bergamottöl kann auch gegen Tuberkelbazillen eingesetzt werden und ist angezeigt bei allen Infektionen der Atemwege, besonders bei Bronchitis; in diesem Fall ist die Wirkung am intensivsten, wenn man Bergamottöl mit Zitronenöl mischt. Als Desinfektionsmittel gegen Mundbakterien hilft es gegen schlechten Atem. Seiner antiseptischen Wirkung wegen ist es angezeigt bei Blasenkatarrh und Infektionen der Harnwege. Bergamott ist von Nutzen bei Fieber aller Art, auch bei intermittierendem Fieber (Malaria). Die Wirkung auf den Verdauungstrakt ist krampflösend, karminativ, verdauungsfördernd. Es ist eines der vielen aromatischen Mittel gegen Kolik, Flatulenz und Verdauungsstörungen.

Als Nervensedativum wird es bei der Behandlung von Depressions- und Angstzuständen eingesetzt. Durch seinen angenehmen Duft ist es in dieser Beziehung ebenso wertvoll wie Rose und Sandelholz.

Aber zum Unterschied davon hat Bergamottöl einen leichten, erfrischenden Duft und eine stärker aufmunternde, stimmungserhellende Wirkung. Man verwendet Bergamottöl auch, um dem Earl Grey-Tee sein Aroma zu geben. Außerdem ist es ein wesentlicher Bestandteil bestimmter Sonnenöle. Es hat die einzigartige Eigenschaft, die Lichtempfindlichkeit der Haut zu erhöhen, die dadurch schneller die gewünschte Bräune entwickelt. Man darf es jedoch niemals rein und unverdünnt auf die Haut bringen. Selbst wenn man es in fettem Öl löst, kann es die Haut nicht vor den schädlichen Strahlen der Sonne schützen.

Eukalyptus

Lateinischer Name	Eucalyptus globulus und andere Arten
Familie	Myrtaceae
Charakter	Yin
Beherrschender Planet	Saturn
Evaporationswert	5
Duftintensität	8
Essenz	aus den Blättern

Wirkungen	*Anwendungsbereiche*	
schmerzlindernd	Asthma	Herpes
antiseptisch	Bronchitis	Grippe
krampflösend	Verbrennungen	Leukorrhöe
fördert Vernarbung	Krebs?	Malaria
desodorierend	Schnupfen	Masern
blutreinigend	Cholera	Migräne
harntreibend	Erkältungen	Nephritis (akute)
schleimlösend	Cystitis	Neuralgie
fiebersenkend	Diabetes	Pedikulose
hypoglykämisch	Diarrhöe	Rheumatismus
hautrötend	Diphterie	Scharlach
anregend	Dyspepsie (atonische)	Sinusitis
Wurmmittel	Emphysem	Halsentzündung
fördert Wundheilung	Fieber	Tuberkulose
	Gallensteine	Typhus
	Gonorrhöe	Geschwüre (Haut)
	Hämorrhagie	Wunden, Verletzungen

Der Eukalyptusbaum (es gibt über 300 Arten davon) gehört zu den höchsten Bäumen der Welt. Der *Eucalyptus amygdalin* wird manchmal bis zu 150 m hoch, das ist höher als der Kalifornische Mammutbaum (Sequoia gigantea) und damit wahrscheinlich überhaupt der höchste Baum der Erde. Auch *Eucalyptus globulus,* die wohl bekannteste Art, erreicht Höhen von über 100 Meter. Er ist in Australien heimisch.
Der Name stammt aus dem Griechischen. Wie die heute nicht mehr

gebräuchliche Bezeichnung »Schönmütze« andeutet, heißt »eucalyptos« etwa »gut bedeckt«. Tatsache ist, daß die Blütenknospen von einer kappenartigen Schale umgeben sind, die abgeworfen wird, sobald die Blüte sich entwickelt und ausdehnt. Die Blätter sind zäh und etwa wie eine Degenklinge geformt. Sie werden etwa 15 bis 30 cm lang und sind in der Mitte zwischen 2½ und 5 cm breit, von blau-grüner Farbe und so angeordnet, daß die Verdunstung von ätherischem Öl und Wasser unter der heißen Sonne Australiens auf ein Minimum beschränkt bleibt.

Baron Ferdinand von Müller, ein deutscher Botaniker und Forscher, machte den Eukalyptusbaum und damit auch sein wertvolles ätherisches Öl in der übrigen Welt bekannt. (Er war von 1857 bis 1873 Direktor des botanischen Gartens von Melbourne.) Seither wurde der Eukalyptusbaum in vielen subtropischen Gebieten kultiviert, so z.B. in Ägypten, Algerien, Spanien, Südafrika, Indien und Kalifornien. Der *Eukalyptus globulus* ist wahrscheinlich immer noch die am weitesten verbreitete Art, obwohl es inzwischen über fünfzig Sorten gibt, die zur Gewinnung des ätherischen Öls gezüchtet wurden. Die Sorten mit hohem Gehalt an Eukalyptol (zwischen 55 und 85%) werden zu medizinischen Zwecken verwendet, und andere Arten, die sich in chemischer Hinsicht vollkommen davon unterscheiden, benutzt man zur Parfümherstellung.

Das Eukalyptusöl des Blauen Gummibaumes (Eukalyptus globulus) war in Australien lange Zeit ein gern verwendetes Hausmittel. Die weißen Siedler lernten es durch die Eingeborenen kennen. Die folgenden Zeilen stammen aus dem Buch *Folk Medicine* von Bill Wannan:

> »In der zweiten Hälfte des 19. Jahrhunderts hielt man das Eukalyptusöl überall im Lande für ein Allheilmittel. So schrieb May Gilmore: ›Für jede Art von Wunden und Verletzungen verwendete Vater Eukalyptusblätter, wie er es von den Schwarzen gelernt hatte. Man legte die Blätter auf Blasen, Brandwunden oder Verbrühungen. Als im Jahre 1880 einem meiner Brüder durch einen Axthieb fast der Daumen abgetrennt wurde und mein Vater die Verletzung mit sieben Stichen nähen mußte, machte die Heilung durch die aufgelegten Blätter so gute Fortschritte, daß der Arzt, der die Hand später sah, sich sofort nach dem Chirurgen erkundigte, bei dem wir gewesen waren. Kein Arzt hätte bessere Arbeit leisten können‹.«

Eukalyptus wird auch häufig bei Erkältungen, Fieber, Rheumatismus, Schlangenbiß, Ruhr, Heufieber, Neuralgien und Muskelschmerzen eingesetzt.
William Whitla schreibt darüber:

»Äußerlich angewandt wirkt Eukalyptusöl hautrötend, und wenn man ein in Öl getränktes Seidentuch auflegt, zieht es Blasen. Man gibt es bei fieberhaften septischen Erkrankungen und erreicht gute Erfolge bei Kindbettfieber, Pyamie und Septikämie mit Dosen von 0,3 ml. Es senkt die Temperatur und erwies sich als heilsam bei Wechselfieber, und während es über die Bronchien und die Nieren ausgeschieden wird, wirkt es als desinfizierendes Expektorans bei Schwindsucht und Bronchitis sowie bei Blasenkatarrh und Gonorrhöe. Es wurde auch in flüssiger Vaseline gelöst und direkt auf der Haut angewandt.
Viele Ärzte behandeln jetzt alle Exanthemata, Pertussis und Diphterie, indem sie die Patienten den Eukalyptusdämpfen aussetzen. Bei Grippe ist das die übliche Praxis. Gurgenven berichtete kürzlich sehr positiv von den überraschend guten Erfolgen mit dieser Methode bei der Behandlung von Scharlach.
Örtlich wurde der Dampf zur Inhalation bei Gangrän der Lunge, Schwindsucht, Ozaena sowie Diphterie angewandt, und mit einer verdünnten Lösung werden Körperhöhlungen und infizierte, schlecht heilende Wunden gespült. In einem Pessar wurde es bei Krebs der Gebärmutter und des Rektums verwendet, und mit Gaze zur antiseptischen Wundversorgung nach Operationen.
Eukalyptusöl wird als anregendes und antiseptisches Gurgelmittel eingesetzt. Örtlich angewandt, beeinträchtigt es das Empfindungsvermögen. Es steigert die Herztätigkeit. Seine antiseptischen Eigenschaften zeigen eine gewisse Wirkung gegen Malaria, obgleich Eukalyptus nicht die Chinarinde ersetzen kann.
Bei Krupp und krampfartigen Halsbeschwerden kann das Öl uneingeschränkt äußerlich Verwendung finden.
In der Tiermedizin gibt man Eukalyptusöl den Pferden bei Grippe, Hunden bei Staupe und allen Tieren bei Sepsis. Es wird auch bei Parasitenbefall der Haut angewandt.«

(Mrs. Grieve)

Eukalyptusöl ist klar und wird kaum zur Parfümherstellung verwendet. Man schätzt es vor allem zur Inhalation und zum Einreiben der

Brust. Es hat einen deutlich kampferartigen Geruch und einen überraschend milden, ganz leicht bitteren Geschmack. Auf der Zunge fühlt es sich kalt an, etwa wie Pfefferminzöl, obgleich es kein Menthol enthält.

Das hervorstechendste Merkmal des Eukalyptusöls ist seine ausgezeichnete Wirkung bei Fieber aller Art. Die Eingeborenen nehmen es zur Senkung von Fieber, Whitla empfiehlt es bei Kindbettfieber, Wechselfieber (intermittierendes Fieber), Exanthemata (fieberhaften Erkrankungen mit Ausschlägen) und bestimmten mit Fieber verbundenen Krankheiten wie Diphterie, Grippe und Scharlach. Dr. Valnet empfiehlt die Anwendung bei Cholera, Malaria, Typhus, Scharlach, Masern und Grippe. Eukalyptus besitzt eine ausgesprochen kühlende Wirkung auf den Körper und setzt die Temperatur herab.

Eukalyptus gehört zu den Ölen mit der stärksten antiseptischen Wirkung und sein Erfolg bei vielen der oben genannten Erkrankungen ist dieser Eigenschaft zuzuschreiben. Seine antiseptische Wirksamkeit beruht zum Teil auf der Bildung von Ozon, die bei der Oxydation eines Teils seiner Terpene stattfindet. Durch Versprühen einer Emulsion, die 2% Eukalyptusöl enthält, werden 70% der örtlich in der Luft enthaltenen Staphylokokken abgetötet. Nach Mrs. Grieve ist Eukalyptusöl auch als Antiseptikum gegen Malaria wirksam. Eine 1958 in Amerika durchgeführte Untersuchung ergab eine milde Wirksamkeit des Eukalyptusöls gegen S. typhosa, P. morgani, P. brevis und M. citreus. Eine russische Studie von 1973 zeigte, daß manche Eukalyptusöle (E. viminalis, E. cinerea, E. macarthuri und E. dalrympheana) wirksam gegen die Grippeviren A_2 und A sind. Man testete bis zu 2%ige Lösungen an Mäusen und zehn Tage alten Hühnerembryos.

Einige Eukalyptusarten sondern aus der Rinde einen roten Pflanzensaft ab, das sogenannte *Kino*. Das Eukalyptusöl besitzt viele Eigenschaften, die allen aus Harzen gewonnenen Ölen eigen sind, dazu gehört ein besonders starker Einfluß auf katarrhalische oder eitrige Absonderungen, Entzündungen der Geschlechtsorgane, des Harntraktes und der Atemwege sowie Hauterkrankungen. Es ist ein sehr gutes Mittel für schlecht heilende Wunden und Geschwüre und kann zur Blutreinigung bei allen Beschwerden und Leiden angewandt werden, bei denen eine Toxämie oder Sepsis vorliegt. Äußerlich wird es bei Herpes und ähnlichen Hautausschlägen angewandt. Es ist ein gutes Analgetikum (schmerzlinderndes Mittel) bei Neuralgie, wirkt bei Verbrennungen gleichzeitig schmerzlindernd und fördert die Heilung und Vernarbung. Da es die Haut reizt, ist es äußerlich auch bei Muskel- oder rheumatischen Schmerzen zu verwenden. Es gilt als Standardmittel gegen rheumatische Arthritis. Außerdem ist eine schwach adstringierende Wirkung zu verzeichnen.

Am bekanntesten ist Eukalyptus wegen seiner zugleich antiseptischen, auswurffördernden und leicht krampflösenden Wirkung auf die Atmungsorgane. Es hat sich als wertvolles Mittel zur Behandlung der meisten Erkrankungen der Atemwege erwiesen, einschließlich Nebenhöhlenentzündungen und Tuberkulose, und ist sehr wirksam bei Halsentzündungen aller Art, besonders wenn sie mit starkem schleimigem Auswurf verbunden sind.

Eukalyptusöl hat auch eine deutliche Wirkung auf den Harntrakt, und zwar ausgeprägt antiseptisch und diuretisch; es bewirkt eine Steigerung der Harnstoffausscheidung. Seine Anwendung empfiehlt sich besonders bei fauligen, übelriechenden Ausscheidungen und ist auch angezeigt bei Blasenkatarrh, akuter Nierenentzündung, Leukorrhöe und Gonorrhöe. Es kann auch bei akuten schleimigen Durchfällen eingesetzt werden.

Eukalyptus ist besonders angebracht, wenn Sepsis, Toxämie, Stauungsbeschwerden im Kopf, Erschöpfung, Konzentrationsschwäche oder Fieber vorliegen. Auf Grund seiner Wirksamkeit bei Erkältungen, Hautausschlägen, Grippe und Masern könnte Eukalyptus ein willkommenes Gegenmittel bei Virusinfektionen sein, und zwar *in vivo,* wenn nicht *in vitro*. Es besitzt eine leicht östrogenartige Wirkung, ähnlich wie der Fenchel, aber nicht ganz so ausgeprägt.

Fenchel

Lateinischer Name	Foeniculum vulgare
Familie	Umbelliferae
Charakter	Yang
Beherrschender Planet	Merkur
Evaporationswert	85
Duftintensität	6
Essenz	aus den Samen (eigentlich sind es die Früchte)

Wirkungen	*Anwendungsbereiche*	
antiseptisch	Alkoholismus	Übelkeit, Brechreiz
krampflösend	Amenorrhöe	Fettleibigkeit
karminativ	Kolik	Oligurie
diuretisch	Verstopfung	Lungen-Affektionen
menstruationsfördernd	Dyspepsie	Erbrechen
schleimlösend	Flatulenz	
milchtreibend	Gicht	
abführend	Schluckauf	
milzwirksam	ungenügende Milchsekretion bei stillenden Müttern	
magenstärkend	Nierensteine	
tonisierend	Beschwerden der Wechseljahre	
Wurmmittel		

Der Name »Fenchel« stammt aus dem Lateinischen. *Foenum* bedeutet Heu, und die Römer nannten den Fenchel *foeniculum.* Er kann bis etwa 1½ m hoch werden, hat goldgelbe Blüten und ist überall in Europa zu finden. Man glaubt, daß er ursprünglich an den Küsten des Mittelmeers zu Hause war. Besonders gut gedeiht er auf kalkigem Boden. Der Fenchel war schon in älterer Zeit bekannt und wurde von den Römern kultiviert. Plinius setzte großes Vertrauen in seine Wirksamkeit und betrachtete ihn als Heilmittel für mindestens 22 verschiedene Beschwerden. Der Fenchel ist außerdem ein traditionelles Küchengewürz. Er soll Fettleibigkeit bekämpfen. Es wurde auch behauptet, daß er Kraft, Mut und ein langes Leben schenkt und das Sehvermögen zu kräftigen vermag:

»Die niederen Pflanzen alle überragt er,
der Fenchel mit seinen gelben Blüten.
Ihm ward in längst vergangener Zeit
die wunderbare Kraft zuteil,
schon verloren geglaubtes Sehvermögen
wiederzuschenken.«

(Longfellow)

Im Mittelalter nahm man Fenchel als Schutz gegen Zauberei und böse Geister:

»Diese Pflanze nennt man Fenchel. Ihre Wirkung ist die folgende: Wenn man die Samen trocknet, sind sie eine Wohltat für den Magen. Fenchel öffnet Nieren und Blase. Wenn man ihn mit Wein und Wasser trinkt, dann bekämpft er Gifte jeglicher Art. Träufelt man den Saft jemanden ins Ohr, werden Würmer in seinem Körper getötet. Trinkt man ihn mit Wein, beseitigt er die Wassersucht und Geschwollenes aller Art; außerdem verhindert er Erbrechen. Und mit Wein und Wasser getrunken, bewirkt er auch, daß stillende Mütter mehr Milch haben. Mit Öl vermischt ist er ebenfalls gut und heilt den geschwollenen Penis. Dieses Kraut ist heiß und trocken.«

(Banckes *Herbal*)

»Fenchel ist gut, um Winde zu lösen und Urin fließen zu lassen und die von Steinen herrührenden Schmerzen zu lindern, und er hilft den Stein zu brechen ... Blätter oder Samen, in Gerstenschleim gekocht und getrunken, sollen bewirken, daß die Amme mehr Milch hat und diese für das Kind gesünder ist ... Die Samen und in noch stärkerem Maße die Wurzel, helfen, die Verstopfung der Leber, Milz und Galle zu beseitigen und schaffen dadurch Linderung bei schmerzhaft geschwollener Milz und Gelbsucht; ebenso bei Gicht und Krämpfen. Die Samen sind ein wertvoller Bestandteil der Medikamente, die bei Kurzatmigkeit helfen, auch bei der keuchenden, pfeifenden Atmung infolge Behinderung in der Lunge. Fenchel hilft auch, wenn die Regel herbeigeführt werden soll ... Sowohl aus Blättern als auch aus Samen und Wurzeln bereitet man Tee oder Brühe, die zu dicke Menschen schlank machen soll.«

(Nicholas Culpeper)

»Der Samen wirkt karminativ, stärkt den Darm und hilft bei Kolik. Auch von Nutzen, wenn das Sehvermögen zunehmend schwächer wird.«

(Joseph Miller)

»Man verordnet die Früchte bei Ausfluß aller Art, bei Dyspepsie, Kolik und anderen Bauchbeschwerden bei Kindern. Fenchelgeist wird örtlich gegen Rückenschmerzen und Zahnweh angewandt.«

(Li Shih-Chên)

Das Fenchelöl ist eine der klassischen karminativen (windtreibenden) Arzneien. Joseph Miller erwähnt es 1722 als die einzige offizielle Fenchelzubereitung. Fenchelöl ist klar, hat einen süßen Geschmack, und sein Duft ähnelt ein wenig dem des Anis. Es gehört zu den eher toxischen Ölen, wahrscheinlich auf Grund eines schwachen Ketongehalts, aber in den normalerweise verwendeten Dosen stellt es auch für Epileptiker oder schwangere Frauen keinerlei Gefahr dar.

Fenchel ist mäßig heiß und trocken. Er wirkt wohltuend bei schwacher, katarrhalischer Konstitution, fördert die Verdauung, kräftigt Leber und Milz. Als Antispasmodikum und Expektorans bringt er Hilfe bei Bronchitis. Ein ausgezeichnetes Mittel für alle Magen- und Verdauungsbeschwerden, einschließlich Flatulenz, Kolik, Verdauungsschwäche, Übelkeit und Erbrechen; wird außerdem bei Schluckauf eingesetzt. Nach dem Urteil von Fachleuten wirkt das Fenchelöl sowohl spasmodisch als auch antispasmodisch auf den Darm. Der kontraktile Effekt, der die peristaltische Bewegung des Darmes beschleunigt und verstärkt, wirkt günstig bei Verstopfung. Wahrscheinlich besteht hier ein Zusammenhang mit den toxischen Wirkstoffen des Fenchels. Seine krampflösende Wirkung macht man sich seit Jahrhunderten bei Koliken zunutze. Er wird auch oft mit stärkeren Abführmitteln kombiniert und soll dann verhindern, daß diese Bauchkrämpfe verursachen. Diese scheinbar widersprüchliche Wirkung ist mehr den normalisierenden Eigenschaften zuzuschreiben und weniger ein dosisabhängiger Effekt. Man könnte diese Erscheinung als einen tonisierenden Einfluß bezeichnen, der übermäßig starke Krämpfe lindert und abnormal schwache Kontraktionen verstärkt. Dadurch wird Fenchel zu einem ausgezeichneten Mittel bei Kolitis (Dickdarmentzündung) und Darmvorfall.

Fenchel ist ein gutes Diuretikum und kann bei ungenügender Harnabsonderung eingesetzt werden. Er hilft auch, Nierensteine aufzulösen. Trotz seiner relativen Toxizität hat er eine gewisse antitoxische Wirkung. Culpeper erwähnt, daß Fenchelsamen »gut für alle ist, die von Schlangen gebissen wurden oder giftige Kräuter oder Pilze gegessen haben«, und Benckes »Herbal« empfiehlt ihn »gegen giftige Tiere aller Art«. In jüngster Zeit zeigte sich, daß sowohl Fencheltinktur als auch Anethol (der Hauptwirkstoff des Fenchelöls) die toxischen Wirkungen des Alkohols im Körper herabsetzen können.

In einem Experiment zur Prüfung der Toxizität des Fenchelöls fand man, daß bei Mäusen relativ hohe Dosen eine Reduzierung des Körpergewichts zur Folge hatten. Die Anwendung von Fenchel bei Fettsucht ist schon Tradition. Es scheint, daß hier mehr als ein rein diuretischer Effekt wirksam wird. Es könnte sich auch um eine Folge der hormonellen Eigenschaft handeln. Man hat nämlich entdeckt, daß Fenchel eine östrogenartige Wirkung besitzt, die wahrscheinlich auf dem Gehalt an Anethol beruht. Dies empfiehlt seine Anwendung bei Beschwerden der Wechseljahre. Möglicherweise besteht hier auch ein Zusammenhang mit der Tatsache, daß Fenchelöl zur Vermehrung der Milchabsonderung stillender Mütter beiträgt. In einem Versuch stellte man fest, daß man durch die Gabe von Fenchel bei Ziegen eine Steigerung der Menge und des Fettgehalts der Milch erreichen kann. Leider hilft der Fenchel aber nicht, wenn eine Frau zwar gern eine größere Brust hätte, aber kein Baby besitzt.

Geranie

Lateinischer Name	Pelargonium odorantissimum
Familie	Geraniaceae (Storchenschnabelgewächse)
Synonym	Ruprechtskraut
Charakter	Yin
Beherrschender Planet	Venus
Evaporationswert	87
Duftintensität	6
Essenz	aus dem Kraut

Wirkungen	*Anwendungsbereiche*	
schmerzlindernd	Aphten	Spannung, nervöse
antidepressiv	Verbrennungen	Neuralgie (Gesicht)
antiseptisch	Krebs (Gebärmutter)	Ophthalmie
adstringierend	Depression	Pedikulose
fördert Vernarbung und Heilung	Dermatitis	Scherpilzflechte
	Diabetes	Gürtelrose
diuretisch	Diarrhöe	Hautpflege
hämostatisch	Ekzeme (trockene)	Halsentzündung
sedativ	Kongestion der Brüste	Sterilität
Anregung der Nebennierenrinde	Gastralgie	Stomatitis
	Glossitis	Geschwüre (innerlich und äußerlich)
tonisierend	Hämorrhagie	
	Gelbsucht	Wunden und Verletzungen
	Nierensteine	

Es gibt sehr viele Arten der aromatisch duftenden Storchenschnabelgewächse. Diese Pflanze wird bis zu 60 cm hoch und hat gezackte, spitz zulaufende Blätter und kleine rosa Blüten. Die ganze Pflanze ist aromatisch. Man findet manche Arten auch auf Ödlandflächen, an Hecken und Waldrändern. Sie wurden schon von unseren Vorfahren als Heilmittel für Wunden und Geschwülste verwendet.

Die Essenz ist durchsichtig bis hellgrün, hat ein herrlich süßes, frisches Aroma und ergibt ein erfrischendes und entspannendes

Badeöl. Sie verbindet sich gut mit Rose, Zitrusölen und Basilikum. Es ist aber auch eines der wenigen Öle, das man in fast jeder Mischung verwenden kann. In kleinen Mengen bewirkt es, daß die anderen Düfte miteinander verschmelzen. Außerdem gibt es dem ganzen eine leichte, frische, weiche und ein wenig blumige Note. Der Geschmack ist bitter.

> »Die Pflanze steht unter der Herrschaft der Venus und wird empfohlen gegen den Stein und wenn das Blut zum Stehen gebracht werden soll, wo und wie es auch fließt. Sie beschleunigt die Heilung frischer Wunden und ist wirksam bei alten Geschwüren an den intimen Stellen oder auch anderswo. Alle Storchenschnabelgewächse sind gute Wundmittel, diese Pflanze jedoch ganz besonders, auch ziemlich stark reinigend und diuretisch. Diese Wirkung macht sich durch den starken, seifigen Geruch bemerkbar. Innerlich eingenommen, als Pulver in Wein, und auch äußerlich angewandt, ist es gut für alte Rupturen. Ein Absud davon erwies sich auch als heilsam, wenn die Nieren in ihrer Tätigkeit behindert sind und bei Grieß.«
>
> (Nicholas Culpeper)

Bei Geranienöl herrscht der Yin-Charakter vor, es besitzt aber auch eine wärmende Wirkung, und zwar nicht als Ergebnis des Vorganges der Verwandlung des starken Yin in Yang, sondern als ein neutrales Öl, das zu Yin neigt. Sein neutraler Charakter wird durch seine hellgrüne Farbe deutlich und erklärt auch, warum es sich so gut mit fast jedem anderen Öl verbindet.
Es hat eine schwach schmerzlindernde und beruhigende Wirkung, kann auch bei Neuralgie verwendet werden und in Fällen, bei denen der Schmerz eher nervös als physisch bedingt auftritt. Auf Grund seiner zugleich schmerzlindernden, heilungfördernden und antiseptischen Wirkung ist es ein ausgezeichnetes Mittel bei Verbrennungen und auch bekannt für seine Wirksamkeit bei Wunden und Geschwüren aller Art. Geranienöl führt sowohl Yin als auch Yang vom Extrem auf Normalwerte zurück. Bei Wunden und anderen entzündlichen Zuständen wirkt es entzündungshemmend. Bei Erkältungen hat es eine leicht anregende Wirkung. Der beruhigende Effekt ist von Nutzen bei Glossitis (Zungenentzündung), Ophthalmie (Bindehautentzündung), Stomatitis (Entzündung der Mundschleimhaut) und Magen-Darm-Katarrh.

Geranienöl hat einen deutlichen Einfluß auf das Nervensystem. Es wirkt beruhigend und aufmunternd zugleich, etwa wie das Bergamottöl, und ist eine der Essenzen, die von Rovesti mit Erfolg zur Behandlung von Angstzuständen eingesetzt werden. Wie Basilikum und Rosmarin wirkt es anregend auf die Nebennierenrinde, deren Hormone wegen der regulierenden, ausgleichenden Wirkung große Bedeutung haben. Dazu gehören auch Geschlechtshormone, so daß Geranienöl auch nützlich sein kann, um eine übermäßige Sekretion von Androgenen oder Östrogenen auszugleichen, wie das oft im Klimakterium nötig wird.

Die antiseptische Wirkung des Geranienöls ist nur durchschnittlich, es erwies sich aber oft als wirksam bei Infektionen im Hals- oder Mundbereich, wo es gleichzeitig seine schmerzlindernde Wirkung entfaltet. Wie die Zypresse wirkt es auch blutstillend und adstringierend und ist deshalb nützlich bei inneren oder äußeren Blutungen und Diarrhöe sowie bei allen mit Absonderungen verbundenen Erkrankungen, etwa Blennorrhöe (eitrige Bindehautentzündung) oder Leukorrhöe (Weißfluß). Äußerlich nimmt man es auch bei Stauungserscheinungen in den Brüsten.

Das Geranienöl ist außerdem ein Insektizid, und zwar auf Grund seines Terpen-Gehalts. Man verwendet es, um Moskitos fernzuhalten.

Geranienöl wirkt mild harntreibend und wird innerlich gegen Steine im Bereich der Harnwege eingesetzt. Auch bei Gelbsucht wurde es mit Erfolg angewandt. Der bittere Geschmack weist auf seine Wirkung im Dünndarm hin. Wir sehen das auch an der deutlichen Wirkung bei Diarrhöe/Enteritis (Durchfall/Darmkatarrh). Es könnte auch mit Erfolg gegen Gallensteine eingesetzt werden. Man verwendet das Öl ferner zur Behandlung von Erkrankungen der Harnwege und Tuberkulose.

Die Essenz ist nützlich bei Hauterkrankungen aller Art, einschließlich trockener Ekzeme, Verbrennungen, Gürtelrose, Scherpilzflechte und Pedikulose (Läusebefall). Geranienöl ist auch sehr wertvoll zur Hautpflege und kann bei fast jedem Hauttyp eingesetzt werden. Es wirkt reinigend, erfrischend, adstringierend und ist ein mildes Tonikum. Man kann es auch auf entzündeter Haut auftragen und sollte es besonders beim trägen, verstopften und fetten Hauttyp anwenden.

Jasmin

Lateinischer Name	Jasminum officinale Jasminum grandiflorum Jasminum sambac
Familie	Jasminaceae
Charakter	Yang
Beherrschender Planet	Jupiter
Evaporationswert	95
Duftintensität	7
Essenz	aus den Blüten

Wirkungen	*Anwendungsbereiche*
antidepressiv	Angstzustände
antiseptisch	Husten
krampflösend	Depression
aphrodisisch	Dysmenorrhöe
fördert die Milchabsonderung	Frigidität
fördert die Wehentätigkeit	Heiserkeit
sedativ	Impotenz
tonisierend (besonders im uterinen Bereich)	nervöses Frösteln
	Hautpflege
	Erkrankungen der Gebärmutter

Jasmin ist eine der teuersten Essenzen. Zusammen mit der Rose war es lange Zeit der Duft, den die Völker im Osten bevorzugten. Der Name stammt von der arabischen Bezeichnung *Yasmin.* Der chinesische Jasmin (j. sambac) wird in großem Umfang zur Teeherstellung benutzt. Man nennt ihn in China *mo li,* die Hindus bezeichnen ihn als »Mondlicht im Hain«. In China nehmen junge Mädchen die Jasminblüten als Haarschmuck. Ein Infusionsöl wurde früher zur Massage des Körpers nach dem Bad benutzt.
Der Jasmin ist eine Kletterpflanze mit weißen oder gelben Blüten. Er wird in Algerien, Marokko, Frankreich, China, Ägypten, Italien und der Türkei kultiviert. Das französische Jasminöl ist am teuersten. Jasminöl wurde lange Zeit durch Enfleurage gewonnen, heute

bekommt man auch Öle, die mit Hilfe flüchtiger Lösungsmittel hergestellt werden. Jasmin ist der empfindlichste und feinste aller Düfte und in vielen teuren Parfüms enthalten. Das Öl ist von tief rötlich-brauner Farbe, ein schönes Mahagoni. Es verbindet sich gut mit Rose und Zitrusölen. Es hat ein süßes, exotisches Bukett, das niemals unangenehm wird.

> »Jasmin ist eine warme, freundliche Pflanze ... er wärmt den Leib, heilt seine Beschwerden und erleichtert die Geburt; er ist nützlich bei Husten, Atembeschwerden etc. Er verteilt die schlechten Säfte und ist gut bei kalten, katarrhalischen Beschwerden, nicht aber bei heißen.
> Das Öl ist auch gut für verhärtete und verkrampfte Glieder; es öffnet, wärmt und beruhigt Nerven und Sehnen ... Es nimmt Beschwerden des Uterus und ist von Nutzen bei Koliken mit schleimigem Durchfall.«
>
> (Nicholas Culpeper)

Jasmin wirkt vor allem auf der emotionalen Ebene und ist daher besonders wertvoll bei psychischen und psychosomatischen Erkrankungen. Obgleich er auch physiologisch wirksam wird, ist seine Verwendung besonders angezeigt, wenn ein Zusammenhang mit emotionalen Schwierigkeiten besteht. Jasmin ist ein Nervensedativum und wirkt gleichzeitig stark stimmungshebend. Er ist antidepressiv und erzeugt ein Gefühl von Optimismus, Vertrauen und Euphorie, daher besonders nützlich, wenn man es mit Apathie, Gleichgültigkeit oder Antriebslosigkeit zu tun hat.
Ähnlich wie die Rose hat er eine deutliche Wirkung auf die weiblichen Geschlechtsorgane. Er bringt Linderung bei krampfartigen Schmerzen der Gebärmutter und schmerzhafter Menstruation, ob es sich dabei um Schmerzen im Bauch oder Rücken handelt. Er hilft ebenfalls, Schmerzen bei der Entbindung zu lindern und fördert den Geburtsvorgang, regt die Milchabsonderung an und ist ein gutes Massageöl vor und nach der Geburt. In Malaya gelten sieben Jasminblüten als Medizin bei Puerperalsepsis (Kindbettfieber). Er wird außerdem als Aphrodisiakum angesehen, wärmt und entspannt den Körper. Aus diesem Grund und auch wegen seiner deutlichen Wirkung im emotionalen Bereich erweist sich Jasmin manchmal als besonders wertvoll zur Behandlung von Impotenz oder Frigidität. Auch auf die männlichen Geschlechtsorgane wirkt er wärmend und

kräftigend. Er ist nützlich bei allen Zuständen, bei denen Absonderungen oder Ausfluß eine Rolle spielen, wie etwa Spermatorrhöe, Gonorrhöe und Prostatitis.
Jasminöl wirkt auf die Atemwege und lindert Husten, Atembeschwerden, Heiserkeit, nervöse Beschwerden im Hals und der Bronchien. Es wärmt und stärkt den kalten, schwachen Magen und ist von großem Wert bei allgemeiner Nervenschwäche und bei solchen Leiden, die daraus entstehen können.
Die Wirkung von Jasmin ist vorherrschend Yang: wärmend, öffnend, krampflösend. Seine Verwendung ist angezeigt, wo Kälte, Antriebsschwäche, Krämpfe, Depression, Katarrh, Absonderungen oder Ausfluß eine Rolle spielen. Wie bei allen reinen Ölen ist die Wirkung ziemlich kräftig. Es besteht nicht die Gefahr der Toxizität, aber bei zu häufiger Anwendung oder zu hoher Dosierung kann sich seine wohltuende Wirkung umkehren und beispielsweise eine Steigerung katarrhalischer Erscheinungen zur Folge haben. Zu starkes Yang verwandelt sich schließlich in Yin.
Maßvoll angewandt, ist Jasmin mit Erfolg bei heißer, trockener, empfindlicher Haut einzusetzen, besonders wenn noch Rötung oder Juckreiz damit verbunden ist. Das bedeutet nicht, daß es für andere Hauttypen nicht in Frage kommt. Wegen des köstlichen Geruchs bildet es einen willkommenen Bestandteil jeden Gesichtsöls. Es ist manchmal nützlich bei Erkrankungen wie Dermatitis (Hautentzündung) oder Erysipelas (Rose, Wundrose), besonders wenn diese von Depression begleitet sind.

Kamille

Lateinischer Name	Anthemis nobilis (Römische K.) Matricaria chamomilla (Echte K.)
Familie	Compositae
Charakter	Yin
Beherrschender Planet	Mond
Evaporationswert	47
Duftintensität	9
Essenz	aus den Blüten

Wirkungen	*Anwendungsbereiche*	
schmerzlindernd	Allergien	Schlaflosigkeit
antikonvulsiv	Anämie	Reizbarkeit
antidepressiv	Verbrennungen und	Gelbsucht
antiphlogistisch	Verbrühungen	Beschwerden der
antiseptisch	Kolik	Wechseljahre
antispasmodisch	Kolitis	Menorrhagie
karminativ	Konjunktivitis	Migräne
cholagog	Krämpfe, Zuckungen	Nephritis
fördert Vernarbung	Depression	Neuralgie
und Heilung	Dermatitis	Rheumatismus
verdauungsfördernd	Diarrhöe	Harnsteine
diuretisch	Dismenorrhöe	Zahnen (schmerz-
menstruations-	Dyspepsie	haftes)
fördernd	Ohrenschmerzen	Zahnweh
fiebersenkend	Fieber	Geschwüre (pepti-
hepatisch	Flatulenz	sche)
nervenwirksam	Gastralgie	Nesselsucht
sedativ	Gastritis Gingivitis	Vaginitis
milzwirksam	Kopfweh	Schwindel
magenwirksam	Hysterie	Erbrechen
schweißtreibend		Pruritus vulvae
tonisierend		Wunden und Ver-
gefäßverengend		letzungen
(örtlich)		
Wurmmittel		

Schon den alten Angelsachsen war die Kamille bekannt. Sie nannten sie *maythen.* Es ist eine der ältesten in Europa gebräuchlichen Arzneipflanzen. Zusammen mit Lavendel und Pfefferminze gehört sie zu den bei uns am häufigsten zur Erzeugung von ätherischem Öl verwendeten Kräutern. Der Duft der Kamillenblüten wurde oft mit dem Geruch der Äpfel verglichen, so hieß sie auch bei den Griechen *kamai melon* (niedrig am Boden wachsender Apfel). Daraus entstand unsere Bezeichnung Kamille. Man betrachtete sie als einen »Pflanzendoktor« und war der Meinung, daß sie andere Pflanzen gesund erhält. Die Kamille gehört zur gleichen Familie wie die gemeinen Gänseblümchen und hat auch eine große Ähnlichkeit damit. Wenn man beispielsweise auf ein Gänseblümchen tritt, bemerkt man es am Geruch.
Es gibt mehrere Arten der Kamille, die in Europa, Nordafrika und den gemäßigten Zonen Asiens wachsen. In England findet man vier wildwachsende Arten, von denen im allgemeinen jedoch nur eine zu medizinischen Zwecken verwendet wird. Es ist die *Anthemis nobilis,* auch Römische oder Edel-Kamille genannt. Sie wird etwa 30 cm hoch, hat feine, gefiederte Blätter, und die Blüten bestehen aus einem gelben Mittelpunkt und winzigen weißen Blütenblättern. *Matricaria chamomilla* (Echte Kamille), die man in den weiter östlich gelegenen Teilen Europas findet, sieht ganz ähnlich aus, hat jedoch einen kleineren Blütenkopf und weniger Blütenblätter. Diese Art wird im allgemeinen als Kamillentee verwendet. In England nennt man sie »Deutsche Kamille«.
Das Interesse an der Kamille wurde erst kürzlich neu belebt, als man entdeckte, daß sie Azulen enthält. Isoliert hat diese Substanz die Form intensiv-blauer Kristalle. Man entdeckte, daß sie ein hervorragender entzündunghemmender Wirkstoff ist, der nur in geringer Dosis angewandt werden muß. Sie wird jetzt immer mehr zur Herstellung pharmazeutischer Präparate und Toilettenartikel verwendet. Azulen ist in der frischen Blüte nicht vorhanden, es bildet sich bei der Destillation des ätherischen Öls und auch beim Trocknen der Blüten.
Die Römische Kamille enthält etwa 1% ätherisches Öl, die Echte Kamille etwa 0,25%. Azulen ist in beiden Ölen vorhanden, vor allem aber in der Echten Kamille. Die Farbe der Öle ist unterschiedlich und reicht von einem hellen Blau bis zu Grünlich-Blau und Dunkelblau. Die Farbe ist kein Merkmal zur Unterscheidung des Öls der verschiedenen Kamillearten. Der Duft ist leicht, erfri-

schend und erinnert an Äpfel; der Geschmack ist bitter, aber relativ angenehm. Kamillenöl paßt gut zu Rose, Geranie und Lavendel und ergibt ein leichtes, erfrischendes Badeöl.

»Dieses Kraut nennt man Kamille. Seine Eigenschaften sind die folgenden: Trinkt man es mit Wein, bricht es den Stein. Außerdem bringt es das gelbe Übel zum Schwinden. Es hilft bei Schmerzen und Beschwerden der Leber. Wenn man es durchseiht, heilt es Geschwüre im Mund. Es ist gut bei Kopfschmerzen und Migräne.«

(Banckes *Herbal*)

»Sie hat Blüten von einem wunderbar strahlenden Gelb und ähnelt dem Augapfel ... die Pflanze könnte man auch Goldblume nennen. Sie macht den Menschen schnell wieder gesund und gibt ihm Farbe, wenn er nach einem langen Bad davon trinkt, gleich wenn er aus dem Wasser steigt.«

(William Turner)

»Ein Absud aus Kamille nimmt Schmerzen und Stiche in der Seite: Die Kamillenblüten werden zerstoßen, und man formt mit etwas Öl kleine Bällchen daraus; alle Schmerzen werden vertrieben, wenn man die betreffende Stelle mit dem Öl einreibt, das aus den Blüten hergestellt wurde, und zwar vom Kopf bis zu den Füßen, und danach legt man sich ins Bett und schwitzt kräftig; dies ist Nechessor, eine ägyptische Medizin.

Kamille ist von Nutzen bei Schmerzen aller Art, die durch Phlegma oder Melancholie entstanden sind oder von einer Entzündung der Eingeweide herrühren. Sie wird angewandt, wenn die Säfte, die alles verursachen, herausgezogen werden sollen: Und nichts ist für die Seiten und den Bereich von Leber und Milz besser als dies ... es lindert alle Schmerzen bei Kolik und Steinen und alle Beschwerden im Bauch und regt die Harnabsonderung auf sanfte Weise an. Die Blüten, in Molke gekocht, bringen zum Schwitzen und helfen, Erkältungen, Schmerzen und Beschwerden überall auszutreiben. Es ist ein ausgezeichnetes Mittel, den Zyklus der Frau in Ordnung zu bringen. Syrup aus dem Saft der Kamille, dazu die Blüten in Weißwein, ist eine Arznei gegen Gelbsucht und Wassersucht.

Das Öl aus den Kamillenblüten wird häufig gebraucht bei harten

Schwellungen, Schmerzen und Beschwerden, Muskelschwund, Krämpfen und Schmerzen in den Gelenken und allen anderen Teilen des Körpers. Als Klistier hilft es, Winde und Schmerzen im Bauch zu lösen; als Salbe hilft es auch gegen Schmerzen und Stiche in den Seiten.
Auch dies ist gewiß, daß es auf ganz wunderbare Art den Stein bricht; manche nehmen es als Syrup oder Absud, andere injizieren den Saft davon mit einer Spritze in die Blase ... daß dies ausgezeichnet wirkt, wurde durch einen Versuch bestätigt, den ich selbst gesehen habe; als man nämlich einen Stein aus dem Körper eines Menschen in Kamille einhüllte, löste er sich mit der Zeit auf, und zwar bereits nach sehr kurzer Zeit.«

(Nicholas Culpeper)

Joseph Miller beschreibt die Römische Kamille als »eine Pflanze mit vielen Tugenden, die auf Magen, Leber und Nerven wirkt und erweichend und karminativ ist«. Er empfiehlt Kamille bei Kolik, Gelbsucht, Harnsteinen, Wechselfieber und als Bähung bei Entzündungen und Geschwülsten. William Whitla beschreibt sie als ein aromatisches Anregungsmittel, als Magenbitter, »zur Appetitanregung und Unterstützung der Verdauung, es steigert die Vaskularisation der Schleimhaut. Am häufigsten erfolgt die Anwendung bei atonischer Dyspepsie.« Er bezeichnet das ätherische Öl als anregend und krampflösend und stellt fest, daß es die Reflexreaktionen dämpft. Mrs. Grieve betrachtet die Kamille als tonisierend, magenstärkend, schmerzstillend und krampflösend. Sie empfiehlt sie als Medizin bei hysterischen und nervösen Zuständen bei Frauen und als menstruationsförderndes Mittel. Sie schreibt: »Kamille hat eine wunderbar lindernde und beruhigende Wirkung und ist völlig unschädlich.«
Kamillenessenz ist von verhältnismäßig geringer Toxizität. Man findet sie in offiziellen Heilmitteln schon seit über 250 Jahren. Sie ist von ausgezeichneter Wirkung bei allen entzündlichen Vorgängen, ob innerlich oder äußerlich, daher die Anwendung bei Verbrennungen, Bindehautentzündung, Dermatitis, Gastritis, Durchfall, Kolitis, Nierenentzündung usw. Sie hat eine schwach antispasmodische und diuretische Wirkung und kann auch bei Asthma, Bronchitis und Cystitis von Nutzen sein. Es ist eine sehr gute Medizin bei Verdauungsstörungen und auf Grund der antiphlogistischen, heilungsfördernden und allgemein beruhigenden Wirkung besonders zur

Behandlung von Magengeschwüren geeignet. Auch Erbrechen als Folge einer Gastritis oder Blutvergiftung wurde schon mit Kamille geheilt, nachdem alle anderen Mittel versagt hatten. In der Homöopathie wird die Kamille bei saurem Aufstoßen und Erbrechen von Galle eingesetzt.
Kamille ist auch angezeigt, wenn ganz allgemein Schmerzen auftreten, ob in den Muskeln, Knochen oder Organen. Im besonderen wollen wir Ohrenschmerzen, Kopfweh, Migräne, Rückenschmerzen und Leber- oder Milzbeschwerden erwähnen, aber auch Bauchweh, Menstruationsbeschwerden, rheumatische Schmerzen, Zahnweh, Schmerzen beim Zahnen der Kinder sowie Gesichtsneuralgie. Kamille ist ein gutes Mittel bei Harnsteinen und sehr zu empfehlen bei Nierenbecken- oder Harnleiter-Entzündung infolge Steinbildung. Ein Massageöl mit Kamillenessenz hilft bei einem Muskelkater nach sportlicher Betätigung oder zu starker Hitze in den Muskeln.
Dr. Valnet meint, daß die Kamille günstig bei Leukozytose wirkt und auch bei einer Kongestion der Milz eingesetzt werden kann; Culpeper erwähnt ebenfalls, daß sie »ausgezeichnet für die Milz« ist. Sie ist daher auch bei Infektionen aller Art (wie auch andere Essenzen, die die Leukozytenbildung anregen) nützlich, besonders wenn die Erkrankung mit geringer Widerstandsfähigkeit und Anfälligkeit für wiederholtes Auftreten verbunden ist. Kamillenöl ist auch sehr gut für die Leber. Dr. Valnet erwähnt die Anwendung bei Anämie und Kongestion der Leber, Culpeper empfiehlt es bei Gelbsucht. Die entzündungswidrige Wirkung könnte auch bei Cholecystitis (Gallenblasenentzündung) von Nutzen sein.
Kamille wird auch bei vielen Frauenleiden mit Erfolg eingesetzt, etwa bei zu schwacher, schmerzhafter oder unregelmäßiger Periode, übermäßigem Blutverlust während der Menstruation, Gebärmutterblutungen, Vaginitis (Scheidenkatarrh), Jucken am Scheideneingang und klimakterischen Beschwerden. Sie ist besonders wirksam, wenn die physischen Befunde mit nervösen Beschwerden verbunden sind. Der Erfolg bei der Behandlung von Frauenleiden ist wahrscheinlich der Ursprung der Bezeichnung »Matricaria« (Matrix = Gebärmutter).
Kamille hat eine deutliche Wirkung auf den Geist und das Nervensystem. Culpeper schreibt, daß sie »sowohl den Kopf wie auch das Gehirn besänftigt«. Sie wurde auch traditionsgemäß bei hysterischen und nervösen Leiden eingesetzt. Sie wirkt sowohl sedativ als

auch antidepressiv und ist bei geistigen wie körperlichen Leiden von Nutzen, besonders auch bei nervöser Unruhe, Reizbarkeit oder Ungeduld. Diese Wirkung und ihr Einfluß auf die Leber macht sie so wertvoll bei der Behandlung von Angstzuständen und cholerischer Veranlagung, wie schon die alten Pflanzenheilkundigen wußten (diese Eigenschaft besitzt auch die Rose, ein ebenfalls antiphlogistisches Öl). Kamille wird ferner eingesetzt, wenn eine Überempfindlichkeit physischer oder emotionaler Art vorliegt. Das Öl hat sich auch als Antiallergikum und Antiphlogistikum bewährt.
Kamillenöl ist ein bekanntes Mittel bei Kinderkrankheiten, vor allem wegen seiner geringen Toxizität und der entzündungshemmenden und beruhigenden Wirkung. Es ist angezeigt bei allgemeiner Verdrießlichkeit, Zuckungen, Wutanfällen, Überempfindlichkeit, Kolik, Durchfall, Magenkrämpfen, Asthma, schmerzhaftem Zahnen, Ohrenweh und anderen Erkrankungen, die mit Entzündung oder Schmerz verbunden sind. (Bei Kindern wendet man Kamille immer äußerlich und in Verdünnung an.)
Kamille wurde von den alten Ägyptern bei Wechselfieber gebraucht und in ähnlicher Weise auch von den alten Pflanzenkundigen verwendet. Bei einer polnischen Untersuchung im Jahre 1966 zeigte sich, daß das Kamillenöl die Körpertemperatur bei Ratten um 3 bis 3,5 Grad senkt. Manche Kräuterheilkundigen haben die Anwendung der Kamille bei Tumoren empfohlen, namentlich Joseph Miller. Kamillenöl senkt hohen Blutdruck bei Ratten mit experimenteller Glomerulonephritis.
Auf der Haut wirkt Kamillenöl schmerzlindernd, entzündungswidrig, heilungsfördernd und antiseptisch. Seine Verwendung als Analgetikum wurde bereits erwähnt. Die im Kamillenöl vorhandene Kombination von Wirkungsweisen machts es zu einem ausgezeichneten Mittel bei Verbrennungen, entzündeten Wunden, Geschwüren oder Verbrühungen. Man verwendet es bei Hautentzündungen jeder Art, bei Dermatitis, Akne und übersensibler Haut. Seine antiphlogistische Eigenschaft bewirkt eine Konstriktion der Blutkapillaren. Es ist auch nützlich bei trockener Haut, besonders wenn sie gerötet oder empfindlich ist. Als antiallergischer Wirkstoff wird die Kamille bei allergischen Hautausschlägen und bei Nesselsucht eingesetzt. Sie ist oft in pflanzlichen Haarshampoos enthalten. Man sagt, daß dadurch das Haar heller wird.

Kampfer

Lateinischer Name	Cinnamomum camphora
Familie	Lauraceae
Charakter	Yin
Beherrschender Planet	Saturn
Evaporationswert	?
Duftintensität	5
Essenz	aus dem Holz

Wirkungen

schmerzlindernd
Wurmmittel
antidepressiv
antiseptisch
krampflösend
karminativ
diuretisch
fiebersenkend
blutdrucksteigernd
abführend
hautrötend
sedativ
anregend (Kreislauf, Verdauung, Herz und Atmung)
schweißtreibend
gefäßverengend
fördert Wundheilung

Anwendungsbereiche

Akne
Bronchitis
Quetschungen, Prellungen
Verbrennungen
Cholera
Erkältungen
Kolik
Verstopfung
Depression
Diarrhöe
Fieber
Flatulenz
Gicht
Herzversagen
Hypotonie
Hysterie
entzündliche Erkrankungen
Schlaflosigkeit
nervöse Spannung
Lungenentzündung
Harnverhaltung
Rheumatismus
Schock
Hautpflege
Verstauchungen
Zahnweh
Tuberkulose
Geschwüre
Erbrechen
Wunden und Verletzungen
allgemeine Schwäche

Kampfer gewinnt man von sehr großen, ausdauernden Bäumen, die in Formosa, China und Japan heimisch sind, aber auch mit Erfolg in anderen subtropischen Ländern wie Indien, Ceylon und Madagaskar kultiviert wurden. Dieses immergrüne Lorbeergewächs entwickelt sich sehr langsam und kann etwa 30 Meter hoch werden. Der Stamm erreicht einen Durchmesser bis zu 2 1/2 oder 3 Meter und wächst im allgemeinen etwa 6 bis 9 Meter gerade hoch, ehe er sich verzweigt. Die Blätter sind klein, elliptisch und leicht gesägt. Die

Blüten sind weiß, klein und wachsen in Büscheln. Die Früchte sind dunkelrote Beeren.
Der Kampfer ist in jedem Teil des Baumes vorhanden, es dauert aber viele Jahre, bis er sich bildet. Man rührt daher die Kampferbäume nicht an, bevor sie fünfzig Jahre alt sind. Im Stamm sammelt sich der Kampfer in 30 bis 45 cm langen Streifen. Man gewinnt ihn, indem man das Holz abraspelt und in Wasser kocht. Der Kampfer steigt dann an die Oberfläche und wird fest, sobald das Wasser abkühlt. Das Öl wird durch Dampfdestillation gewonnen. Es ist klar und hat einen scharfen Geruch, ähnlich wie Eukalyptus.
Kampfer taucht in den englischen Pflanzenbüchern erst Ende des 17. Jahrhunderts auf. Joseph Miller schreibt:

> »Kampfer besteht aus heißen, subtilen Stoffen, er widersteht Fäulnis und Verwesung und bösartigen Krankheiten, ist gut bei Faulfieber und pestilenzartigem Fieber, die mit Delirium oder Benommenheit einhergehen. Äußerlich leistet er gute Dienste bei Entzündungen aller Art, bei Wundrose, Ophthalmie, Verbrennungen und Verbrühungen. Manche hängen ihn auch in einem Seidensäckchen um den Hals, damit er das Wechselfieber kuriert.«

In der Frage, ob Kampfer grundsätzlich wärmend oder kühlend wirkt, scheint es einige Verwirrung zu geben. Li Shih-Chên schreibt, daß Kampfer »einen stark terpentinähnlichen Geruch und einen warmen, bitteren, aromatischen Geschmack hat, mit einem etwas kühlen Nachgeschmack«. Mrs. Grieve meint, »es fühlt sich kalt an«, und Dr. Chandrashekhar nennt es »kalt in der Wirkung«. Dies ist schwer in Einklang zu bringen mit Joseph Millers Behauptungen und mit der Tatsache, daß Kampfer auch hautrötend wirkt und zur Anregung von Herz und Kreislauf verwendet wird. Christian Samuel Hahnemann, der Vater der modernen Homöopathie, bringt Licht in die Angelegenheit. Er ist der Ansicht, daß »der Einfluß dieser Substanz sehr rätselhaft und schwer nachzuweisen ist, sogar im gesunden Organismus, denn die Wirkungsweise wechselt häufiger als bei jedem anderen Heilmittel und verbindet sich mit den Lebensäußerungen des Organismus. Aus diesem Grund ist oft schwer zu unterscheiden, was zu den lebendigen Reaktionen des Körpers und was zu den wechselnden Wirkungen, die ursprünglich dem Kampfer zuzuschreiben sind, gehört.«

Während ich mir über die Wirkung des Kampfers den Kopf zerbrach, fiel mir ein, daß Yin und Yang nicht zwei einander entgegengesetzte, unveränderliche Kräfte sind; nicht nur ist das eine immer bereits im anderen enthalten, es findet sogar eine ständige Umwandlung der einen in die andere Kraft statt. Während etwas mehr und mehr zu Yin wird, erreicht es schließlich ein Stadium der Instabilität, da es ja niemals vollkommen Yin werden kann und es immer wieder in den Zustand kommt, in dem Yang vorherrscht.
Die Wirkung des Kampfers ist verwandt mit dem Zustand der Verwandlung von Yin in Yang und zeigt beide Eigenschaften ziemlich stark. Auf den ersten Blick erscheint er mir immer als Yin-wirksam. Sein Einfluß auf die Haut ist kühlend, und es ist ein entzündungshemmender Wirkstoff. Jeder hat schon einmal erlebt, wie etwas sehr Kaltes brennen kann, als ob es heiß wäre: Die Wirkung der Kälte kann eine starke Hitzereaktion hervorrufen, so wie ein kalter Wind im Gesicht die Zirkulation anregt. Dies entspricht in mancher Hinsicht der Wirkung des Kampfers. An dem Bericht Hahnemanns, dem große Erfahrung zugrunde liegt, können wir erkennen, daß die Wirkung des Kampfers vielleicht mehr als bei jeder anderen Essenz vom Zustand des Patienten abhängt, bei dem er angewandt wird. Wenn dessen Zustand zu diesem Zeitpunkt von ausgesprochenem Yin-Charakter ist, wird eine Yang-Reaktion einsetzen; neigt der Zustand mehr zu Yang, wird die Kampferwirkung vorherrschend Yin sein. Kampfer ist anscheinend das ideale Heilmittel: In welchem Zustand man sich auch befindet, er wird immer dementsprechend darauf reagieren. Dies mag die Erklärung dafür sein, daß er in der Anwendung so außerordentlich vielseitig ist.
Es überrascht nicht, daß eine so kräftig wirksame Essenz auch zu den stärker toxischen gehört. Man sollte sie mit Vorsicht und Bedacht einsetzen, besonders in der Schwangerschaft. Bei sehr großen Dosen kann es zu Krämpfen und Zuckungen kommen. Kampferpräparate sollten deshalb niemals bei Patienten angewandt werden, die eine Veranlagung zu Epilepsie haben. Da es ein stark wirksames Heilmittel ist, kann es auch sehr wertvoll zur Behandlung bestimmter schwerer Erkrankungen sein. Es ist ein starkes Herzmittel. Man gibt es bei Herzversagen nach starkem Schock, auf Grund eines Herzleidens oder als Folge einer fieberhaften Infektionskrankheit, etwa Typhus oder Lungenentzündung. Bei Lungenentzündung setzt man Kampfer auch aus anderem Grund ein: er ist nämlich wirksam gegen den Erreger Pneumokokkus und regt außerdem den

Kreislauf an. In der Homöopathie wird Kampfer besonders bei Erkältungen im Bereich des gesamten Körpers eingesetzt (dadurch wird eine starke Yang-Reaktion hervorgerufen). Bei jeder Erkrankung, die mit Kälte zu tun hat, etwa beim banalen Infekt, bei einem erkälteten Magen, bei Grippe und von Schüttelfrost begleitetem Fieber empfiehlt sich die Anwendung von Kampfer.
Auf Grund seiner fast als Doppelwirkung zu bezeichnenden Eigenschaft ist der Kampfer auch dort von Nutzen, wo ein Yang-Übergewicht vorliegt: ein brennendes Fieber, rheumatische Entzündung, Hautverbrennungen oder jede andere Art von Entzündung. Er ist von großem Nutzen bei der Versorgung schlecht heilender Wunden und Geschwüre und als Bestandteil äußerlich anzuwendender Heilmittel für die Haut vom fetten oder Akne-Typ. Äußerlich angewandt, setzt Kampfer das Empfindungsvermögen der peripheren Nervenenden herab.
Seine Wirkung auf das Verdauungssystem ist krampflösend, karminativ und laxierend, außerdem regt er die Absonderung von Verdauungssäften an. Er ist nicht nur bei Verstopfung nützlich, sondern auch bei Durchfall, Erbrechen, Kolik, Flatulenz und Cholera. Wegen der Toxizität sollte er nur bei Verdauungsbeschwerden ernsthafterer Art angewandt werden. Man sollte ihn beispielsweise nicht gewohnheitsmäßig als Abführmittel verwenden. Kampferöl wirkt anregend auf Herz und Atmung und erhöht niedrigen Blutdruck. Es ist zu empfehlen, wenn diese Funktionen geschwächt sind. Dies kann der Fall sein bei einer schweren Depression, nach Operationen und während oder nach einer schweren Erkrankung, etwa Cholera oder Tuberkulose. Kampfer wirkt auch erfolgreich gegen den Tuberkuloseerreger Mycobacterium tuberculosis. Er ist ein nützlicher Wirkstoff für Inhalationen bei Husten, Erkältungen, Grippe, Bronchitis, Tuberkulose und Atembeschwerden. Er lindert eine Entzündung an den Geschlechtsorganen und wirkt harntreibend. Gelegentlich wird er auch für ein Aphrodisiakum gehalten, andere behaupten wiederum das Gegenteil. Das letztere scheint wahrscheinlicher.
Es hat auch den Anschein, als ob Kampfer eine ausgleichende Wirkung auf Yin und Yang hätte. Daher wird er mit Erfolg bei Erkrankungen eingesetzt, wo es zu einer plötzlichen oder besonders schweren Störung dieses Gleichgewichts kommt: Schock, Herzversagen, Hysterie, starke Hitze- oder Kälteeinwirkung, Infektionen. Diese ausgleichende Wirkung zeigt sich auch in bezug auf das

Nervensystem. Kampfer wirkt bei depressiven Zuständen anregend, bei Hysterie dagegen beruhigend. Er ist nützlich bei den meisten psychosomatischen und nervösen Leiden. Mit Kampfer kommt man oft zum Erfolg, wenn mildere Mittel nicht wirksam genug sind oder wenn ein milder Schock erforderlich ist, um eine Reaktion im chronisch kranken Körper hervorzurufen.
Man sollte sich stets den 30 Meter hohen Kampferbaum vor Augen halten und daran denken, wie lange es dauerte, bis dieser Kampfer entstanden war. Kampferöl ist nicht teuer, aber es sollte stets mit Überlegung und nur dann eingesetzt werden, wenn es unbedingt notwendig ist.

Kardamom

Lateinischer Name	Elettaria cardamomum
Familie	Zingiberaceae
Charakter	Yang
Beherrschender Planet	Merkur
Evaporationswert	68
Duftintensität	9
Essenz	aus den Samen

Wirkungen	*Anwendungsbereiche*
antiseptisch	Kolik
krampflösend	Husten
aphrodisisch	allgemeine Schwäche
karminativ	Dyspepsie
kephal-wirksam	Flatulenz
verdauungsfördernd	Mundgeruch
diuretisch	Kopfschmerzen
magenstärkend	Appetitlosigkeit
tonisierend	Übelkeit, Brechreiz
	Erbrechen
	Erschöpfung, geistige
	Sodbrennen

Die Kardamompflanze gedeiht in Vorderindien und Ceylon, manche Arten sind auch in China und Indochina zu finden. In Indien wächst sie in den Wäldern von Nord-Canara, Coorgi und Wynaad in etwa 800 bis 1.500 m Meereshöhe. Hier wird Kardamom auch in größerem Ausmaß kultiviert. Er hat einen großen, fleischigen Wurzelstock, ähnlich wie Ingwer, mit dem er auch botanisch verwandt ist (Zingiberaceae = Ingwergewächse). Die Blätter sind grün und seidig-glänzend und werden etwa 30 bis 75 cm lang. Seine kleinen Blüten sind meist von gelblicher Farbe und haben eine violette Lippe. Die Früchte sind eiförmig, gut 1 cm lang und werden grün, sobald sie reif sind. Sie sind dreigeteilt, und jeder Abschnitt enthält zwei Reihen kleine, rötlich-braune Samenkerne.
Kardamomöl ist klar, relativ teuer und hat einen angenehmen, warmen, süßen, würzigen Duft. Es wird noch nicht sehr lange

verwendet, obwohl es vielleicht in Indien manchenorts schon seit einigen Jahrhunderten destilliert wird. Es ist in den meisten Arzneimittellisten noch heute enthalten, vor allem als Geschmackszutat, manchmal auch als Karminativum. Joseph Miller schreibt:

> »Der echte Kardamom ist wärmend und beruhigend und stärkt den Magen, er fördert die Verdauung, wirkt karminativ und ist gut gegen Kolik und Erkältungsbeschwerden im Magen und Gedärm, aber auch gegen den Biß giftiger Tiere; er wirkt auch harntreibend und fördert die Menstruation.«

Kardamom ist mäßig Yang-wirksam, sanft erwärmend und allgemein tonisierend. Seine Hauptwirkung entfaltet er auf dem Gebiet der Verdauung. In dieser Hinsicht gleicht er in seiner positiven Wirkung dem Pfefferminzöl. Zusammen bilden beide eine kräftig wirksame Kombination. Kardamom wird manchmal als Korrektiv in Abführmitteln verwendet. Bisher unterschätzt man wahrscheinlich seine Wirkung bei Kolik. Meine Frau schwört darauf, daß er auch bei Schwangerschaftserbrechen hilft. Wie Pfefferminze ist er bei Übelkeit und Brechreiz einzusetzen. Kardamom verhindert aber das Erbrechen nicht, wenn es wirklich notwendig ist. Nach dem Erbrechen beruhigt und wärmt er schnell den Magen und sorgt dafür, daß Kopf und Gaumen wieder in Ordnung kommen. Nicht nur bei Verdauungsstörungen, sondern auch bei Pyrosis oder Sodbrennen ist er ein erfolgreiches Mittel, obgleich wir daran denken müssen, daß hartnäckiges Sodbrennen auch Symptom einer ernsthaften Erkrankung sein kann, etwa Anzeichen für eine Hiatushernie (Zwerchfellbruch). Er bekämpft auch Gärungsprozesse im Magen, die oft Ursache des schlechten Atems (Halitosis) sind. Dr. Chandrashekhar empfiehlt Kardamom bei Husten, bei Schwierigkeiten beim Wasserlassen sowie Verdauungsbeschwerden und Blähungen nach dem Genuß größerer Mengen Bananen.
Wenn auch die Heilwirkung des Kardamomöls vor allem auf das Verdauungssystem gerichtet ist, gibt es noch andere Anwendungsbereiche. Die meisten Menschen halten den Geruch für außergewöhnlich angenehm. Meiner eigenen Erfahrung nach hat Kardamom deutlich stimmungshebende und -erhellende Wirkung und hilft, in Kopf und Geist Klarheit zu schaffen. Er besitzt die Eigenschaft, die Culpeper »kephalisch« genannt haben würde. Mrs. Grieve erwähnt ebenfalls seine Anwendung bei Beschwerden im

Kopfbereich. Er hat vielleicht keine physiologische Wirkung auf das Nervensystem, ganz gewiß jedoch eine psychologische, und ist besonders erfolgreich bei Verdauungsstörungen nervösen Ursprungs. In Zusammenhang damit kann man seine tonisierende und aphrodisische Wirkung sehen. Kardamom ist oft in den Aphrodisiaka des Ostens enthalten, wenn man auch bezweifeln kann, ob hier überhaupt eine physiologische Wirkung nachzuweisen wäre. Als kräftigendes und mild anregendes Mittel dient er bei allen Erkrankungen, die mit einer allgemeinen Schwäche zusammenhängen, ganz besonders auch, wenn es um eine schwache Verdauung geht. In China wurde Kardamom auch bei Lungenerkrankungen und intermittierendem Fieber angewandt. Er könnte in solchen Fällen von Nutzen sein, aber man spürt doch, daß er für sich allein eine relativ schwache Wirkung hätte. Kardamomöl verbindet sich gut mit den meisten anderen Essenzen, obgleich es sich auf Grund seiner hohen Duftintensität sehr schnell bemerkbar macht. Es gilt als ausgezeichnetes Badeöl: leicht, erfrischend und anregend.

Lavendel

Lateinischer Name	Lavandula vera Lavandula officinalis
Familie	Labiatae
Charakter	Yang
Beherrschender Planet	Merkur
Evaporationswert	85
Duftintensität	4
Essenz	aus den Blüten

Wirkungen	*Anwendungsbereiche*	
schmerzlindernd	Abszeß	Ekzeme
krampflösend	Akne	Epilepsie
antidepressiv	Alopecia areata	Ohnmacht
antiseptisch	Asthma	Fistula ani
karminativ	Blennorrhöe	Flatulenz
antitoxisch	Blepharitis	Gonorrhöe
cholagog	Bronchitis	Halitosis
choleretisch	Verbrennungen	Kopfweh
fördert Vernarbung	Karbunkel, Furunkel	Bluthochdruck
und Heilung	Katarrh	Hysterie
zytophylaktisch	Chlorose	Grippe
desodorierend	Kolik	Schlaflosigkeit
harntreibend	Konjunktivitis	Laryngitis
menstruationsför-	Zuckungen	Leukorrhöe
dernd	Blasenkatarrh	Migräne
blutdrucksenkend	Depressionen	Übelkeit
nervenwirksam	Dermatitis	Nervöse Spannung
sedativ	Diarrhöe	Neurasthenie
milzwirksam	Diphterie	Oligurie
schweißtreibend	Dyspepsie	Herzklopfen
tonisierend	Ohrenschmerzen	Lähmungen
wurmtreibend	Psoriasis	Pedikulose
herzwirksam	Rheumatismus	Krätze
	Skrofulose	Steine (Galle)
	Sonnenstich/Hitz-	Halsentzündung
	schlag	Typhus
	Tuberkulose	Geschwüre (Horn-

Erbrechen	haut, Bein)
Keuchhusten	Wunden/Verletzungen

Das Wort Lavendel stammt vom lateinischen *lavare*, das bedeutet »waschen«. Er gehörte zu den aromatischen Stoffen, die besonders zum Badevergnügen der Römer beitrugen. Wahrscheinlich waren es auch die Römer, die diese Pflanze nach England brachten. Seitdem wird sie von den Frauen besonders geschätzt. Lavendel wird häufig bei der Herstellung von Toilettenwässern verwendet und bildet den Hauptbestandteil von Duftsäcken und -kissen und ähnlichem. In früherer Zeit benutzte man ihn auch, um bei festlichen Anlässen den Fußboden von Häusern und Kirchen auszustreuen. Er wurde sogar als Zutat eines Gewürzessigs geschätzt.

Lavendel wird in vielen europäischen Ländern kultiviert, aber die beste Sorte kam schon immer aus England. Er wurde früher vor allem in Mitcham in der Grafschaft Surrey angebaut, allerdings kam es durch die beiden Weltkriege zu Unterbrechungen, und heute ist dieses Gebiet wegen der zunehmenden Ausdehnung Londons nicht mehr für den Lavendelanbau geeignet. Er wächst nun weiter südlich in Surrey, aber auch in Hertfordshire, Kent, Suffolk und Lincolnshire.

Der frische, reine Duft des Lavendels bedarf keiner näheren Beschreibung; das gleiche gilt wohl für die Pflanze. Die Essenz wird häufig zur Herstellung von Parfüm und vor allem Toilettenwässern verwendet. Lavendel gehört noch heute zu den beliebtesten Duftnoten. Das Öl ist klar, hat einen ziemlich milden, aber doch bitteren Geschmack. Es verbindet sich gut mit einer großen Anzahl von Essenzen und gibt jeder Mischung eine leichte, blumige, weiche Note.

> »Dies wird Lavendel genannt. Wenn man ihn in Wasser siedet, gibt man das Wasser dem zu trinken, der am Schlagfluß leidet, und es wird ihn heilen. Er ist heiß und trocken.«
>
> (Banckes Herbal)

> »Wenn man am destillierten Lavendelwasser riecht oder Schläfen und Stirn damit abreibt, ist es erfrischend für den, der unter Katalepsie leidet, eine leichte Migräne oder die Fallsucht hat ...

Es ist sehr nützlich, wenn jemand die Lähmung hat, ihn mit dem destillierten Wasser der Blüten zu waschen oder mit einem Öl einzureiben, das aus diesen Blüten zusammen mit Olivenöl bereitet wird, in gleicher Weise wie Rosenöl, wie es in der Abhandlung über die Rosen beschrieben ist.«

(John Gerarde)

»Lavendel wird bei uns gebraucht, um Linnen, Kleidung, Handschuhe und Leder zu parfümieren, und die getrockneten Blüten lindern und saugen die Feuchtigkeit auf, die bei Erkältung in Kopf und Stirn entsteht ... Man vermischt ihn gewöhnlich mit anderen heißen Kräutern und bereitet daraus eine Salbe, Badezusatz, Einreibung oder andere Präparate, die man bei Erkältungen gebraucht.«

(John Parkinson)

»Dieses Kraut gehört dem Merkur. Es ist von besonderem Nutzen bei Schmerzen in Kopf und Stirn, die von einer Erkältung herrühren, bei Schlagfluß, Fallsucht, Ödemen, langsam arbeitenden Organen, Krämpfen, Zuckungen, Lähmungen und häufigen Ohnmachtsanfällen. Es stärkt den Magen und befreit Leber und Milz von Verstopfung, fördert die Regel der Frauen und sorgt für den Ausstoß von Totgeburt und Nachgeburt. Wenn man die Blüten in Wein einweicht, läßt es das Wasser fließen und bei Schwierigkeiten mit den Winden oder Kolik befeuchtet man die entsprechenden Stellen ... Zwei Eßlöffel des destillierten Wassers der Blüten hilft bei Stimmverlust; bei Zittern und bei Erregung des Herzens; bei Ohnmacht und wenn die Sinne zu schwinden drohen, reibt man die Schläfen ein oder hält etwas davon unter die Nase und läßt daran riechen.«

(Nicholas Culpeper)

Lavendel gilt allgemein als die nützlichste und vielseitigste Essenz, die man zu therapeutischen Zwecken einsetzen kann. Die Yin- und Yang-Eigenschaften halten sich ziemlich die Waage, man könnte Lavendelöl in dieser Beziehung sozusagen als neutral bezeichnen. Es hat eine zugleich sedierende und tonisierende Wirkung auf das Herz (Hysterie, nervöse Spannungszustände, Herzklopfen) und senkt hohen Blutdruck. Es ist ein mild wirkendes lokales Analgetikum, wirkt beruhigend bei zerebrospinaler Erregung, ist bekannt für seinen nervenberuhigenden Effekt und hat sich als wertvoll bei einer großen Anzahl nervöser und psychischer Leiden erwiesen. Dazu gehören Depressionen, Schlaflosigkeit, Migräne, Hysterie, nervöse Spannung und Lähmungserscheinungen. Auf Grund seiner beruhigenden und schmerzlindernden Wirkung setzt man Lavendel mit Erfolg bei Kopfschmerzen und Migräne ein. Er hat insofern eine große Ähnlichkeit mit der Geranie, als er ebenfalls vorwiegend normalisierend wirkt und weniger einen ausgeprägten Yin- und Yang-Charakter besitzt, daher auch die auffallende Vielseitigkeit. Er kann bei Epilepsie, Krämpfen und Zuckungen, Katalepsie und anderen nervösen Beschwerden eingesetzt werden, die durch eine ernsthafte Störung im Yin-Yang-Gleichgewicht verursacht werden. Er ist ein Herztonikum und beruhigt das Herznervensystem. Culpepers Ausdruck »Zittern und Erregung des Herzens« ist eine sehr treffende Beschreibung des Zustandes, bei dem die Anwendung von Lavendel angezeigt ist: Herzklopfen, Zittern, Erregung, Ohnmachtsanfälle, Panik, Hysterie (sich erst für etwas entscheiden und sich danach mit gleicher Hingabe für das Gegenteil einsetzen). Mrs. Grieve erwähnt den Gebrauch von Lavendeltinktur bei Wahnvorstellungen und geistiger Depression. Lavendel sollte immer eingesetzt werden, wenn starke psychische Symptome vorliegen, die sich in einem ständigen Wechsel von einem Extrem ins andere zeigen, wie es etwa bei der manischen Depression der Fall ist. Lavendel ist auch ein hervorragendes Mittel bei nervöser Erschöpfung.

Lavendel wirkt lindernd bei Entzündungen, obgleich nicht ganz so ausgeprägt wie die Kamille, daher seine Anwendung bei Verbrennungen, Dermatitis, Ekzemen, Psoriasis, Furunkel, Rheumatismus, Wunden, Geschwüren, Blepharitis, Konjunktivitis, Cystitis, Diarrhöe, Laryngitis usw. Dabei ist meist die antiseptische Wirkung ebenso wertvoll. Lavendel ist angezeigt bei katarrhalischem Ausfluß und Auswurf (Leukorrhöe, Gonorrhöe, Bronchitis u.s.w.) und wird außerdem als mildes Analgetikum angesehen, das auch auf Grund dieser schmerzlindernden Eigenschaft bei den vorstehend erwähnten Erkrankungen geschätzt wird. Es wirkt ausgezeichnet bei rheumatischen oder Muskelschmerzen und ist auch ein Bestandteil von Massageölen, die besonders von Sportlern gern gebraucht werden. Lavendel ist krampflösend (Asthma, Bronchitis), karminativ und magenwirksam (Kolik, Übelkeit, Erbrechen, Flatulenz, Dyspepsie), besonders wenn Beschwerden mit nervösen oder emotionalen

Schwierigkeiten in Zusammenhang stehen. Er fördert die Sekretion von Magensaft und die Motilität des Darmes. Seine antiseptische Eigenschaft macht ihn besonders geeignet zur Bekämpfung von Mundgeruch; außerdem ist er ein ausgezeichnetes Antiseptikum für die Haut.

Man kann den Lavendel bei allen Hauterkrankungen anwenden (Dermatitis, Ekzeme, Akne, Psoriasis u.s.w.), außerdem ist er wirksam gegen bestimmte Hautparasiten (Läuse, Krätze). Er hat sich als wirksames Mittel in manchen Fällen von Alopecia areata (kreisrunder Haarausfall) erwiesen und kann auch bei Kahlheit eingesetzt werden, vor allem, wenn damit nervöse Schwierigkeiten verbunden sind. Er wird auch mit Erfolg bei jedem Hauttyp (fett, trocken, empfindlich, Akne) eingesetzt, obgleich seine Wirkung am besten in Verbindung mit anderen Essenzen zur Geltung kommt. Er wirkt außerdem zytophylaktisch (die Regeneration der Hautzellen anregend) und könnte daher als hautverjüngende Substanz betrachtet werden. Diese Eigenschaft erklärt auch, warum Lavendel wahrscheinlich die wirksamste Essenz bei Verbrennungen ist. Er gilt auch als erfolgreiches desodorierendes Mittel.

Wegen der zugleich antiseptischen, antiphlogistischen und die Vernarbung und Heilung fördernden Eigenschaft gilt Lavendelöl als eines der besten Mittel zur Anwendung bei entzündeten, infizierten Wunden und Geschwüren. Dr. Valnet empfiehlt den Gebrauch bei syphilitischem Schanker (hartem Schanker), brandigen Wunden und Analfisteln. Als Antiseptikum kann der Lavendel bei den meisten Halsentzündungen angewandt werden, auch bei Grippe ist er oft von Nutzen. Auf Grund seiner antiseptisch-diuretischen Eigenschaften ist er mit Erfolg bei Blasenkatarrh einzusetzen, besonders wenn dieser mit Kälte oder Erkältung in Zusammenhang steht. Lavendel ist auch angezeigt bei abnorm geringer Harnausscheidung.

Lavendelöl ist ein ausgezeichnetes Mittel bei Sonnenstich oder Hitzschlag. In der Zubereitung als Massageöl kann es Verbrennungen verhüten. Es ist jedoch kein ausreichend wirksames Sonnenschutzmittel und genügt nicht bei einem Sonnenbad bei direkter Sonneneinstrahlung.

Lavendel ist nützlich bei Hornhautgeschwüren. Er erzeugt arteriellen Unterdruck und verringert die Oberflächenspannung des Blutes. Er wirkt dämpfend auf das Zentralnervensystem und setzt die spontane motorische Aktivität herab. Er hemmt das Wachstum des

Mycobacterium tuberculosis, des Staphylokokkus und Gonokokkus, des Löfflerbazillus (Erreger der Diphterie) und des Eberthella typhosa (Typhuserreger); Lavendelöldämpfe zerstören den Pneumokokkus und hämolytischen Streptokokkus innerhalb von 12 bis 24 Stunden. Lavendelöl hat eine sehr geringe Toxizität.

Es ist außerdem ein beliebtes Mittel zur Behandlung von Kindern und wird besonders bei Kolik, nervöser Erregung, Reizbarkeit, allgemeiner Schwäche, Hautaffektionen und ganz allgemein bei Infektionen eingesetzt. Es soll auch bei Keuchhusten helfen; allerdings ist mir kein Fall bekannt, wo es bei Kindern mit dieser Erkrankung erprobt wurde. Lavendel ist besonders erfolgreich bei Entzündungen im Hals-, Nasen- und Ohrenbereich und gilt als nützliche Alternative zur Kamille bei Ohrenschmerzen bei Kindern.

Auch zu verschiedenen Anwendungen während des Geburtsvorganges ist Lavendelöl zu empfehlen. Es sorgt für eine schnelle Entbindung, ohne daß die Wehen an Heftigkeit zunehmen. Es hilft, die Mutter zu beruhigen. Man kann mit dem aromatischen Wasser eine erfrischende Stirnkompresse bereiten, aber auch mit dem Massageöl den unteren Rücken einreiben (dadurch wird der Schmerz gelindert) oder es als warme Kompresse auf den Bauch legen. Es fördert auch den Ausstoß der Nachgeburt. Gibt man ein paar Tropfen davon auf eine heiße Platte, wird die Luft gereinigt und erfrischt. Als menstruationsförderndes Mittel wird Lavendel bei zu schwacher Periode und Menstruationsbeschwerden eingesetzt. Er gilt auch als ausgezeichnetes Mittel bei Leukorrhöe; man verwendet ihn zu Vaginalspülungen.

Äußerlich angewandt gehört Lavendel zu den wirksamsten Mitteln zur Anregung der Leukozytose. Man sollte stets an Lavendel denken, wenn eine Infektion, ein Krampf, eine Entzündung oder eine emotional/nervöse Störung vorliegt. Obgleich es einige Äußerungen von Pflanzenheilkundigen über die Toxizität des Lavendels gibt, gehört er tatsächlich zu den an wenigsten giftigen Essenzen und ist sogar von noch geringerer Toxizität als das Kamillenöl. Die Wirkung des Lavendels wird gewöhnlich gesteigert, wenn man ihn mit anderen Essenzen kombiniert.

Gebraucht man Lavendel bei entzündlichen Zuständen, sollte man ihn in sehr schwacher Konzentration anwenden (weniger als 1%ig). In höherer Konzentration hat er eine eher anregende Wirkung auf den Kreislauf. Wenn Lavendel bei Muskelschmerzen, Verstauchungen, Verrenkung, Zerrungen, rheumatischen Schmerzen usw. ein-

gesetzt wird, nimmt man eine 2- bis 4%ige Lösung. Bei entzündeten Wunden, Geschwüren, Hautentzündungen oder ähnlichen Zuständen ist die Reaktion am besten, wenn er in Verbindung mit Kamille eingesetzt wird.
Ein Lavendelbad ist erfrischend, entspannend und hat unweigerlich auch einen therapeutischen Effekt. Es wärmt das Herz, wirkt stabilisierend und ausgleichend im emotionalen Bereich. Mit Lavendelöl bereitet man auch ein Bad am Abend, wenn Schlafschwierigkeiten bestehen. In vieler Hinsicht besitzt der Lavendel eine große Ähnlichkeit mit der Kamille. Er ist aber weniger toxisch und in der Wirkung neutraler, während die Kamille mehr zu Yin neigt. Ein warmes Lavendelbad oder Fußbad bringt Entspannung bei physischer oder nervöser Erschöpfung.
Lavendel ist ein wirksames Mittel beim Biß der meisten Schlangen und Insekten, sogar gegen den Biß der Schwarzen Witwe. Er vermag das Gift zu neutralisieren.

Majoran

Lateinischer Name	Origanum majorana
Familie	Labiatae
Charakter	Yang
Beherrschender Planet	Merkur
Evaporationswert	40
Duftintensität	5
Essenz	aus dem Kraut

Wirkungen	*Anwendungsbereiche*
schmerzlindernd	Arthritis
anaphrodisisch	Asthma
antiseptisch	Erkältungen
krampflösend	Kolik
karminativ	Verstopfung
herzwirksam	Dysmenorrhöe
verdauungsfördernd	Dyspepsie
menstruationsfördernd	Flatulenz
schleimlösend	Übersteigerter Geschlechtstrieb
blutdrucksenkend	Kopfschmerz
abführend	Bluthochdruck
nervenwirksam	Hysterie
sedativ	Schlaflosigkeit
tonisierend	Leukorrhöe
fördert Wundheilung	Migräne
	nervöse Spannung
	Neurasthenie
	nervöser Tic

Majoran ist ein bekanntes Küchengewürz und genießt darüber hinaus hohes Ansehen in der Pflanzenmedizin. Er wurde im alten Griechenland häufig verwendet, sowohl als Medizin als auch zur Herstellung von Parfüms und anderen Toilettenartikeln. Die Griechen benutzten Majoran als Mittel gegen Krämpfe, Ödeme und Vergiftungen mit Narkotika. In England wird der Majoran als *magerum* oder *margerome* bezeichnet. Der Ursprung dieses Wortes ist unbekannt, möglicherweise besteht ein Zusammenhang mit dem

griechischen *margaron*, das bedeutet Perle und ist auch die sprachliche Wurzel des Namens Margarete. Die Bezeichnung *origanum* entstand aus den griechischen Worten *oros* (Berg) und *ganos* (Freude).
Wie das Basilikum hat auch der Majoran einen feineren Duft als die übrigen ätherischen Öle von Lippenblütlern. Er verbindet sich gut mit Lavendel- und Bergamottöl. Diese drei Öle zusammen ergeben eine sehr angenehme, entspannende Mischung. Der Geschmack ist sehr bitter, er wärmt Herz und Magen. Majoran ergibt auch ein entspannendes, wärmendes und kräftigendes Badeöl.

»Diese Pflanze ist heiß und trocken im zweiten Grad ... sie hat die Gabe zu lindern, zu lockern, zu verzehren und zu reinigen. Wenn man das Pulver in Wein trinkt oder das Pulver in Wein kocht, wärmt es angenehm den Magen. Außerdem wirkt es besänftigend auf die Verdauung. Auch nimm die Blätter und Blüten vom Magerum, stoße sie ein wenig und erhitze sie in einer Pfanne. Dann leg sie auf die Stelle, die Anlaß für das Übel ist. Das nimmt den Schmerz im Magen, der von den Winden herrührt. Auch für den Schnupfen nimm dieses Kraut und binde es warm um deinen Kopf. Außerdem trocknet es die Gebärmutter und hilft bei zu starkem Ausfluß.«

(Banckes Herbal)

»Unser gemeiner Majoran ist wärmend und lindernd bei Erkältungen im Kopf, Magen, den Muskeln und anderen Teilen, ob innerlich genommen oder äußerlich angewandt. Die Abkochung davon getrunken, hilft bei Erkrankungen des Brustkorbs, Schwierigkeiten mit Leber und Milz, kaltem Kummer mit dem Bauch und die dadurch entstehenden Blähungen, bei Stimmverlust, bei Resolution der Zunge ... Er fördert die Menstruation, wenn man eine Spülung macht ... Das Öl ist sehr warm und wirkt schmerzlindernd bei steifen Gelenken und verhärteten Sehnen, es macht sie weich und elastisch.«

(Nicholas Culpeper)

»Eine kephalische Pflanze, geeignet für Kopf und Nerven ... bei Krämpfen und Zuckungen, Apoplexie, Lähmung, Schwindel, Kopfschmerzen und dergleichen.«

(Joseph Miller)

Bei Majoranöl herrscht der Yang-Charakter vor. Es wirkt beruhigend, wärmt und entspannt bei Krampfzuständen, hilft bei Verdauungs- und Menstruationsbeschwerden und senkt hohen Blutdruck; es regt die Funktion des parasympathischen Nervensystems an und hemmt die des sympathischen Nervensystems, was eine allgemeine Erweiterung der Blutgefäße zur Folge hat. Auf diesem Effekt beruht zum größten Teil die Wirkung des Majorans auf das autonome Nervensystem. Seine zugleich krampflösende, beruhigende und wärmende Eigenschaft macht ihn zu einem wertvollen Bestandteil von Körpermassageölen. Culpeper empfiehlt Majoran sogar für »Gelenke, die nicht an ihrem Platz sind«.

Außerdem hält Culpeper die wärmende Wirkung des Majorans für nützlich bei Beschwerden in so gut wie allen Teilen des Körpers, wenn sie mit Erkältung oder Krampf zusammenhängen. Es gibt zwar viele Essenzen, die als wärmend beschrieben werden, aber mit der lindernden Wirkung des Majorans hat es schon eine ganz besondere Bewandtnis. Man beachte in diesem Zusammenhang auch Culpepers Bemerkung über den »kalten Kummer im Bauch«. Majoran ist besonders wirksam bei Beschwerden, denen Kummer, Leid und Gram zugrunde liegen, und er hat einen besonders wärmenden, wohltuenden Einfluß auf das Herz; indem er für eine Erweiterung der Blutgefäße sorgt, setzt er die Belastung oder den Druck auf das Herz herab, so daß es ausruhen kann. Sein extrem bitterer Geschmack deutet auf eine gewisse Affinität zum Herzen hin. John Gerarde rät Majoran allen, »die sich allzuviel dem Seufzen hingeben«.

Äußerlich wirkt Majoran schmerzlindernd und wärmend und ist daher von Nutzen bei Muskelkrämpfen, rheumatischen Schmerzen, Verstauchungen, Prellungen u.s.w. Er hilft auch, die Schwellung nach Quetschungen und dergleichen zu verteilen. Bei Erkältung kann man ihn zur Inhalation verwenden, aber auch direkt den Bereich der Stirn- und Nebenhöhlen und die Schläfen damit einreiben. Bei Kopfschmerz und Migräne wird er auch innerlich eingenommen. Als wärmendes, menstruationsförderndes Mittel setzt man ihn bei Vaginalspülungen ein. Auch bei Leukorrhöe und schmerzhafter Periode hat man damit Erfolge erzielt.

Majoran ist ein hervorragendes Mittel, wenn ein anormal starker Geschlechtstrieb gedämpft werden soll. Eine solche Übersteigerung mag an sich noch nicht als Erkrankung angesehen werden, aber diese spezielle Wirkungsweise gilt schon als wesentlicher Bestand-

teil des Charakters dieser Pflanze, seit sie einmal vom Leiter eines Waisenhauses, einem Geistlichen, entdeckt wurde. Majoran kann bei nächtlichem Samenerguß, übermäßiger Masturbation, Nymphomanie u.s.w. helfen, besonders wenn diese Erscheinungen mit Hysterie oder Angstzuständen verbunden sind.
Majoran wirkt als Laxativ, indem es die Darmperistaltik anregt und verstärkt. Hier besteht auch ein Zusammenhang mit seiner verdauungsfördernden und karminativen Eigenschaft. Außerdem wirkt Majoran lindernd bei Darmkrämpfen und wird deshalb mit Erfolg bei Kolik, Flatulenz und allen krampfartigen Verdauungsbeschwerden eingesetzt. Seine Wirkung auf das Nervensystem ist sedierend und tonisierend zugleich. Er wird deshalb bei Schlaflosigkeit und Angstzuständen verwendet, vor allem wenn gleichzeitig ein hoher Blutdruck vorliegt. Man erzielte sogar in Fällen von nervösem Tic und Hysterie Erfolge.

Melisse

Lateinischer Name	Melissa officinalis
Familie	Labiatae
Andere Bezeichnungen	Mutterkraut, Zitronenmelisse
Charakter	Yang
Beherrschender Planet	Jupiter
Evaporationswert	?
Duftintensität	4?
Essenz	aus dem Kraut

Wirkungen

antidepressiv
krampflösend
karminativ
herzwirksam
verdauungsfördernd
fiebersenkend
blutdrucksenkend
nervenwirksam
sedativ
magenwirksam
schweißtreibend
kräftigend
Wirkung auf die Gebärmutter
Wurmmittel

Anwendungsbereiche

Allergien
Asthma
Erkältungen
Kolik
Depression
Ruhr
Fieber
Verdauungsstörungen
Bluthochdruck
Menstruationsbeschwerden
Migräne
Herzklopfen
Übelkeit
nervöse Spannung
Schock
Sterilität (bei Frauen)
Schwindelgefühl
Erbrechen

Die Melissenblätter riechen stark nach Zitrone, auch sind die beiden Öle sich sehr ähnlich. Es gibt allerdings keinerlei botanische Verwandtschaft zwischen Melisse und Zitrone. Die Melisse besitzt von allen Kräutern einen ganz einzigartigen Duft. Man findet sie in Europa, Mittelasien und Nordamerika. Sie ist beispielsweise in England sehr häufig anzutreffen und verbreitet sich recht schnell, ob

kultiviert oder wild. Die Blätter sind klein und gekerbt-gesägt, die Blüten weiß oder gelb. Der Duft ist im Frühsommer am kräftigsten, unmittelbar bevor die Blüte erscheint.
Der Name Melisse stammt vom griechischen Wort für Biene, und diese hat auch eine ganz besondere Vorliebe für die Melissenblüten, wenn sie auf der Suche nach Honig ist und vom Duft angezogen wird. Die Melisse gehört zu unseren ältesten Heilpflanzen und wurde besonders von Paracelsus geschätzt, der sie als Lebenselixier bezeichnete. Er bereitete eine Mischung aus Melisse und Kaliumkarbonat, die als *primum ens melissae* bezeichnet wurde. Die Essenz fand seit dem späten 17. Jahrhundert in der Medizin Verwendung. Alle alten Pflanzenheiler weisen auf die Wirksamkeit bei der Behandlung von Melancholie und zur Kräftigung des Gehirns und der Nerven hin. Joseph Miller schrieb:

> »Sie ist gut für alle Beschwerden von Kopf und Nerven; macht das Herz froh und heilt starkes Herzklopfen; verhütet Ohnmacht, Melancholie, hypochondrische und hysterische Leiden, widersteht der Fäulnis und Verwesung und ist wertvoll bei bösartigen und ansteckenden Krankheiten.«

Er empfiehlt die Melisse auch bei Bienen- und Wespenstichen. John Gerarde sagt darüber:

> »Im letzten Jahrhundert erwies sich die Melisse, wie schon früher bei den Arabern und Mauretaniern, als besonders wirksam auf das Herz und als Medizin gegen alle Beschwerden dieses Organs; wie Avicenna in seinem Buch über die Leiden des Herzens lehrt, macht Melisse das Herz froh und stärkt die Lebensgeister.«

Culpeper wird noch deutlicher:

> »Es ist ein Kraut des Jupiters und steht unter dem Krebs, und es unterstützt die Natur in allen ihren Bestrebungen ... Serapion sagt, es mache Geist und Herz fröhlich, belebe das Herz, auch bei Ohnmacht und wenn die Sinne zu schwinden drohen, besonders wenn man davon im Schlaf überfallen wird, und es vertreibt alle lästigen Sorgen und Gedanken aus dem Kopf, die von der Melancholie oder der schwarzen Galle kommen: dies hat Avicenna bestätigt.

Es ist eine gute Hilfe bei Verdauungsbeschwerden, und es öffnet Stockungen im Gehirn ... Es ist gut für Leber und Milz.«

Es ist bemerkenswert, daß diese beiden Autoren das physische Herz mit dem emotionalen Herzen, dem Zentrum des Gefühlslebens, in Verbindung bringen.

Die Wirkung des Öls ist eher kräftigend als anregend; es ist ein Tonikum für Herz, Nervensystem, Verdauungstrakt und Uterus. Es wirkt dämpfend, beruhigend, antidepressiv. Es verlangsamt Atmung und Puls, senkt den Blutdruck und hat eine entkrampfende Wirkung auf die glatte Muskulatur. Die Wirkung auf das Herz ist tonisierend und antispasmodisch; Melisse ist sozusagen das Gegenteil eines Herzstimulantiums. Sie verlangsamt den Herzschlag und wirkt bei Krampfzuständen entspannend, daher auch ihr Erfolg bei Herzklopfen. Es hat den Anschein, als ob die Melisse bei allen Herzbeschwerden hilft, bei denen eine Überreizung oder Überhitzung vorliegt, die zu Herzschwäche und damit zu pathologischen Veränderungen führen.

Eng verbunden mit dieser Herzwirksamkeit ist der Einfluß des Melissenöls auf das Nervensystem. Über das Nervensystem wird auch seine blutdrucksenkende und krampflösende Eigenschaft wirksam. Es ist ein starkes Sedativum und hat gleichzeitig, teilweise auf Grund der Herabsetzung von Spannung und Verkrampfung, eine stimmungshebende, freundliche Wirkung auf den Geist, wie man es häufig bei aromatischen Ölen findet. Seine Anwendung bei Nervenleiden erfolgt vor allem bei Übersensibilität, die zu ständigen panikartigen Angstzuständen führen kann. Die Verwendung ist angezeigt bei allen hysterischen oder nervösen Leiden.

Als verdauungsförderndes, magenwirksames Karminativum ist die Wirkung des Melissenöls dem von Pfefferminze oder Fenchel sehr ähnlich. Auch hier gilt als Hauptmerkmal ein eher tonisierender als anregender Einfluß. Indem die Melisse für Entkrampfung sorgt, kommt es zum natürlichen Fluß der Verdauungssäfte. Sie ist ein ausgezeichnetes Mittel bei Übelkeit, Erbrechen und Verdauungsstörungen besonders nervösen Ursprungs, und zweifellos mit Erfolg auch bei Flatulenz zu verwenden.

Bei Fieber sorgt sie für eine mäßige Transpiration und hat einen kühlenden Effekt. Daher wird sie gern bei Erkältung und Grippe eingesetzt. Darüber hinaus ist auch hier wieder die krampflösende Wirkung auf die Bronchien wertvoll, so daß sich die Anwendung

auch bei Asthma und evtl. bei Bronchitis anbietet. Melisse hat eine Yin-Wirkung auf die Atmungsorgane; sie verlangsamt die Atemtätigkeit, wirkt krampflösend und kühlt bei zu starker Erhitzung.
Melisse scheint auch eine gewisse Beziehung zu den weiblichen Geschlechtsorganen zu besitzen. Sie ist von schwach menstruationsfördernder Wirkung und wertvoll bei schmerzhafter Periode. In beiden Fällen bemerkt man den besänftigenden, entspannenden und entkrampfenden Einfluß. Indem die Melisse die Natur unterstützt, es der Natur ermöglicht, nach ihrem eigenen Rhythmus zu arbeiten, indem Spannungen und Blockierungen beseitigt werden, ist dieses Öl auch von großem Wert bei Menstruationsunregelmäßigkeiten und weiblicher Unfruchtbarkeit.
Die Gesamtwirkung der Melisse ist die eines allgemeinen Tonikums, eines Heilmittels von schwachem Yang-Charakter. Auf Grund des bemerkenswerten Einflusses auf Herz, Blutdruck, Nervensystem und, in enger Beziehung dazu, auch auf die Emotionen, ist die Melisse wohl die Substanz, die einem Verjüngungsmittel am nächsten kommt: kein Mittel, das uns wieder jung macht, sondern eines, das uns hilft, indem es die Einflüsse unseres Denkens und der Außenwelt auf unseren Körper zu dämpfen vermag. Vielleicht hatte Paracelsus gar nicht so unrecht, wenn er die Melisse als Elixier des Lebens bezeichnete!

Muskatellersalbei

Lateinischer Name	Salvia sclarea
Familie	Labiatae
Charakter	Yang
Beherrschender Planet	Merkur
Evaporationswert	82
Duftintensität	5
Essenz	aus dem Kraut

Wirkungen	*Anwendungsbereiche*
krampflösend	Amenorrhöe
antidepressiv	Furunkel
antiphlogistisch	Kolik
antiseptisch	Krämpfe
aphrodisisch	Depressionen
adstringierend	Dysmenorrhöe
karminativ	Dyspepsie
desodorierend	Flatulenz
verdauungsfördernd	Frigidität
menstruationsfördernd	Bluthochdruck
blutdrucksenkend	Hysterie
nervenwirksam	Impotenz
sedativ	Nierenleiden
magenwirksam	Leukorrhöe
tonisierend	Neurasthenie
Wirkung auf Gebärmutter	Ophthalmie
	Hautpflege
	Halsentzündung
	Geschwüre
	Keuchhusten

Der Muskatellersalbei sieht ganz ähnlich wie der bei uns bekannte Wiesensalbei aus, allerdings sind seine blauen Blüten etwas kleiner. Er hat breite, runzelige Blätter, grün mit einem Stich ins Purpurne. Die Blütenknospen sind umschlossen von grünen Deckblättern, die manchmal purpurfarbene Streifen aufweisen. Sowohl Blätter als auch Deckblätter sind äußerst aromatisch. Die botanische Bezeichnung Salvia sclarea ist vom lateinischen Wort clarus abgeleitet, das

bedeutet »klar«. Eine englische Bezeichnung für den Muskatellersalbei lautet »clear eye«, also »klares Auge«. Sie ist auf die Anwendung der Pflanze zurückzuführen. Man bereitete nämlich aus den Samen eine Art Pflanzenschleim, der das Auge von Fremdkörpern befreite und wieder klar erscheinen ließ.
Den Muskatellersalbei kannte und verwendete man schon in alter Zeit. Er ist in Syrien, Italien, Frankreich und der Schweiz heimisch und wird zur Gewinnung des ätherischen Öls in Frankreich und Rußland angebaut. Mrs. Grieve berichtete, daß er im Jahre 1562 nach England kam. Er wurde im Mittelalter in ganz Europa verwendet. In neuerer Zeit setzt man ihn kaum mehr für medizinische Zwecke ein. Er ist in dieser Beziehung vom »Echten Salbei« verdrängt worden, ähnlich wie die Myrrhe den Weihrauch ersetzt hat. Der deutsche Name Muskatellersalbei ist offenbar dadurch entstanden, daß diese Pflanze von den Winzern in Deutschland verwendet wurde, um den echten Muskatellerwein zu imitieren. Als ich das Öl des Muskatellersalbeis zum ersten Mal für eine Massage gebrauchte, traten sowohl bei meinem Patienten als auch bei mir selbst deutliche Anzeichen einer Art Trunkenheit auf. Zuerst war ich nicht sicher, ob dies am Muskatellersalbeiöl lag, aber ich bemerkte dann, daß jedesmal, wenn ich damit arbeitete oder es eine gewisse Zeit einatmete, sich die gleiche Reaktion zeigte. Man wird langsam träge und schwerfälliger, es kommt zu einem Gefühl der Euphorie, und die Konzentrationsfähigkeit ist beeinträchtigt. In der Wirkung ähnelt es eher dem Cannabis als Alkohol. Ich war immer noch nicht ganz sicher, ob dies im allgemeinen für den Muskatellersalbei gilt oder lediglich meine subjektive Erfahrung war, bis ich auf den folgenden Abschnitt in dem Buch »A Modern Herbal« stieß:

> »Waller berichtet (1822), daß es in diesem Lande auch als Ersatz für Hopfen genommen wurde, um das Bier zu verfeinern und es bitter und berauschend zu machen. Das führte zu einer angeregten, heiteren Stimmung und in der Folge zu starken Kopfschmerzen. Lobel sagt: ›Manche Bierbrauer geben es in ihre Getränke, damit diese mehr zu Kopfe steigen und auch, damit es den Trunkenbolden besser schmeckt. Danach werden sie dann je nach ihrer Veranlagung entweder betrunken bis zur Bewußtlosigkeit, Albernheit oder Raserei.«

Ich habe niemals das Muskatellersalbeiöl mit Alkohol gemischt. Allein für sich erzeugt es keine Kopfschmerzen. Nicholas Culpeper sagt darüber:

»Verwendet man die Blätter mit Weinessig allein oder fügt noch ein wenig Honig hinzu, hilft das bei Furunkel, Umlauf und den hitzigen Entzündungen, die unter Schmerzen reif werden. Man muß es auflegen, bevor es sich zu sehr ausgebreitet hat ... Samen oder Blätter in Wein genommen regen an zum Geschlechtsgenuß. Sie sind auch von großem Wert bei Männern und Frauen, die einen schwachen Rücken haben, und sie helfen, die Nieren zu stärken ... Der Saft der Blätter, in Bier gegeben und getrunken, führt bei Frauen die Menstruation herbei und treibt die Nachgeburt heraus. «

»Der Muskatellersalbei ist seiner Natur nach warm und trocken. In Wein gegeben, lindert er kalte Magenbeschwerden, die mit Winden verbunden sind. Er ist besonders zur Stärkung der Nieren zu empfehlen, schafft Abhilfe bei Fluor albus und wenn der Schoß kalt und schlaff ist.«

(Joseph Miller)

»In Jamaika, wo die Pflanze wächst, wurde sie häufig von den Schwarzen verwendet, die sie für kühlend und reinigend halten und bei Geschwüren und Entzündungen der Augen auflegen. Mit einem Absud aus den Blättern in Kokosnußöl behandeln sie Skorpionstiche. Muskatellersalbei und eine jamaikanische Art der Verbene sind zwei Bestandteile eines aromatischen heißen Bades, das man dort mit Erfolg anwendet.«

(Mrs. Grieve)

Das ätherische Öl ist klar und hat einen süßen, nußartigen Geruch, der nur entfernt an das Öl des echten Salbeis erinnert; es ist ein viel angenehmeres, fast blumiges Aroma. Nicht alle Frauen mögen diesen Duft, er gehört jedoch zu meinen Lieblingsgerüchen. Der Geschmack ist warm und ein wenig bitter.
Muskatellersalbei verbindet sich harmonisch mit den Ölen von Wacholder, Lavendel und Sandelholz. Er wird oft als Fixativ in Parfüms verwendet. Ein Bad mit Muskatellersalbei wirkt erwärmend und sehr entspannend.

Muskatellersalbeiöl ist ein gutes allgemeines Tonikum, ähnlich wie Wacholder und der echte Salbei. Seine generell tonisierende Wirkung kommt besonders im Bereich von Nerven, Magen, Nieren und Uterus zur Geltung. Der Einfluß auf das Nervensystem ist sedierend, krampflösend und tonisierend. Es scheint auch eine Art euphorischen Rauschzustandes in schwacher Form hervorzurufen, obgleich dabei keine direkte Beziehung zur Toxizität besteht, da schon durch äußerst geringe Dosen dieser Effekt eintreten kann. Zwar ist Muskatellersalbei weniger toxisch als der echte Salbei, doch sollte er ebenfalls nicht in hoher Dosierung gebraucht werden, etwa um absichtlich die beschriebene »Trunkenheit« herbeizuführen; die Folgen wären eher Vergiftungserscheinungen und starkes Kopfweh und weniger der gewünschte euphorische Zustand. Die aphrodisische Eigenschaft des Muskatellersalbeis steht in enger Beziehung zu der euphorisierenden Wirkung.

Als Nerventonikum wird der Muskatellersalbei bei nervösen, schwachen, ängstlichen Menschen eingesetzt, ganz besonders wirksam in der Rekonvaleszenz. Er ist von Nutzen bei Schwächezuständen auf physischer, geistiger, nervöser und sexueller Ebene. Seine zugleich euphorisierende, tonisierende und sedative Wirkung ist wertvoll bei nervösen Depressionen und Ängstlichkeit; er ist im allgemeinen erfolgreich bei den Depressionen, die häufig als Begleiterscheinung einer akuten physischen Erkrankung auftreten und auch im Fall der bekannten Depression im Wochenbett.

Nach Caujolle und Franck (1945) bewirkte das Öl des Muskatellersalbeis eine Erhöhung des Blutdrucks, als man es Hunden intravenös injizierte. Diese Wirkung hielt fast eine Stunde lang an und scheint eher auf einer Anregung der Adrenalin-Sekretion als des Nervensystems zu beruhen. Schipochliew entdeckte 1968, daß durch Muskatellersalbeiöl, das man Versuchstieren intravenös gegeben hatte, ein Absinken des Blutdrucks eintrat. Im ersten Fall betrug die Dosis etwa 1 ccm pro kg Körpergewicht, im zweiten Fall waren es 5 bis 10 mg pro kg Körpergewicht, also eine wesentlich geringere Dosis. Nach Rovesti und Gattefossé (1973) wirkt Muskatellersalbei blutdrucksenkend. Da die Untersuchung von Schipochliew mit der Dosis durchgeführt wurde, die normalerweise in der Aromatherapie angewandt wird, können wir annehmen, daß der Muskatellersalbei blutdrucksenkend wirkt. Jedoch ist auch der mögliche Einfluß auf die Adrenalin-Ausscheidung sehr interessant, da hier ein Zusammenhang mit dem euphorisierenden Effekt bestehen könnte.

Da der Muskatellersalbei krampfstillend, euphorisierend und beruhigend zugleich wirkt, ist seine Anwendung bei nervöser, hysterischer, zu Panik neigender Gemütsverfassung angezeigt. Er ist ein gutes Tonikum für den Unterleib und ganz allgemein für die weiblichen Funktionen. (Vielleicht enthält er ebenso wie der Gartensalbei Östrogene oder eine ähnliche Substanz.) Nach Joseph Millers Worten schafft der Muskatellersalbei »Abhilfe ... wenn der Schoß kalt und schlaff ist.« Er hilft bei Menstruationsbeschwerden und wird mit Erfolg zur Inhalation, Fumigation oder als Kompresse während der Entbindung eingesetzt. Er fördert die Wehen und hilft gleichzeitig der Mutter, sich zu entspannen.

Dem Muskatellersalbei wird auch eine kräftigende Wirkung auf Nieren und Magen zugeschrieben. Äußerlich wirkt er kühlend bei Entzündungen und wird wegen seines Duftes gern zur Hautpflege verwendet. Er ist nützlich bei entzündeter, normaler und übermäßig wasserhaltiger (aufgeschwemmter) Haut.

Myrrhe

Lateinischer Name	Commiphora myrrha Balsamodendron myrrha
Familie	Burseraceae
Charakter	Yang
Beherrschender Planet	Sonne
Evaporationswert	100?
Duftintensität	7
Essenz	aus dem Harz

Wirkungen	*Anwendungsbereiche*
antiseptisch	Amenorrhöe
antiphlogistisch	Aphten
adstringierend	Schnupfen
karminativ	Chlorose
menstruationsfördernd	Husten Diarrhöe
schleimlösend	Dyspepsie
sedativ	Flatulenz
anregend (bes. Lunge)	Gingivitis
magenwirksam	Hämorrhoiden
tonisierend	Leukorrhöe
Wirkung auf Gebärmutter	Appetitlosigkeit Pyorrhöe
fördert Wundheilung	Stomatitis
	Soor
	Tuberkulose
	Geschwüre (Mund, Haut)
	Wunden und Verletzungen

Das Myrrhenharz, aus dem das Öl gewonnen wird, stammt von den Ästen des Myrrhenstrauches, entweder aus Einschnitten oder Kerben, oder aber aus natürlichen Rissen und Spalten. Das Harz fließt als dicke, blaßgelbe Flüßigkeit aus und wird rötlich-braun, während

es trocknet und hart wird. Der Myrrhenstrauch wird nicht höher als knapp einen Meter; er hat robuste, knorrige Äste, dreizählige Blätter, die ebenfalls aromatisch sind, und kleine weiße Blüten. Er wächst im Nordosten Afrikas in sehr trockenen Gebieten und kommt am häufigsten im südlichen Arabien vor. Er war auch im »Garten Eden« zu finden, in dem Land zwischen Euphrat und Tigris, das zur Zeit Moses' zu Babylonien gehörte. Man ist im allgemeinen nicht der Ansicht, daß dieses Gewächs als die Myrrhe der Bibel gelten kann, obzwar in dieser Beziehung so viel Ungewißheit herrscht, daß es aber genausogut der Fall sein könnte.
Die Myrrhe wurde früher weitaus häufiger gebraucht als jede andere aromatische Substanz, und zwar sowohl als Räucherwerk als auch zur Herstellung von Parfüms und Heilmitteln. Ihre große Beliebtheit als Parfüm ist schwer verständlich, da es sich nicht gerade um ein besonders süßes Öl handelt. Es hat einen eher modrigen, balsamischen, weihrauchartigen Geruch, ergibt allerdings in sehr geringer Menge eine angenehm rauchige Grundlage für alle Mischungen. Die Essenz ist von einer schönen rötlichbraunen Farbe.
In Heliopolis pflegten die alten Ägypter jeden Tag zur Mittagszeit Myrrhe zu verbrennen. Es war ein Teil ihres Sonnenkultes. Sie gebrauchten ihn auch ausgiebig zur Einbalsamierung der Toten, vor allem wurde der Magen mit Myrrhe gefüllt. Auf Grund der Eigenschaft, das Gewebe zu erhalten, ist das Myrrhenöl ein wertvoller Bestandteil in kosmetischen Präparaten. Es besitzt zwar nicht die Fähigkeit, Falten und Runzeln auf wunderbare Weise verschwinden zu lassen, aber man sagt, daß es den Teint jugendfrisch erhält. Ägyptische Frauen benutzten es zweifellos zu Gesichtsmasken und in anderen Präparaten. Es hat einen leicht kühlen Effekt auf der Haut und ist besonders angenehm in diesem heißen, trockenen Klima. Das Buch Esther berichtet, daß bei der Reinigung der Frauen, die insgesamt 12 Monate dauerte, sechs Monate lang Myrrhenöl verwendet wurde.
Einer der beliebtesten Düfte im alten Griechenland war *megaleion*, das ebenfalls Myrrhenöl enthielt. Man benutzte es auch wegen seiner Heilkraft und wandte es besonders bei den während der Kämpfe erlittenen Verletzungen an, um die Heilung zu fördern und Entzündungen zu hemmen. Nach einer griechischen Sage soll die Myrrhe von den Tränen der Myrrha stammen, einer Tochter des Königs Kinyras von Zypern, die in einen Strauch verwandelt wurde.

Joseph Miller beschäftigt sich ausführlich mit den Eigenschaften der Myrrhe:

> »Myrrhe öffnet, erhitzt und trocknet, sie widersteht Fäulnis und Verwesung und leistet gute Dienste bei Leiden der Gebärmutter, sie öffnet den verschlossenen Leib, fördert die Menses, beschleunigt die Geburt und sorgt für den Ausstoß der Nachgeburt. Sie ist gleichermaßen gut für hartnäckigen Husten und Heiserkeit, bei Stimmverlust, und ist auch sehr nützlich gegen pestilenzartige und ansteckende Krankheiten, sowohl innerlich eingenommen, aber auch, wenn man sie auf brennende Kohlen legt und den Rauch einatmet.
> Äußerlich angewandt, kuriert sie Wunden und Geschwüre und verhindert Brand und Nekrose.«

Li Shih-Chên sagt:

> »Man betrachtet die Myrrhe als ein Alterantium (Mittel zur Umstimmungstherapie) und Sedativum; wie früher im Westen, wird sie auch zur Behandlung von Wunden und Geschwüren eingesetzt. Besonders erfolgreich ist sie bei Absonderungen aus der Gebärmutter und bei schwerem Wochenfluß; außerdem bei der Behandlung von Leiden, die Ähnlichkeit mit einer hysterischen Manie besitzen.«

Richard Lucas erwähnt in seinem Buch »Nature's Medicines« das Einreiben des Körpers mit Myrrhentinktur als Schutz gegen die Kälte und schreibt darüber:

> »Sie verbessert den Zustand der Haut. Dies ist besonders nützlich, wenn die Haut schlaff und der Patient schwach ist, wie etwa bei chronischer Bronchitis, chronischer Pleuritis, Asthma, chronischem Rheumatismus, chronischer Diarrhöe, Marasmus und jeder anderen Erkrankung, die von allgemeiner Schwäche begleitet ist.«

Myrrhenöl ist zwar nicht sehr erhitzend (tatsächlich wirkt es ja entzündungswidrig), aber es hat im Grunde Yang-Charakter. Es ist anregend und kräftigend, sein hauptsächlicher Wirkungsbereich ist die Lunge. Es ist gelegentlich bei Yin-Zuständen angebracht, wenn es um Auszehrungs- oder Degenerationserscheinungen geht, bei schlecht heilenden Wunden und Geschwüren, Gangrän, Pyorrhöe, Tuberkulose und Phthisis pulmonalis (darunter versteht man die besonders durch Lungentuberkulose herbeigeführte allgemeine Auszehrung). Es ist fast so, als ob diese tiefrote Essenz die lebensspendende Kraft der nordafrikanischen Sonne eingefangen hätte.

Myrrhenöl ist ein sehr gutes Expektorans und als solches wertvoll bei Husten aller Art, Bronchitis, Erkältungskrankheiten und allen Leiden, bei denen es zu übermäßiger Schleimabsonderung kommt, denn es fördert den Auswurf und beruhigt zugleich die entzündeten Schleimhäute. Myrrhe ist nicht nur erfolgreich bei den mit Auswurf verbundenen Erkrankungen der Bronchien, sondern auch bei Leukorrhöe, Diarrhöe und ähnlichen Beschwerden.

Ihre Wirkung auf das Verdauungssystem ist stimulierend und karminativ, sie regt den Appetit und den Fluß der Verdauungssäfte an und schafft Abhilfe bei Flatulenz. Myrrhe ist ein nützliches Mittel bei schwachem Magen, wo es leicht zu einer Gärung der Nahrung kommt. Indem sie diesen Zustand beseitigt, verhütet die Myrrhe auch üblen Mundgeruch, der meist eine Folge schlechter Verdauung und krankhafter Gärungsprozesse ist. Die Wirkung der Myrrhe auf Hals und Mund ist deutlich erkennbar. Sie ist ein ausgezeichnetes Mittel bei Mundgeschwüren, Entzündungen im Mund (Stomatitis) und Pyorrhöe (Eiterfluß). Jethro Kloss empfiehlt Myrrhe auch bei Diphterie, R. C. Wren gegen Soor (Mundfäule) und Joseph Miller bei Stimmverlust.

Die mit der Myrrhe erzielten Erfolge bei schlecht heilenden Wunden und Geschwüren kann man nur als sagenhaft bezeichnen. Sie verdankt diese Wirkung wahrscheinlich einer Kombination aus antiseptischen, adstringierenden und antiphlogistischen Eigenschaften. Besonders der adstringierende Effekt erweist sich als sehr wertvoll bei der äußerlichen Anwendung bei Hämorrhoiden. Von Mrs. Grieve wird Myrrhe gegen Chlorose eingesetzt, das ist eine Art Bleichsucht, die vor allem bei jungen Mädchen auftritt.

Der Myrrhenstrauch muß sehr zäh sein, um in der Wüste zu überleben. Das Myrrhenöl ist genauso stark und kräftig. Gleichzeitig ist es in der Anwendung jedoch sehr sicher. Vielleicht besser noch als jede andere Substanz hat es den Test der Zeit bestanden. Die Myrrhe wird seit mindestens dreitausend Jahren verwendet, bei vielen Völkern, auf die unterschiedlichste Weise, und sie ist noch immer ein sehr beliebtes Heilmittel.

Orangenblüte (Neroli)

Lateinischer Name	Citrus vulgaris Citrus aurantium
Familie	Rutaceae
Charakter	Yang
Beherrschender Planet	Sonne
Evaporationswert	79
Duftintensität	5
Essenz	aus den Blüten

Wirkungen	*Anwendungsbereiche*
antidepressiv	Depressionen
aphrodisisch	Diarrhöe (chronisch)
antiseptisch	Hysterie
krampflösend	Schlaflosigkeit
herzwirksam	nervöse Spannung
desodorierend	Herzklopfen
verdauungsfördernd	Schock
sedativ	zur Hautpflege
tonisierend	

Es gibt zwei Arten der Orangenbäume, und zwar die süße Orange und die bittere Orange oder Pomeranze. Das Orangenblütenöl, auch Neroliöl genannt, wird aus den weißen Blüten der Bitterorange gewonnen. Die Blüten der süßen Orange ergeben ebenfalls eine Essenz, sie ist jedoch von geringerer Qualität und wird nicht so häufig verwendet. Der Ursprung des Ausdrucks *Neroli* ist ungewiß. Manche glauben, daß das Wort vom Namen des Kaisers Nero abgeleitet ist. Im allgemeinen neigt man eher der Theorie zu, daß in der Bezeichnung ein Zusammenhang mit einer Prinzessin Anne-Marie von Nerola deutlich wird, die als erste ihre Handschuhe und ihr Badewasser mit diesem Duft zu parfümieren pflegte. Sie war die Gattin eines italienischen Prinzen und lebte im 16. Jahrhundert. Ihr Handschuhparfüm wurde weithin bekannt, und schließlich nannte man alle Handschuhe, die mit diesem Parfüm versehen waren, *guanti di Neroli.*

Man glaubt, daß die ersten Orangenbäume im 12. Jahrhundert nach Europa kamen, und zwar brachten sie portugiesische Seefahrer aus

Ostindien mit. Der Orangenbaum ist in China heimisch, wo seine Blüten seit Jahrhunderten zur Zubereitung kosmetischer Präparate dienen. Er wird heute u. a. in Frankreich, Tunesien, Italien und den USA kultiviert.

Neroliöl gehört, wie schon sein Preis andeutet, zu den köstlichsten Blütenessenzen. Es wird vor allem zur Herstellung von Eau de Cologne verwendet. Dabei kombiniert man es mit Lavendel, Bergamott, Zitrone und Rosmarin zum klassischen Toilettenwasser. Es paßt auch gut zu Sandelholz, Jasmin und Rose. Außerdem eignet es sich gut als »Herz« einer Blütenmischung. Neroliöl hat einen herrlich süßen, femininen Duft, ebenso einzigartig wie der Geruch von Rose oder Jasmin, und gar nicht so leicht zu beschreiben; vielleicht hat es mit dem Lavendelöl noch die größte Ähnlichkeit. Es ist von blaßgelber Farbe und besitzt einen bitteren Geschmack, der auf eine mögliche Wirkung auf Herz und Dünndarm hinweist.

Neroli ist eines der Öle mit der stärksten sedativ-antidepressiven Wirkung. Seine Anwendung empfiehlt sich bei Schlaflosigkeit, Hysterie, Angstzuständen und Depressionen. Es beruhigt und verlangsamt geistige Reaktionen und hat auch einen merklichen Einfluß auf das Herz. Es setzt die Amplitude der Herzmuskelkontraktionen herab und ist daher von Nutzen bei Herzklopfen und anderen krampfartigen Herzbeschwerden. In Zusammenhang mit diesem Effekt steht seine Anwendung bei dem zu Panik, Hysterie und Angst neigenden Typ – also bei Menschen, die sich unnötig aufregen und beim geringsten Anlaß die Nerven verlieren. Neroli ist auch ein wertvolles Mittel bei Schockzuständen oder bei solchen Beschwerden, die durch plötzlichen Schock entstanden sind, aber auch bei Angstreaktionen, die das Herz belasten. Es ist erfolgreich bei chronischer Diarrhöe, wenn hier ein Zusammenhang mit langanhaltendem Stress oder Angst besteht. Die Wirkung setzt langsam, aber sicher ein.

Das Neroliöl hat auch einen erkennbaren Einfluß auf die Haut. Wie Lavendel und Geranie wird es von jedem Hauttyp vertragen. Es ist vollkommen reizlos und kann daher überall angewandt werden, wo eine Reizung, Entzündung oder Rötung besteht. Es soll besonders nützlich bei trockener Haut und Durchblutungsstörungen sein. Es ist eines der Öle, die auf der Ebene des Zellgewebes wirksam werden, also die Abstoßung der alten Zellen und das Wachstum der neuen anregen. Neroli ergibt ein herrliches Badeöl, das zugleich entspannt und desodoriert.

Orangenblütenwasser ist beruhigend, verdauungsfördernd, karminativ. Es gilt als angenehmes, mild wirkendes Mittel im Falle von Koliken bei Kindern. Die sedierende Wirkung hilft ihnen beim Einschlafen. (Man beachte in diesem Zusammenhang auch die Anmerkung am Schluß des »Registers nach Indikationen«.)

Patschuli

Lateinischer Name	Pogostemon patchouli
Familie	Labiatae
Charakter	Yang
Beherrschender Planet	Sonne
Evaporationswert	100
Duftintensität	5
Essenz	aus dem Kraut

Wirkungen	*Anwendungsbereiche*
antidepressiv	Angst
antiphlogistisch?	Depressionen
antiseptisch	zur Hautpflege
aphrodisisch	bei Wunden und Verletzungen
adstringierend	
fördert Vernarbung und Heilung	
desodorierend	
sedativ	
tonisierend	

Patschuli stammt aus Indien. Dort wird es als *puchaput* bezeichnet. Die Pflanze gehört zur Familie der Lippenblütler, aber ihr Öl unterscheidet sich von dem anderer Labiatae. Die Blätter des Patschulis sind eiförmig, etwa 10 cm lang und 12 cm breit. Der Stamm wird etwa 1 Meter hoch, die Blüten sind weißpurpurn. In England wurde Patschuli zum ersten Mal um 1820 bekannt. Man benutzte es nämlich, um indische Schals damit zu parfümieren. Diese Tücher wurden so modern, daß die Muster von den schottischen Webern in Paisley imitiert wurden. Ihre Ware ging in alle Welt. Es war jedoch unmöglich, die Schals zu verkaufen, wenn sie nicht nach Patschuli dufteten. Schon um 1860 erfreute sich der Patschuliduft in England der gleichen Beliebtheit wie hundert Jahre später. Im Orient wird das Öl dazu benutzt, den Stoffen einen angenehmen Duft zu verleihen. Die Blätter näht man auch in Duftsäckchen, Duftkissen und dergleichen.

Das Patschuliöl hat die ungewöhnliche Eigenschaft, daß sein Duft mit zunehmendem Alter immer besser wird. Es ist von einem tiefen

Rötlich-Braun und hat die gleiche Farbe und Konsistenz wie das Öl von Benzoe und Myrrhe. Man hat den Duft schon mit dem Geruch von Ziegen, modrigen Rumpelkammern und alten Kleidern verglichen. Auf jeden Fall besitzt das Patschuliöl einen sehr aufdringlichen Geruch und bildet ein ausgezeichnetes Fixiermittel; in kleinen Mengen wird es bei der Herstellung von Rosen- und orientalischen Parfüms verwendet. Es hat einen deutlich sauren Geschmack, der auf den möglichen Gebrauch bei Beschwerden der Leber und Gallenblase hinweist. Durch Patschuli und Kampfer erhält die Tusche ihren charakteristischen Geruch.
Über die therapeutischen Eigenschaften des Patschuliöls ist nicht viel bekannt. Es hat ganz allgemein eine milde bakterizide Wirkung, gilt als gutes Aphrodisiakum und fördert die Bildung von Narbengewebe. Es ist eines der von Rovesti in Zusammenhang mit Angst und Depressionen erwähnten Öle, besonders wirksam bei Angstzuständen. Es wird manchmal bei der Herstellung von Hautpflegeprodukten verwendet.
Obgleich es weder heiß noch brennend ist wie Senf oder Pfeffer, hat man bei Patschuli ganz stark den Eindruck des Yang-Charakters. Es gehört anscheinend zu jenen Ölen, die in kleinen Dosen anregend, in größerer Menge jedoch sedierend wirken, genau wie die Sonne. Seine Yang-Wirksamkeit macht sich besonders deutlich im Bereich des Nervensystems bemerkbar. Es scheint einen starken Reiz auf die Nerven auszuüben und erinnert in dieser Hinsicht an Ginseng, das in genügender Menge sogar dazu verhilft, nachts wach zu bleiben. Mrs. Grieve erwähnt, daß Patschuli in manchen Fällen Appetitverlust und Schlaflosigkeit verursacht. Hier besteht wahrscheinlich ein Zusammenhang mit seinem aphrodisischen Effekt. Außerdem könnte ebenso wie beim Ginseng auch ein Einfluß auf die endokrinen Drüsen im Spiel sein. Die sedierende oder stimulierende Wirkung hängt nicht allein von der Dosis, sondern auch vom individuellen Befinden ab.
Der Geruch des Patschulis erinnert etwas an Myrrhe. Beide haben einen modrig-süßen, schweren Duft. Patschuli scheint auch die adstringierende, antiphlogistische Eigenschaft der Myrrhe zu besitzen. Es hat einen stark austrocknenden Charkter und ist wahrscheinlich ein gutes Styptikum (blutstillendes Mittel). Es verbindet, schärft den Verstand und ist sehr nützlich, wenn man es bei dem langsamen, phlegmatischen Typus einsetzt, der auch oft unter mit Schleimabsonderung verbundenen Erkrankungen zu leiden hat.

Man kann Patschuli bei Entzündung und Rötung der Haut verwenden. Mrs. Grieve stellt fest, daß es »Coerulein« enthält, womit sie möglicherweise Azulen meint, daher auch die antiphlogistische Wirkung.
Man kann nicht sagen, daß Patschuli blockiert oder verstopft, wenn ein natürlicher Fluß vorhanden ist, es besitzt nur dann eine verengende, zusammenziehende Wirkung, wenn eine anormale Schlaffheit vorliegt. Daher kann es sowohl bei Durchfall als auch bei Verstopfung als Tonikum eingesetzt werden. Das gilt vor allem dann, wenn die Beschwerden auf einen atonischen Dickdarm zurückzuführen sind. Es kann sich auch als nützlich erweisen bei der Behandlung von Ödemen, Fettleibigkeit, Harnverhaltung, aufgeschwemmter Haut und vielleicht sogar bei schlaffer Haut im Alter. Bei Angst und Depressionen wirkt es schwach sedierend, wichtiger ist jedoch, daß es die Gedanken wieder zusammenhält, daß es hilft, Probleme zu klären und bis zu dem Punkt zu führen, wo man sie objektiver betrachten und mit ihnen fertig werden kann.

Schwarzer Pfeffer

Lateinischer Name	Piper nigrum
Familie	Piperaceae
Charakter	Yang
Beherrschender Planet	Mars
Evaporationswert	60
Duftintensität	7
Essenz	aus der Frucht (auch Pfefferkorn genannt)

Wirkungen	*Anwendungsbereiche*	
schmerzlindernd	Schnupfen	Appetitlosigkeit
antiseptisch	Cholera	Übelkeit
krampflösend	Erkältung	Halsentzündung
antitoxisch	Kolik	Zahnweh
aphrodisisch	Verstopfung	Schwindel
karminativ	Husten	Erbrechen
verdauungsfördernd	Durchfall	
diuretisch	Ruhr	
fiebersenkend	Dyspepsie	
abführend	Dysurie	
hautrötend	Fieber	
anregend	Flatulenz	
magenwirksam	Sodbrennen	
tonisierend (bes. Milz)	Grippe	

Schwarzer Pfeffer wird in Malabar (an der Südwestküste Indiens), auf Java, Sumatra und Penang angebaut. Die Pflanzen würden von Natur aus eine Höhe von 6 m oder mehr erreichen; damit bessere Erträge erzielt werden, hält man sie nur etwa 3 bis 4 m hoch. Die schwarzen Pfefferkörner sind die an der Sonne getrockneten roten Beeren, die man pflückt, ehe sie reif sind. Die weißen Pfefferkörner stammen von der gleichen Pflanze. Es sind Beeren, die erst ausgereift gepflückt und bei denen vor dem Trocknen die äußere Fruchthülle entfernt wurde.

Unser Wort Pfeffer stammt vom lateinischen *piper,* das wiederum

nach dem Sanskritwort *pippali* gebildet ist. Pfeffer gehört wie Zimt und Nelken zu den ältesten bekannten Gewürzen und wurde in Indien bereits vor über 4.000 Jahren verwendet. Auch im alten Griechenland und Rom wurde reichlich gepfeffert, und so war der Pfeffer schon vor 3.000 Jahren eine wichtige Handelsware.
Das Öl des schwarzen Pfeffers ist von einer hellen Bernsteinfarbe und riecht sehr ähnlich wie Nelkenöl, jedoch ist sein Duft angenehmer und feiner. Es paßt gut zu Sandelholz und Weihrauch. Der beherrschende Planet ist der Mars, also ist Pfeffer von heißer Beschaffenheit; der Geschmack ist ein wenig bitter.

»Der Name ist Pfeffer. Er ist heiß und trocken im vierten Grad. Es gibt drei Arten Pfeffer: schwarzen, weißen und den langen Pfeffer ... Aber von allen Sorten ist der schwarze am besten und der Gesundheit am heilsamsten. Nimm etwas Pfeffer und ziehe ihn mit der Nase ein, das bringt dich zum Niesen ... Und er hilft bei Schnupfen, der von der Kälte kommt ... Auch hat der schwarze Pfeffer die Fähigkeit zu lösen, zu erleichtern und zu ziehen. Er reinigt Geist und Glieder bei Erkältung von Schleim und den verdorbenen Säften; am besten ist die Wirkung, wenn man das Pulver mit Feigen ißt, denn es hat eine starke Kraft, den Magen zu wärmen und zu stärken und den Appetit anzuregen. Es ist jedoch nicht gut für sanguinische und cholerische Personen, Pfeffer zu verwenden ...«

(Banckes Herbal)

»Alle Pfefferarten stehen unter der Herrschaft des Mars und sind heiß und trocken fast im vierten Grad; der weiße Pfeffer ist jedoch der heißeste. Er stärkt und wärmt einen kalten Magen, verzehrt alle schlechten und nässenden Säfte und regt den Appetit an. Er löst Winde im Magen und Darm, regt den Harnfluß an, hilft gegen Husten und andere Beschwerden der Brust und ist ein Bestandteil der großen Gegengifte ... man verwendet ihn bei Wechselfieber, um den Magen zu erwärmen, bevor der Anfall kommt. Alle Arten nimmt man gegen die Halsbräune; dabei mischt man den Pfeffer mit Honig und gibt ihn innerlich und wendet ihn auch äußerlich an.«

(Nicholas Culpeper)

»Pfeffer ist heiß und trocken, er treibt den Wind und ist von großem Nutzen bei Erkältung und Blähung des Magens und bei Kolik; er stärkt Nerven und Kopf und ist gut für die Augen; äußerlich hilft er bei Zahnweh und Erkältungsbeschwerden der Nerven und Schmerzen in den Gliedern.«

(Joseph Miller)

»Diesem Heilmittel werden karminative, erwärmende und ausscheidungsfördernde Eigenschaften zugeschrieben. Es wird verabreicht bei Cholera, Ruhr, Erbrechen, Sommerdurchfall und Dysurie. Man sagt, es wirkt neutralisierend bei Fisch-, Schalentier- und Pilzvergiftung ... Das ätherische Öl des Pfeffers gilt als magenstärkend, verdauungsfördernd, anregend, und es kräftigt die Milz.«

(Li Shih-Chên)

»Aromatisch, anregend, karminativ; man sagt, daß er fiebersenkende Eigenschaften hat. Seine anregende Wirkung wird besonders deutlich an der Schleimhaut des Rektums und ist auch nützlich bei Verstopfung, auch der Harnwege; äußerlich gilt er als hautrötendes Mittel, auch nützlich bei Rektumvorfall. Manchmal nimmt man ihn an Stelle von Kubeben bei Gonorrhöe; in Kombination mit abführenden Mitteln fördert er deren Wirkung und verhütet Bauchgrimmen.«

(Mrs. Grieve)

(Kubeben sind die aromatischen Früchte des Kubebenpfeffers aus Java.)

Dr. Chandrashekhar empfiehlt schwarzen Pfeffer bei Dyspepsie, Kolik, Husten, Hämorrhoiden, Erkrankungen der Harnwege, Brustbeschwerden und Erkältungen. In ländlichen Gebieten Indiens gibt man gestoßenen schwarzen Pfeffer als Inhalation bei Ohnmachtsanfällen und Hysterie. Wren empfiehlt Pfeffer bei Flatulenz, Erkältungen und intermittierendem Fieber. Marguerite Maury berichtet, daß »die Pflanze in Griechenland gegen intermittierendes Fieber verwendet wurde, worunter tatsächlich eine abgeschwächte Form der Mittelmeer-Malaria zu verstehen ist«. Culpeper empfiehlt Pfeffer gegen »Wechselfieber, um den Magen zu erwärmen, bevor der Anfall kommt«. Mit diesem Wechselfieber ist intermittierendes Fieber oder Malaria gemeint. Madame Maury fährt fort: »Die

Erfahrung lehrte uns, daß das ätherische Öl des Pfeffers einen großen Einfluß auf den Muskeltonus hat. Wir verwenden es oft bei Erschlaffung der Muskeln.«

In der homöopathischen Praxis wird der schwarze Pfeffer gebraucht bei Konzentrationsschwierigkeiten, starkem Kopfweh, wobei der Augapfel schmerzt, Nasenbluten, Flatulenz, Kolik, Husten mit Schmerzen in der Brust, Herzklopfen, Herzschmerzen, Brennen oder Schwierigkeiten beim Wasserlassen und bei niedergeschlagenem, ängstlichem Gemütszustand.

Das Öl des schwarzen Pfeffers ist heiß, erwärmend, und hat sehr starken Yang-Charakter. Sein Hauptanwendungsgebiet sind Harntrakt, Atemwege und Verdauungssystem. Es ist ein anregendes Öl und besitzt daher auch einen gewissen Einfluß auf Kopf und Geist. Es regt die Harnabsonderung und die Verdauung an und gilt als Aphrodisiakum. Es hat auch auf den Verdauungstrakt eine ausgesprochen tonisierende Wirkung und wird deshalb bei atonischer Dyspepsie, Verstopfung, Flatulenz, Appetitmangel usw. eingesetzt. Es scheint der erschlafften glatten Muskulatur wieder Spannkraft zu geben (etwa auch bei Darmvorfall, Gebärmuttervorfall usw.) und könnte einen ähnlichen Einfluß auch auf den Skelettmuskel haben.

Schwarzer Pfeffer ist immer angezeigt, wenn wir es mit zu viel Kälte oder Wasser zu tun haben. Bei einem Übermaß an Hitze sollte er nur in kleinen Mengen verwendet werden, in weniger als 1%iger Lösung (etwa wie ein aromatisches Wasser). Er ist ein gutes Heilmittel für akute Erkrankungen, aber auch bei chronischen Leiden; in solchen Fällen wirkt er am besten in Kombination mit anderen Essenzen.

Als wärmende Substanz ist der schwarze Pfeffer wie alle heißen Gewürze nützlich bei Erkältung und Grippe. Er ist ein gutes Mittel gegen Fieber, besonders von intermittierender Art. Er regt den Kreislauf an, ist ein Tonikum für die Milz und wirkt entgiftend, besonders bei Nahrungsmittelvergiftungen aus verschiedener Ursache, wie schon das Zitat von Li Shih-Chên zeigte. Culpepers Hinweis, daß er »ein Bestandteil der großen Gegengifte« sei, bezieht sich auf die klassische Verwendung bestimmter aromatischer Stoffe als Antidoton gegen versuchte Vergiftung.

Äußerlich wirkt er hautrötend und sanft schmerzlindernd, was sich besonders im Fall von Muskelschmerzen und scharfen Schmerzen, wie sie etwa bei Zahnweh oder Angina auftreten, wohltätig auswirkt. Die hautrötende und anregende Wirkung ist manchmal von Nutzen bei rheumatischer Arthritis oder Lähmungserscheinungen. Als sehr stark Yang-wirksame Medizin wird Pfeffer verwendet, wenn eine starke Kälteeinwirkung zu bekämpfen ist, ob auf physischem oder emotionellem Gebiet. Eine geringe Dosierung ist angezeigt, wenn es sich um eine Konzentration von Hitze an bestimmter Stelle handelt, um Reizung, Entzündung, Gift, Schmerz, Angst, Brand, enttäuschte Leidenschaft.

Pfefferminze

Lateinischer Name	Mentha piperita
Familie	Labiatae
Charakter	Yang
Beherrschender Planet	Merkur
Evaporationswert	70
Duftintensität	7
Essenz	aus dem Kraut

Wirkungen	*Anwendungsbereiche*	
schmerzlindernd	Asthma	geistige Erschöpfung
antiphlogistisch	Bronchitis	Migräne
antiseptisch	Cholera	Übelkeit
krampflösend	Erkältungen	nervöse Störungen
adstringierend	Husten	Herzklopfen
karminativ	Dermatitis	Lähmungen
kephal-wirksam	Diarrhöe	Pruritus
cholagog	Dysmenorrhöe	Scherpilzflechte
herzwirksam	Dyspepsie	Krätze
menstruationsför-	Ohnmacht	Schock
dernd	Fieber	Sinusitis
schleimlösend	Flatulenz	Zahnweh
fiebersenkend	Gallensteine	Tuberkulose
leberwirksam	Gastralgie	Schwindel
nervenwirksam	Flatulenz	Erbrechen
magenwirksam	Gallensteine	Kolik
schweißtreibend	Gastralgie	Neuralgie
gefäßverengend	Mundgeruch	
Wurmmittel	Kopfschmerzen	
	Hysterie	
	Grippe	

Pfefferminzöl gehört zu den wichtigsten therapeutisch genutzten Essenzen und ist auch in vielen handelsüblichen Produkten enthalten: in Süßigkeiten, Zahnpasten usw. Die Pflanze unterscheidet man erst seit dem 17. Jahrhundert von anderen Minzearten. Plinius berichtet, daß die Griechen und Römer bei ihren Festen Kränze aus Pfefferminze trugen und daß dieses Kraut auch zum Würzen von

Soßen und Wein verwendet wurde. Im alten Griechenland wurde die Pfefferminze zusammen mit anderen Minzearten auch schon von den Ärzten zum Zwecke der Heilung eingesetzt. Es gibt sogar Hinweise darauf, daß sie bereits den Ägyptern bekannt war.
Heute wird die Pfefferminze in vielen Teilen der Welt kultiviert, so zum Beispiel in den USA, in Japan, Großbritannien und Italien. In den Vereinigten Staaten wird mehr Öl als in jedem anderen Land erzeugt. Trotzdem soll das englische Öl allen anderen an Qualität weit überlegen sein.
Die Pflanze stammt aus dem Mittelmeerraum. In der griechischen Mythologie wird uns allerdings von einer wesentlich romantischeren Entstehungsgeschichte berichtet. Die Minze soll nämlich einst die Nymphe Mentha gewesen sein, von deren Schönheit der Gott Pluto sehr angetan war. Persephone, seine eifersüchtige Gattin, verfolgte die Nymphe jedoch und stampfte sie in ihrem rasenden Zorn buchstäblich in den Boden. Da verwandelte Pluto Mentha in eine wunderbare Pflanze.

»Um den Appetit zu wecken, wenn eine Magenstörung von den kalten Säften am Mageneingang herrührt, bereitet man eine Soße aus Minze und Weinessig mit ein wenig Zimt und Pfeffer. Sie ist gut gegen Erbrechen, das von einer Schwäche des Magens oder von einer Erkältung stammt. Siede Minze in Salbeiwasser und Weinessig und lege das mit der Minze, die darin gesotten, auf den Mageneingang. Auch gib dem Patienten von der gleichen Minze zu essen bei Neigung zu Ohnmacht sowie Schwäche im Fieber oder ohne Fieber, ob sie von der Medizin herrührt oder welche Ursache sie immer haben mag. Stampfe Minze mit Weinessig, wenn der Patient fieberfrei ist, gib noch ein wenig Wein dazu, und wenn er unter Fieber leidet, dann stampfe die Minze nur mit Essig allein; dann bereite einen Toast aus gesäuertem Brot und röste ihn gut, bis er beinahe verbrennt, dann gib das Brot in diese Flüssigkeit und laß es darin, bis es gut durchtränkt ist, dann gibt es ihm an die Nase und reibe seine Lippen, Gaumen, Zähne und Schläfen damit ein, und binde es auf den Puls an seinen Armen, und laß den Patienten die übrige Flüssigkeit trinken. Zur Reinigung der Gebärmutter nimm die zarten Spitzen der Minze und siede sie in Wasser oder Wein und lege sie auf die Schamgegend und Schenkel. Gegen Stauungen in den Brüsten der Frau nimm die kleinen Stengel der Minze und siede sie in Wein und Öl und lege sie auf die Brustwarzen. Und muß man eine Medizin gegen Gift geben, dann sollte sie mit dem Saft der Minze eingenommen werden, denn die Minze besitzt die Kraft, das Gift herauszuziehen; oder man gibt das Mittel mit dem Wein, in dem Minze gesotten wurde. Bei Stockung der Milz und Leber oder der Harnwege, etwa infolge einer Erkältung oder durch zu große Hitze ohne Fieber, nimm den Minzensaft allein oder Minze in Wein gesotten oder den Minzensaft mit Honig gemischt, und gib ihn dem Patienten. Um Würmer im Leib zu töten, nimm den Saft der Minze, trinke davon, und du wirst gesund.«

(Banckes Herbal)

»Dieses Kraut hat einen starken, angenehmen, aromatischen Geruch und einen mäßig warmen, etwas bitteren Geschmack. Es ist von Nutzen bei Magenbeschwerden, etwa Blähungen, Erbrechen usw., wofür es kaum ein wirksameres Mittel gibt. Es ist gut für Umschläge und Blähungen, um die geronnene Milch in den Brüsten zu verteilen, und es wird auch bei Milchdiäten gebraucht. Alle Minzearten sind adstringierend und von warmer, subtiler Kraft. Es sind hervorragende Mittel zur Stärkung des Magens. Ihr Wohlgeruch weist sie als kephalisch aus. Ihre Wirkung nimmt Übelkeit und Brechreiz; sie sind auch von Nutzen bei Erschlaffung. Das einfache Wasser davon gibt man Kindern gegen Bauchschmerzen.«

(Nicholas Culpeper)

»Von manchen als ausgezeichnete Medizin gegen Stein und Grieß geschätzt.«

(Joseph Miller)

»Diese wohltuenden Aromatika (d.h. die ätherischen Öle der Minze) werden schnell vom Organismus absorbiert und wirken als milde, sich leicht verteilende Stimulantia. Sobald sie mit der Magenschleimhaut in Berührung kommen, entwickeln sie zuerst eine anregende und danach eine örtlich beruhigende Wirkung; sie vertreiben Übelkeit und Unbehagen. Durch ihre lokal anregende Wirkung im Darm korrigieren sie irreguläre schmerzhafte Empfindungen als Folge einer Anhäufung von Winden, schaffen rasch Erleichterung, wahrscheinlich aufgrund einer Reflexreaktion, durch die eingeschlossene Gase vertrieben werden. Oft verschwindet nach einer großen Dosis der Schmerz augenblicklich, der Wind geht ab. Dies ist vor allem bei Kindern und schwachen Frauen zu beobachten.«

(William Whitla)

Das Pfefferminzöl bedarf sicher keiner näheren Beschreibung, denn sein erfrischender Geschmack und Duft ist wohl allen vertraut. Es ist nicht leicht, die wesentlichen Eigenschaften festzulegen, denn gerade dieses Öl hat einen überaus vielseitigen Wirkungsbereich. Dies wird auch durch den Geschmack bestätigt, der sozusagen eine Mischung aus süß, bitter und sauer ist. Was beim Geschmack allerdings am stärksten auffällt (aber auch, wenn man das Öl auf die Haut bringt), das ist ein deutlich kühlender Effekt. Und doch wird die Pfefferminze traditionell als heiß und trocken beschrieben. In der Tat beruht ihre wärmende Wirkung eher auf einer Reaktion des Körpers auf einen Kältereiz. In dieser Beziehung besitzt die Pfefferminze eine starke Ähnlichkeit mit dem Kampfer. Beim Menthol finden wir den Yin-Charakter der Pfefferminze in noch wesentlich stärkerem Maße. Menthol ist der Hauptbestandteil des Pfefferminzöls und die Substanz, der es zum großen Teil seine Heilkraft verdankt.

Verwenden Sie stets Pfefferminze anstatt Aspirin, denn die schmerzlindernde, beruhigende und kühlende Wirkung vor allem relativ hoher und/oder wiederholter Gaben von Pfefferminzöl sollte genutzt werden. Es wird mit Erfolg bei allen Beschwerden verwendet, die mit zu starker Hitze- oder Kälteeinwirkung zusammenhängen. Es ist das ideale Mittel für die meisten Arten von Fieber, Erkältung, Grippe usw. Die Wirkung auf den Verdauungsapparat ist ebenfalls sehr ausgeprägt. Man setzt es deshalb zur Grundbehandlung aller Verdauungsstörungen ein, bei Kolik, Flatulenz, Magenschmerzen, Durchfall (dabei ist auch die antiseptische Wirkung von Nutzen). Es ist ein wirksames Mittel gegen Übelkeit und Erbrechen und nimmt oft Beschwerden und Brechreiz fast augenblicklich, daher auch seine Anwendung bei See- oder Reisekrankheit. Gegen Kopfschmerzen und Migräne, die in Verbindung mit Verdauungs- oder Leberbeschwerden auftreten, wird Pfefferminze mit Erfolg eingesetzt. In diesem Zusammenhang soll auch die Anwendung bei Hauterkrankungen erwähnt werden. Pfefferminzöl bekämpft die innere toxische Kongestion und wirkt schweißtrei-

bend. Äußerlich angewandt, hat es einen antiseptisch-entzündungswidrigen Effekt.
Als kühlendes, antiseptisches, krampflösendes Expektorans ist das Pfefferminzöl von großem Wert bei Atembeschwerden. Es gilt auch als relativ wirksame antibakterielle Substanz bei Tuberkulose. Außerdem wird es gern bei trockenem Husten eingesetzt. Es ist besonders erfolgreich bei einer Kongestion oder Entzündung im Bereich der Stirn- und Nebenhöhlen sowie bei Kopfschmerzen infolge Stauungserscheinungen. Wenn man zuviel nachdenkt (bis der Kopf »raucht«) oder einen heißen Kopf hat, dann wirkt Pfefferminze kühlend. Fühlt man sich einer Ohnmacht nahe, wirkt Pfefferminzöl stabilisierend und vertreibt Übelkeit, Schwindelgefühl und Brechreiz. Auf Grund seiner schmerzlindernden und menstruationsfördernden Wirkung ist es ein brauchbares Mittel gegen Dysmenorrhöe, aber auch bei zu schwacher Periode. Äußerlich bringt es Erleichterung bei Milchstauungen während der Stillzeit und hilft, eine Infektion der Brüste zu verhüten. Es wirkt auch auf die Nerven kräftigend und macht sie unempfindlich; in großen Dosen führt Pfefferminzöl sogar den Schlaf herbei. Es ist wertvoll bei vielerlei nervösen Beschwerden, etwa Hysterie, Herzklopfen, Zittern und Lähmungserscheinungen. Es hilft bei Gallensteinen und könnte sogar gegen Nierensteine wirksam sein. Die Menominees, ein nordamerikanischer Indianerstamm, benutzten Pfefferminzblätter zur Behandlung von Lungenentzündung. Die Pfefferminze wurde außerdem gegen Anämie eingesetzt.
Pfefferminzöl schafft Linderung bei allen Arten von Juckreiz und Entzündung der Haut, sollte aber stets maßvoll eingesetzt werden (weniger als 1%ig), sonst könnte die Reizung sich sogar verschlimmern. Auch bei Hautrötung infolge Entzündung oder Akne hilft Pfefferminzöl; es kühlt durch Zusammenziehung der Kapillaren und ist daher auch ein sehr erfrischendes Hauttonikum. Pfefferminze ist auch wirksam gegen Scherpilzflechte und Krätze und wird in der Homöopathie bei Gürtelrose verordnet. Sie ergibt ein sehr belebendes und erfrischendes Badeöl, das im Sommer angenehm kühlt. Außerdem vertreibt Pfefferminze Ratten und Moskitos.

Poleiminze

Lateinischer Name	Mantha pulegium
Familie	Labiatae
andere Bezeichnung	Flohkraut
Charakter	Yang
Beherrschender Planet	Merkur
Evaporationswert	86
Duftintensität	7
Essenz	aus dem Kraut

Wirkungen	*Anwendungsbereiche*	
abortiv	Amenorrhöe	gastrische Atonie
antiseptisch	Asthma	(Erschlaffung
krampflösend	Bisse (Insekten,	des Magens)
karminativ	Schlangen)	Gicht
choleretisch	Bronchitis	Kopfschmerzen
verdauungsfördernd	Quetschungen,	Hysterie
menstruationsför-	Prellungen	Juckreiz
dernd	Schnupfen	Gelbsucht
schleimlösend	Erkältung	Leukorrhöe
fiebersenkend	Husten	Mundgeschwüre und
leberwirksam	Dyspepsie	-entzündungen
nervenwirksam	Dysmenorrhöe	Neuralgie
wehenfördernd	Ohnmacht	Neurasthenie
milzwirksam	Fieber	Ödeme
anregend	Flatulenz	Krämpfe
magenwirksam	Gallensteine	Zahnweh
schweißtreibend	Gastralgie	Erbrechen
uteruswirksam		Keuchhusten

Die Poleiminze gehört, wie schon der Name sagt, zu den Minzenarten und wächst in weiten Teilen Europas. Es ist eine perennierende Pflanze, die man meist an feuchten Stellen, in der Nähe von Sumpf- oder Moorflächen und Gewässern, findet. Sie ist kleiner als die anderen Minzen und, wie Turner es ausdrückt, »sie kriecht am Boden und hat viele kleine runde Blätter«. Die winzigen Blüten sind hellpurpurn oder lilarot. Die lateinische Bezeichnung *pulegium* ist vom lateinischen Wort *pulex* abgeleitet, das bedeutet Floh. Die Pflanze soll nämlich die Fähigkeit besitzen, Flöhe fernzuhalten.

»Dies ist die Poleiminze. Sie ist heiß und trocken im dritten Grad. Sie hat die Gabe, zu lockern und zu verzehren. Bei einer Erkältung im Kopf nimm das Pulver davon und erhitze es gut in der Pfanne, und sobald es heiß ist, gib es auf die Stelle, die Anlaß des Übels ist, ohne jede Flüssigkeit ... Auch siede es in Wein und trinke davon, das ist gut für alle Beschwerden im Magen, im Gedärm und bei Erkältungen und Blähungen. Auch bei Schmerzen nimm das Kraut, wenn es ganz frisch ist, und zerstampfe es und leg das auf die betreffende Stelle, das wird den Schmerz nehmen. Auch gegen Husten koche dieses Kraut in Wein und trinke das lauwarm; dann kann man auch gut Wasser lassen. Auch für Beschwerden im Bauch stampfe das Kraut mit Kümmel und Wasser und leg es heiß auf den Nabel, dann wirst du in kurzer Zeit gesund. Auch bei Beschwerden an der Leber stampfe das Kraut und mische es mit Wasser und Weinessig und trinke den Saft davon, und du wirst gesund.«

(Banckes *Herbal*)

»Ein Kranz aus Poleiminze um den Kopf getragen, ist von großer Kraft gegen das Schwindelgefühl und auch Schmerzen im Kopf.«

(John Gerarde)

»Das grüne Kraut, zerstoßen und in Weinessig gegeben, reinigt brandige Geschwüre und nimmt die Spuren von Prellungen und Quetschungen und Schlägen über den Augen und Verbrennungen im Gesicht, und die Leprose, wenn man es trinkt oder äußerlich anwendet; in Wein gekocht mit Honig und Salz, hilft es bei Zahnweh. Es hilft auch bei Erkältungsbeschwerden in den Gelenken, nimmt die Schmerzen und wärmt die kalten Stellen, wenn man es gut darüber festbindet, nach einem Bad oder Schwitzbad in einem Badehaus. Poleiminze und Minze zusammen helfen allen, die zu Ohnmacht neigen und wenn die Sinne schwinden, so man daran riecht oder davon in den Mund nimmt. Es lindert Kopfschmerzen sowie Schmerzen in Brust und Magen und auch Bauchgrimmen.«

(Nicholas Culpeper)

»Es ist heiß und trocken und von sehr subtil-flüchtiger Wirkung, und ist vor allem ein dem weiblichen Geschlecht angemessens Mittel, das besonders auf die Gebärmutter wirkt, die Menses herbeiführt und Wochenfluß sowie Geburt und Nachgeburt ausstößt. Es wärmt und wirkt lindernd im Gedärm und hilft bei Kolik und Gelbsucht, und es ist auch gut gegen Husten und Atemnot; der Saft oder ein starker Absud der Blätter, mit Zucker gesüßt, wird als spezielle Medizin gegen den Keuchhusten geschätzt.«

(Joseph Miller)

Das Öl der Poleiminze ähnelt in Geschmack und Geruch dem Pfefferminzöl, es ist allerdings bitterer und hat im Unterschied dazu eine grünlich-gelbe Fäbrung. Es vermittelt auch den Eindruck, als ob es ein wenig schwerer wäre, einen etwas stärkeren Yang-Charakter besäße, und es ist in mancher Hinsicht kräftiger wirksam als Pfefferminze. Auch seine Toxizität ist geringfügig höher. Es ist im Grunde wärmend, fördert die Transpiration, fühlt sich jedoch kühl an. Es ist ein sehr gutes Emmenagogum (menstruationsförderndes Mittel) und sollte daher nicht bei Schwangeren angewandt werden, da es eine Fehlgeburt auslösen könnte. Es wirkt tonisierend und krampflösend auf die Gebärmutter und ist daher von Nutzen bei unregelmäßiger Menstruation, Amenorrhöe, Dysmenorrhöe und Leukorrhöe. Auf Grund seiner Wirkung auf den Uterus wird es auch bei der Entbindung zur Förderung der Wehen eingesetzt, aber auch für die erschöpfte Mutter nach der Geburt. Poleiminze hat Erfolg vor allem bei solchen Frauenleiden, die mit nervösen Störungen verbunden sind.
Poleiminze kräftigt die Nerven und wirkt schwach schmerzlindernd. Sie ist ein wertvolles Mittel bei hysterischen Zuständen, nervöser Erschöpfung und, äußerlich angewandt, bei Neuralgie. Poleiminzöl bringt Linderung bei Zahnweh, Kopfschmerzen sowie allen Verkrampfungen und Verspannungen. Es wärmt und beruhigt den Magen, hilft bei Übelkeit, Erbrechen und Flatulenz und ist eine große Hilfe bei allen Verdauungsbeschwerden. Es regt die Absonderung von Gallenflüssigkeit an und sollte bei Gelbsucht eingesetzt werden, die durch eine Stockung in den Gallengängen entstanden ist. Es gilt außerdem als Leber- und Milz-Tonikum und hilft bei einer Stockung in diesen Organen, außerdem bei Gallensteinen.
Bei Fieber regt es zum Schwitzen an und senkt die Temperatur, auch wenn es nicht ganz so kühlend ist wie die Pfefferminze. Bei Erkältungen und allen Zuständen, die mit Kälte verbunden sind, bringt es Wärme, bei Verkrampfung oder Beengung entspannt es, somit kann die natürliche Energie den Körper ungehindert durch-

strömen. Bei Erkältungen, Asthma, Husten und Bronchitis wirkt das Öl der Poleiminze schleimlösend und entkrampfend und wird auch besonders bei Keuchhusten geschätzt. Bei Lungen- und Rippenfellentzündung kann es ebenfalls wertvoll sein. Es ist ein mildes Diuretikum, reduziert Ödeme und wird bei Gicht mit Erfolg eingesetzt. Es sollte immer dann zur Anwendung kommen, wenn ein Brennen oder Schmerz beim Wasserlassen auftritt.
Äußerlich hilft es bei Quetschungen, Prellungen, Hautunreinheiten, Flecken usw., indem es die örtliche Blutzirkulation anregt. Eine sehr schwache Dosis, mit Wasser verdünnt, nimmt Juckreiz und Rötung. Culpeper empfiehlt die Poleiminze auch bei wunden Stellen und Geschwüren im Mund. Des weiteren wird die Poleiminze wegen ihrer insektenabweisenden Wirkung geschätzt, sowie als Mittel bei Bissen und Stichen von Insekten und bei Schlangenbiß.

Rose

Lateinischer Name	Rosa centifolia (Kohlrose, Provencerose) Rosa damascena (Damaszenerrose) Rosa gallica (Rote Rose)
Familie	Rosaceae
Charakter	Yin
Beherrschender Planet	Venus
Evaporationswert	99
Duftintensität	7
Essenz	aus den Blüten

Wirkungen	*Anwendungsbereiche*	
antidepressiv	Cholezystitis	Ophthalmie
antiphlogistisch	Konjunktivitis	zur Hautpflege
antiseptisch	Verstopfung	Sterilität
krampflösend	Depressionen	Gebärmutterleiden
aphrodisisch	Frigidität	Erbrechen
adstringierend	Hämorrhagie	
choleretisch	Kopfschmerzen	
abführend	Kongestion der Leber	
menstruationsfördernd	Impotenz	
blutstillend	Schlaflosigkeit	
leberwirksam	unregelmäßige Periode	
sedativ	Leukorrhöe	
milzwirksam	Menorrhagie	
magenwirksam	Übelkeit	
tonisierend (Herz, Magen, Leber, Uterus)	nervöse Spannung	

Ist der Jasmin der König aller aromatischen Pflanzen, dann ist die Rose ganz sicher die Königin. Es ist etwas ganz unverkennbar Weibliches um den Duft der Rosen, und zu ihren wichtigsten

Wirkungsbereichen in der Medizin gehört denn auch das ganze Gebiet, das man ziemlich vage mit »Frauenleiden« oder »Unterleibsbeschwerden« umschreibt. Es heißt, daß die Rose aus dem Blut des Adonis entstand. Gerarde berichtet uns dagegen, daß die Türken der Meinung sind, sie sei aus dem Blut der Venus erblüht, und nach der Überlieferung der Mohammedaner soll sie sich aus dem Schweiße Mohammeds entwickelt haben.
Man schätzt die Rose seit unvordenklichen Zeiten: wegen ihres Aussehens, wegen ihres Wohlgeruchs und wegen ihrer Heilkraft. Die Römer bereiteten daraus Kränze, Parfüms, Duftbäder sowie Konfitüren und betrachteten sie als Mittel gegen den Kater.
Das Rosenöl selbst soll zufällig in Persien entdeckt worden sein, und zwar geschah es beim großen Hochzeitsfest für die Prinzessin Nour-Djihan und Kaiser Djihanguyr. Man hatte einen Graben rund um den Garten gezogen, in dem das Fest stattfand, und füllte diese Rinne mit Rosenwasser. Durch die Einwirkung der Sonnenwärme stieg das Rosenöl an die Oberfläche und man bemerkte, daß sich eine Art Schaum absetzte. Als man diesen »Abschaum« untersucht hatte und erkannte, worum es sich dabei handelte, dauerte es nicht mehr lange, bis man in Persien mit der Herstellung von Rosenöl begann.
Die Rose wurde zur Blütezeit Persiens auch dazu benutzt, die Schilde der persischen Krieger zu schmücken. Nach Ibn Khaldum hatte die Provinz Farnistan als jährlichen Tribut 30 000 Flaschen Rosenwasser an die Schatzkammer nach Bagdad zu liefern.
Heute ist die Produktion von Rosenöl weder in Persien noch in Indien ein wesentlicher Wirtschaftsfaktor. Das feinste und teuerste Rosenöl kommt aus Bulgarien. Man bezeichnet dieses bulgarische Rosenöl auch als *Attar*. Es wird aus der Damaszenerrose gewonnen, die nur in einer relativ kleinen, gebirgigen Region angebaut wird. Die Rosa gallica, die rote Rose, die auch bei uns gut gedeiht, wird in Nordafrika, vor allem in Marokko, kultiviert. Die Zentifolie gibt es vor allem im Gebiet von Grasse in Südfrankreich. Ihr Duft ähnelt dem der Rosa gallica, sie ist allerdings noch teurer. Ihr Öl neigt ein wenig mehr zum Yin-Charakter als die übrigen Rosenöle.
Rosenöl ist orange-grün, nicht etwa rot, wie man denken könnte. Man braucht 30 Rosen, um einen Tropfen bulgarisches Rosenöl herzustellen, und etwa 60 000 Rosen (ca. 180 Pfund) für eine Unze.
Das »Herbal« von Rycharde Banckes enthält Rezepte für Rosenhonig, Rosenzucker, Rosensirup, ein Rosen-Electuarium (Latwerge

oder breiartig zubereitetes Arzneimittel), Rosenwasser und Rosenöl. Er widmet der Rose mehr Platz in seinem Buch als jeder anderen Pflanze. Wir wollen einige seiner Hinweise abdrucken:

»Dies ist die rote Rose. Sie ist kalt im ersten Grad und trocken im zweiten ... Manche stampfen frische Rosen mit Öl, geben das in ein Glasgefäß und stellen es fünfzig Tage in die Sonne, und dieses Öl ist gut bei Ärger mit der Leber, wenn man sie damit einreibt. Es ist auch gut gegen Beschwerden im Kopf, die von der Hitze kommen: Salbe Stirn und Schläfen mit Rosenöl. Das Rosenwasser besitzt die Fähigkeit, Ausfluß aus dem Leib und Erbrechen zurückzuhalten ... Rosenwasser ist auch gut für die Synkope (schwere, tiefe Bewußtlosigkeit) und den Herzanfall: Gib dem Patienten davon zu trinken und spritze das Wasser auf sein Gesicht. Das Wasser ist auch gut für die Augen und das Gesicht, denn es nimmt Flecken und Unreinheiten und strafft die Haut. Auch wenn man an getrockneten Rosen riecht, tut es Kopf und Herz wohl und erquickt den Geist.«

Gerarde ist der Meinung, Rosenwasser »lindert den Schmerz in den Augen, der eine heiße Ursache hat, und es bringt Schlaf, den schon die frischen Rosen durch ihren süßen, angenehmen Duft fördern«. Auch bei Culpeper finden wir interessante Gedanken über die Rosen:

»Die Damaszenerrose gehört wegen ihres Wohlgeruchs zu den kephalischen Mitteln; aber die andere wertvolle Eigenschaft, die sie besitzt, ist ihre reinigende Wirkung.

Die getrockneten Blüten der gemeinen roten Rose bereitet man als Infusion, manchmal auch als Pulver. Das hilft gegen übermäßig starke Menses, Blutspucken und andere Hämorrhagien.«

Er erwähnt auch, daß eine Tinktur aus roten Rosen den Magen stärkt und dem Erbrechen vorbeugt.

»Die weißen und roten Rosen sind kühlend und trocknend ... Der Absud roter Rosen mit Weißwein gemischt ist ausgezeichnet gegen Kopfweh und Schmerzen in Augen, Ohren, Hals und Zahnfleisch; aber auch für das Gesäß, den Unterbauch und die

Gebärmutter, wenn man darin badet oder eintaucht. Die gleiche Abkochung ... in der Herzgegend angewandt, lindert Entzündung darin ...
Rote Rosen kräftigen Herz, Magen, Leber und Harntrakt; sie lindern Schmerzen, die durch Hitze entstehen, kühlen Entzündungen und sorgen für Ruhe und Schlaf ...
Rosenöl wird für sich allein verwendet, um heiße Entzündungen oder Schwellungen zu kühlen und den Fluß der Säfte bei Wunden und Verletzungen zum Stehen zu bringen.«

Joseph Miller schreibt über alle drei Rosenarten. Die weiße Rose bezeichnet er als »trocknend, bindend und kühlend«. Von der Damaszenerrose sagt er: »Die Blüten sind von sanft kathartischer Natur, sie purgieren die cholerischen und serösen Säfte, man gibt sie Kindern und schwächlichen Personen und mischt sie häufig mit stärker reinigenden Substanzen.« Die rote Rose »ist eher bindend-verstopfend als die übrigen Sorten, daher gut gegen Ausfluß aller Art; sie stärkt den Magen, verhindert Erbrechen und stillt Reizhusten, denn sie verhütet den Ausfluß von Schleim und Flüssigkeit, und sie ist von großem Nutzen bei Schwindsucht«.

Dr. Chandrashekhar schreibt:

»Die Rose ist kühlend, lindernd und wohltätig für Herz und Augen. Sie ist ein Laxativum und Tonikum; sie sorgt für vermehrten Samen und fördert die Schönheit des Teints. Sie hat einen zugleich bitteren und süßen Geschmack. Sie wirkt verdauungsfördernd, stellt das Gleichgewicht der Tridoshas (Grundmerkmale) wieder her und ist höchst wirksam bei unreinem Blut.«

Li Shih-Chên berichtet uns von einer äußerst wohlriechenden Rose, der Rosa rugosa, die in China kultiviert wird:

»Ihr Charakter ist kühlend, ihr Geschmack süß mit einer Spur Bitterkeit, und sie wirkt insbesondere auf Milz und Leber und fördert die Blutzirkulation. Man verwendet sie in Form eines Extraktes bei Hämatemesis (Blutbrechen); die Blüten nimmt man auch bei allen Erkrankungen der Leber, um Abszesse zu verteilen und ganz allgemein bei Blutkrankheiten ... Rosenessenz stellt man durch Destillation der Blüten der Rosa rugosa her.

Ihre Heilwirkung entfaltet sie im Bereich von Leber, Magen und Blut. Sie vertreibt Melancholie.«

Er erwähnt auch die Essenz der Rosa indica: »Sie wird als Herzmittel und zur Behandlung der Melancholie verwendet.«

Marguerite Maury schrieb:

> »Als bekanntes Aphrodisiakum wird es in der Hindu-Pharmakopoe gebraucht, verstärkt noch durch Sandelholz. Unsere eigenen Experimente haben gezeigt, daß die Rose einen beachtlichen Einfluß auf die weiblichen Geschlechtsorgane besitzt, und zwar nicht als Stimulans, sondern durch Reinigung und Regulierung ihrer Funktionen. Wir alle konnten ihren Einfluß auf Herzrhythmus und Blutzirkulation testen. Die Kapillaren – jene winzigen Herzen mit ihrem selbständigen Schlag – werden wieder aktiv, und die Kapillaropathie mit ihren manchmal tragischen Folgen kann vollkommen geheilt werden.«

Die Mescalero-Apachen kochten die Knospen wilder Rosen und tranken diesen Tee als Mittel gegen Gonorrhöe.
Die vorstehenden Zitate sprechen für sich selbst. Zusammenfassend kann man sagen, daß die Rose tonisierend auf Gefäße und Verdauungssystem wirkt, und zwar auf Grund eines eher abführenden und reinigenden, als infolge eines stimulierenden Einflusses. Sie hat auch eine besänftigende Wirkung auf die Nerven, wodurch der Schlaf herbeigeführt wird, ohne daß die Rose jedoch eine stark sedierende Eigenschaft besitzt. Durch ihren herrlichen Duft wirkt sie auch der Depression entgegen. Sie gilt als gutes Aphrodisiakum; es heißt, sie steigere die Menge des Samens und kann mit Erfolg gegen Impotenz und Sterilität eingesetzt werden. Da sie von der Venus regiert wird, ist sie auch von Nutzen zur Regulierung der Menstruation. Sie wirkt schwach menstruationsfördernd und reinigt den Unterleib von allen Unreinheiten. Sie wird auch bei allen Beschwerden der Harn- und Geschlechtsorgane angewandt. Vielfältig ist ihr Einfluß auf das Gefäßsystem: sie fördert die Zirkulation, reinigt das Blut, schafft Erleichterung bei Herzbeschwerden, reguliert die Tätigkeit von Milz und Herz und wirkt tonisierend auf die Kapillaren. Ihre Wirkung auf das Verdauungssystem ist fast ebenso wichtig; sie stärkt den Magen, fördert den Fluß der Galle und den

Stuhlgang. Sie ist auch von Nutzen bei Übelkeit, Erbrechen und Bluthusten oder Blutbrechen. Äußerlich angewandt wirkt Rosenwasser wohltuend bei Entzündungen im Bereich der Augen, z.B. auch bei Bindehautentzündung.
Die dreifache Wirkung der Rose auf das Gefäß-, Verdauungs- und Nervensystem und noch mehr die Art ihrer Wirksamkeit macht sie zur geeigneten Medizin für alle streßbedingten Zustände, die sich heute mehr und mehr ausbreiten: nervöse Spannung, Magengeschwüre, Herzleiden usw.
Die moderne Forschung hat dem nur wenig hinzuzufügen, was bereits Culpeper und seine Zeitgenossen über die Rose wußten. Im Jahre 1972 wurde in den UdSSR ein Bericht über die choleretische Wirkung des Rosenöls veröffentlicht. Man hatte entdeckt, daß durch einen Zusatz von Rosenöl in der Nahrung bei Ratten die Sekretion der Gallenflüssigkeit gesteigert und deren Zusammensetzung verändert wurde. Der Schluß liegt nahe, daß Rosenöl auch beim Menschen eine ähnliche Wirkung haben könnte, besonders in bezug auf die Gallensäuren. Rosenöl kann auch nützlich bei der Behandlung von Cholecystitis und möglicherweise auch bei Gelbsucht sein.
Es wird vielleicht überraschen, daß Rosenöl eine der Essenzen mit der stärksten antiseptischen Wirkung ist. Diese Tatsache, zusammen mit der leicht tonisierenden und beruhigenden Eigenschaft und ihrer Wirkung auf die Kapillaren, macht sie wertvoll für alle Hauttypen. Ganz besonders wohltuend ist die Wirkung des Rosenöls jedoch bei alternder, trockener oder empfindlicher Haut sowie bei Rötung und Entzündung jeglicher Art.
Rosenöl ist von allen Essenzen die mit der geringsten Toxizität.

Rosmarin

Lateinischer Name	Rosmarinus officinalis
Familie	Labiatae
Charakter	Yang
Beherrschender Planet	Sonne
Evaporationswert	18
Duftintensität	6
Essenz	aus dem Kraut

Wirkungen

- Anregung der Nebennierenrinde
- schmerzlindernd
- antiseptisch
- krampflösend
- adstringierend
- karminativ
- kephal-wirksam
- cholagog
- choleretisch
- Vernarbung und Heilung fördernd
- herzwirksam
- verdauungsfördernd
- diuretisch
- menstruationsfördernd
- leberwirksam
- blutdrucksteigernd
- nervenwirksam
- anregend
- magenwirksam
- schweißtreibend

Anwendungsbereiche

- Asthma
- Arteriosklerose
- Kahlheit
- Bronchitis
- Verbrennungen
- Chlorose
- Cholezystitis
- Zirrhose
- Erkältungen
- Kolitis
- Schwächezustände
- Diarrhöe
- Dyspepsie
- Epilepsie
- Ohnmacht
- Flatulenz
- Gallensteine
- Gicht
- Kopfschmerzen
- Leberleiden
- Hypercholesterinämie
- niederer Blutdruck
- Hysterie
- Grippe
- Gelbsucht
- Leukorrhöe
- geistige Erschöpfung
- Migräne
- nervöse Leiden
- Herzklopfen
- Pedikulose
- Phthisis (Schwindsucht)
- Rheumatismus
- Krätze
- zur Hautpflege
- Keuchhusten
- Wunden und Verletzungen

Rosmarin gehört zumindest in England zu den ältesten und bekanntesten Heilpflanzen, obgleich er offensichtlich dort nicht heimisch ist. Man benützte früher oft Rosmarinzweige, um böse Geister zu vertreiben, und verbrannte sie als Räucherwerk. Eine alte französische Bezeichnung für dieses Kraut lautet denn auch *incensier* (incendier = in Brand stecken). In Frankreich war es seit jeher üblich, Rosmarin in Krankenzimmern zu verbrennen. Man gebrauchte ihn auch zum Würzen von Bier und Wein und legte ihn zwischen die Kleidung, um die Motten abzuhalten. Man verwendete Rosmarin sogar als Weihnachtsdekoration! Wie die Gartenraute legte man auch Rosmarin auf die Anklagebank im Gerichtssaal. Dadurch sollte die Ausbreitung des *jail fever*, des Flecktyphus, eingedämmt werden. Rosmarin war häufig in den Kräutergärten zu finden und galt auch als gutes Küchengewürz. In der Medizin wurde er auch eingesetzt, um Gedächtnis und Nerven zu stärken und das Herz anzuregen.

Rosmarinwasser gebrauchte man häufig der Schönheit wegen, aber auch zur Reinigung des Gesichts. Der Rosmarin war auch einer der wichtigsten Bestandteile des sogenannten Aqua reginae Hungariae, des »Wassers der Königin von Ungarn«, benannt nach Königin Elisabeth von Ungarn, die ihm verjüngende Eigenschaften zuschrieb und täglich damit ihr Gesicht wusch. Man sagt, daß es auch als Mittel gegen die Gicht und Lähmungserscheinungen in den Gliedern verwendet wurde. Rosmarin ist auch Bestandteil des klassischen Eau de Cologne, das oft bei Kopfschmerzen hilft, wenn man die Schläfen damit einreibt.

Der Name Rosmarin stammt aus dem Lateinischen: *ros marinus* bedeutet soviel wie »Tau des Meeres«, denn diese Pflanze liebt das Wasser. Es ist ein sehr bekannter perennierender Strauch mit etwa 2 bis 3 cm langen, schmalen, spitzen Blättern. Sie sind auf der Oberseite von dunkelgrüner Farbe und unten silbrig-grau. Der Strauch wird etwa einen Meter hoch und besitzt kleine, blaßblaue Blüten.

Rosmarinöl ist klar und hat einen warmen, scharfen, kampferartigen Geschmack, der überraschenderweise auch ein wenig bitter ist. Die Ähnlichkeit mit dem Kampfer ist unverkennbar. Es paßt gut zu anderen frischen Düften, etwa Bergamott, Basilikum und Pfefferminze, und ergibt ein belebendes und erfrischendes Badeöl.

> »Rosmarin. Gegen die Schwäche des Kopfes. Gegen diese Schwäche und bei Erkältung in diesem Bereich siede Rosmarin in Wein und laß den Patienten den Dampf durch die Nase einziehen und halte seinen Kopf warm.«
>
> (The Grete Herball)

»Dieses Kraut ist heiß und trocken ... Nimm auch die Blüten und bereite ein Pulver daraus und binde es in ein Leinentuch und leg das auf deinen rechten Arm, dann macht es dich leicht und froh ... Auch koch es in Ziegenmilch und laß es dann gut zugedeckt eine ganze Nacht an der Luft stehen; danach gib dem davon zu trinken, der die Schwindsucht hat, und es wird ihm helfen. Auch koch die Blätter in Weißwein und wasch damit Gesicht, Bart und Brauen, dann bekommst du kein Gerstenkorn, sondern dein Gesicht wird glatt. Auch leg die Blätter unter das Kopfende des Bettes, dann bleibst du von allen bösen Träumen verschont ...
Auch wenn du unter Ausfluß leidest, koch die Blätter in starkem Weinessig und binde sie in ein Leinentuch und leg das auf deinen Unterleib, dann wird in kurzer Zeit der Ausfluß aufhören. Auch wenn deine Beine durch die Gicht angeschwollen sind, koch die Blätter in Wasser, nimm dann die Blätter und binde sie in einem Leinentuch auf die Beine, das wird dir wohl tun. Außerdem nimm die Blätter und koch sie in starkem Weinessig und binde sie in ein Tuch und leg das auf deinen Magen, das befreit dich von aller Übelkeit.«

(Banckes Herbal)

»Die Araber und die ihnen nachfolgenden Ärzte schreiben, daß Rosmarin eine wohltätige Wirkung auf das Gehirn und die Erinnerung sowie die inneren Sinne besitzt und daß er denen die Stimme wiederschenkt, die von einer stummen Lähmung besessen sind; vor allem in der anderen Zubereitung mit Zucker sollte er an jedem Festtag eingenommen werden.
Das Pulver mit Zucker verarbeitet ... und gegessen kräftigt das Herz und macht es froh, erquickt den Geist und macht ihn lebendiger.«

(John Gerarde)

»Der Absud von Rosmarin in Wein hilft bei Erkältung, wenn die Augen tränen und bei anderen Erkältungsbeschwerden in Kopf und Stirn, auch bei Schwindelgefühl, Benommenheit oder Dumpfheit, bei Stimmlähmung oder Stimmverlust, bei Lethargie, Fallsucht, ob man davon trinkt oder die Schläfen damit einreibt ... Er hilft bei schwachem Gedächtnis und schärft die Sinne. Das ätherische Öl gewinnt man aus den Blättern und Blüten, es ist eine vorzügliche Hilfe bei allen oben erwähnten Beschwerden in Kopf und Stirn, wenn man mit zwei oder drei Tropfen die Schläfen oder die Nase einreibt, wie man auch ein oder zwei oder auch drei Tropfen, je nachdem, wie es der Fall erfordert, bei inneren Erkrankungen einnehmen sollte; doch muß es mit Vorsicht geschehen, denn die Wirkung ist rasch und durchdringend, und daher darf man nur wenig auf einmal davon nehmen.«

(Nicholas Culpeper)

An der Wende zum 18. Jahrhundert war das Rosmarinöl ein offizielles Präparat. Es ist ein Yang-Öl: sehr durchdringend und anregend. Es ist wie das Basilikumöl von einer gewissen Schärfe, nur in geringerem Maß, es brennt nicht wie Senf oder Pfeffer. Aufgrund seiner anregenden Wirkung wird es bei Verlust des Geruchssinnes und der Stimme angewandt. Allerdings hängt dabei die Wirkung ganz offensichtlich davon ab, welche Ursache diesem Leiden zugrundeliegt. Culpeper empfiehlt Rosmarinöl auch bei »trüben Augen«, denn er ist der Meinung, daß es »für einen klaren Blick sorgt«. Die Pflanze wird von der Sonne regiert und hat einen anregenden, wärmenden Einfluß auf das Herz. Ihre Wirkung auf Geist und Nerven ist ähnlich. Man hat Rosmarin auch seit jeher bei Gedächtnisverlust, Schwindel und allgemeiner Benommenheit eingesetzt.

Rosmarinöl ist ein gutes Anregungsmittel für die Nerven, und seine Anwendung ist bei allen Leiden angezeigt, die mit einer Reduktion oder dem Verlust von Nervenfunktionen verbunden sind. Bei den sensorischen Nerven kann sich dies als Beeinträchtigung der sinnlichen Wahrnehmung auswirken, bei den motorischen Nerven durch Lähmungserscheinungen, Stimmverlust usw. Rosmarinöl ist auch ein wertvolles Stimulantium bei allgemeiner Trägheit, Schwäche oder Apathie, und es wirkt normalisierend bei niedrigem Blutdruck. Es hat auch eine ausgeprägte Wirkung auf das Gehirn, ähnlich wie das Basilikum; es wirkt klärend auf den Geist bei Verwirrung und Zweifel und ist ein klassisches Mittel bei Ohnmacht, Kopfschmerzen und Migräne.

Als ausgezeichnetes Herztonikum besitzt es eine schwach anregende Wirkung und wird mit Erfolg bei nervösen Herzbeschwerden eingesetzt, etwa bei Herzklopfen. Es ist auch nützlich für vielerlei Leberbeschwerden, dazu gehören auch Chlorose und Zirrhose. Als cholagoges Heilmittel kann es auch bei Gallenblasenentzündung,

Gallensteinen und Gelbsucht aufgrund einer Hepatitis oder Blokkierung der Gallengänge verwendet werden. Rosmarinöl kann helfen, einen hohen Blutcholesterinspiegel zu normalisieren, und wird daher auch bei Arteriosklerose eingesetzt.

Die antiseptische Wirkung des Rosmarinöls macht es besonders geeignet zur Behandlung von Darminfektionen und Diarrhöe. Seine Wirkung auf die Verdauung ist anregend, krampflösend, karminativ und magenstärkend. Es kann bei Kolitis, atonischer Dyspepsie, Flatulenz und Magenschmerzen angewandt werden.

Als Antispasmodikum bringt Rosmarin Hilfe bei Asthma und chronischer Bronchitis; als zugleich antiseptisches, anregendes und erwärmendes Öl ist es nützlich bei Erkältungen, Grippe und damit verbundenem Husten. Da Rosmarin unter der Herrschaft der Sonne steht, ist es ein gutes Mittel gegen alle zehrenden Krankheiten. Culpeper sagt darüber: »Die trockenen Blätter, gerebelt und wie Tabak geraucht, helfen allen, die unter Husten irgendwelcher Art, unter Phthisis oder Schwindsucht leiden, da sie die Absonderungen trocknen, die jene Erkrankungen verursachen.«

Äußerlich angewandt wirkt Rosmarin sehr günstig bei rheumatischen Beschwerden und Muskelschmerzen und kann auch als allgemeines Mittel gegen Gicht und Rheumatismus gelten. Es wird auch mit Erfolg zur Bekämpfung von Läusen und Krätze eingesetzt und ist ein ausgezeichnetes Mittel zur Wundheilung. Die Araber streuten das pulverisierte Kraut auf die Nabelschnur Neugeborener; es wirkte als adstringierendes Antiseptikum. Die Anwendung von Rosmarin bei Erkrankungen der Kopfhaut hat Tradition. Die Wirkung ist anregend und reinigend und daher von Nutzen bei Haarausfall oder Schuppen. In der Hautpflege schätzt man Rosmarin als tonisierend-adstringierenden Wirkstoff besonders als Bestandteil aromatischer Wässer.

Sandelholz

Lateinischer Name	Santalum album
Familie	Santalaceae
Charakter	Yang
Beherrschender Planet	Uranus
Evaporationswert	100 ?
Duftintensität	5
Essenz	aus dem Holz

Wirkungen	*Anwendungsbereiche*	
antidepressiv	Akne	Laryngitis
antiphlogistisch	Blenorrhöe	Übelkeit
antiseptisch	Bronchitis	nervöse Spannung
krampflösend	Schnupfen	zur Hautpflege
aphrodisisch	Husten	Tuberkulose
adstringierend	Blasenentzündung	Erbrechen
karminativ	Depression	
harntreibend	Diarrhöe	
schleimlösend	Gonorrhöe	
sedativ	Schluckauf	
tonisierend	Schlaflosigkeit	

Der Sandelholzbaum erreicht eine Höhe von etwa 6 bis 9 Meter. Seine Blüten sind rot, gelb oder violett-rosa. Verarbeitet wird nur das innere Holz, das Kernholz, des Baumes. Sandelholz wurde schon in frühester Zeit als Räucherwerk, zum Einbalsamieren und zur Herstellung kosmetischer Präparate benutzt. Im alten Indien kam es häufig bei religiösen Zeremonien zur Anwendung. Dort galt es auch als eine Art Universalheilmittel, obgleich man bereits seine spezifische Wirksamkeit auf die Harn- und Geschlechtsorgane erkannte. Das Sandelholz wird auch schon in der *Nirukta* erwähnt, dem ältesten bekannten Weda-Text, der aus dem 5. Jahrhundert v. Chr. stammt. In Indien und Ägypten wurde Sandelholz gern als Parfüm verwendet und war auch Bestandteil verschiedener Kosmetika. Die Chinesen mußten es damals importieren und gebrauchten es in ähnlicher Weise. Inzwischen wurde diese Baumart längst in China kultiviert. Auch heute noch werden im Osten viele Drechsler- und Kunsttischlerarbeiten sowie Möbel aus Sandelholz gefertigt. Da es auch zu den wenigen Hölzern gehört, die von Termiten nicht angegriffen werden, benutzte man es häufig zum Bauen. Das führte jedoch dazu, daß eine große Anzahl von Bäumen geschlagen wurde. Heute sind alle Sandelholzbäume Eigentum der indischen Regierung. Der größte Teil des Holzes wird dazu verwendet, Sandelholzöl zu destillieren. Der Name ist wahrscheinlich vom Sanskritwort *chandana* abgeleitet.

Santalum album wächst in Ostindien (Mysore) und in China im Gebiet von Lingnan. Das chinesische Öl ist nicht im Handel erhältlich. Das westindische Sandelholzöl, auch Amyrisöl genannt, stammt von einer ganz anderen Baumart, nämlich von der Schimmelia oleifera. Dieser Duft ist dem des Mysore-Sandelholzes deutlich unterlegen. Auch über die Heilwirkung ist kaum etwas bekannt. Es gibt darüber hinaus ein australisches Sandelholzöl, das aus dem Holz des Santalum spicatum destilliert wird. Es steht sowohl botanisch als auch im Duft dem Mysore-Sandelholzöl wesentlich näher und wird auch für medizinische Zwecke genutzt. In bezug auf die Heilkraft reicht es im allgemeinen nicht ganz an das Mysoreöl heran.

Mehr als bei jeder anderen Essenz steht beim Sandelholzöl die Verwendung als Duftstoff im Vordergrund. Es ist auch als Fixativ nützlich und wird häufig bei der Herstellung hochwertiger Parfüms verwendet. Der Duft ist harzig und süß, er erinnert an Rose mit einer würzigen, orientalischen Note. Sandelholzöl verbindet sich gut mit den meisten anderen Ölen, besonders mit Rose, Orangenblüte und Benzoe. Es ist von dicker, öliger Konsistenz und von blasser, grünlich-gelber Farbe. Der Geschmack ist außerordentlich bitter. Das ist sehr interessant, denn den hinteren Teil der Zunge, die Zungenbasis, wo der bittere Geschmack wahrgenommen wird, versorgt ein Zweig des Vagusnervs. Der Vagus oder zehnte Hirnnerv versorgt zugleich Rachen, Kehlkopf, Lunge, Herz, Gallenblase und Magen. Ein bitteres Tonikum wird in der Pflanzenmedizin aber schon seit jeher zur Anregung der Verdauung verwendet. Sandelholz hat eine ausgeprägte Wirkung auf die Schleimhäute der Harn- und Geschlechtsorgane und Atemwege und wird oft bei chronischen Infekten in diesen Bereichen eingesetzt. Es ist wirksam gegen den Streptokokkus und Staphylokokkus aureus und eignet sich daher zur Behandlung der meisten Halsbeschwerden, vom rauhen Hals bis zur Laryngitis (Kehlkopfentzündung). Seine schleimlösende und krampflindernde Wirkung ist auch bei chronischer Bronchitis und

Husten wertvoll. Außerdem ist Sandelholz wirksam gegen das Mycobacterium tuberculosis avium. Es sollte bei allen Erkrankungen der Lunge mit katarrhalischen Beschwerden eingesetzt werden und bringt auch Erleichterung bei trockenem Husten.

Sandelholzöl wird mit Erfolg bei allen Beschwerden der Harn- und Geschlechtsorgane mit schleimigem Ausfluß eingesetzt, besonders auch bei Gonorrhöe. Es besitzt keine eindeutig bakterizide Wirkung bei einer Gonokokken-Infektion, ist aber insofern von Nutzen, als es die spontanen Kontraktionen des Samenstranges verhindert, die Motilität der Muskeln der Geschlechtsorgane herabsetzt, eine harntreibende Wirkung besitzt, die Sekretion jedoch eher hemmt. Es gilt im allgemeinen als ein mehr männliches Heilmittel, kann aber auch bei Leukorrhöe mit Erfolg eingesetzt werden. Es hat einen entzündungswidrigen und schwach schmerzlindernden Effekt bei Entzündungen der Schleimhaut.

Li Shih-Chên empfiehlt Sandelholz bei Schluckauf, Erbrechen, »choleraischen« Beschwerden und Akne. Das Öl schafft Linderung bei Darmkrämpfen und -entzündungen und kann auch bei Kolik und Gastritis von Nutzen sein. Es ist sowohl bei akutem als auch chronischem Durchfall wertvoll. Auf Grund seines bitteren Geschmacks und einer möglichen Reflexwirkung über den Vagusnerv könnte Sandelholz auch zur Unterstützung der Verdauung beitragen und einen besonderen Einfluß auf die Gallenblase haben. Dies wird durch Li Shih-Chêns Hinweis auf »choleraische« Beschwerden (chole = griech. Galle) gestützt.

Sandelholzöl ist ein mildes Öl von Yang-Charakter. Es ist ein erweichendes Mittel, tonisierend, sedierend und sehr nützlich bei chronischen und entzündlichen Leiden. Wegen des angenehmen Duftes kann es auch bei Angst- und Depressionszuständen von Nutzen sein. Da es ein ziemlich schweres Öl ist, wirkt es eher sedierend als stimmungshebend. Auf Grund seiner Wirkung auf den Vagusnerv scheint es wahrscheinlich, daß es einen tonisierenden, krampflösenden Einfluß auf das Herz besitzt, den man sich bei Zuständen nervöser Spannung zunutze machen kann. Madame Maury schreibt: »Rosen- und Sandelholz kompensieren Nieren- und Herzschwäche«, allerdings dürfte die Nierenwirksamkeit wahrscheinlich nur für Sandelholz gelten. In der Medizin des Ostens wird ein bitterer Geschmack stets mit Herz und Dünndarm in Verbindung gebracht.

Sandelholzöl gehört zu unseren nützlichsten Hautölen. Es ist das klassische Öl für trockene Haut. Bei wasserarmer Haut sollte es als warme Kompresse aufgelegt werden. Es schafft Linderung bei juckender und entzündeter Haut und wirkt bei Akne antiseptisch. Auf Grund seiner schwach adstringierenden Wirkung kann man es auch bei fetter Haut mit Erfolg einsetzen. Es ist kein Wunder, daß es schon im Altertum als Kosmetikum geschätzt wurde! Sandelholzöl ist sehr mild, deshalb kann die Konzentration zwei- bis dreimal so stark sein wie bei anderen Essenzen, sowohl bei innerer als auch bei äußerer Anwendung.

Wacholder

Lateinischer Name	Juniperus communis
Familie	Coniferae
Charakter	Yang
Beherrschender Planet	Jupiter
Evaporationswert	30
Duftintensität	5
Essenz	aus den Früchten (Beeren)

Wirkungen

antiseptisch
krampflösend
antitoxisch
aphrodisisch
adstringierend
karminativ
fördert Vernarbung und Heilung
abführend
harntreibend
menstruationsfördernd
nervenwirksam
hautrötend
sedativ
magenwirksam
schweißtreibend
tonisierend

Anwendungsbereiche

Akne
Albuminurie
Amenorrhöe
Arteriosklerose
Blenorrhöe
Zirrhose
Kolik
Husten
Blasenkatarrh
Dermatitis
Diabetes
Ödeme
Dysmenorrhöe
Dyspepsie (atonische)
Ekzeme
Flatulenz
Gicht
Hämorrhoiden
Nierensteine
Leukorrhöe
nervöse Beschwerden
Oligurie
Lungeninfekte
Pyelitis (chronische)
Rheumatismus
zur Hautpflege
Strangurie
Geschwüre (äußerlich)
Harnweginfekte
Wunden und Verletzungen

Der Wacholder ist ein kleiner immergrüner Baum oder Strauch mit kurzen, nadelförmigen Blättern, die in Dreierwirteln um die Zweige stehen. Er wird im allgemeinen etwa 1 bis 2 m hoch, kann aber auch Höhen von 10 bis 12 m erreichen; er gedeiht sogar auf ärmlichstem Boden. Das Öl gewinnt man aus den kleinen Beeren, die den schwarzen Johannisbeeren ähnlich sehen. Sie sind zuerst grün und färben sich dunkelblau, wenn sie reif werden. Es gibt auch ein Öl, das aus dem Holz gewonnen wird (geringer Heilwert).

In den frühen Kulturen verbrannte man Wacholder als Räucherwerk. In Tibet wurde er sowohl für religiöse als auch medizinische Zwecke verwendet. Der Wacholder gehörte zu den vielen aromatischen Substanzen, die man verbrannte, um böse Geister zu vertreiben. Aber auch in Pestzeiten oder bei anderen Seuchen diente dieser Rauch zur Desinfektion. Die Franzosen pflegten zur Reinigung der Luft eine Mischung aus Wacholderzweigen und Rosmarinblättern in den Sälen der Hospitäler und in Krankenzimmern zu verbrennen. In der Volksheilkunde Jugoslawiens gilt das Wacholderöl fast als ein Allheilmittel.
Die Essenz hat einen ganz leichten Stich ins Grünlich-gelbe und einen angenehmen, terpentinähnlichen Geruch. Wie das Öl der Zypresse und Kiefer ergibt es ein erfrischendes Badeöl, gleichzeitig anregend und entspannend. Es hat einen etwas bitteren Geschmack. Die Wacholderbeeren verwendet man auch zur Herstellung von Gin.

»Die Beeren sind heiß im dritten Grad und trocken im ersten, sie sind ein Gegengift und stärken die Widerstandskraft gegen die Pest und wirken ausgezeichnet beim Biß giftiger Tiere. Sie fördern den Harnfluß und sind angezeigt bei Ruhr und Strangurie. Der Wacholder ist ein Mittel gegen die Wassersucht und führt die Regel herbei, wirkt windtreibend und stärkt den Magen. Es gibt in der Tat keine bessere Medizin gegen die Blähungen in allen Teilen des Körpers oder bei Kolik, als das ätherische Öl aus den Beeren. Sie sind gut bei Husten, Kurzatmigkeit, Schwindsucht, Magenschmerzen, Bruch, Krampf, Zuckungen ... Die Beeren bringen jeden Ausfluß zum Stehen, helfen bei Hämorrhoiden, und bei Kindern töten sie die Würmer ab.«

(Nicholas Culpeper)

»In kleinen Dosen mild anregend und magenstärkend. Geht rasch ins Blut und wird von den Nieren aufgenommen, die er kräftig anregt. Steigert die Wasserausscheidung bei Ödemen, kann jedoch bei Gesunden die Harnmenge sogar verringern. Wirkt anregend auf die Geschlechtsorgane und scheint den Kanthariden zu ähneln, wenn man ihn in hohen Dosen anwendet, da als Folge der Anwendung Strangurie (Harnzwang) und Priapismus (schmerzhafte Dauererektion) beobachtet wurden.«

(William Whitla)

»Der Wacholder unterstützt vor allem die Harnausscheidung bei Wassersucht, die als Folge einer Herz-, Leber- oder Nierenerkrankung auftritt.«

(Mrs. Grieve)

Das Wacholderöl wirkt auf Haut, Verdauung, Harnwege, Blut und Nerven. Zusammen mit Sandelholz ist es eines der klassischen Diuretika und ein gutes Heilmittel bei Harnweginfekten. Es gilt auch als vorzügliches Antiseptikum für die Atemwege, den Verdauungstrakt und das Blut. Es ist wirksam gegen den Meningokokkus, den Staphylokokkus, den Diphteriebazillus und den Eberthella typhosa. Es wurde zur Behandlung von Cholera, Ruhr und Typhus eingesetzt, obgleich in diesen Fällen seine keimtötende Wirkung nicht bewiesen ist.

Eine Untersuchung der harntreibenden Wirkung des Wacholderöls ergab, daß der Erfolg durch eine Steigerung des Glomerulumfiltrats (Primärharn) eintritt und daß erhöhte Mengen von Kalium, Natrium und Chlor ausgeschieden werden. Man fand keine nachteiligen Nebenwirkungen, und auch bei Dauergebrauch traten keine pathologischen Veränderungen auf.

Die Wirkung des Wacholders ähnelt der des Zypressenöls. Beide sind auch botanisch eng miteinander verwandt. Die Zypresse ist wahrscheinlich kräftiger adstringierend und antispasmodisch, während bei Wacholder die diuretische Wirkung stärker ist. Durch die harntreibende und abführende Eigenschaft wird der Wacholder zu einem ausgezeichneten Mittel bei Rheumatismus und Gicht. Er wird auch äußerlich als mildes analgetisch-hautrötendes Mittel zur Linderung rheumatischer Schmerzen angewandt, und zwar in entsprechender Lösung in Fettöl. Durch seine Wirkung auf die Harnwege ist er wertvoll bei Blasenkatarrh, chronischer Nierenbeckenentzündung, Oligurie (verminderter Harnausscheidung) und Nierensteinen. Wie die Zypresse ist er mit Erfolg bei krampfartigem Husten einzusetzen. Für diesen Zweck wurde er auch in der jugoslawischen Pharmakologie verwendet.

Wacholder ist ein ausgezeichnetes Mittel bei Kolik und Flatulenz und kann bei Verdauungsstörungen aller Art und leichten Magenbeschwerden angewandt werden. Er hat eine stärkende, tonisierende Wirkung auf die Nerven und ist auch bei nervösen Störungen und bei Streß- und Angstzuständen angezeigt. Seine beruhigende Wirkung hilft bei Einschlafschwierigkeiten, vor allem, wenn Sorgen und Spannungen die Ursache sind. Zusammen mit seiner menstruationsfördernden Eigenschaft macht diese sedierende Wirkung das Wacholderöl zu einem geeigneten Mittel bei ausbleibender oder schmerzhafter Regel. Culpeper empfiehlt Wacholder auch gegen Lähmungen (Paralysis) und Fallsucht (Epilepsie).

Wacholder regt den Kreislauf an und dient zur Blutreinigung bei allen Erkrankungen der Haut und des Blutes. Er wird auch mit Erfolg äußerlich angewandt bei Ekzemen, Hautentzündung (Dermatitis) und vielleicht sogar bei Psoriasis (Schuppenflechte). Seine gleichzeitig abführenden, antiseptischen und hautrötenden Eigenschaften machen ihn zum idealen Mittel bei Hautleiden. Seine adstringierende Wirkung wird bei Hämorrhoiden und Ausfluß aller Art genutzt. Als antiseptisch-adstringierende Substanz wird Wacholderöl bei fetter Haut und Akne eingesetzt. Es ergibt auch ein sehr gutes aromatisches Wasser zur Reinigung und Straffung der Haut.

Wenn man die relativ geringe Toxizität des Wacholders berücksichtigt, dann ist er ein bemerkenswert wirksames und vielseitiges Heilmittel, und zwar ohne jede Gegenanzeige. Er kann bei allen Erkrankungen angewandt werden, die durch Kälte, Angst, Furcht, Zittern, Schwäche und Ermüdung oder Schlaffheit charakterisiert sind.

Weihrauch

Lateinischer Name	Boswellia thurifera
Familie	Burseraceae
andere Bezeichnung	Olibanum
Charakter	Yang
Beherrschender Planet	Sonne
Evaporationswert	75
Duftintensität	7
Essenz	aus dem Gummiharz

Wirkungen	*Anwendungsbereiche*
antiseptisch	Bronchitis
adstringierend	Karbunkel
karminativ	Schnupfen
fördert Vernarbung und Heilung	Husten
verdauungsfördernd	Dyspepsie
diuretisch	Gonorrhöe
sedativ	Hämorrhagie
tonisierend	Laryngitis
uteruswirksam	Leukorrhöe
	Metrorrhagie
	Skrofulose
	Hautpflege
	Spermatorrhöe
	Geschwüre
	Wunden und Verletzungen

Das Weihrauchharz, auch Olibanum genannt, und die Myrrhe waren die ersten Harze, die als Räucherwerk gebraucht wurden. Der Weihrauch wurde schon vor fast 5.000 Jahren aus dem Lande Punt nach Ägypten eingeführt. Er fand zuerst nur als Räucherwerk Verwendung, später auch bei der Herstellung von Kosmetik- und Toilettenartikeln. In Form von Räucherwerk wurde er auch zur Fumigation bei Kranken verwendet. Dadurch sollten die bösen Geister vertrieben werden, welche die Krankheit verursachten. In Ägypten nahm man den Weihrauch nicht zur Einbalsamierung der Toten. Er war aber in vielen Gesichtsmasken mit verjüngender

Wirkung enthalten. Der römische Dichter Ovid nennt in seinem Buch über die Hautpflege *(Medicamina Faciei)* den Weihrauch ein ausgezeichnetes Mittel zum Zwecke der Toilette.

Weihrauch gehörte in der alten Welt zu den teuersten Substanzen. Er stand immer in ausreichender Menge zur Verfügung und wurde fast ein Synonym für den Begriff »Räucherwerk«. Wie andere aromatische Stoffe war er ebenso wertvoll wie edle Steine und Metalle. Diese Tatsache spiegelt sich auch im Geschenk der drei Weisen aus dem Morgenland an das Kind in der Krippe. Sie brachten Gold, Weihrauch und Myrrhe. Der Wert des Weihrauchs war so groß, daß er beträchtlichen Einfluß auf die Wirtschaft bestimmter Länder hatte und oft zur Ursache politischer Auseinandersetzungen wurde.

Das Gummiharz stammt von einem kleinen Baum, der in Arabien und Somalia wächst. Es wird gewonnen, indem man am Stamm eine tiefe Kerbe anbringt, unter der dann ein schmaler Streifen Rinde abgezogen wird. Im Laufe der folgenden Wochen tritt ein milchiger Saft aus, der an der Luft langsam erhärtet. Der Baum hat reiches Blattwerk und weiße und blaßrosa Blüten.

Der Weihrauch wird in einer französischen Handschrift aus dem frühen 13. Jahrhundert erwähnt:

»Olibanum ceo est encens, il est chaud et Seche el secunde de grei; il ad verru de conferter et de afermer, de traire ensemble, et de rettreindre. Il es bon, en auttre, les fermer des Oyls et la dolur de denz, et encontre le hunel et encontre la grossesse et la rouillor des nariles et encontre in digestiun et amer eruc tuations et pur les mameles en greder un podre confit ad eysil e enplastre sur un dray e nus sur le mameles. roine chaude et seche el secunde de grei. Ele advertu a de faire e a degant.

Olibanum, auch Weihrauch genannt, ist heiß und trocken im zweiten Grad; er hat die Fähigkeit, zu lindern und zu kräftigen, zusammenzuziehen und zu verbinden. Er ist auch gut für das Schließen der Augen, Zahnweh und gegen le hunel (?), Schwangerschaft, wunde Nase und auch bei Verdauungsstörungen und saurem Aufstoßen. Für die Brüste bereitet man ein Pulver, rührt es mit Essig an und streicht es auf ein Tuch, das man auf die nackten Brüste legt. Eine ausgezeichnete Arznei, heiß und trokken in zweiten Grad, sie hat die Fähigkeit, zu binden und (?).«

Weihrauch wird auch im *Herbal* von Banckes erwähnt:

> »Olibanum wird Weihrauch genannt. Er ist heiß und trocken im dritten Grad. Es ist ein Gummiharz eines Baumes in Indien ... Es hat die Eigenschaft zu lindern, auch zu schließen und zurückzuhalten. Bei Zahnschmerzen, die von einem Überfluß an Säften im Kopf und besonders den Venen herrühren, mach ein Pflaster aus dem Pulver des Weihrauchs mit Wein und einem Eiweiß, vermenge alles und streiche es auf die Schläfen.
> Auch um die Bahnen der Venen darüber zu blockieren, nimm Weihrauch und kaue ihn gut. Dies wird die Säfte daran hindern, durch die Nase abzufließen. Bereite Pillen aus Weihrauch in Wein und trinke davon am Abend, wenn du zu Bett gehst. Diese Pillen sind auch gut für die Verdauung im Magen und gegen saures Aufstoßen, aber auch zur Kräftigung und Reinigung der Gebärmutter; außerdem fördert der Rauch des Weihrauchs die Empfängnis. Auch kann man das Pulver in Wein erhitzen, und wenn es mäßig warm ist, tränkt man Tücher damit und legt sie noch warm auf die Schamgegend. Die lindernde Wirkung auf die Gebärmutter ist sehr stark.«

Joseph Miller sagt darüber:

> »Er ist heiß und trocken und bindet; von Nutzen bei Erkrankungen der Brust, wie Husten, Kurzatmigkeit, katarrhalischem Ausfluß wäßriger Flüssigkeit und Blutspucken; er hilft bei Durchfall oder Ruhr, sowie bei Gonorrhöe und Weißfluß. Äußerlich als Fumigation angewandt, bringt er den Schnupfen zum Stehen und ist gut für die Heilung von Wunden und Geschwüren.«

Das ätherische Öl des Weihrauchs erinnert etwas an Kampfer oder Terpentin, aber es hat zusätzlich eine würzige Note, ein wenig wie Holz. Dadurch bekommt es einen angenehmeren Duft als die beiden genannten Stoffe. Es ist ein ausgesprochenes Yang-Öl und brennt doch nicht auf der Zunge wie Benzoe. Es ist auch nicht bitter wie das Myrrhenöl. Es ist süßer und leichter als diese und in der Wirkung stärker »kephalisch« (im Kopfbereich wirksam), es spricht mehr die Emotionen an. Das Öl ist klar und verbindet sich gut mit den meisten anderen Essenzen, einschließlich Kampfer, Sandelholz, Pfeffer und Basilikum.

Seit dem 18. Jahrhundert ist über die medizinische Wirkung des Weihrauchs nicht mehr viel geschrieben worden. Er scheint an Beliebtheit verloren zu haben, obwohl er in den alten Kulturen so hoch geschätzt wurde. Es heißt, daß Weihrauch die gleichen Eigenschaften besitzt wie Myrrhe. Die Wirkungsweise beider Substanzen zeigt auch eine große Ähnlichkeit. Es ist merkwürdig, daß eine ehemals so bekannte aromatische Substanz wie der Weihrauch derart in Vergessenheit geraten konnte. Auch wenn er in mancher Beziehung der Myrrhe unterlegen ist, etwa bei der Behandlung von Geschwüren oder Entzündungen im Mund, besitzt er doch seine ganz speziellen Vorzüge. Nicht zu unterschätzen ist auch sein Duft!
Aus den eben genannten Gründen stammen alle meine hier genannten Informationsquellen aus der Zeit vor dem 19. Jahrhundert.
Wie die meisten Essenzen aus Gummiharzen hat auch der Weihrauch eine ausgeprägte Wirkung auf die Schleimhäute und ist ein sehr gutes Expektorans. Zur Inhalation (und/oder innerlich eingenommen) ist er eine gute Arznei bei allen katarrhalischen Erkrankungen von Kopf, Lunge, Magen oder Darm. Er hat eine gewisse Affinität zum Bereich der Lunge, der Geschlechtsorgane und Harnwege, und er ist von Nutzen bei Husten, Bronchitis, Laryngitis und Kurzatmigkeit. Auch bei Leukorrhöe, Gonorrhöe und Spermatorrhöe sowie Infektionen der Harnwege wie Blasenkatarrh und Nierenentzündung wird Weihrauch mit Erfolg eingesetzt.
In China wurde der Weihrauch auch zur Behandlung von Skrofulose und Lepra verwendet. Seine adstringierende Eigenschaft ist wertvoll bei Hämorrhagien (Blutungen), besonders der Gebärmutter und Lunge. Er fördert auch die Verdauung und hilft bei Verdauungsstörungen mit saurem Aufstoßen. Äußerlich wird er bei schlecht heilenden Wunden, Geschwüren, Karbunkeln usw., etwa in gleicher Weise wie die Myrrhe, eingesetzt. Er ist gut bei allen Erkrankungen der Gebärmutter. Die Anwendung ist auch in der Schwangerschaft und bei der Entbindung ohne Risiko. Dabei kann er auch innerlich, als Vaginalspülung, Kompresse oder Fumigation angewandt werden. Innerlich ist der Weihrauch wesentlich angenehmer zu nehmen als andere Gummiharz-Essenzen.
Ebenso wie Benzoe hat er eine erhebende, wärmende, besänftigende Wirkung auf Geist und Gemüt. Dies erinnert an die traditionelle Anwendung bei der Vertreibung böser Geister. Wir können uns diese »Geister« auch als Verfolgungswahn, Ängste und Sorgen vorstellen, die schließlich zu Erkrankungen führen.

Weihrauch wurde in den vergangenen Jahrhunderten auch häufig bei der Herstellung von Hautpflegemitteln verwendet. Er wirkt adstringierend, vielleicht auch leicht entzündungswidrig, scheint die jugendliche Frische des Teints zu erhalten, vor Falten und anderen Anzeichen des Alters zu schützen. Man könnte fast sagen, der Weihrauch radiert solche Spuren aus!

Ylang-Ylang

Lateinischer Name	Unona odorantissimum
Familie	Anonaceae
Charakter	Yin
Beherrschender Planet	Venus
Evaporationswert	91
Duftintensität	6
Essenz	aus den Blüten

Wirkungen	*Anwendungsbereiche*
antidepressiv	Depression
antiseptisch	Frigidität
aphrodisisch	Hyperpnöe
blutdrucksenkend	Bluthochdruck
sedativ	Impotenz
	Schlaflosigkeit
	nervöse Spannung
	Herzklopfen
	Hautpflege

Der Ylang-Ylang-Baum erreicht eine Höhe bis zu etwa 18 m und besitzt herrliche gelbe Blüten. Er wird auf Java, Sumatra, Réunion, Madagaskar und den Komoren kultiviert. Das beste Öl soll aus Manila auf den Philippinen kommen. Der Ylang-Ylang ist eng verwandt mit der *Cananga odorata*, die zur gleichen Familie gehört, aber im Duft etwas unterlegen ist. Man hat lange Zeit angenommen, daß Cananga und Ylang-Ylang identisch sind. Erst beim Anbau in verschiedenen Teilen der Welt ergaben sich die leichten Unterschiede im ätherischen Öl.

Der Name bedeutet etwa »Blume der Blumen«. Das Öl hat einen ausgeprägt exotischen, sinnlichen Duft. Dieser Geruch hat eine gewisse Ähnlichkeit mit einer Mischung aus Jasmin und Mandel und ist ausgesprochen süß. Er verbindet sich gut mit Sandelholz und Jasmin und ergibt auch ein gutes Fixativ. Das Öl hat eine schwach gelbe Färbung und einen milden Geschmack, leicht bitter und schwach süß. Es ist ein Bestandteil des Makassaröls (ein Haaröl). R.W. Moncrieff schreibt darüber in seinem Buch *Odours:*

»Bei manchen Düften ist die Wirkung auf die Emotionen sehr stark. Der Verfasser, der seit mehr als zwanzig Jahren mit Duftstoffen arbeitet, bemerkte dies schon vor langer Zeit ... Ylang-Ylang-Öl besänftigt und dämpft den Zorn, der durch Enttäuschung entsteht.«

Ylang-Ylang ist eines der angenehmsten Öle und kann gut als langanhaltender Duftstoff und exotisches Badeöl verwendet werden. Seine Wirkung auf das Nervensystem ist euphorisierend, sedierend, blutdrucksenkend. Die Anwendung dieses Öls ist angezeigt bei Angst- und Spannungszuständen und erhöhtem Blutdruck. Es ist ein sehr gutes Aphrodisiakum und kann mit Erfolg bei Impotenz oder Frigidität eingesetzt werden. Ebenso wie es hohen Blutdruck zu senken vermag, schafft es Entlastung bei Tachykardie (abnorme Steigerung der Herzfrequenz) und Hyperpnoe (abnorme Steigerung der Atemfrequenz).
Als allgemeines Antiseptikum ist es nur von mäßigem Wert, besonders nützlich jedoch bei Darminfektionen. Es hat eine beruhigende Wirkung auf die Haut und wird wegen seines Wohlgeruchs gern als Bestandteil für Öle zur Gesichtsmassage verwendet. Es soll auch bei fetter Haut gute Dienste leisten.
Ylang-Ylang darf nicht in zu starker Konzentration und zu großer Menge eingesetzt werden; es hat einen starken, süßen Duft, zu viel verursacht Kopfschmerzen oder Übelkeit.

Ysop

Lateinischer Name	Hyssopus officinalis
Familie	Labiatae
Charakter	Yang
Beherrschender Planet	Jupiter
Evaporationswert	65
Duftintensität	6
Essenz	aus dem Kraut

Wirkungen	*Anwendungsbereiche*	
antiseptisch	Amenorrhöe	Hypotonie
krampflösend	Asthma	Hysterie
karminativ	Bronchitis	Grippe
fördert Vernarbung und Heilung	Quetschungen, Prellungen	Leukorrhöe
verdauungsfördernd	Krebs?	Appetitlosigkeit
diuretisch	Schnupfen	Halsentzündung
menstruationsfördernd	Kolik	Mittelohrentzündung
schleimlösend	Husten	Rheumatismus
fiebersenkend	Dermatitis	Skrofulose
nervenwirksam	Dyspnöe	Steine (Harnsteine)
reguliert den Blutdruck	Dyspepsie	syphilitischer Ausschlag
sedativ	Ekzeme	Tuberkulose
schweißtreibend	Fieber	Keuchhusten
tonisierend (bes. Herz u. Atmung)	Flatulenz	Wunden und Verletzungen
Wurmmittel	Hypertonie	

Der Ysop ist eine bescheidene, unscheinbare Pflanze, die man meist in trockenen, hügeligen Gebieten findet. Sie wird etwa 30 bis 60 cm hoch, hat schlanke, spitze Blätter und blaßblaue Blüten. Sie gedeiht am besten in einem warmen, trockenen Klima. Es ist eines der Kräuter, die bereits in der Bibel erwähnt werden. In Banckes' Herbal heißt es über diese Pflanze:

»Wenn man den Saft davon in den Mund nimmt, heilt er dort Übel aller Art. Außerdem tötet er die Würmer im Bauch und macht ihn weich. Auch frisch getrunken oder als Pulver bewirkt er, daß man gesunde Farbe bekommt. Er ist heiß und trocken.«

Culpeper meint:

»Er ist gut, wenn man Entzündungen damit spült, und er nimmt die blauen und schwarzen Flecken, die durch Schläge, Quetschungen, Prellungen oder beim Hinfallen entstehen ... Er ist eine ausgezeichnete Medizin bei Halsbräune oder geschwollenem Hals zum Spülen und Gurgeln ... Die heißen Dämpfe des Absuds durch einen Trichter ins Ohr geleitet, lindern Entzündungen und Ohrensausen ... Er ist gut bei der Fallsucht (Epilepsie), er fördert den Auswurf des zähen Schleims und ist wirksam bei allen Erkältungsbeschwerden und Erkrankungen der Brust und der Lunge.«

Joseph Miller schreibt:

»Er heilt, öffnet und wirkt verdünnend, gut zur Reinigung der Lunge von den üblen Säften, und hilfreich bei Husten, Asthma, Atembeschwerden und Erkältungskrankheiten der Lunge. Er wird auch als kephalisch angesehen und ist gut für alle mit dem Kopf und den Nerven zusammenhängenden Erkrankungen.«

Das ätherische Öl des Ysop ist von heller, goldgelber Farbe, ziemlich teuer, und wird zur Herstellung hochwertiger Parfüms und Liköre verwendet. Es ist auch ein wichtiger Bestandteil des Chartreuse. Der Duft ist schwer zu beschreiben, denn er gleicht keinem anderen und erinnert doch an viele. Man glaubt eine Mischung aus Basilikum, Geranie und Thymian zu riechen. Er ist nicht ganz so angenehm wie beim Geranienöl, aber auch nicht unangenehm. Das Öl hat einen heißen, bitteren Geschmack und eine kräftige Wirkung auf den Geist; es erzeugt ein Gefühl der Wachheit und Klarheit. Es erinnert mich immer an Basilikum, ist jedoch nicht so schnell und durchdringend in der Wirkung.
Ysopöl enthält einen kleinen Prozentsatz verschiedener Ketone und ist daher von einer gewissen Toxizität, weniger stark toxisch als das Kampferöl, dafür aber auch in der Wirkung nicht so kräftig wie

dieses. Es gehört jedoch immer noch zu den relativ starken Essenzen. Wegen des Ketongehalts sollte es bei Neigung zu Epilepsie nicht angewandt werden. Die alten Kräuterheilkundigen setzten den Ysop zwar zur Behandlung von Epilepsie ein, aber sie nahmen natürlich die ganze Pflanze und nicht das Öl. Wenn wir das berücksichtigen und von der Annahme ausgehen, daß die toxische Wirkung eines Öls ausschließlich von der angewandten Dosierung abhängt, könnte eine kleine Menge, die nicht ausreicht, einen Krampfanfall hervorzurufen, bei Epilepsie und ähnlichen Leiden eine günstige Wirkung haben.

Das Ysopöl hat Yang-Charakter. Sein Anwendungsbereich ist sehr umfangreich und beruht im wesentlichen auf der anregenden Wirkung. Es besitzt einen ganz außergewöhnlichen, regulierenden Einfluß auf den Blutdruck: zu hoher Blutdruck wird gesenkt, niedriger Blutdruck dagegen angehoben. Im Versuch mit Hunden verursachte Ysopöl zuerst einen geringen Abfall des Blutdrucks und eine Steigerung im Herzrhythmus, worauf eine allmähliche Rückkehr zum Normalzustand folgte. Die Wirkung ist insgesamt eher tonisierend als anregend. Jethro Kloss nennt Ysop »ein ausgezeichnetes Regulierungsmittel für den Blutdruck und ein gutes Tonikum für den geschwächten Organismus«. Er empfiehlt ihn auch für Beschwerden, die mit der Milz zusammenhängen. Mrs. C. F. Leyel berichtet, daß Ysop durch seine Wirkung auf die Milz »die Fähigkeit besitzen soll, Kummer zu heilen«. Ysop ist ein ausgezeichnetes Tonikum bei Beschwerden, die mit dem kardiovaskulären System zusammenhängen, und er gilt als allgemeines Kräftigungsmittel in der Rekonvaleszenz.

Für seine Wirkung auf das Nervensystem gilt ähnliches, auch hier ist gleichzeitig ein schwach sedierender und ein tonisierender Effekt spürbar. Ysop wirkt wärmend und belebend auf die Nerven und schafft ein Gefühl der Entspannung. Dieser kräftigende oder leicht anregende Einfluß kann bei manchen Menschen zu krampfartigen Erscheinungen führen. In Fällen von Hysterie, bei denen kein Zusammenhang mit einer epileptischen Neigung zu erkennen ist, fördert er die Depolarisierung von Yin und Yang und schafft einen Zustand relativer Normalität.

Ysop ist ein wertvolles Mittel bei Erkrankungen der Atemwege. Die Essenz wird vor allem durch die Lunge ausgeschieden. Sie verflüssigt den Schleim, fördert den Auswurf und bringt Erleichterung bei krampfartigem Husten. Sie ist von wohltätiger Wirkung bei

Asthma, Bronchitis, Grippe und allen katarrhalischen Erkrankungen. Ysop gilt als wirksame antibakterielle Substanz und soll sogar bei Tuberkulose und Skrofulose mit Erfolg einzusetzen sein.
Der Einfluß des Ysop auf das Verdauungssystem ist wahrscheinlich von geringerem Interesse. Er hat eine mild abführende Wirkung, lindert Krämpfe, wirkt karminativ, fördert die Verdauung und ist ein gutes Wurmmittel. Äußerlich wird er bei Quetschungen, Prellungen und dergleichen angewandt, aber auch bei Ekzemen, syphilitischem Ausschlag und bei Wunden und Verletzungen.

Zedernholz

Lateinischer Name	Juniperus virginiana
Familie	Coniferae
Charakter	Yang
Beherrschender Planet	Uranus
Evaporationswert	97
Duftintensität	4
Essenz	aus dem Holz

Wirkungen	*Anwendungsbereiche*	
antiseptisch	Akne	Gonorrhöe
adstringierend	Bronchitis	Pyelitis
diuretisch	Krebs?	Erkrankungen der Atemwege
schleimlösend	Schnupfen	Hauterkrankungen
sedativ	Blasenkatarrh	Erkrankungen der Harnwege
	Dysurie	

»Von deinen Lippen, meine Braut, träufelt Honigseim, Honig und Milch sind unter deiner Zunge und der Duft deiner Kleider ist wie der Duft des Libanon.«

(Das Hohelied Salomos; 4.11)

Leider gibt es die Libanonzeder (Cedrus libani), deren Holz im Altertum verwendet wurde, heute kaum mehr. In früherer Zeit bestanden ausgedehnte Haine aus diesen riesigen Bäumen. Im Verlauf der Jahrhunderte wurden sie ganz beträchtlich dezimiert, denn es herrschte stets eine große Nachfrage nach Zedernholz, das zur Anfertigung von Möbeln gebraucht wurde. Es wurde aber auch dazu verwendet, die Tempel und Paläste des Mittleren Ostens zu bauen. So war beispielsweise eine ganze Menge Zedernholz nötig, um den großen Tempel Salomos in Jerusalem zu errichten. Heute sind nur noch wenige hundert dieser Bäume übriggeblieben.

Zedernholzöl war möglicherweise das erste ätherische Öl, das man überhaupt aus Pflanzen gewonnen hat. Es wurde in Ägypten für den Mumifizierungsprozeß verwendet. Die Ägypter schätzten es aber auch als Bestandteil ihrer Kosmetika, und sie imprägnierten Papyrusblätter damit, um diese vor Insekten und Ungeziefer zu schützen. Sie stellten aus dem Holz Schmuck, Möbel und Schiffe her, auch

ihre Särge bestanden daraus. Sie schätzten das Zedernholz so hoch, daß sie schließlich den Libanon dem ägyptischen Reich angliederten, nur um die regelmäßige Versorgung mit diesem Material sicherzustellen.
Es gibt zwei handelsübliche Öle, die nach dem Zedernholz benannt sind. Einmal das Öl der Cedrus atlantica, dies ist eine echte Zeder. Dieses Atlaszedernholzöl stammt aus Marokko. Das andere Öl wird von der *Juniperus virginiana* gewonnen, einem Baum aus der Koniferen-Familie, der in Nordamerika wächst. Er heißt auch rote Zeder und ist ein enger Verwandter der gelben Zeder *(Thuja occidentalis)*, aus deren Blättern das Thujaöl hergestellt wird.
Die rote Zeder wird zur Produktion von Bleistiften verwendet. Man kann also kaum den Duft der Essenz wahrnehmen, ohne sofort an Bleistifte denken zu müssen! Das Öl ist klar und relativ dickflüssig, etwa wie das Sandelholzöl; es paßt gut zu Rose, Wacholder und Zypresse und wird auch als Fixativ bei der Parfümherstellung verwendet. In der Heilwirkung ähnelt es bis zu einem gewissen Grad dem Sandelholzöl. Es hat einen ähnlich milden Duft, ist aber heißer und besitzt eine stärkere Toxizität. Der Geschmack ist ganz leicht bitter.
Das Öl der roten Zeder wirkt vor allem auf Haut, Atemwege, Harn- und Geschlechtsorgane. Es soll mindestens ebenso wirksam gegen mit schleimigem Ausfluß verbundene Erkrankungen sowie gegen Gonorrhöe sein wie das Sandelholzöl. Über seine antiseptische Wirkung ist nichts Genaues bekannt. Es hilft bei Schmerzen, Brennen oder anderen Schwierigkeiten beim Wasserlassen und ist ein wertvolles Heilmittel bei Blasenkatarrh, Nierenbeckenentzündung und Hyperämie (Blutüberfüllung) der Nieren.
Ebenso wie Sandelholzöl hat es eine deutliche Wirkung auf die Schleimhäute und wird mit Erfolg bei allen katarrhalischen Erkrankungen, etwa Husten und Bronchitis, eingesetzt. Es kann zusammen mit anderen Essenzen zur Inhalation bei Atembeschwerden aller Art verwendet werden. Genau wie Sandelholz hat es eine sedierende Wirkung und kann bei solchen Erkrankungen Verwendung finden, die mit Angst und nervöser Spannung verbunden sind. Sein Einfluß ist im allgemeinen größer bei chronischen Beschwerden als im akuten Anfall.
Zedernholz hat einen deutlichen Effekt auf die Haut und ist bei Hautausschlägen aller Art von Nutzen. Seine Wirkung ist beruhigend, adstringierend, antiseptisch, und es schafft Erleichterung bei

Hautjucken. Es ist nützlich bei Akne, fettiger Haut und Seborrhöe der Kopfhaut (fettiges Haar, Schuppen) und wurde empfohlen bei Alopecia traumatica (Kahlheit rings um den Stirnhaarrand durch straffe Frisur). Es kann auch bei ernsthafteren Erkrankungen von Nutzen sein, etwa bei Ekzemen, Dermatitis und Psoriasis. In hoher Konzentration reizt es die Haut.

Zedernholzöl ist stark insektenabweisend und vertreibt viele tierische Schädlinge und Parasiten, so etwa Moskitos, Motten, Holzwürmer und Ratten. Da es sich gezeigt hat, daß dieses Öl die Mitose (indirekte Zellteilung) von Tumorzellen beeinträchtigt, könnte es vielleicht mit Erfolg in der Krebstherapie eingesetzt werden. Diese Wirkung beruht auf seiner fettigen Konsistenz und ist ein Merkmal, das dieses Öl mit Terpentin und verschiedenen Fettsäuren gemein hat. Atlaszedernholzöl hat wahrscheinlich eine sehr ähnliche Wirkung wie das Öl des roten Zedernholzes. Seine Anwendung wurde in Zusammenhang mit Bronchitis, Gonorrhöe, Infekten der Harn- und Luftwege, Phthisis und Tuberkulose erwähnt.

Zedernholzöl gilt als Abortivmittel und sollte deshalb nicht bei Schwangeren eingesetzt werden.

Zypresse

Lateinischer Name	Cupressus sempervirens
Familie	Coniferae
Charakter	Yin
Beherrschender Planet	Saturn
Evaporationswert	30
Duftintensität	4
Essenz	aus der Frucht

Wirkungen	*Anwendungsbereiche*	
antiseptisch	Asthma	Beschwerden der Wechseljahre
krampflösend	Krebs?	Menorrhagie
schweißhemmend	Diarrhöe	nervöse Spannungen
adstringierend	Ruhr	Pyorrhöe
desodorierend	Dysmenorrhöe	Rheumatismus
diuretisch	Enuresis	Hautpflege
leberwirksam	Hämorrhagie	Krampfhusten
sedativ	Hämorrhoiden	Krampfadern
gefäßverengend (örtlich)	Grippe	Keuchhusten
	Lebererkrankungen	

Die Zypresse ist ein schlanker Baum mit kegelförmiger Krone. Aus den kleinen Blüten entwickeln sich runde Zapfen oder Nüsse, wie man sie nennt, von brauner bis grauer Farbe. Die Zypresse ist eine perennierende (mehrjährige) Pflanze und stammt ursprünglich aus dem Orient. Man findet sie häufig in Gärten und Friedhöfen der Mittelmeerländer, aber auch in unseren Gärten und Parks. Nach der Zypresse ist sogar eine Insel benannt, auf der man diesen Baum einst verehrte.

Das Öl der Zypresse ist klar, der Geruch nußartig, er erinnert ein wenig an Holz und hat eine würzige Note. Er gehört zu meinen Lieblingsdüften. Es ist ein eher männlicher Geruch, aber auch vielen Frauen bietet er eine erfrischende Abwechslung zur schweren Süße der meisten Parfüms. Der Duft ähnelt dem anderer Öle aus der Familie der Koniferen (Wacholder, Pinie) und vermischt sich gut mit ihnen. Es ergibt ein Badeöl von entspannender und erfrischender Wirkung.

Culpeper sagt über die Zypresse:

»Man verwendet vor allem die Zapfen oder Nüsse, die Blätter nur selten; sie gelten als sehr trocken und bindend und sind gut, um Ausfluß und Auswurf aller Art aufzuhalten, etwa Blutspucken, Durchfall, Ruhr, zu starke Menstruationsblutungen oder unwillkürliche Miktion; Zahnfleischbluten wird verhütet und lockere Zähne wieder gefestigt. Äußerlich wird es angewandt als blutstillendes Mittel und als Bähung und Kataplasma.«

Die Chinesen unterscheiden nicht eindeutig zwischen *Thuja* und *Cupressus*. Die Worte Li Shih-Chêns gelten deshalb für beide Arten:

»Die Nüsse sind sehr nahrhaft und fetthaltig, und man ist auch der Meinung, sie nützen den Atemwegen, und sie bringen übermäßige Transpiration unter Kontrolle. Sie wirken auch auf die Leber und werden verordnet gegen krampfartige Erkrankungen bei Kindern.«

Zypressenöl wird mit Erfolg bei solchen Leiden angewandt, bei denen es zu einem starken Flüssigkeitsverlust kommt, wie etwa in den von Culpeper erwähnten Fällen. Seine adstringierende und blutstillende Wirkung ist auch von Nutzen bei Blutungen aller Art, etwa Bluthusten oder Blutungen aus der Gebärmutter außerhalb der normalen Menstruation. Äußerlich verwendet man es bei Hämorrhoiden, Krampfadern und fetter Haut. Es scheint eine besondere Wirkung auf die weiblichen Geschlechtsorgane zu besitzen, wahrscheinlich über die Eierstöcke. Es hat sich auch als wertvoll bei der Behandlung von Beschwerden der Wechseljahre und bei Menstruationsschwierigkeiten erwiesen.
Es hat eine kräftig antispasmodische Wirkung und ist deshalb nützlich bei Asthma, Keuchhusten und Krampfhusten aller Art. Es wirkt außerdem sedierend auf die Nervenenden der Atmungsorgane (Couvreur). Auf Grund dieser mehrfachen Wirkungsweise im Bereich der Luftwege kann es auch bei Bronchitis und Emphysemen eingesetzt werden. Man hat auch eine Wirksamkeit bei Grippe erkannt (Valnet).
Die Wirkung der Zypresse auf die Leber ist noch nicht eindeutig geklärt. Es ist unwahrscheinlich, daß sie bei Yin-Zuständen (etwa

Anämie) von Nutzen sein kann, aber sie könnte helfen, wenn ein Überschuß an Wärme oder Energie in der Leber vorliegt, wodurch es beispielsweise zu einer übermäßigen Bildung von Galleflüssigkeit kommen kann. Auf Grund der adstringierenden Wirkung auf die Körpersäfte könnte man erwarten, daß dieses Öl besonders beim redseligen, geschwätzigen Typ einzusetzen wäre, bei solchen Menschen also, die zu einer Art »geistigem Durchfall« neigen. Die Wirkung auf die Nerven ist eher sedierend als stimulierend.
Es hat den Anschein, als ob das Zypressenöl zu den Essenzen mit dem weitesten Anwendungsbereich gehören könnte, wenn wir nur besser über seine Eigenschaften Bescheid wüßten. Seine Fähigkeit, dem krankhaften Fluß von Körpersäften Einhalt zu gebieten, ist fast einzigartig unter den ätherischen Ölen. Seine Affinität zu den weiblichen Geschlechtsorganen (die einer beinahe hormonartigen Wirkung zugeschrieben wird) ist eine Bestätigung des starken Yin-Charakters.

Tabelle I

Ätherisches Öl	Duftintensität	Evaporationswert	Charakter	Planet
Basilikum	7	78	Yang	Mars
Benzoe	4	100?	Yang	Sonne
Bergamotte	4	55	Yang	Sonne
Eukalyptus	8	5	Yin	Saturn
Fenchel	6	85	Yang	Merkur
Geranie	6	87	Yin	Venus
Jasmin	7	95	Yang	Jupiter
Kamille	9	47	Yin	Mond
Kampfer	5	?	Yin	Saturn
Kardamom	9	68	Yang	Merkur
Lavendel	4	85	Yang	Merkur
Majoran	5	40	Yang	Merkur
Melisse	4 ?	17	Yang	Jupiter
Muskatellersalbei	5	82	Yang	Merkur
Myrrhe	7	100?	Yang	Sonne
Orangenblüte (Neroli)	5	79	Yang	Sonne
Patschuli	5	100	Yang	Sonne
Pfeffer (schwarz)	7	60	Yang	Mars
Pfefferminze	7	70	Yang	Merkur
Poleiminze	7	86	Yang	Merkur
Rose	7	99	Yin	Venus
Rosmarin	6	18	Yang	Sonne
Sandelholz	5	100?	Yang	Uranus
Wacholder	5	30	Yang	Jupiter
Weihrauch	7	75	Yang	Sonne
Ylang-Ylang	6	91	Yin	Venus
Ysop	6	65	Yang	Jupiter
Zedernholz	4	97	Yang	Jupiter
Zypresse	4	30	Yin	Saturn

Tabelle II

Essenz	Lateinischer Name	Familie
Basilikum	Ocymum basilicum	Labiatae
Benzoe	Styrax benzoin	Styraceae
Bergamotte	Citrus bergamia	Rutaceae
Eukalyptus	Eucalyptus globulus	Myrtaceae
Fenchel	Foeniculum vulgare	Umbelliferae
Geranie	Pelargonium odorantissimum	Geraniaceae
Jasmin	Jasminum officinale	Jasminaceae
	Jasminum grandiflorum	Jasminaceae
	Jasminum sambac	Jasminaceae
Kamille	Anthemis nobilis	Compositae
	Matricaria chamomilla	Compositae
Kampfer	Cinnamomum camphora	Lauraceae
Kardamom	Elettaria cardamomum	Zingiberaceae
Lavendel	Lavendula officinalis	Labiatae
	Lavendula vera	Labiatae
Majoran	Origanum marjorana	Labiatae
Melisse	Melissa officinalis	Labiatae
Muskateller-salbei	Salvia sclarea	Labiatae
Myrrhe	Commiphora myrrha	Burseraceae
Orangenblüte (Neroli)	Citrus vulgaris	Rutaceae
Patschuli	Citrus aurantium	Rutaceae
Pfeffer	Pogostemon patchouli	Labiatae
(schwarz)	Piper nigrum	Piperaceae
Pfefferminze	Mentha piperita	Labiatae
Poleiminze	Mentha pulegium	Labiatae
Rose	Rosa centifolia	Rosaceae
	Rosa damascena	Rosaceae
	Rosa gallica	Rosaceae
Rosmarin	Rosmarinus officinalis	Labiatae
Sandelholz	Santalum album	Santalaceae
Wacholder	Juniperus communis	Coniferae
Weihrauch	Boswellia thurifera	Burseraceae
Ylang-Ylang	Unona odorantissimum	Anonaceae
Ysop	Hyssopus officinalis	Labiatae
Zedernholz	Juniperus virginiana	Coniferae
Zypresse	Cupressus sempervirens	Coniferae

Tabelle III

Meßwerte der Duftintensität

4	Benzoe
	Bergamotte
	Lavendel
	Melisse?
	Zedernholz
	Zypresse
5	Kampfer
	Majoran
	Muskatellersalbei
	Orangenblüte
	Patschuli
	Sandelholz
	Wacholder
6	Fenchel
	Geranie
	Rosmarin
	Ylang-Ylang
	Ysop
7	Basilikum
	Jasmin
	Myrrhe
	Pfeffer (schwarz)
	Pfefferminze
	Poleiminze
	Rose
	Weihrauch
8	Eukalyptus
9	Kamille
	Kardamom

Tabelle IV

Flüchtigkeitswerte			
5	Eukalyptus	82	Muskatellersalbei
18	Rosmarin	85	Fenchel
30	Zypresse	85	Lavendel
30	Wacholder	86	Poleiminze
40	Majoran	87	Geranie
47	Kamille	91	Ylang-Ylang
55	Bergamotte	95	Jasmin
60	Schwarzer Pfeffer	97	Zedernholz
65	Ysop	99	Rose
68	Kardamom	100	Patschuli
70	Pfefferminze	100	Benzoe?
75	Weihrauch	100	Myrrhe?
78	Basilikum	100	Sandelholz?
79	Orangenblüte (Neroli)		

Tabelle V

Evaporationswerte nach Poucher

3	Myrrhe Poleiminze	21	Rosmarin
		24	Ylang-Ylang
4	Eukalyptus Lavendel	29	Geranie
6	Bergamotte	30	Kardamom
8	Rose (R. centifolia) Zedernholz	40	Ysop
		43	Jasmin Rose (R. gallica)
9	Pfefferminze		
10	Kamille	50	Orangenblüte (Neroli)
14	Basilikum Fenchel	100	Benzoe Patschuli Pfeffer (schwarz) Sandelholz Weihrauch Zypresse
15	Rose (R. damascena)		
17	Melisse		
18	Majoran		
20	Muskatellersalbei		

1 – 14 gelten als obere Werte
15 – 60 sind mittlere Werte und
61 – 100 untere Werte

Tabelle VI

Yang- und Yin-Öle

Yang-Öle

Merkur (Luft)
- Fenchel
- Kardamom
- Lavendel
- Majoran
- Muskatellersalbei

Uranus (Luft)
- Sandelholz
- Zedernholz

Jupiter (Feuer)
- Jasmin
- Melisse
- Sandelholz
- Wacholder
- Ysop
- Zedernholz

Sonne (Feuer)
- Benzoe
- Bergamotte
- Myrrhe
- Orangenblüte
- Patschuli
- Rosmarin
- Weihrauch

Mars (Feuer)
- Basilikum
- schwarzer Pfeffer

Yin-Öle

Venus (Erde)
- Geranie
- Rose
- Ylang-Ylang

Saturn (Erde)
- Eukalyptus
- Kampfer
- Zypresse

Mond (Wasser)
- Kamille

Komplementäre Beziehungen zwischen Yin und Yang

Yin	Yang
weiblich	männlich
passiv	aktiv
innen	außen
zusammenziehen	ausdehnen
schließen	öffnen
Leere	Fülle
Dunkel	Licht
kalt	heiß
feucht	trocken
beruhigend	anregend
einatmen	ausatmen
venöses Blut	arterielles Blut
parasympathisches Nervensystem	sympatisches Nervensystem
Angst	Zorn
Vorsicht	Mut
Blau	Rot

Verzeichnis der medizinischen Fachausdrücke

Acetylcholin: eine Flüssigkeit, die Nervenimpulse von einem Nervenende zum anderen überträgt
Albuminurie: Vorkommen von Eiweiß im Harn
Alopecia: Kahlheit
Amenorrhöe: Ausbleiben der monatl. Regelblutung
Aphten: kleine weiße Flecken auf der Mundschleimhaut, durch Pilz verursacht
Arteriosklerose: Verhärtung der Arterien
Ataraxie: Gleichmut, Seelenruhe

Blenorrhagie, Blenorrhöe: durch Gonokokken hervorgerufener eitriger Ausfluß, besonders des Auges
Blepharitis: Lidrandentzündung

Cellulitis: s. Zellulitis
Chlorose: eine Form der Anämie, tritt vor allem bei jungen Mädchen auf
Cholezystitis: Gallenblasenentzündung

Dysmenorrhöe: schmerzhafte Regelblutung
Dyspnöe: Atemnot, Kurzatmigkeit
Dysurie: Schwierigkeiten oder Schmerzen beim Wasserlassen

Emphysem: Lungenblähung; krankhafte Erweiterung der Lungenbläschen
endokrin: die Drüsen mit innerer Sekretion betreffend
Enuresis: Bettnässen, unwillkürliche Blasenentleerung
Erethismus: gesteigerte Erregbarkeit
exokrin: die Drüsen mit äußerer Sekretion betreffend

Fistel: röhrenförmiger Gang, der aus einer natürlichen Körperhöhle nach außen führt

Gingivitis: Zahnfleischentzündung
Glomerulonephritis: eine Form der Nierenentzündung, ähnlich der Brightschen Krankheit
Glossitis: Zungenentzündung

Hämaturie: Blutharnen, Blut im Urin
Halitosis: übler Mundgeruch
Herpes: ein Bläschenausschlag
Hypercholesterinämie: Erhöhung des Cholesteringehalts im Blut
Hyperglykämie: erhöhter Blutzuckerspiegel
Hyperpnöe: Steigerung der Atemfrequenz, abnorm tiefes und rasches Atmen
Hypertonie: erhöhter Blutdruck
Hypophyse: Hirnanhangdrüse
Hypotonie: abnorm niedriger Blutdruck
Hysterie: abnorme Verhaltensweise, charakterisiert durch übertriebene Reaktionen und physische Störungen

in vitro: im Glase, Reagenzglasversuch
in vivo: im Leben, beim lebenden Individuum

kutan: die Haut betreffend

Leukozytose: die Bildung von Leukozyten (weiße Blutkörperchen) im Körper
Leukorrhöe: ein weißer Ausfluß aus der Scheide

Menorrhagie: verlängerte Regelblutung, übermäßiger Blutverlust während der Menstruation

Nephritis: Nierenentzündung
Neurasthenie: nervöse Erschöpfung

Ödeme: übermäßige Flüssigkeitsansammlung unter der Haut
Oligurie: verminderte Harnausscheidung
Ophthalmie: Augenentzündung
Otitis: Ohrenentzündung

Phagozytose: Freßtätigkeit der Phagozyten, die Absorption von Fremdkörpern durch die weißen Blutkörperchen

Pharmakopöe: Arzneibuch; Verzeichnis der in den Apotheken zu führenden offiziellen Mittel mit den amtlichen Vorschriften über deren Beschaffenheit, Prüfung und Aufbewahrung
Polyp: eine gutartige Geschwulst
Potenzieren, Potenz: ein Begriff aus der Homöopathie; bezeichnet den Verdünnungsgrad einer Substanz
prophylaktisch: vorbeugend
Psoriasis: Schuppenflechte; ein chronischer Hautausschlag
psychosomatisch: Leib und Seele betreffend
Pyelitis: Nierenbeckenentzündung
Pyorrhöe: Eiterfluß; Eiterherd am Zahnfleisch
Pyrosis: Sodbrennen

Skrofulose: Tuberkulose der Lymphdrüsen
Spermatorrhöe: unwillkürlicher Samenausfluß ohne geschlechtliche Erregung
Stomatitis: Entzündung der Mundschleimhaut
Strangurie: Schmerzen oder Schwierigkeiten beim Wasserlassen

Tic: wiederkehrende unwillkürliche Zuckungen (Gesichtszukkungen)

Urtikaria: Nesselsucht

Wassersucht: krankhafte Flüssigkeitsansammlung in Körperhöhlungen

Zellulitis: »Orangenhaut«, verursacht durch örtliche Ansammlung von Fett und toxischen Stoffen
Zirrhose: chronische Entzündung (meist der Leber)

Register nach Indikationen

Abszeß: Bergamotte, Lavendel
Akne
örtlich: Bergamotte, Kampfer, Zedernholz, Wacholder, Lavendel, Sandelholz
allgemein: natürliche Ernährung und abführende Essenzen
Albuminurie: Wacholder
Alkoholismus: Fenchel, Rose (s. auch Leber, Zirrhose)
Allergien: Kamille, Melisse
Alopecia: Lavendel, Rosmarin
Amenorrhöe: s. Menstruation
Anämie: Kamille
Angst: s. Nervöse Spannungen
Angina: s. Tonsillitis
Aphten: Geranie, Myrrhe
Appetitmangel: Ursache feststellen, danach richtet sich die Behandlung. Wahrscheinlich ist Fasten angezeigt. Viele Essenzen regen den Appetit an, z.B. Kamille, Kardamom, Fenchel, Ysop, Myrrhe
Arteriosklerose: Wacholder, Rosmarin
Arteritis (Arterienentzündung): Majoran
Arthritis: s. Rheumatismus
Asthma: Benzoe, Zypresse, Eukalyptus, Ysop, Lavendel, Majoran, Melisse, Poleiminze, Pfefferminze, Rosmarin

Besinnungslosigkeit: s. Ohnmacht
Bindehautentzündung: s. Konjunktivitis
Blähungen: s. Flatulenz
Blasenkatarrh: s. Cystitis
Blenorrhöe: Bergamotte, Eukalyptus, Lavendel, Sandelholz, Wacholder, Weihrauch, Zedernholz
Blepharitis: s. Konjunktivitis
Blinddarmentzündung: Nur als Erste Hilfe! Lavendel-Kompressen

Bronchitis: Basilikum, Benzoe, Bergamotte, Eukalyptus, Kampfer, Kardamom, Lavendel, Poleiminze, Pfefferminze, Rosmarin, Sandelholz, Weihrauch, Ysop, Zedernholz
Brüste
ungenügende Milchbildung
bei stillenden Müttern: Fenchel, Jasmin
Stauungen: Geranie, Pfefferminze

Cellulitis: s. Zellulitis
Chlorose: s. Leber
Cholezystitis: s. Gallenblase
Cholera: Eukalyptus, Kampfer, Pfefferminze, schwarzer Pfeffer
Cystitis (Blasenkatarrh): Bergamotte, Eukalyptus, Lavendel, Sandelholz, Wacholder, Zedernholz

Depression: Basilikum, Bergamotte, Geranie, Jasmin, Kamille, Kampfer, Lavendel, Melisse, Muskatellersalbei, Orangenblüte, Patschuli, Rose, Sandelholz, Ylang-Ylang
Desinfektion von Räumen: Bergamotte, Eukalyptus, Lavendel, Wacholder
Dermatitis (Hautentzündung): Benzoe, Geranie, Kamille, Lavendel, Pfefferminze, Wacholder, Ysop
Diabetes: Eukalyptus, Geranie, Wacholder
Diarrhöe (Durchfall): Eukalyptus, Geranie, Kamille, Kampfer, Lavendel, Myrrhe, Orangenblüte, Pfefferminze, schwarzer Pfeffer, Rosmarin, Sandelholz, Zypresse
Dickdarmentzündung: s. Kolitis
Diphterie: Bergamotte, Eukalyptus, Lavendel
Dispnöe: Kampfer, Poleiminze, Ysop
Dysmenorrhöe: s. Menstruation
Dyspepsie: s. Magen
Dysurie: schwarzer Pfeffer, Wacholder, Zedernholz

Ekzeme: Bergamotte, Geranie, Kamille, Lavendel, Wacholder, Ysop
Emphysem: Eukalyptus
Entbindung: Jasmin, Lavendel, Poleiminze
Enuresis: Zypresse
Epilepsie: Basilikum, Lavendel, Rosmarin
Erbrechen: Basilikum, Kamille, Kampfer, Kardamom, Fenchel,

Lavendel, Melisse, Pfefferminze, Poleiminze, schwarzer Pfeffer, Rose, Sandelholz
Erethismus: Majoran
Erkältungen: Basilikum, Eukalyptus, Kampfer, Melisse, Pfefferminze, Poleiminze, Majoran, schwarzer Pfeffer, Rosmarin

Fettleibigkeit: Fenchel, Patschuli, Wacholder
Fieber: Basilikum, Bergamotte, Kamille, Kampfer, Eukalyptus, Melisse, Pfefferminze, Poleiminze, schwarzer Pfeffer, Ysop
intermittierend: Basilikum, Bergamotte, Eukalyptus, Kamille, schwarzer Pfeffer
Fistel (Anal-): Lavendel
Flatulenz (Blähungen): Bergamotte, Fenchel, Kamille, Kampfer, Kardamom, Lavendel, Majoran, Muskatellersalbei, Myrrhe, Pfefferminze, Poleiminze, schwarzer Pfeffer, Rosmarin, Wacholder, Ysop
Frigidität: s. Impotenz
Furunkel u. Karbunkel
örtlich: Kamille, Bergamotte, Lavendel, Muskatellersalbei
allgemein: natürliche Ernährung, abführende Essenzen

Gallenblase
Cholezystitis: Rose, Rosmarin
Steine: Bergamotte, Eukalyptus, Lavendel, Pfefferminze, Poleiminze, Rosmarin
Gastralgie: s. Magen
Gastritis: s. Magen
Geistige Erschöpfung (Konzentrations- und Gedächtnisschwäche): Basilikum, Kardamom, Pfefferminze, Rosmarin
Gelbsucht: s. Leber
Geschwüre
Hornhaut: Lavendel
Mund: Myrrhe, Poleiminze
peptische: Kamille, Geranie
Haut: Bergamotte, Eukalyptus, Geranie, Kampfer, Wacholder, Weihrauch, Lavendel, Myrrhe
Bein: Bergamotte, Lavendel
Gesteigerter Geschlechtstrieb: s. Erethismus
Gicht: Basilikum, Benzoe, Fenchel, Kampfer, Poleiminze, Rosmarin, Wacholder

Gingivitis: Kamille, Myrrhe
Glossitis: Bergamotte, Geranie
Gonorrhöe (Tripper): Bergamotte, Eukalyptus, Lavendel, Sandelholz, Weihrauch, Zedernholz
Grippe: Eukalyptus, Lavendel, Pfefferminze, schwarzer Pfeffer, Rosmarin, Ysop, Zypresse
Gürtelrose: Eukalyptus, Geranie, Pfefferminze

Halsentzündung: schwarzer Pfeffer, Ysop
Hämorrhagie (Blutungen): Eukalyptus, Geranie, Rose, Weihrauch, Zypresse
Hämorrhoiden: Myrrhe, Wacholder, Weihrauch, Zypresse
Halitosis: Bergamotte, Kardamom, Lavendel, Pfefferminze
Harnweginfekte: s. Cystitis
Harnsteine: s. Steine
Hautpflege
- aufgesprungene, rissige: Benzoe, Geranie, Kamille, Patschuli, Rose, Sandelholz
- trockene: Geranie, Jasmin, Kamille, Lavendel, Orangenblüte, Rose, Sandelholz, Ylang-Ylang
- entzündete: Geranie, Kamille, Muskatellersalbei, Myrrhe, Pfefferminze, Rose, Sandelholz
- reife, alternde: Benzoe, Lavendel, Muskatellersalbei, Myrrhe, Orangenblüte, Patschuli, Rose, Weihrauch, Zypresse
- normale: Geranie, Jasmin, Lavendel, Orangenblüte, Rose
- fette: Bergamotte, Geranie, Kampfer, Lavendel, Sandelholz, Wacholder, Weihrauch, Ylang-Ylang, Zedernholz, Zypresse
- empfindliche: Kamille, Jasmin, Orangenblüte, Rose

Herpes: Bergamotte, Eukalyptus
Herz
- Herzversagen: Kampfer
- Herzklopfen: Lavendel, Melisse, Orangenblüte, Pfefferminze, Rosmarin, Ylang-Ylang

Heufieber: Eukalyptus?, Rose (s. auch Allergien)
Hitzschlag: s. Sonnenstich
Husten: Benzoe, Eukalyptus, Jasmin, Kardamom, Myrrhe, Pfefferminze, Poleiminze, schwarzer Pfeffer, Sandelholz, Wacholder, Weihrauch, Ysop, Zypresse
Hypercholesterinämie: Rosmarin

Hyperglykämie: Eukalyptus
Hyperpnöe: Ylang-Ylang
Hypertonie: s. Kreislauf
Hypotonie: s. Kreislauf
Hysterie: Basilikum, Kamille, Kampfer, Lavendel, Majoran, Muskatellersalbei, Orangenblüte, Pfefferminze, Poleiminze, Rosmarin, Ysop

Impotenz: Muskatellersalbei, Jasmin, Rose, Ylang-Ylang

Juckreiz: s. Pruritus

Kahlheit: s. Alopecia
Karbunkel: s. Furunkel
Keuchhusten: Basilikum, Lavendel, Muskatellersalbei, Poleiminze, Rosmarin, Ysop, Zypresse
Klimakterium (Beschwerden): Kamille, Fenchel, Zypresse
Kolik: Benzoe, Bergamotte, Fenchel, Kamille, Kampfer, Kardamom, Lavendel, Majoran, Muskatellersalbei, Pfefferminze, schwarzer Pfeffer, Melisse, Wacholder, Ysop
Kolitis (Dickdarmentzündung): Bergamotte, Kamille, Lavendel, Orangenblüte, schwarzer Pfeffer, Rosmarin, Ylang-Ylang
Konjunktivitis (Bindehautentzündung): Kamille, Lavendel, Rose (Kompresse)
Kopfschmerzen: Kamille, Kardamom, Lavendel, Majoran, Pfefferminze, Poleiminze, Rose, Rosmarin
Krampfadern
  örtlich: Zypresse
  allgemein: natürliche Ernährung, Verstopfung vermeiden
Krämpfe und Zuckungen: Kamille, Lavendel, Muskatellersalbei
Krätze: Bergamotte, Lavendel, Pfefferminze, Rosmarin
Krebs
  allgemein: Eukalyptus, Ysop, Zedernholz?, Zypresse?
  Gebärmutter: Bergamotte, Eukalyptus, Geranie (Mit diesen Essenzen allein ist jedoch keine ausreichende Behandlung möglich.)
Kreislauf
  Hypertonie: Lavendel, Majoran, Melisse, Muskatellersalbei, Ylang-Ylang, Ysop
  Hypotonie: Kampfer, Rosmarin, Ysop

Lähmungen: Basilikum, Lavendel, Pfefferminze
Läuse: s. Pedikulose
Laryngitis
(Kehlkopfentzündung): Benzoe, Lavendel, Sandelholz, Weihrauch
Leber
Chlorose: Lavendel, Myrrhe, Rosmarin
Zirrhose: Rosmarin, Wacholder
Stauungen: Kamille, Rose, Rosmarin, Zypresse
Hepatitis: Rosmarin
Gelbsucht: Geranie, Poleiminze, Rosmarin
Leukorrhöe: Bergamotte, Eukalyptus, Lavendel, Majoran, Muskatellersalbei, Myrrhe, Poleiminze, Rose, Rosmarin, Wacholder, Weihrauch, Ysop
Lungenentzündung: Kampfer

Magen
Dyspepsie (Verdauungsstörungen): Basilikum, Bergamotte, Eukalyptus, Fenchel, Kamille, Kardamom, Lavendel, Majoran, Melisse, Muskatellersalbei, Myrrhe, Pfefferminze, Poleiminze, schwarzer Pfeffer, Rosmarin, Wacholder, Weihrauch, Ysop
Gastralgie: Geranie, Kamille, Pfefferminze, Poleiminze
Gastritis: Kamille
Schluckauf: Basilikum, Fenchel, Sandelholz
Übelkeit, Brechreiz: Basilikum, Fenchel, Kardamom, Lavendel, Melisse, Pfefferminze, schwarzer Pfeffer, Rose
Pyrosis (Sodbrennen): Kardamom, schwarzer Pfeffer
Malaria: Basilikum, Eukalyptus
Mandelentzündung: s. Tonsillitis
Masern: Eukalyptus
Menorrhagie: s. Menstruation
Menstruation
Amenorrhöe: Fenchel, Kamille, Muskatellersalbei, Myrrhe, Poleiminze, Wacholder, Ysop
Dysmenorrhöe: Jasmin, Kamille, Majoran, Melisse, Muskatellersalbei, Pfefferminze, Poleiminze, Rosmarin, Wacholder, Zypresse
unregelmäßige: Melisse, Muskatellersalbei, Rose
zu schwache: s. Amenorrhöe; außerdem Basilikum, Lavendel, Majoran, Melisse, Pfefferminze, Rose, Rosmarin

Menorrhagie: Rose, Zypresse
Migräne: Basilikum, Eukalyptus, Kamille, Lavendel, Majoran, Melisse, Pfefferminze, Rosmarin. Kann auch mit nervösen oder Verdauungsstörungen (Darmverstopfung, Leber) zusammenhängen.
Mikrosporie: s. Scherpilzflechte
Mundfäule: s. Soor
Mundgeruch: s. Halitosis

Nasenbluten: Weihrauch, Zypresse
Nebenhöhlenentzündung: s. Sinusitis
Nephritis: s. Nieren
Nervöse Erschöpfung: s. Neurasthenie
Nervöse Spannung (Angst): Benzoe, Bergamotte, Geranie, Jasmin, Kamille, Kampfer, Lavendel, Majoran, Melisse, Orangenblüte, Patschuli, Rose, Sandelholz, Ylang-Ylang, Zypresse
Neuralgie: Eukalyptus, Geranie, Kamille, Pfefferminze, Poleiminze
Gesicht: Geranie, Kamille
Neurasthenie: Lavendel, Majoran, Muskatellersalbei, Poleiminze
Nesselsucht: s. Urtikaria
Nieren
allgemein: Eukalyptus, Muskatellersalbei, Sandelholz, Wacholder, Zedernholz
Nephritis: Eukalyptus, Kamille
Pyelitis: Wacholder, Zedernholz

Ödeme: Patschuli, Poleiminze, Wacholder
Ohnmacht: Basilikum, Kamille, Lavendel, Melisse, Pfefferminze, Poleiminze, schwarzer Pfeffer, Rosmarin
Ohrenschmerzen: s. Otitis
Oligurie: Fenchel, Lavendel, Wacholder
Ophthalmie: Geranie, Kamille, Muskatellersalbei, Rose
Otitis: Basilikum, Kamille, Lavendel, Ysop

Paralysis: s. Lähmungen
Pedikulose (Läuse): Eukalyptus, Geranie, Lavendel, Rosmarin
Phthisis: s. Tuberkulose
Pneumonie: s. Lungenentzündung
Polypen (Nase): Basilikum
Prellungen: s. Quetschungen

Pruritus (Hautjucken, Juckreiz): Jasmin, Kamille, Pfefferminze, Poleiminze, Zedernholz (Die Essenzen werden äußerlich in weniger als 1%iger Konzentration angewandt.)
der Scheide: Bergamotte, Kamille
Psoriasis: Bergamotte, Lavendel
Pyelitis: s. Nieren
Pyorrhöe: Myrrhe, Zypresse
Pyrosis: s. Magen

Quetschungen, Prellungen: Kampfer, Poleiminze, Ysop

Racheninfekte: Eukalyptus, Geranie, Lavendel, Muskatellersalbei
Rheumatismus (rheumatische Arthritis)
örtlich: Eukalyptus, Kamille, Kampfer, Lavendel, Rosmarin
allgemein: Benzoe, Eukalyptus, Lavendel, Rosmarin, Wacholder, Ysop, Zypresse
Ruhr: Eukalyptus, Kamille, Melisse, schwarzer Pfeffer, Zypresse

Scharlach: Eukalyptus
Scherpilzflechte: Geranie, Pfefferminze
Schlaflosigkeit: Basilikum, Kamille, Kampfer, Lavendel, Majoran, Orangenblüte, Rose, Sandelholz, Ylang-Ylang (Evtl. Folge schlechter Verdauung, Leber- oder Magen-Darm-Störungen. Auch übermäßige Hitze in einem Teil des Körpers kann zugrundeliegen. In diesem Fall macht man Kompressen mit Kamillen- und Rosenöl.)
Schlangenbiß: Lavendel
Schluckauf: s. Magen
Schnupfen: Eukalyptus, Lavendel, Myrrhe, Poleiminze, Sandelholz, Weihrauch, Ysop, Zedernholz
Schock: Kampfer, Melisse, Orangenblüte, Pfefferminze
Schwangerschaft: Jasmin, Melisse, Rose, Weihrauch
Verhütung: Kampfer, Poleiminze, Zedernholz
Schwindsucht: s. Tuberkulose
Sinusitis: Eukalyptus, Lavendel, Pfefferminze
Skrofulose: Lavendel, Weihrauch, Ysop
Sodbrennen: s. Magen
Sonennstich: Lavendel (s. auch Schock)
Soor: Myrrhe
Spermatorrhöe: Benzoe, Weihrauch

Steine
Gallensteine: s. Gallenblase
Harnsteine: Fenchel, Geranie, Kamille, Wacholder, Ysop
Sterilität: Geranie, Rose
bei Frauen: Melisse
Stimmverlust: Lavendel, Zypresse
Stirnhöhlenentzündung: s. Sinusitis
Stomatitis: Bergamotte, Geranie, Myrrhe
Strangurie: s. Dysurie
Syphilitischer Ausschlag: Ysop

Tic: Majoran
Tonsillitis: Bergamotte
Tripper: s. Gonorrhöe
Tuberkulose: Bergamotte, Eukalyptus, Kampfer, Lavendel, Myrrhe, Pfefferminze, Sandelholz, Ysop
Tumor (gutartig): Bergamotte, Kamille, Zedernholz
Typhus: Eukalyptus, Lavendel

Übelkeit: s. Magen
Urtikaria: Kamille

Vaginitis (Scheidenkatarrh): Kamille
Verbrennungen
örtlich: Eukalyptus, Geranie, Kamille, Kampfer, Lavendel, Rosmarin
allgemein: s. Schock
Verdauungsstörungen: s. Magen (Dyspepsie)
Verjüngung (allgemein): Jasmin, Lavendel, Melisse, Myrrhe, Patschuli, Rose, Weihrauch
Verstauchung: Eukalyptus, Kampfer, Lavendel, Rosmarin
Verstopfung: Fenchel, Kampfer, Majoran, schwarzer Pfeffer, Rose

Wassersucht: Wacholder
Wechseljahre: s. Klimakterium
Würmer: Bergamotte, Eukalyptus, Fenchel, Kamille, Kampfer, Lavendel, Melisse, Pfefferminze, Ysop
Wunden und Verletzungen: Benzoe, Bergamotte, Eukalyptus, Geranie, Kamille, Kampfer, Lavendel, Myrrhe, Patschuli, Rosmarin, Wacholder, Weihrauch, Ysop

Zahnen (bei Kindern): Kamille
Zahnweh: Kamille, Kampfer, Pfefferminze, Poleiminze
Zellulitis
örtlich: Lavendel, Rosmarin, Wacholder
allgemein: natürliche Ernährung
Zirrhose: s. Leber
Zittern: s. Krämpfe u. Herzklopfen
Zuckerkrankheit: s. Diabetes
Zuckungen: s. Krämpfe

Anmerkung: Zur Behandlung von Kindern sollten keine Essenzen eingesetzt werden, auch nicht in Verdünnung. Statt dessen kann man eine schwache Infusion der entsprechenden Pflanzen in Öl oder Wasser zubereiten.

Register der Heilwirkungen

Abführend (Förderung der Darmentleerung; die Wirkung von Essenzen ist relativ mild.)
Fenchel, Kampfer, Majoran, schwarzer Pfeffer, Rose

Abortiv (Bei Anwendung hoher Dosen kann es zur Fehlgeburt kommen. Diese Öle werden von Schwangeren am besten gemieden.)
Kampfer, Poleiminze, Zedernholz

Adstringierend (Zusammenziehende, verdichtende Wirkung auf Gewebe; lokale Anwendung bei Ausfluß, Absonderungen, Blutungen, Seborrhöe usw.)
Geranie, Myrrhe, Patschuli, Pfefferminze, Rose, Rosmarin, Sandelholz, Wacholder, Weihrauch, Zedernholz, Zypresse

Analgetisch s. Schmerzlindernd

Anaphrodisisch (Mittel z. Herabsetzung des Geschlechtstriebes)
Kampfer? Majoran

Anregend (Substanzen mit vorwiegend erregender Wirkung auf den Körper)
Allgemein:
Eukalyptus, Kampfer, Pfefferminze, Poleiminze, schwarzer Pfeffer, Rosmarin
Anregung des Kreislaufs:
Benzoe, Kampfer, schwarzer Pfeffer, Rosmarin, Wacholder
Anregung der Leukozytose: Alle Essenzen, besonders Bergamotte, Kamille, Lavendel

Antidepressiv (Stimmungshebend, der Melancholie entgegenwirkend)
Basilikum, Bergamotte, Geranie, Jasmin, Kamille, Kampfer, Lavendel, Melisse, Muskatellersalbei, Orangenblüte, Patschuli, Rose, Sandelholz, Ylang-Ylang

Antikonvulsiv Kamille, Lavendel, Muskatellersalbei

Antiphlogistisch (Entzündungshemmend, meist verbunden mit Engstellung der Gefäße)

Kamille, Lavendel, Muskatellersalbei, Myrrhe, Pfefferminze, Rose, Sandelholz

Antiseptisch (Substanzen, die das Wachstum der Keime beeinträchtigen; alle Essenzen wirken auf einen Keim oder mehrere Organismen antiseptisch)
Zu den wirksamsten allgemein anwendbaren Antiseptika gehören Bergamotte, Eukalyptus und Wacholder.

Antispasmodisch s. Krampflösend

Antitoxisch (Substanzen, die Vergiftungen entgegenwirken)
Lavendel, schwarzer Pfeffer, Wacholder

Aphrodisisch (Bewirkt eine Steigerung des Geschlechtstriebes)
Jasmin, Kardamom, Muskatellersalbei, Patschuli, schwarzer Pfeffer, Orangenblüte, Rose, Sandelholz, Wacholder, Ylang-Ylang

Beruhigend s. Sedativ

Blutdrucksenkend Lavendel, Majoran, Melisse, Muskatellersalbei, Ylang-Ylang, Ysop

Blutdrucksteigernd Kampfer, Rosmarin, Ysop

Blutreinigend Eukalyptus, Rose, Wacholder

Blutstillend (Fördert die Blutgerinnung)
Geranie, Rose

Cholagog (Anregung des Flusses von Galle von der Gallenblase zum Darm)
Kamille, Lavendel, Pfefferminze, Poleiminze, Rosmarin

Choleretisch (Anregung und Steigerung der Absonderung von Galle)
Lavendel, Rose, Rosmarin

Depurativ s. Blutreinigend

Desodorierend (Bekämpft Körpergeruch)
Benzoe, Bergamotte, Eukalyptus, Lavendel, Muskatellersalbei, Orangenblüte, Patschuli, Zypresse

Diuretisch (Verstärkung der Harnproduktion)
Benzoe, Eukalyptus, Fenchel, Geranie, Kamille, Kampfer, Kardamom, Lavendel, schwarzer Pfeffer, Rosmarin, Sandelholz, Wacholder, Weihrauch, Ysop, Zedernholz, Zypresse

Fiebersenkend Basilikum, Bergamotte, Eukalyptus, Kamille, Kampfer, Melisse, Pfefferminze, Poleiminze, schwarzer Pfeffer, Ysop

Galletreibend s. Cholagog
Gebärmutter s. Uteruswirksam
Gefäßverengend
zur lokalen Anwendung:
Kamille, Pfefferminze, Zypresse
allgemeine Wirkung auf den Organismus:
Kampfer

Harntreibend s. Diuretisch
Hautpflegend Bergamotte, Geranie, Kampfer, Pfefferminze, Rose
Hautrötend (Lokale Anregung der Zirkulation, wodurch es zur Rötung der Haut kommt)
Eukalyptus, Kampfer, schwarzer Pfeffer, Rosmarin, Wacholder
Heilungsfördernd s. Wundheilung
Herzwirksam (Anregung und Stärkung des Herzens)
Benzoe, Kampfer, Lavendel, Majoran, Melisse, Orangenblüte, Pfefferminze, Rose, Rosmarin, Ysop
Hypoglykämisch (Senkt den Blutzuckerspiegel) Eukalyptus

Karminativ (Substanzen mit windtreibender, blähungswidriger Wirkung)
Basilikum, Benzoe, Bergamotte, Fenchel, Kamille, Kampfer, Kardamom, Lavendel, Majoran, Melisse, Muskatellersalbei, Myrrhe, Pfefferminze, Poleiminze, schwarzer Pfeffer, Rosmarin, Sandelholz, Wacholder, Weihrauch, Ysop

Kephal-wirksam (Zur Anwendung bei Störungen im Kopfbereich, besonders zur Anregung des Geistes; nützlich bei schlechtem Gedächtnis, Konzentrationsschwäche)
Basilikum, Kardamom, Pfefferminze, Rosmarin
Krampflösend (Löst Verkrampfung der glatten Muskulatur)
Basilikum, Bergamotte, Eukalyptus, Fenchel, Kamille, Kampfer, Kardamom, Lavendel, Majoran, Melisse, Muskatellersalbei, Orangenblüte, Pfefferminze, Poleiminze, schwarzer Pfeffer, Rose, Rosmarin, Sandelholz, Wacholder, Ysop, Zypresse

Laxierend s. Abführend
Leberwirksam (Anregung und Kräftigung der Leber)
Kamille, Pfefferminze, Poleiminze, Rose, Rosmarin, Zypresse

Magenwirksam (Stärkung des Magens; allgemein bei Magenbeschwerden zu verwenden)
Basilikum, Fenchel, Kamille, Melisse, Muskatellersalbei, Myrrhe, Pfefferminze, Poleiminze, schwarzer Pfeffer, Rose, Rosmarin, Wacholder
Menstruationsfördernd Basilikum, Fenchel, Kamille, Lavendel, Majoran, Muskatellersalbei, Myrrhe, Pfefferminze, Poleiminze, Rose, Rosmarin, Wacholder, Ysop
Milchtreibend (Fördert die Milchbildung bei stillenden Müttern)
Fenchel, Jasmin
Milzwirksam (Anregung und Kräftigung d. Milz)
Fenchel, Kamille, Lavendel, Poleiminze, schwarzer Pfeffer, Rose

Nebennierenrinde, Anregung der Basilikum, Geranie, Rosmarin
Nervenberuhigend s. Sedativ
Nervenwirksam (Substanzen, die eine besondere Wirkung auf das Nervensystem besitzen; nervenstärkend und allgemein bei nervösen Beschwerden einzusetzen)
Basilikum, Kamille, Lavendel, Majoran, Melisse, Muskatellersalbei, Pfefferminze, Poleiminze, Rosmarin, Wacholder, Ysop

Sedativ (Nervenwirksame Stoffe mit vorwiegend beruhigender Wirkung bei Anwendung normaler Dosen)
Benzoe, Bergamotte, Geranie, Jasmin, Kamille, Kampfer, Lavendel, Majoran, Melisse, Muskatellersalbei, Myrrhe, Orangenblüte, Patschuli, Rose, Sandelholz, Wacholder, Weihrauch, Ylang-Ylang, Ysop, Zedernholz, Zypresse
Stuhlgangfördernd s. Abführend
Schleimlösend (Substanzen, die den Auswurf von Bronchialschleim bes. bei Katarrh erleichtern)
Basilikum, Benzoe, Bergamotte, Eukalyptus, Fenchel, Majoran, Myrrhe, Pfefferminze, Poleiminze, Sandelholz, Ysop, Zedernholz
Schmerzlindernd (Meist örtliche Anwendung)
Bergamotte, Eukalyptus, Geranie, Kamille, Kampfer, Lavendel, Majoran, Pfefferminze, Rosmarin

Schweißhemmend Zypresse
Schweißtreibend Basilikum, Kamille, Kampfer, Lavendel, Melisse, Pfefferminze, Poleiminze, Rosmarin, Wacholder
Stimulierend s. Anregend

Tonisierend (Stärkung der Spannkraft des Körpers ganz allgemein oder eines bestimmten Bereichs; milde belebend)
Basilikum, Fenchel, Geranie, Jasmin, Kamille, Kardamom, Lavendel, Majoran, Melisse, Muskatellersalbei, Myrrhe, Orangenblüte, Patschuli, schwarzer Pfeffer, Rose, Sandelholz, Wacholder, Weihrauch, Ysop

Uteruswirksam (Anregung und Kräftigung der Gebärmutter)
Jasmin, Melisse, Muskatellersalbei, Myrrhe, Poleiminze, Rose, Weihrauch

Verdauungsfördernd Basilikum, Bergamotte, Kamille, Kardamom, Majoran, Melisse, Muskatellersalbei, Orangenblüte, Poleiminze, Rosmarin, schwarzer Pfeffer, Weihrauch, Ysop
Vernarbungsfördernd (Beschleunigen die Bildung von Bindegewebe)
Bergamotte, Eukalyptus, Geranie, Kamille, Lavendel, Patschuli, Rosmarin, Wacholder, Weihrauch, Ysop

Wehenfördernd (Fördern und erleichtern die Wehentätigkeit während der Geburt)
Jasmin, Lavendel, Poleiminze
Wundheilung fördernd (Äußerlich anzuwendende Substanzen, welche die Heilung von Schnittwunden, Entzündungen und anderen offenen Wunden und Verletzungen fördern)
Benzoe, Bergamotte, Eukalyptus, Geranie, Kamille, Kampfer, Lavendel, Myrrhe, Rosmarin, Wacholder, Weihrauch, Ysop
Wurmmittel (Substanzen, die Eingeweidewürmer abtreiben)
Bergamotte, Eukalyptus, Fenchel, Kamille, Kampfer, Lavendel, Melisse, Pfefferminze, Ysop

Zytophylaktisch (Anregung der Zellerneuerung)
Ganz allgemein alle Essenzen, besonders aber Lavendel und Neroli (Orangenblüte)

Bibliographie

Die Bücher sind in chronologischer Reihenfolge aufgeführt, und zwar meist nach dem Zeitpunkt der Erstveröffentlichung. Die in Klammern hinzugefügten Jahreszahlen beziehen sich auf die tatsächlich benutzte Ausgabe. Bei den Büchern aus dem 13. und 15. Jahrhundert gibt es weder Titel noch Verfasser. Ich habe deshalb die entsprechenden Bibliotheksnummern der Bibliothek des Trinity College in Cambridge angegeben.
Natürlich haben mich noch viele andere Arbeiten beeinflußt, denen ich ebenfalls Informationen verdanke. Ich hoffe aber, daß ich meine wichtigsten Quellen erwähnt habe. Sollte ich unabsichtlich etwas von Bedeutung vergessen haben, so bitte ich den Autor, meine Entschuldigung anzunehmen.

Etwa 2650 v. Chr. *The Yellow Emperor's Classic of Internal Medicine* (Übers. v. Ilza Veith 1949).

n. Chr. Die Bibel.

13. Jahrhundert Eine medizinische Arbeit in französischer Prosa, offensichtlich basierend auf der *Chirurgia* v. Roger von Salerno (MS 0.I.20).

15. Jahrhundert MSS 0.I.13; 0.I.57; 0.7.20; 0.8.35; R. 14.32: *An Herbal* (Trinity College, Cambridge).

1525 Here begynnyth a newe mater, the wiche sheweth and treateth of ye vertues and proprytes of herbes the wiche is called an Herball (veröffentlicht von Rycharde Banckes, London).

1527 *The Vertuose boke of Distyllacyon of the waters of all maner of Herbes,* Hieronymus Braunschweig (Übers. aus dem Niederländischen von Laurence Andrewe).

1633 *The Herball or Generall Historie of Plantes.* Gathered by John Gerarde of London Master in Chirurgerie Very much Enlarged and Amended by Thomas Johnson Citizen and Apothecarye of London, John Gerarde.

1652 *The English Physitian, or an Astrologo-physical discourse of the vulgar herbs of this nation.* Being a compleat method of physick, whereby a man may preserve his body in health; or cure himself, being sick, Nicholas Culpeper (Außerdem eine spätere, erweiterte Ausgabe, Culpeper's British Herbal von 1805 usw.)

1660 *ARTS Master-Piece or the beautifying part of PHYSICK.* Whereby all defects of nature in both sexes are amended, age renewed, Youth continued and All imperfections fairly remedied. With many the most approved physical experiments, so far discovered, that every man may be his own apothecary, Nicholas Culpeper.

1722 *Botanicum Officinale; or a compendious HERBAL.* Giving An account of all such PLANTS as are now used in the Practice of PHYSICK with their Descriptions and Virtues, Joseph Miller.

1865 *The Book of Perfumes,* Eugene Rimmel

1882 *Elements of Pharmacy, Materia Medical and Therapeutics,* William Whitla, MD.

1891 *Piesse's Art of Perfumery,* Charles H. Piesse.

1907 (1971) *Potter's New Cyclopaedia,* R. C. Wren.

1918 (1973) *The Herbalist,* Joseph E. Meyer.

1922 (1972) *The Old English Herbals,* Eleanour Sinclair Rohde.

1923 *Aromatics and the Soul,* Daniel McKenzie.

1927 *The Mystery and Lure of Perfume,* C.J.S. Thompson.

1928 *Aromathérapie,* René-Maurice Gattefossé.

1931 (1971) *A Modern Herbal,* Mrs. M. Grieve.

1931 *Heal Thyself,* Edward Bach.

1937 (1973) *The Gospel of Peace of Jesus Christ,* The Disciple John.

1937 Fragrant and Radiant Symphony, Roland Hunt.

1939 *Les Produits aromatiques utilisés en pharmacie,* Albert Couvreur.

1949 *Technique of Beauty Products,* R. M. Gattefossé und Dr. H. Jonquières.

1963 *Die physiologischen und pharmakologischen Wirkungen der ätherischen Öle, Riechstoffe und verwandten Produkte,* Arno Müller.

1964 *The Secret of Life and Youth,* Marguerite Maury (Übers. von Le Capital Jeunesse, veröffentl. 1961).

Aromathérapie, Dr. Jean Valnet.
The Aquarian Gospel of Jesus the Christ, Levi.
1966 *Let's Get Well,* Adelle Davis.
Nature's Medicines, Richard Lucas.
1967 *Ayurveda for You,* Dr. Chandrasekhar.
1970 *Odours,* R. W. Moncrieff
1971 *Back to Eden,* Jethro Kloss.
Diet for a Small Planet, Frances Moore Lappé.
Phytothérapie, Dr. Jean Valnet.
A History of Scent, Roy Genders.
Of Men and Plants, Maurice Mességué (Von Menschen und Pflanzen).
1973 *The Magic of Perfume,* Eric Maple.
Supernature, Lyall Watson.
The Secret Life of Plants, Peter Tompkins und Christopher Bird (Das geheime Leben der Pflanzen).
Acupuncture, Marc Duke.
Chinese Medicinal Herbs, übersetzt und herausgegeben von F. Porter Smith und G. A. Stuart, nach einer großen chinesischen Abhandlung, genannt *Pên T'sao,* veröffentlicht 1578 von Li Shih-Chên.
1974 *The Kirlian Aura,* Stanley Krippner und Daniel Rubin.

Anweisung für das Einnehmen von Essenzen

Es ist ratsam, sich auf höchstens drei verschiedene ätherische Öle pro Anwendung zu beschränken. Sehr oft genügt bereits das Einnehmen einer einzigen Essenz.

Empfehlung für die Dosierung

	Tropfenzahl bei Anwendung nur einer Essenz	Tropfenzahl pro Essenz in Verbindung mit anderen Ölen	Tägliche Anwendungen	Höchstdauer der Behandlung
Jasmin	2	1	3	4 Wochen
Majoran	5	3	3	4 Wochen
Rose	2	1	3	4 Wochen
Sandelholz	6	4	3–4	4 Wochen
Alle anderen in diesem Buch enthaltenen Öle	3	2	3	4 Wochen

Dauer der Behandlung

Die Höchstdauer einer Kur beträgt 4 Wochen. In den meisten Fällen reichen zwei bis drei Wochen aus, bei der Behandlung eines akuten Zustandes ist gewöhnlich eine Woche oder noch weniger angemessen. Bei hartnäckigen chronischen Leiden setzt man für jede Woche einer vorangegangenen Kur zwei Wochen aus. Man sollte stets darauf achten, Orangen- und Zitronenöle nicht zu lange zu verwenden. (Siehe »Chronische Toxizität«)

Akute Toxizität

Sehr hohe Dosen (10 – 20 ml) bestimmter Öle können zu einer nicht-tödlichen Vergiftung führen. Die Öle mit der höchsten Toxizität sind (in absteigender Reihenfolge des Giftgehalts) Gaultherie, Salbei, Anissamen, Thymian, Zitrone, Fenchel, Nelke und Zimt. Auch Kampfer und Zedernholz könnten zu dieser Kategorie gerechnet werden. 15 ml des Öls der Gaultherie gelten als tödliche Dosis.

Chronische Toxizität

Eine zu lang andauernde Verwendung bestimmter Essenzen in abnorm hohen Dosen kann chronische Vergiftung zur Folge haben und eine Degeneration des Gewebes verursachen. Dies trifft auf die meisten Zitrusöle zu, im besonderen Maße auf Orange und Zitrone. Die Ursache ist ihr Terpengehalt. Es gilt jedoch nicht für das Bergamotteöl. Außerdem besteht Grund zur Annahme, daß der Safrolgehalt des Kampfer- und Sassafrasöls ebenfalls eine chronische Toxizität bewirkt. Das Öl von Nelke, Eukalyptus und Terebinthe wirkt in sehr geringem Ausmaß chronisch toxisch.

Allergische Reaktionen

Bei manchen Menschen besteht (obwohl äußerst selten) eine Idiosynkrasie (Überempfindlichkeit) gegen eine bestimmte Essenz und es kann zu allergischen Reaktionen kommen. In diesen Fällen verursacht bereits eine normale therapeutische Dosis die Symptome einer Vergiftung. Beispielsweise könnte etwa das Eukalyptusöl allergische Erscheinungen der Haut und/oder des Nervensystems hervorrufen.

Zusammenfassung

Das Risiko einer allergischen Reaktion ist äußerst gering, und es besteht keine Vergiftungsgefahr, wenn die Essenzen in der vorgeschriebenen Dosierung und nicht länger als für die angegebene Dauer verwendet werden.
Noch geringer wird das Risiko, wenn man die Essenzen äußerlich (in 2 - 3%iger Verdünnung) anwendet. Es ist jedoch auch dabei nicht ratsam, höhere Konzentrationen über einen längeren Zeitraum einzusetzen. Bei der Behandlung chronischer Zustände zieht man es manchmal vor, die entsprechenden Substanzen in angemessener Verdünnung äußerlich zu verwenden. Aber auch dann empfiehlt es sich, die Dauer der einzelnen Kur auf etwa 10 Wochen zu begrenzen, wenn die Anwendungen täglich erfolgen. Bei wöchentlicher Anwendung sollte die Kur nicht länger als 30 Wochen dauern. Man kann stets versuchen, mit geringeren Mengen als angegeben zum Erfolg zu kommen.
Bitte beachten Sie auch die Anmerkung auf Seite 350 über die Behandlung von Kindern.

Nachwort

Aromatherapie ist für die meisten von uns etwas völlig Neues. Ich hoffe, daß meine Leser ebensoviel Freude daran haben wie ich selbst. Bitte schreiben und berichten Sie mir über eigene Erfahrungen mit Essenzen. Wie unbedeutend sie auch erscheinen mag, so ist doch jede kleine Erkenntnis von unschätzbarem Wert, wenn wir uns ein möglichst vollständiges Bild über die Wirkungsweise der ätherischen Öle erarbeiten wollen. Sie können mich über meinen Verlag erreichen:

Hermann Bauer Verlag
Kronenstraße 2 – 4, Postfach 167
7800 Freiburg im Breisgau

Wo bekommt man die ätherischen Öle?

Reine Essenzen und eine Reihe anderer aromatischer Produkte sind zu beziehen bei

Prana-Haus
Postfach 167
7800 Freiburg im Breisgau

Anmerkungen

1 Eine andere, etwas romantischere Version der Entdeckung der Rosenessenz ist im Kapitel über die Rose (siehe Seite 295) enthalten.
2 Alexander ist wahrscheinlich der Name eines Harzes aus Alexandria, vielleicht auch eine bestimmte Sorte Weihrauch.
3 Mit »h« ist wahrscheinlich ein »Hin«, das Flüssigkeitsmaß der alten Hebräer (etwa 5,7 l), gemeint.
4 Eine aromatische Wurzel aus China; wirkt als Karminativum (Mittel gegen Blähungen).
5 Wahrscheinlich ist Rosmarin, möglicherweise aber auch die Rose gemeint.
6 Die Chinesen gehen von fünf Elementen aus.
7 Im »Register nach Indikationen« ist gelegentlich von einer »nicht-toxischen Diät« die Rede. Damit meine ich genau diese Ernährungsweise. Vor allem ist es wichtig, daß man Alkohol, Tee oder Kaffee in größeren Mengen, Weißbrot, weißen Zucker und alle anderen denaturierten Nahrungsmittel, Fleisch, Fisch und Geflügel wegläßt, ebenso alles, was chemische Zusätze (künstliche Farb- und Geschmackstoffe usw) in größerer Menge enthält.
8 Einzelheiten über dieses Phänomen sind in dem Buch *Das geheime Leben der Pflanzen* (1973) von Peter Tompkins und Christopher Bird nachzulesen.
9 Siehe *Evening News* vom 5. März 1976.
10 Die lakunäre Flüssigkeit befindet sich zwischen Plaura (Brustfell), Lunge und Peritoneum (Bauchfell) und in allen anderen Körperhöhlungen.

Inhalt

Hermann Bauer Verlag · Freiburg im Breisgau

Hermann Bauer Verlag · Freiburg im Breisgau